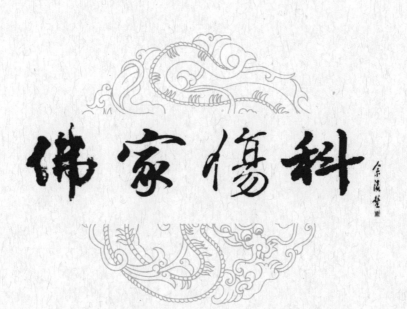

佛家傷科

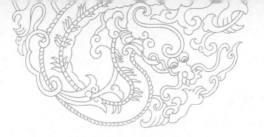

国家古籍整理出版专项经费资助项目

古代中医伤科图书集成

佛家伤科

主　　编　丁继华

副主编　余瀛鳌　施　杞

特约编委（以姓氏笔画为序）

王和鸣　王咪咪　石仰山　石关桐　邬扬清

刘柏龄　苏玉新　李同生　何天佐　秦克枫

郭维淮　萧劲夫　董福慧

编　　委（以姓氏笔画为序）

丁怀宇　王　宏　王　勇　王宏川　朱淑芬

刘　茜　刘白羽　刘福英　苏　静　苏继承

杜　宁　李　智　李飞跃　李金学　李家红

连智华　吴子明　邱德华　张世明　陈　晶

范少云　范婵娟　赵宏普　奚小冰　郭艳幸

程爱华　蔡静怡

中国中医药出版社
·北京·

图书在版编目（CIP）数据

佛家伤科 / 丁继华主编 . —北京：中国中医药出版社，2021.12

（古代中医伤科图书集成）

ISBN 978-7-5132-3968-4

Ⅰ．①佛… Ⅱ．①丁… Ⅲ．①中医伤科学—古籍—汇编 Ⅳ．① R274

中国版本图书馆 CIP 数据核字（2017）第 006651 号

中国中医药出版社出版

北京经济技术开发区科创十三街 31 号院二区 8 号楼

邮政编码　　100176

传真　　010-64405721

山东临沂新华印刷物流集团有限责任公司印刷

各地新华书店经销

开本 787×1092　　1/16　　印张 35.5　　彩插 1.25　　字数 728 千字

2021 年 12 月第 1 版　　2021 年 12 月第 1 次印刷

书号　　ISBN 978 – 7 – 5132 – 3968 – 4

定价　　218.00 元

网址　　www.cptcm.com

服 务 热 线　010-64405510

购 书 热 线　010-89535836

维 权 打 假　010-64405753

微信服务号　zgzyycbs

微商城网址　https://kdt.im/LIdUGr

官 方 微 博　http://e.weibo.com/cptcm

天猫旗舰店网址　https://zgzyycbs.tmall.com

《古代中医伤科图书集成》
编委会

丁继华（1932—2016），浙江奉化人氏。1954年毕业于哈尔滨医科大学，曾任中国中医研究院骨伤科研究所所长、研究员、主任医师，硕士研究生导师，中国中医骨伤科学会顾问。丁氏擅长创伤外科和中医内伤的临床医疗工作，多年潜心研究伤科理论和伤科文献，先后编撰了十余部伤科专著，并发表了数十篇学术论文。1986年，丁继华被英国剑桥传记中心录入《国际知识分子名人录》，1992年获国务院政府特殊津贴。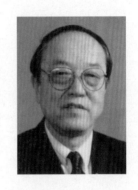

余瀛鳌，1933年生，江苏阜宁人氏。1955年毕业于上海第二医学院，曾任中国中医研究院医史文献研究所所长、研究员、主任医师，博士研究生导师，现为国务院古籍整理规划小组成员。余氏擅长中医临床工作，潜心研究中医临床文献，系我国中医医史文献学科带头人之一。余氏编撰出版了众多著作，发表学术论文170余篇。被英国剑桥国际传记中心收录入《国际知识分子名人录》，1992年获国务院政府特殊津贴。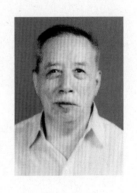

施杞，1937年生，江苏东台人氏。1963年毕业于上海中医学院，曾任上海市卫生局副局长、上海中医药大学校长，主任医师、教授，博士研究生导师，兼任中华全国中医药学会副主任委员、中医骨伤科专业委员会理事长。施氏擅长伤科临床医疗工作，主持参加了许多伤科的临床和实验研究，主编出版伤科专著60余部，发表学术论文数百篇。1993年获国务院政府特殊津贴。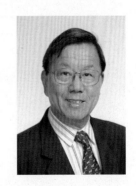

余 序

    在人类繁衍迄今的漫长岁月中，骨伤科疾病素以常见、多发著称于世。从文献记述而言，早在《周礼·天官》中已有医学分科的载述。当时所分"食、疾、疡、兽"四科，其中的"疡科"包括了外科和骨伤科。特别是"折疡"和"金疡"，几乎可以涵盖骨伤科的所有病证，亦可视作骨伤科疾病早期分科的渊薮。

    现存最早的骨伤科专著，则系唐·蔺道人的《仙授理伤续断秘方》(简称《理伤续断方》)。须予指出的是，《理伤续断方》虽为较早期的骨伤科专著，但其学术奠基的"深广"与"高水平"为历代医家所重视。该书载述了骨折、脱臼、跌仆损伤、出血等病症，实施牵引、手术复位、扩创、填塞、止血、缝合诸治法，并有若干经验效方；难能可贵的是，书中载述了较为成熟、切于临床实用的整骨手法及其施术步骤。从诊疗学发展的角度而言，当时我国骨伤科在世界各国处于领先地位，是毋庸置疑的。嗣后，历代不断有骨伤科著作问世，尤以明、清更为丰富多彩。举其要者，如明·薛己《正体类要》，该书重视整体施治，强调手法须与脉理和人体虚实互参以决定治法。清·钱秀昌《伤科补要》，则详审经穴，明辨骨度之长短与断裂情况，以测其预后。邵勤俊之《跌打新书》，在手法上详于擒拿、运手、点穴。另如清·吴谦《医宗金鉴·正骨心法要旨》、赵竹泉《伤科大成》、胡廷光《伤科汇纂》、江考卿《江氏伤科学》等书亦各具特色，并有较大的学术影响。

    释、道中的骨伤科名著，如明·异远真人之《跌损妙方》，该书根据人体损伤部位，分之为七门，药用平稳，立法精审。而少林寺伤科，清代有多种编著传世。其中如《少林寺跌打损伤奇验全方》《少林真传伤科秘方》等书，列述骨折、金疮、夹打、跌损、坠压、闪挫等多种病证，其中《少林寺跌打奇验全方》载方多达500余首，或"以方列病"，或"以证论方"，使读者易于学用，而该书选方之多，在清以前于骨伤科专著之类亦享有盛誉。军事家如元、明之际刘基（伯温）等，曾撰著《金疮秘传禁方》等书；拳术家如清·王瑞伯，撰著《秘授伤科集验良方》等书，再如《中国医学大成》所收编之《伤科要方》（作者佚名）等书，在内容方面均各有侧重。前者详于内伤脏腑之方药治疗；后者着重指出人体108穴中有36个大穴最易伤损，如打中某穴，可见何项外证，用何方加减施治，服药后见何证可治、何证不可治等，均予备载，可谓辨证详明，切于实用。又如《沈元善先生伤科》，沈氏在清乾隆年间曾任镖师，书中介绍接骨上骱、取箭破弹、气血流行之生理病理，辨析腧穴明堂和受伤轻重，均能突出重点，并附经验效方……

在我国自春秋战国至明清，骨伤科专著不足200种（包括一些散在于民间、有较高学术和临床价值的古抄本），但综合医著及其他临床医学古籍文献中，抑或有伤科章节及散在性的伤科论述。

丁继华教授寝馈于中医骨伤科领域不下数十年，在学术临床方面多有建树，论著丰富。在担任中国中医研究院骨伤科研究所所长期间，广泛收集有关古代伤科的专著、章节、其他名医名著中有关骨伤科病证的载述，与国内众多的伤科专家一起，首次将伤科分成经典、儒家、道家、佛家、兵家、民族、汇通、流派、导引、杂家十类伤科，予以分别列述、阐析，明示各个学派的学术临床特点及其同中之异，突出其诊疗（治法包括手法及方药等）诸法。难能可贵的是，丁继华教授又组织全国骨伤科专家合作，将此十类伤科分别编成十册本的丛书，在"十三五"规划的感召下，由中国中医药出版社组织出版。

敝见认为：本套丛书具有以下学术特色：①这是一套划时代的骨伤科宏编，编著体现了继承与弘扬相结合的高水平的学术风貌。共参阅了300

余种医籍、文献，由我国现代的伤科权威专家书写各书按语（含书法），突出了学术中继承与弘扬的编撰风格；②本套丛书始终以"学术与临床并重"作为编写的主旋律。现今存传于世的骨伤科专著颇多，但大多详于临证施治，而在学术方面论析不足。本丛书重视学理的论析，具有丰富的骨伤科病证学术内涵和丰富多彩的治法、方药。在"传其学验，阐其蕴旨"方面下了一番功夫，如此丰盈的集成之作，堪称骨伤科前所未有的宏编；③本套丛书在治法上"去粗存精，去伪存真"，作者重视反映不同学术流派的治法和方药，均足以体现其"方、术并重"的施治特色；④作者阐论诸章节，又能适当注意融贯中西医学，在某种程度上反映了当前骨伤科在治法上的改良与创新，使中西医结合治疗的综合疗效能明显提高，并将使中医骨伤科在"步出国门，面向世界"方面加快步伐，促进中医药学为世界各国人民的医疗保健做出新的贡献。我在访问日本国时，オリエント出版社社长野濑真先生对我国医学界在挖掘和整理古代文献资料方面所做的工作亦予高度赞赏。

编撰、刊行《古代中医伤科图书集成》这套伤科传世之作，是中医学术临床界的盛举。我在欣忭之余，不顾识谫学陋，引笔以为序言。

余瀛鳌

二○一五年十二月

前　言

1983 年，卫生部责成中国中医研究院骨伤科研究所召开伤科发展座谈会，由卫生部下文给全国各省市卫生部门，分别推荐 1～3 位伤科专家来京，时任卫生部中医司田景福司长主持会议，卫生部钱信忠老部长亲临会场指导。会议达成三项共识：①尽快成立伤科学会；②尽快组办伤科杂志；③尽快开始发掘伤科古籍。

历经近三十年伤科古籍的收集，1999 年，经众多伤科专家努力，达成伤科十大分类的共识：①经典伤科：历代伤科医家公认并常引用的伤科医籍；②儒家伤科：儒医撰写的伤科论述及医籍；③道家伤科：崇尚道学的医家撰写的伤科论述及医籍；④佛家伤科：崇尚佛学的医家撰写的伤科论述及医籍；⑤兵家伤科：历代带兵的医家及军医撰写的伤科论述及医籍；⑥汇通伤科：西方医学与中医伤科相结合的伤科论述及医籍；⑦民族伤科：少数民族医家撰写的伤科论述及医籍；⑧流派伤科：流派创始人及后继掌门人撰写的伤科医籍；⑨导引伤科：从事导引的医家撰写的伤科论述及医籍；⑩杂家伤科：上述九类之外的医家撰写的伤科论述及医籍。

在国家中医药管理局第十三个五年规划感召下，中国中医药出版社按伤科十大分类编制了十册本的《古代中医伤科图书集成》丛书，它们既是医书，亦是史书。本套丛书收载了自春秋至明清的有关伤科论述、章节和专著，同时书中还载有 19—20 世纪对伤科发展有贡献、有作为的专家们的学术思想和观点、治伤经验、崇高医德和珍贵墨迹。

本套丛书共计十册，分别由名家题写书名。原卫生部部长钱信忠先生题写《经典伤科》书名、著名儒医施杞教授题写《儒家伤科》书名、道学专家李同生教授题写《道家伤科》书名、著名医家余瀛鳌教授题写《佛家伤科》书名、原八一骨科医院院长何天佐先生题写《兵家伤科》书名、我国当前汇通派掌门人唐由之教授题写《汇通伤科》书名、原伤科学会副会长李国衡先生题写《民族伤科》书名、当前补肾学派掌门人刘柏龄教授题写《流派伤科》书名、体育运动系专家何天祺教授题写《导引伤科》书名；伤科权威专家郭维淮教授题写《杂家伤科》书名。众多大家名医助阵本套丛书的出版工作，以飨读者。

丛书中不同的专辑可能出现书目的重名，如《仙授理伤续断秘方》是经典专辑，故于《经典伤科》中全文录载，但有学者因其著者名为"蔺道人"而误将其列入道家伤科。其实隋唐时期称"道人"者系指有道之人、有学问之人，而非一定是道家的道士。另如，《秘方》系头陀所传，为正视听，《秘方》在《佛家伤科》一辑中仅挂名而略文；又如《跌损妙方》系道家异远真人所撰，但又系经典著作，故其文归入《道家伤科》一辑，名挂《经典伤科》一辑等。

本套丛书内容翔实，图文并茂，对从事伤科专业的同道及骨伤科爱好者来说，不失为一套实用的工具书及参考书。

丁继华　识

丙申年三月十六日

继承发展中医骨伤
振兴创新祖国医学

乙酉年秋月于洛阳 郭维淮

伤科学会副主任委员郭维淮题词

"继承发展中医骨伤，振兴创新祖国医学"

佛家伤科

伤科学会副主任委员沈冯君题词

"读破万卷家始成，初从博涉后专精。
一生贵有铁骨气，方信君非浪得名"

沈冯君条幅

"朝辞白帝彩云间，千里江陵一日还。
两岸猿声啼不住，轻舟已过万重山。"

王和鸣按

王和鸣，男，1943年12月出生。1965年7月毕业于福建医学院医学系，后任附属协和医院骨外科医师，1978年6月调入福建中医学院。曾师从著名骨伤科专家林如高老中医4年。1982年卫生部第一期中西医结合骨科进修班结业。1984年5月任福建中医学院骨伤系副主任，1987年9月任骨伤系主任。1992年6月至2006年2月任福建中医学院副院长，兼任福建省中医药研究院院长。现任福建中医药大学教授、主任医师、博士生导师，福建省骨伤研究所所长，兼任世界中医药学会联合会骨伤专业委员会执行会长、海峡南少林手法医学协会会长、中国中西医结合学会骨科微创专业委员会名誉主任委员、《中国中医骨伤科杂志》执行主编等职。先后主持国家自然科学基金及省部级科研课题20余项；主编《中医骨伤科学》《中医骨伤科学基础》等国家级规划教材及专著20余部，发表学术论文200余篇；获部、省级科技进步奖10余项；获国家级优秀教学成果奖、福建省优秀教学成果特等奖、国家精品课程、国家精品课程资源共享课各1项。1992年获国务院颁发政府特殊津贴，1994年获国家有突出贡献中青年专家、福建省优秀专家称号。2007年中华中医药学会授予"中医骨伤名师"称号，2008年荣获福建省高校名师奖。2012年，国家中医药管理局批准成立"王和鸣全国名老中医专家传承工作室"与"南少林骨伤流派传承工作室"。2013年11月，被评为"福建省名中医"。

印度佛教传入中国已有近2000年的历史，许多教义中国化了。医药方面也同样如此，中医学在与外来医药学知识互相渗透、互相促进的过程中不断获得提高。我国历代僧医及崇信佛教的医家，在行医济世的同时，留下了丰富的医疗经验和独特的方药，广涉内科、外科、骨伤科、妇科、儿科、五官科，伤科在这其中是成果颇为丰富

佛家伤科

的一门。

因寺院规矩，佛家伤科方药常秘不传世，为"技击家所密"。历代医家受儒风影响，对伤科不甚重视，伤科著述付梓者少，难登大雅之堂，故世人鲜闻，研探亦稀。本按语兹就佛家伤科之渊源、基础理论、诊治特色等进行简要研探，使读者可略览佛家伤科之脉络。

佛教源于古印度，两汉之际，经西域传入中国。初期缓慢地流传，到东晋十六国时，佛教趋于繁荣，南北朝时，佛教学派涌现。佛家寺院古称"寺刹""梵刹""僧刹""兰若"等，大多建在深山野岭或郊外山庄。唐·杜甫诗曰："兰若山高处，烟雾障几重。"有些甚至凿石窟为寺，可见其生活环境之险劣。僧侣在与大自然搏斗中，易受创伤；其生活艰苦，且要苦修行，健身护寺，练功习武，拳打脚踢，难免受伤。佛徒在自我救护过程中自摸自捏，寻医辨药，由此而产生佛家医药，其中便包括伤科。魏晋南北朝时，僧侣中已有名医出现，如晋代岭南医僧支法存善疗脚气，撰著《申苏方》五卷（已佚），内容涉及内、外、儿各科。南朝宋齐竺潜（法深）（285—374）精于医，著《僧深药方》（或称《深师方》）三十卷（已佚），部分内容得存于《外台秘要》和《医心方》中，其中就包括不少的伤科方药。《僧深药方》记载了"疗从高坠下伤内"蓄血方、"疗堕落瘀血"汤方、"疗折腕伤筋骨"膏方、"蹉跌仆绝"急救方药、"预备金疮"散方等，是中国佛教医学中最早记载骨折、筋伤、内伤、金疮的方书，标志着中国佛家伤科的形成。

经公元4—5世纪的流传后，中国佛教在隋唐时期迎来鼎盛时期。隋代医僧梅师，号文梅，撰著《梅师方》和《梅师集验方》（已佚），其内容于后世医著《证类本草》《医垒元戎》《伤科汇纂》等可见一斑。《梅师方》载有治从高坠下、伤损筋骨、疗金创作痛及出血方药，载有治疗因疮中风、牙关紧噤、腰脊反张、四肢强直的"破伤风"，以及治疗动物咬伤等。由此可知，佛家伤科已积累了一定治伤经验。

公元495年，印度僧人跋陀前来嵩山落迹传教，敕建少林寺。公元527年，印度高僧达摩到嵩山传授禅宗，面壁九年，静坐修禅，继而创动功活身，遗留《诸导气诀》和《易筋经》《洗髓经》传世，虽然称不上武术，但是为少林武术形成奠定了基础。隋末，少林寺武僧昙宗、志操、惠玚等协助李世民平定了王世充，唐初，昙宗和尚被封为大将军，其他十二和尚"危时聊作将，事定复为僧"，少林寺受到惠赐，拥有武艺高强的僧兵五百多人，由此将兵法、兵器带进了寺，开创了少林武术新时期。"武以寺名，寺以武显"，"历代高僧大都法、武、医兼通，效国利民，名闻于世"（《少林寺秘方集锦》)。昙宗、惠瑒善于伤科医术，开创了少林武术伤科。至明清，少林伤科得到大发展，形成少林伤科学派，为佛家伤科之代表。

约公元 7 世纪，佛教传入西藏后，与当地的宗教相结合，形成一种新型的佛教——藏传佛教。唐朝时，藏传佛教医学发展迅速。玛哈德哇（约于 7 世纪中叶），将文成公主带入藏的医著译成《医学大全》（藏文名《门杰亲莫》，已佚）；此后应邀入藏的大食名医嘎列诺著《头伤治疗》；马哈也那（大乘和尚）在传法的同时，汇综藏文医书，辑《月王药诊》，载录人体骨骼构造及人体的测量。藏传佛教僧人宇妥·元丹贡布通过实践，总结藏医药临床经验，继承上述各著精华，著成《四部医典》，载有许多创伤治疗方药。据《集异记》记载，唐代西域僧人曾为"唐河朔将军邢曹"施手术，取出肩部"飞矢"，并敷药，不旬月而愈，可见佛家创伤外科水平之高深。五代以后，中国佛教在衰微中延续。五代十国时期，高僧福居特邀十八家武术家到少林寺演练三年，各取其所长，汇集而成《少林拳》，少林武术得以发展，也促进了少林伤科的发展。这时著名的僧医有福居、智广等人。智广（920 年卒），精于伤科，尤熟谙人体经脉，善点穴治病，凡筋脉拘挛、跌跋之类，损伤之类，皆以竹片为杖，捆其痛处，或兼施药液外搽，丸散内服，常获立愈的效果。

宋、金、辽时代，佛教得到当时统治者的保护和支持。宋太祖得少林真传，传下少林洪拳；岳武穆的岳家枪法亦源于少林。少林伤科在金创方面得到进一步发展，据称，宋军阵中的医者多属少林伤科。宋有不少僧医，擅长伤科，并有著述。如文宥精于医，擅望诊，"隔垣而知之"，观面色可洞知病之所在，著有《必效方》三卷（今佚）。据《百一方》记载，壕梁灵泉寺有僧传治打仆伤损。南宋医家稽幼域，师从少林武医，后护驾到浙江临安，悬壶为医，传艺授徒，创"山阴下方寺院西房伤科"，著有《秘传伤科》，为寺中传钵，成了浙江著名的伤科世家。由此可见，少林寺武医已传于民间，并在民间繁衍。

元代，元世祖忽必烈崇喇嘛教，奉名僧为帝师。少林寺和皇室关系密切，宪宗、世宗皇帝曾敕命少林寺主持福裕在河北蓟县、盘山、长安、太原、洛阳等分别建少林寺五座。少林武术基地大发展，少林武医也得到发展。元代著名伤科僧医有石岩、宗发等。约公元 11 世纪，高僧阿狄夏著《头部伤固定治疗》，反映了当时的颅外科诊疗水平。

明代，倭寇侵扰，抗倭名将胡宗宪曾率少林僧兵抵御外侵，俞大猷也曾到少林寺传授棍术。少林月空和尚曾率僧兵赴东南抗倭，自备军中急救良药，如少林行军散、

王和鸣按

八珍丹。彼时少林著名僧医有智正、智淳等。智正收集了明以前寺院有效秘方，编著了《少林寺秘方》，墨本秘不外传。明嘉靖二年（1523），异远真人著《跌损妙方》，少林伤科的真传秘方为世人所知，其后众多伤科医家皆宗其说，少林伤科学派成为中医骨伤最有特色的流派之一。

自北魏到明清，少林寺屡经敕建，遍布南北，数达十余座。明末清初，福建少林寺成为反清复明的秘密基地，屡遭清廷镇压，寺院被焚烧，佛教洪门众徒四方逃散，分布大江南北，自立门户，广收徒弟，少林武术、伤科在民间发展。这时期，伤科秘方著述传抄甚多，其法多宗少林伤科，师承有异，各有发挥和分支。著名僧医有字宽、湛举、湛化、南洲、本园、了然、毛公、太双、梅亭等。湛举、湛化两位僧医进一步补充、完善整理少林寺伤科秘方，著《少林跌打损伤秘方》，制成木刻版，藏于法堂，但后来被焚。南洲和尚师承完达祖师，再传张梅亭、春亭，擅长正骨术，《伤科汇纂》收录其整复肩关节脱位的心法经验。本园僧医（1772—?）收集编著《汇集金鉴》二卷，其中载有伤科方。了然僧尼（1796—1820）精于武，通骨伤。少林寺毛公著《五论图》，少林寺法莲仙师太双著《跌打损伤方》。清·胡廷光于1815年编著《救伤秘旨》，辑其祖传方《陈氏秘传》，冠以"少林寺秘传方"，实为异远真人处方的加减。江考卿于1840年著《江氏伤科》，赵廷海于1851年著《救伤秘旨》，均为异远真人学说的演进。

清末以后，著名僧医有淳济、寝勤、贞俊、侦绪、恒林、妙月等。民国年间，卢俊善武精医，著《少林秘真球囊》。妙月（1883—1944）任泉州崇福寺主持时，居寺行医，擅长跌打损伤。此外清代还有不著编撰者的《少林寺伤科秘方》《少林真传伤科秘方》《少林寺跌打损伤奇验全方》等，民间有《少林寺十二时辰十二穴秘方》《少林寺军阵伤科秘传》《少林寺跌打伤科万应方》等众多版本流传。以上文献为我们研究佛家伤科提供了宝贵的资料。

20世纪80年代，少林寺成立少林拳谱编写委员会，少林寺第36世住持德禅法师，将自己六七十年的临床经验，结合寺院僧医的验方、秘方、单方，传授给皈依弟子德虔，先后整理、编著了《少林寺秘方集锦》《少林寺伤科秘方》《少林点穴法》等书，呈现少室秘藏，惠国利民，这是少林寺僧医伤科的结晶，从中可领略少林寺伤科的治疗水平概况，了解少林伤科治伤特色。

现代中医骨伤科界中，与佛家伤科有源的医家亦有不少，如上海王子平、施镇昌、魏指薪，广东何竹林、蔡荣，佛山李广海，福建林如高、章宝春，四川杜自明、杨天鹏，河北李墨林，北京刘通信、刘寿山等。他们继承师传，发扬特色，为发展中医骨伤事业做出了贡献。

综观近 2000 年佛家伤科的发展史，其产生于魏晋，成长于唐宋，形成于明，发展于清；不受佛教在中国流传的兴盛、衰退的影响；与武术、战争的发展息息相关。历代高僧武医相兼，处方遣药多遵中医理论。佛家伤科为中华骨伤科一个重要组成部分，值得研探、发扬。

另外，佛家伤科仍以中医的解剖学说、气血学说、经络学说、藏象学说、阴阳学说为基础理论，尤其重视解剖学说、气血学说和经络学说。明清时期，佛家新创立伤科子午流注学说、易理伤科学说。武医（伤科）结合是佛家伤科的一大特点，其基本理论可见于武术、气功诸著作中。翻读少林伤科有关著作，颇感其拙于理论，重临床方药，这也是值得研究者注意的一个方面。

丁继华按

中国武术的历史源远流长。在武术形成之前，原始人类为了获得食物，或者为了抗击猛兽，积累了一些经验和特殊动作；嗣后，为了舒筋活络、滑利关节，又逐渐形成了一些强身的运动方法，这些都是出于防身和健身的原始目的。后来，由于格斗和战争的需要，将这些防身和健身的运动逐渐转化成技击方法，从而形成了武术。武术格斗，必致人体损伤，因此武术与伤科犹如孪生双胞。中国武术的流派比较多，诸如少林、武当、峨嵋、崆峒等流派，其中少林和武当最为著名，有"南尊武当，北崇少林"之说法。

少林武术的起源：河南省登州县北少室山，北麓五乳峰下的少林寺，系北魏孝文帝拓拔宏于太和十九年（495），为接待印度高僧跋陀而修建的，是佛教禅宗的祖庭和少林派武术的发源地。孝明帝孝昌三年（527），印度佛教徒菩提达摩曾在少林寺面壁修行九年之久。根据敦煌出土的《历代法宝记》（774）的记载，达摩用"观壁""坐禅"的方法进行修道，久之肌肉衰弛易倦，关节僵硬不利，再加上深山中常有毒蛇猛兽袭击，为了舒筋活络、滑利关节，达摩便依据虎跃、猴攀、鸟飞、蛇行等动作，编制了"达摩十八手"和"心意拳"，旨在健身和防身，虽然还称不上武术或学派，但确为少林武术的形成奠定了基础。此外，达摩尚遗有《易筋经》和《洗髓经》秘经二贴，亦为增强体质的功法。

少林寺僧人最初习武的目的，旨在健身、护寺。隋末，少林寺十三名武僧曾助秦王李世民征战，昙宗和尚因而被封为大将军，其他十二和尚"危时聊作将，事定复为僧"，回少林寺继续练武修行，从此少林武术威名大震，曾有"怪得僧徒偏好武，昙宗曾拜大将军"之说。不仅僧徒习武增多，而且不少俗家弟子亦来少林求艺。再加上当时唐王的重视，屡经敕建，致使少林寺遍布南北达十余座，少林武术也得以流传全国。

明代，倭寇侵扰中华，总制胡宗宪曾用少林僧兵来抵御外侵（《豫乘识小录》对隋、明二事均有记载），少林武术为卫国保家做出了重要的贡献。

少林伤科：武术格斗，必致人体损伤，因此武术伤科很快就衍生出来。起初，这些伤科技法仅在武僧之间传用，后因佛教徒一向以慈悲为怀，广施医术救人，从技击家而兼伤科郎中，因而逐渐发展出专业的武术伤科。后因战争的需要，大批伤员需要救治，唐代及唐后历代的军营中，少林伤科均占有十分重要的地位。

少林伤科的特点：以经络气血传输为理论基础，以经络、穴道、脏腑、部位为辨伤依据；在施治上，则投以具有独特风格的"少林寺秘传内外损伤方""点穴疗法"和正骨、理筋、夹缚、气功、功能锻炼等治疗和康复技术，从而形成了一个较为系统的少林伤科体系。

少林伤科源自少林武术，少林武术多系佛家弟子所掌握或佛家弟子所传授，故多擅拳、棒，很少使用刀枪，因此，少林伤科擅治之伤亦多为筋伤和内伤。

武术点穴为少林武术的重要组成部分，其致伤的机理："点穴一法，其所以制人者，完全在限制人身气血之流行，被点者失去知觉，即考周天定时之理，合气血循行之道，知某时气往何宫、血注何穴，就其穴而点之。其穴既闭，则气血因之壅积，不能流行。"少林点穴疗法按同一机理，点刺有关穴位，进行震激或抚摩，松解被封闭之穴道，使瘀滞的气血得以流畅，恢复正常的血流运行，同时可缓解肌肉痉挛或兴奋瘫痪的肢体。少林点穴疗法亦为少林伤科一大特色。

少林气功是少林武术的另一重要组成部分，通过练气和养气，从而使人体达到精满、气壮、神足的状态。初期，气功作为健身养生之用，后演变用于"竞技""技击"。少林伤科利用气功之原理，以经络学说为理论基础，来调理气血、平衡阴阳、舒展筋骨、通疏经络，以达到治疗伤筋损骨和康复伤体的目的。

少林伤科十分重视诊断，对穴道、脏腑、部位、程度、生死的判断，均系统地总结出一定的规律，如"拳伤辨""穴道辨""脏腑辨""生死辨"等。

少林伤科治疗的特点：首先是辨穴施治，这是武术伤科特有的传统，先看相穴后看症，特别是对三十六大穴是否受伤，以及伤情轻重，十分重视。治疗方剂较有规律，有的是以"少林寺秘传内外损伤主方"为主，有的以十四味为主进行加减。如《救伤秘旨》在治三十六大穴伤时，仅用三张汤剂和三种丸散，分别在此基础上进行加减。其次是辨气血施治和辨脏腑施治。如青肿不痛或肿不消退者，气血虚弱也，用十全大补汤；若肿或作寒热，血伤而肝火动也，用四物加山栀、柴胡；血出不止或又发寒热者，用四君子汤加川芎、柴胡；受伤若肠中作痛，按之不能宁者，内有瘀血也，用承气下之，下后仍痛，瘀血犹未尽也，用加味四物汤调之；按之不痛，血气伤也，用四物汤加参、芪、白术；下后胸胁作痛，肝血伤也，用四君子汤加川芎、当归，上述诸方均是针对气、血所伤而施治。再次，对不同的脏腑受伤，投以不同的方剂。以胸为例，先投流伤饮，次投通圣散；伤肺则用活血汤，次服小续命汤；伤肾先用小续命汤，次用流伤饮，等等。

少林伤科的代表人物：江西婺源的江考卿是清代著名的伤科医家，著有《江氏伤科学》。江考卿崇尚少林伤科学派，在治伤时喜用少林十三味加减汤方，即五加皮、枳壳、刘寄奴、肉桂、杜仲、五灵脂、蒲黄、归尾、广皮、红花、延胡索（玄胡索）、香附、青皮共十三味。江考卿家中藏有《少林寺伤科秘方》一部，为了广传少林伤科，他将《秘方》公诸于世。吉林的龙源洪氏伤科也有一则少林十三味加减汤方，虽然江西与吉林南北两地相隔数千里，但将江氏与洪氏两方相比较，仅有一药之差别，即洪氏方中有朱砂而无青皮，其余十二味药均相同。浙江天台的赵廷海，亦系著名伤科医家，著有《救伤秘旨》，他在《秘旨》中重点介绍了"少林寺秘传内外损伤主方"。

现代中医骨伤科界中，属于少林武术流派的医家也不乏其人，如上海的王子平，曾任第一届武术协会副主席；上海施家伤科的施镇昌，师从少林拳师邓九皋；广东何竹林，系少林寺至善禅师的高足洪熙官（洪门少林）之徒；佛山李广海系金山寺僧人智明和尚所传；广东蔡荣亦属洪门少林；福建林如高的祖父系少林高僧铁珠之徒；四川杜自明宗少林派武功；成都杨天鹏系少林武师吴云武之徒；河北李墨林受业于少林支派；哈尔滨夏静华之叔祖出家嵩山少林寺习武；北京刘道信师从少林武师，曾以教武为生。

武术流派在功法上有各自的特长，在治伤上也具有各自特点的治伤术和正骨医术。我们在研究武术伤科时，发现不少有关少林伤科的治伤、正骨秘方，其中不少是手抄的珍本和孤本，为了不使其失传，使秘方为更多的病人服务；为了使死书变成活书，以飨广大的读者；为了研究医史和少林伤科史的发展，此次，编者将所收集到的抄本加以整理和点校，列入《古代中医伤科图书集成》之《佛家伤科》之中。

丁继华 按

目　录

《秘传打损扑伤奇方》

明·意远和尚

盖医之一术，造其妙固不甚易，得其诀亦不甚难，伤寒、小儿、男妇、方脉各有专科，至跌打损伤，其关系甚大，死亡在于顷刻，医者未知真诀，谬为调治，或骨折而骨不能复完，打伤而伤仍归如故，岂不有误于人而自伤心术也哉？是书得之异人应验，如响依此而行，庶广可济世人于第一也！

乾隆庚申岁仲春月，砚田氏钟于佃耕堂中

卷上

〈论人身骨节与受伤要害可治不可治〉

秘传打损扑跌药方

夫打跌损伤者，血气在身，不能流行，因此或成血片，或血死不痛者，昏闷不省人事，或寒热往来，或日轻夜重，变作多端，致令血气不调作梗故也。医者不审原因，妄投药饵，枉死多矣，诚可惜之。当时当下贵得其宜，或受伤至半月才医者，死血已固，不能通水道，既表后不可复表，但仔细看轻重吃药，吃药后，受伤处原须青肿转红色者，此血活将愈；如伤重服药将愈，用熨法后，服千金不夺散，浸酒服尽之后，庶得痊愈；如病人伤重，牙关急紧将死者，宜撬开口，将还魂夺命丹随用。正药方内加羌活、防风、荆芥、胡黄连煎。既已入药，不死；如不纳者，不治。切忌当风处及地下坐卧，并忌一切冷水、冷酒、冷茶之类，油腻、毒食之物。如遇伤重者，先令人解开病人衣服，遍身照过，看形色何如。又要去鱼际骨上下看有脉调和否，如绝然不至者死，沉细者生。山根好，阴囊内尚有子者，可治；如肾子在小腹内，去即辞，莫医。又用神妙佛手散，如病人口内入药不进，可将大虌煮熟，取脑子和眼睛，调下药末入腹，略醒可救，再用凤仙子一匙，沉香研水吞下。

一凡吻食管既断可治，用桑白皮取丝缝密，却将鸡絮破开，去食取膜定患处，随用护药护之，后服药可愈。一凡吻气管断，即死不治。顶门既破，骨未入肉，可治。食饱受伤及跌二日不死者，可治。顶门骨陷入肉者，不治。耳后受伤者，不治；若心胸紧痛，青色未裹心，乃偏心受伤，可治；若心胸紧痛，红既裹心，乃心口受伤，不治。男子两乳受伤，可治。妇人两乳堂受伤，不治。正腰受伤重，自笑者，立死不治。小肚受伤吐粪者，不治。气出不收，眼开不治。小腹受伤，未破，伤肚者，可治。孕妇小腹受伤犯胎，不治。肾子受伤入小腹者，不治。肾子受伤，皮破，肾子未上小腹，可治。如眼未直视，虽粪出何害，脉大而缓，虽四至不治；口如鱼口，缠风不治。囟门出髓即死。两眼有伤，可治。正心口青肿，一七内即死。两乳有伤，宜当速救。两脚有伤，可治。夹脊断者，不治。小肠有伤，不分阴阳，难医。顶门有伤，难治。两胛有伤，怕血入五脏内。两腿有伤，虽然无事，后必有损。

论骨节

人有三百六十五节，按一年三百六十五日。男子骨白，妇人骨黑（妇人生前出血如河水，故骨黑；如服毒药，亦黑）。骷髅骨，男子自顶及耳并脑后，共八片（蔡州人有九片）。脑后横一缝，当正直下至发际，别有一直缝；妇人只六片，脑后横一缝，正直下无缝。牙有二十四，或二十八，或三十二，或三十六。胸前骨三条，心骨一片如钱大。项与脊骨各十二节，自项至腰共二十四，椎骨上有一大椎骨，肩骨及左右饭匙骨各一片。左右肋骨，男子各十二条，八条长，四条短；妇人各十四条。男女腰间各有一骨大如掌，有八孔，作四行样。男子左右手腕及左右臁、韧骨边皆有押骨（妇人无）。手脚骨各二段。两脚膝头各有髌骨隐在其间，如大指大；手掌脚板各五缝，手足大拇指并脚第五指各二节，余十四指并三节。尾蛆骨若猪腰子，仰在骨节下，男子者，其缀脊处凹，两边皆有尖瓣如棱角，周布九窍；妇人者，其缀脊处平直，周布六窍，大小便处各一窍。

论骨脉安害

凡人两手指甲相连者小节，小节之后中节，中节之后者本节，本节之后、肢骨之前生掌骨，掌骨上生掌肉，掌肉后可屈曲者腕，腕左起高骨者手外踝，右起高骨者右手踝，二踝相连生者臂骨，辅臂骨者髀骨，三骨相继者肘骨，前可屈曲者曲肘，曲肘上生者臑骨，臑骨上生者肩髃，肩髃之前者横髃骨，横髃骨之前者髀骨，髀骨之中陷者缺盆，缺盆之上者颈，颈之前者嗓喉，嗓喉之上者结喉，结喉之上者颏，颏两旁者曲领，曲领旁者颐，颐两旁者颊车，颊车上者耳，耳上者曲鬓，曲鬓上行者顶，顶前者囟门，囟门之下者发际，发际正下者额，额下者眉际，眉际之末者太阳，太阳穴前者目，目两旁者两小眦，两小眦上者上睑，下者下睑，正位能瞻视者目瞳子，瞳近鼻者两大眦，近两大眦者鼻山根，鼻山根上者印堂，印堂上者脑角，脑角下者承枕骨，脊骨下横生者髋骨，髋骨两旁者钗骨，钗骨正中者腰门骨，钗骨下连生者腿骨，腿骨下可屈曲者曲䐐，曲䐐上生者膝盖骨，膝盖骨下生者胫骨，胫骨旁生者胻骨，胻骨下左起高大者两足外踝，右起高大者两足右踝，胫骨前垂者两足肢骨，肢骨前者足本节，本节前者小节，小节前者足指甲，指甲后生者足前跌，跌后凹陷者足心，下生者足掌骨，掌骨后生者踵肉，踵肉后者脚跟也。

正面全图、背面全图（图略）

凡头损破、鼻流血，可治；如流黄白水，不治。先服红药，再服水药：升麻、白芷、苍耳子、红花、独活、没药，用酒为引，满服全身丹。头出脑浆无治。头出冷汗无治。凡头损、七孔流血，先服红药，后服全身丹，用酒吞，再用刀斧药。如头破损伤风，用水药二剂：白芷、苍耳子、独活、防风、荆芥、当归、乳香、甘草，用桃仁一个为引，水炆酒对服。

打伤舌根跌出者，后颈窝用灯火二灸，如不上，再一灸，两耳皆用灯火一灸，先服红药，后服全身丹，用水酒送下。儿骨三钱，巴戟草三钱，人参三钱。

回生再造丹：专治妇人跌仆损伤，遍身疼痛，昏闷将死者。川芎、当归、羌活、独活、木瓜各一两，角茴（炒）、小茴各五钱，肉桂、甘草各八钱，乌药少许，川乌三钱，虎骨（炙）五钱，然铜（煅）五钱。气喘，加沉香、木香；伤头，加肉桂、前胡、天麻、肉苁蓉；夜卧惊悸，加雄鸡胆；乱语恍惚失主，加人参、朱砂、金银箔、远志，上各依法制末，用半酒半童便煎服，神效。

再生活血止痛散：治症如续命丹。将军五钱，柴胡二钱，当归二钱，桃仁五十，红花五钱，天花粉一钱，穿山甲一钱，甘草一钱，半水半酒煎，空心带热服。

回春再造丹：专治手足及筋骨断折者，神效无比。五铢钱（醋淬火煅七次）五文，木香一钱，自然铜（酒淬）一钱，麝香一分，共为细末。每服二钱，无灰酒送下。令病人口先嚼木香一粒，方进此药，神效。伤在上，食后服，伤在下，空心服。如即日未安，次日再服。如未断折骨者，慎勿轻用。此方专能接骨，别无奇妙。

火龙行气散：生姜四两，食盐四两，麻油四两，瑞香叶三两，大黄二两，头酒糟四两，荆芥二两，泽兰二两，牙硝二两，共放一处研烂。以麻油炒熟，带热熨上七七八次，冷了又炒熨，频频熨上，自然安愈。后进千金不夺散及佛手散，神效。

通经活血止痛散：专治跌打破伤、败血冲心胸紧者，神效。三棱、莪术、赤芍、黄柏、黄连、青皮、紫苏、千里马、香附、柴胡、乳香。起初不下药，重者加红花、苏木、石菖蒲。

滋荣双解散：专治打伤之后荣卫虚弱，外受风寒，内伤经络。没药、当归、白芷、石莲肉、玄胡子、川乌、自然铜（醋煅为末，水飞过）各一两，生地、川芎各一两五钱。上为细末，每服二钱，空心老酒送下。

胃苓散：当归（酒炒）三钱，川芎（酒炒）三钱，秦艽（酒）三钱，续断（酒炒）三钱，苡仁（焙干）三钱，羌活（酒炒）三钱，独活三钱，防风三钱，荆芥三钱，砂仁三钱，白芷三钱，青皮三钱，陈皮三钱，茯苓三钱，乌药三钱，小茴三钱，大茴三钱（以上俱用酒炒），桂枝三钱，杜仲（盐炒）三钱，故纸（醋炒）三钱，厚朴（酒炒）三钱，木瓜三钱，加皮三钱，紫苏三钱，碎补三钱（俱用酒炒），南藤（醋炒）三钱，钩藤（酒炒）三钱，石菖蒲（酒炒）三钱，首乌（酒炒）三钱，北细辛三钱，桑寄生（酒炒）三钱，木香三钱，虎骨（猪油酥）三钱，犰骨（猪油酥）三钱，乳香（瓦焙去油）五钱，没药（去油）五钱，金狗毛（酒炒）三钱，然铜（醋淬七次）五钱，赤芍（酒炒）三钱，柴胡（酒炒）三钱，玄胡索（酒炒）三钱，红花（酒炒）三钱，肉桂（不用制）五钱，槟榔（酒炒）三钱，半夏（酒炒）三钱，西香（酒炒）三钱，木通（酒炒）三钱，甘草（酒炒）三钱，大黄（酒炒）五钱，黄柏（酒炒）三钱，牛膝（酒炒）三钱，麝香三分，丁香（不用制）三钱，三七（酒炒）三钱，灵仙（酒炒）三钱，三棱（酒炒）三钱，莪术（酒炒）三钱，人参、土鳖、鹿胎三钱，儿胎三钱，共制过，为细末，用好酒，每服五钱，神效。

回生续命丹：专治筋骨折断、损伤疼痛不止者，神效。川乌（炮）三两，草乌（炮）二两，自然铜（火煨）二两，地龙（去土）、乌药、青皮、陈皮（去白）、茴香各二两五钱，乳香（另研）、红娘子、没药半分，禹余粮（醋淬）四钱，上为末，调服一钱，后服再生活血止痛散。

万金不换乳香寻痛散：专治远年诸般伤损，遍身疼痛者。乳香、没药（制过）、血竭各五钱，南木香三钱，沉香三钱，当归、川芎、白芷各一两，甘草五钱，天花粉、木瓜、肉桂各七钱，独活、羌活（各去笋）、西香、茴香各五钱，草乌（泡去皮脐）三钱，上为细末，每服四钱，热酒送下。

千金不夺散酒方：防风、荆芥、生地、钩藤、角茴、木瓜、芎劳、紫金皮、五加皮、白芷、槟榔、木香、羌活、独活、归尾、天台乌、威灵仙、杜仲、芍药、牛膝、乳香、没药、故纸、五灵脂、石南藤、自然铜。人热者，加黄连、赤芍为散，各等分，每用头酒一罐，用绢袋扎定，药浸三五七日取出，随量不拘时服。常热，忌红酒、咸藏油腻等物；如孕妇，除牛膝、赤芍，加归身、北艾服。此药七日见功，不问诸症百损、遍身疼痛，无不全效，此方珍之。

神妙佛手散：专治筋骨断折、金疮重伤将死者，才用此药，大有奇功，得者宜珍宝之。鹿茸、当归、苁蓉、禹余粮、菟丝子、熟地、白芍、川芎、干羌、琥珀、北艾、覆盆子、桑螵蛸、牡蛎、白茯苓、紫石英、五味子、酸枣仁。上为散，依法制，各等分，姜三片，枣一枚，同煎，慎勿轻用。

全身跌打药酒方：沉香（酒炒）五钱，没药（去油）七钱，灵仙（酒炒）五钱，虎骨（酒炒）一两，儿茶（生用）三钱，土鳖（醋炒）五钱，白芍（生用）四钱，朱砂（酒炒）三钱，乳香（去油）八钱，血竭（生用）七钱，麝香（生用）二钱，牛膝（酒炒）一两，丁香（生用）五钱，加皮（酒炒）五钱，杜仲（盐炒）一两，故纸（酒炒）五钱，小茴（酒炒）五钱，麦冬（去心）五钱，知母（姜炒）五钱，然铜（醋制）一两，猴骨（醋煅）一两，大茴（酒炒）一两，细辛（生用）五钱，茯苓（酒炒）一两，当归（酒炒）一两，黄柏（酒炒）一两，菟丝（酒炒）一两，枸杞（酒炒）一两，橘红（生用）三钱，京皮（酒炒）五钱，山药（生用）五钱，羌活（酒炒）三钱，独活（酒炒）三钱，玄胡（生用）三钱，丹皮（酒炒）五钱，川芎（酒炒）四钱，桂枝（酒炒）五两，木瓜（酒炒）一两，西香（生用）三钱。上药尽制过，放入坛内，上好红酒十壶，煮三枝香，久窖一七，每服二杯，不可多服。

跌打不起方：归尾、红花、白芍、桂枝、苏木、木香、丁香、加皮、白芷、川芎、牛膝、香附、桑皮、独活、青皮、苡仁、枣肉、菟丝子、枸杞、西草、血竭、甘草。用生童便对水煎服。

全身跌打方：三七五钱，茯苓五钱，独活五钱，儿骨（羊油制）一两，细辛（生用）五钱，川芎五钱，杜仲（盐炒）五钱，山药五钱，玄胡五钱，故纸（盐炒）三钱，橘红四钱，丹皮三钱，菟丝子（酒炒）三钱，京皮三钱，木瓜二钱，当归一两，羌活三钱，西香（生用）三钱，桂枝（生用）一两，黄柏五钱，大黄五钱，小茴五钱，大茴五钱，儿茶三钱，白芍三钱，青皮五钱，加皮五钱，槟榔五钱，半夏三钱，防风七钱，白芷七钱，车前子三钱，山甲五钱，乳香（去油）一两，没药（去油）一两，朱砂五钱，土鳖（酒制）五钱，狲骨（猪油制）一两，虎骨（猪油制）一两，然铜（醋煅）一两，寻骨风一两，川乌（姜制）五钱，草乌（姜汁炒）三钱，金毛狗（去毛）五钱，干姜五钱，乌药五钱，菖蒲五钱，陈皮五钱，赤芍三钱，南藤五钱，红花五钱，木香五钱，碎补（去毛）五钱，木通五钱，花粉五钱，山楂五钱，枸杞一两，厚朴一两，神曲五钱，荆芥五钱，枳壳五钱，续断五钱，秦艽一两，血竭五钱，砂仁五钱，甘草五钱，八爪龙五钱，麝香三钱，琥珀五钱。

全身草药方：矮脚樟（酒炒）五钱，爬山虎（醋炒）五钱，花蛇根（醋炒）五钱，八仙朝圣五钱，桑林枝五钱，全身乔（酒炒）五钱，八楞麻（酒炒）五钱，泽兰根五钱。上八味草药和入全身丹一起为末服。打伤青色，用猪肝拈上，青色自过。

全身丹：爬山虎五钱，地南蛇五钱，花蛇根五钱，铁头箭五钱，过江龙五钱，过山蜈蚣五钱，桃灵芝五钱，樟灵芝五钱，楮灵芝（酒炒）五钱，苎麻根（酒炒）五钱，泽兰根（酒炒）五钱，巡风骨（酒炒）五钱，巡风藤（酒炒）五钱，矮脚樟五钱，佛手甲（酒炒）三钱，金骨乔五钱，老君扇（酒炒）五钱，八仙朝圣五钱，八爪龙（土焙）五钱，八棱麻五钱，臭灵丹（酒炒）五钱，活血丹（茶洗）五钱，水里莲（醋制）五钱，青蛙（火酒制）三钱，水里龙（酒制）五钱。上为细末，合前草药同用。

打伤正步水药方：归尾、川活、赤芍、独活、丹皮、条芩、川芎、桃仁、槟榔、泽兰根、生地、桂枝、桔梗。上药水对酒煎，用生姜为引。

打伤中步水药：归尾、生地、丹皮、赤芍、川活、京皮、桃仁、苏木、红花、苏梗、西香、杜仲、小茴、大茴、玄胡、草乌（少用）、儿茶。用酒对水煎。

打伤下步水药：川活、独活、归尾、赤芍、丹皮、苡仁、加皮、碎补、京皮、生地、桃仁、条芩、川名、木爪、南行、防己、西香、木香、牛膝。俱用酒对水煎，生姜为引。

神异红药丹：山羊血五钱，金花石（醋制九次）五钱，上琥珀（用豆腐制）五钱，人参三钱，五铢钱（醋制二十次）三钱，儿骨（酥油炙）五钱，没药（去油）五钱，麝香一钱。共为细末，用酒调服。伤损十分，用小儿童便、桃仁，用鸡肝蒸熟，每服三分，神效。

五虎红药神效倦丹：儿骨（酥油制）五钱，儿胎（面包定，火煨）五钱，鹿胎五钱，血竭五钱，然铜（醋制七次）三钱，人参一钱，琥珀（豆腐制）五钱。共为细末，伤损十分，服药半分，神效。

跌打损伤，吐血不止，百症通用方：全当归一两五钱，白云苓一两五钱，净枣皮一两，上肉桂一两，淮山药一两五钱，制附子八钱，净芡实一两五钱，杭白术一两，白芍一两，光泽泻一两，净砂仁五钱，真广皮一两，远志肉一两，银柴胡一两。共为细末，打成小丸，损伤酒服，百病闻水服。

吐血方：当归、川芎、白芷、白术各一钱，白芍、生地、茯苓、黄连，用童便、生姜引。

全身七钱方：当归一两，川芎、白芷、独活、桂枝、青皮、陈皮、大茴、小茴、甘草、防风、杜仲、故纸、秦艽、续断、加皮、牛膝、玄胡、苏子、槟榔、乌药、茯苓、山药、红花、荆芥、黄柏、赤芍、白芍、苡仁、厚朴、羌活、南藤、柴胡、远志、半夏、枳壳、车前子、石菖蒲。

旧损，中部水药：当归、川芎、白芷、槟榔、乌药、香附、厚朴、青皮、陈皮、独活、红花、木香、茯苓、紫苏、甘草、三棱、莪术、大黄。上药用桃仁七粒，童便对水煎服。

接骨方（俱用五钱）：丁香三钱，肉桂三钱，三七、橘红、乳香、没药、木香、木通、大黄、然铜、钩藤、碎补一两，三棱、莪术、细辛。

接骨丹：当归三钱，川芎三钱，杜仲三钱，虎骨三钱，然铜五钱，独活三钱，木爪三钱，芡实三钱，茯苓三钱，枣仁三钱，早仁三钱，川乌三钱，白渴三钱，共一两三钱，灵枝三钱，川活三钱，米仁三钱，细辛三钱，乌药三钱，甘草三钱，朱砂三钱，神曲三钱，牙皂三钱，大皂、地皮虫各一钱，木香、红蚯蚓、牡鸡、乳香、没药各三钱，土鳖子（酒制过）一对，推车子一个，抱鸡子三个。上为末，每服一钱，好酒送下。

跌打伤损接骨仙丹：专治脑顶损破，神效。人参三钱，土鳖一个，土龙一钱，当归三钱，升麻一钱，然铜一钱，白芷三钱。水炆酒对服。

跌伤骨碎，接骨奇方：当归、白芷各三钱五分，草乌（泡）三钱。上各用生，为末，温酒调服二钱。一觉麻木，揣正骨断处端正，随用糯米粥、牡蛎末搽患处，或用生鸡打烂贴外，用杉木皮夹定，绳缚住，毋令移动。即服乳香、没药、白芍、川芎、当归、川椒各五钱，自然铜（煅过）三钱。共为细末，用黄蜡（溶开）二两，入前末药内搅匀作丸，如弹子大，以好酒煎热服，随痛处侧卧，少时数进药，几次大效。如觉破风肿，宜用南星、防风为末，温酒调入姜汁一匙服，仍用酒并敷贴患处。

接骨麻药： 当归一两一钱，白芷一两一钱，草乌八钱。先服此药，昏迷不省，方好如法接骨，后用米醋解醒，再服通身丹，再服红药。

接骨外用敷药： 生大黄五钱，天花粉六钱，生南星七钱，生半夏七钱，生栀子七钱，川树油七钱，川草乌七钱。用淡醋调敷碎骨皮外，外用旧棉花包定，杉皮夹住，女裹脚扎一七，痊愈。

骨碎肉烂奇方： 炉甘石（火煅）一两，龙骨（火煅）五钱，冰片五钱，麝香五分。

接骨膏： 当归二钱五分，川芎五分，乳香二钱五分，没药五钱，木香二钱，川乌（制过）四钱，碎补五钱，古钱（火煅醋淬七次）、黄柏三钱，香油三两，先将各药为末，和油成膏，用油纸摊贴患处，如骨碎筋断，长复如初。

膏药： 专治风寒温气，打伤跌仆闷伤，一切疼痛，皆贴患处，心腹痛俱贴患处，吼喘咳嗽贴背心，泻痢贴肚脐，头痛眼痛贴太阳穴，并治一切无名肿毒、疔、㿔、发背、流注、节毒疡疮，俱贴患处，百发百中，功难尽述。川乌一两，甘草一两，大黄六钱，当归八钱，赤芍五钱，白芷五钱，连翘一两，白蔹一两，官桂五钱，木鳖子五钱，槐、柳、桃、桑、枣枝各八钱，苦参一钱，皂角八钱。上锉，咀片，用真麻油二斤浸药一日，以火熬油老，滴水成珠，以绵子滤去渣，将油再熬一滚，入飞过黄丹十二两，用柳枝频搅，滴摊油纸上，以不贴肉为度，收起候冷听用。

妇人跌损药方： 当归二两，红花一两，杜仲一两，湖水沙、川芎一钱，益母二两，牛膝一两，白术一两，羌活一两，条芩一两，熟地二两，独活一两，乌药一两，生地二两，续断一两，香附一两，白芍一两，大黄一两，白茯苓一两，南藤一两，虎骨一两，乳香三钱，山甲（条）一两，没药三钱。

英雄丸： 乳香、没药、密陀僧、自然铜（醋淬七次）、地龙（即蚯蚓，焙干）、木鳖子（去壳）、花椒各等分。共为细末，炼蜜为丸，每噙一丸，以酒服，或临刑时方服，打不觉痛，任打血不浸心，妙不可言。

打损药方： 川羌活一钱，川独活一钱，北秦艽二钱，川香附一钱，生元枝一钱，五加皮一钱，石南星一钱，南章子一钱，川牛膝一钱，何首乌一钱，川木瓜一钱，紫金皮一钱，西木香一钱，南木香一钱，上血竭三钱，肉桂（炒）二钱，附子（炒）一钱，枳壳一钱，北桔梗（炒）一钱，白芍一钱，当归身五钱，骨碎补三钱，川麝香一分，炒故纸一钱，炒小茴一钱，真桂枝一钱，飞辰砂一钱，豆朱一钱，八角茴一钱，香白芷一钱，丹皮一钱，烟一钱，藁本一钱，乳香一钱，没药三钱，川芎三钱，杜仲一钱，灵仙一钱，玄胡一钱，虎骨一钱，然铜一钱，海马二个，土鳖二个，人参二分，加者在外。

治疯损壮骨方：当归五钱，川芎四钱，白芍四钱，熟地五钱，故纸三钱，小茴三钱，枣仁三钱，远志三钱，川附二钱，牛膝四钱，芡实四钱，砂仁二钱，鹿茸二钱，茯苓二钱，白术一钱，肉桂三钱，茯神四钱，甘草三钱，枸杞二钱，杜仲四钱，续断四钱，桂枝三钱。

壮损骨方：当归五钱，牛膝五钱，五加皮一两，木香二钱，枸杞三钱，故纸二钱，生地五钱，熟地五钱，福员三十个，黑枣三十个，用好酒炖服。

壮筋壮方：红花二钱，血竭二钱，乳香五钱，没药五钱，黄柏二钱，黄芩二钱，碎补三钱，白芷三钱，黄花三钱，白花二钱，独活二钱，防风二钱，栀子三钱，大黄一钱，生地二钱，小茴一钱，大茴一钱，甘草一钱。

神好全方：人参四分，熊胆四分，阿片六分，象皮二两，白蜡炒片一分，酒饼六个。共为细末，蜜糊为丸，每服三分，重加三分，朱砂为引，黄酒送下，如不好，用茶解。

治疯损方：茯苓三钱，当归四钱，川芎四钱，生地三钱，白芍二钱，故纸三钱，小茴三钱，桂枝二钱，南木香三钱，砂仁一钱，牛膝三钱，独活二钱，陈皮三钱，甘草一钱，麦冬二钱，木瓜二钱，外加虎胫骨二钱，福员肉二两，枣肉二两，蜜糊为丸。

又方：桂枝四钱，朱仁五钱，木瓜三钱，续断四钱，肉桂三钱，芡实四钱，川芎四钱，白花二钱，熟地五钱，生地五钱，故纸二钱，枸杞一钱，木香二钱，五加皮一两，牛膝五钱，当归五钱，茯苓五钱，福员四钱，里胶早四十。

加膂力方（尝武中得来）：当归、羌活、陈皮、独活、加皮、碎补、威灵仙、八棱麻、杏仁、土茯苓、川乌制、小公茴、续断、熟地、橘子、木瓜、自然铜（制）、杜仲、木香、知母、牛膝、枳壳、桂枝、秦艽、乳香、没药，以上各等分。朱砂一钱，白朱砂（炒）二钱，白蜡三钱，麝香五分，丁香一钱，姜蚕五分，宣毛五钱，木鳖四钱，血竭一钱，阿牛五对，海马四对，神马六对，神金五十张，银箔一百张，白石三钱，鹿茸五分，虎骨五钱，地龙四条，土鳖十个，山漆五钱，寄生五钱，闹羊花三钱。共合末药一斤，初服一钱，再服二钱，终服三钱为止。用酒送下，久服膂力倍加。

治疯方：茯苓五钱，当归五钱，川芎四钱，角茴三钱，小茴三钱，杜仲五钱，桑寄生三钱，白术三钱，细辛二钱，然铜二钱，苍术二钱，白芷三钱，大花三钱，防己三钱，半夏三钱，槟榔三钱，石菖蒲三钱，生地三钱，枸杞五钱，乳香三钱，熟地五钱，没药三钱，牛膝五钱，羌活三钱，碎补四钱，白芍三钱，独活三钱，肉桂三钱，陈皮二钱，厚朴二钱，乌药二钱，木瓜二钱，虎骨二钱，石南二钱，里豆五钱，甘草一钱。用好酒浸敷过七日服，神效。

跌打青肿退伤方：用老黄茄极大者一个，切片如纸厚，新丸焙干为末，卧睡时，温酒调服二钱，一时尽无痕迹。

跌打久不收口者：用桑叶三四片，二面炼蜜浸一宿，刺孔敷破处，一日一换，一夜一换，即生肌。

金疮出血神方：石榴花半斤，石灰一升，捣烂，阴干，每用少许敷之。又方：用女带血勒马片烧灰，罨。用松香、白矾等分为末，罨。用半夏六钱、白蜡四钱为末，罨。用上好石灰筛过，将韭菜汁作饼贴于壁上，候干为末，罨。

桃花散：用矿石灰、大黄切碎，同炒七次，以桃花色为度，为末，罨。

住痛止血散：嫩老鼠（未生毛未开眼者）、韭菜根，同石灰捣烂作饼，阴干，用时以刀刮末，敷上，布包，即愈。

金疮迎刃散：专治金疮伤重，出血不止者，神效。白芷一两，甘草一两，水龙骨一两。上为细末，锅内文武火炒赤，旋入大黄末三两，凤凰退二两，以焦为度。用漱苎麻叶、韭菜叶取自然汁，调前药，阴干，入三漆一两，血竭一两，片脑三分，牛胆、南星一两，野苎五钱。遇伤处，搽上立愈。一人骑马颠扑，所佩锁匙伤破肾囊，二子脱落，筋膜悬系未断，痛若无，任诸医揩手，或以线缝其囊，外加敷贴生肌止痛，不出三五日，线烂复脱矣。予思常治刀伤，但敷壁钱而效敏，盖此亦伤破之类也。是慢，令人托上，多取壁钱敷贴其伤破之处，数日渐安，其囊如故。

杖疮：生大黄一两，樟脑五钱，共为细末，用蜜调敷之，立刻止痛。

八厘散：专治跌打损伤瘀血攻心，将死之时，灌药即生。土鳖（去头足）、乳香（去油）一钱，没药（去油）一钱，自然铜（煅）、血竭一钱，归尾一钱，骨碎补（焙去尾）、硼砂一钱，生半夏一个（焙干）一钱。共研细末，每用八厘，好酒送下。

仙传膏：治打板重伤，死血瘀结，呃逆不食，并夹伤肉烂，贴之可以起死回生。乳香（去油）一钱五分，没药（去油）一钱五分，轻粉三钱，血竭三钱，冰片三分，麝香一分，樟脑二钱，黄蜡一两，猪板油一两二钱。以上药共研细末，后将蜡油同化，调药成膏，贴敷患处，毒水流尽，即时苏醒。

生肌散：乳香、没药各一钱，血竭、儿茶各五分，龙骨五分，象皮少许，珍珠（飞过）一钱，热石膏一两。共为末，遇患处敷之，立生肌。

刀斧方：赤石脂一两，石膏（生用）四钱。共研为末。

八宝金疮方：芦干石一两，冰片一钱，麝香少许，珍珠一钱，三漆二钱，刘寄奴二钱，龙骨五钱。共研细末。又方：干石、龙骨、生半夏、冰片。

论接骨方

不下牙骨跌落，用双手端定，往下一举，往上一端，先服红药，后服全身丹，即愈。

颈项打断，用交椅坐定，双手揉上，先服全身丹，后服红药，蒸鸡肝，用童便、酒解吞服。

跌损肩膀骨，用梯子坐住双手，拿住患手，再用跪膝顶住患人胁窝，手足齐用力一扯，然后往上一抖托上，外用敷药，内服全身丹，即愈。

背脊骨跌断，用门板一片睡定，先用内接骨丹。土鳖二钱，土龙一钱，杜仲三钱，远志三钱，当归三钱，故纸三钱，铢钱三钱，用酒吞服。

大腿跌落，用二人扶之，将双手扣定，跪膝一揉，然后掇上，先服全身丹，后服红药。

攀肩损无治；天平针断无治；头顶骨断无治；脉骨断无治；粪门骨断无治；手背骨损无治。

论打跌损伤要害

凡头损破，鼻流血水，可治；如流黄白水，无治。先服红药，再服水药。升麻、白芷、苍耳子、红花、独活、没药，用酒为引，满服全身丹。

头出脑浆无治。头出冷汗无治。

凡头损七孔流血，先服红药，后服全身丹，用酒吞，再用刀斧药。如若破损伤风，用水药二剂。白芷、苍耳子、独活、防风、荆芥、当归、乳香、没药、甘草，用桃仁为引，水炆酒对服。

打伤舌根跌出者，后颈窝内用灯火二灸，如不上，再一灸，两耳背再一灸，先服红药，后服全身丹，用水送下。

颈项骨跌进，用双手端定耳门台往上掇，先服人参汤，吞服红药，后服同前。

打伤黑血霸齿，凡过四十七日无治，先服红药，后服万金不换散。白芷、乳香、没药、当归、独活、天花粉、肉桂、西香、草乌、防风、甘草。水煎酒对服，蛇扣为引。

打伤头破伤风肿大，先服红药，用鸡肝饭上蒸熟，用酒服鸡肝，后服回生丹。当归、防风、角茴、羌活、肉桂、然铜、甘草、白芷、升麻、花粉。用水煎服，酒为引。

打伤跌断肘骨，先服红药，用子鸡肝，将红药放在肝上，水炖熟，用酒吞服，然后外用接骨丹。生大黄、天花粉、生南星、生半夏、生栀子、生川树油、川草乌。用淡醋调敷碎骨，皮外用旧棉花包之，外用杉皮夹，用女裹脚扎一七即愈，后服全身丹。

耳背有伤，青红可治，黑色无治。先服红药，后服全身丹。

后脑伤破，流血有治，流黄水无治。

打伤粪骨，屎尿齐出，用全身丹，藕节煎汤送下；如不止，再用红药一分，鸡汤送下，即愈。

打伤大便，流血不止，先服全身丹，生地煎汤吞服，后服红药，水龙骨煎汤送下，再服水药一剂。生地、当归、厚朴、大黄五分，云苓、广皮煎药，吞服全身丹，即愈。

打伤跌伤五腑六脏，眼带青色、黄黑色，口角黑色，鼻孔黑色，舌大昏迷，无治。

五腑六脏打死无气有救，先吹红药入鼻，如不转气，将红药放入眼内，将手在眼角揉动一时，自转后，服红药。

打伤碎骨，上下用药，先服红药，用鸡肝蒸熟，好酒吞服，后服全身丹，用生水吞服，外用接骨丹，照前方行，宜忌雄鸡、鲤鱼、虾子、鹅鸭并蛋、一概生冷发物、患猪肉。浑身碎骨，照车验行，后服水药，用回生续命丹一剂。

手脉黑红青绝，盆弦气绝，肚角不通，鬼眼有损，小便出血，打坏胎落肚，肚上破膜，小便没进，俱无治。

肚上破膜，先服大宝丹，后服全身丹，如不愈无治。

论受伤要害穴道

眉心受打，久则昏晕成痨。鼻梁受打，一时昏晕，久则成痨。血筋久咳成痨。气门受伤主一月，轻者主气痛三年。章门受伤成血块，主气痛三年。胃脘受伤，主周年半载。左肋受伤，重者主三日、七日、九日，轻者主半年、三年。右肋受伤，重则一时一日，轻则周年半载。筋窝受伤，主三日、三月、三年。海门受伤，主五日、半月、半年。盆弦受伤，闷死有治，面黄无治。肚角打粪，无治。丹田受伤，正穴有治，偏则无治。关元受伤，顷刻无治。巨门受伤，一时久，无治。大椎受伤，主底脑昏晕，无治。地台受伤，成痨一年二载。锁脚受伤，其症右手拿住，主二日、二年。末尾受伤，主一日，久则咳嗽。风眼受伤，主一月外，无治。风翅受伤，主气喘。风尾受伤，吐痰三日、三月。腰尖受伤，主一日、一月、一年。腰眼受伤，主笑通穴。庄骨受伤，左分骨自利不正，中尾庄损伤无用；右庄损，主大便闭结。

卷中

〈跌打损伤及接骨金枪奇方〉

秘传打伤扑跌药方

专治跌打损伤，筋骨疼痛，四时八节有救无治，并新旧损坏，一切方丹调拨，活动行用，不可乱发药剂，恐枉死多矣！切记切记。

飞龙夺命丹：治喉咙扁破。**八宝丹**：治胸膈膨胀。**七将擒拿丹**：治脾胃黄色并凤翅。**鸡肝散**：治腰眼酸痛。**洗心散**：治胃脘阻隔。**大宝丹**：治盆弦青色并心窝不跳。**五虎丹**：治肚角不通，再服上仙丹，并大黄、三棱、莪术。**三棱汤**：治左胸膛软肋。**莪术汤**：治右胸膛软肋。**千金夺命丹**：治凤尾受伤。**回春再造丹**：治夹车肩并穴牙腮。

火龙行气丹：治气台有伤敷药。通经活血止痛散：治气台有伤吃药。滋荣双解散：治喉内气急。胃苓散：治耳后作痛。回生续命丹：治口歪流涎。万金不换散：治眼珠转色。千金不夺散：治眉堂青色。观音针方：用当门子一钱，梅片五分，硫黄三分。硫黄用火煅过，将梅片二味入黄内，取起，存冷为针，但有久损、疯损、移子，俱用此针即愈。

敷药方　刀斧方　退壮方　闭药方　住痛方　麻药方　英雄壮药方　吹喉方　接骨麻药方

卷下

〈经验良方及药性赋〉

秘传打伤扑跌药方

返魂夺命丹：专治跌仆打伤，牙关紧闭，心腹痛闷，不省人事，将筋撬开，灌入一碗即愈。银丝草（即山揽枯叶，长有毛，白色，生水者）一两，毛鸡子（过一月不用，不去毛）一只。上二味。共研烂如泥，热酒剩去布滤过，调小儿骨末一钱，即愈，神效。后服棱莪术散。

棱莪术散：专治跌仆打伤，遍身疼痛不能缓止者，神效。莪术一两，三棱一两，赤芍一两，西香八钱，玄胡八钱，黄柏一两，槟榔八钱，青皮五钱，羌活五钱，防风一钱，大腹皮五钱，大黄一钱，芒硝三钱，黄连三钱，桔梗三钱，荆芥二钱，柴胡一钱，陈皮八钱，紫苏八钱，半夏三钱，千里马（用两头）一两。上依法制如等分，姜五片，葱白根、桑白皮，水半、童便对煎，空心热服十分。汗大，除些微葱白，只用一根；如要利，用大黄、芒硝；有痰，用半夏；如孕伤，除三棱、莪术；如血出甚，亦除之及葱白，加当归、蒲黄，用水煎服；偏心受伤者，加红花二分煎服；总门受伤，除三棱、葱白；如出血多，就用止血金疮丹；如手足伤断，用手搓正，内灯心火纸卷定，厚实停当，外用杉皮夹定，进接回生丹，用小裹脚紧紧扎定杉皮，乃无有不愈。但改下之药多加乳香、没药，痛重加西香二钱，赤芍、玄胡索、乳香、没药；或有痰，乃肺气旺，加干葛、杏仁，勿用半夏，加贝母；如重伤心痛，加石菖蒲；如原处痛结瘀痒，加干葛、赤芍、甘草、桔梗、防风、荆芥、连翘，每用原汤带热服，随意加减。

七将擒拿丹：土鳖、接骨虫、银朱、朱砂、韶粉、白蜡、骨碎补、没药。各等分为末。

洗心散：归尾、红花、紫苏、苏木、黄柏、桃仁、寄奴、枳壳、香附、赤芍、桂皮、乌药、木香、西草、花粉、槟榔、山楂、沉香、青木、西香、木香、双皮、川金、大黄、三棱、莪术。用酒煎服。

大宝红药方：琥珀四钱，血竭四钱，大朱砂五钱，金粉一钱，银粉一钱，上然铜五钱，五铢钱三钱，土鳖五分，乳香三钱，没药三钱。

图：手脉红里青绝无治。图：盆纭气绝无治。图：肚角不通无治。图：鬼眼有损不看。图：小便出血不止无治。图：打伤坏肚落胎无治。图：小便出血不止，先用红药子鸡汤吞服，即愈者可治，不愈者无治。图：肚上破膜，先服大宝丹，后服全身丹，如不愈，无治。图：肚上破膜不治。图：小便殳进不治。（图均略）

《跌打法门》

清·天都星永川允仙抄

一百零八穴道，八十三伤命，七十二个小穴道致命。

一、胸前为华盖穴。打伤者，不省人事，三日死，急用十三味煎药一贴，七厘散三分，行至次日，即用冷粥汤补住，再用夺命丹服，又加减十三味二贴，服药不敷。及拳泛发者，五个月死，用紫金丹数服。

二、发背为肺底穴。打伤二鼻出血，九日死，须用十三味一贴，七厘散三分，紫金丹四服，便用酒药一瓶。

三、心口中为黑虎偷心穴。打中者，不省人事，拳面气绝，用羊血三分，七厘散三分，可夺命也，再用十三味一贴，又用夺命丹五六服，用去伤丸一斤，痊愈。拳泛发者，一百二十日死。

四、心下一寸三分，偏左右一分为翻肚穴。打中者，立刻吐食吐尿，在七日无救，急用药者不妨，须用十三味一贴，七厘散三分五厘，再用夺命丹三服，加减十三味二剂，紫金丹三四服，去伤丸一斤，痊愈。拳泛发者，一百三十日而死。

五、翻肚下一寸三分，脐上名气海穴。打中者二十八日死，用十三味一贴，七厘散四分，夺命丹三服，加减十三味二贴，又用酒药一罐。

六、气海下一寸三分，丹田外精海穴。打中者，十五日死，急用十三味一服，七厘散三分，加减十三味一贴，夺命丹三服，紫金丹三服，痊愈。拳泛发者，七日死。

七、精海下一寸三分，名分水穴。打中者，十三日死，急用十三味一贴，七厘散三分，夺命丹三服，又用酒药一罐，愈。拳泛发者，一百二十四日死。

八、分水下一寸三分，名溪元穴。打中者，二十日死，急用膏药一贴，七厘散三分，夺命丹三服，酒药一罐，痊愈。拳泛发者，四十八日死。

九、华盖向边偏三分，名一计害三侠（三侠者，心、肝、肺也），打中者六日死，用十三味一贴，又加矾金、沉香末一贴，再用七厘散三分，夺命丹三服，去伤丸一斤，拳泛发者，八个月死。

十、右边乳上三分，名上气穴。打中者，九日死，用十三味一贴，七厘散三分，夺命丹三服，紫金丹三服，拳泛发者，一百二十四日死。

十一、乳下一分名正气穴。打中者，发寒热，三十六日死，急用煎药一贴，七厘散二钱，夺命丹三服，去伤丸一斤。拳泛发者，七十二日死。

十二、乳下一寸四分名下气穴。打伤者，十一日死，用煎药一贴，七厘散三分，夺命丹三服，去伤丸二斤，发者，七个月死。

十三、左边肋梢尽软骨上，名章门穴。打中者，一百日死，用膏药一贴，七厘散三分，夺命丹三服，酒药一罐。

十四、左边乳上三分为上海穴。打中者，十三日死，用煎药一贴，加沉香、矾金各四分一贴，七厘散三分，夺命丹三服，药酒一罐。拳泛者，十八日死。

十五、左边乳下一分，名正血海穴。打中者，八日死，用膏方一贴，七厘散三分，夺命丹三服，加减十三味一贴愈。

十六、右边乳下一寸四分为下血海穴。打中，一百二十七日死，用十三味一贴，七厘散三分，夺命丹三服，去伤丸一斤。

十七、肋梢尽软骨上，名期门穴。打中，一百日死，用十三味一贴，七厘散三分，夺命丹三服，去伤丸一斤。

十八、头顶心名泥丸穴。打中者，半日死，轻者煎方一贴，夺命丹三服，紫金丹三服。

十九、两耳下空处名听耳穴。点中者，二十四日死，用膏方一贴，七厘散二分，夺命丹三服，去伤丸二斤。

二十、两左齐毛中名气穴门。点中，七个月死，用加减方二贴，七厘散三分，紫金丹三服。

二十一、右边齐毛中名血海穴。点中者，八个月死，用膏方一贴，七厘散三分，夺命丹三服，去伤丸一斤。

二十二、背脊第七肋骨节两傍偏三分，名百骨穴。打中者，一百四十日死，用膏方一贴，七厘散三分，紫金丹三服。

二十三、两腰眼中左为命门穴，右为肾经穴。打中者，半日死，急用煎方一贴，七厘散加山羊血三分，去伤丸一斤。再发者，八十六日死。

二十四、两腰眼中右为命门穴。打中者，三日死，用煎方一贴，山羊血、七厘散三分，又加减方一贴，夺命丹三服，去伤丸一斤。发者，九十六日死。

二十五、命门穴上一寸三分，名后气海穴，左右同穴。打中者，一年死，用煎方一贴，七厘散三分，夺命丹三服。

二十六、尾梢尽一分，名海雪穴。点中者，七日死，用煎方一贴，七厘散三分，夺命丹三服，紫金丹三四服。

二十七、两小腿中，名鹤口穴。打中者，一年而死，用煎方一贴，七厘散三分，夺命丹三服。

二十八、脚板底名涌泉穴。打中者，一百七十日死，用上治法。

二十九、左边肋梢中名气囊穴，右边肋梢名血囊穴。二者俱用上法治之。

以上用药再开列于后，诸公听拣。

一、跌打损伤十三味：先用童便汁煎和七厘散，赤芍一钱，当归、红花、杏仁（去皮）、延胡、香附（醋炒）、木香、枳壳、三棱、生大黄、刘寄奴、白术、蓬术、乌药、砂仁末，临服入药，元葱胡三个，陈酒二两，煎一盅服。

二、加减十三味：广皮五钱，归尾二钱，五加皮二钱，红花四钱，灵脂五钱，桃仁一钱，蒲黄一钱，枳壳二钱，赤芍五钱，香附五分，乌药一钱，延胡五钱，青皮一钱，砂仁末四钱，煮汁二碗服。

三、七厘散：各大穴道受伤而危者用之，缢死、压死、制死皆可用，须童便汁共半杯，调服三分，温下。硼砂八钱，朱砂（水飞）二钱，赤芍四钱，川贝（去心）三钱，归尾（酒炒）五钱，木香五钱，灵脂六钱，红花三钱，香附五钱，三棱六钱，延胡八钱，广皮四钱，生大黄八钱，蓬术四钱，加皮三钱，白术三钱，桃仁（去皮）四钱，沉香四钱，肉桂三钱，枳壳三钱，木通三钱，巴霜五钱。共为细末，酒下三分。

四、飞龙夺命丹：跌打损伤、拳伤、内伤用之。地鳖五钱，土狗六钱，加皮一两，归尾一两，三棱一两，红花五钱，乌药五钱，白术六钱，朱砂（飞过）三钱，硼砂八钱，枳实六钱，青皮六钱，自然铜（制）一两，灵脂八钱，蒲黄（炒焦）五钱，香附（醋炒）六钱，桃仁（去油）六钱，贝母（去心）七钱，乳香（去油）八钱，碎骨补（去毛）五钱，桂枝八钱，延胡八钱，寸香五钱，羌活五钱，寄奴五钱，赤芍八钱，血竭二钱，木香八钱，广皮四钱，木通三钱，菊根五钱，前胡五钱，沉香六钱，鸡骨（若无，即以尿砖代之）八钱。共为细末，酒下三分。

五、地鳖紫金丹：跌仆损伤，远年拳泛，内伤为面黄肌瘦，四肢无力，骨疼当心当背皆可治。地鳖虫六钱，麝香一钱，乳香八钱，没药八钱，血竭一两二钱，当归七钱，制然铜一两，红花三钱，加皮一两，赤芍八钱，广皮六钱，青皮五钱，乌药五钱，杜仲（盐炒）八钱，丹皮五钱，牛膝（盐水洗）五钱，远志肉六钱，骨碎补三钱，骨脂（盐炒）八钱，羌活三钱，独活三钱，甘菊三钱，前胡三钱，木香六钱，木通三钱，苏木六钱，三棱六钱，蒲黄四钱，蓬术三钱，土狗六钱，雄鸡骨四钱，续断三钱，黄芪三钱，韭子三钱，肉桂四钱，桂枝四钱，贝母四钱，枳壳四钱，秦艽三钱，灵脂六钱，硼砂八钱，杏仁（去皮油）四钱，桃仁（去皮油）六钱，桑皮四钱，香附（醋炒）六钱，延胡六钱，黄芩四钱，连翘三钱。共为细末，煮汁送三四分。

六、去伤丸：生地八两，熟地八两，当归四两，加皮六两，赤芍二两，骨脂（盐炒）二两，丹皮四两，黄芩二两，牛膝（盐炒）三两，杜仲（土炒）四两，远志（甘草汁炒）四两，秦艽三两，枸杞四两，灵脂三两，茯苓（乳制）四两，蒲黄三两，六汗四两，陈皮三两。共为细末，炼蜜为丸，开水送下二三钱。

七、周身打损伤洗浴方：当归、红花、骨碎补、秦艽、灵仙、木瓜、广皮、黄柏各五钱，加皮、寄奴各一两，羌活六钱，川贝八钱，火酒浴之。

八、去伤药酒方：生地五钱，熟地六钱，秦艽四钱，续断五钱，加皮六钱，当归六钱，黄芪五钱，红花一钱，松节五钱，虎脊骨（酒煮）五钱，赤芍三钱，香附（醋炒）二钱，寄奴三钱，枸杞五钱，杜仲（盐水炒）六钱，茯苓五钱，牛膝五钱，木瓜三钱，碎补（去皮）三钱，丹皮五钱，泽泻五钱，山药（炒）五钱，远志五钱，引用胡桃肉、白加皮各四两，用陈酒煮，退火毒，早晚温服一大盅。

九、跌仆损伤：用白石编菊根，洗净捣烂冲酒服，出汗即愈。

十、又方将死者可治：川乌、草乌、肉桂各等分，共为细末，用好酒冲服二分，极凶者三分，平常伤者只用出汗，愈。

十一、大黄一斤，风化石灰（筛细）五斤，或小粉亦可。用铜勺共炒为桃红色者为佳，再同大黄末收磁瓶贮之。敷上不可见水，三五日即愈。

十二、杖打伤方：没药三钱，银朱五钱，寸香二钱，蜜汁调敷，绵纸贴之，外火纸五层，一日一夜愈。

十三、跌打膏药：甘草、甘遂、芫花、大戟、川乌、乌药、细辛、肉桂、白芷、半夏各四五钱，百合霜不拘多少，东丹五斤，麻油十斤。

十四、接骨至神丹：治跌伤打伤，手足断，急以杉木板夹住手足，不可顾痛，急为之扶正合安，苟为不扶正，此生必为废人。务必细心凑合端正，然后以杉木板夹之，再用敷骨之药令其吞服，则完好如初矣。羊蹄蹄（即百合）三钱，大黄三钱，当归三钱，芍药三钱，丹皮二钱，生地五钱，土狗十个，土虱三十个，红花三钱。用水一碗，酒一碗，煎至八分去渣，入然铜末一钱，搅匀服之，一夜生合（神奇之甚）。

对症按穴贴法：凡男子难嗣，梦遗滑精，贴命门穴。凡妇人半漏下，痧麻白叶贴子宫穴。凡跌打损伤贴患处。凡遍身筋骨疼痛，腰膝酸软，四肢无力，贴膏肓、百劳穴。凡左瘫右痪，手足顽麻，贴肩井、曲池、环跳、三里穴。凡腰肾疼痛，贴命门、肾俞穴。凡胁肋气痛，贴期门、章门穴。凡疟疾，男贴左臂，女贴右臂。凡泄痢，贴丹田、关元穴。

按症贴法　按穴贴法

凡哮喘、咳嗽，贴肺俞、中脘、百劳穴。凡癥宿痞癖，贴气海并痛处。凡心痛、胃结，肚腹疼痛，翻胃呕吐，贴中脘穴。凡瘀血作痛，贴关元、三里穴。凡小肾疝气，贴丹田、肾俞穴。凡寒湿脚气，贴三里、昆仑、绝骨穴。凡漏风，贴肩井穴。凡鹤膝风，贴膝眼穴。凡偏正头风，贴太阳穴。孕妇忌贴。五劳七伤，遍身筋骨疼痛，贴两膏肓穴、两肾俞穴、两三里穴。痰喘，气急咳嗽，贴肺俞穴、华盖穴、膻中穴。左瘫右痪，手足麻木，贴两肩井穴、两曲池穴。男子遗精白浊，女人赤白带下，月经不调，血崩，贴阴交穴、关元穴。赤白痢疾，贴丹田穴。疟疾，男贴左臂，女贴右臂，即止。腰痛，贴命门穴。小肠疝气，贴膀胱穴。偏正头风，贴风门穴。心气疼痛，贴中脘穴。肋痛，贴章门穴。脚气寒湿，贴两三里穴。一切无名肿毒、跌打损伤瘀块，不必寻穴，贴患处即愈。

一、夹棍方：灵盖三钱，木梨根三钱，乌梅（去核包叶），临刑吞之。

二、痔药方：草乌二钱，半夏二钱，南星二钱，巴豆十四粒。四味共炒黄色，去巴豆，研末，敷上，观患处出血带脓者，是漏，不可作痔医。

三、透骨散：川乌一钱，草乌一钱，细辛一钱，荜茇一钱，干姜一钱，肉桂二钱，麝香一钱，闹羊花一钱，胡椒一钱，丁香一钱，檀香一两，沉香一钱，木香一钱。

四、又方：川乌五钱，草乌五钱，细辛五钱，荜茇五钱，干姜五钱，闹羊花五钱，胡椒五钱，丁香五钱，官桂一两，白芥子八钱，甘松六钱，山奈六钱。

五、跌打内伤青紫手足：明矾二两，胡椒一两，飞面一两，栀子五个。煎水调飞面涂患处，敷之自愈。

六、刀口仙方：用洋糖一味，敷上即愈。

七、八厘散：治跌打损伤，瘀血攻心，将死之症，灌药即醒。土鳖（去足，生半夏二个，同焙干）二钱，没药（去油）一钱，乳香（去油）一钱，制然铜一钱，碎补（去尾）一钱，血竭一钱，归尾一钱，硼砂一钱。共研细末，磁罐收贮，每用八厘，收酒送下。

八、治浑身打伤：大生力一个，小者二三个，捣烂火热酒冲服，极醉，一夜即安。

九、应效酒：治一切跌打损伤，风寒湿气。紫金皮一两，丹皮一两，五加皮一两，郁金一两，乌药一两，官桂五钱，川芎一两，延胡（炒）一两，木香五钱，百合五钱，乳香五钱，羌活五钱，没药五钱。用水酒同火酒十斤，绢袋盛之，煮三炷香，分作十小瓶。

十、治损伤方：用黑砂糖熬膏涂之，用油纸包裹，一夜见效。

十一、跌打损伤煎方：四位正药。刘寄奴一两，红花三分，当归三钱，杏仁七粒。腰痛，加杜仲三钱；胸前痛，加川芎三钱；脚痛，加牛膝三钱；手痛，加白芷三钱。

十二、血风枪：黄柏皮、白会。共煎，水洗敷贴。

十三、血盟山：古炉。煎水，吞下愈。

十四、血盟山：□木地□木。共煎水吞下，攻心第一。

十五、七厘丹：白蒺藜二钱，白云苓一钱，白芍一钱，大熟地一钱，白术一钱，当归一钱，川芎八分，炙甘草五分，朱砂三分，人参三分。共十味，制过，炼蜜作一丸，酒冲，先一钱，后二分，三服。

十六、歙县溪南地方，吴氏家洗手药方：计二十八味。狼毒五钱，无名异一两，甜瓜子一两，梅核皮（名青皮）一两，石榴皮一两，赤石脂一两，丁香一两，白凤仙花四两，天蓬五两，木鳖子一两，番白草（即丁茶）一两，土鳖七个，虎胫骨一两，透骨草（即白夏枯草）一两，陈石灰一两，磁石一两，熊掌骨一两，五加皮一两，川乌一两，防风一两，鹰爪一两，桂枝一两，草乌（去毛）一两，狗脊一两，鹿筋一两，寄生一两，金钗斛一两，食盐一斤。河、井水各半，温水洗，一剂药洗九日，三剂共二十七日，其口不痛。此方紧留家藏。

天都星永川允仙抄书存，无义之徒不可传授，再者不可传与外人，传者以为不孝论，嘱言。

佛家伤科

《跌打良方》

少林寺智善禅师传授

熊禧观祖师秘授

首徒明荣教师药书

拳关椿头折法

秘授门徒谭某

目 录

序

　　济世之道，莫先于医疗，病之功，莫先于药，均乃百草之根苗。丸散制造，先知原因。夫跌打之症，专从血论，血不流行，或成血片，血死作痛，昏闷不醒，寒热往来，日轻夜重，变症多端，皆因气血失损故也。庸医不审其原，妄投药饵，枉死甚多，余深惜之。但看症，或有瘀血停聚，或为妄血过多，然后施以内外治之法，庶不有误。凡皮不破而内损者，多有瘀血停积，破肉伤肢，每致亡血过多，二者治法不同。有瘀于内，宜切利之，亡血宜补而行之，但出血不多亦无瘀者，以外治之法治之。更察其所伤痕在于何穴图上下，亦有轻重深浅之异，经络气血多少之殊，必先逐去瘀血，和荣止痛，然后调气血，自无不效。若夫损伤杂症，论中不及备载者，俱分门晰类评列，明医者宜尽心焉。

跌打总诀论

　　跌打诸症，轻重死生，尽在穴图分看：凡跌伤血流不止者死；凡伤处血出太多，发直二尺，无脉者死；凡跌伤昏迷不语，肚奔气绝者死；凡打伤，将伤口之血用点滴搓之，不粘手者死；凡跌伤出血，目瞪口呆，不知人事，言语错乱者死；凡跌伤血流不止，脉躁烦者死；凡跌伤，胁腹肠穿者死；凡跌伤，大小便通，心痛不熄，阳缩囊内者亦死（阳囊缩入亦死）；凡跌伤，寒战咬牙，手足厥厥，治口吐青沫者死；凡跌伤，头上肿大如斗，呕吐者死；凡食饱受伤，肚奔气喘者死；凡跌打伤背膊，咳嗽出吐，血又失者、惊者、悸者死；凡跌打伤胸胁，大便闭塞，肚痛，目视不转者亦死；凡跌伤腰部至足等，耳缩者死；凡跌伤在水处，肚破肠穿者死；凡打伤，周身汗出如珠如油，心痛，无小便者死；凡打伤有症候繁多者，又脉不奔重者死；凡打伤，老人在股压碎，及孕妇犯至胎者亦死；凡打伤腰折，小便出血，耳卷者死。以上死症，俱皆要得法，倘遇害是症，十难活一，即名医施治，亦难奏效也。

其余骨折筋断血出生死诸症于图穴分辨

　　凡医治跌打之深明更最为要，先明手法之妙。夫手法，谓以两手安置所伤之筋骨，便仍复于旧也。但伤有轻重，而手法各有所宜，其症可知迟远，恐致遗留残疾之弊，皆关乎手法之所施得宜或失其宜，或未尽其法也。盖一身之骨体，既非一致，十二经筋之罗列序属，又各不同。故必素知其体相，识其部位，一旦临症，机触于外，巧生于内，手随心转，法从手出。或拽之离而复合，或推手之出其位，或正其斜，或完其厥，则骨之截断、碎断、斜断，筋之弛纵、卷挛、翻转、离合，虽在内里，以手法扣之，自悉其情。法施之，使患者不知其苦，称为手法也。况即所伤之处，多有关于性命，为七窍上通脑髓，隔近心，均未受伤，痛苦入心者，即或其人元气本弱，一旦被伤，势已难支，设手法若再误，则万难挽回矣。此可以尤当审慎者也。

盖打者须心明手巧，既知其病情，复善用夫手法，然后调治，自多效。

诚以手本血肉之体，其婉转运用之妙，可以以一己之卷舒高下疾徐、轻重开合，能远病者之血气凝滞，皮肉疼痛，筋骨挛折，与情志之苦欲也，较之以器具从事于拘制者，相去甚远矣。是则乎法者，诚跌打之要务也。

手本血肉之体，其婉转运用之妙，可以以一己之血气凝滞皮肉疼痛。推手之法，推者谓以手推之，使还旧处也。或以两手，一手拉定患处，令其转轻缓重，免伤其位也。若肿痛已愈，其中或有筋急而转摇不甚便利，或有筋纵而运动不甚便利，或有骨节间微有错落不合从者，是伤虽耳而气血之流未畅，不宜接整等法，惟拿以通经络气血也。盖人身之经穴有大经、细经之分，一推一拿，视其虚实，酌宜用之，则有宣通补深之法，听以患者，药不愈也。

血具总论

跌仆损伤虽用手法调治，须尽得其宜，以致有法为未治之，若则未可云医理之周议也。爰因身体上下正侧之象，制器以正之，用辅手法之所不逮，以亦分者复合，欹者复正，高者就其平，陷者升其位，则危症可转于安，重伤可就于轻，再施以药饵之功，更示以调养之善，则跌打之道全在封口药。

跌打损伤秘诀（由庆凤仪戏班杨面安师文传）

凡跌打损伤者，食药可分死生。先必察其形状，俾面口眼色受伤者，必定面带红且兼微笑，其间主死，是为重伤，伤了五脏肺腑是故，死症也。或一时死，或对时死，更有三五日死有之，切勿下药也。此伤无效，即神仙亦难挽也。但其人伤口面白，肉色带青，眼闭似死，且容愁绪不能言语，况有眉破，此伤者乃闭茶闭气之由，其症属轻，亦生也。急将以还魂丸攻之，用双料酒调化，或童便调服更妙。但逢跌打，以药为先，探其伤者深浅轻重，俾易发药。伤者亦分上、中、下部。倘伤头者，怕破风，风者有肿。如破风者，定必左右太阳穴刺痛。如两穴不痛，其伤不妨，则以止痛消肿汤服之，即复元活血汤。但医伤者要分上、中、下部位，有已破、未破之分，有亡血、瘀血之别。如腰骨及肚内，亦要看明。伤腰者怕腰子跌落，必兼笑状，更若不言不语，切不可治，此乃死症。如伤肚者，怕伤肠子，如肠出皮外，倘有损之芝麻口大，不可发药，亦死症也。伤下阴者怕闭气，如闭气，乃左右两边小掩有两条气顶上，照服复元活血汤，见下或加忽至金。如寻常跌仆微伤，皮肉疼痛未破者，用复元活气汤。如损伤筋骨，血流过多不止者，即为亡血，急用好散干掺止血，或用封血符为先，随服八珍汤（见后），或加骨碎补（酒炙）、续断（酒炙）、红花（酒炙），轻重见机。如从跌坠，未损皮肉者，必有瘀血流注脏腑，人必昏迷不醒，二便秘结，用大成汤（见后）。

麻闷药方： 整骨续筋及拔箭矢，或铜铁入肉，服此方，任用刀割不知痛。闹羊花三钱，当归二钱，白芷三钱，生半夏二钱，紫荆皮二钱，牙皂二钱，木鳖二钱，生川乌二钱，洋烟二钱，小茴钱半，菖蒲一钱，木香三钱，川芎二钱。共为细末，每服五分，如不醉，再服五分，用酒送下。如整骨夹正已毕，即宜服淡盐水，甘草、黄糖煎汤服之，自然复醒。

接骨法

接骨者，谓使已断之骨合拢一处，复归于旧也。凡骨之跌伤错落，或断而两分，折而陷下，或碎而散乱，或傍突，相其形势，徐徐接之。便断此伤起，碎者复完，突者复平。或手法，或器具，分其先后而兼用之，是在医者之通达也。

驳骨法

用雄鸡一只，约重十两之外，夹生去净毛屎肠脏，忌见水，捶烂，再将驳骨药一料和匀同用。凡肢体有断处，先用手法安置妥当，然后用药散敷上患处，以棉花铺药上，再用杉皮夹于棉花外，以布边带紧扎之，使骨缝无参差走作之患，乃驳骨通用之物也。

驳骨药料方： 自然铜五钱，荆皮五钱，木鳖五钱，土鳖五钱，碎补四钱，乳香四钱，没药四钱，川乌三钱，白芷三钱，细辛三钱，南星三钱，白及三钱，草乌三钱，半夏三钱，酒芍三钱，玉桂三钱，芙蓉钱半。共研细末，加姜汁、烧酒、麦粉和匀，同放鸡肉内，一应再桩匀，炒热敷在患处，以棉花铺上，用杉皮夹之，用布带扎敷，至次日对时去药，看症如何，或择别方，见机而作，或仍用棉花松皮夹之，用布带紧扎。

跌打未损破吊瘀方： 白芥子三钱，莱菔子三钱，不勃子三钱，白胡椒三钱，黄栀子三钱，川红花三钱。共为细末，用鸡蛋白调敷即愈。如日久已奈，加珍珠末三分，敷之更妙也。

跌打丸方： 红花三两，归尾二两，木瓜二两，降香三钱，甘草一两，自然铜一两，续断三两，桂枝一两，碎补一两，土茯一两，田七五钱，木香五钱，牛七尾五钱，细辛五钱，苏子五钱，黄芩三钱，黄连五钱，乳香五钱，没药五钱，京芥五钱，防风五钱，黄柏两半，连翘二钱，生军五钱，木通五钱，银牛四钱，银花三钱，血竭三钱，栀子三钱，半夏三钱，全虫（去头足）十只。共为细末，炼蜜为丸，每丸重二钱，用蜡壳封固。重伤，加田七末，童便、料酒开丸服甚效。

跌打丸（少林寺方，此方药料真好，必然见功）：洋参一两，田七一两，熊胆（酒蒸溶化）一两，血珀八钱，麝香六分，珍珠末八分，牛黄五钱，川连五钱，血竭一两，梅片二钱，生地三两半，防党二两，全归两八，乌猿骨两半，虎骨一两，自然铜一两，无名异一两，木鳖（去头足）一两，海龙（炙）一两，人中白一两，泽兰一两，苏木八钱，续断八钱，儿茶八钱，红花（酒浸）五钱，川厚朴五钱，乳香（去油）五钱，寄奴三钱，地龙一两二，土鳖（去头足）三十六只，白蜡五钱半。共为细末，炼蜜为丸，每丸重二钱，蜡壳封固，童便、料酒冲服。

还魂丹：此丸治跌打危急之症，命在旦夕，速服此丸，能还魂之妙药也。人参二钱，牛黄五钱，熊胆三钱，珍珠（要末）二钱，麝香三钱，血珀五钱，田七五钱，鹿茸三钱，丁香三钱，冰片二钱，山羊血五钱，血竭二钱，雄黄二钱，乳香二钱，没药二钱，木香二钱。共药十六味。共研细末，和匀，加生莲叶捣汁，将汁和匀，用石砍仔捣千余下，以炼油润为度，为大丸，每丸重三钱，晒干，蜡壳封固，用童便开丸或用酒开，均效。

还魂救苦丹：此丸治跌打不拘什么殴伤致命，一时疼，血气闭，用姜汤开服一丸。麝香三钱，苍术四钱，雄黄二钱，羌活二钱，杏仁（去净油）四十九粒，乌药二钱，半夏二钱，山豆根二钱，乳香二钱，巴豆（去净油）四十九粒。共研细末，用酒搅糊为丸，如桐子大，晒干收贮勿泄气，或用酒开服。

跌伤流血不止截血方：天花粉五两，白芷一两，羌黄五两，田七一两。共为细药，不可见水，就干掺患口，或用清茶调敷，听从其便，敷之其血便止。

茅山封血灵符：立止，即止血如神，止血之后见水，亦无后患也。用红纸或白纸一小块，左手拿纸，右以剑指书符，符式：（先）次二七三一四，随书随念下咒。咒曰：左转乾坤动，右转日月明，铁柱横量过一点，鬼神星吾奉太上老君急急如律令。

补气收血汤剂：生地二钱，熟地二钱，当归二钱，生芪二钱，炙草二钱，川芎二钱，白术二钱，京芥二钱，麦冬二钱，赤芍二钱，田七二钱，柴胡二钱。净水煎好，将田七末冲服，其血必止，其痛亦止也。

竹木棍打肿痛方：用生鸡仔（不见水，去毛）一只，斩碎，炒至将黄色，熟而大热，即将米醋冲入，数滚灭火，徐敷，带热洗患处，立即消肿散瘀。

熏洗跌打散瘀消肿方：闹羊花五钱，红花五钱，桂枝三钱，生姜一两，碎补五钱，生半夏五钱，文蛤三钱，葱头一两。用水数碗煲出味，加米醋洗患处，日洗三四次即消。

跌打洗伤口方：海桐皮三钱，透骨草二钱，当归二钱，乳香二钱，没药二钱，白芷一钱，红花一两，丁香一两，儿茶一两，血竭一两，木通一两，田七一两，丹皮五钱，麝香二钱，土鳖（去头足）十只，甘草五钱。共为粗末，净水煎浓洗患处，沾干水，敷药。

八仙紫金丹丸：此丸治跌打扑坠、闪错损伤、瘀血积聚均效。当归二两，白芍二两，白茯二两，莲肉二两，熟大黄一两，红花一两，丁香一两，儿茶一两，血竭一两，木通一两，田七一两，丹皮五钱，麝香二钱，土鳖（去头足）十只，甘草五钱。共为细末，炼老蜜为丸，每丸重三钱，蜡壳封固，好酒开服。

各引经药列后

头伤：川芎、升麻、京芥。额伤：白芷、升麻、羌活、葛根。喉伤：元参、豆根、面伤、荆芥、桔梗。耳伤：京子、元参。鼻伤：升麻、黑栀。左手：桂枝、川芎、厚朴。右手：桂枝、酒芩、独活。心胸：竹黄、犀角、元胡、云连、当归、郁金、山栀、木通、枳壳。背伤：枳壳、防风、龟板（先煎）。腰伤：杜仲、桂枝、黄柏、泽泻、陈皮。左胁：川连、川古、柴胡、枳壳。右胁：桔梗、桑白、栀子、知母。左小腊：木香、酒芍、饭党。右小腊：木香、洋参、乳香。左右小腹：半夏、青皮、酒芍。大小便同：羌活、泽泻、木通、车前、猪苓、厚朴。左脚：天麻、独活、牛膝、灵仙。右脚：木瓜、杜仲、牛膝、防己。

跌打伤上部方：田七二钱，碎补二钱，赤芍二钱，莪术二钱，三棱二钱，当归二钱，羌活二钱，自然铜二钱，虎骨钱半，防风一钱，川芎钱半，加皮钱半，玉桂一钱，木通钱半。净水煎好，加酒冲服（或加上部药引亦可）。穴名列后：太阳穴、人宫穴、太阴穴、开宫穴、上中下三梁穴。

跌打伤中部方：洋参三钱，田七三钱，虎骨二钱，全归二钱，玉桂一钱，土鳖三钱，血竭二钱，香附二钱，枳壳钱半，赤芍钱半，陈皮钱半，青皮钱半，木香钱半。净水煎好，用酒冲服（或加中部药引亦可）。穴名列后：中脘穴、血门穴、天平针穴、血仓穴。

跌打伤下部方：三七二钱，归尾二钱，虎骨二钱，碎补二钱，防己二钱，自然铜二钱，红花二钱，桃仁钱半，木瓜钱半，玉桂一钱，土鳖二钱，青皮钱半，乳香钱半，没药钱半，沉香钱半。净水煎好，加酒冲服（或加下部药引亦可）。穴名列后：大腿穴、膝头穴、膝腌穴。

跌打腰骨伤方：杜仲二钱，归身二钱，熟地三钱，碎补二钱，鹿茸二钱，田七二钱，红花一钱，淮山一钱，桃仁一钱，丝饼二只，血竭一钱，故纸一钱，乳香一钱，没药一钱，黑豆三十粒。共药，用酒煎服。

扭着腰骨伤方：当归二钱，生地二钱，寄奴三钱半，血竭钱半，碎补钱半，大黄钱半，莪术钱半，山参钱半，郁金钱半，红花一钱，苏木钱半，桔梗钱半，茯苓钱半，赤芍钱半，木香一钱。净水加酒同煎服。

跌打伤两肋方：田七二钱，炙党参三钱，全归二钱，红花二钱，首乌二钱，防风二钱，加皮二钱，半夏二钱，枳壳二钱，白芷钱半，川芎钱半，牙皂钱半，桔梗钱半，柴胡钱半。加生莲叶一块，独取叶边，用酒水同煎服。

跌打伤周身疼里方：田七三钱，苏木二钱，归尾二钱，红花二钱，独活二钱，生地二钱，防风二钱，羌活二钱，细辛二钱，赤芍二钱，柴胡二钱，桃仁钱半，陈皮钱半，枳壳钱半，木通二钱，桔梗钱半，甘草二钱，共药，用酒水同煎服。

打伤眼睛敷眼方：生地一两，红花五钱，归尾三钱，竹苈五六条，鸡蛋一只。用盐水共捣烂，煨热，以敷眼轨上下，以其血必须频折也。凡跌打伤眼，撞破白睛者，不能为害，但伤至眼睛及撞破水轮出血不止，红肿疼痛难忍，将上四味照法敷之，切忌风吹。倘眼睛觉重，要食补元气汤剂之类。

跌伤尾龙骨方：熟地四钱，当归三钱，白芍二钱，白茯二钱，黄柏二钱，川芎二钱，柴胡二钱，半夏一钱，陈皮五分，甘草一钱，玉桂（另包后冲）五分，制乳香（冲服）五分，木香（冲服）五分。净水煎好，将乳香、木香、玉桂三味冲服。

跌打伤大小便闭结方：大黄三钱，朴硝三钱，全归二钱，枳壳二钱，碎补钱半，厚朴（姜汁炒）钱半，栀子钱半，桃仁一钱，牛膝一钱，杏仁一钱，玉苁蓉（酒洗）一钱。净水煎服。

逐火丹：此丹治烧伤烂肉、炮伤瘀血肿痛，其效。大黄五钱，归身四钱，生芪三钱，茯苓二钱，荆芥二钱，防风二钱，黄芩二钱，甘草钱半，或加生地亦可。净水煎服，如痛再服，切勿加减，又将药渣煎水洗患（另敷好药膏）。

串炮药烧伤肉方：立即止痛，清凉散毒，并无痕迹第一妙。生地、红花、归尾、牛膝。各味等分，任用多少。四味等分，用口嚼融敷患处，立即止痛如神（切勿用生水）。

寻常伤手脚疼痛方：归尾、香信、白背木耳（三味各买文钱可得，如症大，用多些）。先将各味用水润透，擂烂溶，用水煮热，先淬透患处，随将药渣加些灰面、白醋，令药渣煮热，敷患处，用布扎紧，一二次痊愈。

大成汤：治从高跌坠，未损破皮肉，必有瘀血流注脏腑，人必昏迷不醒，二便秘结，宜服：大黄三钱，朴硝二钱，枳壳（面炒）二钱，红花一钱，苏木一钱，厚朴（姜汁炒）一钱，当归一钱，陈皮一钱，木通一钱，甘草一钱。净水煎服。服后倘二便不行，将渣冲滚水再煎，蜜糖三匙冲服，或加生地三钱，桃仁（去油）二钱，或当归、红花任意。若便利之后仍人事不省者，即以好人参一枝，间炖汤救之，且不宜露风摇动。

复元活血汤：治微伤，皮肉疼痛未破者，服之散瘀活血。当归尾二钱，柴胡钱半，大黄三钱，红花七分，瓜蒌仁七分，桃仁十七粒，穿山甲（炙先煎）七分，甘草五分，或加生地、郁金。用酒、水各半同煎服，以便利为度。

八珍汤：治伤损筋骨，血流过多不止者，服之便愈。人参一钱，当归一钱，茯苓一钱，白芍（炒）一钱，川芎一钱，白术一钱，地黄一钱，甘草五分。八味水煎服，或加骨碎补（酒炒）、加续断（酒炒）、加红花（酒炒），俱任意。

天庭穴：跌打伤于天庭穴，属督脉经，若重伤骨陷不起者，不治。古今虽有治法，终属败症，然亦不可弃而不治，初宜服八仙紫金丹丸（见上），若肿大瘀血疼痛，宜服还魂丸之类，外敷八宝丹（见后）。

八宝丹方：珍珠末三分，琥珀三分，玛瑙三分，龙骨五分，鹿胶三分，象皮五分，土鳖十只，乳香五分，没药五分，白蜡五分。共研极细末，加乳汁调敷。

上梁中梁下梁：此症鼻梁受伤，名为上、中、下三梁也，一名山根穴，属督脉经，其皮未破，而血必从鼻孔之出也，甚则口内亦出，宜服蒲黄四物汤（见下），外敷葱石散（见下）。

蒲黄四物汤：蒲黄二钱，川芎二钱，归身二钱，防党二钱，熟地三钱，淮山三钱，茯苓二钱，白芍二钱，加皮二钱，碎补二钱，续断二钱，远志钱半，水瓜叶二钱，净水煎服。

葱石散：葱头一两，磁石二钱，羌黄一两，栀子一两，灰面一两，文蛤钱半，樟脑钱半，凤胎一只，麝香一分。共为细末，用双料酒煮热，敷鼻上患处。

太阳穴：此症太阳受伤，左为太阳，右为太阴，属少阳经，多气少血，其伤有轻重，重伤者血窜伤目，必晕倒于地，宜即服还魂救苦丹（见上）；若皮未伤破，而内损肿，或目中流血，宜服伤上部方（见上）。

牙腮穴，牙腮穴论：跌打伤致牙腮小穴，看伤左右，伤于左边者右边移，伤右边者左边移，以上内服八仙紫金丹丸（见上），外敷葱石散（见前）。

咽喉穴：跌打伤于咽喉穴，甚则饮食难进，若闭牙关者，气血不行也；重则晕死在地，食管受伤，宜推掌之法，内服五虎下西川散。

五虎下西川：山豆根二钱，元参二钱，山楂一钱，法夏一钱，木香一钱，母草根一钱，射干一钱，麝香三分，木通一钱。共为细末，每服二钱，好酒送下。

对口穴：跌打伤对口穴，属督脉经，重则重舌露，不能饮食，不言语，但伤于筋骨，宜用手势接法调理妥置，随服活血散。

活血散：当归四钱，土鳖四钱，加皮四钱，寄奴四钱，牛膝三钱，桃仁三钱，丹皮三钱，红花三钱，香附三钱，山楂三钱，茅术三钱，三棱二钱，赤芍二钱，降香二钱，元胡二钱，川芎二钱，灵仙二钱，枳壳二钱，青皮二钱，槟榔二钱，乳香二钱，没药钱半，大黄一钱。共为细末，每服二钱，清茶送下，如人壮，用青皮汤送下。

开宫穴：跌打伤于耳后，此症名为开宫穴，属少阳经，多气少血，伤甚晕于地，宜服还魂救苦丹丸（见上），轻则服八仙紫金丹丸（见上）。

舌腌穴：跌打伤于舌腌下唇，属任脉经，上唇属督脉经，但受微伤，宜服活血散（见上），瘀血肿痛者，服八仙紫金丹丸（见上）。

项圈梁穴：跌打伤于项圈穴，伤至内连子凤膊者，必要移掇内，服龙虎骨汤（见后），外敷韭根散（见后）。

龙虎骨汤：龙骨二钱，虎骨二钱，鹿胶二钱，红花一钱，土鳖一钱，山甲一钱，乳香八分，没药八分，木香五分。加乌枣煎水，又加黄酒冲服。

韭菜根散：韭菜根三钱，加皮三钱，红花二钱，碎补二钱，栀子一钱，乳香一钱，没药一钱，花椒二钱。共为细末，加灰面、烧酒和匀炒热，敷患处，冷又再炒热，再勤换勤敷之。

将台穴：跌打伤于将台穴，属任脉经，此为气血之穴，若皮损出血，宜服八珍汤（见上）；若皮未破，如高肿疼痛，宜速治之；如伤甚则饮食少进，渐成瘦弱，宜服香砂桔梗汤（见后）或沉香顺气丸（见后）；血甚者服八仙紫金丹（见上）。

香砂桔梗汤：香附一钱，砂仁八分，桔梗二钱，陈皮一钱，郁金一钱，红花一钱，茯苓一钱，青皮一钱，木香一钱，甘草一钱，玉桂八分，沉香五分，朱砂二钱。净水煎好，加黄酒服。

沉香顺气丸：沉香五钱，白芍二两，熟地二两，茯苓一两，辰砂一两，田七一两，赤芍一钱，红花五钱，血竭五钱，紫草五钱，白芷五钱，乌药五钱，乳香五钱，木通五钱，木香一钱，甘草五钱，没药五钱。共为细末，炼老蜜为丸，每丸约重三钱，晒干贮用，勿泄气。如合适者服二三丸，可俱用黄酒送下。

乳旁穴：跌打伤于乳傍之下一寸，穴名二仙传道，左边属太阳经，多气多血；右属太阴经，少气多血。所伤必分深浅，甚则四肢麻木酸软，宜服元胡桔梗汤；有瘀，服八仙紫金丹丸（见上）。

元胡桔梗汤（原方药量未列多少，见机而作）：元胡、桔梗、当归、羌活、灵脂、牛子、乳香、没药、射干、桂皮、红花、猴骨，加灶心泥五分。净水煎好，加黄酒冲服。

血仓穴、血门穴：跌打伤于乳侧下二寸半，左为血仓，右为血门，属厥阴经，多血少气，倘伤甚重者，三朝或必主危亡，血乃养命之原，四肢不济，上下不接，宜服四皮汤，或服八仙紫金丸之类（见上）。内外治法，按跌打总诀调理是也。

四皮汤（原方无列，见机而作也）：陈皮、加皮、厚朴、桔梗、砂仁、郁金、枳壳、苍术、木香、香附、神曲、菟丝、甘草。净水煎好，加黄酒冲服，金菜梅肉作送。

天平针穴：跌打伤于心头，即胸骨下骨尽处陷中是也，穴名天平针，属任脉，凡人以心为主，况又属胃脘，轻则易瘥，甚则痛如刀刺，呕吐黑血，其血因跌仆伤甚，败血流入胃脘，其血色黑如豆汁，从呕吐而出，速服金砂二血汤，应手取效，再服沉龙汤（见下）。若饮食不思，冷汗不止，日夜烦躁，命在日久，医者以亲究得法也。但用金砂汤、沉龙汤，服后不妨多服八仙紫金丹丸（见上）。内外治法俱按跌打总诀调理。

金砂二血汤：金砂五分，山羊血一钱，血竭一钱，虎骨二钱，自然铜二钱，银砂五分，田七一钱，人中白一钱，乳香一钱，没药一钱，红花一钱，甘草一钱，加灶心泥一钱为引，用酒煲服（见效再服）。

沉龙汤：沉香二钱，龙骨一钱，三苓一钱，莪术一钱，麦冬一钱，当归二钱，红花一钱，玉桂心一钱，桥皮一钱，甘草一钱，神曲一钱，朱砂一钱，枳壳一钱。净水煎好，加酒冲服。在后或服八仙紫金丹丸亦可。

中脘穴：跌打伤于中脘穴，其穴居正胸中，属任脉，伤甚者饮食不通，纳气往上冲，瘀逼两傍不通，以致危败，宜服甘枳汤（见下），或服八仙紫金丹丸治之。

甘枳汤：甘草钱半，枳壳钱半，田七二钱，石乳一钱，砂仁钱半，厚朴一钱，白芷一钱，茯苓一钱，茯皮钱半，故纸一钱，红花一钱。净水煎好，加酒冲服。

人中穴论：跌打伤于人中穴，属督脉经，但伤甚多时，或有咳嗽，或四肢无力，黄肿潮热，宜连治之。先服金丝汤，内外治法俱按跌打总诀调理。

金丝汤：金樱二钱，菟丝一钱，当归二钱，寄奴二钱，降叶二钱，自然铜钱半，槟榔二钱，碎补钱半，川芎钱半，杜仲钱半，红花一钱，乳香一钱，没药一钱，地芋一钱，甘草一钱。净水煎好，冲黄酒服，后或服丸。

顶梁穴：跌打伤于背脊腰中，名为顶梁穴，属督脉，伤甚，其骨必然酸痛无力，头晕疼痛难当，宜服止痛消瘀汤（见后）。外敷之药，按跌打总诀择用。

止痛消瘀汤：原方照抄，无列多少，自谅之。红花、桃仁、龙骨、虎骨、土鳖、寄奴、粟壳、牡蛎、木香、碎补，加红枣几个，用烧酒煲服。

血脘穴、净瓶穴：跌打伤于血脘穴、净瓶穴，血脘穴属太阴经，净瓶穴属太阳经，甚则下寒下热，或吐血潮热不住，内服升麻三七汤（见下），外敷小鸡药散方（见后），治法俱按跌打总诀。

升麻三七汤：此方照抄，无列多少，谅而用之。升麻三几分，不宜多；田七、生地、归尾、苏木、桃仁、血竭、木香、乳香、没药、苍术、桔梗、郁金、紫草、藕节。净水煎好，加黄酒冲服。

小鸡药散敷方：水银二钱，牙皂二钱，细辛二钱，碎补二钱，红花二钱，加皮二钱，栀子二钱。共为细末，用小雄鸡一只，不宜见水，劏净去肠脏，同药一起捣融，轻轻炒热，敷患处，用些布扎住，随服八仙紫金丹丸立效（见前）。

凤翅盘弦穴：跌打伤于凤翅盘弦穴，名为大穴也，属阳明经，但受伤重则气往上，心中烦躁，饮食必不思，内服羌活和气汤（见后），并三皮饮之类（见后）。

羌活和气汤：羌活钱半，半夏一钱，血竭一钱，乌药一钱，木通一钱，升麻七分，红曲八分，石乳八分，槟榔八分，木香六分。净水煎好，加酒冲服。

三皮汤：陈皮一钱，青皮一钱，加皮钱半，田七一钱，玉桂心八分，红花一钱，

《跌打良方》

枳壳一钱，厚朴一钱，君子一钱，甘草钱半，杏仁八分，牛子八分，加枣子为引，用酒煲服。

子宫穴：跌打伤于阴中之上边命门，子宫穴属任脉，但受伤必小便闭塞不通，这若伤阴器、小肠者，不治之症；若未伤，宜服麦灵汤（见后），或服八仙紫金丹丸之类可合也。

麦灵汤：麦冬一钱，灵脂一钱，枳壳一钱，红花一钱，归尾一钱，厚朴一钱，沙参一钱，血竭一钱，自然铜一钱，木通一钱，七厘一钱，车前一钱，甘草一钱，细辛八分，蚯蚓（炒干）一条。净水煎好，加黄酒冲服，服后或八仙紫金丹丸均效（见前）。

肚角穴：跌打伤于肚角穴，属少阳经，是谓肠经，多气少血，肠中肿痛，冷汗不止者，宜服青皮四物汤（见下）；肠有损破，不能治也。

青皮四物汤：当归二钱，川芎八分，白芍一钱，熟地半钱，丹皮一钱，厚朴一钱，红花钱半，故纸钱半，茯苓一钱，杏仁八分，紫草钱半，枳壳钱半，木香一钱，腹皮一钱，玉桂八分，柴胡八分，小茴八分，甘草一钱，加藕节一个、加生姜二片煎服，未愈，服后方。

后方列：当归一钱，黄芪一钱，淮山一钱，白术一钱，木香一钱，红花一钱，乌药一钱，乳香八分，没药八分，甘草一钱，加藕节一个为引，水煎服，甚效。

六宫穴：跌打伤于肚脐，此为六宫穴，属任脉经，视其伤势，必要分深浅轻重，若汗流如雨，四肢麻痹，肚肠疼痛者，脐脏必然受伤，上呕下泄，两气不接，宜服人参桔梗汤（见后），再服八仙紫金丹丸（见前）。

人参桔梗汤：人参钱半，桔梗钱半，红花钱半，生地钱半，薄荷一钱，龙骨一钱，没药八分，乌药一钱，白蜡一钱，甘草一钱，乳香八分，故纸钱半，加枣子同水煎服。

双燕入洞穴：跌打伤于两胁上，名为双燕入洞穴，左右同，左属太阳经，右属厥阴经，左胁伤者四肢无力，黄瘦吐血；右伤，半身不遂，血气滞行，宜服五皮汤（见后），或服紫金丹丸之类（见上）。

五皮汤：陈皮一钱，丹皮钱半，茯皮一钱，青皮一钱，桑皮一钱，玉桂八分，羌活一钱，赤芍一钱，胆草一钱，紫苏一钱，柴胡一钱，桃仁一钱，枳壳一钱，莪术一钱，净水煎服。

双挂旁穴：跌打伤于双挂旁穴，属太阳经，是常多气少血，伤甚者身体麻痹，作寒作热，或血积成片，或四肢酸软无力，宜服八仙紫金丹丸（见前）。

腰中穴：跌打伤于腰中大穴，督脉受伤，分别何物受伤，如有棍铁石等重伤者不治，轻症宜服鹿桂汤（见下），或服八仙紫金丹丸之类（见前）。

鹿桂汤：鹿筋钱半，玉桂八分，虎骨二钱，加皮二钱，龙骨一钱，红花一钱，香附一钱，木香一钱，土鳖一钱，甘草一钱，八棱麻八分，瓜蒌八分，加藕节一个为引，水煎服。

铜壶滴漏穴： 跌打伤于尾节，铜壶滴漏大穴督脉经，受伤小便长流，大便必不通，内多痛者，宜服归芍汤（见下），瘀痛甚者，宜服八仙紫金丹丸甚效（见上）。

归芍汤： 当归一钱，白芍一钱，田七一钱，玉桂八分，木瓜一钱，乳香八分，独活一钱，大茴一钱，甘草一钱，没药八分，加灶心泥为引，水煎服。

再又方： 续断一钱，厚朴一钱，秦艽一钱，龙骨一钱，枣子一钱，人中白一钱，茯神一钱，茯苓一钱，故纸一钱，甘草一钱，莲须一钱，乌药一钱，滑石一钱，朱砂一钱，荆皮八分，加莲子几粒为引，水煎服。

童骨穴： 打跌伤于两肘，名为童骨穴，细察分断，如筋节未有断者，以手法安置妥当，即宜敷驳骨药散（见前），又内服接骨汤方，或服八仙紫金丹丸亦效。

接骨汤方： 续断二钱，淮山二钱，茯苓二钱，杜仲二钱，牛膝钱半，白芷钱半，酒芍钱半，碎补钱半，加皮钱半，远志钱半，泽泻钱半，红花一钱，蒲黄一钱，白鲜皮一钱，土鳖一钱，生地一钱，自然铜一钱。净水煎好，加酒冲服。驳骨药料（上便见）。

大腿穴： 跌打伤于大腿骨穴，属太阳经，致于深浅轻重，治法俱按跌打总诀择用。

刻膝穴： 跌打伤于刻膝穴，或跌打损伤，或折陷等，治法俱按跌打伤诀调理。

膝腌穴： 跌打伤于膝腌穴，受伤疼痛难当，宜服八仙紫金丹丸（见前），敷法按跌打总诀择用。

应验夹色良方： 用白矾煲水入盆，上韭菜渣汁尽量饮之便好。

止血散： 赤石脂三两二钱，没药四钱，木香四钱，甘草二两，灵脂四钱，牛银（去毛）四钱，郁金四钱，麻黄四钱，金花草八钱，乳香四钱，共为细末。

《跌打秘传经验方》

清·作民居士

传自高丽

跌打秘传接骨入骱法

夫医各有科，皆赖先圣传授于世，惟骨科一症，遍阅诸书，未得其详。吾游江河，适异人称为高丽国来，业精此症，讲之甚明，上骱有术，接骨有法。我不论金帛，待之若父，随走数载，不辞辛劳，得以传授，试之，罔不效验，可为养生至宝。今将原伤骨骱论方，实肺腑不传之妙，不易所得，凡我子孙一字不可轻传，转录莫与俗人，言莫使庸夫见尔，其谨慎珍藏，毋违还我之至嘱。

正　论

夫人之首，原无臼骱，亦无损折，验之，则有跌仆损碎之症。若见骨髓出者难治，骨青者难医，骨碎者如黍米者可取，大不可治。若犯此，先将止血散敷之，使其血不涌流，然后将生肌散敷之，避风戒欲，患者自宜慎之。但平则以疏风理气汤五六剂和之，至伤胃口平满，再服补血顺气汤三四剂而安；若有破伤风，牙关紧闭、角弓反张之凶候，急投飞龙夺命丹汤而愈，此方万投万应，不可轻视。次观目有斗伤落珠之症，先将收珠散敷之，用银针蘸井水，将收珠散敷点血筋上，次用青绢温汤挪上，则用还魂汤三四剂，及平复，再用明目生血饮服之则安。

续有鼻梁骨断之症，先用接骨散敷之着骨，次用生肌散菜油调敷，再用活血止痛散，其外自然平复。

人有缺唇之疾，先用代痛散敷之，次将油线缝之，后用生肌散调敷，内服活血止痛散，其外自然平复，细线缝缺唇亦可。

人之头面惟有下颏一骱，偶落而不能上，言语、饮食皆不便，多有肾虚者得此症，骱如剪刀，股连环相扭，先用宽筋散煎汤熏洗，次用绵裹大指入口内，余指抵住下边缓缓自下推进而上，再服补肾和气汤。

天井骨最难，人有急难，登高倒跌损折者犯此症，其骨不可绑缚，多有损骨出外，须用喘气汤服之，使骨相对，次用接骨散敷，用绵包裹，连肩背络之，又服提气活血汤三四剂，必愈矣。

肋骨有损折，头不能相对，须用吊嗽饮，外敷接骨散，内服生血补髓汤数剂而愈。

臀骨有脱骱者，此骱最难，凸出则触在股内。使患人侧卧，出内手随内，出外手随外，上手压住，依其腰下，手捧住其弯，将膝鞠其上，出右扳于左，向左扳伸而上也；出左扳于右，向右扳伸而上也，内服生血补髓汤即安。

易折人之两腿，则为两段，医之在于绑缚，先将宽筋散煎汤熏洗，使患人侧卧在床，与无患足取齐，次用接骨散敷之，以绵布包裹，必用杉板八片，长四寸，绵纸固，外用绵绳三条，与杉板均绑缚，内用活血止痛散三四剂，又用壮筋续骨丹，服之而愈。

盖膝骨，又名冰骨，此曰如油盏在上盖之。其骱迸出于上，治之必用绵箍。使患者仰卧，一人抬起脚踝，若使出于左，随左而下；出于右，随右而下，医者缓缓双手扶绵箍，至于膝下，上手挽住其膝，下手按住其脚弯，出于右，手偏于左下；出于左下，手偏于右，使曰骱对膝上，手则捻膝下，手则抬起，必上矣。先敷接骨散，绵布包裹绵箍，按其患处，内服生血补髓汤三四剂，次壮筋续骨丹而安。

小腿先有二骨，一大一小。一胫折者易治，二胫折者难医。折之有藕披头者易治，二段者难治。倘有骨触皮破之凶候，若无此症，与大腿同治；若犯此症，骨必在皮肉上，则用染烂散去其肉，而后将骨对，不用药汤熏洗，恐无毒入内，次用生肌散敷之。如骨碎折而皮肉不破，可将接骨散敷之，后照前绑缚，用杉板六片，长三寸五分。上骨段上板，长五分；下骨段下板，长五分。取其担力，唯此症最痛，必服生血补髓汤三四剂，次服壮筋续骨丹，数服而愈。

脚踝骱易出，上之亦难，一手抬住其根，一手扳住趾，出右手扳其右，出左手扳住其左，脚趾鞠上，脚跟鞠下，脚下伸而上也，必服宽筋活血散汤而愈。

肩骱出者，迸上肩骱，迸下有力可上之。先一手上按住其肩，下按住其手，缓缓转动，使其筋舒，患者坐于低处，使一人抱住其身，医者用两手捏其肩，抵住其骨，将膝夹住其手，齐力而上也。绵裹如鸡蛋大，络在其胯下，敷接骨散，用绵包裹，服生血补髓汤而愈。臂骱出，触于上，一手抬住其弯，一手按住脉踝，先鞠其上，而后抬弯一伸可上也，敷接骨散，绵布包裹，服生血补髓汤而愈。

手骱迸出，一手按住其五指，一手按住其臼，手掌鞠起，手骱鞠下，一伸而上也。乃会脉之所，先服宽筋活血散。诸骨出，不用绑缚，唯此骱则用绑缚。先服接骨散，绵布包裹，用阔板一片按在患处，共用杉板四片，长三寸，缚七日可放。手指有三骱，中节出有之，易出易上，两指捻伸而上也，服活血止痛散，不然最疼痛也。

大臂同于小臂伤折，大腿小腿治同，唯服药，下部加牛膝、木瓜；上部加桂枝，此数言者，略其要意。吾子孙效学必择贤者传之，务要静坐细讲其术，传者以口，受者以心，大抵骨折在于绑缚，用杉板，取其轻熟也。

后有数方，甚不易得，凡要在此，药有制度，煎剂在活法，非可执一，但有别症而得此病，必兼而用药。其上髎之术，一言已定，药须慎审，其髎不可忽也。外有提筋失枕，刀斧磕伤碎骨，补之奇术亦备言也。大抵舒筋，必用宽筋散煎汤，熏洗为主。手足之筋，皆在于指动者，即此筋也，属将此筋，用汤挪洗，微微缓动伸舒也。失枕有卧而失，有一时之失、误而失者，使其低处坐定，一手扳其首，一手扳其下颏，缓缓伸之直也。

枪戳者，看其伤处致命不致命，伤口深不深，致命处不深者亦无害。若伤于腹，必先探深浅，恐深而伤于内脏者难治。伤口直者，先用止血定痛散；伤口深者，将绵针探处，看骨损否；伤于软处者，看内浅深，损骨先疗骨，损肉则生肌，待为水流，定敷生肌散；刀斧磕伤者，比戳伤者不同，敷生肌散为主，服护风托里散为上。更详前首，原无白髎，内参用。

有人以刀勒咽喉处，看其刀口之平不平，有弯者深，无弯者浅；两刀勒者易治，一刀勒者难治。若破其食喉，先用油绵缝合，次将生肌散封固，内服护风托里散可安，食喉穿者不系线，缝合其缺喉皮亦可。

肚腹皮伤，肠出外者，症遇险而无害，医者当去光指甲，恐伤其肠而反受害也。若伤此，人必死，但内脏不伤，汤药饮食如常，可保终吉。用纺车一部，对患处顺淫，必使风伤其患处，将温汤揉上后，用取油线缝其皮肤。先用生肌散封其外，内服通肠活血汤而愈，用桑白皮线缝之更妙。人之身有十指，最怕伤损，若伤一指，则连心之痛难忍，中指比各指尤甚，况且易染破伤风，先敷止血散。如人口咬伤者，必捏去牙根毒气而敷生肌散，急投护心丸，一服以安其心；若犯破伤风，急投飞龙夺命汤。且刀斧伤之易治，人咬伤者有毒，故难，内服退毒定痛散。如遇病人咬伤，十有九死，治之尤难，不可不辨。

假如有骨碎如粉者，看其伤处，肉破必取其碎骨；不破则用钻骨散穿取，后用生肌散封固，内服生血补髓汤。若取碎骨不尽者不愈，用心看取，自然而安。

接骨诸方

夫自然铜，接骨之要药，除敷药不用，凡汤散之内不可忘之。川续断、五加皮为佐；活血以当归、红花为主，枳壳、青皮理气为佐；破血以木通、桃仁为君；补血以芍药、生地为最。若要疏风，先须理气，活血先顺气为急。伤足必用木瓜，损指必桂枝。方虽家传，用药亦宜随变，制度修合，尚慎敏哉。

止血散：血水涌流不可息，药一捧击上必止，此即止血定痛散。白石脂一两，孩儿茶一钱五分，血竭五钱，黑豆三合。各研为细末掺上。

生肌散：寒水石一两，赤石脂三钱，白石脂三钱，血竭五钱，小鼠石灰一两，乳香二钱，没药三钱。各为细末，菜油调敷，如湿，干掺。

疏风理气汤：河水二碗，煎八分，食远服。牛蒡子七分，防风八分，羌活七分，黄芩五分，天花粉五分，川芎六分，荆芥八分，当归一钱，白芷六分，威灵仙七分，独活八分，红花五分，枳壳七分，陈皮一钱，甘草节三分，细辛七分，加姜三片。

补血顺气汤：归身一钱，红花三分，生地一钱，熟地八分，川芎一钱，黄芪七分，山楂七分，熟艾八分，白术七分，陈皮一钱，青皮七分，自然铜（炙煅）七分，枳壳六分，香附（炒熟）八分，杜仲（姜汁焙）一钱，白芍一钱，甘草，加黑枣二枚。水二碗，煎八分，食远服。

飞龙夺命汤：羌活八分，独活八分，防风一钱，荆芥一钱，蝉蜕一钱，僵蚕七分，藁本八分，细辛七分，薄荷五分，川芎七分，威灵仙七分，白芷五分，天麻五分，当归七分，陈皮七分，花粉七分，蔓荆八分，甘草三分，加生姜三片，灯心二十根。河水煎，食远服。

收珠散：龙骨五分，血竭二钱，乳香二钱，没药三钱，冰片三分。共研细粉，用井水调，银针点之，打出眼珠而用。

还魂汤：甘菊八分，柴胡八分，黄芩八分，生地一钱，连翘七分，白芷五分，枳壳六分，羌活八分，川芎七分，桔梗八分，乳香（去油）七分，没药（去油）八分，谷精一钱，白芍药七分，荆芥穗（炒）一钱，加灯心廿根。水二碗，煎八分，食远服。

明目生血饮：甘菊八分，生地一钱，当归一钱，川芎八分，枳壳五分，蒺藜（炒）一钱，谷精八分，防风七分，羌活八分，连翘七分，白茯苓八分，白芍一钱，甘草三分，加灯心二十根。水二碗，煎八分，食远服。

活血止痛散：当归八分，红花五分，续断七分，羌活八分，乌药一钱，防风六分，荆芥六分，苏木一钱，桃仁（去皮尖）八分，陈皮七分，乳香（去油）一钱，没药（去油）一钱，加皮一钱，白芍八分，木通七分，甘草三分，加灯心捻根。酒、水各半，煎八分，食远而服。

代痛散：川乌二钱，草乌一钱，乳香（去油）一钱，没药（去油）一钱，胡椒末二钱。共研细粉用。

长肉粉：治刀、斧、磕伤损碎，诸药不能收敛者，用此药立效。龙骨（煅）一两，血竭五钱，牙硝三钱，真珠一钱，儿茶（煅）三钱，麝香五分，冰片五分。共研极细末，纤头掺之。

补肾和气汤：黄柏八分，知母八分，当归八分，红花七分，续断一钱，杜仲（炒）七分，木通八分，加皮（炒）一钱，白术八分，牛膝七分，五味子八分，白茯苓八分，白芍七分，加黑枣二枚。水二碗，煎八分，食远服。

喘气汤：川芎六分，白芷五分，桔梗一钱，杏仁八分，陈皮七分，桂枝七分，甘草三分，干葛七分，竹沥五分，青盐五分，白莱末七分，水煎七分，临卧时服。

吊嗽饮：川芎七分，白芷七分，桔梗一钱，羌活八分，陈皮八分，半夏五分，桂枝七分，甘草五分，皂荚八分，白芍七分，桑白皮八分。水煎，临卧服。

提气活血汤：当归一钱，红花五分，川芎七分，羌活八分，陈皮一钱，白芍八分，加皮一钱，甘草三分，自然铜（煅）五分，桔梗一钱，苏木一钱，续断一钱，加枣子二枚。水二碗，煎八分，食远服。

生血补髓汤：当归一钱，红花五分，生地一钱，熟地一钱，干姜七分，白术一钱，续断八分，黄芪八分，熟艾八分，川芎七分，枳壳一钱，香附八分，牛膝七分，羌活八分，独活八分，防风八分，乌药一钱，茯苓一钱，荆芥一钱，杜仲（炒）八分，陈皮八分，甘草三分，丹皮一钱，加皮七分，自然铜（煅）五分，加黑枣二枚。水二碗，煎八分，食远服。

壮筋续骨丹：羌活一两，独活一两，防风一两，当归一两，红花一两，香附一两，木通一两，枳壳一两，青皮一两，乌药一两，桂枝五钱，木瓜五钱，续断二两，苏木一两，桃仁五钱，牛膝一两，神曲五钱，麦芽五钱，川芎五钱，柴胡三钱，加皮二两，黄芩二钱，生地一两，陈皮一两，白术一两，甘草五钱，杜仲（炒）五钱，玄胡索一两，粉甘草五钱，花粉一两，荆芥穗四两，自然铜（煅）五钱，丹皮二两，地鳖虫（炙）五钱。共为细末，砂糖调服，熟酒过口，每服五钱，小儿三钱，加减用。

宽筋活血散：专治跌打损伤。用宽筋散煎汤熏洗，敷接骨散，布裹。如有碎骨，取出。用羌活八分，独活七分，乌药八分，防风八分，荆芥八分，当归一钱，红花五分，苏木一钱，香附七分，桃仁七分，牛膝七分，木通一钱，续断一钱，枳壳八分，杜仲（炒，去丝）七分，花粉八分，加皮一钱，甘草五分，自然铜（醋煅七次后，用五分）一钱。水、酒各半，煎，食远服。

护风托里散：羌活八分，独活八分，防风一钱，薄荷七分，荆芥一钱，僵蚕五分，细辛七分，黄芩八分，川芎一钱，当归一钱，生地八分，黄芪一钱，升麻一钱，甘草三分，花粉七分，白芍一钱，威灵仙八分，白茯苓八分，加枣子二枚，姜一片，水煎，食远服。

通肠活血散：枳壳八分，桃仁五分，陈皮七分，青皮八分，乌药七分，续断七分，羌活七分，独活七分，当归一钱，红花五分，苏木八分，川芎七分，大黄一钱，木通七分，甘草三分，玄胡索一钱，大腹皮一钱，五加皮七分，自然铜（醋煅七次用）五分。酒、水各一碗，煎八分，食远服。

护心丸：牛黄五分，辰砂三分，血竭一钱，乳香（去油）三钱，没药（去油）三钱，木耳灰三钱。共为细末，炼蜜为丸，如黄豆大，每服三丸，量大小加减，好酒磨服。

退毒定痛饮：连翘七分，羌活七分，独活八分，防风八分，荆芥七分，金银花八分，当归一钱，黄芪八分，续断八分，乳香（去油）一钱，没药（去油）一钱，自然铜（醋煅）三分，川芎八分，花粉七分，加皮八分，甘草三分，河水煎，食远服。

钻骨散：用土狗（即蝼蛄）捣烂，敷上即愈。间时取，多须晒干，研末，用水调敷患处。

金枪散：真降香一两，五倍子五钱，自然铜（醋煅过七次者）五钱。共研细末，有血者，干掺；无血者，用菜油调敷患处而愈。

宽筋散：羌活、独活、防风、当归、红花、木通、青皮、枳壳、乌药、白芷各一两，荆芥四两，官桂、大茴香、小茴香、威灵仙四味各五钱。将此药共为饮片，每贴五钱或一两，加葱白七个，打烂其药，用生夏布滚汤熏洗。

破血丹：姜黄一两六钱，白芷一两六钱，花粉三两，赤芍一两。共研为细粉，每用少许，掺患处，或蜜调敷。

接舌方：治大人、小儿偶含刀在口，割断舌头，垂落而未断者，用鸡蛋壳内白软皮袋之舌头，调破血丹，涂舌根断处，以蜜调和蜡稠得所，调此正方敷鸡子皮上取性，敷薄能透药性也。如在口溶散，勤添敷，三日其舌接住，方可去鸡子皮。鸡蛋皮上只蜡、蜜调药敷上，勤七日全安。学者观此，则知活法变通妙用，不在师传之功，无速效，以金枪药参治亦可。

秘传书终。

附录诸方

宽筋散：生葱（切断生用）一根，杜仲（炒去系）一两，荆芥穗二两，加皮一两，当归一两。上锉碎，每用五钱，用水五碗，为则看伤处多少加减用之，煎汤熏洗，五碗水约煎三碗，去渣熏洗，伤多药亦多。

仙正散：治男女骨断，用此煎洗，后整骨。不破，黑龙散敷之；若破，用风流散填涂，余用黑龙散敷缚。肉桂（去皮）二钱，归身二两，荆芥二两，苍术一两，防风一两，白芷五钱，玄胡索、赤芍五钱。上为锉片，每用五钱，用水五碗，干荷叶二片为则，煎至三碗，去渣，损伤处熏洗冷水，风脚筋脉拘急，屈伸行步难，若用此药热蒸，将棉被盖暖，温熏洗。

黑龙散：治跌仆损伤，筋骨碎断凸出，将宽筋或仙正散看轻重煎之，淋洗，拔伸整捺筋骨，续平正后，都用生姜汁或生地汁和水调稀酒酱和之，可将熟纸或皮纸，量损处大小，薄摊于上贴之。以杉木皮约如指大，疏排周匝，小绳三度缚之要紧。三日一次淋洗、换药、摊贴，里纸不可去矣。毋令摇动，候骨生牢稳，骨如旧，方可去矣。若被刀、箭、虫、兽等伤，或疮冻，肌肉不生，用姜汁和水调敷。有破皮，以风流散涂之。穿山甲（烧存性）六两，当归二两，百草霜（能散血）五钱，丁香皮六两，枇杷叶（去毛）五钱。上焙干为末，姜汁水调敷，或地黄研汁调敷，酒酱亦可。

风流散：血竭（另研）二钱，灯心一钱，龙骨（另研）二钱五分，桔梗（少许），真降香（研）一钱，当归三钱，苏木（研）一钱，红花头（自收者佳，晒干为末）、乳香（和灯心研）五钱，没药（另研）二钱，当归（酒洗）三钱；小鸡一只，重二两，全毛，尿醋煮后为末。每用少许，碎之，用黄泥封固，文武火煨干为末，如遇损伤皮或破脑伤风，血流不止，罨之，候血干，再用清油调涂疮口，此药宜修制预备。

损伤均气散：凡伤重者，先服此药，匀气后，服损伤药。茴香、青皮、厚朴、白芷、乌药、杏仁（去皮尖）各五钱，陈皮、麦芽、前胡、桔梗、苍术、粉甘草各一两。上为细末，每服二钱，加姜三片，大黑枣子二枚，水调服，或煎剂亦可。

护风托里散：即排风汤。治男女风、虚、冷、湿邪气入脏，狂言妄语，精神错乱，刀斧磕伤，或破伤风，角弓反张之凶候，服即安。当归（酒洗）、官桂（去皮）、防风、荆芥、川芎、白术、杏仁（去皮尖）、白芍、甘草、白鲜皮各一钱二分，独活、麻黄（去节）、茯苓各一钱六分三厘。上锉片，加姜二片，分作二贴，河水煎，食远服。

黑丸子：治跌仆伤损，骑马跌坠，筋断骨碎，百节疼痛，瘀血不散，浮肿，诸毒，一切风疾，四肢疼痹，筋节痿，力乏，浑身倦怠，手足缓弱，行步不前，妇人诸般血风劳损，宜服之。每服二三十丸，用煨葱或茶下，孕妇忌服。白蔹（焙干）一斤，白及四两，南星（焙）二两，牛膝（焙）六两，白芍（焙）十两，土当归四两，骨碎补（去毛）八两，赤小豆（如无，加皮亦可）一升。重除星、芍、当归、补、膝用土产者，草霜用釜下，取同研，醋糊为丸，如桐子大，量大小加减服之。病在上，食前服；病在下，食远服。

当归续筋散：治打扑损伤，皮肉破碎，筋骨寸断。此方治一切瘀血壅肿，滞结不散，或作痛疽疼痛，伤后中风，手足痿痹，不能举动，筋骨缝从，挛缩不舒，及劳伤，肩背四肢疼痛，并宜服之，此药能续筋骨，奏效甚速。泽兰、牛膝、当归（酒洗）、续断各一两，白芷、川芎、肉桂（去皮）各五钱，白芍五两，白杨皮五钱，五加皮五两，川椒（去枝梗）、川乌各三两，桔梗四两，甘草四两，细辛五两。以上俱用道地药材。共研细末，每服二钱，熟酒调服，不时听饮可也。

乳香续骨散：治一切跌打扑伤，损皮肉，筋骨寸断，败血壅滞，肿烂疼痛，或劳后所损，肩背四肢疼痛，伤后中风，手足痿痹，不能举动，筋骨乖促，挛缩不舒，此药能续筋接骨，生血止痛，甚有奇效也。肉桂三两，干姜三两，羌活、川芎、细辛、姜黄、川乌、草乌各四两，白芷二两，当归六两，苍术六两，桔梗十两，乳香（去油）四两，没药（去油）五两，何首乌十四两，白芍四两，骨碎补（去毛）六两，木鳖子（去壳，面炒）六两。共为细末，又将乳香、没药二味研细，匀和，或汤或酒调下，每服二钱，不拘时服。又一方：用海桐皮四两，牛膝四两，赤小豆一升（如无，加皮代之亦可）。

寻补清心丸：止痛清心，行气活血如神。草乌（去皮尖，生用）、乳香（去油）、没药（去油）、威灵仙（另研）各二钱，灵芝二钱，麝香（少许）。上为细末，酒糊为丸，朱砂

佛家伤科

为衣，如弹子大，每服一二丸，或薄荷汤或姜汤磨服。

没药止痛散：治跌仆损伤，痛不可忍。白术、白芷、乳香、没药、川当归（酒浸焙）、肉桂、炙甘草各五钱。上各为细末，研匀，每服二钱，酒调下，不时听服。

接骨定痛散：川乌（炮）、草乌（炮）、地龙（去泥）、防风、木鳖子（去壳）、青皮、陈皮、乌药、灵仙、灵芝、骨碎补（去毛）、小茴香、牵牛、自然铜（醋煅七次）、金毛狗脊（去毛）各五钱，麝香、红娘子、没药（去油）、乳香（去油另研）各二钱半，禹余粮（醋煅）四两。共为细末，醋煮，面糊为丸，如绿豆大，每服二三十丸，或滚汤、或好酒送下。病在上，食后服；病在下，食前服。

小承气汤：大黄五钱，厚朴一钱五分，枳壳四枚。量轻重大小加减，或水或酒煎服。

当归导滞散：治一切槌打压滞疼痛，悉宜服之。大黄一两，归尾五钱，麝香一分。上为细末，研匀，熟陈酒调服，以瘀血通利为度。

紫金散：此药整骨续筋，生肌止痛，内伤肺，呕血不止，或在心腹胀满，四肢无力，左右半身风痪，并宜治之。琥珀二两，当归（去毛，酒洗）二两，牛膝（去苗芦，酒浸）二两，骨碎补（去毛，炒）二两，紫荆皮、真降香、续断、无名异（烧红，炙七次）各二两，蒲黄、大黄（煨用）各一两，朴硝五钱。以熟酒汤泡，用双皮纸滤过七次。共研为细末，苏木煎酒调服，日进三次。

四物汤：治肠内有瘀血者服之。川芎、当归（酒洗）、白芍、熟地各一钱五分。水煎，空心服。

五精散：凡破伤风头痛、发寒用之，每服五钱。人参二钱，川芎一两，肉桂一两，厚朴、半夏、当归各一两五钱，麻黄五钱，干姜一两五钱，白芍一两五钱，白芷二两，枳壳（炒）二两，桔梗六两，陈皮四两，茯苓二两，苍术十二两，甘草二两五钱。以上除桂、壳、陈皮，余并和酒拌，晒干，分六分，大锅内文武火炒微黄，不可焦，摊冷，入前三味和匀，生姜三片，水煎服。

没药散：刀斧损伤，止血定痛。定粉一两，风化石灰一两，枯矾三钱，乳香五钱，没药五钱。各为细末，和匀封之。

取箭方：蜣螂、乳香等分，麝香少许。上为细末，拔动掺之。

又方：巴豆半粒，蜣螂一个。上二味同研，敷伤处，微痒且忍，极痒难忍，即撼动拔之，以黄连、贯众煎汤洗之，用牛胆制灰敷之。

止箭痛药方：急用麻油灌之，使药毒不行，其痛即止。

金枪单方：紫檀香一味为末，敷上即止。

花蕊石散：治一切金枪、刀斧损伤，箭镞中伤，及打扑伤损。猫狗咬伤，或至死者，急于伤处掺药，其血化为黄水，再掺药便活，更不痛。如入脏腑，熟酒少许，冲童便一碗，服之甚效；若戳伤，肠出未损者，急纳入，用细桑白皮为线缝合，肚皮上血止即活。如无桑白皮，用生麻缕亦可，并要封固疮口，恐作脓血。如疮干，以津液润之，然后掺药。并治妇人产后，败血不尽，血迷、血晕、恶血奔心。治死腹中，胎衣不下至死，但心头暖者，急以童便调药一钱服，下一钱恶物如猪肝片，终身不患血风、血气诸等血症。若上膈有血化为黄水，即时吐出，或随小便出，立效。硫黄（上色明者为粗末）四两，花蕊石一两。上二味，捣拌匀，先用纸筋泥罐子一个，内可溶药，候泥干，入药在内，密封口，焙笼内焙干，全熟，放砖上，书八卦五行字，用炭一斤，秤笼迭固匝，自巳午时候，从下生火，冷渐渐上，设有坠下，以火箝夹于火上，直至经宿，火冷、炭消尽可放，以待罐冷定，取出，以绢萝节极细末，用磁盆内盛之，依前法使用。

汤散歌诀

（宜读熟）

接骨紫金丹：地鳖当归骨碎补，硼砂血竭两相宜。醋煅自然铜粉碎，紫金接骨最为奇。酒浸大黄寻乳没，仙方切要世间稀。扶济弱多能弱少，救老济贫世代宜。地鳖虫（炙，去头足）一两，当归（晒干）一两，骨碎补（打碎晒干，焙炒去毛）一两，硼砂（白者佳）五钱，麒麟竭（鲜红透明者佳）一两，自然铜（大方块者佳，醋煅七次）八钱，大黄（金纹者佳，酒浸晒干，焙炒）一两，乳香（去油净，研末）一两，没药（去油净，研末）一两，外加当门子一钱，梅花冰片五分。各味晒干，炙焙制，研为细粉，磁罐收贮，不可滞气。遇患者，只用一分二厘，用熟陈福珍酒冲服。

接骨治痛方：元戎接骨治产痛，乳没当归郁李良，自然铜及川椒等，化蜡为丸老酒尝。乳香（去油）二钱，没药（去油）二钱，当归（切片，酒洗，晒干）二钱，郁李仁（切碎，焙干，炒研）、自然铜（醋煅七次）三钱，川椒五钱。共研细末，将黄蜡化炼烊，调匀为丸，如弹子大，每服一丸，打碎，放碗内入酒，隔水煮烊服。

接骨定痛散：接骨定痛有良方，韭子乌梅没乳香。当归赤芍熏羌活，陈皮甘草最为良。屡用屡验须官桂，枳壳白芷亦相当。酒水各半同煎服，令君健体保安康。韭菜子（打碎）二钱，乌梅五个，没药（去油）二钱，乳香（去油）二钱，当归二钱，赤芍一钱五分，羌活一钱五分，陈皮一钱五分，甘草五分，官桂一钱二分，枳壳一钱五分，白芷一钱五分。酒水各半煎服。

护心丸：护心丸药妙无穷，掌筋要带自然铜。地龙土鳖川羌活，去骨乌鸡生鳖同。

黑神散：黑神灵效是为良，苏木黄芪百草霜。恶血入腹瘀不散，参及陈皮细酌量。

定痛散：满身疼痛若难禁，定痛散中药效灵。乳香没药五倍子，川芎白芷止头痛。赤芍丹皮投国老，地黄土鳖尽均匀。每服二钱酒送下，相浸童便妙如神。

七厘散：损伤要药此为奇，槟榔三七麝香随。巴霜赤豆同乌药，备合须宜用七厘。

槟榔三钱，参三七二钱，真麝香三分，巴豆霜（去壳打碎，将草纸数重夹豆，赶去油，又将竹连纸再赶净可用）二钱，乌药三钱，赤小豆一两。共研为细粉，每服七厘，陈酒送下。

鸡鸣散： 眼睛白珠有红筋半满，内腑有瘀血作病，疼痛难忍，用此散。一两大黄用酒煎，桃仁三钱不须言。归尾二钱加下川，二活不论有多少，鸡鸣散服最为先。鸡鸣服至天明亮，周身瘀血下逐全。

复元汤： 瘀血攻肋痛难当，头目桃仁见大黄。红花二粉穿山甲，归尾柴胡最为强，酒水各半煎服败，患人轻克保安康。

托内散： 内托散中骨碎补，当归苏木牡丹皮。桃仁续断川二活，地鳖红花宜酒浸。接骨草浸童便饮，此方宜记病无危。

仙丹夺命方： 穿山甲（制炒打碎）三片，香附一钱五分，川芎一钱五分，续断一钱五分，木香一钱五分，乌药一钱五分，杜仲（炒）一钱五分，五加皮二钱，自然铜（醋煅）一钱五分，骨碎补（去毛）二钱，地鳖虫（炙研）二钱，红花一钱，赤芍一钱五分，乳香（去油）一钱五分，没药（去油）一钱五分，陈皮一钱五分，肉桂五分，生地二钱，当归二钱。酒、水各半煎服。

代鬼丹： 代鬼灵丹验若神，大黄三七及桃仁。骨碎自然铜牛膝，当归续断效如神。乳香没药红花麝，多方唯此独为尊。古钱同带加皮用，茴香药用莫传人。

跌打损伤方： 乳香没药自然铜，骨碎红花土鳖虫。当归赤芍丹皮等，还有五加及地龙。诚心修合休加减，仙方屡验妙无穷。任君铁棒浑身打，一服教病保安宁。

跌打损伤黎峒丸： 紫羊干血拌藤黄，摊在盘中日晒干，三七儿茶天竺竭，大黄乳没四钱半。均阿魏雄黄钱半，等牛黄冰片四分。同炼蜜为黄豆大，三丸酒服损除根。

跌打煎方： 五加皮四两，红花一两，地骨皮一两五钱。好酒煎服，盖汗为度。

一凡： 看脉先看左手寸关尺，三部洪大为内伤。次观两太阳并胸前及两肋，小腹上与阴囊下若暖可救，两足脉起可治，胸前暖动可投，肋下动可治。

一凡： 右手寸关尺三部微细沉滞，为外感；身发大热、头痛及满身疼痛，为外来风寒，必要避风及忌生冷、鲜鱼肉、好酒。如遇此症，只该敷药，不宜下药，冷过七日好，服药只宜疏风散饮之。

一凡： 跌打伤脏腑，不省人事，宜用通关散，吹入鼻中。

一凡： 跌伤打伤，牙关紧闭，必要时用霜梅连擦三四次，然后服药。

一凡： 走骱并接骨，先用敷药，次用绵纸盖上，又用糕匣板在外扎紧，先用接骨丹服之，次用药煎剂，几贴而愈。

接骨丹： 白秋霜（即坑砂，炭火内醋煅七次）、窖脚（即坑砖，寺院内远年者佳，醋煅七次），加红花。晒干，研细末，各等分，每服七分，老酒送下。

又一方： 粪砖（醋煅九次为末）加麻皮灰、自然铜（醋煅七次为细粉）、乳香（去油）、没药（去油）、狗骨。共研细末，各等分，每服三钱，好酒送下。上部饱服，下部食远服，即时止痛，骨好如旧。

接骨紫金丹：治跌打骨碎，发热昏闷不醒者。用地鳖虫（酒炙去头足，取净末）三钱，乳香（去油净）、没药（去油净）、归尾（酒炒）各三钱，血竭、大黄（酒炒）、自然铜（醋煅七次）各三钱，骨碎补（去毛打碎晒干，酒焙研）、白硼砂一钱。上共为末，新瓦罐收贮听用。跌打损伤及瘀血攻心，将好酒送下一分八厘，骨损自接。吐血及经水不调，加当归、红花、麝香、七厘、桃仁，煎汤送下，一服即通，再服不必用麝香；腹痛及夹棍夹伤者，用好酒送下。

定痛散：治瘀血疼痛难忍者用。共研为细末，每服二钱。乳香（去油）、没药（去油）、五倍子、川芎、白芷、赤芍、丹皮、生地、地鳖虫、甘草各等分。酒一盏，童便一盏，冲服。

复元汤：柴胡、花粉、当归、穿山甲（炒炙）、红花、甘草各一钱，大黄（酒浸）三两，桃仁（打碎）五十粒。共为剂，酒二碗，煎服。

护心丸：生鳖甲二只，地鳖虫十三个，蚯蚓干二钱，五苔头根（即地丁草）三钱，乌骨雄鸡（去骨，火煅）一只，自然铜（醋煅七次）一钱五分，川二活三钱。共作一剂，好酒煎服，一日进三服，上作为末药，酒调服亦可。

黑神散：治恶血入肠不散而用之。苏木、黄芪、百草霜、陈皮六分，人参三分。各为细末，掺患处。

金丹方：治跌伤、箭伤用。胆星一个，陈石灰五两，蚕蛾五两，干蛤蟆一两，轻粉一钱。各为细末，掺处即愈。

金枪方：治跌打收口生肌立愈。丹皮五钱，寒水石（火煅）一两，乳香（去油）二钱五分，没药（去油）二钱，辰砂二钱，血竭四钱，天灵盖一钱。共为细末，麻油调敷患处。

破伤风方：天南星、防风、川芎、地榆、当归、北细辛八分，赤芍、藁本、苍术各一钱五分，人参三分。共为一剂，水煎半盏服。发热，加黄芪二钱；大便不通，加大黄二钱；小便不通，加土狗一个（即蝼蛄，煅去翅足）。

生肌散：治骨碎筋断者立刻生肌。生乳香二钱，生没药二钱，血竭一钱，地鳖虫（大者）七个，生何首乌（大者）一个，自然铜（煅）二钱，公鸡腿骨（计上下四断，煅成灰）一副。共为细末，拌匀，酒下，碎骨头即生完全。

治跌打伤脏腑不省人事：白加皮一两，大黄四两。共为细末，酒下四钱，此活命不死神方。

治磕碎头面，皮肉见血方：何首乌一味，打碎晒干为末，敷血处，其疮口立刻生皮，血即止。

接骨定痛方：陈皮、当归、赤芍、甘草、羌活、官桂、枳壳、韭子、乌梅、乳香（去油）、没药（去油）、白芷各一钱，酒煎服。

内托饮：当归、桃仁、红花、苏木、地鳖虫、骨碎补、丹皮、续断、川二活、接骨草（即白凤仙花根，酒磨半寸，不可多服）各一钱五分。好酒、童便各一碗，煎服。

掺药方：陈年胆石灰、槿树花、闭口封（即花椒）、蚕蛾各等分，共捣如泥，为细末，以瓦罐贮听用。

洗方：荙草（活血接骨草，即川二活）、过山龙、五掌金各三钱，煎洗。

元戎接骨方：治疼痛不止。用当归、川椒、没药（去油）、乳香（去油）、自然铜（煅）各一钱。共为细末，黄蜡五钱，化开为丸，如弹子大，每服用一丸，老酒化服。

治打伤血肿痛：饱服。五倍子、荆芥、朴硝、薄荷、大黄、姜黄、黄连、当归、白蔹、白及各等分。共为细末，以生地煎汁调用，绵纸摊贴。

治胸背及瘀血痛：红花、丹皮、当归、赤芍、桃仁、鳖虫、苏木、桂枝、碎补、海桐皮各二钱，酒煎服。

膏药方：白及、白蔹、白芷、土木鳖（去壳）、官桂、当归、杏仁各四钱，槐枝、柳枝（各长二寸）各二两五钱，麻油二斤半，乳香、没药各五钱，血竭二钱五分，东丹一斤半。

跌打损伤接骨方：又名八厘散。桃仁（炒）、红花、苏木、骨碎补（去壳打碎晒干）、当归、甘草、乳香（炙去油净）、没药（炙去油净）、血竭（须先明者佳，麒麟竭最佳）各一钱，地鳖虫（酒酱炙，肥大者佳）十三枚。共研为末，每服八厘，将好陈酒热调服。

治男女跌仆损伤方：或吐血、饮食不纳，服此煎剂治之见效。五加皮、江枳壳、紫荆皮、牡丹皮、归尾、陈皮、赤芍、生地各一钱，酒、水各半煎服。

治跌仆损伤，皮不破，及浮肿出血者，敷之即退：紫荆皮、苍术、猪牙皂（盐水炒）、骨碎补（去毛）、鸡脚凤膝各等分。共研为细末，蜜调敷患处，立效。

跌打损伤煎：当归一钱，红花七分，丹皮一钱，赤芍八分，乌药一钱，官桂一钱，香附（童便炒）一钱，小青皮六分，陈皮六分，杜仲（盐水炒）一钱，牛膝八分，川芎八分，续断一钱五分，生地一钱，骨碎补（去毛打碎晒干）二钱，五加皮二钱，用好酒煎服。若重者，加苏木一钱，地鳖虫（肥大者酒炒）七个；胸前不快，加木香六分；痛甚者加乳香（炙去油净）、没药（去油净）、自然铜（醋煅七次用）各一钱。好真陈酒煎服。

又八厘散：地鳖虫（酒炙）、乳香、没药、硼砂、当归、血竭、江子（即巴霜，要去油净用）各味等分，共研为细末，每服八厘，好热陈酒送下。

又跌打损伤煎方：当归、桔梗、白芍、苏木、杜仲（酒、盐水炒）、羌活、红花、香附、青皮、赤芍、乳香（炙去油净）、没药、加皮、灵仙、骨碎补（去毛打碎）、续断、桃仁、血竭各一钱五分，自然铜（醋煅七次）三钱，加泽兰叶一钱。好陈酒二碗煎服。

跌打瘀血攻心疼痛难忍方：当归、红花、大黄、桃仁、苏木各一钱五分，穿山甲（炒碎）、花粉、枳实各一钱。酒、水各半煎服。

跌打筋断骨碎折方：当归（酒炒）五钱，白蒺藜（炒研）三钱，木香（晒干研）五钱，乳香（去油）三钱，没药（去油）三钱，生地、续断各三钱，丹皮一钱五分，木通、续断各二钱，加皮二钱五分。螃蟹三只，捣汁和前药拌匀，晒干研。共研为细末，每服三钱，又和打蟹汁，冲入酒服，盖汗为度。

跌打后心气痛，久不愈者立效方：砂仁（炒）、桃仁（炒）、木香（切片晒，不可见火）各一钱五分，五灵脂（醋炒）三钱。共为细末，姜汁和丸，如圆眼大，每服一丸，水蘸葡汁送下，或白滚汤化服。

通导散：治跌打损伤瘀血不散用。大黄、芒硝、枳壳各四钱，厚朴、当归、陈皮、木通、红花、苏木、甘草各二钱，桃仁（炒研）三钱。痛甚者加乳香、没药各一钱，或丸或散，皆可服之。

治跌打损伤瘀血不散作痛煎方：大黄三钱，天花粉一钱五分，甘草一钱，赤芍、当归、桃仁、红花各一钱，苏木一钱五分。好陈酒煎服。

小便出血方：取向南臭椿树根皮三四枝，红枣半斤，好陈酒二斤，水一碗，共煎半碗，服之立效。又方：血出方不止欲死者，土狗一个，大蒜头一个，打烂贴之立止。又方：车前草三四棵，金陵草三四棵，旱料草，共捣汁一碗，酒送下。大便不通，皂角烧灰三钱，米汤送下，立通。

跌打后吐血不止煎方：半夏、黄连（炒）、陈皮（去白）、山萸肉（酒炒）、黄芩（炒）、白茯苓、侧柏叶、甘草各三钱，酒、水各半，煎好，入童便半碗，服之即止。

又小便泻血方：大麦门冬（去心）四两，水煎服下即止。

大便不通方：两头尖（炒黑）二钱，白滚汤送下立行。

又方：芦荟七钱，朱砂五钱，麝香（用酒酱丸少许）。每服一钱五分，好酒送下。

箭伤方：田鸡打烂擦患处，箭头自出，寒天灶鸡亦可。

木竹刺断肉内不能出者方：灶鸡三十个，黄秋鱼三条。同打烂，贴上即出。

又方：牛膝叶或根，打烂贴亦可。又方：蓖麻子，打烂涂之亦可。又方：橄榄核肉，打烂，放刺眼上，一夜即自出。

破内取箭头方：川乌、川椒、草乌、南星各等分。共为细末，姜汁调擦，待干，方用手取出，用封药或刀伤药敷。

跌打内伤方：羌活、红花、枳壳各八分，桃仁（炒打）一钱五分，归尾（酒洗）一钱，青皮（醋炒）七分，加皮二钱，五灵脂（酒炒）一钱五分，赤芍一钱，续断一钱，乌药一钱，苏木二钱。酒煎服。沉重者，加童便一盅冲服；头，加川芎；恶心吐者，加藿香；腰背，加杜仲、灵仙、破故纸、沉香；脚膝，加牛膝、木瓜、胡桃肉；或红肿者，先服童便，后服煎药，亦妙。

跌打损伤十三味通用方：归尾一钱五分，蒲黄二钱，韭子（炒）一钱五分，桃仁一钱，香附（醋炒）一钱，乌药一钱，青皮一钱，苏子（炒研）一钱五分，厚朴（姜汁炒）八分，苏木二钱，茯神一钱五分，川芎一钱，酒煎服。

定痛方： 白术一钱，当归二钱，乳香（去油）一钱，没药（去油）一钱，甘草七分，白芷一钱，羌活一钱，升麻一钱。酒煎服，细末亦可。

跌打将军散： 红花一钱，归尾二钱，乳香（去油）一钱，没药（去油）一钱，桃仁（打）一钱五分，白芷一钱，乌药一钱五分，大黄（若人肥者可五钱或一两）三钱。先将大黄酒浸，浸好冲服，诸药煎好，加童便同服。如大便连来四五次，看有血无血，将米汤吃下即止之，或加朴硝二钱更妙，来得快。

七厘散： 归尾三钱，红花三钱，乳香（去油）三钱，地鳖虫（大佳）十三个，血竭七钱，硼砂五钱，巴霜（去油净）一两。共为细末，好酒送下。量人虚弱者七厘，肥壮者用一钱五分不妨。

跌打损伤青黑流注血方： 半夏为末，水调涂；或土大黄，姜汁调涂；或自然铜末调涂；或将橄榄肉打烂擦上，不拘紫黑青红色者，一夜可退。

跌打骨节疼痛接骨末药方： 将远年粪池内砖打开，青色者用醋煅七次为末，大人每服三钱，老酒送下，此砖在寺院者佳，如有猪粪，不可用。外，小鸡一只，去内肚肠，连毛带骨捣烂，托外患处即愈。

劳病内伤打跌者，或妇人产后成劳方： 用童便一盅，炖温和热，加红糖一盅，冲和同服，再吃胡桃，不拘二三斤，多食十余次，即酒多宜热服。

损伤方： 生蟹（雄者佳）捣烂绞汁，入滚汤大酒内，连食数碗，半日内骨中瑟瑟有声，即自愈矣。

清心降火劳伤亦可服方： 麦冬一钱五分，当归、知母、丹皮、萸肉、泽泻、花粉、黄柏（盐水炒）各一钱，生地一钱五分，白芍药七分。水煎服。

鬼遗方： 用上老茄子切片，瓦上焙干为末。肿时好酒调服二钱，一夜即消退。

刀伤跌损等症： 当归、黄芪、芍药、生地、熟地、白术、甘草、陈皮、白芷、苏木各二钱，酒煎服。

接骨丹： 曾断喉者治依此方。生尘（即粪窖陈年砖上之秽者），自然铜一两，天雷一两，打碎。将三味醋煅九次为度，须用猛火，再用后药。猫头（酒炙九次）一个，凤凰衣（烧灰）五个，乳香（去油）二钱，没药（去油）三钱，血竭二钱。共研为细末，每服三钱，酒调送下。

接骨法： 用小雄鸡一只，重二三两，将手闷死，去毛，将破肚去肠，切细，加风化石灰二钱，研细，捣和成膏，用油纸包围贴患处，裹暖，再服接骨丹三钱，如效。

接骨膏： 又名当归合气散。当归一两五钱，古老钱（醋煅七次研末）七个，松香一斤，雄猪油三两。将油熬熟下药。前药各为细末，打和成膏，贴骨碎处续筋，断骨而复初也。

接筋断指方： 用沉重苏木为细末，炒研敷断指，外用蚕茧包缠完固，数日愈。

又接指断筋者用此方：千年润（细投）二两，旱莲草二两，捣烂，用箬叶包定，将丝绵裹之。

破伤风散：苍术（烧灰），草乌（为末），温酒服之。

刀伤腰痛跌打腰疼方：猪腰子煎酒，加胡桃肉二两，酒煎服，二三次愈。

跌打损伤缢后血凝欲死者用此方：归尾、白芷梢、大黄、红花、苏木各二钱，桃袅（即树上干瘪桃子）十个，煎服即生。

接骨跌打损伤方：小蟹半斤捣烂，以热酒搅匀，去渣。如碎处，再用槿树根上皮四两，捣烂煎，分作两次服，将酒尽量而饮，其患处用槿树根皮打烂包裹。又方：螃蟹（俱全）三只（泥裹煨灰为末），麻皮灰，陈粪砖（醋煅九次），共为细末，加砂糖冲酒服，作三次饮，如有内伤者，加羊肉更妙。

跌打内伤者方：五加皮二两，苏木三钱，大黄五钱，酒煎服。

刀伤腰痛方：此方妙不言也。黄芪、归尾（酒炒）、生地、桃仁（炒）、杜仲（盐水炒）、破骨纸（盐水炒）、川牛膝、官桂、延胡索（醋炒）、青皮（醋炒）、红花、乳香（去油净）、没药（去油）、灵仙、加皮、沉香（磨冲）各一钱五分，苏木一钱，加胡桃肉五个。酒煎，服时加童便，冲服立愈。

伤筋断骨用方：将土牛膝草（即鹤膝草），捣烂取汁冲服，伤处将饭糟同草捣烂，打外封伤处，其骨自接。

打伤重患者先服此丹：天南星（滚汤泡二次）、防己等分。共为末，每服二钱，童便调，灌立苏。

跌打损伤回生丹：五加皮（炒）一两一钱，木耳一两三钱五分，蜜炙黄麻皮（炙灰）五钱，当归（酒净）一两，炙甘草四钱，生甘草四钱，穿山甲（炒）一两一钱，鹿角（面）一两一钱，自然铜（醋煅九次）一两半，猴姜（打碎晒干，研末净）一钱四分。共研匀，为细末，酒煮老黄米饭，捣和，分作六十丸，朱砂为衣，将煮陈酒磨调服，无害。

跌打内伤药酒方：白芍三钱，虎骨（酒煅）二两，玄胡索三钱，乌药三钱，独活四钱，青皮二钱五分，香附（炒）二钱，茯苓五钱，五灵脂（酒炒）五钱，牛膝四钱，木瓜三钱，苡仁米五钱，油松节二两，甘草五钱，陈皮二钱，生地五钱，加胡桃肉三两。将前药盛麻布袋内，下酒十斤，隔水蒸二炷香时，封窖三日，不时听服。

跌打损伤敷药方：黄狗头（炙灰）一个，飞罗面（炒）一两，骨碎补（去毛）三钱，乳香（去油）二钱，没药（去油）二钱，松香四钱。共为末，老酒调涂。

初打小伤，肿痛不能行走方：菜油调石灰敷患处，血水流出后，即无病能行。

满身打凶恶者方：江子（去油净）一粒，大黑枣子二枚，去皮核为丸，老酒送下即愈。

搁筋围药方：将糯米炊饭，和酒二丸，同捣烂，敷上痛处，一宿即消，多只二次。

使拳棒筋骨痛方：归尾一钱，红花八分，川芎八分，加皮二钱，杜仲（炒）一钱四分，续断一钱，川牛膝一钱，乳香（去油）各一钱，酒煎服。

内伤丸方：即三十六天罡方，能治食气、劳力色伤、跌打伤筋、动骨疼痛、胸膈饱闷者用。五灵脂（醋炒）二两，加皮（姜汁炒）一两，地鳖虫（酒酱炙）四十九个，丹皮三钱，红花（晒干）四钱，赤芍（炒）三钱，乳香（去油）三钱，白术（土炒）一两，黄芩（酒炒）六钱，厚朴（姜汁、盐水炒）六钱，苍术（米泔水浸炒）一两，香附（童便浸、姜汁炒）一两，肉桂四钱，草果（炒）五钱，木香五钱，小茴香（炒）五钱，苏木（酒酱浸、晒干）一两，神曲（炒黑外用四两打和）一两，玄胡索一两，白茯苓四两。共研为细末，炼蜜为丸如梧桐大，每服三钱，白滚汤送下。

治跌磕打损刀伤封药方：验过。参三七（晒干研）三钱，象皮（蛤粉炒）三钱，乳香（去油）四钱，没药（去油）四钱，大黄（晒干研末）一两，再用陈硬子、风化石灰一两，先放锅内，炒红色者，放下大黄即起为妙，将药研细，拌和匀。共研一处，收贮听用。

又封药方：千年陈石灰（不拘多少）、白占等分，寒水石（煅）等分。共研为细末，掺之止痛，速收口；若干者，将麻油调敷。此方验之。

刀伤止痛长肉煎方：黄芪（蜜炙）一钱，当归八分，白芍（酒炒）七分，白茯苓八分，羌活一钱，橘红一个，防风一钱，紫苏梗八分，土贝母七分，乳香（去油）五钱，没药（去油）五钱，骨碎补（去毛）一钱。上部加川芎、白芷、天麻；下部加牛膝、木瓜。酒水各半，煎服。

刀斧损伤破碎者掺之：松香（烊化入水，研去渣）一两，生半夏、轻粉三钱，东丹五钱。共研细末，掺上即能收口，立愈。

又方外收口掺药：乳香（去油）、没药（去油）各二钱，龙骨（煅）二钱，五倍子（炒）二钱，象皮（蛤粉炒）三钱，冰片少许。共研细末掺之。

跌打损伤煎方：当归、红花、续断、白芍、桃仁、乳香（去油）、没药（去油）、陈皮、木香、加皮、杜仲（炒）、乌药、枳壳、香附、牛膝、骨碎补（去毛）、丹皮、川芎、地鳖虫、羌活、独活、防风各一钱五分。如吐血，加童便；泻血，加地榆、荆芥、紫苏。酒煎服。

跌打损伤散血止痛方：红花、苏木、桃仁、当归、陈皮、续断、槟榔、乳香（去油）、没药（去油）、丹皮、木香、官桂各一钱四分。血滞气乏，加川芎八分；遍身作痛，加五加皮一钱；气滞血凝，加枳壳、香附各一钱；腹中有瘀血，加大黄、朴硝各三钱；下部破痛处，血出不止，加血竭一钱，三七一钱，牛膝八分；肠内痛，加青皮（醋炒）一钱，酒煎服。

打伤跌损方：名代鬼丹。古钱（醋煅七次）十四个，五加皮一两五钱，川牛膝一两，角茴（炒）五钱，归尾二两，骨碎补（去毛，打碎晒干）一两，自然铜（醋煅七次）八钱，乳香（去油）六钱，没药（去油）六钱，红花七钱，桃仁（炒）一两，大黄（酒炒）一两，麝香五分，三七五钱。共研为细末，蜜丸梧桐子大，每服三钱，或酒或滚汤下。

　　跌打损伤煎方：出血不止，用生桐擦上，立止血收口。归尾、红花、羌活、加皮各一钱，乌药八分，桔梗七分，香附（童便泛炒）、柴胡、丹皮、赤芍各八分，桃仁九粒，苏梗八分。上部：加白芷八分，羌活一钱，续断一钱，川芎七分。中部：加青皮（醋炒）八分，枳壳一钱，山楂一钱，苏木一钱；腰肋痛，加杜仲（盐水炒）一钱，牛膝八分，续断一钱，木香（磨冲）六分；若痛不可忍，加黏子（炒）二钱，黑丑（炒半生半熟）三钱，石菖蒲、乌药、杜仲（盐水炒）二钱，当归二钱。酒水各半，煎八分，加热陈酒一盏，空心服。小腹疼痛，加槟榔八分，木通八分；若大便不通，加皂角（炒灰）三钱，米汤送下立通；若小便不通者，用土狗一个（即蝼蛄），大蒜头一个，共烂打如泥，贴在脐上立通；如若小便再不通，危急者，用绿葱根（蒜头大者）打烂，煎汤去渣，加琥珀末一钱，服之立通。下部：加木瓜、防风七分；如若痛甚不止，加乳香（去油）五分，没药（去油）五分；若小便出血者，用金丝荷叶，捣汁一盅，冲入热酒，内服二次即效。

　　跌打、刀斧磕伤等症，消脓止痛散煎方，即破伤风：防风八分，连翘一钱，归尾八分，羌活八分，红花五分，枳壳五分，藁本一钱，陈皮一钱，白芷一钱，续断一钱。痛甚者，加乳香（去油）三钱，没药（去油）三钱，酒、水各半煎服；如若伤已破者，要避风，忌鲜鱼、鲜肉、好酒；头上肿者，即破伤风，要过七日好，再下药，不可即时下药。

　　外伤收口养血煎方：当归一钱，白芍（酒炒）八分，川芎一钱，续断八分，羌活七分，枳壳六分，陈皮六分，黄芪（蜜炙）一钱，甘草三分。水煎服。

　　跌打损伤筋动骨疼痛敷药方：姜黄二钱，大黄、羌活、官桂、川乌、草乌、樟脑、乳香（去油）、没药（去油）各三钱，半夏二钱，骨碎补（去毛，打碎，晒干，研细）三钱，巴霜（去油净）一钱，五灵脂（醋炙）三钱，粪砖粉（醋煅七次）三钱，苏木、降香、大栀子仁、赤芍（酒药少许）各二钱，自然铜（醋煅七次）三钱，桃仁（炒）三钱，飞罗面一两。共研为细末，用好酒、饭糟打烂，调敷痛处，用绵纸盖在药上，又要用旧绵絮盖暖扎紧，过一夜，方可取落，后贴膏药为主，诸痛可敷。

　　打伤后敷紫黑色者方：大栀子仁、蓖麻子肉、百草霜（即锅梅）、桃仁各等分，飞罗面（酒药少许）一两。共研细末，酒饭糟将前末调匀，敷伤痛处，即发见于外。

　　刀枪药掺破碎处止血方：验过，妙不可言。沉重真好降香末、金文大黄、乳香、没药、和等分研细之陈石灰，不拘多少，入锅内炒粉色者取起，放地上，退火气，筛细，收贮听用。遇患者，少许掺之止，生肌。

　　药酒方：治跌打损伤，筋骨疼痛，养血而活血，壮筋续骨。当归（酒洗）一两，白芍（酒炒）一两，川芎五钱，生地六钱，茯苓四钱，白术（土炒）五钱，红花八钱，羌活八钱，续断一两，加皮六钱，杜仲（盐水炒）一两，牛膝八钱，乌药五钱，木瓜五钱，香附（童便炒）六钱，枳壳五钱，鹿骨骱（酒酱炙）一两五钱，防己二钱，甘草三钱，独活五钱。用真陈煮酒一罐，加胡桃肉八个，共同药入夏生布袋中浸一日夜，隔水蒸煮三炷香时，次日早晨取起，窖三日后，早晚不时听服。

金枪止血方：松香（烊化入水研细筛）一两，生半夏八钱，降香末。共研细掺之。又方：止血散。旧毡帽，煅灰掺之。又：止血散，又名应散。白凤仙花叶，多采，须来一日晒干，将松香烊化入水，共捣，晒干研细。

跌打痛甚者用，名七厘散：地鳖虫（用肥大者，酒酱炙）二十四个，川麻灰二钱，木耳灰二钱，自然铜（醋煅七次）五钱，乳香、没药（去油净）各五钱，砖粉（醋煅七次）五钱，苏木屑三钱。共研细末，每服五分，酒调服。

打伤跌损闪气疼方：用麝香二分，雄黄五分。共研细末，瓶收贮，遇闪气者，疼痛难忍，止息点入眼潭内，睡一宿即好。

跌打吐血方：生地一钱，黑元参八分，地榆一钱，侧柏叶八分，黄芩七分，栀子七分，茅根一钱。水煎服，忌食好酒。又吐血方：川郁金、山茶花、归身各二钱，黑山栀一钱，水煎服。

跌打后咳嗽吐血，或痰中见血煎方：川贝母八分，苏子八分，天花粉一钱，黄芩八分，黑山栀八分，阿胶一钱，蒲黄（炒）一钱，侧柏叶一钱，地榆一钱，黑玄参六分。水煎饱服。又方：不用钱，好后永不复发。野紫头三钱，荷叶蒂七个。加酒一盏，水煎服。

跌打后泻血紫黑色者为瘀血，服此煎药方：归尾一钱，红花八分，桃仁九粒，赤芍八分，三棱六分，青皮七分，香附八分，苏梗六分，枳壳七分。酒水煎服。

泻血鲜红太甚急，宜止之煎方：当归一钱，白芍（酒炒）、生地一钱，陈皮六分，川芎八分，地榆一钱，加乌梅肉三个，槐花八分，香附（炒）八分，山栀八分。水煎服。

下血调理方：当归一钱五分，白芍（炒）一钱五分，川芎一钱五分，生地二钱，陈皮一钱五分，白术（炒）一钱五分，甘草一钱二分，香附一钱二分，乌药一钱二分，白茯苓一钱二分。水煎服。

肠红下血方：当归五钱，生地五钱，熟地五钱，将军草（即小蓟）一两。酒、水各半，煎服立止。又方：向阳白果叶三钱，薄荷三钱。阴阳水各一碗，煎服即愈。

药酒方：当归五钱，白芍三钱，川芎三钱，生地五钱，羌活五钱，续断五钱，虎骨（酒酱炙）一两，杜仲（盐水炒）五钱，牛膝五钱，乌药二钱，香附三钱，苡仁四钱，茯苓（盐水炒）四钱，甘草四钱，石斛三钱，红花四钱，木瓜二钱，加皮三钱，玄胡索三钱，加大黑枣头二十个，胡桃（打碎取肉）二十个。用生布袋将药盛之，浸三日，隔水煮二炷香时取起，窖三日，不时听服。又药酒方：黄芪（蜜炙）一两，白术（土炒）

八钱，茯苓三钱，当归八钱，白芍五钱，山萸肉三钱，生地八钱，杜仲（盐水炒）一两，牛膝五钱，枸杞一两，虎胫骨（酒酱炙）二两，续断八钱，秦艽八钱，白茄根一两，苍耳子（去刺，炒研）一两，油松节（打碎）五钱，加胡桃肉三十个。照常蒸煮，每日二三次。

夺命接骨灵丹：垂死者可救。当归三钱，红花二钱，桃仁（炒）二钱，黄麻根（烧灰存性）三钱，地鳖虫（炙去头足）五钱，儿茶三钱，大黄（酒蒸晒）五钱，自然铜（煅）三钱，古铜钱（大者佳，醋煅七次）、乳香三钱（去油），没药（去油净）三钱，血竭三钱，麝香五分，骨碎补（多买，去毛，打碎晒干，炒研末净）二钱，朱砂三钱，雄黄三钱。上为细末，入瓦罐内，将蜡封口，遇症用一分二厘，酒酱调，灌下喉即活，服数次痊愈。

眼药方：即升药。炉甘石二两，用黄连、黄柏水煅过九次，水飞为末，晒干，加硼砂、辰砂（水飞）各二钱，冰片三分。研和，新瓦罐盛贮听用。

又一方：辰砂、珠末、玉石、玛瑙、琥珀。煅过，研为细末，各等分。

又方：苏仁（去皮，白者佳）三钱，防风八钱，黄芩二两，当归二两，甘草六钱。用水五盅，煎半干，去渣，取青汁再熬，滴水不散，加蜜等分，再煎数沸收贮，退火毒，点眼妙。

治眼皮内硬块方：生山茱萸肉一钱，生天南星一钱，白及一钱。水浸打烂，涂眼胞上即消。

药酒方：川芎二钱，当归三钱，白芍三钱，羌活二钱，独活二钱，秦艽二钱，威灵仙三钱，防风三钱，苍术（米泔水浸炒）三钱，白茯苓（乳拌蒸）三钱，防己二钱，山药三钱，五加皮、云术（土炒）五钱，虎胫骨（酒炙）一两，熟地一两，续断三钱，油松节一两。照常法蒸饮。

跌打损伤方：并伤寒感气，大小便三四日、五六日不行，用此方立验。麝香二钱，朱砂一两，芦荟一两。共为细末，每服二钱。每服加麝香二分，酒酱为丸，孕妇即此三味，不必加麝香，温酒送下，三四日即行。

损伤跌打方：名郁金散，治瘀血攻心，小腹作痛，并远年有小痛。郁金五钱，阿胶五钱，五灵脂（醋炒）五钱，蒲黄一两，又用蒲黄炒阿胶。共研细末，每服三钱，好酒送下，立验。

治积年下部腰膝腿疼痛方：川乌、苍术、草乌、雄黄、甘草、蝉退、自然铜（煅）、桃仁（打）各等分。共研为细末，每服三钱，老酒调下。

军前一捻金方：用东丹六钱，明矾五钱，海螵蛸三钱，火硝一两，松香（烊化入水，起研）一两。共为细末，掺用。

千槌膏：百毒可愈。蓖麻子肉三两，松香（用葱水制）一两，血余（炒灰）一两，蜈蚣（炙研）五条，穿山甲（炙研）五钱，花粉五钱，百草霜三钱，铜青七钱，相粉三钱，银朱三钱。共为细末，打成千槌膏为度。

金枪出血仙方：向东南桃枝头（打烂）七个。涂患处扎紧，七日愈。

跌打损伤

秘传方法穴道屡验，不可轻示平人。

天门即天庭，骨碎髓出者不治；截梁，即鼻梁者，不治；两太阳伤重者难治；结喉名突，断者不治；塞结喉下，横上空潭处打伤不治；塞下横骨以下至人字骨，相去一寸六分为一节，为凡下一节关系一节；心坎，即人字骨处打伤，登时昏闷晕，去久血泛之害；心坎下为食肚，脐下一寸三分为丹田，丹田下一寸三分为海穴，内即膀胱，侧插拳打伤，一月而亡。以上前部穴道。

脑后碎，与囟门同看天柱骨，与突同看，断者不治；百劳穴，与塞同看两肾，背脊左右与前脐对打伤，必至哭笑者不治；尾闾穴即尾子骨，打伤者必即粪出，久后必成脾泄；海底穴，大小便两界处，伤重不治。以上背后诸穴。

气门，左乳上脉动处，伤重者，即气迟塞，如救迟，不过三个时辰；左乳下一寸三分为中气海，中下一寸三分下气海，下一寸三分为软肋。

左即为翻肚，右痰门，右乳上脉动处为血海，上属痰乳，下一寸三分为中血海，再下一寸三分为血海，右软肋处为霜肺，两乳左伤发嗽，右伤发哮，以上左右部穴。

道前心后相应此处，收久后必成痰火劳怯。

小膀肚子打伤，成黄病无力。

一凡向上冲拳为顺气，平拳打伤者为塞气，倒插拳伤者为逆气，各样打伤总怕倒插，盖血随气转，倒插则气逆，即为患。

验症吉凶：两眼白精上红筋多者，内有瘀血多；红筋少，瘀血少。如其人闭目，即以指扳其下层眼眶皮，如目活动者，有神易治，无神者难治。扳击病人中指甲时，随即有血气还原，易治；稍停，慢还原，伤重，可治；若无血气，或紫黑色者不治。脚底红活可治，蜡黄难治。

治症服药各有所宜：囟门及两太阳伤，服麻苄丸；截梁而断，服紫金丹；结喉伤而不断，服金丹；两耳，服麻苄丸；两颏落骱，先上骱，服紫金丹；打伤闭晕，同服紫金丹，或麻苄丸；脑后破损，服紫金丹或麻苄丸；胸前横骨下第三节损伤，必吐鲜血红痰，服紫金丹、童便、酒冲下，又胜金散助原，易治之，再服煎剂收功；心坎下伤，必口噤心闷，行不得，服夺命丹一二分厘；心坎下至小肠，可用行药，先服虻虫散，次用行药，如腹不疼，不用行药；膀胱伤，小便必结，用灸脐法即通；若喷嚏不止，知其食指伤，用服煎剂下之；膀胱碎者不治；阴囊碎破，用人参细末封之，并有青鸟绒毛敷之则合，又服麻苄散，或竹条夹之后，将油线缝之，若不竹夹，竟缝亦可；左乳伤心，发嗽，先用紫金丹二三服；助以胜金丹；次服六味，如止嗽药收功；右乳伤及上下，重伤先服夺命丹，再服虻蝇散助之，继以煎剂。

引经药各有所宜：左右痛，加柴胡；胁痛，加青皮、柴胡为总司；右胁伤，加姜黄、枳实；左肠伤，加桑白皮，兼赤芍、枳壳，牡蛎亦同之；胸前背后，加桔梗、青皮等；伤手，加落得打草，煎汤浸洗净；伤腿者，用两头尖膏（即老鼠粪）敷之。若腰脊痛，用麸皮等运法；若再痛，用药；海底穴踢伤，血必上冲，耳内如雷声一响，心晕闷，先服护心丸止痛，此症虽伤在下，为患在上，要用活血煎剂服之；小便结，用熨法；外肾捏伤与上同治，外肾恐上升，须一人靠其背后，用两手跟在小腹两傍，从上压下，不可用热水溶；尾闾穴先用熨法，又用车前子（米汤送下）五钱，外用熨法，内服表汗散；膀肚子打伤，先服紫金丹，次服煎剂，加入黄病药，如茵陈等；痰门伤，则口噤目反身强。看五色，有一二不犯者，在七日内先服夺命丹，后服紫金丹。此症该下，奈在上部，行不得，故先服紫金丹，其血赶下，后服煎剂行之。血海宿伤则成血痞，用朴硝熨法，不必吃末药，才用胡酒方，再贴千槌膏，其痞即消。先服夺命丹，后贴膏，又服虻蝇散一料可愈。上部等症，以散为主，用夺命丹，一日进三服，用红花、当归等煎剂。凡小儿，以净为主，药次之。如怯弱之人，药宜减少。凡服药之日，忌猪、羊、鸡、鹅、鸭蛋等，务戒恼怒及房事。凡夫宿伤，用虻蝇散；吐血用紫金丹；危急用夺命丹；发表用冬瓜散；调理用加减十三味方。凡伤重者，牙关紧闭，先用吹鼻少许，以用芦管吹入鼻内，男左女右取喷嚏，左鼻无嚏，再吹右鼻，倘仍无嚏，又将粗灯心醮津唾取药，入鼻消之，如有嚏并痰吐出为妙，则凶症不可速用药。

气门受伤为塞气，必目反口噤、身强如死人，若遇此症，危急已甚，过不得三个时辰，救迟则其气下降，大便气一出，无救矣。此时不可慌张乱治，急以我耳近其口，候其气息有无，如无气者，必倒插拳打伤，速揪其发弯我膝上，在其背上摩运轻敲几下，其气从口中冲出则复苏，可用几剂调理，不必用他药。左右部位打皆能闷晕，俱不可服表汗药以去其风。凡治新伤，七日内血未归经，只服七散，即紫金丹；如七日后，再用行药下之。骨折先服瓜皮散，后贴鼠绿膏，又在骨上运法，其骨自接。落骱先用瓜皮散酒服，后用洗法，又用运法治之。割喉，喉咙有二管，气管在外，食管在内右，右手持刀割者易治，左手持刀难治。以食管断者难治，如气管断者，不可用麻药生半末掺上，即以青鸟尾绒毛，佐以人参药末封敷之，外用油线缝其皮，先上麻药，然后缝之，又护血竭膏敷之。如无青鸟尾绒毛，以茅针花代之亦可。服紫金丹，加胎骨一分，和匀，逐匙一二次酒服，用甘桔汤调理，缝用桑白皮线为妙，丝线恐其伤也。

又有熏运灸倒法：最轻者用麸皮半升，陈壁泥三合，葱二十根，酒药五丸。打烂令和，炒极热，社醋一碗烹，再炒少顷，乘其热时，以布包，从患处熨运良久，须服瓜皮散，次用运法。

一熏法：有宿伤在皮内膜外，面皮浮肿，黄色，用不得行药，先服瓜皮散，后用熏法。要知宿伤可熏洗，新伤血未归经，不可熏洗，恐其攻心也。方：落得打草（即醒头草）、陈小麦、柴艾叶三味，一大锅水煎浓，放小缸内，用板一片坐上，围盖暖，其汗自出。

一灸法：重伤，瘀血久宿，非服可疗，行不得者，或在骨节，恐其发毒，先服瓜皮散，次用灸法。

一倒法：用倒最重症也，病人口不能语，药不入，必使其人吐出恶物，先将硫麝散吹，然后倒之，吐出恶物，可服虻蝇散一二服。其倒法，病人卧在被上，四人两边牵被角，滚左滚右，令其转倒不定，自然吐出。

环腿穴疼痛，不能行走，一服立效：黄芪（炒）三钱，防风二钱，白术（炒）二钱，炙甘草一钱，肉桂五分，加生姜三片，大枣一枚。水煎，食远服。

远年损伤方：陈皮、青皮、羌活、独活、藿香、肉桂、香附、三棱、乌药、益智、降香、炙甘草、半夏各等分，加生姜三片，大枣子二枚。水煎服，临卧时再服。

刀箭损伤闷绝欲死者方：刮龟血，敷伤处效。若伤毒药箭，取靛青，连根捣汁饮，擦并敷。

黎峒丸：大黄（晒干）、大豆黄、藤黄（隔水煮七次）、儿茶，以上各二钱，乳香（去油）二钱。共研细末，加牛黄三分，蜜丸圆眼大，蜡作壳，藏之。此药治血晕、痰火、中风、跌打损伤欲死者，三服可生，立效，每服三钱，老酒送下。

灸脐法：治膀胱小便闭结，神效。先置麝香一分，放脐内，将飞盐盖脐上，大小厚薄如铜钱大，盐上再加小艾圆火灸，即麝香验之。

治血痞熨法：量痞大小，用干面四围作圈，使内中恶物无从逃避，圈内放朴硝，恐侧卧倒，以脚带捆之，又衬纸二三重，将炭熨斗熨之，腹中声响乃是痞消之验。朴硝亦烊，芒硝不必用，腹内无声不响恐不验之，须炒芒硝。

消痞方：胡桃（打损入于罐内）一斤，好滴花烧酒一斤，朴硝一两。隔水蒸熟，一炷香时为度，连罐埋入地中，过七日取出，去壳衣，清晨白滚汤送下一杯，至重者服二斤，无不痊愈。

又方：用胡桃，每岁一枚，敲损，老酒浸，每桃一个，约朴硝三分，入砂锅内煮一滚，药味收进桃内，酒干为度。老酒一盅，吃桃一个。

打伤心胸方：心坎人字骨上三指节伤，三年而死；二指节，二年而死；再下一节，一年而亡。红花一钱，当归一钱，陈皮七分，白芍（炒）一钱五分，木香五分，五加皮七分，桔梗七分，甘草（炒）一钱。水三碗，煎八分，食远服之，后用好酒三五盅。第一戒房事，三个月不宜急怒。第二贴加石斛八分，青皮五分炒。第三服加乳香（去油）、没药（去油）各一钱，煎同前法。

炮制地鳖虫法：将鳖虫入罐内饿七日，将养使其饱食，又饿七日，用老酒醉死晒干，将酒浸一昼夜，酒干为度，取新瓦上炙干，存性研用。

内伤方：泽兰、葛根、苏木、羌活、红花、枳壳、桃仁、荆芥、归尾、甘草、陈皮、前胡、苏子、牛膝、乌药、丹皮、茯神各等分。水煎服。

接骨止痛方： 用茉莉草根，酒磨一寸，白凤仙根各磨，一寸昏一日，二寸昏二日，三寸昏三日，故不痛。

加减十三味方： 乌药二钱，苏木二钱，归尾二钱，赤芍一钱，丹皮一钱，羌活一钱，生地一钱，蒲黄（生用）三钱，红花一钱，白术一钱，韭子一钱，川芎一钱，紫苏二钱，桃仁（打碎，炒）一钱。酒煎服，盖汗为度。加减法：破伤风头疼，加川芎、羌活、防风、白芷各一钱；伤胸肋，加香附（炒）、柴胡各一钱；伤小腹，加玄胡索一钱，木通一钱，车前子一钱；发热，加黄芩一钱；伤筋，加防己、木瓜各一钱五分；伤腰，加杜仲（炒）一钱五分；伤手指，加桂枝一钱二分；伤足，加川牛膝；咳嗽，加花粉、麦冬各一钱五分。酒、水各半煎服，外加童便一盅，冲服最妙。

又方： 归尾、桃仁、红花、苏木、川芎、赤芍、丹皮、白茯苓、生地、蓬术、韭子各一钱，生蒲黄三钱，紫苏一钱五分，另加麻皮灰三钱冲服。加葱白三个，酒、水各半煎服。

当归散： 治妇人妊娠宜常服之。当归、川芎、芍药、黄芩各四两，白术八两，炒。共为末，每朝热陈酒调服二钱。

习学拳棒筋骨疼痛方： 威灵仙、川芎、当归、红花、羌活、独活各一钱五分。陈酒煎服。若打痛手者，将药渣加酒煎，洗净。

棒疮敷方： 血竭、儿茶、冰片、麝香、乳香（去油）、没药（去油）各一钱，人参三分，珍珠三分。共研为细末，鸡蛋白调敷，即效。

还魂丹： 治经水不调、赤白带、胎前胎后难产，一切女科诸症。端午日，六月六，七月七，小暑日，去取采益母草，正开花时，连根取来，不论多少，白花最佳。拔收阴干，去根净用，花、叶、子放石臼内捣烂，干取末，鲜者取汁，入锅内，文武火熬煎成膏，最忌铁器。如胎动者必腹内疼痛，下血不止，用当归汤下。横生逆产，胞胎不下，炒盐汤下。产后放血晕运、口渴狂言，产后中风口噤、反涌奔痛、发寒热、面赤心烦舌黑者，多用效验。

见官护心丸： 胡椒末三钱，木耳灰六钱，朱砂五分，黑枣三四个去核。打烂丸审服。

十三犯症死日其，手段高强难治医。若将重犯医治好，要请扁鹊与卢医。上到天庭二太阳，血海气口四名堂。前后二心并腰肾，丹田外肾最难当。损伤犯此十三处，百人百死到泉乡。肋稍软气难医治，番肚吐粪见阎王。气出不收休下药，鱼睛定目甚慌张。耳后受伤俱不治，妇人两乳及胸膛。正腰受伤哭笑死，伤胎鱼口立时亡。夹脊断时难下药，囟门髓出到黄泉。阴阳混杂难医治，请君判断索无常。

跌打损伤接骨止痛方： 若气绝者无声，服之即苏，急以韭菜连根打汁，和童便饮之，神效。再将地鳖虫（肥大者）一个，新瓦上炙，焙干，研细，巴豆（去油）一粒，半夏（生用）一粒，乳香、没药（同去油）各一钱，自然铜（醋煅七次净）五厘。共研为细末，每服三厘，不可多服，炖热陈老酒送下。轻者三服，重者六服，效验如神。

七厘散： 巴霜（去油净）三钱，自然铜（醋煅七次）二两，乳香（去油）五钱，没药（去油）五钱，白芍药四钱，地鳖虫（肥大者）二十四个（新瓦上炙研）。共研为细粉，每服一分，炖热，陈老酒送下。

疡科选粹跌打损秘传要诀

《脉经》曰：从高颠仆，内有瘀血，腹胀满，其脉坚强者生，小弱者死。金枪出多者，其脉虚细者生，实大者死。破伤有瘀血停积者，其脉坚强实则生。若亡血过多者，其脉虚细涩则生，强洪者则死，皆以脉、病不相应故也。颠迷闷者，酒苏合香丸灌之。颠扑伤损宜逐其恶血，酒冲苏合香或鸡鸣散，或和气饮加大黄，入醋少许煎，或童便最妙，或苏木煎酒调黑神散，乌药和气散亦可用。伤损疼痛不止者，酒调琥珀散最佳，大法固以血或瘀或失，分虚实而为补泻，亦当看轻重之伤损。轻者，顿挫气血，凝作痛者，唯当导气行血而已；若重者，伤筋折骨；若续断，非数月不痊；若气血内停，阻塞真气不得行者，必死，急泻其血、通其气，庶可施治。损伤者，寒凉之药俱不可用也，盖血见寒则凝。若血饮冷，致血入心者即死。惟看有外伤者，当内外兼治。若外无所伤，内死血，唯用苏木等治血之药，可下之，用鸡鸣散也。亦有血迷心窍而昏沉不知人事，宜用花蕊石散，童便调服。有神魄散失、不省人事者，唯在临期斟酌。大抵跌打仆伤之患，全在补气行血，自然之数，虽有接骨之功，而燥散之害甚于刀剑，丹溪备言之矣。

跌仆胁痛，血归肝也，用破血消痛汤，复元、羌活、乳香神应散皆可用也。

凡脑骨伤破，轻手搏捺平。不破者，用退毒膏敷贴。若皮破肉损者，先用封口药掺之，外以散血膏贴之，血流不止，用止血散掺之，不可见风，恐犯伤风。凡脑骨伤损，在硬处可治，伤在太阳穴不可治。须依上用药。若欲洗，宜以熟油和药水洗，或温茶洗之。诸患处法略同。若面伤青黑，用一紫散敷，或紫金膏贴之，伤重者，补肉敷贴。

凡脑骨两角及眉棱、耳鼻，大约同以上数法施治。

凡伤牙齿，跌磕伤损，用补肌掺封口药摊上，再服破血丹，水煎。

凡伤齿未动者，用芙蓉膏末掺。已动者，蒺藜根烧灰存性为末，可搽之。

手足骨折断，中间一缚可带紧，两头放宽，使气血成聚，断处俱用定痛膏敷贴夹缚。

凡手指跌仆或刀斧打碎，用鸡子黄熬油润之，次摊封口药，外以散血膏敷贴，绢片缚之。咬伤者用泽兰散敷之，寒热已除，即去之。

凡胸脯骨为拳捶伤者，外肿内痛，外用定痛膏敷贴，内用破血药利去瘀血，草擂汁酒服。或为刀剑所伤，仍用封口药摊在患处，外用生肌散，用鸡子清调敷，内服补损活血丹。

凡胸骨筋断者，先用破血药，后用定痛膏敷贴。皮破者，用补肉膏贴。

凡胁肋伤损重者，不能通用绿豆汁、生姜和服，以壮力之人在后挤住，自吐出血来，后用破血药服之。

凡伤肚肠出，以麻油润疮口肠上，轻手纳入，以通关散少许吹入鼻中，喷嚏，其肠自入。桑白皮缝之，向皮内进合，后以封口药涂伤处。外用补肌散，以鸡子清调匀敷贴，或用散血药尤妙，线上用花蕊石散敷之。

凡肚被伤，急利大肠，不可令闭，恐致重患。

腰疼、骨节痛、脚骨等伤，甚难整治，当临时相度，随其伤处用法整顿归元，先用麻药与服，令不痛，然后用手，全用酒佐气血药，俱用杜仲，脚上六白穴，折骨凡脚板上交叉处，或挫出臼者，须用一人拽正，自摸其骨，或突出在内，或突出在外，须手力整归窠，若只拽不手整，便成痼疾。整后用定痛膏，用接骨丹敷贴。四折骨用正副夹缚。六出白只以布包，不可夹缚。看手臂骨出白与足骨同治法。手足筋脉最多，时时要曲直，不可定放，又要时时看顾，恐再致出窠。

凡足大腿出臼，此处身上是臼，腿骨是杵，或前去，或后出，须用一人把住患人身，一人拽足，用手尽力揉，令归窠。或是挫开，可用软绵绳从足缚，倒吊起，用手整骨节，从上坠下，自然归窠，却用接骨膏敷贴夹缚。

凡出白，急与摇入白中，若血入白中，即难以治。

凡手足骨被压碎者，以麻药与服，用刀刮开尖骨，用剪去骨锋，或粉碎者，去之，免脓血之祸，后用大片桑白皮，以补肉膏、定痛膏糊桑白皮夹贴膏肉上，莫令不正，致有差错。三日一洗，勿令臭秽，徐用药治。

凡骨断皮破者，不可用酒煎药，或损在内而皮破者，可加童便在破血药内和服。若骨断、皮不破，可全用酒煎药。若只伤而骨不折、皮不破者，或消肿膏敷贴夹缚，如十分伤自然烂开肉，其碎骨自出，然后掺补肌散，外以补肉膏敷贴。

凡损伤平处，骨断、骨碎、皮不破者，用接骨定痛等膏敷贴夹缚之。若手足曲直伸缩处，只用包裹，令时时转动，指骨碎者，只用苎麻夹缚腿上，用苎麻绳夹缚，冬月令热缚，余月温缚，束缚处须药水时时泡洗，春三、夏秋三四，冬洗去旧药，须仔细，勿要惊动损处，洗讫仍前膏敷缚。束缚之法，用杉木皮浸软，去粗皮，上用芭蕉叶或纸摊药移至伤处，用杉木皮为夹，再用竹片去黄用青为副夹，疏排周匝，以小绳三度缚之，时相度高下远近，使损处气血相续，有紧有宽，说见前条。二三日将药换一次，一月后益高贴之，仍用正夹二住，令损处坚固。

凡敷贴疼痛不止，可量加乳香、没药、枫香、白芷、肉桂、南星、独活等味，令温暖，疼痛即止。

凡刀斧所伤，去肉桂、南星、独活等。

凡换药不可生换，用手巾溻湿滋润，逐片取脱，随手汤洗换上药。又不可停留一时，预先摊贴，随手换上。

凡伤重者，麻而不痛，须拔伸捺平正，或刀割开皮肉二三日，方知疼痛，且先匀气。

凡杖伤处，痛肿未破者，先用棱针刺出血，若破者不必，只用撒地金钱，用山薄荷、生地黄、猪母苎叶、泽兰叶，共捣烂，敷患处。若成杖疮，用红膏、白膏、太乙膏，多可以贴得。

凡刀斧损伤，看轻重者用药，轻者只用补肌散摊，重者宜用封口药摊上，缚之。颠仆压坠伤损，只怕必有恶血在内，先用清心药、打血药及通大小肠药次第服之。每服加童便一杯，入药立效。颠仆伤重者，先服清心药，次可服童便药一二剂。去血药，令血从疮口出。或结在内，则打入大肠而出泄，或归恶血未积者，打入四肢。或归脏腑，或归上膈，从口中出，或归中膈，入大肠而出。急救随服止痛药，即二十五味药中加减。

凡跌仆等伤，先要清心，加童便。重伤者加姜汤、灯心汤，调二十五味服之立效。若发热、体实之人，用疏风败毒散；恶寒、体弱者，用五积交加散，后用黄、白、红、黑四味末子。又用补损丹、活血丹调治。

凡折骨出臼者，不可下瘀血之药及通利药，只用疏风顺气、匀血定痛补损而已。

凡仆跌损伤，瘀血攻心，不能语者，用独圣散及清上瘀血汤、消下破血药，次以复元活血汤调理妙。

凡伤损出血太多者，头目眩晕，先用川当归、真川芎等分，水煎服。次服加白芍、熟地、续断、防风、荆芥、独活、天南星各等分，水煎，加童便一盅冲服，不可用酒煎。如内有瘀血，以四物汤一半，加独圣散一半，皮肉未破者，煎成酒服。

凡随伤内有瘀血者，肚腹必胀满而痛，或胸胁疼痛者，宜用破血药、清心药及通利散之煎剂。疼痛不止者，加用独圣散，再加乳香、没药即散血住痛，伤不可缺，酒煎苏木和童便服之。

跌仆损伤单方，止痛兼补，宜当归补血汤。若皮肉不破损者，瘀血停滞，先用独圣散，次用破血药，随时加减。

凡刀斧伤重者，破处先摊封口药，或生肌散，四围用截血膏箍住，使新血不潮，最是秘诀。

凡损伤最要补气血，但初伤，只用苏木活血，黄连降火，白术、当归和中补血，加童便一盅煎服更妙。

凡老人跌坠不可转倒，先用苏木、人参、黄芪、川芎、当归、陈皮、甘草，酒、水煎服，后服补损丹、活血汤愈。

凡食伤药不可服冷物，食伤者，药必能生气血。

接骨丸：乳香（去油）、没药（去油）、当归、川椒、龙骨、自然铜（醋煅）、川芎、赤芍、骨碎补（去毛）、白芷、败龟板（酥炙）、千金藤（即郁子仁）。共研为细末，化黄蜡四钱，丸如弹子大。每服一丸好，一碗化开，向东南方搅散，热服，又化一丸服，再化一丸，服之愈。

乳没散：治跌损伤，疼痛不可忍，用之。炒白术、当归、炙甘草、白芷、没药（炙，去油）、乳香（去油，另研）各三钱，肉桂二钱。共为细末，每服三钱，酒服。

当归导滞汤：治跌打损伤，瘀血不行者用。大黄、当归各五钱。上部归头，中部归身，下部归尾，酒煎服。

又鸡鸣散：治从高坠下，所压瘀血凝积，痛不可忍者用。杏仁（因血入气故也，用此药妙处）二钱，大黄一两，桃仁三钱，归尾一钱。共为细末，陈酒去渣，鸡鸣时服，到天明，瘀血净下而愈。

失笑散：治瘀血在内。蒲黄（隔纸炒）、五灵脂（炒研）各一钱五分。酒煎二沸服。

续骨丹：治跌打脚骨伤损，不致皮破，重者一日三服，不过九服便能立起，旬日而愈。此治之秘传屡验。老鹳腿（此方谓知本，分颗其丛，似芍药，取用梗，比中指指节，男左女右，照指节取，去心留皮）。生姜三片，共捣烂取汁，和热酒服，睡下再吃酒，至醉后，取微汗为效，能立起行动。

接骨九炼丹：治手足骨折用。粪窖内多年瓦片（用长水洗净，炭火煅红，好米醋炙九次，入碗内，覆于地上去火毒，研末）一两，五加皮五钱，血余（即发灰）五钱，麻皮灰五钱。共研细末匀和，将好醋调匀晒干，再研细粉，每岁一分，好酒调服，每日不论服多少，分食之。上下前后患处，竹四片劈薄，竹青向内肉夹定，勿令擅动。若皮破者，不令掺药。

治仆跌气凝血泛用此当归散：当归尾一钱五分，赤芍、乌药、香附、苏木各一钱，红花、桃仁（打）、官桂各八分，甘草五钱，酒、水各半煎服。腰胁痛，加青皮、木香；胁痛，加柴胡、川芎各一钱。

乳香定痛散：治跌仆坠伤打损，一切疼痛。乳香（去油）二钱，没药（去油）二钱，当归（酒洗炒）二钱，白术（炒）二钱，白芷一钱五分，川芎一钱五分，丹皮一钱五分，羌活一钱五分，甘草一钱，肉桂一钱。上为细末，共研如粉，每二钱加麝香少许，童便、酒将好，陈酒炖热冲服，再将热酒饮醉为度。

夜合散：治跌损伤，能接骨，神效。夜合树皮（去外面粗皮炒黑）四两，白芥菜子一两。共研为细末，酒调送下。

破血消痛方：治跌破脊骨，恶血流于胁下作痛。羌活、防风、官桂各二钱，苏木一钱五分，柴胡、连翘、归尾各二钱，麝香少许，水蛭（炒烟尽，另研）三钱。麝、蛭二味另研细粉。将前七味酒、水各半煎成，去渣，调两味药，热酒冲服立效。

复元活血汤：治从高坠下，血流胁下，疼痛难忍。大黄（酒浸）一两，柴胡五钱，当归、穿山甲（炙）、瓜蒌根各三钱，甘草二钱，红花二钱，桃仁（去皮尖，另研）五十粒。各药共研细末和匀，每服一两，酒、水各半煎服，以泻利为度，后疼痛瘀血未尽除去，再服乳香神应散，方具于后。

乳香神应散：独颗栗子、雄黑豆、桑白皮、乳香（去油）各一两，当归五钱，水蛭（炒烟尽为度）五钱。共研为细末，每服五钱，醋一盏，煎六分，加麝香少许，热陈酒冲服。

巴戟汤：巴戟（去心）五钱，大黄五钱，当归、生地、白芍、川芎各一两。分作五剂，水煎，以利为度。

补骨散：治跌仆夹伤神效方。古铜钱两文，用铜系穿，以活桑木为柴，烧钱至红色，将米醋放大碗内淬之，再烧再淬，一连七八十次，取碗底下铜末屑，就以洗净炭、磁器、瓦罐内收贮。用时取黑雄鸡一只清煮熟，去肉用骨，以醋炙为末，加乳香、没药各一两，铜屑亦另细末。将前药共研一处，取患人顶心发一缕烧灰，和匀前药，每服二分五厘，好酒调下。一服止，如吐，再下一服，若痛止之，不可再服，但终身忌食。或作丸，临时酒化开用之，最为妥妙。

丹溪接骨散：乳香（去油）、没药（去油）各一钱五分，自然铜（醋煅七次）五钱，滑石一两，龙骨一钱，白石脂一钱。共研末，好醋浸，煮干，炒燥，临服加麝香少许，挑一茶匙在舌尖上，温酒送下。如自接，痛不止者，内去龙骨、白石脂，多服好酒。

活血和气饮：因跌仆瘀血入内者用。川芎三钱，青皮二钱，白芍一钱，滑石一钱，炙甘草一钱，牡丹皮八分，桃仁（研碎）十三粒。水煎服。

联骨散：治跌碎骨头用。天灵盖（孩儿者佳，烧存性）一两，鸡毛（烧灰存性）二钱。将好酒炖热，服五六分，以一手摩患处不已，其骨自接合之，外用杉木皮夹之。

接骨神效方：用小骨（一副，一岁者佳，用火酒炙九次）三钱，乳香（去油）、没药（去油）各一两，雄黄五分，血竭二钱，儿茶三钱，尿碱三钱，蛇含石三钱。共研细末，炖热，陈酒调服，每调服三钱或五钱。皮用灯心贴上，笋箨裹之夹住，将此药掺之。

神仙接骨丹：自然铜（用大方块者佳，好酒、醋炙九次）五钱，古冢铜钱（炭火上煅红，醋炙九次）等分。共研细末，伤重者只服一二分，多服骨突出。

接骨紫金丹：半夏五十粒，地鳖虫（肥大者）五十枚。二味共捣烂，炒黄色，用一两。自然铜（醋煅七次）三钱，古铜钱（醋煅九次）三钱，乳香（去油）、没药（去油）各五钱，骨碎补（去毛打碎晒干）七钱。共为细末，每服三分，加导滞二钱，搅匀，热酒服，药到患处，其痛即止。次日再进一服，仍用药三分，又加导滞五分。重者三服，轻者一服，痊愈。

东垣地龙散：或跌打仆伤压损，恶血在太阳经者，腰脊或胫静臂腹中疼痛不止难忍者，又兼鼻孔不通。归尾一钱五分，肉桂（碎）八分，地龙（韭菜地内者佳）三条，麻黄五分，苏木八分，桃仁（去皮尖）十三粒，独活一钱五分，黄柏一钱二分，甘草一钱，羌活二钱。共水煎服。

麻药散： 凡骨跌，闪骨出窝怕痛者，先服此丹药。猪牙皂角五钱，木鳖子、紫荆皮、土当归、白及、半夏、乌药、川芎、川乌各五钱，草乌、小茴香、坐絮草各一钱五分，木香七分。共为细末，如伤重者，每服二钱；手近不得，再加坐絮草、川乌、草乌、曼陀罗花各五钱，研末，多俱无煅制。凡遇骨碎、骨折、骨出窝者，每服二钱，好酒调服，即麻倒不知痛处，任意用手。箭镞入骨者，服此药亦可钳凿取出，后用盐汤服之即醒。

整骨麻药： 草乌三钱，当归二钱，白芷二钱。共研细末，每服五分，热酒调下，即麻木不知痛处，然后用手法度。

草乌散： 专治伤骨节不归窝者，用此药麻之。白芷、川芎、木鳖子、猪牙皂、紫金皮、乌药、半夏、当归、川乌各二两，角茴香、草乌各一两，木香五钱。共研为细末，诸骨碎折出臼者，每服一钱，好酒下，即麻倒，然后开皮剪骨，整顿安平，用夹板束缚，然后医治。或箭入不出，亦用此药麻之，庶可钳凿出箭。若欲麻醒，要盐汤或盐水灌之即醒。

葱奄法： 凡跌伤出血，痛不可忍，乃风寒着，宜用葱杵碎，入盐少许，炒热奄之，痛即止，冷则温之再奄。凡伤痛者，取大葱新折者，入灰火煨，劈葱内碱汁奄伤处，续续多奄，只要热者，三四次易之即痛止，捣烂仍封损处，跌杀等伤气未绝者，取葱炒大热，遍敷伤处，须再易，其痛自止。

定痛膏： 治跌打仆伤，损筋折骨用。芙蓉叶二两，紫金皮、独活、南星、白芷各五钱。上为细末，生捣马兰头、黑汁菜油各一两。杵烂，和末相匀，用生葱汁和炒，热奄缚之。

经验方： 治瘀血作痛及筋骨痛。黄柏末一两，半夏五钱。为末，姜汁调涂患处，以纸贴之，如干，以姜汁润之，一日润百次而效。

一黄散： 只用大黄一味为末，姜汁温调敷。

洗药荆叶散： 治从高坠下及一切损伤瘀血凝滞。蔓荆叶一两，白芷、细辛、蔓荆子、桂心、川芎、丁皮、防风、羌活各五分，又入盐一匙，又连根葱五根，酒、水各半，五升煎三升，去粗淋洗，冷即再易，要避风处。

接骨丹： 敷贴。天南星、木鳖子、乳香、没药、官桂各一两，姜（去皮）一斤，捣烂取自然汁，醋少许，白面糊摊纸上，贴伤处，以帛缠之，用杉木片夹定缚之。

接骨丹： 治折出臼。天南星（生用）四两，木鳖子（净）三两，紫金皮一两，芙蓉叶、独活、白芷、官桂、松香、枫香各一两，飞面一两，乳香、没药各五钱。上为细末，米醋、生姜汁各一半，入老陈醋煮酒调匀，夹缚如法，夏月温缚，冬月热缚。

清毒紫荆皮膏：诸伤浮肿者用。紫金皮（醋炒）、天南星、半夏、当归、黄柏、川乌（炮）、草乌（炮）、川芎、乌药、破故纸（盐水炒）、白芷、刘寄奴、川牛膝、桑白皮各味等分。共研为细末，以生姜汁、薄荷煎水，调涂患处。伤处皮热者，加黄柏末五钱，生地五钱，共调匀，四面围敷。

地黄膏：治损伤一切肿痛未穿破，可以内消。生地（捣烂如泥）不计其数，木香（研末晒干，不可见火）。随肿大小摊于油纸上，掺木香末，换三五次即愈。

又消肿膏：治胸前胁肋跌打，伤筋动骨，并治肿痛。芙蓉叶、紫荆皮各五两，白芷、当归、碎补（去毛）、独活、何首乌、天南星各三两，橙橘叶、赤芍药各二两，石菖蒲五钱，肉桂二钱。上为细末，姜汁、热酒调敷，乘热涂肿处，用葱汁、茶清调和温敷。

紫金丹：治肿赤。芙蓉叶（白花者佳）一两，紫金皮一两，生地一两，同捣。用鸡子清加白蜜调和，入生地同捣烂敷之。

退肿膏：治一切破伤肿痛。芙蓉叶（白者佳）、地薄荷、耳草叶、泽兰叶、金铜叶、赤牛膝、大黄各味等分。上共捣烂研和，调敷患处，中留一孔，出气为妙。

交加散：宜体弱之人，主治见论。当归一钱五分，川芎一钱，白芷一钱，生地二钱，苍术一钱，厚朴一钱，陈皮一钱，白茯苓一钱，半夏一钱，羌活一钱五分，独活一钱，桔梗一钱，枳壳一钱，前胡一钱，干姜一钱，肉桂六分，甘草五分。加姜三片，河水煎服，若热，除姜桂。

羌活乳香汤：治伤筋骨损折、发寒、身热体疼痛，夹外邪用。羌活、独活、川芎、归尾、赤芍、防风、荆芥、丹皮、续断、红花、桃仁、陈皮、生地各等分。身体有热而不退，加柴胡、黄芩各一钱，水煎。

定痛紫金丹：麝香一钱，红娘子一钱，黑娘子一钱，乌药二钱五分，地龙（去土干，新瓦上炙研）一两，角茴、陈皮、青皮各二钱五分，川乌（泡）、草乌（泡）各一两，五灵脂五钱，黑牵牛（生用）五钱，木鳖子（去壳）五钱，骨碎补（去毛）、威灵仙、防风、金毛狗脊（去毛）、自然铜（醋炙九次）各五钱，禹余粮四钱。共为细末，醋糊为丸，如梧桐子大，每服二十丸，酒下，分上中下。

理伤膏：治打仆刀斧损伤。黄占四两，猪油四两，乳香（去油）、没药（去油）各一两，油松节（劈碎）一斤，麻油一斤，杉木皮（打烂，先将松节、杉木皮入油煎数沸，去渣，入密陀僧）一两，黄丹角（慢火熬成膏，次入黄占，熔化再煎，滴水成珠，即入自然铜）一两，乳香、没药各一两。收成膏，将油纸摊贴。

呕吐黑血，因打仆损伤，败血入胃，吐出黑血如豆汁：川芎、当归、白芍、百合（水浸半日）、荆芥各二钱，水煎。

百合散：治吐黑血、鲜血。川芎、赤芍、当归、百合、生地、黄连一钱，犀角一钱，荆芥、丹皮、黄芩、侧柏叶、栀子、郁金，以上各一钱五分，大黄二钱。水煎，加童便一盏。

喘咳，凡出血过多者，面黑胸胀，补虚，瘀血乘于肺家也，急用二味参苏饮。若要医，包用此十味药痊愈：人参五分，苏木一钱，半夏一钱五分，白茯苓一钱五分，陈皮一钱，桔梗、前胡、葛根、枳壳各一钱五分，甘草一钱。加葱白三个，水煎服，盖汗为度。

脉诀之一

脉为血脉，百骸贯通。大会之地，寸口去寻。诊人之脉，令仰其掌。二后高骨，是为阴阳。关前为阳，关后为阴。阳寸阴尺，先后推寻。胞络与心，左寸之应。唯胆与肝，左关所认。膀胱及肾，左尺为定。胸中及肺，右寸昭彰。胃与脾脉，属在右关。大肠并肾，右尺班班。男子之脉，左大为顺。女人之脉，右大为顺。男尺恒虚，女尺恒盛。关前一分，人命之主。左为人迎，右为气口。神门属肾，两在关后。人无二脉，必死不救。脉有七诊，曰浮中沉。上下左右，七法推寻。又有九候，即浮中沉。三部各三，合而为名。每候五十，方合于经。五藏不同，各有本脉。左寸之心，浮大而散。右寸之肺，浮涩而短。肝在左关，沉而弦长。肾在左尺，沉石而濡。右关属脾，脉象和缓。右尺相火，与心同断。若夫时令，亦有平脉。春弦夏洪，秋毛冬石。四季之脉和缓，太过实强，病生于外。不及虚微，病生于内。

脉诀之二

四时百病，胃气为本。凡诊病脉，平旦为准。虚静凝神，调息细审。一呼一吸，合为一息。脉来四至，平和之则。五至无疴，闰以太息。三至为迟，迟则为冷。六至为数，数则热证。转迟转冷，转数转热。迟数既明，浮沉须别。浮沉迟数，辨内外因。外因于天，内因于人。天有阴阳，风雨晦明。人喜怒忧，思悲恐惊。浮表沉里，迟寒数热。浮数表热，沉数里热。浮迟表寒，沉迟冷结。浮脉法天，轻手可得。泛泛在上，如水漂木。有力洪大，来盛去悠。无力虚大，迟而且柔。虚极则散，净漫不收。有边无中，其名曰芤。浮小为濡，绵浮水面。濡甚则微，不在寻按。更有草脉，芤弦合看。沉脉法地，如投水石。沉极为伏，推筋着骨。有力为牢，大而弦长。牢甚则实，幅幅而强。无力为弱，柔小如绵。细直而软，如蛛丝然。迟脉属阴，一息三至。缓脉和匀，春柳相似。迟细为涩，往来极滞。结则来缓，止而复来。

脉诀之三

代亦来缓，止数不乖。数脉属阳，一息六至。往来流利，滑脉可识。有力为紧，切绳极似。数时一止，其名为促。数如豆粒，动脉无感。别有三脉，短长与弦。不信本位，短脉可原。过于本位，长脉绵绵。长而短直，状类弓弦。一脉一形，各有主病。脉有相兼，还须细订。浮脉主表，腑病所居。有力为风，无力血虚。浮迟表冷，浮数风热。浮紧风寒，浮缓风湿。浮虚伤暑，浮芤失血。浮洪虚火，浮微劳极。浮濡阴虚，浮散虚剧。浮弦痰饮，浮滑痰热。沉脉主里，为寒为积。有力痰食，无力气郁。沉迟虚寒，沉数热伏。沉紧冷痛，沉缓水蓄。沉牢痼冷，沉实热极。沉弱阴亏，沉细虚湿。沉弦饮痛，沉滑食滞。沉伏吐利，阴毒积聚。迟脉主脏，阴冷相干。有力为痛，无力虚寒。数脉主腑，主吐主狂。有力实热，无力虚疮。滑司痰饮，右关主食。尺为蓄血，寸必吐送。涩脉少血，亦主寒湿。反胃结肠，自汗可测。

脉诀之四

弦脉主饮，木侮脾经。阳弦头痛，阴弦腹痛。长则气治，短则气病。细则气衰，大则病进。浮长风痫，沉短痞塞。洪为阴紧，紧主寒痛。缓大风虚，缓细湿痹。缓涩血伤，缓滑湿痰。涩小阴虚，弱小阳竭。阳微恶寒，阴微发热。阳动汗出，为痛为惊。阴痛则热，崩中失血。虚寒相搏，其名为革。男子失精，女人漏血。阳盛则促，肺痈热毒。阴盛则结，疝瘕积郁。代则气衰，或泄脓血。伤寒霍乱，跌打闷绝。疮疽痛甚，女胎三月。脉之主病，有宜不宜。阴阳顺逆，吉凶可推。中风之脉，却喜浮迟。坚大急疾，其凶可知。伤寒热病，脉喜浮洪。沉微涩小，证反必凶。汗后脉静，身凉即安。汗后脉躁，热甚必难。阳证见阴，命必危殆。阴证见阳，虽困无害。劳内倦伤，脾脉虚弱。汗出脉躁，死证可察。疟脉自弦，弦数者热。弦迟者寒，代散则绝。泄泻下利，沉小滑弱。

脉诀之五

实大浮数，发热则恶。呕吐反胃，浮滑者昌。弦数紧涩，结肠者凶。霍乱之后，脉代勿讶。厥逆迟微，是则可瘥。嗽脉多浮，浮濡易治。沉伏而紧，死期将至。喘息抬肩，浮滑是顺。沉涩肢寒，均为逆证。火热之证，洪数为宜。微弱无神，根本脱离。骨蒸发热，脉数兼虚。热而涩小，必损其躯。劳极诸虚，浮软微弱。土败双弦，火炎则数。失血诸证，脉必现芤。缓小可喜，数大堪忧。蓄血在中，牢大却宜。沉涩而微，速愈者稀。三消之脉，数大者生。细微短涩，应手堪惊。小便淋闭，鼻色必黄。实大可疗，涩小知亡。癫乃重阴，狂乃重阳。浮洪吉象，沉急凶殃。痫宜虚缓，沉小急实。或但弦急，必死不失。心腹之病，其类有九。细迟速愈，浮大延久。疝属肝病，脉必弦急。牢急者生，弱急者死。黄胆湿热，洪数偏宜。不收浮大，微涩难医。胀满之脉，浮大洪实。细而沉微，岐黄无术。五脏为积，六腑为聚。

脉诀之六

实强可生，沉细为愈。中恶腹胀，紧细乃生。浮大为何，邪气已深。鬼祟之脉，左右不齐。乍大乍小，乍数乍迟。痈疽未溃，脉宜洪大。及其已溃，洪大始戒。肺痈已成，寸数而实。肺痿之形，数而无力。肺痈色白，脉宜短涩。浮大相逢，气损失血。肠痈实热，滑数可必。沉细无根，其死可测。妇人有子，阴转阳别。少阴动甚，其胎已结。滑疾不散，胎必三月。但疾不散，五月可必。左疾为男，右疾为女。女腹如箕，男腹如斧。欲产之脉，散而离经。新产之脉，小缓为应。实大弦牢，其凶可明。奇经八脉，不可不察。直上直下，尺寸俱牢。中央坚实，冲脉昭昭。胸中有寒，逆气里急。疝气攻心，支满溺失。直上直下，尺寸俱浮。中央浮起，督脉可求。腰背强痛，风痫为忧。寸口丸丸，紧细实长。男疝女瘕，任脉可详。寸左右弹，阳跷可决。尺左右弹，阴跷可别。关左右弹，带脉之决。尺外斜上，至寸阴维。尺内斜上，至寸阳维。脉有反关，动在臂后。

脉诀之七

别有列缺，不干证候。经脉病脉，业已昭详。将绝之形，更当度量。心绝之脉，如操带钩。转豆躁疾，一日可忧。肝绝之脉，循刀责耳。新张弓弦，死在八日。脾绝雀啄，又同屋漏。一似水流，还如杯覆。肺绝为何，如风吹毛。毛羽中肤，三日而号。肾绝为何，发如夺索。辟辟弹石，四日而作。命脉将绝，鱼翔虾游。至如涌泉，莫可挽留。

终

《五论图》

清·毛公

自北口天开山少霖寺毛公秘传乾坤子丑

五论图，内外八卦，阴阳气血，部位穴道，十二时辰。

经络铜人图，然学者切宜小心学习，必精通，乃得无误于人矣。

诗曰：阴阳颠倒，学得阴阳真神仙。有师秘传真药误，无师传授莫劳心。

讲论神仙，分造内外，八卦配于天地分阴阳。

天开于子，地辟于丑，人生于寅，分五脏六腑。五脏者，心、肝、肺、脾、肾也，属阴，行血六时辰。六腑者，胆、胃、膀胱、大肠、小肠、三焦也，属阳，行气六时辰。

正月建寅，二月建卯，木得令，肝、胆用事。三月建辰，六月建未，九月建戌，十二月建丑，土得令，脾、胃用事。四月建巳，五月建午，火得令，心、小肠用事。七月建申，八月建酉，金得令，肺、大肠用事。十月建亥，十一月建子，水得令，肾、命门用事。

春夏秋冬四季部位配有相生相克，相生者生，相克者死，肝不可冲脾，心不可冲肺，最宜相生。心不可冲肺者，乃胃火克金也；肺不可冲肝，若冲肝者，乃谓金克木也。木能生火，金能生水，水能生木，火能生土，土能生金，此五行之相生也。火能克金，金能克木，木能克土，土能克水，水能克火，此五行之相克也。相生者，无病相克，生病为祸也。

肝属木属目，心属火属舌，肾属耳，肺属鼻，脾属口。伤心经者，破血之后用补气，若无补气，心空则梦。伤肝经者，行气之后用补血，若无补血，肝空则目乌。伤脾经者，顺气之后用补脾，若无补脾，脾空则脚手冷。伤肾经者，活血之后用补肾，若无补肾，空则耳聋。伤肺经者，清肺之后用补肺，肺空则寒。心与小肠合为表里，肺与大肠合为表里，肝与胆合为表里，命门与三焦合为表里。男人以肝气为主，女人以心血为主。

寸关尺，阴阳须宜辨察，甚为妙法也。春来伤肝而不治，至秋戒邪入里，金克木而死；夏来伤心而不治，至冬戒邪入里，水克火而死；秋来伤肺而不治，至夏戒邪入里，火克金而死；冬来伤肾而不治，至四时戒邪入里，土克水而死。铜人图论身于空道，若伤外八卦交节季死，有跌打损伤内八卦，对经络部位穴道，对节季血路即死。若分六经脉理，左手心肝肾，右手肺脾命，沉浮虚实，病于内，形于外。

若伤路道穴部阴阳气血，须宜视其部位。若伤血路，先用破血，不可破气，若破气过多，反作呕逆，吐痰者，不治即死。若伤气路，先用行血，不可破气，若误破气，出汗不住必死。气血分二部，有损伤，视看定神，行药治法，自不误人。

散气止痛，破血消肿，服者自有功效也。铜人身上有七部位不可打损伤，七伤配七部，七部配七穴，不可跌打损伤，打者有死无生。

第一、头上会信，中通大肠，又兼左右角两太阴阳，左角太阳穴、右角太阴部不可打伤。轻者，血流出可治，若血流入大肠凸出二寸，膀胱胞囊肾只吊者，不治。至缓三日必死。要治者，先用麝香三四分去载，破大肠头凸出三寸，庚金去逆肺辛金，所以逆去占顺也。嘴用人参二钱含之，后用君臣治之。

第二、头上少阴，玉枕下脑后一穴，不可打。有打者，七日之后，牙关闭紧，以头视身曰倒阳，七日必死。初伤先用七厘活命丹，先散其痰，后用君臣治之，然后再用强徒柴头药浸酒治之，痊愈。

第三、身上左胁下第三枝筋骨内寸半不可打伤，此部位属肝胆二经。初伤眼吊口笑，五形立脱，面青者，不可坐下，坐下一时久必死。先对左背，后用手搭六七次。先用麝香二分，熊胆二分，牛黄二分。共研末；又用青二件一枝香五钱，山柚干五钱，暖水冲童便，药散救治后，用七厘丹通九窍，破心经消痰，下肝胆通二便，后用十二件青草治之。

第四、辰午二时八卦中心下一寸半，水掘大部位不可打伤。重者，眼吊面唇黄，五形脱，口开叫声不出，膀胱肾只掉此部位一时久必死。此症初伤，用正官桂六分，珍珠三分，冲沸水泡童便半碗救治之，后用七厘丹再救之。活后，用青草治之，金不换五钱，珍珠红五钱，石珊瑚五钱，焙水服后，用肉桂三钱，九节菖蒲三钱，和酒浸之服。论此症重者十九死，无药可治之症。

第五、寅申己亥，左胁下十二枝骨尾，名为三才骨尾，二寸肝尾，不可打，第三寸脾，第四寸油骨尾，前二寸大肠部，此部位打伤重逆者，伤脾呕吐，伤大肠顺者，泄泻不止。此症初伤三四天之后大肠凸，大肠庚金，克肺辛金，气浮大亦起痰，此部位重伤浮顺逆二论，此症重伤不治，十有九死。若欲治，初伤先用救命大七厘丹三分，活命散五分，冲童便安之。后用青草治之，犁壁藤五钱，麻叶五钱，舵藤苦练五钱，用米酒一同浸炖服，后用君方治：防风三钱，羌活二钱，三棱二钱，川七二钱，防己三钱，莉条根三钱，鸡骨香三钱。用酒、水各一碗，焙九分服。

第六、辰戌丑未，右胁下至十二枝骨尾是臁之位，骨尾前三寸下五寸小肠经，小肠下三寸丹田之位，不可打伤，此部位有伤重者，小水秘，肚内较痛，七日必死。轻者急早治之。初伤先用封脐，麝香三分，生地龙二十条，共捶烂，封脐三时久，小水即通。再用药通小肠，破血丙火，去逆丁火，用青草七件：马鞭草三钱，铁平担二钱，金不换二钱，石南藤四钱，牛舌红二钱，六角英三钱，秋瓜头三钱，煏水，冲七厘丹服之。论此症重者，七日至十二日不治即死。

　　第七、申酉胞囊不可打伤，此部位脐下二寸三焦，三寸命门，五寸膀胱，此部位有伤重咬牙手打囊核掉头，上前齿牙脱，毯毛亦脱，不治即死。轻者三四日之后，红起寒热，下肚尾起肿，小便不通，二十日即死，不治。此症初伤，先用马鞭草头，煏水，冲熊胆三分，麝香二分，服后用青草治之：虎咬红六钱，马了缴五钱，棕根五钱，接骨消六钱，共捶细浸酒，空心服。后用君臣治之：生地龙八条，桃仁三钱，牙皂三钱，乳香二钱，生地三钱，川山龙二钱，土鳖三钱，当归三钱，全蝎二钱，红花二钱，五灵脂二钱，碎补三钱，盐柏二钱，盐知母二钱。用此方者，若小便出血不止，亦可用之。先煏水，冲酒服，之后浸酒冲童便。注七伤七大部位，不打积损伤者，七伤日期已到，病在内，形在外，若亦久症，对穴道轻者，有药可治，重者，日期已到，返症即死。七伤症，伤筋伸不能屈，伤骨屈不能伸；伤心者面赤，心属丁火，伤心吐血舌肿；伤小肠，目红肿，小肠属丙火，伤小肠，小便不通；伤肝，面青，肝属乙木，伤肝，目花肚肿；伤胆者面青肿，胆属甲木，伤胆，目肿、通身肿；伤肺者面白起嗽，肺属辛金，伤肺，四肢脚手起肿；伤大肠者面白，泄泻白油，大肠属庚金，伤大肠，头面起黄；伤脾，面黄泄泻，脾属巳土，伤脾，目黄肿、呕吐；伤肾者面黑，肾属癸水，伤肾，耳聋、泄泻；伤胃者面黄，胃属戊土，伤胃，失声、面黄肿；伤膀胱者面黑，膀胱属壬水，伤膀胱，肿肚下、肚绞痛。伤命门者面肿，命门属君火，伤命门，雷鸣则死。伤三焦，上焦（心肝肺）、中焦（胃脾命）、下焦（大肠小肠肾）属相火，伤三焦，眼视邪色，不知中痛，不治即死。君相有二，见有伤见龙雷之中，龙属木而雷属水。肝肾之阴，悉其相火，损看元气，见其察乎，是人而通于天，卯午酉子丑寅辰巳未申戌亥，三魂七魄，十二精神：卯午酉，气入肝经，属三魂；子丑寅，血入心经，属精神；辰巳未申戌亥，入肺经，属七魄。十二时辰血气分作三部：子丑卯酉火伏中，寅申巳亥火伏左，辰戌丑未火伏右。

　　朝食五味，归五脏六腑消化，精神血归脾位，化气入肝经，化痰入肺经，化血入心经，化精入肾经，化水入胃经，化火入阳明经。

　　春夏秋冬四季，论铜人五层症，七伤通七部位，不可打伤者，若轻者伤寒，日期起病，重者即死。

五层论症者，其因有之三，外因、内因、不外内因也

由于春之风、夏之热暑、长夏之湿、秋之燥、冬之寒也。当其时而至，则为正气，非其时而至或过感，则为淫邪也。凡为六淫为病，皆外因，亦有因于八风相感，如冬至日正北大刚风，立春日正东北因风，春分日正东婴儿风，立夏日东南弱风，夏至日正南大弱风，立秋日西南谋风，秋分日正南刚风，立冬日西北折风，应时而至，生养万物。若感受而内生重病，外生痈肿。凡此八风为病亦属外因，故曰外因六淫八风感也。内因者，起于耳听淫声，眼视邪色，鼻闻过臭，舌贪滋味，心思过度，意念妄生，此皆损人神气。凡此六欲为病，皆属内因者也。注人之身体，计有阴阳内外、跌打坠堕等类也。损其身形五层者，皮肉筋骨破也。气血者内因也，又有因喜过伤心，伤心则吐血，初伤血红活者顺，久积血益乌黑血者逆，用止血散一钱，冲童便服之。怒过伤肝，起黄瘀不食者逆，能久饮茶饭者顺，用五积散治之。思过伤脾，立四肢伤脾者，起黄肿呕吐，起喘、食不能下者逆，食不消者顺，用益胃散治之。亦有悲过伤肺起嗽喘，主皮毛通身油浮水虫，用极方四七理气汤治之，后用苏子降气汤治之。恐过伤肾，伤肾则损精，致下消寸步难行，初用清心莲子饮，后用苏茯苓补心汤治之。忧久则气结卒惊缩。凡此七情为病，皆属内因，故曰内因六欲，其七情也。不内外因者，由于饮食不节，起居不慎，过饮醇酒，则生火消阴液；过茶水则生湿停饮；过食五辛则损气血；伤饥失饱则伤脾胃，凡此饮食之致病也。书曰过劳挑轻负重，跌仆闪坠等类，损其身形，夜不静息，强入房劳，伤积损神，凡此起居皆能致病也。起于膏粱厚味者，多令人荣卫不足，从火毒内结；起于藜藿薄食者，多冷；人胃气不充，血气亏少，凡不属内外伤也。人之身体计有五层者，五层是皮肉脉筋骨也。伤于筋骨者，乃伸屈不能也。乃从高扑下，人必秘结，当予大成气汤主之，通利二便。若便通利不醒者，以用独参汤灌之。打积微伤皮肉疼痛者，未破者用活血汤服之，散疼活血；若伤损血流过多不止，即为亡血，急花蕊石散干掺撒止血，内服八珍汤加酒碎补、红花；伤于皮肉里肉者，外肿者痛者，当以散血止痛药抹之。凡伤损阴盛初起焮痛肿，色赤疼痛，以凉汤发散，即抹即消而易治，以为顺症也。若打伤凡生痈疽，初起色黯，不红塌陷，不硬不疼，变作生物为之症逆而难治，半阴半阳。凡伤筋骨伤水不甚红，此症属阴。若能随症施治，方不失误也。注人之气血周流不息，稍有壅滞即作肿矣。若然肿有五肿，虚肿、实肿为二肿，寒肿、湿肿、风肿、痰肿，有郁结伤肝肿，有气肿，有跌仆疼血作诸肿；产后与闪挫，形势各异；水虚者缓肿，实者高肿；火肿色红，皮光势僵硬；寒肿者其势木硬，色紫黯青；湿肿者皮肉重肿，柔则按之如烂棉，浅则起光，高水泡破，破流黄水；风肿皮肤拘皱不红，其热宣浮，微热微疼；痰肿者软如棉，硬如馒，不红不热；郁结伤肝作肿者，不红不热，坚如石棱角，状如山石凸，气结红乌赤硬；气肿者，以手按之，皮紧而内软，遇喜则消，遇怒则长，无红无热，皮色如

常；跌仆疼血作肿，暴肿大热，半胀不红；产后与闪挫疼血作肿者，疼血久滞于经络，忽发则木硬，不热微红，若脓以成而将溃者，其色如紫。诸肿形状如此，不一概而论。

子丑寅卯辰巳午未申酉戌亥，内外八卦，十二时辰行气分血分，左右分阴阳

手小肠子时，气行左腿六分，血入右腿四分，十一月冬水进气。足厥阴丑时，气行左腰六分，学入右腰四分，十二月冬水进气克土。手太阴寅时，气行左眼至太阴六分，血入右眼至阳明四分，正月春木得令。手阳明卯时，气行天庭兼左角六分，血入观角四分，二月春木得令。足阳明辰时，气行入鼻兼右观六分，血入右观四分，三月春木得令克土。足太阴巳时，气行入左肩尖左过筋六分，血入右肩尖过筋四分，四月夏火当权。手少阴午时，气行入胸前兼左胁六分，血入右胁四分，五月夏火当权。手太阳未时，气行左胁至乳部六分，血入右胁四分，六月夏火当权生土。足太阳申时，气行脐下丹田兼脐上左太阳六分，血入右肚降至小肠部四分，七月秋金得令。足少阴酉时，气行左背兼左肘下六分，血入右背兼右肘下四分，八月秋金得令。手厥阴戌时，气行左耳后至脑后至枕六分，血入右耳右脑畔四分，九月秋金得令。手少阳亥时，气行左肩尖至乳部六分，血入右肩尖四分，至两手脉，至两手心，十月秋金得令。

十二时辰春夏秋冬配四季

内八卦十二时辰，行血分气络部经脉血迹。

足少阳子时，血行胆经三分，气分入心七分，乳部第三筋内日月穴。

足厥阴丑时，血行肝经三分，气分入肺七分，左背后第三寸内期门穴。

手太阴寅时，血行肺经三分，气分入肝经七分，乳部内第三筋上中府穴。

手阳明卯时，血行大肠经五分，气入小肠气三分，血三分，左胁下十二枝骨尾三寸天枢穴。

足阳明辰时，血行胃经五分，气五分，气分入脾血七分，在心窝下一寸中脘穴。

足太阴巳时，血行脾经三分，气七分，气分入胃，血五分，气五分，右胁下十二枝骨尾二章门穴。

手少阴午时，血行心经三分，气七分，气入胆三分，脐下五寸忠膜臣开穴。

手太阳未时，血行小肠经七分，气分入大肠，血七分，气七分，脐下二寸，右肚降小肠关元穴。

足太阳（厥）申时，血行膀胱七分，气分入肾三分，脐下五寸中，膀胱中极穴。

足少阴酉时，血行肾经七分，气分入膀胱三分，骨珠尾算起第七节京门穴。

手厥阴戌时，血行命门经七分，气分入三焦三分，脐下二寸丹田命门绝络。

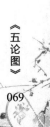

手少阳亥时，血行三焦三分，气分入上焦七分，脐下一寸石门穴。

内八卦十二时辰，血分气经络行阴阳。

十二时辰，铜人一百单八穴道，配百穴图，分阴阳，引经药，报使歌。

小肠膀胱属太阳，藁本羌活是本乡。三焦胆与肝胞络，少阳厥阴柴胡强。太阳阳明并足肾，葛根白芷升麻强。太阴肺脉中焦起，白芷升麻葱白乡。脾经少与肺部毕，升麻兼之白芍详。少阴心经独活主，肾经独活加桂良。通经用此药为使，岂能有病到膏肓。

伤心经，夏加黄连三钱，一枝香五钱。伤肺经，加黄芩四钱，山柚甘六钱。三六月伤脾经，加芍药三钱，鸡骨香五钱。九、十两月伤胃经，加石膏三钱，厚朴三钱。春伤肝，加柴胡三钱，山柚甘三钱。冬伤肾，加黄柏三钱。伤膀胱经，加木通四钱，川山龙三钱。小肠之火，山枝三钱，用灵无根之火元参。

伤寒六经正症

太阳头疼，身热脊强，此病在膀胱小肠，申未。

阳明鼻干，不眠目疼，此病在大肠胃经，卯辰。

少阳耳聋胁疼，寒热呕，口为之苦，此病在三焦胆经，亥子。

厥阴则燥满，肾囊拳，此病在肝胞络经，丑戌。

少阴则舌阴口燥，此病在心肾经，午酉。

太阴腹胀满自利，尺寸沉而津不到咽，此病在脾胃二经，寅巳。

太阳小肠少阴心，阳明大肠太阴金，少阳端的在三焦，在心胞经手厥阴，太阳膀胱少阴肾，阳明胃土太阴脾，少阳胆水厥阴肝，足中分配学莫迟。

手太阳小肠，足太阳膀胱，手阳明大肠，足阳明胃经。

手少阳三焦，足少阳胆经，手太阴肺经，足太阴脾经。

手少阴心经，足少阴肾经，手厥阴胞络，足厥阴肝经。

五行相生相克歌

金能生水，水能生木，木能生火，火能生土，土能生金。

金能克木，木能克土，土能克水，水能克火，火能克金。

春夏秋冬四季脉歌

春天肝脉属木为主令，夏天心脉属火为主令，秋天肺脉属金为主令，冬天肾脉属水为主令。春天脉欲弦，夏天脉欲大，秋天脉欲细，冬天脉欲沉藏。若能识得阴阳节季，医人应无误矣。淑血气冷脾肾壮，劳伤虚弱此为先。

进门视其形察其色，寒热温平虚实治法。

肝热则左颊先赤，肺热则右颊先赤，心热则额先赤，脾热则鼻先赤，肾热则头先赤。至于面青为风、为风寒，面黑者为阴寒。青而黑主风、主寒、主病；面而白为湿、为热、为气不调；青而白为风、为气滞而寒、为痛也。

白准头年寿，命宫法、命人中皆有气色，其滋润而明亮者吉，暗而枯燥者凶。又若阴寒内极，逼其浮大，行于面故发赤色，非热也。此为戴阳，阳以头面，面不知者，要行表散，则孤阳飞越，危殆立至。《伤寒论》曰：少阳病下利清谷，表热里寒面赤，四逆汤加葱白主之。

若不致细详辨，误投寒凉之剂即死，可不慎哉。察目法，察目凡开目而欲见人者，阳症也。闭目而不要见人者，阴症也。凡目中不了了，暗不和，热甚于内者也。目赤者亦热也，目瞑者必将衄也，白暗黄者将发身黄也，或目直视，或戴眼反折，或眼胞滔下，或暗昏不可识人，皆不治也。鼻头色青者，肠疼痛若冷者，死白色为气虚，赤色为肺热，鼻孔燥者，属阳明之热，必将衄血也。鼻孔干燥，黑如烟煤，阳毒冷极也，鼻塞浊涕者，风热也，鼻孔扇张者为肺风，为肺绝而不治也。察口唇，凡口唇焦干为脾，热而红者吉，焦而黑者凶；唇口俱赤肿者，热甚也；口唇俱青黑，冷极也。口苦者胆热也，口中甜者脾热也，咽干口燥者肾热也，舌干口燥而欲饮水者阳明之热也。若环口黧黑，口张气直，口如鱼口，皆不治之症也。察耳，凡耳轮红润者生，或黄或黑或白或青而枯燥者死，薄而黑皆为肾散。凡耳聋皆属少阳之热，为不治也。若耳聋、舌卷、唇青皆属厥阴，为难治。察舌，凡邪在表者，舌上无苔，邪在半表半里，白苔而滑。肺主气而色白，又主皮毛，故凡白苔，尤带表症，仲景以为胸中有寒，只宜和解，禁用攻下，攻下必致结痞。有尖白黄根，乃半绛苔滑。虽症类不同，皆属半表半里则干燥，热深则黄，热极则黑也。然舌黑实有二种，皆死症也。有火极似水者，为热极；有水来克火者，为寒极。细察之，黑色亦自不同。热极者，舌是黑色而苔燥，或如芒刺；寒极者，舌是青灰色而苔滑，以此辨别最为分晓。《铜人》于七伤之症见于前，五层之论陈于后。凶者身重如山石，吉者身轻如转瓦。

以头视身曰倒阳，循衣摸床为死症。天地生人，故人得天地之正气而生者，是故人身一小天地也。

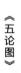

天有三十六天罡七十二地煞，人有三十六骨节七十二部位

天地有一太极也，生两仪，则阴阳分矣。生四象，分五方，分五形备矣。分八卦则周天有三百六十五度。分三才，三才者天地人也。天开于子，地开于丑，人生于寅，故人得天地之正气则生，感天地之邪气则病。地生百药以治人之百病，能治人之百病者，必须认症精神，用药不差，乃能百发百中，应手收功矣，方不误世也。

一治从高扑下，用大成气汤方：枳壳一钱，桔梗一钱，厚朴一钱，归尾一钱，红花一钱，木通一钱，苏木一钱，陈皮一钱，甘草一钱，朴硝（另包冲）二钱，大黄一钱，橘红一钱。水一碗半，煏八分。大小便若不通，加蜜冲服。

《跌打损伤方》

清·少林寺法莲仙师太双先生秘传

人身观五形知于脏腑致伤，按六脉以定虚实，认其生死不一，治亦清永无误。所以，心伤面红，肝伤面青，肾伤面黑，脾伤面黄，肺伤面白。气绝脱于出者、患症鸡皮乳浮者、患症刺指甲边不知痛者、患症不服之气者、患症如常出汗者、患症如肚痛吐泻者、患症四体扼紧者，口含、用药灌口即开者轻，可救，不能开者，患症面向天、脚盘上者，不治。亦患症按而无脉者、患症目仁直视者、患症伤时青笑者、患症长短气喘者、患症喉里响抽者。患症不治，庶不有误矣。总论周身部位有七十二穴，各处所伤轻重，有春夏秋冬四季节候，药有君臣佐使应扶。若有青草，初伤服之，易发有验，人欲就送，若欲全功，必用君臣之药，内托外扶，能得痊愈。认其各处之穴，看其病之轻重，分定部位，或撞，或挣，或踏，或枪，或铁器、利器、拳头、穿打等伤，或肿，或破，或不破皮肉，或乌赤青红，论伤轻重，按症治之，既能痊愈。又男子老幼，或有展力太过，积伤之症，或饮食致症之时，无知不求医治，致成死血久积，患入筋骨之内，活血日行周身部位，着积伤之死血，因血死而痛心、痛气、痛肚。痛久不服药，致成劳伤。久虚之症，枯血不散，饮食不消，应专治。若论三年两载、三月二月者，因症之轻重，治药宜当配合，切勿魍魉服药，容易误，则难医，岂不惜他人之命，败自己之手乎？须当认症合何药治之，务知之脉虚实，当破败则破，应扶则扶，方能应手。至慎，记熟心中。谨熊胆散血去积、消肿止痛；珍珠去烂血生肌；牛黄定神止痛，清心；麝香同药入部位；续断补肝、通血、理筋骨、止痛、生肌。

上部：头至乳二十四穴

治伤头药方于下：君臣用乳香一两，没药六分，丹皮四分，柴胡四分，山甲八分，归尾八分，桃仁一两，红花八分，生地八分，桔梗一两，苏木八分，香附七分，甘草五分，重伤或加三七、熊胆各五分。水一碗半，煎七分。

上部：(青草药用) 金不换、一枝香、朴只叶、猪母苋、返魂草、红花、白边、乌仔、豆叶、白虫磨、蜞草一件。各取一撮，共捶汁，并蜜半杯，温烧服之。

额门一穴：骨破血流不止，伤风入脏即死。气不上升，匆喘，面不变乌，鬲如光亮可治。入云连五分，枳壳六分，川芎五分，和上之药煎之，服三剂。

止血：生地七分，三七三分。调酒为膏，至额门患处。

脑后一穴：只怕伤筋，一断即死；不断，面不变色，目不闭，牙不紧急，可入加熊胆五分，川芎五分，和上之药，煎服三贴。

左右目二穴：看目仁凸出，勿破可治，入加蜈蚣二条，用新瓦煅存性，研末，泡酒服，另外用朱砂三分，辰砂三分，熊胆三分，川芎三分，人参三分，和上之药煎服。

鼻梁一穴：只怕凹骨，气喘喉干不可治；面变黄色，咳嗽，可治，加入云连三分，川贝三分，陈皮三分，和上之药煎服。

左右耳门二穴：只怕血入肺，口紧急难治；口张不闭，目如不泪，可治，入加熊胆三分，人参三分，和上之药煎服。

左右耳后二穴：只怕筋黑，如目不闭可治，入加川芎八分，川贝八分，菖蒲八分，和上之药煎服。

一治两鬓二穴：打着拳倒地，不溃尿可治，入加苗金红七分，熊胆三分，和上之药煎服。下颏髁另加生地一钱，大黄五分，和蜜炼为一块，可对患处。

喉咙管一穴：只怕气急，目睛返视，气喘者难治，即死；否则可治。入加熊胆三分，人参二分，和上诸药煎服。

喉咙管两阴二穴：着拳倒地，如目不开、口不开，可治。入加性急五粒，牛黄三分，和上之药服。

嫩喉一穴：着拳倒地，血攻心、目反即死，否则可治，入加川连三分，人参三分，犀角一钱，和上之药煎服。

忠心一穴：着拳倒地，只怕血攻、目反即死，血吐出可治，入加三七五分，人参五分，熊胆三分，和上之药煎服。

左右肩二穴：肩脱筋断难治，伤重痛，入加牛黄三分，熊胆三分，桂枝八分，羌活五分，和上之药煎服。

吊胆二穴：一指打入筋骨，口目闭即死，口眼如常可治。入加川连四分，熊胆三分，人中白五分，童便一杯。上末，煅一枝香久，取起，和上之药煎服。

心胸前左右三穴：只怕伤第五七骨，血毒穿入肺难治，服药之气拔出，面青黄色可治。加入独活一钱，熊胆三分，木香一钱，和上之药煎服。

中部：中部位内至离二十六穴至乳头

药方列：归尾八分，川贝八分，陈皮五分，桔梗六分，枳壳五分，红花四分，桃仁六分，乳香五分，没药五分，川芎七分，白芷七分，生地一钱，甘草四分，柴胡六分，熊胆三分。用酒二碗，炖一时取起。

中部：（青草）鹅子不食草、多年心、朴只叶、白松心、红花、白边、乌仔、豆叶一件，各一撮。共捶汁一碗，温烧童便一杯，并蜜半杯服之，佳。

左右二穴： 只怕气降血涌即死，如气不降血不涌，可治。加入多年心五个，朴只叶一撮，熊胆四分，黄连七分，和上之药煎服。

左右骨尾二穴： 打着消吊，勿遗尿可治。入加神曲五分，香附五分，人中白五分，和上之药煎服。

左右饭匙骨边： 只怕着一指串入筋骨难治，或皮不变色，口闭可治。入加淹水松根、相思草、行血草各一撮，捶汁一盅，又用苏木四分，红曲二分，熊胆三分，将此药煎成一碗，和药汁服之。

左右胁下背后相连： 吊胆尾相连四穴，勿溃尿可治。入加没药六分，木香六分，红曲二分，和上之药煎服。

肚脐一穴： 只怕肚胀，大小便不通，口闭即死；否则可治。入加陈皮二分，人参一分，川连二分，用猪肚；又药，入猪肉煎炖服之，后服药，入三七、熊胆，伤重，加量服之。

下肚一穴： 打着消吊，大小便闭，急紧即死，然大小便二经，有一经通可治，入加乳香五分，木香五分，红曲八分，木通一两，泽泻八分，栀子八分，和上之药煎服之。

软肚左右二穴： 只怕消吊，面变乌红即死，如常就可治。入加牛黄五分，天门冬一钱，三七一钱，熊胆四分，和上之药煎服。

腰脊骨一穴： 积伤不能走动，虎骨胶四钱，杜仲二分，生地一钱，牛膝二钱，红花一钱，归尾一钱，乳香一钱，羌活一钱，独活一钱，淹水松根一钱，没药一钱。上药用酒五升，炖一枝香久取起，早晚服。另用黄松叶子、朴只叶、寄生、朴只共捶汁，泡酒服之，将渣炒，封患处。

粪门尾子骨至桎骨九穴： 第七骨尾子三骨难治；否则可入加金不换、虎咬江、反云草、杜仲，和上之药炖汁服之，又用小麦半筒浸童便，煎水入于缸内，烟熏于尿门即愈。

下部：下部内离至脚二十二穴

久伤渴头药方： 木通一钱，生地一钱半，白芍一钱，乳香一钱，没药一钱，黄芪一钱，防风一钱，枳壳七分，当归一钱，香加皮五分，寄奴五分，甘草五分。水一碗、酒一碗，煎九分，空心服之。

下部青草方： 山茱萸、金苗红、一枝香、虎姆心、王不留行、红花、金边、乌子豆叶，茶匙盛各一样，挨笼地混合，共捶汁。一碗酒，童便一杯，蜜少许，温烧，空心服之。

下分膳二穴：打着消吊，当时以知所急，勿致入肠，勿膳煮，即肾也，遗尿勿青，笑可治，入加黑栀子、车前子，和上之药煎服。

左右内离二穴：打伤只怕难治，插入如常，带红色可治，入加多年心、金不换、松树根、牛胶各二钱，木瓜二钱，和上之药煎服。另用大黄、生地、栀子、麦心各研末，调酒为膏患处。

两捶二穴：官拔被打破皮血流，用鬼代丹末，先服此方：没药、乳香、自然铜、黑栀子、黑地龙五条。共研末为丸，每服三钱，泡酒温烧送下，后用硫黄梭豆腐贴于患虎肿毒。

左右脚头曰二穴：怕根断难治，否则可治，入加牛膝一钱，虎骨一钱，木瓜一钱，续断一钱，和上之药煎服，另用羌活五钱，栀子三钱，生地五钱，大黄五钱，和酒为膏，封对患处。

左右脚廉骨二穴：只怕骨折，根断难治，肿痛血流可治，入虎骨一钱，川连二钱，三七三钱，续断一钱，碎补二钱，和上之药煎服。另用大黄五钱，生地一钱，红花五钱，乳香二钱，没药一钱。共研末，调酒为膏，抹之愈。

左右脚肠肚二穴：只怕喉干目暗，伤之难治；否则可治，入加虎骨三钱，川连五钱，牛膝二钱，三七二钱，和上之药煎服。另用生地一两，大黄一两，乳香二钱，没药二钱，调酒为膏贴对患处。

左右脚目二穴：只怕骨碎，如勿肿，可治，入加木瓜一钱，牛膝一钱，碎补一钱，三七二钱，白芍二钱，和上之药煎服，另用大黄、生地、生姜各一钱，红花一钱半，乳香一钱，没药一钱，共捶，酒贴对患处。

周身所伤部位七十二穴，因轻微之穴不计，未一一记录。跌打、挞打损伤及登楼走马墙壁所压，枪刀石头所伤，轻重宜应量人虚壮而施治也。壮者可用硬破，后心须用扶之，用肝肺之药，可得全功矣。弱者不可破，宜当应扶正气，药方相添无患也矣。

十不治症

颠仆损伤有入肺者，人未即死，二七难治；左腋不伤透至内者，可治；肠断不治；肩内耳后伤透者则不治；伤破阴不治；症候紧多者不治；小肠下伤内者不治；脉下实重者不治。

以上皆具不服药。

治通身药末方验愈：苍术一钱半，归尾一钱，六汗一钱，山甲一钱，虎骨一钱，没药一钱，杜仲一钱，当归一钱半，苏木一钱半，白芷一钱半，羌活一钱，独活一钱半，乳香一钱半，赤芍三两，皂刺一钱半，生地三钱，枳壳三钱，木瓜一钱半，桂枝一钱半，血竭一钱，川三七三钱，麝香三分，熊胆四分，珍珠二分，虎碧二分，肉桂一钱，山羊血二钱，象血二钱。和共研末，泡酒服之。

　　上部：生地一钱，当归一钱，川芎一钱半，荆芥一钱，赤芍一钱半，乳香一钱，没药一钱半，防风一钱半，桔梗一钱，正三七八分。

　　中部：生地一钱，当归一钱，川芎一钱半，赤芍一钱半，乳香五分，没药五分，香附一钱，续断一钱半，甘草一钱半，柴胡一钱，白芍一钱半，熊胆七分，桃仁一钱半，红花一钱半。

　　下部：生地二钱，红花二钱，归尾二钱，赤芍一钱半，桃仁一钱半，甘草一钱，车前子一钱，木通一钱，乳香八分，没药八分，正三七八分，泽泻一钱，香附一钱，牛膝一钱，松柏须不拘多少。

　　治行军平安散：正雄黄四钱，牙硝二分，荜茇二钱，上片二钱，朱砂一钱，麝香二钱，皂角二钱。共研细末，吹入鼻孔内，男在左，女在右。

　　治月内散血方：桂枝一钱，白芍一钱半，炙甘草一钱半，吴茱萸一钱半，小茴一钱半，川楝一钱，生姜三片，大枣二粒。水一碗半，煎存八分。

　　通关散方：皂角刺五分，细辛三分，白芷二分，麝香一分，朱砂三分，辰砂二分。和共研末，吹入鼻孔内。

　　治打伤腰骨贴方：大黄四钱，三棱四钱，川乌一钱，赤芍三钱，五加皮三钱，文蛤二钱，红花二钱，乌豆二只，蛤蚧六个，应菜枝二粒，赤面三钱。共研末，调酒捶封之。

《跌打损伤接骨用药备要》

清·不退和尚编录

少陵不退和尚秘录跌打损伤接骨用药备要

夫跌打损伤者，气血壅滞，不能流行，因此死血作痛，或昏迷不省人事，或寒热往来，或日轻夜重，变症多端，医者不审其原而妄投药，枉死多矣，余深惜之。临病之际，贵得其宜，或受伤半月才医者，死血已固，疏通水道，但看仔细轻重，加减服药。受伤如轻，红色者，活血将愈，后服进千金不夺散，方得痊愈。凡病人牙关紧闭，急将还魂夺命丹，随用止药，然口内能入药者不死；不纳者，不治。切忌当风处及坐卧地下，并冷物、冷药之类。如遇重伤死者，先令人解开衣服，视病人遍身形色何如，脉调和者活，如不调者死，脉沉细者生。山根好，阴囊内倘有肾子可治，如肾子在小腹内不治。急入佛手散，病人口内入药不进，服此方略醒可救，凤仙花子一匙，沉香水磨吞下，随护之，再服药可治。凡遇气管断者，不死可治；顶门破骨，不出可治；食胞受伤及跌三日，不死可治；耳后受伤者不治；男子两乳受伤可治；妇人两乳受伤不治；心胞紧痛，青色裹心遍身可治；心口受伤不治；两腰受伤自笑立死；小腹受伤吐粪不治；气出不收，眼开者不治；妇人有孕受伤不治；肾子受伤入腹立死，未上小腹可治；如眼直须粪者，害口如鱼口缠风不治；囟门出髓即死；正心口内青肿七日内死；夹脊断者不治；小腹受伤，不分阴阳不治；两腿有伤损，然无事，如损，煎方于后。

诀　诗

有损终须活，无力不必攻，肢推宜用夹，血涨必须通，腐燥辛香散，洗浮羌活烘，生肌油有要，发汗必须攻，安得头中髓，消治症内风，贴伤神圣散，止血必桃红，相度生肌变，仙方显奇功。

看验损伤

夫脑者，诸阳之首，所聚太阳穴、脑门、灵盖等处，须剪去近疮之发，然后用药。疮口大，用灯心桃仁散塞之，孔小，不必用。亦看其伤何如，若有脓烂者，用辛香散汤洗，切忌当风，恐伤风发寒热，头面皆肿，用消风散，又以白金散调擦，再用安髓散清调敷，皆可治愈。夫头面有七孔，眼居其一，受伤最难治也。若打破睛出外，法难复入，俱用神圣散敷贴，听其自然。若黑睛胆水出，其目必坏，尚在胞内，可轻轻拨转归元，用神圣散敷贴之，又用治痛散清油调擦。

牙根骨打断，先用两手揣搦，令断骨抽接归元，以神圣散敷之以外，后用布袋兜住，缚在髻下。牙根已落，去之；未落去，拨归元。出血不止，用桃花散止血，以白金散饭汤调擦，擒口内。高处坠下，跌缩颈骨，令患者仰卧，用绢袋兜其下肋，开其颈发，两手揪定，伸两足抵其两肩，用力拔之归元，恰好为则，不可太伸，用神圣散、自然铜、姜汁和酒调敷封固，常服乳香寻痛散立效。

咽喉有两道，左为气喉，右为食喉，二者割断三分之一二犹可医。治法，用绢绵在药内抽过，缝伤处，用止血桃花散擦入疮口，用神圣散封贴四旁，然后看病势若何，亦难治。

颈上井栏骨断者，随用夹板将手揣正归元，用竹一节，量长短阔狭阙入骨内，绢袋在肋下，服乳香寻痛散。

饭匙骨跌出，须伸其两手，揣骨归元，用神圣散敷贴，后绢袋经肋兜缚缠搭肩上，服活血治痛散。

腕骨出，治法如在肩，拔之归元，用神圣散敷贴，后以杉木薄板一片，中剜一孔，裹夹伤处，对缚四道，令脱骨可伸舒，绢袋兜悬上，日服乳香寻痛散立愈。

手臂骨断，以手揣上归元，用神圣散敷贴，用杉木薄板二三片，用一片长夹在外，二片在内托之，四道纯绵线缚定，使臂可曲，近身半节以渐放宽，令血气贯通则骨自安，日服住痛散，二日一换，夹板削薄便渐宽，有肿则服神圣散，加朴硝少许而安。

手腕骨断，治法同腕骨。

手指骨断，治法同井栏骨。

手掌骨断，揣令归元，用神圣散敷贴，以杉木量为则，一托骨内，一托骨外，苎线缚好三通，服神圣散。

两胁骨断，用棉被一条，折铺凳上，令侧卧于上，如在左，以右卧之，揣断处，以手按胁骨尾，则骨自起相接矣，用神圣散敷贴之，后用杉木一片托起患处，以绢缚之，日服寻痛散，渐安。若见呃及秽物自上出，则是断骨刺胃矣，不治。

刀刺伤胞腹，若腥者，伤肝也，除治伤口外，用洗肝汤、木瓜煎汤，酒服。咳嗽，

《跌打损伤接骨用药备要》

伤肺也，用桃仁散断血，封固四边疮口，勿令冒风易好。

破伤肚肠出在外者，可治，如肠破者不治。若狂言乱语，神思恍惚，伤心也；呕吐秽物伤胃也；两脸红色皆不治。

肠出破者，以绢袋缚其两手，系于梁上，砖块衬其两足，令手伸直，去足下砖，则肠缩于内，以手轻轻送入，亦要随时用药调治。如夏日则暑药灌之，冬月则以正气散灌之，除寒暑之气，或用四物汤补之其血，不然以新汲井水喷人面上，使忽然惊动而肠自入，必先将衣被遮腹，患处勿令生水肠沾，既入，以绢线发缝之，用桃花散断血封固。倘疮口干燥，以人乳润之，日服住痛散。疮口不合，用白金散清油调擦，用药必随症加减。

腰骨跌出，令患者覆卧，以绢袋紧缚两手在凳上，又缚二足在凳下，医者以手用力压入其骨使归原，用神圣散敷之，日服寻痛散立愈。

阴囊破，肾子在外，但不伤总根可治，以手牵囊皮纳入肾子，用桃花散擦疮口断血，以药线缝之，毋缝其筋，恐二子不能转运，则阳不能举，必以断血药封固，或疮口干燥，小便流出，用白金散、清油乳调敷。

膝头骨出，用手揣其骨归元，以神圣散敷之，后用布如护膝样，四围兜转缚之，日服住痛散可安。

胫膝骨出，令患者侧卧凳上，软绵被铺填患处，向左右卧，医者以手揣令归元，重者以扁担揣压之，神圣散敷贴，用杉木板四片夹缚，日服住痛散，姜酒下。

男妇打跌伤、刀伤，不省人事，急以木香汤灌之，使其神气稍定，然后对症下手，用药加减，医者不可忽略。

男妇跌仆损伤腰痛，腹内胀满刺痛不止，大小便闭，急用五通丸下之，通后服乳香寻痛散而安。

四肢疼痛，腹内痛促不安，筋骨新断，急将止血药调敷服，徐徐拔伸，夹不宽不紧，太宽骨动难接，不紧血气不通，又服住痛散。

去腐肉、生新肉、散血、消肿，止痛活血。此药每服或午后或临卧后姜酒下，疮口干燥，姜汁润之，二七日即愈。

刀斧伤，入水浮肿潮热，不省人事，用消风散治之。

破金疮出血过多，疮口疼痛，不省人事，饮食不进，朝轻暮重，四肢不举，呕恶气逆，即用活血除痛散，再服水一盅，二三沸，加好酒盅半，去渣温服。如疼痛寒热，心神烦闷，除厚桂二味，用水煎，空心服，一日四进，渣敷伤处。生脓恶臭腐烂，以辛香散入盐撮许，水煎洗，手足骨断，经久无力，举止不便，行步疼痛，服寻痛散治之。

打扑伤，小便不通，以通关散，用葱打烂，炒热敷小腹，通即安。

打伤腰脊骨二三日，小便不通，是血入肚内，兼发寒热，用五通丸服，后活血住痛散。若变症发火热恶风，气逆则服消风散，后加寻痛散，又加走马散，一七可行，二七便妙，用神圣散、万应膏贴患处加保养为要。

男妇打伤，皮骨紫色，用半夏末清油调贴患处，待患还本手足。

筋骨断折，宜服回春再造饮、没药降香饮、百一选方，筋骨折断，金疮伤重将死者，用神效佛手散、鸡鸣散。

筋骨折断，疼痛不止，宜服续命丹、乳香寻痛散，外用葱打烂，炒热敷患处，冷则易之，其痛立止，火行气法尤妙。

十指折断或刀割断，急以苏木散敷之，外用蚕茧包扎，数日如故，损伤后或举发痛，可用姜乌散。

夹骨入骱，其骨孔常痛，用麻药方。

割去阳物，即以所割者火炼为末，老酒调服，久久长出。

被牛抵出肠，急以手送入，在内用麻线缝之，外用敷花蕊石散，勿可裹包，恐生作脓。

跌打损伤目录

诗曰： 砍伤诸伤眼睛昏，定主身亡难求命，若见气喘与塞呃，且看一七内中应。

凡人周身一百零八个穴道、七十二小穴伤者，有病三十六个，大穴伤命。

前为华盖穴，如若打中者，人事不省，血迷心窍，三日不救，就用者不效，后发者十个月而死。

后为肺应穴，打中者足一年，边鼻孔出血而亡。

左边乳下一寸三分，打中者上气穴三十二日发寒冷，而又发者，一百六十日而亡。

乳下一分正气穴，打中者十二日而死，又拳泛四十八日而亡。

乳下一寸四分下气穴，打中者三十六日而死，又发者，六个月而死。

右边乳上一寸三分上血海穴，打中者十六日吐血而亡，又发者，九十日而死。

乳下一分正血海穴，打中者十八日吐血而亡，后发六十日而死。

乳下一寸四分下血海穴，打中者三十六日下血而死。

乳下一寸两旁偏三分，名一计害三侠，三侠者：心、肝、肺，受伤，打中者七日而亡，又发者五十六日而死。

心口中名黑虎偷心，打中者立刻眼目昏花，人事不省，拳回气绝，如若受救，不妨吃药，不断根，如后发者，一百二十日而死。

心下一寸三分霍肺穴，打中者打发救好，不妨服药，不断根，后发一百二十日而亡。

心下一寸三分偏左一分翻肚穴，打中者三日而亡，服药救好，不断根，后发者，一百七十日死。

脐为气海穴，打中者二十八日而亡。

再下一寸三分为丹田精海穴，打中者十九日而亡。

脐下一寸三分为关元穴，打中者五日而死。

左边肋脐毛中为气穴门，点中者八十日而亡。

右边肋脐毛中为血海穴门，点中者五十日而亡。

左边肋梢尽软骨梢为章穴门，打中者一百五十四日而死。下一分为血气囊穴，打中者四十日而亡。

头顶心为泥丸宫，打中者二日而亡，打软者耳聋头眩，六十四日而死。

耳下半分空处为听穴，点中者二十四日而死。

背心第七个骨节两旁下一分为百离穴，点中者吐血酸，三百日而亡。下一寸一分为后血海穴，点中者一年而亡。

尾梢尽下一分为海穴，点中者七日而死。

两腰眼左为肾经，打中者三日而死。右为命门，打中者半日而亡。

脚底板为涌泉穴，打中者十四个月而亡。

两小腿中为鹤口穴，打伤者一年而死。

共三十六个大穴，用药须要仔细。

人有四海四余

额为髓海，丹田为精海，脐为气海，血为血海。发为血余，须为精余，指甲为筋余，脚爪为足之余。金木水火土，相连五脏，外五行变者绝症。看法，鼻孔反上，干黑色者，乃肺绝也，不治之症。鱼目定睛非吉兆，瞳神中陷死无疑，乃肝木绝也，不治。两耳黑色吊起，耳聋水绝也，不治之症。嘴唇反起，黑色，此乃脾土绝也，不治之症。头乃诸阳之首，额为诸髓之首，故重于头额也。正额属心经，如若打破头者，感冒风寒，发肿头大者，名为破伤风，关于性命也，须用发表药，后用打伤药为妙。

三十六穴破解用药之法

前为华盖穴，直拳打中，人事不省，血迷身窍，三日不救，万干冒风气，所以血迷人身，中以心胃为主，周身气血不行而止，就用药不妨，领经药列于后：枳壳一钱五分，良姜八分，二味作引，用七厘散三分半。

第三个骨节肺后为肺应穴，番插拳打中者，九日而死，两鼻孔出血而亡，须用领经药：百部八分，桑皮八分，用七厘散二分半，再用紫金丹三服，又拳泛者，一年而亡。

左边乳上一寸三分名为上气海穴，金枪打中，三十二日身发寒冷而死，须用引经：沉香一分，肉桂四分，又用七厘散二分，用夺命丹三服愈，再发者一百六十日而亡。

左边乳下一分正血海穴，冲拳打中者，十二日而死，须用引药于后：青皮一钱，乳香一钱二分，又用七厘散二分半，再用十三味煎方药两贴，又用夺命丹二服愈。拳泛者，四十八日而亡。

乳下一寸四分为下血海穴，兜拳打中者，三十六日而死，须用引经药：木香一钱五分，广皮一钱五分，又用七厘散二分半，再用夺命丹三服痊愈，拳泛者一百八十日而亡。

右边乳上一寸三分为上血海穴，外金疮打中者，十六日吐血而死，须用引药于后：川郁金一钱五分，沉香一钱，山羊血一钱五分，又用七厘散二分半，再用夺命丹三服。泛发者，七十日而死。

乳下一分正血海穴，臂拳打中者十八日吐血而亡，引药于后：川郁金一钱五分，刘寄奴一钱五分，七厘散三分半，再用加减十三味煎药一贴，又用夺命丹三服愈。不服药，六十四日而死。

乳下一寸四分为下血海穴，直拳打中者，三十六日下血而死，引药于后：五灵脂一钱二分，炒蒲黄一钱，七厘散二分七厘，再用夺命丹三服。不服药，五十四日而亡。

乳下两旁一寸三分，名为一计害三侠，直拳打中者七日而死，引药于后：石菖蒲一钱，枳壳一钱五分，七厘散三分，夺命丹三服，不服药，五十六日而死。

心口中名为黑虎偷心，直拳打中者，立刻眼目昏花，人事不省，拳回气绝，就救不妨，附引药列于后：肉桂一钱，丁香六分，七厘散三分，加减十三味煎方二贴，夺命丹三服，又用紫金丹二三服。后发者，一百六十日而死。

心口下一寸三分霍肺穴，就用打法在肺应下半分，劈拳一记就省，引药于后：桔梗八分，丹皮一钱，七厘散三分，夺命丹三服，再十三味煎方三贴。不服药，复发者一百二十日而死。

下一寸三分偏左边一分为翻肚穴，冲天炮上插拳打中者一日死，即用引药：红豆蔻一钱五分，木香一钱五分，七厘散三分，夺命丹三服，加减十三味煎药二剂，紫金丹三四服，敷用药为妙。不服此药，一百七十日而亡。

脐为气海穴，磕膝打中者，二十八日而死，引药于后：桃仁一钱，玄胡索一钱，七厘散三分七厘，夺命丹三服，如不服此药，九十六日而亡。

下一寸三分为丹田精海穴，打中者十九日而死，引药于后：木通一钱，三棱一钱，七厘散二分半，加减十三味二贴，不服药，一百四十六日而亡。

下一寸三分为分水穴，踢中者大小便不通，十三日而死，引药于后：蓬术一钱，生大黄三钱，三棱一钱五分，七厘散二分七厘，再用紫金丹三四服。若不用药者，一百六十日而亡。

下一寸三分为关元穴，打中者五日而死，引药于后：车前子一钱，青皮一钱，七厘散二分半，又用夺命丹三服，可痊愈。

左边肋脐毛中为气穴门，点中者一百八十日而死，引药于后：五加皮一钱，羌活一钱，七厘散二分半，再用夺命丹三服。

右边肋脐毛中为血海穴门，点中者一百十日而亡，引药于后：柴胡一钱，当归一钱二分，夺命丹三服，又用二十四味药酒一坛。

左边肋梢尽软骨梢为章门穴，打中者五月而死，引药于后：五灵脂一钱，砂仁一钱，再用紫金丹三服。

下一分为气囊穴，打中者四十二日而死，引药于后：当归一钱，苏木一钱，用紫金丹三四服痊愈。

右边肋梢尽软梢为地门穴，打中者六十日而死，引药于后：陈皮一钱，红花一钱五分，又用加减十三味煎药二剂。

下一分为血囊穴，打中者四十日而死，引药于后：蒲黄一钱，韭菜子（炒）一钱，用夺命丹三服，又用药酒方三服痊愈。

头顶心为泥丸宫穴，打中者二日而死，打轻者耳聋头眩，六十四日而亡，引药：羌活一钱，苍耳子一钱五分，夺命丹三服，药酒甚妙。

两耳下半分空处为听耳穴，打中者二十四日而亡，引药于后：细辛一钱，川芎一钱，又用夺命丹三四服。

背心第七个骨节两旁边下一分为百离穴，打中者吐血痰十月而亡，引药：杜仲一钱，申姜一钱，夺命丹三服。

下一寸一分为后气海穴，打中者一百日而死，引药于后：破故纸一钱，乌药一钱五分，再用紫金丹三服，药酒甚妙。

两腰眼左为肾经穴，打中者人发笑三日而死，引药于后：桃仁一钱五分，红花一钱，夺命丹三服痊愈。

两腰眼右为命门穴，打中者半日而死，引药于后：桃仁一钱五分，前胡一钱，夺命丹三四服即愈。

尾梢尽下一分为海底穴，点中者七日而死，引药于后：生大黄一钱，朴硝一钱，又用夺命丹三服痊愈。

两小腿中为鹤口穴，打中者即而死，引药于后：牛膝一钱，米仁一钱，紫金丹三四服，又用药酒尤妙。

以上三十六个大穴内取二十八个穴，乃伤性命之要，须仔细看明穴道，方可下药救生不误。

十三味煎方：专治跌打损伤，新打拳头。赤芍（破血而疗腹痛、心烦，周身发热亦解）一钱五分，红花（多用破血，少用活血）一钱，玄胡（最能通经络，小便之瘀血，而且止痛）一钱五分，桃仁（去尖，破瘀血，兼治腰痛）一钱，蓬术（行大小便之瘀血，性能为速行之药也）一钱，乌药（治冷气，顺气消痰）一钱，苏木（行大小，去骨肉之伤，止痛）一钱，当归（破周身瘀血，而且顺肠胃之剂）一钱五分，香附（理气通血凝，调和血经络，酒炒洗）一钱五分，猴姜（能治伤筋骨，去骨内损伤，又能止周身之痛）一钱五分，三棱（破血聚、血块、气滞之症）一钱五分，青皮（快膈除膨胀下气，直达小便）一钱，木香（易攻易散，能助诸药之功）一钱，如若打伤重者，大肠不通，须加大黄二钱，通大肠，导瘀血，加葱头三个，砂仁五分，陈酒一斤半，煎一盅服，渣同红花服。

加减十三味煎方：五加皮一钱五分，肉桂一钱，枳壳一钱，五灵脂一钱，蒲黄一钱，杜仲一钱，广皮一钱，归尾一钱五分，刘寄奴一钱，香附一钱五分，玄胡二钱，青皮一钱二分，红花五分，引服照前。

七厘散：专治跌打损伤，新打拳头，血迷身窍，不省人事，危急之症，以用此方。如若服者行过三次，即用冷粥汤主之。月石（消心肺之瘀血，亦能去伤血化水）八钱，朱砂（定心止痛，消瘀血）四钱，血竭（能去各穴之伤）八钱，胎骨（能止周身筋骨之痛，接骨之效，用醋火煮收）四钱，土狗（去嘴，行骨肉伤，伤筋骨之效）六钱，赤芍三钱，归尾五钱，地鳖（去劳伤，强筋腰脚，壮筋接骨，法制二味，先与他三棱、蓬术，然后与他赤芍、红花、当归、糯米粉与他吃，后用酒煮炙好，去头用之）八钱，巴霜（去净油）三钱，红花五钱，五加皮四钱，枳实三分，苏木四钱，木香五钱，生大黄六钱，青皮三钱，乌药三钱，五灵脂五钱，蒲黄三钱，广皮四钱，三棱五钱，蓬术五钱，麝香一钱五分，肉桂三钱。以上各为细末，如若伤重者，用三分半，轻者一分半，再轻者七厘，用陈酒送下。

口角相打者，感冒风寒，发热身痛，外感之症，先用解肠汤发表，后用小柴胡汤加减治之，去寒去热也，然后用跌打损伤之药。

解肠汤：广皮一钱，羌活一钱一分，防风一钱五分，荆芥一钱五分，葛根一钱，前胡一钱，木通一钱，桔梗八分，苏叶一钱五分，加葱头三个、姜二片。

接骨论小序

夫医各有科，皆类少陵传授于世，惟接骨一科，遍阅经书未得其详。予少游江湖，适遇一人称云：少陵业精跌打损伤接骨，究之详细，讲之甚明，上骱有术，接骨有法。予则不惜金帛待之，随走数载，不惮辛苦，得之以传授，试之无不效验，诚为济世至宝。今将原伤骨骱，按论诸方，实乃肺腑之妙诀，得之非易，我后子孙不可一字轻视，勿与俗人言，莫使庸医见，亦宜谨慎珍藏，毋违至嘱云尔。

接骨论序（附接舌）

盖人之首原无旧骱，亦无损折，验之则有跌仆损碎之症，若见脑骱出者难治，骨碎如黍米者可取，骨青难治。若犯此症，先将止血药敷之，使其血不涌流，而后将生肌散敷之，避风戒欲，患者自宜慎之。但以疏风理气散服之五六贴，至伤口平满，再投补气药三四贴而安。别有伤风，牙关紧闭、角弓反张之状，急投飞龙夺命丹而愈。此方万投万应，后人不可忽也。次观目有斗伤落珠之症，先将收珠散敷之，用银针醮井水，将收珠散点入血筋处，次用青绢温汤挪上，只用还魂汤一二贴，待至平服，再用明目生血散服之而安。续有鼻梁骨断，先将接骨散敷之着骨，次用生肌散、菜油调敷，又用活血止痛散，自然平服而安。

人之头面独有下颏一骱，偶落而不上，语言饮食不便，多因肾虚之故而得。此骱似剪刀骹环相连扭，先用宽筋散煎汤熏洗，次用绵裹大指入口，余指抵住下边，缓缓捺下推进，再服补肾和胃汤而愈。

只有天井骨急难损折，人有随高倒跌者多犯此症。其骨不能绑缠，多损出在外，须用喘气汤服之，使其骨相对，次用接骨散敷之，用绵包裹，连肩背络之，再投提气活血汤而愈。观其筋骨，多有损折，头不能相对，若口非吊嗽饮，焉能医此症乎。外用接骨散敷之，内服生血补髓汤数贴而愈。

臀骱比诸骱最难，此白出则触在骹内，使患者侧卧，出内手随内出，出外手随外出，上手揪住其腰，下手捧住腕，将膝鞠其上，出左拔于右，向右拔伸而上也，出右拔于左，向左拔伸而上也。内服生肌补髓汤而愈。

易折在于人之两膀，伤之则为两段，医者在于绑缚，先用宽筋散煎汤熏洗，使患者侧卧，与无患足取齐，次用接骨散敷之，用绵布包裹，必用杉木板八片，每长四寸，俱以绵纸裹外，以绳三条，杉木均齐绑缚，内服活血止痛散三贴，又用壮筋续骨丹数服而愈。

盖膝骨又名冰骨，旧油盏骨上盖之，骱有迭出于上，治之必用绵箍，患者仰卧，一人抬起脚踝，若使出于右随右而下，出于左随左而下，医者缓缓双手扶拽绵箍至于膝下，上手挽住其膝，下手挽住其脚，胯出于右，下手偏于右，胯出于左，下手偏于左，使臼对膝，上手则撅膝，下手则抬起必上矣。先用接骨散敷之，绵布包裹绵箍安其患处，内服生血补髓汤三四贴，次用壮筋续骨丹而安。

　　小膀有二骨，一大一小，茎折者则仅劈者易治，两段者难医。若有骨触皮破之凶候，若无此症，则与大腿同治，若犯此症，骨肉必在其皮肉上，只用染炼散去其肉面，将骨对好，不可用汤熏洗，恐伤入肉，次将生肌散敷之。如骨折皮肉不破，可用接骨丹敷之，后照前绑缚，用杉木板六片，每长三寸五分，上骨断，上板长五分，下骨断，下板长五分，取其担力。惟此症最能痛，必先服生血补髓汤三四贴，次服壮筋续骨丹数服而安。脚踝骱易出，上之亦难，一手抬住其脚跟，一手扳住其指，搦下一伸而上也，必服宽筋活血散。肩骱与膝骱相似，盖膝骱送上，肩骱送下有力可上之，先用一手上按住其肩，下按住其手，缓缓转动，使其筋舒。患者坐低处，使一人抱住其身，医者两手又捏其肩，抵住其骨，将膝夹住其手，齐力而上也。用绵裹似鹅蛋大，络其胯下，用敷药接骨散，次用生血补髓汤而安。臂骱触出于上，一手抬住其手腕，一手按住其脉踝，先搦其上，而后抬住腕一伸可也。敷用接骨散，绵布包裹，服生血补髓汤而安。手骱送出，一手按住其五指，一手按住臼，手掌搦起，手骱搦下一伸而上也。此乃会脉之所，必服宽筋活血散。骱出不用绑缚，先用接骨散敷之，绵布包裹，用阔木板一片接着患处，共享杉木四片，长三寸，用缚七日可也。手指则有骱，惟节出有之易上，两手捻伸而上也，服活血止痛散而愈。大臂与小臂打伤，与大腿小腿同治。惟服下部药，则加牛膝、木瓜；上部加桂枝。

　　此说略言其意，如后学者必择贤志传之，使其坐定，逐一细讲其术，卒记于心，所谓口传心受。大抵骨骱在于绑缚，用杉木板，取其担力之故，此数要药，万金不可得，折伤皆佐于此药，有制度之法，煎剂在于活，法不可执一。但有染别病而得此症，必兼而用药。以上之术，一言而可能也，亦细别其骱头术不轻也。外有促筋失枕，刀斧砍伤，破骨补骨之奇，亦要细讲之。大抵舒筋必用宽筋散汤熏洗为主。手足之筋皆在于指动，指动者则此筋也，就此筋用汤挪洗，微微缓动伸舒也。失枕有误，而失有一时之误者，使患者低处坐定，一手扳其头，一手扳其下颏，缓缓伸之正也。有金枪戳者，看其伤处致命不致命、伤处深浅，致命处而伤不深者亦无害。若伤在肚腹，必探其深浅，恐深伤于内脏者，难治。伤口直者，先取止痛散敷之；伤口深者，将棉针探之，干掺其口矣，其血水流定，再将生肌散敷口，内服护风托里散而愈。

　　有刀斧砍伤头额者，防其寒热，一见则风为上。大抵诊脉，沉细者生，洪大者难治。伤破处看其骨损否，伤软者看深浅。损骨先疗骨，伤肉则生肌。刀斧砍伤与戳伤者不同，敷生肌散为主，服护风托里散为上，更详前首论，原无旧骱参用。

　　有人自勒咽喉，观其处刀之平不平，而有跨者浅，两刀勒者易，一刀勒者难。若破其食喉，先取油线缝合，次将生肌散封固，内服护风托里散而安。若穿，必死，用丝线缝其缺处，麻皮亦可。有肚腹皮伤而肠出外者，此症故险而无妨，医者当去其指甲，恐伤其肠而反受其害，此人必死。若内脏不伤，汤药饮食如常者可保。先用纺车一部，对患处转摇，勿使风伤其患处，将温汤搽上后，用油线缝其皮，先将生肌散敷外，内服通肠活血汤而安，桑白皮线缝亦可。

人之一身，十指最为紧要，若伤一指，则连心之痛难忍，中指比余指尤甚，况易染破伤风，先将止血药敷之。如人咬破者，必捏出其牙根毒气，敷药必投护心丸，以安其心。若犯破伤风，急服飞龙夺命丹而愈。且刀斧所伤者易治，惟人咬尤毒，难治，内服追毒定痛散。如遇病人咬伤者，十有九死之症也。

有骨碎如粉者，看其伤处，破者必取其碎骨，则用钻骨散穿取，后将生肌散封固，内服生血补髓汤而愈。若取碎骨不尽者不愈，用心看取，自然而安。

接舌方：治大小人偶含刀以割其舌，坠落而未断者，用鸡子白软衣袋舌，以破血丹蜜调，敷舌断处，以蜜水调和蜡，稀稠得所，敷在鸡子衣上，取性软薄能透药味，敷口中易浴散，勤勤添敷，七日全安。学者看此即通变活法，妙用不可在师传。如无，即用取金药参醋治之。

仙正方：治男妇骨断用煎洗，后整碎骨，以黑龙散敷之。如穿破者，用风气散填涂，次用黑龙散敷缚而愈。肉桂（去皮）二钱，归身三钱，荆芥四两，苍术一两，防风一两，元胡五钱，白芷五钱，赤芍五钱。每服五钱，用水五碗，薄荷叶十二片，煎三碗，去渣。损处熏洗，乘热被盖覆暖，自愈。

黑龙散：治跌仆损伤，筋骨破碎，断拗拗出臼。先煎宽筋散或仙正散，看伤轻重而用淋洗，援伸整，擦筋骨散，续平正方，用生姜汁，或生地汁，或酒浆，和水调稀敷患处，次以杉木板约如指大，疏排周匝，细绳三度缚之，要紧。三日一度，如有淋洗，换药贴裹，不可去夹，毋令搅动。俟骨生牢，碎骨如旧，方可去夹。若刀剪箭虫兽等伤，或疮疡烂肌肉不生，并用姜汁和水调敷。如有破伤处，则留口以风流散填之。穿山甲（炒黄）二两，丁香六钱，当归二两，枇杷叶根（去毛）五钱，百草霜（炒尽烟）五钱。上药为细末，姜汁调，或生地汁调敷亦可。

护风托里散（即挑风散）：治男妇风气虚寒，温邪入肠，狂言妄语，精神错乱，或刀斧砍伤，或跌仆或破伤风，角弓反张，腊症服，腹即安。当归、白芍（酒炒）、甘草（炒）、防风、川芎、白术（土炒）、白鲜皮各一钱二分，官桂（去皮）、独活、麻黄（去节）、茯苓各一钱六分。上锉散，作二贴，水二盅，姜三片随服。

黑丸子：治跌仆损伤，驴马跌堕，筋骨碎断，百节疼痛，瘀血作痛不散，浮肿结毒，一切风痰，四肢疼痛，筋痿力乏，浑身倦怠，手足缓弱，行步不前，妇人诸般血风劳损，宜服之。每服二十丸，送下陈酒饮，孕妇忌服。白蔹（焙）一斤，白及（焙）四两，南星（焙）六两，赤芍七两，土当归四两，申姜四两，川乌三两，牛膝六两，百草霜七两，赤小豆一升（如无，五加皮亦可）。俱为细末，醋和丸似梧子大，量人大小减服，法如前，病在上，食后服，在下，空心服，俱用酒服之。

取箭头入骨：治箭头入骨不可拔出。蜣螂（牛粪中者佳）、乳香各等分，麝香少许。共为末，拔动掺之即效。又方：把豆半粒、蜣螂一个，研敷患处，微痒且忍，至极不可忍，即撼动拔之，以黄连贯众汤洗，牛胆制石灰敷而愈。

药箭伤痛方：治药中人身，号叫不已，急用麻油溶之，使药毒不行，其毒自解，而痛即止，黄泥水更佳。

风流散：如遇伤处出血，并破脑伤风，用此药极妙。血竭二钱，降香一钱，灯心一钱，龙骨二钱，苏木四钱，红花二钱，当归二钱，乳香五钱，没药二钱，桔梗三钱，小鸡（约二两以下，连毛醋煮后碎之，以黄泥封固，文武火煨干为止）一只。以上共为细末，每用少许，干擦疮上，如血流不止，多擦之，候血药将干，再用菜油调敷，制一料可备急用。

损伤均气汤散：如伤重者选敷此药，调气后服伤汤。茴香、青皮、厚朴、白芷、乌药、杏仁（去皮尖）各五钱，陈皮、麦芽、前胡、桔梗、苍术、甘草各一两。共为细末，每服二钱，水一盏，姜三片，枣二枚，空心服。

金疮丹方：用紫檀香一味为末，敷患处即愈。

花蕊石散：治一切金刀箭镞所伤及打扑伤损，狂犬咬伤或至死者，急于伤处掺药，其血化为黄水，再掺药伤处便至不痛，如内伤血入脏腑者，以热童便入酒少许，调药一钱，灌药下立效。若未触肠出者，未损者，以细丝桑白皮尖绒为线，缝合肚皮，其缝上掺药，血止立效。如无桑白皮，麻缕亦可。断不必封固疮口，尽满恐生血脓。如疮口干，以津润之，方可掺药。

如妇人产后，血泛、血迷、血晕、恶血奔心，胎死腹中，胎衣不下，或又至死，俱心头微暖，以童便调药一钱服之，恶物如猪肝片行下，终身不患血风血气。若上膈有，化为黄水即吐出，或大小便下之。硫黄（明色，为粗末）四两，花蕊石（亦为粗末）一两。二味和匀，先用纸筋和胶泥固济瓦罐一个，内可溶药，候泥干，入药罐内紧密封口，焙燃内烘燥令热，置之四方砖上，砖上书五行八卦，用炭一秤笼选固匝，从巳至午时，自下生火，渐渐上彻，如有坠下火炭，放夹火上，直至经宿，火冷炭消，又放经宿，罐冷取出，研细，绢罗筛过，置瓷罐中，依前法用，神效难以尽述。《盘珠集》中亦有此方，治法同，惟煅法不同。硫黄四两，乳石一两，为末，泥固，日干，入瓦罐内，泥封，烘干，煅为末，水飞，日干，瓷瓶收用。内火逼血妄行者禁用。

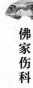

五行八卦炉图（图略）

接骨全书目录

丸散目录

接骨药性

夫自然铜，接骨之效药，不用其余剂汤，不可忘之。续断、五加皮为佐，活血、归红为主，枳壳、青皮理气为佐，破血以桃仁、苏木为君，补血以白芍、生地为最，若要疏风先须理气，活血要顺气为先，足下必用木瓜为引，手上必用桂枝为引。方虽在于家传，用药亦宜随机应变，制度虔诚，修合不可不精也。

汤散丸方丹剂开列于后

秘验良方

钻骨散：用蝼蛄虫（即水狗）捣烂，次收蝼蛄头晒干为末，水调敷亦可。

汤散丹方

乳香寻痛散　活血止痛散　又煎方　刀斧伤方　花椒石散二方　敷药方　灵砂膏
辛香散　追虫立效散　紫金丹接骨　暑天腐烂　一片雪　箭头入肉被拶服药方　立效
散　活血住痛散　紫金灵丹膏　杖疮秘方　退腿消毒膏　白玉灵丹　被拶手指痛甚如
神散　五通圆　被夹方　百一选方　安髓散　内敷八珍膏　神效佛手散　白金散　神
圣散　花蕊石散　麻黄散　生肌住痛散　如圣散　没药降香散　木香散　走马散　续
命丹　大圣没药散　黑神散　通关散　神仙接骨　杖后初服药　退伤方　鸡鸣散　和
解散　金疮闷绝四方　夹棍伤足方　接骨神效散　接骨入骱四方　麻药方　退毒伤
消风散　固命丹　英雄丸　桃花散　黑虎膏　生肌长肉细药　桃仁破血散　玉红膏
紫金丹　姜乌散　红玉膏　治一应诸毒回春再造饮　太乙膏　铁箍散　以上六十五条。

秘　述

一、相度损处，削杉木板，量长短阔狭之，如在臂上，当里面削短，可使展舒，
余类推之。

二、骨骱入而出者，用力拔之，使归元入骱。

三、擦症，用贴药神圣散。

四、夹缚药，用辛香散。

五、贴药，用生肌散。

治法并用药方

初遇折伤，煎药未备，痛不可忍，先服乳香寻痛散。

乳香寻痛散：专治跌打损伤，手足折断，腰脊疼痛，日夜不安。小茴香（土炒）七
钱，乳香、没药、血竭、羌活、南木香、沉香各五钱，麝香一钱，独活、川芎、当归、
大茴、白芷、甘草、木香、赤芍、穿山甲（炒）各一两，紫金皮、厚桂（生）七钱，川
乌（水泡去皮，生用）五双，草乌一钱二分。共为细末，姜汁、好酒调服后，不可饮食。
若伤在头，去厚桂，清汤调服。如骨断，加虎骨、自然铜共一分。此药不易，宜凉下。

活血住痛散：归尾、川芎、独活、厚朴、木瓜、白芷、乌药、甘草、赤芍、防风、
枳壳、青皮、桔梗、大黄、五加皮各等分。每服姜一片，水、酒各半同煎，温服。如
损在下，去桔梗，初贴大黄，潮热，加柴胡。

又煎方：当归、川芎、白芷、羌活、生地、赤芍、柴胡、防风、陈皮、甘草、木
通、厚朴、荆芥、乌药、枳壳、青皮、牛膝、防己、地南蛇（无则不妙）各等分。每服
姜一片，酒一盏，温服。损在上，去牛膝；潮热，加柴胡；不止，加大黄。此二方初

服，加寻痛散。大势稍定，制药服之。

不退和尚跌打损伤治法科条

凡跌打倒坠压扑，从上坠下，伤筋透骱，夹损骨碎种种，瘀血攻心，气绝不动，言语不出，若心头稍温者可救。非比内伤病症，气绝难疗，无非瘀血冲心而气闷绝。即将本人抱起，如僧打坐，一人持其发，略放低些，先用半夏末吹入一二次，嚏出即醒，无嚏则不救。醒后生姜捣冲真麻油，须温灌下，或以童便顿热灌下，加韭菜汁更妙，此为救急之法也。若有药加之，灌下更美。若呕吐难入汤药，先用三厘丹一服，势定，随用黎峒丹一服，隔一二时再进心红丹一服。凡服损伤药，俱用陈好酒、童便温服送下，到第二日看涎用药。若伤有凝筋骨者，投紫金丹一服，接骨丹一服。若遍身青肿胀，内用心红丹，外三药清肿涂之，或内服黑龙、白龙丹，外用春头定痛涂之亦可。凡治此症，以意求通神而明之，随症取用，不可拘定方法，无外破气消瘀之类，故数方可以通用也。

如跌打倒扑，高坠压折，若大便不通，小便或闭或通，或大便青黑，小腹痛硬，身目有黄，言语邪谵，或口渴或不渴，两胁痛，或有寒热往来，如欲发狂之状，种种瘀血伤里，热蓄于膀胱之经，无疑用桃花核破血汤，或鸡鸣散选用之。若气不匀而滞者，胸腹饱闷，按之不痛者，气也。瘀血按之必痛，然破血必滞行气，气行则血行。凡此类之症有十不治：若内伤肺，声气短促，难过一旬。若伤在左肋下透膜，不治。若伤一小半可治，伤大半则不治。若小肠透内不治。若伤肾子，不即用药治之，须问明往日情形。若年老，压碎左股者，不治。若脉洪大，按之无根，不治。若症喉繁多，不治。凡损伤碎骨，先用服三厘丹一服，或五分丹一服，就用风化丹，同葱捣贴伤处，以火煨之，内热为度，即用手细细摸凑，毫厘不错，随用活鼠丹或雄鸡膏着肉敷药，外用绵纸盖包，再以棉花帮衬停当，外再用毡包紧，随用夹板，松紧要好，夏天一日一换，冬天二日一换。重用凑骱丹一钱，甜瓜仁为末一钱，螃蟹一只，捣如泥，滚油冲服，尽量一醉，其骨有声自续，隔二日再服。凡打碎脑盖骨者，先服心红丹或紫金丹、五分丹，次第用药，外用葱白以蜜捣炒软来，乘热入刀伤药于内敷上一寸厚，用络铁缓缓熨之，以四炷香为度，去葱，用风花丹厚掺，绢片扎包，不可见风，见风必胀，即为破伤风，最利害，慎之。若伤眼睛，用生肉一片，当归、赤石脂为末少许，掺肉上，捏去恶血贴之。

若伤破肩骨，照前内外用药，再用蟹盖瓦上烧灰研末，配五分丹酒下，其骨自合。若见受酷重刑，先服英雄丸、鬼代丹，杖后出衙门，内服落得打一服。轻者两手反敲拍散伤处，重者利刀深刺，拍打数下，出尽毒血，以生桐油调风化丹厚敷，油纸盖上，外用绢包，不可开动，轻者用一金膏贴。若打开肉破，先服丹参化瘀，一日三次，外用风化丹、生姜汁调涂四围不伤处，药外再用旧布围，内将葱白炒软，略用风化丹在葱白内共捣，填满圈中，煨之内热，约二炷香为度，去葱布，用生桐油调风化丹涂上，照前包好，不可开动。若经久破烂，用清脓散搽上，内照前内药，久成杖疮，贴一金膏，用杖癣、牡蛎、血竭、枯矾、海螵蛸、软石膏。若要防夹，进衙门时护心丹一服，受过酷刑，出衙门就服五分丹一服。或接骨凑骱俱可，即刻用热童便净脚冷，用厚砖二三块，烧令碎，直候童便上起油，伤毒尽出可止。若不癀不溃，用肥皂捣如泥，入鸡子清和罨脚缚定，过一夜不开动，或用松香包裹一夜，永无后患。若破损，用松香同朱砂等分为末，热猪油调涂，如久湿烂，加百草霜涂之，或用黄丹最好，内服人中白散五钱，接骨丹一服。

　　凡跌打压坠夹伤等症，天阴胀痛，用透骨丹、自然铜散煅七次为末，可服半月痊愈，每用五分，酒下，此物可息管漏，外用神妙。凡刀伤破血出不止，用老松香、童便煮过，为末，掺上按紧，或用小麦秆干面捏紧，把上必住。若金器伤破肚腹，大小肠出者，令二人提起其四肢，其肠自入，即用粗线缝一针，掺金疮药、金刀散，照前煨服药。凡自割喉断开阔者，以丝绵缝一针；小者不必，即用风化丹掺伤处，葱白炒软贴之，外用姜汁浸湿粗纸盖好煨之，内热去葱，即用好三七草口内嚼碎，厚敷伤处，外加风化丹厚掺，以软绢包，不可重。有脓去绢，用花椒葱汤，以羊毛笔蘸汤洗净，换清脓散掺上，外贴一金膏，一日二换。跌破嘴唇内，先服药，外用铁钳一把或竹夹板钳定二边唇内，连皮用利刀贴钳切去碎肉，去尽其血，将钳合成一把缚紧，用银针两条插入钳股门内，用线十字扎紧，去钳，以三七咬碎，内外敷之，可煨去葱，加金刀散调厚涂之，五日即愈。若补胎生缺唇，亦用此法，第一要刀快，切去小半，照前手法药。若损伤骨断，突出皮肉，凑之难进，医必锉短，或剪刀剪断捺入，或多碎难凑，凑之不止，则去其骨。若已久，短服药自长，不必害怕，余骨不去，医后必成痼疾，难治。箭射入骨，必用利刀开其皮肉，撤骨去，箭头出，先用内外麻药，方可动手，不可乱动，防发晕也。金器兵伤，跌破出血，急以小便淋洗伤处为妙。若血出过多，必然口渴，此津液枯涸发渴，切不可吃生冷物、茶水、粥饮，冷血必内凝。若吃热粥，血又热沸而死，至吃腻之物，或童便解之，不解，用人参一两冲水煎服，加陈米一撮，再煎与服，必解矣。凡刀伤久烂，深寸余者，金刀散最妙。治脚伤，用鼠尿烧灰，香油调涂。走急破损，热肿痛不能行，或走长路脚肿疼痛，急用旧草鞋浸尿内一夜，用厚砖烧红，将草鞋放痛脚，以脚踏之，逼火入里，肿消为度。如走起泡，先用津唾调食盐擦之，次用头发一根用针穿击之，二日消。若抓破面皮，用生姜汁调轻粉涂之，或用橄榄末敷之愈。乌铳伤，用蜂蜜半斤煎滚，入滴花烧酒一斤冲服，尽量醉之，盖被发汗一夜，安卧二日，铁珠粘在被上。

　　炮杖冲眼，顿时卧地，令人解热小便洗之，痛定，用自己小便常常洗抹。凡中硫黄火药伤，用烂蚌壳烧灰，同茶叶研擦。若药箭中伤在皮肤，中伤即化脓，沸烂而死，急用粪清内外俱涂敷，如一时难觅，以粪汁代之或青靛汁饮青黛亦可。楝木煎汤，饮人中黄亦可，俱用要一醉为妙。

若挑担伤肩，脱皮脱肉，煎猫头上毛，睡醒半夜，不开口，用唾粘上即愈。如有红桐油、密陀僧等类故好。若生担疔者，用箍店内抹桷油涂之即好。内凡伤耳鼻至脱落，用发入瓶中，泥团煅为末，蘸末缀上，接用绢兜好，三日后如旧矣。

白虎丹： 治伤筋损骨，有起死回生之功，补骨续筋之妙。用白占一味，刮下为末，每服三钱，气未绝者，服之即醒。

白头丹： 治杖伤筋骨，凡人夹一次，其肺击碎一叶，夹多碎多，可补盖肺，如华盖不受恶阻，单受气耳，破损者气从脐中出，药损则成毒而死，故肺痈肺痿烂尽则死，亦可补之。白及研末，每服三钱，外敷亦妙，敛毒生肌也。

黄龙丹： 专主破血气之凝滞，此为血中行气、气中散血之品。玄胡索一味为末，酒调服。

赤龙丹： 专主化瘀为水，有化滞生新之妙。真山羊一味，每服少许。

花龙丹： 专治瘀血，顷刻能散，以油调敷刀伤，顷刻化为水，兼治吐血鼻衄，产后恶血攻心欲死，气将绝者，服之有起死回生之效。花蕊石一块，散煅五次，每服一钱，石色有红黄纹、白斑，故名之。

狗骨定痛散： 治夹伤妙。狗头一味，烧灰研末，加滴乳香和匀，再加陈糟捣涂立效。

活鼠丹： 治同上。活鼠一个，乳香、没药、自然铜、松香、威灵仙制一次，童便再制一次，川乌、骨碎补五分，同鼠捣涂。若脂节，用苏木为末敷上，用蚕茧包缚数次愈。

玄鸡膏： 治伤筋损骨脱骱最妙。雄鸡一只约半斤，丝毛者更妙，生二三两，小者俱用手闷死，则血自凝，去肚物与毛，入风化丹、自然铜、附子少许，共为末，捣如泥，加真粉膏：真粉、绿豆粉，掺大黄末，入松香少许，用生姜汁调涂，外用刀伤药，列于后，治金疮。

无名异一味可止，白小麦面微妙热，即红老松香，童便煮六七次，为末二方，烂大用大把按上。生半夏末备带，吹鼻灶中。大炭一块，闷乌为末，加头首乌、盐生捣，晒干为末，加盐丸。荔子壳连肉烧为末，朴硝上刮末，加铜青一味为末，百草霜（莲子房烧灰为末，圆眼烧灰为末，掺上口少）少许，不避风水。

以上十方，随便用之。

金刀散： 治金疮出血不止，干敷即止，久烂不收口。上品五倍子（生熟各半）、生半夏、无名异、白占、轻粉、乳香、没药、血竭、龙骨、象皮（煅烂）各等分，为末，加麝香少许。

金中验丹： 治刀箭所伤，出血不止。五倍子（生熟各半）、铜花打（铜店中打下衣）、真降香。共研细末，粗者不用。

刀伤药：治刀伤不化脓。白及、地榆等分，晒极干，捣为细末。若见火者不效，掺托。

风化丹：生大黄二两，生半夏四两，肉桂一两，五倍子二两，风化石灰（陈者更佳）一两。先将石灰炒黄色，次下大黄炒黄色，再下五倍子炒紫色，稍停下肉桂末合匀，乘入一半瓶中，即半夏末上又盖余药，封口固闭，冷定后研如飞面方灵。用刀伤药，不可粘衣，宜慎之。

黄土膏：治刀伤箭穿、人咬虎咬、飞禽蛇虫蝎等伤并治，兼涂恶痘毒疔刺皮，一切物刺破伤及久不收口者神效。真麻油（煎透）四两，加藤黄（溶化，滤去黄脚）二两，复入铜杓煎滚，再下白占溶化，搅成膏，磁器收用。

清脓散：治刀伤有脓。嫩松香（童便煮）、大黄等量，为细末，干掺。

外用出物诸法：凡刺入骨肉，不可急拔，宜缓缓取之，痛苦难忍，内外用麻药涂四围三四次，随后拔之易出，出后用黄玉膏涂贴。

花蕊石煅一次为末，掺之出箭头。桑螵蛸亦涂，亦可出。蝼蛄虫脑子，同硫黄亦可出。

若入喉中，蝼蛄灌下亦即出。蜈蟆用巴豆可出，象牙末涂，竹木刺神效。

英雄丸：治预防官刑私打，打后服之，散痛定痛。古钱（醋煅三四十次）、自然铜（醋煅六七次）、滴乳香（去油）、没药（去油）、地龙（酒浸焙干）、土木鳖（去壳）、密陀僧、花蕊石等分，各为细末，蜜丸如弹子大，临刑先服一丸，防夹，牛膝汤下，板子和打官刑疼痛，服一粒，则不伤心，制度须要周到。

离洞丹：传是汉钟离、吕纯阳三大仙所定，救人间之痛苦，活人甚多，难以尽述。产后百病成劳，以及下死胎、私胎，大人吐血鼻衄，肠血肿毒，痈疽疔疡，小儿惊风等症悉效，一切血症俱可用。修宜选日，药料要精，兼治腹内痛毒，蛇伤虎咬，瘤瘕肿塌痢癫，跌仆血肿，虫痰瘀凝胃口，无不效验，外涂亦可。天竹黄、大黄、儿茶、乳香、没药（俱去油净）、血竭、五灵脂、三七各五钱，藤黄一两，真阿胶、明雄黄各二钱五分，牛黄、大冰片、原麝香各五钱，真山羊血，分两各自配准精制，共捣为细末，磁瓶收藏。每用五分，以童便、好酒或随症选饮片煎汤送下。若用蜜丸，则每丸七分，外裹黄蜡，千载不坏，临用化开，如前加引。

三厘丹：治损伤筋络，髁骨一个，断筋骨二条，诸药入口即吐。用者日进三服，三日其痛如失。石鳖虫（酒洗纸包焙燥）、生半夏、巴豆肉（去皮衣）各七粒，乳香（去油）、没药（去油）、古文钱（去油醋煅七次）、血竭（另研）、自然铜各五分。共为细末，后入血竭末研匀。凡遇跌打倒坠，私刑拷打，浑身青紫，官刑骨碎，诸药入口却即吐出，即投此丹，重则三厘，轻则减半，气绝绵绵，下咽即生，不得多用，用多骨高突出，日服二三服可愈也。

五分丹：治同前。自然铜一两，五倍子一钱，麝香五分。共细末，每服五分，不得多用，故名之也。

　　鬼代打丹：乳香、没药（各去油）、粪坑瓦片（煅陈年者佳，玄色新不用）、木鳖、自然铜、胆矾、赤芍药、地龙各等分，胎骨减半。上为末，蜜丸弹子大，该日临刑，细嚼一丸，三杯酒，哪怕黄昏夹至天明无碍。

　　紫金丹：乳香、没药、血竭、大黄、归尾、骨碎补、自然铜、土鳖虫、古钱、附子、巴霜、孩儿骨各等分，共为细末，每服二三钱，吐血经期俱可用之。

　　接骨丹：自然铜、古钱、生半夏、土鳖、骨碎补、乳香、没药、归身、附子各六钱，附子（生用）、无名异一两。各为细末，每服八分，多则一钱。

　　红心丹：瓦楞子（醋煅九次）三分，红银子二钱，桃仁（去皮）十四粒。共为细末，每服七分至一钱，兼治心痛。

　　护心丹：胡桃肉、圆眼肉、霜梅、胡椒各三枚，白占五钱，枣子肉二枚。共捣，泛丸如梧子大，临刑进衙，白汤送下三钱，若不行刑，出衙门时就用细芽茶解之。

　　分半丹：土鳖虫、雄黄、辰砂、滴乳香（去油）、没药（去油）各一厘。共为细末，收贮听用。凡垂死，入口药分半即活，尽量饮酒一醉，盖被取汗，睡醒肿消痛去。若破伤风亦服分半，小儿减半。

　　落得打：土鳖虫、硼砂、胎发灰、乳香（去油）、血竭、自然铜、无名异各三钱，麻黄、木耳（炒老）、归尾各二两，胡椒四两，没药（去油），各为末，共研匀，另用胡椒和丸如梧子大，每责十板服二钱。

　　凑骱丹：用古钱一个，没药掺钱上，炭火内煅红，取出入醋内，取过黑者，临用加甜瓜仁炒为末，等分，醋丸如小豆大，每服用一丸，重二三分。

　　内外麻药方：麻子花（七月七日采）、风茄花（八月八日采），各阴干，等分，共为细末，热酒下三钱，少刻昏如醉状。

　　桃仁承气汤：桃仁二十粒，桂枝一钱五分，大黄三钱，芒硝一钱五分，干姜三片，甘草二钱，全当归三钱，红花二钱，苏木五钱，或童便或酒煎服，如金疮，不可用酒煎。

　　通血散：大黄（煨半熟）五两，当归二两，附子五两，共为末，每服三钱，童便、酒下，重者加桃仁。

　　止血痛麻药方：蓼花一两，花椒六钱，南星、半夏各五钱，川乌、草乌各六钱，俱切片，水五碗煎至三碗，去渣澄清，再入勺内浸，火熬至一碗为度，入罐内不可泄气。每见毒势凶大恐溃时，疮口张大难以救敛，先以针刺破毒顶，用此药点入疮即消。

　　通血散：治皮肤破烂，用此生肌。凤凰脱三钱，龟板三钱，黄丹、轻粉、血竭、密陀僧、龙骨各三钱，白占，共为末，用葱椒汤洗净，抹干掺药，贴膏药，否则必内化作脓。

回生丹：乳香、没药（去油）各一两，全蝎（酒洗焙干）一两，丁香一两，地龙一两，木香、麝香五分，无名异一两，自然铜（煅）一两，封固，每用一丸，好酒送下。

八宝丹：丁香七钱，木香、乳香、没药（各去油）、血竭、松香、沉香各五钱，麝香五分，地鳖虫（焙燥取足）七钱，胎骨。共为末，每服五分，酒下。

玉真散：治破伤风，跌打金疮刀伤。南星、防风、白矾各三两。共为末，以水一碗浸，火煎干焙燥，再研细末。凡破伤风，井水调敷，然后温酒服，或童便下之。

又玉真散：治破伤风，牙关紧急，角弓反张，甚则咬牙缩舌，以童便调服三钱立愈。南星、防风、白芷、天麻、川羌活、香附等分。共为末，敷患处。如打伤，按心口温缓，煮热酒、童便，灌下三钱，连进三服，可以回生。又方：用地蚕一条，将驼脊背捏住，令口吐水，就取抹疮搅，身麻汗出，无不活者。

损伤封口妙药：用图书石研末收口，妙不可言也。

生肌长肉丹：珍珠一钱五分，琥珀三钱，蜜蜡三钱，人参一钱五分，黄连一钱五分，象牙末一钱五分，麝香三分，冰片五分，龙骨二钱。共为细末，掺之神效。

千金丸：羊血、胎骨、龙骨、虎骨、猴骨、人参、自然铜、白麻骨、土鳖虫、肥皂衣、辰砂、牛膝、坑砖片、地龙、附子、丁香、乳香、没药、蟾酥各等分。以上诸药共为末，乌梅肉捣丸如弹子大，金箔为衣，每服一丸，防打先服，或后服亦可，常常服，久自能生力，身软如绵，手硬如铁，男妇俱用，归身服之。

透骨丹：治跌打损伤深入骨髓，或隐隐疼痛，或天阴便痛，年深月久，四肢沉重无力，此方神效异常。闹羊花（用子根效，无子用花，酒浸二次，童便浸二次焙干）一两，乳香、没药（不去油）、血竭各三钱，秤准，研末，和匀，再加麝香一分，再研，磁瓶收贮。每服三分，壮者加倍，不必夜饭，却要黄昏睡服，酒下，荤用猪肉真口，素用豆腐过口，服后避其风，得微汗为效，切忌房事，虚弱者间五日一服，壮者三日一服。

郁金膏：治刑杖青紫及诸般肿毒，远年臁疮，一概神效。用热猪油一斤，郁金、生地、大黄各四两，切入油内，煎枯去渣，入黄占八分溶化，再下官粉二两，樟片一两六钱，有摊贴。

白玉膏：治久远杖癣，腐烂不收口，一切肿毒。用热猪油六两，白及煎枯去渣，先下芸香、梅片四两，儿茶三钱，候冷再加乳香、没药、轻粉各三钱，冰片三分，布摊贴，除内外百病，俱有要效。又方：加降香、蓖麻子、海螵蛸、郁金。

得珍膏：治内外诸病，凡痈疽发背，对口疔疮，瘰疬流注，杨梅强毒，初起即消，成脓即穿，久腐则去垢生新。如内病要贴安穴上，此膏钻筋透骨入五脏，破瘀血化滞之神品，去六腑寒湿流痰之妙用，种种功效宜刻一图，照图按穴贴之，诸病俱效，以及跌打损伤，贴一夜即消。凡煎此膏，先要周备十油十草，随后选日动手，若一时不及齐备，即缺一二件亦不妨。

桃鹅油：此油难得，盖鹅大油少，既得此油，要用漆器盛之，若用金银石器贮，数日渗去即无。若瘦鹅无油，即将鹅毛去净，以肚杂入麻油浸枯。山鸡油、狗油、驼油、熊油，此上油遇一种，就用川椒、胡椒熬老，以硫黄收之，后用苏合香油、大枫子油、麻油、蓖麻子油，此油加具新市最多，此二油不取用，多入麻油煎枯亦可，以上九油不拘多少愈妙。猪油倍加千里光、威灵仙草（连根叶）、商陆根、凤仙花（连枝根）、苍耳子（连根枝叶子）、五爪龙（连根童爪）、葱（连根）、韭菜（连根）、独节大蒜、生姜，约分君臣，捣烂取渣汁，水煎数沸滤去渣，将前药汁亦滤过，大锅内煎成膏收贮。风茄、青风藤、踯躅花、麻叶、秦艽、细辛、大戟、常山、甘遂、芫花、川椒、胡椒、银花、甘草、南星、半夏、川乌、草乌、官桂、荜茇、三奈、甘松、巴豆、穿山甲、杏仁、桃仁、皂角、玄参、木鳖、大黄、生地、赤芍、丹参、当归、红花、白及、白蔹、白芷、羌活、独活、黄柏、黄芩、姜黄、麻黄、三棱、莪术、天花粉、血余，上药各一两；童子鲫鱼、童子黑鱼各三个，胎狗一只，毒蛇一条，带子蜂房一具，金头蜈蚣十条，蜗牛二十个，全蝎（全尾者更佳）三十只，僵蚕三十条，活蝉三只，陈皮、梅皮、榆皮、柏皮、桃皮、槐皮、桑皮、桐皮、樟皮、柳皮各五寸。照前浸油，浸煎枯药，药枯捞净，渣再煎至滴水成珠，随后就下草胶溶化，用绢滤清渣脚，诸皮油锅煎滚，即大枫、蓖麻二油。若不取油，药枯捞净，就下二子，煎枯捞起，次下猪油少许，待滚再下荤油，待滚住火片时，随下细药密陀僧（急研如飞面）、樟脑各八两，乳香（去油）四两，硫黄二两，没药（去油）、阿胶各一两，上肉桂、雄黄、瓜儿竭各五钱，麝香三钱，黄丹（漂飞炒）四斤，透麻油拾斤，就加苏合油，布摊如钱厚，贴之方效。

白璧膏：治久远结毒臁疮，诸般臭烂，贴之流毒膏药变黑，二三张神效。真桐油一斤，入锅内煎滚透，去沫待油清，入密陀僧（研末）二两搅匀，取起再入黄占二两、白占五两，溶化搅匀，再用真铅粉二两、乳香一两为末，同下搅匀，再入后药轻粉、象皮（为末）五钱，搅二三百转听用。

烂毒并有多骨出者用此方：取大蜘蛛一个，以麻丝缚定，用明雄黄末三钱搽蜘蛛身上，以乌金纸包好，水湿用泥封固，火煅存性，为末涂患处，其骨即出也。

珍珠散：治诸疮溃烂毒不可忍者。取好含水石一两，敲如黄豆大，用蒲鞋一只入石，以鞋内将鞋根覆之缚好，用砻糠煨一日一夜，取出研末，漂晒四钱，滑石（水飞）四钱，乳香、没药（各去油）各二钱，珍珠一钱。上为细末。共研匀，用甘草汤洗疮口，掺药立效。

百草膏：用酒坛一个，二月取蛤蟆鸟入坛内盖好，再取百草花蕊枝叶等蛇虫之毒类入坛内盖好，遇夏则坛内化水矣，再加诸药料取水同煎成膏，无不灵验也。

一笔勾：端午日取黄皮蛤蟆一只，用扁豆大金墨二粒入蛤蟆口中，用线缝好，吊有风处阴干，至来年端午日，将煅蛤蟆剖开腹取墨，另入一只口内，如此者三年，至第四年端午日取墨收贮，小磁瓶盛之。如遇毒，将笔逐日画一圈，其毒自小。若小儿口内疮，一抹即愈。松斋评此方虽妙，我不愿也，有恐妨于阴功，况所治之症甚小，舍此岂无良方也。

赤游丹方： 蔷花（捣汁）二两，雨前茶一两。共为末，敷之即愈，如无花，嫩头亦可。

喉风吹药方： 二苗草不拘多少，砂仁四两，水三升，煎干，砂仁为末，吹之即愈。

围药方： 石灰一两，大黄一两，俱炒为末敷。如火毒，苎根汁、鸡子白调涂，醋亦可，汤火之要药。如横痃，以蛋白调敷，妙不可言也。

天蛇头： 青黛一味调敷即愈。

一治心痛方： 用鸡蛋壳烧灰，酒调下三钱即愈。

瘰疬方： 沉香三钱，丁香二钱，麝香四分，木香五钱，降香三钱，三七五钱，木鳖五钱，草乌五钱，前胡一钱，郁金二钱五分，川大黄四钱，玉簪花根七钱。共为细末调敷。又方：血竭四两，胡桃一斤。上将胡桃劈开，一半存肉，一半去肉，将血竭填满，火煨为灰，初食一分。

冰硼散： 治咽喉十八症。用金黄黄瓜一条去一头、去子，入白硼砂、焰硝、明雄黄，在内盖好，挂有风处，久远出，研细再入后药。川木鳖（去壳）、黄柏、猪油（拌炒）为末，再用薄荷叶（为末，吹）、山豆根、姜蚕、冰片。

金鹅丹： 治咽喉第一神方，又名单单丹，凡十八症，单用一味亦可，以前所制黄瓜三味，加后一味吹之，名四灵丹。儿茶、青黛、人中白（煅过）、指甲灰。生痣可点冰片、生蒲黄、喜蜘窠（焙研）、刺毛窠（煅研，樟树上者佳）、矾花、青鱼胆汁。入诸药内，取白鹅一只，收其皮壳、脚皮、硬肝、皮嘴壳俱要全备，不可缺一，煅一付入前药中，研细末，再加熊胆、牛黄、珍珠更妙。

马鸣退： 走马牙疳。五倍子，入白矾（煅）少许，二蚕退（即马鸣退）各三钱，人中白、雄黄、铜青、儿茶各五钱，加冰片，共为细末之，吹之。

血疔方： 疮上一孔，出血不止，名曰血疔，若不治急，必至败亡，用香油四两，冲好酒一碗服。又方：古钱（醋淬）一文，用桃核细嚼服，至危者，二枚自愈，极神效。忌吃茶。

痢痢疮方： 不问新久，三日根即除，先用豆腐泔水加皮硝洗三次，然后板油一块，剥去皮衣，掺松香末在上，卷作燃灯条，火上烧着，倒挂滴下油来，满头抹上一层，换帽戴紧睡一夜，次日再抹，换帽紧如故，三夜没虫，在原药油内，再加雄黄胆、花椒为末，调匀敷之断根。此油治坐板疮、黄水疮皆神效。

被竹木签所伤成疮，至痛不可忍，名曰狐刺，有雌雄二只，一个雌有七个疮，内有乱丝是即刺也。用炉中炭灰干掺肿上，或醋条频掺，即愈。

升药方： 水银、辰砂、雄黄各二钱五分，白矾、皂矾各二两五钱，如法升用。每升药一两，加乳香、没药各二钱五分。

金方药方： 生南星一两，生半夏一两。共研细末，搽之。

破血丹： 枝疮用。天花粉三两，姜黄一两，赤芍一两，为细末，每用少许，干掺，如干者，用蜜调敷，加白芷一两。

宽筋散： 羌活、防风、荆芥、独活、当归、木通、枳壳、青皮、乌药、威灵仙、甘草、白芷、官桂、大小茴各五钱。共为细末，每服或一两，加葱白四五个打烂，以布包药，煎汤熏洗。又方：生葱、荆芥穗各二两，五加皮一两，当归一两，杜仲一两。上锉散，每贴水五碗，看伤处大小多少，加减煎，熏洗患处，大约五碗煎三碗，去渣熏洗，或五钱一两，煎至五碗八碗为率。

没药散： 治刀伤止血定痛。定粉、风化石灰各一两，枯矾三钱，乳香、没药各五钱，为细末，敷患处即止血，生肌长肉甚妙。

当归活血散： 治刀伤跌仆，筋骨断骱出骨折，进一二贴后，服当归续骨散。黄芪、当归、白芷、熟地、生地、白术、陈皮、苏木、甘草各等分，合散，每贴一两，水一盅半，煎七八分，筋伤骨断，随服。

没药止痛散： 治跌仆损伤，痛不可忍。白术（土炒）一两五钱，当归、白芷、乳香、没药（另研）、肉桂各五钱。为细末，每服二钱，酒送下。

四物汤： 治伤重肿，内瘀血者，宜空心服。熟地、川芎、当归、白芍等分，每服五六钱，煎服。

五积散： 人参、川芎、肉桂各一两，半夏、白芍、当归各一两五钱，麻黄、干姜、甘草、枳壳各一两五钱，桔梗六两，苍术十二钱，陈皮四两，白芷二两，茯苓二两，厚朴一两五钱。上除陈皮、枳壳、肉桂外，其余并一处生打粗末，以酒拌匀晒干，分六分，锅内文武火炒黄色摊冷，同三味和匀，每服五钱，水二盅、姜三片煎服，出汗即愈。

止血定痛散： 血如涌泉，不可恤药，多敷此药为妙。白芍脂一两，血竭五钱，儿茶一钱，黑豆三合。共为细末，掺之。

生肌散： 含水石（煅）一两，赤石脂三钱，血竭五钱，乳香一钱，小鼠浸石灰一两，明没药二钱，赤剥小鼠二个。水浸，化干为末掺，或菜油调敷亦可。

金疮方： 治刀斧伤，金疮枪伤。降香一两，五倍子（炒）五钱，自然铜（煅）五钱。各为末，有血，干掺；无血，菜油调敷。

吸铁散： 取箭头。水仙花捣汁，调吸铁石末敷之，箭头即自出矣。

长肉粉： 龙骨一两，血竭五钱，儿茶三钱，牙硝三钱，珍珠一钱，冰片五分，麝香三分。共为细末，敷患处。

代痛散： 川乌、草乌、乳香、川椒各一钱。共为细末，敷患处。

染烂散： 信石二分，轻粉二分。共为细末，用少许掺之即烂。

护心丸： 牛黄五分，辰砂三分，血竭一钱，乳香三钱，木耳灰三钱，没药三钱。

各为细末，炼蜜为丸，似芡实大，每服酒化三丸，小儿减半。

神圣散：此药最能接骨，若打损有肿，则宜缓进，不宜太急。用药过多，恐筋贴肉，不能举动伸舒，反成后患。川乌、白芷、赤芍各二两，枇杷叶（去毛）七两，芙蓉叶七两，连根韭菜半斤。共为细末，自然铜、姜汁调敷患处。有肿，可加海螵蛸，入韭菜根打烂调敷，不可用水。若刀伤，用蜜敷。凡用此药，必伤肢骨，然用此法，先以油纸贴药于上，量伤大小，整理如法，裹药上，以杉木片夹患处，不可乱动，动则骨不能归元，难接，倘皮破骨出，仔细看验，或有碎骨，及早起出。

白金散：专治刀斧伤，破皮肉杖疮等症。白芷梢（如灯草大，虫不蛀，干净者）不拘多少，微炒，研细末，清油调搽患处。

桃花散：专治血出不止，其效如神。大黄四两，无名异、龙骨、半夏、风化石灰各八两。共为细末，铜锅内炒成桃花色为度，用纸包好，放地上待冷绢筛，筛过敷搽，止血如神。

生肌住痛散：治刀斧伤破皮肉杖疮。乳香、没药、龙骨（煅）、轻粉五钱，水粉一两，雄黄、硼砂、朱砂、血竭、白芷梢、赤石脂、密陀僧一两。用黄连炖汁，童便浸，煎七次，共为细末，清油调敷患处，用油纸卷条扎好，三日一换。

消风散：治破伤冒风，浮肿潮热，不省人事，牙关紧闭，四肢强直等症。北沙参三钱，防风、制南星、白芷、独活、川芎、柴胡各四钱，防己、当归、细辛各五钱，桔梗、全蝎各三钱，姜蚕三钱，姜三片，水煎服。

没药降香散：当归、乌药、白芍、没药、自然铜、降香、骨碎补各五钱，川芎、生地各一两五钱。上为细末，姜汁和蜜为丸，服二钱，苏木酒下。

花蕊石散：硫黄四两，花蕊石（火煅研末，不碎不用）一两，为末，入阳城罐内，盐水调泥封口，炭火煅一昼夜，待冷，敷伤处即愈，复细研末为妙。

通关散：牙皂末、木香少许，用葱白头打烂，同前二味捣匀，置脐中。

麻药方：用此药，昏沉者，盐水解之。牙皂、木鳖、半夏、乌药、川芎、小茴、草乌、香白芷、紫荆皮、当归、坐拿草各五钱，木香少许。共为末，酒服二钱，即麻木不知疼痛，或用刀割或夹骨入骱可用。

一片雪：治损伤恶血作肿。黄柏、黄芩、黄连、郁金、茯苓各一两，枇杷叶、芙蓉叶各四两。为末，蜜调敷患处，留疮口即愈。

黑神散：治杖疮伤处，木夹两头有泡，百草霜炒尽烟存性，研细末，清油调敷小柴胡汤。柴胡一钱，菖根一钱，桔梗八分，黄芩一钱，连翘一钱二分，广皮一钱，天花粉一钱五分，木通一钱，砂仁五分，红花五分，灯心十寸。

吊药方：樟冰三钱，大黄二钱，黄柏二钱，赤芍二钱，当归二钱，五加皮二钱，红花三钱，血竭二钱，丁香五分，乳香二钱，没药二钱，酒药十个。共为细末，糯米饭、滴花烧酒，调涂患处。

佛家伤科

　　飞龙夺命丹：赤芍三钱，土狗（去嘴）三钱，归尾五钱，胎骨五钱，山棱四钱，朱砂三钱，蓬术五钱，加皮八钱，月石八钱，木香六钱，土鳖八钱，肉桂三钱，麝香二钱，青皮三钱，乌药三钱，羌活三钱，五灵脂三钱，川贝三钱，自然铜八钱，韭子三钱，血竭八钱，枳实三钱，前胡三钱，广皮三钱，红花五钱，苏木四钱，刘寄奴三钱，秦艽三钱，葛根三钱，香附四钱，桂枝三钱，杜仲三钱，破故纸三钱，蒲黄三钱。以上共为药三十四味，须清洁道地为妙，秤准共为细末，陈酒送下，重者三分，轻者二分，或一分半。

　　退毒定痛散：银花、独活、防风、川芎、黄芪、五加皮、川断各八分，自然铜、甘草各三分，连翘、羌活、荆芥各七分，当归、乳香、没药各一钱，水、酒各半，煎服。

　　地鳖紫金丹：血竭八钱，自然铜（醋煅）八钱，月石八钱，辰砂三钱，土狗（去嘴）五钱，麝香二钱，土鳖（去头足）八钱，青皮三钱，玄胡索五钱，乌药三钱，桃仁五钱，贝母三钱，广皮、苏木三钱，归尾五钱，红花三钱，肉桂枝三钱，枳壳三钱，赤芍三钱，山棱四钱，莪术四钱，木通三钱，秦艽三钱，川断三钱，杜仲三钱，牛膝三钱，远志肉三钱，丹皮四钱，茯苓三钱，刘寄奴三钱，黄芩三钱，羌活三钱，葛根三钱，五灵脂五钱，蒲黄四钱，五加皮五钱，韭子二钱，破故子四钱，油松节五钱，申姜三钱，枸杞子三钱，虎骨八钱，威灵仙三钱，泽泻三钱。以上各为末，陈酒送下，重者三分，轻者二分，或一分亦可。

　　活血住痛散：归尾、川芎、独活、厚朴、木瓜、白芷、乌药、甘草、赤芍、防风、枳壳、青皮、桔梗、大黄、五加皮各等分，每服加姜一片，水、酒各半同煎温服。如损在下身，去桔梗，初贴大黄。如有潮热，加柴胡。

　　活血住痛煎方：当归、川芎、白芷、陈皮、羌活、生地、赤芍、柴胡、防风、甘草、木通、厚朴、荆芥、乌药、枳壳、青皮、牛膝、防己、地南蛇（无则不妙）各等分，每服姜一片，酒一盅，温服。损在上，去牛膝。潮热，加柴胡。不止，加大黄。此二方初服加寻痛散，大势稍平，制药服之。

　　万应回生膏：生地五钱，熟地五钱，当归二钱五分，牛膝二钱五分，木瓜一钱五分，云香一钱五分，防风二钱五分，刘寄奴一钱五分，羌活一钱五分，独活二钱，威灵仙一钱五分，赤芍二钱五分，桃仁三十粒，香附三钱，升麻二钱五分，五灵脂二钱五分，丹皮二钱五分，苏木二钱五分，青皮一钱五分，乌药一钱五分，油松节二钱五分，秦艽二钱五分，川断二钱五分，元参二钱，麻黄二钱，蒲黄二钱，韭子一钱五分，虎骨五钱，血余五钱。用麻油四斤煎枯去渣，候冷再煎成膏，再下后细药十味，为末，徐徐掺下搅匀，又下荆皮苏合油。

　　生血补髓汤：当归一钱，红花五分，生地一钱，熟地一钱，干姜八分，蕲艾八分，白芍一钱，川续断八分，茯苓一钱，白术一钱，丹皮八分，川芎六分，枳壳一钱，香

102

附八分，自然铜（煅）八分，牛膝一钱，独活八分，防风一钱，五加皮八分，杜仲一钱，荆芥八分，陈皮七分，黄芪三分，甘草三分，加大枣二枚，水煎服。

壮筋续骨丹： 羌活、独活、当归、红花、防风、香附各一两，木通、枳壳、青皮、天花粉、乌木、桃仁各一两，玄胡索、牛膝、丹皮、陈皮、生地、苏木各一两，自然铜一两，地鳖虫一两，桂枝五钱，川断二两，木瓜五钱，神曲五钱，麦芽五钱，荆芥四两，五加皮二两，川芎五钱，柴胡三钱，黄芩二钱，甘草五钱。共为细末，用砂糖调热酒服，大人服五钱，小儿服三钱。

护风托里饮： 羌活八钱，独活七分，荆芥一钱，薄荷八分，天虫五分，威灵仙八分，细辛六分，黄芩八分，当归一钱，白芍一钱，天花粉八分，生地一钱，茯苓八分，黄芪一钱，升麻一钱，甘草三分，防风一钱，姜一片、大枣一枚，煎服。

宽筋汤： 治跌打损伤，又以宽筋散煎汤熏洗，接骨散敷之，绵布包裹，如有碎骨，取出为上。羌活八分，防风八分，荆芥八分，乌药八分，天花粉八分，独活七分，香附七分，桃仁七分，牛膝八分，川断七分，杜仲（炒）八分，木通一钱，自然铜五分，苏木一钱，当归一钱，红花五分，枳壳六分，甘草三分，五加皮八分，灯心二十根，用水、酒各半煎服。

通肠活血汤： 枳壳八分，桃仁五分，陈皮八分，青皮八分，乌药八分，续断七分，五加皮八分，羌活八分，玄胡索一钱，独活八分，自然铜五分，当归一钱，红花五分，大腹皮一钱，苏木八分，川芎七分，大黄一钱，木通七分，甘草三分，水、酒各半煎服。

活血住痛散： 治跌打损伤手足疼痛。川芎一两，当归一两，羌活五钱，独活五钱，木瓜五钱，穿山甲五钱，甘草五钱，赤芍五钱，淮乌（生）一两，草乌（生）一两，麝香一钱，厚朴一两，白芷一两，桔梗一两，小茴（炒）七钱，厚桂七钱。共为细末，姜酒调服。如损在头，去厚桂，用清茶服；如手足骨断碎，加走马散；要速效，加川乌。

安髓散： 专治止血定痛，感冒风寒，面目浮肿，不省人事，发热不能吞咽，服渣煎汤洗疮。川乌一两，白附子（炮洗去皮）一两，白芷一两，甘草五钱，香附（炒）二两。共为细末，清茶调服，仍服活血住痛散。

五通圆： 治打跌伤，肚肠瘀血作热，闭涩恶逆立效。巴豆七粒，用纸包好打七次，去油白色，用姜一块挖空，入巴豆霜在内，纸包好火煨，或为末，或煎汤，与患人服之。勿进饮食，待痛后以米汤补之。用药必看人体之虚实，不通者，再用煎药；通而不止者，用大附子一个，煨姜十片煎服。

麻黄散： 治新旧损伤，四肢疼痛，行动艰难，当用表发汗。苍术（制）五分，半夏二钱，藿香五分，陈皮五分，细辛五分，麻黄五分，白芷五分，甘草五分，加姜三片、葱三根煎服。

接骨定痛散： 制川乌、制草乌、五灵脂、土鳖（去壳）、生姜各五钱，地龙（去土）、狗脊、乌药、青皮、威灵仙、防风、自然铜（醋煅七次）各五钱，乳香一钱五分，小茴五钱，麝香一钱五分，红娘子一钱五分，黑丑（醋炒）四两，没药一钱五分。共为细末，醋和丸绿豆大，每服二三十丸，量病，食之前后服。

承气汤： 小承气汤与大承气比较，男妇小儿皆可服。大黄五钱，厚朴二钱五分，枳壳四钱。此方量人之大小加减，煎服以利为度。

七气汤： 治积年久积损入经络，服药无效，腰脊拘急，咳嗽痰涎，风劳发动，日渐羸疲，每到秋来损病复发，不论男女并治奇效。青皮（炒）、橘红（炒）、三棱、桔梗（去皮）、肉桂、藿香、益智仁（炒）、赤芍、炙甘草、半夏、乌药、羌活、独活、降香各一两。俱锉散，每服五钱，姜三片、枣二枚，水煎五分，早晚二服，量病上下，食前后服。

刀斧伤方： 初时先断血。韭菜根八两，葱根四两，马齿苋八两，旱莲草八两，风化石灰八两。先将四味打烂，后下石灰末为饼阴干，用时研细末，掺患处，手指捻定，勿令出血，布绢扎裹后，待用洗药去之。

灵砂膏： 黄连、甘草、生地、当归、郁金、黄占、猪油等分，熬成膏，以前药敷患处，次用此膏掩住前药，即后敷药方。

刀斧伤敷药方： 乳香（去油）、没药（去油）各一两，麝香、姜蚕、全蝎（洗）、甘草各五分，血丹、片脑、蛇含石（火煅）五钱，血竭一钱，炉甘石（连柏二味煎）、白芷二钱，月石二钱，龙骨（煅）八分，朱砂一分，赤芍脂（煅）二钱，雄黄六分，白石脂（煨）一钱六分，与蛇含石（不用煅，不过红色不碎不用）共为细末，磁罐收贮，用进以洗干净，干亦见风无妨，此药极易长肉收口，恐其外平内腐者，从容用之。

追虫立效散： 治伤破恶毒未尽，感冒风雨湿烂生蛆。桃仁（炒）五钱，香橼五钱，甘叶五钱。为细末，清油调敷贴四面，即虫追出矣。

辛香散： 治患处生脓腐恶臭，不时煎洗，即去余毒。苍术、甘草、明矾、苦参、赤芍、羌活、独活、藿香、黄柏、当归、白芷、冬藤、泽兰各三钱，防己一两，刘寄奴（去根）一两，五倍子一两。好茶、一飞丹煎汤温洗，然后用敷药。

花椒石散： 治金疮打破，不用此方，专治箭伤，血化而出。花椒、石灰（煅五次）各等分，为末，掺四围，箭头自出。

又止痛方： 龙骨二钱，五倍子二两，黄连一两，枯矾一两，乳香五钱，没药五钱，无名异一两。共为细末，掺患处，不怕风，不作脓，止痛如神。即被杀将死而舌喉未断者，可治。用女人裤带烧灰，冲汤服，外以女人月衣红烘热，煨之立止。暑天腐烂生蛆，虫虽平满，为害不小，用猪油切片贴，蛆虫立止。再用牛膝、贯众、白蔹各等分为末，香油调敷。

治金疮闷绝，不省人事： 槟榔四两，广皮一两。共为细末，每服二钱，蜜汤送下，不愈即用琥珀一钱，童便调服。又方：葱二十根，麻子三升。水七升煎至四升，一日服尽，吐出血脓自愈。

箭伤方：治箭头入肉不出者。蝼蝈虫（即水狗）打烂，敷伤处即出。治箭头入肉：白蔹、半夏等分，为末，每服三钱，日服三次，老酒送下，用花椒、石灰煅为末，掺四围自出。又方：用砖壁上蜘蛛连窠取下，用薄棉包扎，每日七枚，陈酒送下，服七日后，骨自归元。又方：生蟹三只，打烂绞汁，和陈酒服，即用蟹渣贴患处，连用数次，骨骱自接归元。又方：黄香六两，川乌四两，归尾七两，半夏四两，川芎四两，乳香三钱，没药四两，古钱三钱，松香一钱，骨碎补四两，用麻油数斤，熬成膏贴患处，骨自归元。

十三太保：自然铜（醋煅五次）三两，天庭盖（猪油酥）一个，没药（去油）二钱，乳香（去油）二钱，血竭三钱，白虎膝（酥油）二两，原麝二钱，辰砂（水飞）五钱，土鳖五钱，白蜡四两，大小茴一两，参三七五钱，番木鳖三个。以上共为细末，辰砂为衣，每服五钱，好酒送下，此方当发之。

史国公药酒方：秦艽二两，防风二两，当归三两，草薢三两，羌活三两，鳖甲（醋炙）三两，白术二两，杜仲（姜汁炒）三两，乌头二两，油松节（打碎）二两，蚕沙三两，川牛膝二两，苍耳子二两，虎骨（醋炙）二两，白茄根八两，枸杞子五两，红花一钱五分，威灵仙二钱，制川乌二钱，川断二钱，申姜二两，乳香二钱。上药咬咀，布袋盛贮，用好陈酒三十五斤入坛内，将药浸内，封好坛口十四日，入水锅煎熟，入埋土内，三日去火气，每辰午后随量饮之，大有补益。

跌打损伤验方：飞面、樟冰、生姜、火酒、川椒，共捣膏，贴患处，一周时痊愈。

当归续骨丹：治跌仆损伤及肉破碎，筋骨寸断，瘀血壅滞，结肿不散，或作痈疽，疼痛至甚。因伤后肿风，手足痿痹不能齐动，筋骨纵缝挛缩不舒及劳后所伤，肩背四肢疼痛，并宜服此方，大能续其筋骨，生髓补血，克日收功。泽兰、当归、牛膝各一两，赤芍、白芷、肉桂（去皮）、川芎各五钱，川乌、川椒各三两，桔梗、甘草各四两，细辛五钱，白杨（如无，五加皮代之）五两。共为细末，每服二钱，陈酒下。

乳香续骨散：治跌仆损伤，皮肉筋骨寸断，泛血壅滞，结肿烂坏，疼痛至甚，或劳所伤，或肩背四肢痛，手足痿痹不能举动，筋骨垂纵，挛缩不舒。大能补筋续骨，大有奇功。量服即能止痛，生血补髓，每服二钱，温酒下。肉桂二两，干姜二两，牛膝、羌活、川芎、细辛、姜黄、赤芍、川乌、草乌各四两，白芷二两，当归六两，苍术六两，没药五两，乳香八两，桔梗十两，申姜五两，首乌十四两，赤小豆一升，土鳖（炒去壳）六两。共为末，又方加海桐皮。

寻痛清心丸：止痛清心，行气活血神效。草乌（去皮尖，生用）、乳香三钱，没药（另研）三钱，威灵仙二钱，麝香少许。共为细末，酒糊为丸弹子大，朱砂为衣，每服二丸，薄荷或姜汤下。

疏风理气汤：防风八分，荆芥八分，羌活七分，独活八分，川芎七分，牛蒡子八分，当归一钱，红花五分，枳壳八分，天花粉五分，细辛七分，威灵仙八分，白芷六分，黄芩五分，姜二片，水煎服。

补血顺气汤：当归一钱，红花三分，生地一钱，熟地一钱，川芎八分，白芍一钱，黄芪一钱，山楂一钱，蕲艾八分，白术八分，陈皮一钱，青皮七分，枳壳六分，香附一钱，杜仲（姜汁炒）八分，自然铜八分，五加皮八分，甘草一钱，大枣二枚，水煎服。

飞龙夺命散：荆芥一钱，蝉脱一钱，羌活八分，独活八分，防风一钱，羌蚕八分，白芷五分，细辛八分，威灵仙七分，薄荷五分，川芎八分，天花粉七分，天麻五分，藁本八分，蔓荆子八分，当归八分，陈皮八分，甘草三分，姜三片，灯心二十根，水煎服。

收珠散：龙骨五分，血竭二钱，乳香二钱，没药二钱，冰片三分。研极细末，井水调银蘸点。

还魂汤：谷精草一钱，甘菊八分，柴胡八分，黄芩八分，生地一钱，白芍一钱，石韦一钱，荆芥一钱，连翘七分，枳壳八分，羌活八分，川芎七分，桔梗八分，乳香七分，没药八分，甘草三分，白芷八分，灯心二十寸，水煎服。

明目生血饮：谷精草八分，白蒺藜（炒）一钱，甘菊八分，生地一钱，白芍一钱，当归一钱，川芎一钱，云苓一钱，枳壳六分，防风七分，薄荷叶七分，羌活八分，连翘五分，山栀五分，细辛七分，荆芥八分，灯心二十寸，水煎服。

接骨散：五加皮八分，羌活一两，独活一两，荆芥一两，防风一两，川断八分，自然铜一两，马荸一两，官桂五钱，血竭一两，乳香三钱，没药五钱，皂荚二十个。上为细末，陈酒调服。

活血止痛丹：当归八分，红花五钱，续断七分，五加皮一钱，白芍八分，防风六分，独活八分，荆芥八分，苏木八分，桃仁八分，木通八分，乌药七分，川芎六分，陈皮八分，乳香一钱，没药一钱，甘草三分，灯心二十根。水、酒各半煎服。

补肾和气汤：黄柏八分，知母八分，当归八分，红花七分，杜仲八分，川断八分，白芍八分，香附八分，枳壳（炒）八分，青皮八分，牛膝八分，白术八分，茯苓八分，木通八分，陈皮一钱，五味子八分，五加皮一钱，枣子三枚，煎服。

喘气汤：杏仁八分，白芷五分，川芎六分，桔梗一钱，陈皮八分，皂荚末五分，桂枝六分，甘葛八分，甘草三分，青盐五分，竹沥五分。水煎，临卧服。

吊嗽饮：川芎七分，白芷六分，桔梗七分，桑皮八分，羌活八分，陈皮八分，半夏五分，白芍八分，桂枝五分，皂荚末八分。水煎，临卧服。

提气活血饮：川芎六分，桔梗一钱，当归一钱，红花五分，白芍八分，羌活八分，陈皮一钱，苏木一钱，川续断一钱，桂枝五分，黄芪一钱，五加皮一钱，自然铜（煅）

一钱，枣二枚，水煎服。

五虎下西川：治无名肿毒。穿山甲（炙）四片，姜蚕二钱，全蝎（酒洗）三只，朱砂五厘。上为细末，每服七分，小儿四分，好酒下。

又七厘散：治同前。明天麻二钱，姜蚕一钱五分，白芷三钱，蜈蚣四条，全蝎（酒洗焙燥）十五只。共为细末，每服一分，小儿六七厘，好酒下。

治小儿牙疳方：白砒米粒大，黑枣（去核）一枚，入砒以内，火煅存性，研为末，擦牙二三次，神效验过。

神仙接骨散：专治损伤要断根服之外，不可轻用。虎骨、白及、羌活、厚朴、乳香、没药、淮乌、小茴香各一两，香附、白芷、自然铜（醋煅七次）各二两，厚桂五钱，为末，姜酒调三钱，立效。

姜乌散：治损伤时常举发疼痛。生姜（切片炒熟）、大川乌、草乌等分，贴患处止痛。

百一选方：川芎、当归、桂心、甘草各一两，附子、泽兰各一两，花椒七钱五分。共为末，每服三钱，陈酒送下。

当归导滞散：治打压捶肿满疼痛并宜。归尾五钱，大黄一两，麝香（局方只用归尾，不用麝香）。共为细末，陈酒调服敷一钱五分，以瘀血通利为度，骨节痛甚，服之。

紫金散：治续筋整骨，生肌止痛，内伤肝肺，呕血不止，或心腹胀满，四肢无力，左右半身不遂，并宜服之神效。降香、紫金皮、琥珀、当归（酒洗）、申姜、桃仁（去皮尖）、蒲黄、大黄（煨）各一两，川断五钱，无名异（火酒炙七次）、牛膝（酒浸一宿）各二两，朴硝（热汤泡化，以花叶纸滤七次）五钱。上为细末，同苏木煎酒调，每服一钱，日进二服，以愈为度。

和解散：治损伤贴药浮肿不退。肉桂、南星、赤芍各一两，淮乌、芙蓉叶各二两，白芷、乳香各钱，枇杷叶四两，自然铜（制）。共为细末，生姜汁酒调服，浮肿即退。

走马散：治肢节断者，服药内加此味为妙。虎胫骨（火炙）二两，自然铜（醋煅）二两，为末，每服一钱。

立效散：杜仲八钱，大茴、小茴、生姜各四两，为末，分作十服，陈好酒服。

退伤散：治毒打伤重，遍身红紫，以此药即无伤痕。黄栀子、飞面各等分，姜汁调敷患处，一昼夜无痕。

吕洞丹：治打损伤死去肉，成瘀血者回生奇方。自然铜（醋煅）一钱，虎骨二钱，地龙灰一钱，土狗灰二钱，土鳖二钱，苏木二钱，花蕊石二钱，银花三钱，巴霜一钱，归尾二钱，苏子二钱，川贝八分，生大黄三钱，无名异（去净土）五钱，三七一钱，乳香五分，神曲一钱，广皮三钱，山羊血不拘多少，刘寄奴一钱，麝香五分。各为细末，蜜丸如芡实大，朱砂为衣。凶者用二三丸，胡桃酒送下，虔诚修合，应验如神。

七厘散：地鳖四十九个，土狗三个，地龙（去泥酒浸焙）十条，乳香（去油）三钱，没药（去油）三钱，血竭二钱，虎骨三钱，自然铜三钱，申姜三钱，巴霜二钱，三七三钱，木香一钱，麻头三钱，半夏一钱，山羊血不拘。共为末，蜜丸，每服七厘，朱砂为衣，作末亦可。

二十四样痔疮各有应验丸散，备载于下

梅香丸：鸡冠痔用。乌梅（炒）一两，白芷一两五钱，槐角一两五钱，百药煎五钱，为末，米糊丸桐子大，每服五十九丸，空心清汤送下。

猪脏丸：鸡心痔用。猪大肠（洗净）一尺，槐米一两，川连一两。将二味灌入猪肠内，煮烂打烊为丸，如桐子大，每十丸，空心热酒下。

皂角丸：鼠奶痔用。皂角（去皮尖，醋炙干）一两，枳壳一两，为末，面和为丸桐子大，每五十丸，空心汤送下。

侧柏丸：栗子痔用。侧柏叶（炒）一两，荆芥一钱，枳壳一钱，黄芩五钱，为末，面和丸，每服五十丸，空心白汤送下。

催生神方：当归一两，川芎四钱，淮牛膝四钱，滑石二钱，菟丝子二钱，若不效，再一服立下。

廉疮神方：立验。炉甘石（升罐内煅）一两，冰片一分五厘，麝香一分五厘，樟脑一钱。共为细末，和猪油捣成膏贴。

小便水不通立验方：新鲜山楂一两，鲜车前子（连根叶）一把，同煎浓汤，服之即通。

大圣没药散：治四肢无力疼痛，用此发汗。砂仁、陈皮、龙骨（醋煅七次）各五钱，乌药、小茴、甘草、归身、牛膝、人参、黑丑、细辛、申姜、白芍、白术、云苓、山药、黄芪（盐水炒）、大茴、白芷、木瓜、厚朴、降香、羌活、独活、破故纸（炒）、白豆蔻各一两，防风二钱，没药、川乌（水泡姜汁炒）五只。共为细末，酒调下，若为丸，以糯米饮和，或人参木瓜汤调服。如年老虚弱，加川乌、附子，去甘草。如心神恍忽，加朱砂、麝香，再加南星、半夏，如作末药，不必用。

木香汤：治跌打损伤，不省人事，服之顺气。木香、甘草、沉香、桔梗、血竭、枳壳各三钱，槟榔一片，姜三片，水煎服，如不愈，再服一剂。

桃花破血散：治损伤在内，腹胀气促，寻常不可用。红花、苏木、木瓜、乳香、甘草、麝香、没药、厚桂、淮乌、草乌、蒲黄、五灵脂、杜仲（姜汁炒断丝）、百草霜（炒尽烟）各五钱，归身、川芎、白芷、小茴、白芍、羌活、独活、牛膝、生地、枳壳、黑丑、破故纸各一两。共为细末，木瓜汤入麻油少许，姜汁、童便调服，若煎服，加姜五片，水、酒各半煎，加麻油、童便冲服。

回春再造丹：自然铜、麝香各一钱，古钱（醋煅碎）五文。共为末，令病人口内

先嚼丁香一粒，乳香一钱，酒服前药五厘，如骨不断，不轻服。

续命丹：地龙、乌药、青皮、茴香、五灵脂、草乌、川乌、红娘子、没药、木鳖、申姜、威灵仙、狗脊、自然铜各一两，麝香、禹余粮。共为细末，每服一钱，酒送下。

鸡鸣散：人参、茯苓、阿胶、白芍、白术、黄芩、桔梗、麦冬、甘草，用雄鸡一只（去肠食）入前药，加姜、枣、肉，在锅内煨酥去渣，食鸡肉并汁。

铁箍散：生地、熟地各五钱，骨碎补、乳香、没药、血竭、自然铜各三钱，五加皮五钱，苏木一两，桃仁四十九粒，地龙四十九条，为末，砂糖酒下，各服二钱。又方：自然铜、无名异、当归、苏木、木鳖、地龙各等分，共为末，砂糖送下，酒亦可，每服二钱。

神效佛手散：鹿茸、肉苁蓉、菟丝子、紫石英、五味子、海螵蛸、川芎、当归、白芍、琥珀、干姜、茯苓、枣仁、牡蛎、禹余粮、覆盆子、蕲艾等分，加姜枣，水煎服。

接骨神效散：地鳖虫、巴豆、半夏、自然铜、乳香、没药各等分，为末，每服七厘，酒下，不可多服，服后盖暖，勿令见风移动。

如圣散：治伤损症初时服。猪苓、泽泻、赤苓、香薷、扁豆、厚朴、白术、枳壳各五钱，水煎服。

世德堂钮雍民抄，汤御龙家之方，具江汤靠此方之力，乃西林师传，名曰立刻回生丹：胎骨二钱，山羊血二钱，参三七二钱，自然铜（醋煅）一钱五分，血竭二钱，土鳖（焙）二钱，土狗（焙）十个，白颈蚓（焙去土）二钱，参须一钱，没药（去油）二钱，乳香（去油）二钱，肉桂一钱。各为细末，酒糊为丸，如苦株大，朱砂为衣。

此书不退和尚正骨法并无刻本，只有抄传，不可忽视，慎宜秘藏。

《伤科真传秘抄》

清·金倜生
秘传者历下陈凤山
校阅者江南绣虎生

伤科总论

　　中国医学，本极神妙，惟以深奥之故，不易窥其堂奥，而业医者又视为糊口之术，而不肯加以研究，以至医学秘旨所在，未由阐发，即有得窥其秘旨者，又限于自私之心，秘而不宣，子孙亦视为家传秘术，不肯授于外人，甚且以某氏秘传为号召，执是之故，中国医学，遂致一蹶不振。为医生者，但能用古法，而不能将古法之奥旨加以阐发，而使医学逐日进步，且今之医生，往往但知某病用某药，而于某病因何必须用某药而不能用他药之故，或竟茫然不知，但知其然不知其所以然之大病，是可叹也。如此而欲中医之不受人鄙视者，其可得乎？中国医学偏重于内科，外科似略逊色，而伤科更为医界所漠视，此非予好作谰言也。吾人试将医书翻检之，内外各症类皆有专书行世，惟伤科则仅散见于外科各书中，且或仅列若干医方，或略赘几句歌诀，要皆略而不详，东鳞西爪，搜辑无从，实中国医书中之一大缺点。至于寻常内科医生，对于此道，固然绝不闻问，即以外科见长者，对于伤科，亦未必尽能涉猎。惟武术界中人，以技击糊口四方，不免有争斗受伤之事，故非有救治之道不可。故今之伤科医生，大半出于武人，而此辈对于伤科一事，又类皆得于师父之口授，以及平素耳闻目睹之事而成其技术，纯为经验所造成，无所谓学识。若叩以何种伤应如何治法、服何种药品，彼固无有不知；若更叩以此种伤因何必须如此治疗？因何必服此类药品？则恐能答此问者，绝无仅有也。各书中所载关于伤科之医学已如凤毛麟角，未由探讨，而能为人治伤者，又犯但知其然不知其所以然之病，如此而欲求伤科之普遍，其可得乎？愚不敏，对于伤科，虽不敢云有相当之研究，但少时曾居北地，从师学艺，故犹得窥其门径，就我所知者，录而出之，刊以行世，亦欲使国医界对此稍加注意，互相阐发，而使此术得以普遍。且中国伤科一术，本有特长，而具有神妙迅疾之功。骨碎可接，筋断可续，而一切皮破肉绽、血流肠出等等重伤，莫不可治，或用灵敏之手法，或用灵验之药品，在顷刻间奏起死回生之效，远非西医之专以休养割锯为能者可比；且收效亦极迅速，无论伤重至若何程度，但经伤科医生诊断，认为可治者，最多在百日期内，必能完全复原；若轻微之伤，则数日之间，即可治愈。惟伤科一术，除用药外尤重于手法，用药则有古方可循，但诊察其伤之所在，断定其轻重后，即可按症投药，至若手法，则非有深切之研究，与夫临诊之经验不可。故伤科中手法重于用药也，且跌打损伤，其种类极多，有内伤，有外伤，有骨折骨碎，有脱臼挫伤，有伤筋动脉，有青肿不仁，有枪弹箭镞等伤，固非可以一概而论，其治法之用药与手法，须视所伤之情形而定，亦不可以泥于陈法也。故治伤者，必须先将受伤者之伤处详加辨别，以断定是否可救。如伤要害而发现死征者，自难救治，若可治之症，又须视其所伤之部位与轻重，然后断定其应用何药，或应用何种手法，加以救治，始克奏效。若未曾察得实情，妄施药石，妄用手术，则非但无功，且适足以贻害无穷。为伤科者，第一要务，即在辨伤之生死，既定生死之后，更进而辨所伤之部位与轻重，认清之后，始依相当之法治之，庶不至贻害于人也。凡跌打损伤之症，有所谓五痨七伤者。心肝脾肺肾，是为五脏，在人身之内部，五脏受伤，即为五痨，属于内伤，伤轻者犹可设法，重则不救。且此项内伤，亦不必完全因跌而感受，即苦力之人，操劳过甚，日久而伤及内部；或在无意之间受到惊恐与重力之迫压，震伤其内部；或为人不知自爱，酒色过度，嬉游无节，久而伤其内部，皆足以成为五痨之症。其受病之原因虽异，而所受之伤则同，惟此等伤症，反较因跌打而致损伤者难治。盖跌打损伤，虽损及内部脏腑，但所伤也骤，只须无死征之发现，用灵效之药救治，不难克期奏效；若其余种种，除闪腰挫气亦属骤受者外，如操劳太甚、酒色过度等，类皆日积月累，经过极久之时期，渐成痨伤，由渐而积，入人已深，若不经多日之调养，实不易收药到病除之效，受之过深者亦无法救治，故此等损伤，实较因跌打而骤时受伤为尤甚也。然惟以同属内部受伤，治法用药亦并无甚巨大之区别，惟视其人之强弱而定药量之轻重耳。但跌打损伤中亦有些少之分，当如为寻常拳脚器械所伤者，依法治之，固无不效；若被人用点穴之法所伤，而伤五脏者，则非用法将点穴解过之后，不能救治，否则即用神妙之药投之，亦如倾于石上，毫无应验。盖点穴法依时而行，将血头点住，气血即不能通行，因此非药物之力所能解，即偶尔侥幸，仗药力将其人救活，亦必终身残疾，不能有为。惟为伤科者，对于点穴之法，亦不能不知，若能点即能解矣。至若七伤，则指耳目口鼻七窍而言，实为外伤之一部分，而四肢及全身部之外表受到损伤时，亦统称之为外伤。凡为刀砍枪刺、棍点石击，皆足以使人受此外伤，须察看伤痕之深浅而定救治之法。轻伤皮肉破损，血流不止；重伤筋断血飞，大脉受损。然无论其伤之轻重。宜以止血为第一要务，先止其血，然后更与以内服之药，培其元气。创口之大者，宜用手法缝合之，使表接合，肌肉不至泛出；若磁锋箭镞等物断于肉内，又须先将其断头碎片设法取出，然后视其创口大小，是否须用缝合之手术，再用好药止其血。此症虽系好肉暴伤，而仅及于外部，然受伤之重者，亦足以致死。若腹破而肠竟流出，或肠亦连带受伤，此虽亦属于外伤之部，然其危险固不亚于内伤也。若非用敏捷之手法，将肠于瞬息之间纳入腹中，而将创口缝合，即不易救治矣。若受拳打脚踢，或棍棒所伤，但肉青肿，并未破裂流血者，则仅用敷药，或药水洗涤，即可见效，不必施用手法也。然无论内伤外伤，其伤重不救，除立时气绝者外，必皆有特异之征象现于外，或在脉，或在眼珠，或在指掌之处，但能仔细体察，必能寻得此项征象，而断其人之生死。若骨骼受伤，可分为骨碎与脱臼二种，如为各部关节处脱臼，则须熟悉上骱之手法，依其部位，提而凑合之，轻伤或小骱，且可以不必用药物敷治，但用手法接上之后，即可回复原状，曲伸自如。若伤重或脱去者为大骱，则手法较难，或犹须绳络夹板等器具以辅之，是则将骱上好之后，必须用药物调敷，或用布包扎，而内服活络之药以固其本原，此脱臼者如无别种伤创，万不至于丧命。惟年老之人，精力已衰，及向来本原亏损者较为难治，宜先用独参汤以补其本原，方可施用手法，或受不起较剧之痛楚者，则先饮以麻药，使受伤者失去其知觉，然后施用手法，则非但受伤者不觉痛楚，即医治之人，亦易于着手也。至于骨碎，则有数种，有皮肉裂开而骨碎者，有皮肉未破而骨碎于中者，有一骨折数段者，有碎骨刺出肉外而内部仍相连者，种种不一，治法亦因之而异。大概骨碎皮破者，宜将碎骨取出，然后用药治之。若骨碎而皮未破者，则须视其轻重而定。轻者可完全用药物之力在外敷治，而使内部之碎骨自行接合，此种药物，极为奇妙。若所伤过重，虽皮肉未破，亦宜割开，取出碎骨，否则碎骨在内，既非药力能使接合，日后蕴酿于内，必至灌脓，若一灌脓，医治即多周折，甚或内陷而致死。至若骨折断者，宜用手法先使断折处接合，然后更用药敷治，设法扎缚，毋使移动。若碎骨刺出肉外者，亦可用接骨药外敷，使其回复原状。受伤之人，如果皮肉破损者，最忌受风，有伤科中称为破伤风。此症极为危险，由破伤皮肉，风邪侵入筋络，以致初起时先发寒热，牙关紧闭，甚且角弓反张，口吐白沫，四肢抽搐无宁，不省人事，伤口锈涩，如现此等征象，若非治之得法，必致死亡。然伤风之受也，其因有四：曰动受，曰静受，曰惊受，曰疮溃后受。若其人正在暴怒之际，或动作之时，皮肉触破，虽风伤，其症属轻，是为动受。盖动受者，其人正在暴怒动作，血气鼓旺，风袭在表，不致深入，故为轻症。至于静受则不然，起居和平之时，气不充鼓，偶受破伤，风邪易于入里，故为重症。因惊而受者，亦不易治，以惊则气陷，偶被破伤，风邪随气直陷入阴，多致不救，属逆。若风邪转入阴经者，则身凉自汗，伤处反觉平复，或反陷缩，甚则神昏不语，口噤舌短。其症贵乎早治，治法当先察风邪之侵入，或在表或在里，或半表半里，施以汗、下、和三法。如风邪在表者，必现寒热拘急、口噤咬牙等状，是宜用汗字法以追其汗；如风邪在里者，必现惊悸抽搐、脏腑秘涩等状，是宜用下字法以通其滞；如邪在半表半里而无汗者，宜发汗；如头汗多出而身上无汗者，不可发汗，宜用和字法以调和之。至于疮溃后受之症，因生疮溃而未合，失于调护，风邪乘虚侵入疮口，先从疮围起粟作痒，重则牙关紧咬，颈软下视。见此征象，不能发汗，防其成痉，当先固其根本，使风邪自定，然后更设法以清其邪。若一二日间，尚可灸法令汗出，而风邪自解，若日久则不宜更用此法矣。无论其破伤之属于何种，如刀枪伤、箭镞伤、磁锋伤、枪弹伤，以及腹破肠出、疡疮溃口等等，要宜避风，若不自慎，而致风邪内袭，则轻症变为重症，重症变为死症，即遇名手而为之尽心救治，达起死回生之地步，然其间已多费周章，而自身之痛苦，亦必因之而增加无数也。然对于破伤风之治法，完全利药物之力，并不藉手法，又与接骨等不同矣。总之，伤科之治病，无论其用手法、用药物，皆具有极灵验之效力，一虫一石之微，可以补碎骨，一俯一仰之间，可以愈挫气，是皆神妙莫测，足以令人惊异者，以视西医之轻伤专恃休养，一遇内部灌脓，即须将患处截去者，孰精孰拙，固不待辩而自明矣。

十二经四脉之循行

十二经者，手太阴、手阳明、足阳明、足太阴、手少阴、手太阳、足太阳、足少阴、手厥阴、手少阳、足少阳、足厥阴是也。四脉者，冲脉、任脉、督脉、带脉是也。手太阴为肺之脉，起于中焦，还循胃口，上膈属肺系，出腋下，至肘臂，入寸口，出大指之端。手阳明为大肠之脉，起于大指次指之端，出合谷，行曲池，上肩，贯颊，夹鼻孔，下齿入络肺，下膈，属于大肠。足阳明为胃经之脉，起眼下，入齿，环唇，循咽喉，下膈，属胃，络脾，下夹脐，至膝下，入足中趾。足太阴为脾之脉，起大指之端，上膝股，入腹，属脾，络胃，上夹咽，连舌本，散舌下。手少阴为心之脉，起于心中，出心系，下膈，络小肠腹，上肺，出腋下，至肘抵掌中，入小指之内，其支者上夹咽。手太阳为小肠之脉，起小指之端，循手外，上肘绕肩，入络心，下膈抵胃，入小肠。足太阳为膀胱之脉，起目内眦，上额交颠，下脑后，夹脊，抵腰，入络肾，下属膀胱，循髀外，下至踝，终小足趾。足少阴为肾之脉，起小趾之下，趋足心，循内踝，上股，贯脊，属肾，络膀胱，循咽喉，夹舌本，其支者，出络心。手厥阴为包络之脉，起于胸中，属心包，络下膈，历三焦，出腋下，入肘，抵掌中，出中指之端。手少阳为三焦之脉，起小指次指之端，循手表，上贯肘，入缺盆，布膻中，络心包络，下膈，属三焦，支者出耳上角。足少阳为胆之脉，起于目锐，绕耳前后，至肩下，循胁里，络肝，属胆，下至于足，入小趾之间。足厥阴为肝之脉，起大趾从毛之际，上足跗，循股内，过阴器，抵小腹，属肝，络胆，夹胃，贯膈，循喉咙，上过目系，与督脉会于颠顶。冲脉起于少腹之内，胞中，夹脐左右上行，并足阳明之脉，至胸口而散，上夹咽。任脉起于少腹之内，胞室之下，出会阴之分，上毛际，循脐中央，至膻中，上喉咙，绕唇，终于唇下之承浆穴，与督脉相交。督脉起于肾中，下至胞室，乃下行，络阴器，循二阴之间，至尻，贯脊，历腰俞后，交颠，至囟会，入鼻柱，终于人中，与任脉相交。带脉，当肾十四椎，出属带脉，围身一周，前垂至胞中。图中所示，可以参证。以此十二经与四脉之经行，与主要穴道互相对照，则可以参透一切，凡何穴属于何经、当于何脉，皆可了如指掌，而其经脉之属于内脏何部，亦可了然于胸，谙此法道而为人治伤，决不至有所错误。若为伤科而不知此十二经四脉之统系者，则虽有良药，安能见效，而用药用手法，亦非遵循于此不可也。

人身各穴之部位

人身各穴皆有一定部位，穴道共三百六十有五，除小穴无关生命出入外，若主要穴道，轻伤犹可救治，重伤则致死，或迟或速，时间稍有不同耳。头额属心经，心为血所汇，不可损伤，伤后怕风，重伤出血不止，血出见风者不治。两眉中间为眉心穴，居鼻梁之上，头额之两边，为左右太阳穴。头脑后面枕骨，总管十二经，又名督脉，为一身之主。脑后两边，属于太阳经者，有藏血穴。近耳后属于肝胆经者，有厥阴穴。心口上为华盖穴，属于心经，若被伤，必伤胃气而致心胃气血不交，而现昏迷不醒之状。心口中名黑虎偷心穴，亦属心经。心口下一寸五分处为巨阙穴，为心之募。脐上为水分穴，属胃及小肠二经。脐下一寸五分处为气海穴。脐下三寸为关元穴。脐下四寸名中极穴。左乳上一寸六分为膺窗穴，属于肝经。右乳上一寸六分为膺窗穴，属于肺经。左乳下一寸六分为乳根穴，属于肝经。右乳下一寸六分为乳根穴，属于肺经。左乳下一寸六分，旁开一寸处为期门穴，属于肝经。右乳下一寸六分，旁开一寸为期门穴，属于肺经。心下巨阙穴两旁，各开五分，名幽门穴，左面属肝，右面属肺。左肋近脐处为血门，右肋近脐处为气门，皆为商曲穴。左肋梢骨尽处、软肉边为血囊，右胁梢骨尽处、软肉边为气囊，皆为章门穴。左右肋梢骨下一分处各为腹结穴，左属血，右属气。凡人背上各穴，为生死所系，背后从上数下，第十四节骨下面之夹缝中为命门穴，命门穴两旁各开一寸五分软肉处为肾俞穴，肾俞穴之两旁各开一寸五分处为志堂穴，皆属肾经。肾俞穴下一寸五分处，为左右气海俞穴。尾闾骨尽处，与两大腿骨之中间为鹳口穴。肛门前，阴囊后，两界之间为海底穴。两脚心为左右涌泉穴。此外在百会前一寸五分处者为天关穴，督脉，属脾肺二经。在天关穴后一寸五分处为百会穴。百会穴后一寸五分处为后项穴，督脉，属心脾二经。在后面发际一寸五分处者为风府穴，督脉。在耳后青脉中者为耳根穴，手少阳，属三焦经。在梭子骨尖上，横左一寸，更直下一寸处者为转喉穴，足阳明，属心肺二经。在右面与转喉穴之部位相同者，为闭气穴，足阳明，属心经。转梭子骨四寸六分处为泰山穴，属心肝二经。在心窝内软骨上者为心井穴，任脉，属五脏。在巨阙穴旁各开二寸处者为对门穴、扇门穴，男子左对门、右扇门，女子左扇门、右对门，足阳明，属心肺二经。在期门穴下二寸处者，为七劳穴，足太阴，属肝经。在期门穴下三寸二分处为京门穴，足少阳，属心肝二经。在期门穴下四寸八分处者为五定穴，足少阳，属脾肝二经。在大椎下二椎上节缝中者，为伯劳穴，督脉，属五脏。在第三椎两旁各开一寸五分为肺使穴，足太阳，属膀胱经。在第四第五两椎之间，各开三寸处者，为膏肓穴，足太阳，属膀胱经。在第七椎下节间者为对心穴，督脉，属心经。在髀枢中大腿上骱处者为环跳穴，足少阳，属肝脾二经。膝盖骨之前面为膝盖穴，后面陷中为膝底穴，属足太阴经。在内踝上二寸处者，为竹柳穴，足少阴，属五脏。在脚上有骨高起处者，为脚住穴。鼻梁之上为山根穴。脑后陷中为对口穴。心窝穴下为中脘穴。丹田之右为命宫穴。肋部中间为凤头穴。肾俞穴上为凤尾穴。心窝穴上为天平穴。下窍为封门穴。

以上所举各穴，皆为人身最重要者，为伤科所必知。见其外面何处受打击，即知其内部何处受伤，依法投以适当之药品，必能治愈。惟此等穴道，若受打击过剧，内部伤势过重，即不易救治。且人身之气血流行，亦有一头与一定之时间，循环往复，决不错误，亦如潮汐之有信，按十二时而循行，有一定之秩序。

子时血头在心窝穴，丑时则在涌泉穴，寅时在对口穴，卯时在山根穴，辰时在天平穴，巳时在凤头穴，午时在中脘穴，未时在命宫穴，申时在凤尾穴，酉时在封门穴，戌时在丹田穴，亥时在六宫穴（即肚脐），此十二主穴。若受伤已足，影响内部。若更适当其血头所经处而击之，如子时击心窝穴，午时击中脘穴，则血头受震，周身之气血立时停止其流行，甚者致死，即轻者，亦必因气闭而晕倒。须按时点其活穴，使其气血渐复原状，然后更用药物治之，非徒恃药物所能奏效也。如在血所经之处而受破伤者，则其血如渭堤决口，直冲而出，不可遏止，若不急用神效止血之药以止其血，势必血尽而死，此等伤势，极为危险，亦极不易治。是在治者经验与手法而定伤者之生死，决非寻常庸庸碌碌者所能奏功也。

而十二时气血流注，合于内脏者，有一歌为证，歌云：寅时气血注于肺，卯时大肠辰时胃。巳脾午心未小肠，膀胱申注肾酉注。戌时包络亥三焦，子时丑肝各定位。观此歌诀，又可知气血在内部之流行矣，故凡学习伤科者，认穴之法实为第一要义，若不熟谙，临症必多谬误。医能生人，亦能杀人，学者于此，可不慎哉。

治疗总说

夫跌打损伤之症，其治法固不易言也，症有不同，伤有轻重，若非详察明辨之，然后依其伤势而对症发药，固不易见其功效。而跌打损伤之达于内部者，其第一大关键即气血阻滞，不能流行，或神志昏迷，不省人事，或寒热交加，呓语频作，或时清而时昏，或日轻而夜重，变象多端，捉摸不定。于此若不知其原因之所在，妄加猜测，狂投药剂，而欲求其病之速愈，其可得乎？恐非但不能为功，且徒以人命为儿戏耳。故治伤者，必须高深之学说及相当之经验，临诊之时，又须有果断之精神，一经诊察，即知其病之所在，然后对症发药，始可奏效。

凡受伤者，治宜及早，最好随伤随治，则瘀血未凝，着手较易。若过半月，则内部瘀血已凝结成块，水道不通，势难救治。治伤之道，不外乎汗、下、和三种法则。在着手之时，即宜看清楚，究应用何法为妥。既表之后，切不可再表。盖伤为骤受之病，与平常内症不同，虽有风邪，一表而汗，必能尽出。若再与表剂，反足损其本原矣。凡受重伤者，宜解衣以视其周身之血道，看形色之究竟如何。更诊其脉，看其是否调和，若六脉无甚异征，其伤必不甚重。若脉绝者，必死无疑。脉沉细者，却有生望。若皮肉外受扑击，青肿不消，中血液停滞作痛，此系皮肉内之血已出络，凝成瘀块，若不从速设法化去，日久必蕴酿成脓而致溃烂，此虽系轻伤，亦不容忽视。

凡内伤者，又须辨其伤之在左在右，盖左右之部位不同，治法亦因之而异也。辨此等伤，除已有症象外示者外，亦有不易断定者，是则宜从别处体察矣。如受伤而不知其伤之在左或在右，如其人吐血者，见血自明，血色发暗，可断其伤在左，血色鲜明，可断其伤在右。若并不吐血者，看眼珠亦可辨出，乌珠包现奇丑特征者，其伤在左；白珠包现奇丑特征，或红而且大者，其伤在右。左属肝，右属肺，又见右边受伤，而左边亦痛者，不可单治一边，须左右兼治，始可获痊。

凡人受向上打伤者为顺气，平拳打伤者为塞气，倒插打伤者为逆气，其症最凶。夫人之血，随气而转，气顺则血顺行，气逆则血逆滞，血滞则成病，何堪加以骨碎筋断。其不至殒命与成残废者，亦大幸事，全赖医者有生死肉骨之术，旋转乾坤之力也。前心与后心相对，伤久则成痨瘵，小腹与膀胱相对，伤久则成黄疸，是皆宜治者也。治法之大略如此，至其详情，则后章分论之。

脉法述要

人之生死，六脉主之，所谓六脉者，即浮沉迟数滑涩是也。更从此六脉而分晰之，则虚实濡弱革牢紧缓促结代长短洪微芤弦动伏散细等二十一种脉象见矣。虚实濡弱革牢六脉，统属于浮沉，以部位言之也。而紧缓促结代五脉，统属于迟数，以至数言之也。而长短洪微芤弦动伏散细十脉，统属滑涩，以形象言之也。凡治病者，必先诊其脉，视其脉部位、至数、形象之如何，而审其病之所在，以断其生死。若破伤失血过多，而脉见虚细沉弱迟等象者，可有生望；若见浮洪数大实促等象者，乃系死征，不可救治，此脉法之大概也。此外更有所谓解索、雀啄、屋漏、鱼翔、弹石、虾游等等脉象，皆以形象而定名，是为奇脉，亦即死脉，寻常之人，寻常之病皆不易见到此等脉。若竟见此等脉象者，则体内各部必已发极重大之变化，而不复能以脉象断其病之所在，故必死无疑。脉以外又有四海五余各窍等，关于生死。所谓四海者，即脑、丹田、脐、脾，盖脑为髓海，丹田为精海，脐为气海，脾为血海是也。至于五余，即外面各部与内中各部相印而生者也。头发为血之余，属于心；眉毛为筋之余，属于肝；须髯为精之余，属于肾；腋毛为肌肉之余，属于脾；阴毛为气之余，属于肺；而指甲亦为筋余，筋乃骨余，骨乃精余，皮乃血余，脉乃气余，周身骨殖之关节，则为五脏之余也。气行周身而血随之，若气血阻滞，病即发生。脉乃气余，动静相依，故察脉而知病，治病必先诊脉象也。气之衰者，脉必濡弱。气之绝者，脉必先绝。是脉虽为气之余，而实为人生之主宰焉。至于五脏，虽深藏于中，而外面之孔窍亦应五脏之象，而有相连之关。舌头为心之苗，而心之窍则与肾窍相合，而寄之于两耳。眼为肝窍，口为脾窍，鼻为肺窍，耳为肾窍，而肾之窍又开于二阴焉。如五脏之伤，即可于此外部之孔窍审察之，以断其伤之轻重，命之生死也。舌尖黑色，而多芒刺，且有胎者，此乃心绝之象。双睛固定，不稍转动，有类鱼目，人中深陷者，此乃肝绝之象。鼻孔翻转，竟向上方，又现黑色者，此乃肺绝之象。嘴唇反转，其黑如墨者，此乃脾绝之象。两耳色晦，廓现黑色，而下阴部分，肾囊吊起者，此乃肾绝之象。此为五绝之征，犯者必不能救治，迟早终必死亡。头在人身，为诸阳之首，囟门主心脏，心为血液所汇之处，故伤囟门，血出不止，或风邪内袭者，皆不救。此等征象，出于脉法之外，其视察病源，则功效正相同也，故并录之。

用药总歌诀

归尾兼生地，槟榔赤芍宜。四味堪为主，加减任迁移。乳香并没药，骨碎以补之。头上加羌活，防风随白芷。胸中加枳实，枳壳又苓皮。腕下用桔梗，菖蒲厚朴治。背上用乌药，灵仙妙可施。两手要续断，五加连桂枝。两胁柴胡进，胆草紫荆医。大茴与故纸，杜仲入腰支。小茴与木香，肚痛不须疑。大便若阻隔，大黄枳实推。小便如闭塞，车前木通提。假使实见肿，泽兰效最奇。倘然伤一腿，牛膝木瓜知。全身有丹方，饮酒贵满卮。苎麻烧存性，桃仁何累累。红花少不得，血竭也难离。此方真是好，编成一首诗。庸流不肯传，毋乃心有私。

用药述要

凡跌打损伤之症，治法因各有不同，而用药亦因之而异，非于诊视时先行断定其病之所在，然后用相当之药以投之，殊不易见其功效，因非可以概论者也。即如上歌所述，亦分各部，随所伤之处而加减其药物，是诚不可忽视者，兹就其重要者，述之如次。凡见青肿不痛或肿而不消之现象，此系气血虚弱之征，宜用十全大补汤。若受伤处肿胀而寒热并作者，此为血伤，肝火相乘而动之象，宜用四物汤，另加山栀、柴胡二味。血出不止而又发寒热者，宜用四君子汤，另加川芎、当归、柴胡三味。若失血过多，面黄眼黑者，切不可专攻瘀血，宜用独参汤以固其根本，加苏木、红花二味，兼调瘀血。寒热而痛甚者，欲溃脓也，宜用参芪内补散。若脓出而痛甚者，气虚所致，宜用八珍汤。疮口赤肉突出，系血虚之象，而肝火生风，宜用柴胡栀子散。若脓出不止，疮口有白肉突出，为气虚感邪之象，宜用补中益气汤。若脓溃而痛，或竟溃而不敛，皆系脾胃虚弱所致，宜用六君子汤。若徒知敷凉药，而不溃不敛，适足以贻害也。受伤者若肠中作痛，按之不宁，此必内有瘀血，用承气汤下之。下后仍痛，瘀血犹未尽，更用加味四物汤。按之而不痛者，血气伤也，宜用四物汤加参芪白术。下后胸胁作痛，肝血伤也，宜用四君子汤加川芎、当归。下后发热，气血并虚也，宜用八珍汤加当归、半夏。胸胁作痛，不思饮食者，肝脾气滞之象，宜用六君子汤加柴胡、枳壳。咬牙发搐者，肝盛脾虚之象，宜用异功散加川芎、山栀、钩藤、天麻。若寻常跌仆轻伤，皮肉疼痛而未破者，以顺气活血汤饮之。杖疮之未破者，宜砭去瘀血，内服大成汤。以上诸方，皆宜谨慎。若妄用之，徒滋流弊耳。

十全大补汤（服）：人参一钱，茯苓一钱，川芎一钱，当归一钱，白芍一钱，地黄一钱，黄芪一钱，肉桂一钱，白术钱半，炙甘草五分。

四物汤（服）：当归三钱，地黄三钱，炒白芍二钱，川芎钱半。

四君子汤（服）：人参二钱，焦术二钱，茯苓一钱，炙草一钱，生姜三片，红枣二枚。

八珍汤（服）：人参一钱，茯苓一钱，川芎一钱，当归一钱，炒白芍一钱，地黄一钱，白术钱半，炙甘草五分。

六君子汤（服）：即四君子汤加陈皮一钱，炙半夏钱半。

加味承气汤（服）：大黄一钱，厚朴一钱，枳实一钱，羌活一钱，防风一钱，当归一钱，生地一钱，朴硝一钱。

加味四物汤（服）：当归一钱，川芎一钱，白芷一钱，生地一钱，红花一钱，枳壳一钱，牛膝一钱，大黄一钱，桃仁一钱，苏木一钱，羌活一钱。

异功散（服）：即六君子汤减去半夏一味。

顺气活血汤（服）：苏梗一钱，厚朴一钱，枳壳一钱，砂仁五分，归尾二钱，红花五分，木香四分，炒赤芍一钱，桃仁三钱，苏木二钱，香附一钱。

辨别吉凶

伤科为人治伤，必须谨慎将事，盖受伤者之生命，实在其掌握之中，稍一疏忽，即可致人之死命也。故在未医之前，除察看伤痕、细心诊脉外，犹当于其余各部以寻求征象，而断其吉凶。因人受伤过重，而至于不可救治者，身上各部，定有特异之征象发现。此项征象，必为常人或受伤轻微者所必无，医者见之，必能固而断定其生死也。眼为心之苗，实人生最重要之器官，凡喜怒哀乐之征象，皆赖以明示，故病者之眼，亦有特征以示其病之所在。如肝气病者，眼白皆现焦黄之色，即其例也。而伤科则尤为重要，故临诊之时，宜察两眼之有无特征，如眼白上有红筋者，则内部必有瘀血，红筋多者，瘀血亦多，红筋少者，瘀血亦少。若眼珠活动如常人者易治，眼珠转动呆滞者难治，若竟不动或瞳人散大者，皆为死征，无法医治。若受伤之人，已经晕倒，双目紧闭，则宜用二指扳开其眼皮，以察其眼珠。若瞳人居中可见者可治。若瞳人上插，仅见眼白而不见眼黑者，则不易救治。受伤之人，眼珠火热，或眼泪流出，涟涟不绝者，皆系死征，无法可救。此以眼之征象而断吉凶之法也。而指甲一物，本为筋之余，血液循筋，而受伤者又皆以气血之阻滞或散失，而定其生死，故指甲亦可以验伤之轻重。常人之指，近肉一部分，皆鲜红色，以手按其端，则血液暂停而现白色，若将所按之手放去，立时回复原状，受伤者即可以此法验之。若以手按其指甲，释手之后，立刻回复原状者，其伤易治。若释之后，经过片刻，始回复原状者，则受伤稍重，医治较难，惟犹非不治之症，医之得宜尚可保全生命。至指甲并不必用手按，即发现死白之色，或紫色，甚为黑色者，则非气血耗散，即全身之血脉完全停顿，无药可救，必死无疑。两足趾甲，亦可以此法验之，极为灵应。此以指甲断定吉凶之法也。阳具为人生百脉之所系，伤必致命，且不必其本部受伤，始发现特异之征象，即别部受伤，亦足影响及之，故亦可以验症之吉凶也。凡受伤之人，其势收缩如僵蚕者，是为死征，不治。若并不收缩，与常人无异者，可治。睾丸不居于囊，而收入小腹中者，亦为必死之征。若受伤者系妇人，则可以此法而验其两乳，此察看势与乳而断生死之法也。余如手心脚心，亦可验断，凡其色红润如常人者，易于医治。发焦黄或灰黑色者，虽非必死之征，而医治亦感不易，必须能手始也。

各种死征

凡伤内部者，宜分左右。心与小肠肝胆，在于左面，肺与大肠、脾胃、命门，则在右面，全部受伤者必死。须视其手足之指甲，黑则为凶，与常人无异，或稍冷白色者可治。受伤者如有瘀血在胸，觉得闷痛或大肠作痛者，须进行血药以下之，若经过十四日后始医治者，瘀血已固，无能为力矣。受伤而面黑干，其伤在肾，青色者伤在肝，肝脉数者，胸腹有瘀血，主将吐血之象。

受伤之人，气促而喘急，喉间发现痰声，格格不绝，其声如锯，或口中发生恶臭，腥秽难闻者，亦为死征，不可救治。

凡受伤之人，两目直视，或向左右斜视，睛珠停滞，不能转动者，必死无疑。

如见以下各种现象者，皆无法医治。一、人中上吊，嘴唇翻转者；二、耳与鼻上，皆发现赤色者；三、骨碎而色变青黑者；四、气喉全断者；五、胸部高高突起者，两手凭空拿捏或舞动者；六、痛不在伤处，而反在别部者；七、出血不止，其血先赤后黑者，皆死征也。

脑骨破者，两额角边受伤者，天柱骨折断者，耳后脑衣破裂者，两太阳伤重者，头顶骨破碎者，眉毛内受伤者，护心骨碎断者，臂中跳脉受伤者，后背、两腰、阴囊、阴户、肛门、海底各穴受伤，以及大肠穿破，流出黑屎，小肠受伤，而致便闭者，以上种种，亦皆死征，不可救治。凡受伤过重，而致晕倒，口眼皆闭，宜用牙皂末吹鼻孔中，得嚏者可救，不嚏则更以灯心蘸井水，粘牙皂末捎之，如能得嚏而吐出稠痰者可救，否则即属不治之症。

大都男子气从左转，伤上部者易治，伤下部者难治，以其阳气上升也。女子血从右转，伤下部者易治，伤上部者难治，以其阴血下降也。

伤肩者，左边则气促面黄，或竟浮肿，右边则气虚面白，血液不充，宜治以行气活血之法，更辅以手术，饮以良药，自可获瘳。

伤背者虽凶而死缓，盖背为五脏之所系，若不急治，或数十日而死，或经百日以后死。伤胸者久必咳嗽，以胸为气血往来之所，故必现此征象也，若面上发现灰黑之色，燥热异常，胸口高起，颇觉闷胀者，是为险象，若不及早医治，或医治不得其法，用药不当，不出七日，必死无疑。

凡由前面碰打跌伤胸膛，其症极重，用手轻按其心坎上之横骨，第一节受损者，主一年死，第二节受伤者，主二年死，第三节受伤者，主三年死。

凡肝部受到重伤，其人面色发紫，眼珠色赤而郁者，其症极危，主七日内死。

凡心口受到重伤，其人面色发青，气若游丝，呼吸之间，其痛甚烈，口吐鲜血，身体不易转动者，其症危殆，主七日内死。

凡食肚受伤，心下高肿，皮肤绷紧，陈痛时作，气喘发热，面色与口鼻，发现灰黑，饮食不进者，亦系危象，主七日内死。

受伤之人，两耳失聪，额部晦黑，面浮白光，常带哭泣之状，肿如弓形，此系胃部重伤之象，主半月内死。

受伤之人，面色发赤，气息阻滞，便下急涩，便后带红，此系大肠重伤之象，主半月内死。

受伤之人，小便秘塞，行时作痛，气促喘急，热势极盛，口舌枯干，口有酸水。面上浮肿者，此系小肠重伤之象，主三日内死。

受伤之人，小便肿胀，滴血滴尿，涩痛难忍，热势极盛者，此系膀胱重伤之象，主五日内死。

伤阴囊或阴户，有血水从小便处流出，点滴不绝，肿胀痛极，昏迷不醒者，主一日死。

前胸后背，同时并伤，而现发热咳嗽、面白肉瘦、不思饮食等象者凶，主半月死。

伤气眼者，气喘痛极，夜卧不宁，兼多盗汗，身瘦肿胀，饮食不思者，主一月内死。

凡血海受伤，而现口常吐血、胸背板硬、隐隐作痛或血妄等象者凶，主一月死。

凡两肋受伤，而现气喘大痛，中气虚损，面色浮白，睡眠不宁，如被刀割等象者皆凶，主三日内死，如筋骨断者，其伤更危，而两肋并非打伤而自痛者，系肝火内攻之象，而清痰积食，流注两肋，亦足致痛，醉饱房劳，元气损伤，肝木克胃，亦足使胸脘连两肋作痛。左肋痛者，血瘀与气滞也，右肋痛者，痰与食积也，皆非险症。

小腹受伤，血入内部，其脉不实者，其症极危，主一日内死。

大肠受伤，粪从口出者，当日即死，若即出尿者，四十九日死。

腰部受伤，急进童便，饮而觉痛者可治，不觉痛者难治，面现笑形貌，三日内死。

外肾受伤，子碎者立死，或收入少腹，日久连腹内作痛者四十九日死，发热昏晕者三日死。

手法练习

伤科在外科中，亦占重要地位，惟以受伤者，往往断筋折骨，皮肉破裂，甚至喉断肠出，凡此种种，因非全仗药物之力，所能收其效，故于药物之外，犹重手法。若手法不良，纵有秘受之方，备灵效之药，而欲治破伤折骨等伤，势难望其有效。且各种药物之配合，但能熟读古方，认明伤部，即可按症投药，初非极难之事。若手法者，则谈非容易，非有极深之研究，与夫实地之练习，殊不能得心应手也。若就上骱按骨而论，人身各部骨骼，皆有一定位置，其连络衔接之处，关节之式样，亦各各不同。为伤科者，对于全身骨骼之总数，固须深知，而于各骨之部位，以及各处关节之式样，与如何衔接之状，亦须完全明了，然后依其形势而定手法，始不致有误。此外如取出碎骨、缝合创口、送肠入腹等等，亦非有相当之经验不为功。而施用各项手法，对于所属之部，固须熟悉其情形，临时又须有灵敏之手腕，盖如腹破肠出等症，不能久待，稍一迟缓，则风邪内侵，必致痉厥发热，而至于丧命。故手法万贵敏捷也。此项手法，练习亦非易易，若无数载苦功，恐不能有成也。法用死人骨殖一付，须各部完全，不可缺少，将其骨完全分开，然后每日随手拾一二枝细认之，而断定其骨属于何部何名，初时对于指骨臂骨等，固不能完全准确，或误右为左，或误上为下，但练习既久，自能熟悉而至于随意指识，一无错误，然后进一步练习拼合，先就一部分着手，如腿部则将大腿骨、膝骨、小腿骨、足踝骨、趾骨等按其部位，将关节接合，由此而胸部、头部等逐渐拼凑，以至于能将全付骨殖完全拼合，丝毫无误。乃更进一步，在夜间黑暗中行之，将全付骨殖堆置一处，随手拾取一枝，用手摸之，依其尺寸之长短，周围之大小，以及两端关节处之形状，四面相证，而定其骨之属于何部，然后持向亮处，以证其是否谬误。若摸熟之后，亦依前述拼合之法，在黑暗中逐部练习，至能于黑暗中完全将全付骨殖拼凑成人形，丝毫不错，则大功告成矣。如此练习，最少亦非三年不可，费时虽多，但练习成功之后，对于人体全部之骨骼关节部位，以及其接合之情形，了如指掌。知之既深，在遇脱骱等伤，治之自较便利，必能依其所伤处之部位关节而定其手法，必能收手到病除之功，其余如缝合创口等，全在敏捷二字，熟极巧生，较上骱为稍易也。

内伤治法

凡人身外部各处穴道，皆与内部腑脏有连络之关系。人之生死，因以气血为主，若外部各穴受伤，则气血因之而阻滞，或竟完全停止，则内部之腑脏，亦因之而失机能，故受伤重者，立致殒命。即轻伤，若不早治，使瘀血停滞于中，日久亦必不救。故受伤无论轻重，治宜及早，切勿迁延观望，以免日久既成绝症之后，欲救不及，致生后悔。兹将内伤各种治法分条录下。

前额部

头部之前额，属于心经，心主血，受伤出血，最怕受风，凡受风而伤处发肿者，不出三日，必死无疑。出血尚少，并未见风，亦未见肿胀之象者，是可救治。用下方煎服，更投以飞龙夺命丹三四服，可望复元，药方如下。

西羌活钱半，防风钱半，川芎钱半，三棱五钱，赤芍钱半，骨碎补钱半，全当归一钱，蓬术一钱，元胡索一钱，木香一钱，乌药一钱，青皮一钱，桃仁一钱，苏木一钱。

眉心穴

此部为头面主要之穴，受伤出血者，不易救治，即并未出血，固受伤过重，而致面部浮肿，头大如斗者，亦系必死之象，三日内准无生理。如受伤尚轻，并未见血，亦未见浮肿者，以下方煎服，可以痊愈。

川芎钱半，西羌活钱半，防风钱半，荆芥钱半，全当归一钱，赤芍钱半，骨碎补一钱，三棱三钱，元胡索一钱，木香一钱，青皮一钱，蓬术一钱，苏木一钱。

太阳穴

太阳穴在头额之两边，受伤过重，则立时致死。凡已出血者，少尚可治，多亦不救。而出血虽少，风邪已内侵，而伤处发肿者，亦无救法，五日内必死。若损耳目，而血凝成脓者，外敷桃花散，内服七厘散一分半，同时以下方煎服，更投以飞龙夺命丹二服，定可见效。

川芎二钱，西羌活钱半，赤芍二钱，骨碎补钱半，全当归一钱，元胡索一钱，三棱五钱，广木香钱半，青皮一钱，苏木一钱，红花八分，乌药一钱。

藏血穴

近耳后右有藏血穴，属于太阳经，左有厥阴穴，属肝胆经。受伤重者必死，失血多者，亦不可治。虽失血甚微，而已被风邪侵入创口，以致浮肿者，亦不救。伤稍轻者，可用下方煎成，冲服七厘散二分，更投以飞龙夺命丹三服可愈。

生地二钱，川芎二钱，当归二钱，赤芍钱半，骨碎补二钱，三棱钱半，元胡索钱半，蓬术一钱，青皮一钱，木香一钱，乌药一钱，苏木一钱。

华盖穴

华盖穴即心口，心经主之，受伤过重，致血迷心窍，人事不知，此乃胃部受损，致心胃气血不能流行，不易救治。伤稍轻者，自觉疼痛，或胸部饱闷，则瘀血凝结，宜设法下之，可用下方煎成，冲服七厘散二分，更投飞龙夺命丹二服。其伤不能断根者，三年内必死无疑。

枳壳三钱，良姜一钱，三棱钱半，当归钱半，蓬术钱半，元胡索一钱，木香一钱，缩砂仁三钱，乌药一钱，青皮一钱，桃仁一钱，苏木一钱，陈酒半斤煎。

偷心穴

心口正中，名为黑虎偷心穴，属心经。受伤过重，两眼昏花，神识不清者，不易治。若所受之伤稍轻，自觉疼痛，能开口说话者，可治。以下方用水、酒各半煎服，然后更投以飞龙夺命丹三服，再与地鳖紫金丹三五服，定可见效。如因其伤势尚轻，并不服药调治，则百日以内，亦必伤命。如不用下列之方，而以治华盖穴方，去枳壳、良姜，另加楂肉一钱，丁香五分，煎冲七厘散二分服之亦可。

金竹叶二钱，柴胡钱半，钩藤一钱，全当归一钱，陈皮一钱，楂肉一钱，茄仁一钱，麦冬一钱，沉香三钱，炙草三钱，防风三钱，荆芥三钱，青柿蒂三个。

巨阙穴

巨阙穴为心之募，受伤稍重，即足使人神志昏迷，宜用手法。在右边肺底穴下半分处，劈拳一挪，如不能苏者，则血已捧心，必死。若一挪而得苏醒者，用下方服之。二剂后，投以飞龙夺命丹五六服，更与以地鳖紫金丹三服。若服后仍不能痊愈者，百日后必死。

桔梗一钱，川贝母一钱，三棱五钱，赤芍二钱，全当归二钱，元胡索一钱，蓬术一钱，木香一钱，青皮二钱，桃仁二钱。

气海穴

此穴在脐下一寸一分处，受伤过重者，里气闭塞，不出十日，必死无疑。若受伤稍轻，气未尽塞，以治华盖穴伤方，去枳壳、良姜二味，另加木通、红花各一钱，煎透，冲七厘散一分半服之，更服下方二剂，可望痊愈。如以轻伤之故，并不及早服药调治，经四十九日，亦必不救，下方水、酒各半煎服。

菟丝子一钱，上官桂一钱，刘寄奴一钱，蒲黄一钱，杜仲一钱，元胡索一钱，青皮一钱，枳壳一钱，香附一钱，五灵脂一钱，归尾一钱，缩砂仁一钱，五加皮钱半，广皮钱半。

关元穴

此穴在气海穴下一寸五分处，重伤者立刻致死，轻伤者如稍怠忽，不及早服药调治，二十日后，亦必伤发而死。伤稍重者，五日当死，宜用下方浓煎，冲七厘散二分服之，更投以飞龙夺命丹三服。若不痊愈，久后必伤发而死。

青皮二钱，车前子二钱，赤芍钱半，当归二钱，元胡索钱半，木香钱半，蓬术一钱，桃仁一钱，乌药一钱，苏木一钱。

中极穴

此穴在脐下四寸处，受伤过重者，立刻致死。若受稍重，致大小二便闭塞不通者，其症亦危，若不早治，十日内必死，宜用下方煎冲七厘散分半服之，然后更进地鳖紫金丹三服。即所受之伤稍轻，当时虽不觉若何之危险，并不服药，至百日后，亦必因之而死。

生大黄二钱，三棱三钱，蓬术二钱，赤芍二钱，当归二钱，元胡索钱半，缩砂仁一钱，青皮二钱，广木香钱半，乌药钱半，桃仁二钱，苏木一钱，红花八分。

膺窗穴

（一）此穴在左乳上一寸六分处，属于肝经。伤重者立刻致死。受伤者如见面紫、目赤、发热等征象，则内部肝叶已受伤，若不急治，七日必死，宜以下方服之，然后进吉利末散，服琥珀丸。若伤之较轻者，宜将煎方减去生大黄，另加乳香一钱，须去油，煎冲七厘散二分服，后进飞龙夺命丹三服。

西羌活五分，荆芥一钱，防风一钱，秦艽一钱，枳壳一钱，当归二钱，陈皮一钱，砂仁五分，川芎六分，桔梗一钱，苏木二钱。

（二）此穴在右乳上一寸六分处，属于肺经。伤重者死，伤轻者可治。用下方煎浓，冲七厘散二分服之，以行其瘀。如瘀不行，再用大成汤通利二便，瘀血行后，再服飞龙夺命丹三服。如因伤轻而不早治，百日必死。

三棱五钱，赤芍二钱，当归二钱，蓬术一钱，元胡索一钱，木香一钱，乌药一钱，青皮一钱，桃仁一钱，苏木一钱，木通一钱，大黄一钱。

乳根穴

（一）此穴在左乳下一寸六分处，属肝经。受伤后发现与伤左膺窗穴同等见象者，可即服其方，或将下方煎浓，冲七厘散服之，然后更与以飞龙夺命丹三服，若因伤而口吐鲜血者，必死。如以轻伤而未医治者，一月后亦死。

广郁金二钱，赤芍二钱，红花一钱，蓬术一钱，元胡索一钱，刘寄奴二钱，青皮二钱，当归二钱，木香一钱，骨碎补二钱，乌药一钱，桃仁一钱。

（二）此穴在右乳下一寸六分处，属于肺经，受伤过重者，立刻即死。因受伤而致两鼻出血者，亦不治。伤势较轻者，宜用下方煎浓，冲七厘散分半服之，然后更与以地鳖紫金丹三服。如仍不能完全奏效，其根不断者，延至一年之后，亦必致死。

生地二钱，当归二钱，赤芍二钱，荆芥二钱，元胡索一钱，百部一钱，桑白皮一钱，红花八分，青皮二钱，木香钱半，桃仁钱半，苏木一钱。

期门穴

（一）此穴在左乳根穴外面，相距一寸之处，亦属肝经。重伤者难治，轻伤者可用下方煎浓，冲七厘散二分同服，更与飞龙夺命丹三服。若不断根，一月后必死无疑。

当归二钱，红花八分，元胡索一钱，柴胡一钱，胆草一钱，骨碎补二钱，青皮二钱，广皮二钱，木香二钱，桃仁钱半。

（二）此穴在右乳下一寸六分，横开一寸处，属于肺经。重伤者不治，受伤较轻者，则用下方煎浓，冲七厘散二分同服，再与飞龙夺命丹三服，服后如仍不能完全断根者，二月以内，必死无疑。

当归二钱，赤芍二钱，骨碎补二钱，元胡索二钱，五灵脂钱半，蒲黄一钱，青皮二钱，陈皮二钱，木香一钱，乌药一钱，蓬术一钱，桃仁一钱，苏木一钱。

幽门穴

在巨阙穴之两旁各距五分处为幽门穴，左属肝，右属肺。打重者名冲泡，一日即死。受伤稍轻者，可先用前方去五灵脂、蒲黄二味，另加白豆蔻一钱，煎冲七厘散二分服之，再进夺命丹三服，然后更用下方煎浓二剂，冲地鳖紫金丹三服服之，外面更用敷药吊之。如仍不断根，百日必死。

肉桂一钱，蒲黄一钱，归尾一钱，香附一钱，菟丝子一钱，杜仲一钱，刘寄奴一钱，枳壳钱半，青皮钱半，广皮钱半，五灵脂一钱，五加皮钱半，缩砂仁一钱。

商曲穴

（一）此穴在左肋近脐处，为血之门，受伤稍重者半年必死，因伤而致吐血者，数日即死，宜用下方煎浓，冲七厘散二分同服下，然后更服飞龙夺命丹三服。如不能断根，或以受伤时自觉甚轻，因之忽略，未曾服药调治者，不出一年，亦必身死。

西羌活二钱，全当归二钱，蓬术钱半，荆芥二钱，骨碎补二钱，五加皮二钱，乌药钱半，木香一钱，元胡索一钱，青皮二钱，广皮二钱，桃仁二钱，枳壳钱半，苏木二钱。

（二）此穴在右肋近脐处，为气之门，打重者可以立刻致死，即稍轻者，亦不易治。受伤之人，往往发现二便秘结等象，治宜及早，迁延即足贻患，以下方冲七厘散二分服之。如服药后二便即行通畅者，则生机已转，如仍旧秘结，则可用葱白头若干，捣至极烂，然后用酒炒之，放油纸上，贴于伤者脐眼，即可通便。若仍阻塞不通者，系必死之征，无法可治矣。若便通后，再与飞龙夺命丹三服，可望痊愈。

生大黄二钱，枳实二钱，当归三钱，蓬术钱半，木香钱半，青皮二钱，车前子二钱，木通二钱，元胡索钱半，陈皮二钱，柴胡一钱，乌药一钱，桃仁二钱。

章门穴

（一）此穴在左肋梢骨尽处之软肉边，为血之囊，受伤太重而致口吐鲜血者必死。伤重不治者，四十二日死，轻伤不治者，一年必死。宜用下方煎浓，冲七厘散二分服之，然后更进地鳖紫金丹五服，可望痊愈。

归尾三钱，赤芍二钱，红花一钱，荆芥二钱，元胡索一钱，青皮二钱，木香二钱，蓬术一钱，陈皮二钱，三棱二钱，苏木三钱，桃仁二钱。

（二）此穴在右肋梢骨尽处之软肉边，为气之囊，受伤过重者，气闭而死，无可药救。其次重者，亦宜早治，不治百日必死。轻伤不治者，一年内亦必伤发而死。宜先用前方加五灵脂一钱五分，缩砂仁一钱，煎浓服之，然后进下方一剂，冲地鳖紫金丹服。如不能断根者，一年后必不保。

肉桂一钱，菟丝子一钱，归尾二钱，蒲黄一钱，元胡索一钱，杜仲一钱，五灵脂一钱，五加皮二钱，刘寄奴一钱，青皮一钱，枳壳一钱，香附一钱，缩砂仁一钱。

腹结穴

（一）此穴在左肋梢骨下一分处，亦为血囊，受伤过重，口吐鲜血者不救。示见血者稍轻，然亦宜早治，不治四十二日必死。若因伤势尚轻，并未服药调治者，三月必死。宜用下方煎服二剂，轻伤可望痊愈，若服后不断根，主一年内死。

生地二钱，归尾二钱，蒲黄二钱，赤芍二钱，元胡索二钱，生韭子钱半，青皮二钱，红花一钱，三棱一钱，乌药一钱，桃仁二钱，苏木二钱。

（二）此穴在右肋梢骨下一分处，亦为气囊，受伤过重者，气闭而死，无可药救。其次者气阻滞，呼吸作痛，宜早治，没治者二月后死。因伤势尚轻，忽于治疗，并不服药者，一年后亦必伤发而死。宜用下方煎服，然后更进飞龙夺命丹三服，可望痊愈。伤重不断根者，久后必因此而死。

生地二钱，归尾二钱，丹皮二钱，杜仲二钱，青皮二钱，红花一钱，大茴香一钱，乌药一钱，广皮一钱，元胡索一钱，桔梗一钱，桃仁一钱。

命门穴

人之五脏，皆系于背心上数下至第十四节骨中间，即为命门穴。受伤重者，神志昏迷，不省人事，是为必死之症。若稍轻者可治，惟此等伤虽凶，而死极缓。受伤之人，宜先服下方一剂，然后更砂糖滴花酒冲服和伤丸五粒，可望痊愈。不断根者，一年必死。

当归三钱，川芎三钱，枳壳三钱，陈皮二钱，香附二钱，草朴三钱，木香三钱，刘寄奴三钱，苏木二钱，落得打三钱，三七三钱，乳香二钱（去油），没药二钱（去油），萹蓄二钱。

肾俞穴

命门穴之左右，各开一寸五分处为肾俞穴。受伤过重者，立死。口吐鲜血或痰中带血者，皆系危象，不易救治，若不见此现象者可治。宜用下方煎浓，冲七厘散一分，服后更投以飞龙夺命丹三服，可望痊愈。

归尾三钱，赤芍二钱，蓬术二钱，元胡索二钱，青皮二钱，补骨脂二钱，桃仁二钱，菟丝子二钱，乌药二钱，苏木二钱，大茴香一钱，红花一钱。

志堂穴

命门穴之左右各开三寸处，名志堂穴，属于肾经。受伤过重者，顷刻即死。凡见两耳失聪，额黑面浮白光，或常如哭泣状，或常如喜笑者，皆系死征，盖左为器腰，右为笑腰也，稍轻者可治。宜用下列二方，依次服之，后再进琥珀和伤丸，可望痊愈。如再不能断根者，三月必死矣。

（一）防风一钱，荆芥一钱，秦艽一钱，枳壳一钱，当归二钱，青皮一钱，陈皮一钱，砂仁五分，川芎六分，桔梗一钱，苏木二钱，桃仁二钱。

（二）熟地三钱，杜仲一钱，杞子一钱，破故纸三钱，菟丝子三钱，归尾一钱，没药（去油）一钱，黄肉一钱，红花五分，独活一钱，淡苁蓉一钱。

气海穴

此穴在肾俞穴下，重伤者立刻致死，稍重者不及早医治，一月亦死。须用下方煎浓，和地鳖紫金丹冲服，二服可愈者生，若服药二服，而仍旧不能完全复原者，一年内亦伤发而死。

归尾二钱，杜仲二钱，赤芍二钱，蓬术二钱，青皮二钱，元胡索二钱，乌药二钱，桃仁二钱，苏木二钱，桔梗钱半，补骨脂二钱，红花六分。

鹤口穴

此穴在尾闾骨尽处，两大腿骨之中间，受伤者虽凶而死缓，不早医治，一年后死。治法宜用下方煎服后，再用地鳖紫金丹，三服可愈。

归尾二钱，三棱二钱，蓬术二钱，骨碎补二钱，青皮二钱，牛膝三钱，苡仁三钱，三七钱半，赤芍钱半，木香二钱，乌药二钱，桃仁二钱。

海底穴

介于肛门阴囊之中间者为海底穴，受伤最重者，三日必死。凡受伤而发现大便关塞者，其症凶，须急用下方煎浓服之，次进飞龙夺命丹，三服后再进地鳖紫金丹三服，可望痊愈。

大黄一钱，朴硝一钱，枳壳二钱，当归二钱，木通一钱，陈皮一钱，生甘草一钱，乌药一钱，苏木二钱，桃仁二钱，红花六分。

涌泉穴

此穴在两脚心中，受伤者虽凶而死缓，早治之可有生望，若因伤势极微而忽视之，并不求医服药，则一年后必然伤发而死，即欲医治亦无从措手，徒滋悔矣。

归尾二钱，赤芍钱半，蓬术一钱，青皮钱半，元胡索一钱，牛膝二钱，木瓜二钱，桃仁二钱，苏木二钱，木香二钱，乌药一钱。

飞龙夺命丹

硼砂八钱，地鳖虫八钱，自然铜（醋淬七次）八钱，血竭八钱，木香六钱，当归五钱，桃仁五钱，蓬术五钱，五加皮（酒炒）五钱，炙猴骨五钱，元胡索（醋炒）四钱，三棱（醋炒）四钱，苏木四钱，五灵脂（醋炒）三钱，赤芍三钱，韭子三钱，蒲黄三钱（生熟各半），破故纸三钱（盐水炒），炒广皮三钱，川贝三钱，朱砂三钱，炒菖根三钱，桑寄生三钱，肉桂（去皮）二钱，乌药二钱，羌活二钱，麝香二钱，杜仲（盐水炒）二钱，秦艽（炒）二钱，炒前胡二钱，土狗二钱，青皮（醋炒）二钱。此药共为细末，重伤每服三钱，轻伤每服钱半，陈酒冲服。

地鳖紫金丹

地鳖虫八钱，硼砂八钱，自然铜（淬）八钱，乌药五钱，土狗五钱，元胡索（醋炒）五钱，当归（酒炒）五钱，桃仁五钱，威灵仙（酒炒）六钱，川牛膝五钱，麝香四钱，炙香附四钱，木香四钱，川续断三钱（盐水炒），五加皮（炒）三钱，炙猴骨三钱，苏木三钱，贝母三钱，炒广皮三钱，泽兰三钱，五灵脂（醋炒）三钱，菟丝子二钱。以上各味。共研细末，重伤每服三钱，轻伤每服钱半，陈酒冲服。

七厘散

地鳖虫（去头足）八钱，血竭八钱，硼砂八钱，蓬术（醋炒）五钱，五加皮（酒炒）五钱，菟丝子五钱，木香五钱，五灵脂（醋炒）五钱，广皮五钱，生大黄六钱，土狗六钱，朱砂四钱，猴骨四钱，巴豆霜三钱，三棱三钱，青皮三钱，肉桂（去皮）三钱，赤芍（酒炒）二钱，乌药（炒）二钱，枳壳二钱，当归（酒炒）二钱，蒲黄生熟各二钱，麝香钱半。此上各药共为细末，轻伤每服七厘，重伤每服一分四厘，最重者每服二分，凡瘀血攻心者，服之即醒，陈酒冲服。

琥珀和伤丸

乳香（去油）一两，没药（去油）一两，自然铜（淬）一两，血竭一两，骨碎补二两，生军一两，川断一两，刘寄奴一两，归尾二两，琥珀三两，灵脂一两半，三七一两，无名异一两，虎骨一两，杜仲一两，破故纸二两，熟地一两，桂枝六钱，羌活五钱，地鳖虫二两，灵仙一两，独活五钱，山羊血一两，白芍一两，山慈菇一两。以上各药，共为细末，用白蜜、砂糖和为丸，每丸重一钱五分，每服一丸，用陈酒送下。

正骨治法

中国医术有十三科，而正骨兼金镞科，亦属于十三科之一，惜其法皆不传世，即偶有得其传者，又类皆自私自秘，不肯流传于世，致有志者欲得而无从，是亦可叹甚也。夫正骨之法自非易言，全在医者手法之精纯与经验丰富，然后始能收着手成春之效，否则冒昧从事，鲜有不误人生命者。究其手法之种类，亦并不繁复，不外下列各种，其有效与否，则全在施术之熟能生巧耳。

一、摸骨。凡受伤之人，筋骨内损者，不论其因跌仆或闪挫及撞打等所致，医者对于其筋骨受伤之现象，必先深究而熟知之，然后可以着手医治。骨之损伤，有骨断、骨碎、骨歪、骨正、骨软、骨硬之分。筋之损伤，有筋强、筋柔、筋歪、筋正、筋断、筋走、筋粗、筋翻之别，医者必先断定其属于何种，欲断定其属于何，则必用手细摸其所伤之处，留神辨察而得之，此为摸骨法。

二、接骨。若既断定伤者之骨业已折断，故欲使其复行合拢，复于旧位，轻者固无须乎器具之辅佐，若受伤甚重者，势非利用器具之辅佐。然无论其是否必用器具，

《伤科真传秘抄》

而终无逃于手法，必先用手法将其断处接如原状之后，始可用药品及器具以辅佐之也，则接法之重要可知矣。

三、端骨。人身各骨衔接之处，皆有关节，互相吻合，骨缝紧凑，故能长短伸缩。若此关节之处稍有斜歪，则其骨虽未破碎折断，亦必疼痛难忍，不能转动，是则医者宜察其应端之骨，用两手或一手端住，然后视其关节之方向而定其端法。或从下向上端，或自外向内端，或斜端，务使其已经离位之骨，送入臼中，而无歪斜，则应手可愈。

四、提骨。所谓提骨者，指伤处之骨，反陷入内，一时未能使之复原，则设法提之使出也。提法用器具者为多，或先用绳制系高处提者，有提出之后，始用器具辅佐之，使不复陷，此法最难，用力之轻重，务须视伤处之轻重而异，若重伤而轻提，固不为功，若轻伤反重提之，则原伤未复，又加新患，是不可不慎也。此外又有按摩、推拿二法，凡受伤处骨未折断，仅损皮肉而肿硬麻木者，手抵伤处下抑为按，徐徐揉转为摩，使其活血，骨骱节笋处稍有错落，不能合缝，则以手推之，使还旧位，有用两手，或一手捏患处缓缓使复旧位，或因筋急难转摇，以手推拿之，藉通其气，是只可治极轻微之伤，在手法中并不重要，且用之亦极容易也。

将以上各种手法熟习之后，始可言正骨之术矣。凡人之头脑，并无骨骱，惟大小百会处有紧按之骨缝，如骨片碎裂，或近缝处之骨片内陷，则脑必重伤，为不治之症，故为手法所不及施者，姑不具论。若其他节骱，或脱臼而出，则必视其所在而施手法，或先拽离，然后用手法送入之，或半脱者，则可用推拿法以使之正位。如略有倚斜者，则用手捏之，亦可正位。至如骨断骨碎等，则治之较难矣，宜先辨明其骨之断为两截，或折而内陷，或碎而散乱，或岔而旁突。凡皮肉不破而骨受伤损者，以手摸之，有辘辘之声发出者为骨断之征，以手摸之而有浙浙之声发出者则为骨碎之征。以手摸之而无声者，则骨虽受伤，尚未碎断，但外敷以整骨药，即可克期痊愈。而骨之断者，又须断定其为平断或斜断之分，然后依其断之形势，用手法轻轻捏之，务使其断处凑合如旧，然后敷以药，缚以板，经过甚久之时日，始可痊愈。若骨碎肉内者，其伤处外必肿胀，内部必至作脓而成溃疡之症。在初时药力固有所不及，手法亦无从施用，惟有予以内服之药，外敷止痛之药，待其创口溃烂之后，碎骨之小片已与内部筋肉完全脱离，然后可施用手法，用钳钳去碎骨，使一屑不留于内，更用好药敷之。内服以固其原，始痊愈。惟伤处之骨，虽能因药力而长成，然过后终不能如原来之牢固矣。若以之任重，必更致伤。至于应用之器具，除骨断者，须拿使平正之后，更用木板铺艾绒夹于断处，外用软布条紧紧缚住之，使骨缝无绽离走脱之患。若断臂与断膊，断腿与断胻，治法固宜分上下，即所用之木板，亦宜随伤处之形状而变易，务使其人伤处虽被缚，于伤处疼痛之外，不再感到木板之碍事不适，始为相趁。如脱臼者不必用木板夹持，仅用布扎缚，亦可复原也。至若骨碎之处，则须视所伤之部位而定，凡可以用木板夹持之处，则用木板夹持之，若不能用木板夹持之处，则用软布扎缚之，不必拘泥一法也。受伤之轻重，固有关于人之生死，而受伤者之体质，亦大有关系。凡体质壮健，气血盛旺之人，虽受伤较重，亦易着手，且可望速愈，而免残废；若身体孱弱之人，气血不充，虽亦可以医治，而其愈也缓，且恐不免有残疾之患；至若年老之人，气血已虚，即受伤较轻，亦不易医治。凡此种种，既非药力所能及，亦非手法之可奏功，在医伤者接拿之手法，固亦有关于愈之迟速及复原残废，然完全责之于手法，则必不可，盖身体之强弱，本非手法所能为力也。

头额伤

人之头部，为诸阳所聚之区，一受伤损，是宜早治。若不早治，或以失血过多，或以风邪内袭，皆足以使轻症转成重症，重症转成死症。凡骨已破碎或内陷，其伤处较大者，不治。脑浆流出，骨色发青者，亦皆死征。此等地位，受伤之后，不论其为脑盖、囟门、太阳各部，急宜分开头发，以寻伤处之所在，将近伤处之头发剪去，剪时务须留心，以防头发之细屑，混入创口，若一混入，势必发生溃烂，然后以灯心放口中嚼烂，满蘸桃花散，塞于创口以止其血，若无灯心，用桃花散干掺亦可。或伤处臭烂者，则须先服消风散，更用辛香散煎洗患处，洗时切忌当风，风邪入里，则费周折矣。若风邪已经入里，而头面肿胀者，宜服消风散。创口肿处，则蜜调圣神散贴之。若有骨髓流出者，则用清茶调圣神散、安髓散二药敷之。若脑骨已碎，大如粒者，则宜去其碎骨，掺以桃花散，内服托里散，以防风入。若脑骨沉陷，所陷不深，未伤及内部者，宜用白金散、淮乌散二药调敷之，即时吸起，至为神效。

眼睛伤

眼为心之苗，在七窍中位居首要，且其胞珠、瞳人等，皆极薄弱易损，若轻轻击之，已足受伤，更遑论受重大之打击。眼伤可分为出眶、睛破、翻睛、血浸等几种。若眼部因受外面之打击，而睛珠突出眶外者，是为出眶，宜用手法趁热送入眶内，使复原位，更以圣神散调贴，以退其血与肿，内服见血主治加减方，另加木贼草、石决明、菊花各二钱。若眼珠被金镞所伤，或打击过重，而致睛珠破裂，流出清水者，是为睛破，其目必损，虽用药石，亦仅能防其瘀血内陷耳。若因受伤过重，而睛珠翻转，不能见物者，是为翻睛，宜用手法轻轻将睛珠拨转，使复原位之后，更用圣神散调敷之，内服前方可愈。若眼之附近处别一部分受伤，以瘀血流注眶内，以浸其睛珠者，是为血浸，宜用桃柳嫩枝、生地黄、地龙煎水，取猪腿精肉浸透，贴于眼上，内服活血止痛散，其效如神。

颊骨伤

两面颊骨受伤，可分已脱臼、未脱臼二种。凡稍受微伤，并未脱臼者，则单用圣神散清茶调贴，数日即愈。若已脱臼者，则非用手法，先将脱落之处接合不可。法先令受伤之人坐定，然后视其所脱者之为左为右，认定之后，即用手心在伤处按摩，使其气血流行，大约百下之后，即可动手。乃令受伤者大张其口，如为右颊脱者，医者以右手中食二指伸入其口内，用指面撤住者下面脱离之骨，然后更以左手中食二指，在外面相等之处按定，内外夹持之，对准骨骺之后，先故意向下一拉，使其筋络挺直，手即向上一顶，送入臼中，有声咭然，则已接牢矣。若为左颊受伤者，则两手须换其位置，使左手二指伸入口内，右手二指，放于外面，将颊骨送入臼中之后，用布条兜住，扎于顶门，隔一二时解去，则完全无恙矣。若用圣神散调敷，更妙。

牙床伤

牙床骨亦有骺相连，惟以其前部超出之故，形状固与其他骨骺特异，而所负斤两亦不同，稍受震击，即易受伤，且有因狂笑而致脱其臼者。凡受此等伤者，医治之人宜先用手摸之，已断其骺之全脱或半脱，若全脱者，则以一手之大中二指头，由下叉住其下部，使与上部之骨臼相对，然后更用另一手托其额，使猝劲向上推之，但闻格格之声，则骨已入臼矣。乃敷以圣神散，用布条兜住下腭，扎于顶上，一二时后解去，则完全回复原状。若牙床半脱者，不必先用手捏住，但用一手之虎口，撮其下腭，使猝劲向上托之，但闻格格之声，则已合上矣。若牙脱落者，用钳去之。若牙因受震而动摇者，宜用钳正之。血出不止，则用棒子白矾煎水含口中，即可止血，更以米汤调白金散嚼化，或用桃花散掺塞，皆有奇效。

颈项伤

凡人从高处下坠，颈即鸥缩者，先用消风散或住痛散加痹药昏昏散服之。令受伤之人，仰卧于地，用绢带兜其下腭，直上头顶，再将头发解开，同绢带拿作一把，令其头睡得平正。医者坐其头顶之前，伸直两脚踏受伤者之两肩，然后徐徐提其发而拔之，使缩者复伸，归原位合好，用生姜自然汁、韭汁、陈酒、陈醋调圣神散敷贴之，用杉木板如颈长，内衬艾绒，夹持两面，用绸带缠缚之，使不至扭动，内服寻痛住痛散。卧时头须平，不可任意转动，及偏卧侧卧，则一月之后，可以复原。若卧时不平正，及犯任意转动之病者，非但痊愈旷费时日，即愈后亦必成曲颈歪头之状，殊不雅观，在患者亦感不便。其寻痛住痛散，须服至痊时为止。此症所用之手法，较颊骨牙床为难，非用力均匀、疾徐合度不可，若过轻而不能收功，过重则又加新伤也。

肩骨伤

肩骨俗称井栏骨，其骨极牢固，非受伤极重者，不易折断，寻常轻伤而肩骨并未折断者，则调圣神散敷之，无不立愈。若肩骨已折断者，则非用手法正骨后再行用药不可。医者先察其伤之轻重，然后或用提拿，或用揉捏等手法，将其所折之骨，照原位安正。惟究竟宜用何种手法，则全在医者临时审时度势而行之。盖骨之折法，固不一端也。待其归原位之后，用蜜调圣神散贴伤处，更取大毛竹一节，长短须与肩骨横部相同，周围略大于全肩，劈为两半，将竹片之四边棱角削平，加于肩上，一边在后，一边则正嵌在肩骨下面之软肉处，此处亦宜护以艾绒，然后用绸带在胁窝处连肩扎缚之，带分两端甚长，一前而一后，环至股下，互扣之，斜拴其肩，如左肩伤者则拴于右股，右肩伤者则拴于左股，务使竹片紧贴于肩，行动起卧，皆宜处处留意，不能稍受震动。内服见血主治加减方，左肩伤加青皮二钱，右肩伤加升麻一钱。如此一月可愈，如调养得宜，二十日亦可去缚矣。

膊骨伤

肩膊骨亦称饭匙骨，破伤骨出者，以消风散、住痛散加痹药昏昏散服之。次削甲板，药用巾袱蘸辛香散药汤，洗盦其肩上，以舒其肩骨。令患者侧卧，一人立其面前，带伸受伤者之手，与肩并齐，以足撑开患者之胁，如此则伸骨而易入也。医者立其肩后，用手搦，令所脱之骨相接，更要试摺其手，上自脑下脑后又过胸前，合其掌于心，腕下不许摇动，用姜汁、韭汁调圣神散贴之，更以皮纸裹杉木皮一大片，贴在伤处，另用一绢带，从患处胁下斜至肩际，重重缠缚之，使不能移动。其杉木上宜穿数孔，以便平时将药从孔中达到里面，着于伤处也，内服加减活血寻痛散。轻者一月可愈，最重者大约须百日。在未愈之时，起卧行动，务须格外注意，切不可使受伤之处更受到意外之震动。若偶一不慎，牵动伤处，小则使筋络受损而蜷缩，痊愈后减少其一臂之活动能力，重则使骨复脱，虽可以重接，日久决难望不成残废。是在受伤者自己之小心将护，以求复原，不能责医者之用药不良及手法不精也。

肩髀伤

此骨即大臂与肩相连之处，大臂骨上端是杵，而肩胛骨则为之臼，杵臼相接，合为紧凑之关节。如其此骨脱臼而出，则一臂完全失其活动能力，治法宜用住痛散加痹药服之，次削甲板，药用巾袱蘸辛香散药汽盦洗患，使筋骨舒伸柔软。左臂脱髀者，令受伤者卧，一人坐其左膝之侧面，曲其左足，踏受伤者左胁，将伤者之手提上，其肘正对坐者之腰间，用带两系之，坐者以手扶平伤者之肘，将身缓缓向前俯下，如打躬形，其人上身既向前俯，腰股必向后缓缓伸出，则伤者之臂因受拉引而渐渐伸长，使离臼少许，即可摸正其骱而送入臼矣。如骨脱向内敛，而胁不开者，令受伤者侧卧于地，用脚踏凳一条，夹其脚背，令其转动，一人曲腰坐于凳子上，用绢带绑住受伤者之肘，悬于坐者之肩，伸脚踏伤者胁下，然后徐徐抬肩以引其臂，使其筋骨舒直，然后摸正其骱，送入臼中。务须其臂能上过脑后，下过胸前，反手及臂，则其骨已归原骱。乃用陈醋调消风散敷患处，用带缠缚之，务使不能移动。内服消风散、住痛散，每隔三日解缚换药一次，上药之时，切不可臂臼受到震动，以致新患。上药之后，仍宜依法缠缚牢固，卧时宜侧卧，自己亦须随时小心在意，若创再受新伤，即能痊愈，为时必久，痛若有加矣。大约轻者一月，重者三月，必可痊愈矣。

臂骨伤

两臂骨折断或破碎者，先用消风散、住痛散加痹药昏昏散服之。用杉木皮三片，去其粗皮，约如指面薄，长短与伤处相等，用绵纸包好粘定，用绳四根，分四部结住三木片，成栅子形，然后用辛香散煎汤，洗盦患处，使筋骨柔软，乃令受伤者仰卧于地，医者坐其伤臂之侧，以绢带缚住其伤骨之前一端，大约在近肘处，将脚踏住患者胁下，以掌端其肘，然后将上身缓缓后仰，用力以拔伸其断骨，然后用手摸之，捏拿使正，徐徐使依旧配合各整骨。用姜汁、韭汁、陈醋三物，合调圣神散，摊于油布之上，缠贴伤处，外面则将木片与绳编成之软甲，加罩于外，如法缚紧之。另以一绢带，兜其手腕，悬其小臂于项下。此法在拔伸断骨时，医者上身后仰，最须注意，切不可用力过猛与后仰过速，气力宜渐渐增加，以至于适可而止，后仰宜缓缓而行，适度而停，否则非但不能使其伤速愈，且或有断臂之虞也，是不可不慎。扎缚定妥之后，小臂一部宜使活动，否则恐筋因久曲而强也。内服加减活血止痛散。若木片两端近处之皮肤起泡，切不可挑破，但用油调黑神散贴之即消。轻者二月，重者百二十日可愈。

胖睁伤

胖睁者，即两手肘腕骨，若骨出于外者，先服住痛散加痹药昏昏散，服后，更用辛香散煎汤盦洗患处，熨其筋骨，使柔软之后，令受伤者仰卧于地，医者坐其侧，用绢带缚其伤处之末，系于腰间，伸脚抵其腋，捉住其股，将上身徐徐向前俯下，而腰则缓缓向后展开，使骨向外拔长，揣令按归原位，以大拇指着力张按其腕之中部，余四指分四处托住胖睁，后又用两指托其骨内，随时摺试，能屈伸而其骨不再脱者，则已归原位。然后用陈醋调圣神散匀铺油布上贴之，外面则亦用杉木片夹持之，连臂系住。平时宜使臂稍动弹，以防筋曲，日服活血止痛散，轻伤一月，重伤百日，必可见效。

手背伤

如两手背受到重伤，以致骨碎骨断者，其服盒之法一如前状。令受伤之人，仰卧于地，医者坐其侧，伸一足抵患者之腋，左手握住患者中间三指，统用一把，拇指小指除外，握住之后，向后力拔之，右手则揣摸其伤处，缓缓拿捏之，使断骨渐渐回复旧状，断处互相接合，然后更用陈醋调神圣散匀摊油布上，贴于受伤之处，外面亦用长七寸、阔二寸余之杉木片夹持之，用带兜腕悬于项下，三日后亦须随时屈伸，使稍稍以活动，防筋缩筋强之弊，内服活血止痛散，百日之间，可以痊愈。如掌面受伤，以至肉烂骨出者，服盒如前，将骨依法揣正之后，用麻油调白金散敷伤处，更用蜜调圣神散敷四周，纸裹竹箬一大片覆掌上，用软绸巾扎缚之，不必服药，亦可痊愈。

指骨伤

手指之伤，体质极细，而骨节独多，故一受拗击，最易伤损，惟其易伤，故医治亦易。如一节脱臼或折断，医者一手握其掌，一手则用大、食二指，以捏住其伤处之前端，向后接引，揣正之后，送归原位，外用蜜调圣神散摊竹箬上，围束伤处。若皮破而流血者，则先用桃花散止其血，然后正骨，用麻油调白金生肌散摊竹箬上，围束伤处，如觉药干，再加麻油使润，三日之后，重调一服贴之。内服活血止痛散，至痊愈为止。此等伤轻则十日，重则一月，必可痊愈。然遇受到重伤，数指骨同时折断，或一节指骨完全砸碎者，必甚不易使之复元，盖数指齐折，全部筋必受损，即治愈后，其动作恐亦不如常人之活络，若一节之骨皆碎，则势难粘合，势必溃烂而取去，则一指废矣。

腿骨伤

凡大腿骨因受重伤而折断者，先煎宽筋散熏洗。令受伤之人侧卧，将其两足叠置，不可长短，然后审察伤处，如法将其腿拔长，以手捏正其骨，使断处接合如旧，用蜜调圣神散，摊油布上，围束伤处，先用绢带二条，扎住油布，外以纸包之杉木皮八片，每片长约七寸，又用绢带三条，将八木片编成帘状，每片距离须匀称，然后贴于油布之外，紧紧扎住。先进活血止痛散，次投壮筋续骨丹。受伤宜平卧，所伤之腿切勿妄动，一月之后，可以转侧，此等伤害极重，非百二十日，不克痊愈。如大腿骻脱落者，一手擒住其膝，一手拿住其髈，上下拔直，将膝屈转，抵住臀瓣，向内一推，骻内有格格声，即已合拢，敷定痛散，服生血补髓药，轻者十日可愈，重者一月可愈，小腿伤折者，医亦如法。

膝骨伤

膝骱处之油盏骨，如脱臼而出者，使患者仰卧，一人抬起其足踝，若出于左，随左而下，若出于右，随右而下，医者缓缓双手夹擒，上手拿住其膝，下手拿住其足，弯使骱对膝上，手擒膝下，手用猝劲向上一抬即合，蜜调圣神散摊油布裹贴之，内服壮筋续骨丹。凡膝盖离位，向外侧者，则内筋肿胀，向内侧者，则筋直起弯肿，看其骨之如何倾欹，则用何等手法捏正之。敷药如前，服补筋药。至于膝盖骨，一名护膝骨，受伤过重，有碎为两片者，有伤为三片者，先服住痛散，更用辛香散洗盦之。使伤者仰卧，将两脚伸直，然后用手拿捏，使骨碎处互相接合，仍如原状。更用薄篾片依照膝之大小，做成一匝，套于患处，更以布四条，扣于匝上，连膝弯扎紧，用蜜调圣神散敷裹于内，服止痛接骨丹，非至伤势大减，不可移动，若稍令伤处受震，必加新患，不易痊愈，大约轻者一月，重者百二十日，始克复元，此伤亦极重大，即治愈后，其腿亦不能复如常人矣。

足踝伤

足踝之伤，不必跌打，即偶尔行路不慎，绊于石上，亦会脱臼，惟以其易脱也，入之亦易，但须略施手法耳。令伤者仰卧于凳，医者抬其受伤之足，一手拿住其足蹠，一手托住其足踝，用力缓缓拔长，然后看准其杵臼，用猝劲向前推送，但有格格之声，则骨已入臼。如左踝出者，手偏于左，右踝出者，手偏于右，脚趾曲上，脚曲下，一伸而上，极易接合也。夹以木板，加以布扎，二日后再看，如未平直，仍宜拔之端正，蜜调圣神散敷之，内服宽筋活血散。若行走过早，使胻骨斜出，向内歪者，则内踝突出肿大，外斜者，外踝突出肿大，故必须待气血充足之后，始可行动。好在此等轻伤，少则十日，多则一月，必可痊愈也。

足部伤

凡足背之骨缝错出者，用手轻轻搓捏，令其骨合筋舒，外贴损伤膏，内服补筋药，半月可以痊愈。足趾别伤前半截断，或翻下断者，或翻上断者，将左手捏住其足之两侧，再以右手就其折断之处设法拿捏，使其断骨翻转，复于原位，接合如初。用蜜调圣神散敷伤处，以绢带紧紧扎住，一月不可着水，内服壮筋续骨丹，一月可愈。手足之筋多在指，指伤觉痛，则筋必促，煎宽筋活血散熏洗之，然后轻轻揉捏，再行动摇伸舒之，使筋如旧。

按正骨之手法，以及用药等等，略如上述。惟在受伤过重者，或医时必经剧烈之疼痛，非受伤之人所能熬耐者，医治之时，必多周折，故宜用麻药使其人知觉尽失，不知疼痛，然后着手医治，则较为便利矣。麻药有二种，一系内服者，一系外敷者，药性皆极猛烈，非于必要时，不可轻用，用时亦不可过多，内服者尤宜注意，用药过重，其人且长眠不醒矣，慎之慎之。

圣神散（敷）：淮乌三钱，白芷三钱，赤芍三钱，枇杷叶三钱，芙蓉叶三钱，韭根一两，韭菜一两。

桃花散（敷）：大黄五两，黄柏五两，陈石灰半斤，同炒至灰色如桃花，退火收贮，候用。

消风散（服）：人参一钱，防风一钱，川芎一钱，川朴一钱，僵蚕一钱，桔梗一钱，独活一钱，半夏一钱，肉桂一钱，羌活钱半，蝉蜕钱半，当归钱半，南星二钱，白芷二钱，黄芩二钱，柴胡七分，甘草五分。

辛香散（洗）：防风十两，荆芥穗十两，刘寄奴二两，独活五钱，乳香五钱，明矾五钱，倍子五钱，苦参五钱，柏叶一钱，当归一钱，银花一钱，苍耳子一钱，白芷一钱，泽兰一钱，细茶一钱。

安髓散（服）：川芎一两，香附一两，白附子一两，白芷一两，紫草一两，牡蛎一两，共为末，每服三钱。

白金散（敷）：白芷梢一味为末，麻油调敷。

淮乌散（服）：淮乌一两，川芎一两，白芷一两。

痹药昏昏散（服饮醋即解）：草乌钱半，骨碎补二钱，香附一钱，川芎一钱。

住痛散（服）：杜仲四两，小茴四两，大茴四两。

活血止痛散（服）：白芷三钱，山甲三钱，小茴三钱，甘草一钱，当归二钱，川芎二钱，独活钱半，羌活钱半，木瓜一钱，肉桂一钱，淮乌七分，草乌三分，麝香三分。

寻痛住痛散（服）：乳香二钱，没药二钱，草乌二钱，川芎二钱，山甲二钱，木瓜二钱，虎骨二钱，自然铜二钱，赤芍二钱，紫荆皮二钱，当归钱半，小茴一钱，沉香一钱，白术一钱，桔梗一钱，牛膝一钱，乌药一钱，枳壳八分，甘草五分，香附五分，降香节五分，生姜三片。

加减活血止痛散（服）：当归三钱，山甲三钱，木瓜三钱，牛膝三钱，乳香二钱，没药二钱，独活钱半，羌活钱半，枳壳钱半，小茴一钱，甘草一钱，淮乌一钱，川芎一钱，白芷一钱，人参一钱，大茴一钱，血竭一钱，肉桂八分，麝香二分，生姜五片。

黑神散（敷）：百草霜（即锅脐煤）一味，炒至烟尽存性，清油调敷。

接骨散（服）：古铜钱（醋淬四十九次）五钱，骨碎补（去毛焙）三钱，乳香（去油）三钱，没药（去油）三钱，自然铜（淬）三钱，地鳖虫（生半夏钱半炒，去半夏不用）三钱，血竭二钱，瓜蒌仁七个。

壮筋续骨丹（服）：当归二两，川芎一两，白芍一两，炒熟地四两，杜仲一两，川断两半，五加皮两半，骨碎补三两，桂枝八钱，生三七一两，黄芪三两，虎骨一两，破故纸二两，菟丝饼二两，党参二两，木瓜一两，刘寄奴二两，地鳖虫三两。

生肌散（掺）：乳香二钱，没药二钱，花蕊石（煅）二钱，煅龙骨二钱，血竭二钱，轻粉二钱，乌梅炭二钱，五倍炭二钱，蛇含石（煅）五钱。

宽筋散（洗）：当归三钱，红花钱半，刘寄奴一钱，香附二钱，五加皮三钱，艾叶三钱，紫梢花二钱，川断二钱，伸筋草二钱，乳香一钱，没药一钱，桂枝二钱，闹羊花二钱，生葱十枝，樟木二两。

接骨膏：生地二两，当归二两，大黄二两，刘寄奴二两，雄鼠粪二两，闹羊花一两，红花一两，上官桂一两，川乌一两，草乌一两，大戟一两，芫花一两，甘草一两，甘遂五钱，五灵脂一两，穿山甲一两，紫荆皮四两，血余四两，地鳖虫四两，野苎根四两，鲜桃枝四两，鲜柳枝四两，鲜桑皮四两，鲜槐枝四两。上药用桐油、麻油各四十四两，浸七日，以桑柴火煎，熬至点水成珠，滤去渣，用桃丹收膏，再以下药研末后入。没药一两（去油），血竭一两，乳香一两（去油），阿魏一两，麝香一钱。

麻药服（服，最多五厘，甘草汤解）：蟾酥一钱，生半夏三钱，闹羊花六钱，胡椒钱半，川乌钱半，草乌钱半，荜茇一钱，麻黄一钱。

整骨麻药（敷）：川乌钱半，草乌钱半，蟾酥一两，胡椒一两，生半夏五钱，生南星五钱。

药酒方（服）：当归二两，川芎两半，熟地两半，白芍两半，羌活八钱，杜仲一两，独活一两，川断一两，红花五钱，陈皮一两，骨碎补二两，淫羊藿八钱，木瓜一两，虎骨一两，五加皮一两，破故纸一两，杞子一两，三七一两，菟丝饼一两，落得打一两，海风藤一两，黑枣子四两，胡桃肉四两。

大成汤（服）：大黄钱半，朴硝一钱，枳壳（麸炒）二钱，厚朴（姜炒）一钱，当归一钱，红花一钱，木通一钱，苏木一钱，陈皮一钱，生甘草一钱。

复元活血汤（服）：归尾二钱，柴胡半钱，穿山甲（炙研）七分，红花七分，瓜蒌仁七分，甘草五分，桃仁十七个，大黄钱半。

以上诸方，各有神效，各治各症，如能按症发药，更以手法辅助之，除犯必死之症外，无不可以克期痊愈者，惟部有不同，伤有轻重，医者亦不妨就自己之经验，参证各种医学书籍，互相发明，就此所传验方略予增减药味，亦无不可。此所列之各验方，不过为之经，医者因须守经，然有时要亦不能拘泥过甚而一成不变，务须守前人之法而参以己意，权变应诊，始克收速愈之效，此所谓守经尤贵达权也。且用药之轻重，尤不能以古方为准则，古方仅举一例，若病症之出于此例外者，要非随时增减不可，故学医者，古方固不可不知，而贵乎能活用古方也。

破伤治法

跌打损伤之症，或致内伤，或致筋断骨折，前二章内伤及正骨治法篇中，已详言之矣。此外犹有所谓破伤者，治法亦宜与以上述二法并重，故复述之。所谓破伤者，即人受损伤，而致皮破肉绽，血流不止，或肾破而子出，或腹破而肠垂，筋络受损，五官被创，皆统属破伤一门中。然致此破伤之故，亦至不一，分析言之，有金刀伤，有箭镞伤，有磁锋伤，有擦伤挫伤等等。凡人为刀砍、斧劈、枪刺、剑削，而致皮肉损伤，血流不止者，此为金刀伤。凡被箭射镖打，以及其他暗器所伤，而皮破血流者，此为箭镞伤。凡自己不慎，或赤足踏于碎石尖刺之上，或因跌仆而着于碎磁之锋，致割破其皮肤而血流不止者，此为磁锋伤。至擦伤挫伤，为最平常之事，凡人体在无意之中与其他坚硬之物相撞，或擦挫而过，皮肤顿时裂开，血流如注，此即为擦或挫。按《辍耕》所载，则金刀箭镞两种伤并而为一，合称为金镞科，良以刀砍斧劈，与夫箭射镖打，其伤口之情形因然各有不同，而医治之法则亦无甚大异，正不必强分为二，尽可合而为一也，此金镞、磁锋、擦挫三者之中，以金镞一科之伤为重，医治亦非易易。若磁锋之物，有时适巧着于要害，亦足制人之死命，然究为难得之事。若不在要害，纵血流皮肉，甚至于碎磁嵌入肉中，但能将碎磁取出，用金疮药或珍珠八宝散好药掺之，则血止而创合，不数日而完全可愈矣。至若擦伤挫伤，若仅破其表皮，并未伤及内部者，较磁锋为更轻，即伤及内部，察其所伤之处，而投以良药，亦甚易痊愈。惟金镞之伤，刀砍斧劈者，其伤口因不会十分狭小，即箭镞镖打者，伤口虽不至于十分长大，而入肉必深，然无论其为长大深入，其损伤筋络，实为必不可免之事。筋络受伤，若不全断，尚可药治。若全断者，即能使其筋续牢，亦必痂结矣，故三者之中，以金镞一科最为难治。然兹且不论其何种为难治，何种为易治，亦不论其破伤之属于何种，但有一事，极为紧要，只须皮破流血者，皆不可忽视，此事惟何，即受风是也。无论创口之大小，一经迸裂，若不受风，治固极易，若风从创口侵入，而达于内部，小则即发寒热，重者寒热交加而现角弓反张及痉厥之象，此总论中亦已详言之，兹故不必细述。总之，风邪一侵入创口，立可使轻症变成重症，重症变成死症，是不可不慎也。

刀斧伤

凡人被刀斧所斫，或枪剑所刺者，必皮开肉绽，血流不止，治者宜先察看创口之长短深浅。轻者皮肉筋破，血流不止，宜用桃花散（方见前）干掺于创口，以止其血，血止则用软绸包裹之，数日可愈，内服三黄宝蜡丸。若伤之重者，则筋络竟断，血花飞溅，不可遏止，此大脉已伤之象，宜用如圣金刀散干掺之，用绸包裹，如血不止，则更以珍珠八宝散掺之，必血止乃已。但往往有因掺过多，血虽止而药痂厚结，以致拘痛者，则以生肌红玉膏涂患处，外贴密陀僧膏，则长筋止痛，兼可生肌，其效甚著，内服三黄宝蜡丸。若因出血过多，而致面黄眼黑者，则不可专攻瘀血，宜与八珍汤服之。其受伤最甚者，宜予独参汤饮之，二方加苏木、红花各一钱。八珍、独参二汤，乃固其根本，红花、苏木，兼调其瘀血也。若防其风邪入里，则可先投以托里散使风邪无由侵入，如创口长阔，肌肉外泛者，则非用绸布包扎，所可使之复合，可取生人之长发穿细针中，用手法将其创口缝合，缝时宜仅及表皮，不可戳伤肌肉，缝好之后再掺药止血，用软绸紧紧包扎，内服适宜之药，百日内可望痊愈。

断喉伤

此伤可分为二种：一为被人所砍斫而致，一即为自己刎喉而致。为人所砍伤者，宜视其伤口之深浅及喉之全断与否而定生死。若自刎者，则有左右手执刀之别。左手执刀自刎者，其创口斜而极深，右手执刀自刎者，其创口平而浅。刎一刀者，深而难治；刎两刀者，浅而易治。然断喉之伤，无论其为被人砍斫所致，或自刎所致，而欲察看其伤之轻重，以定其人之生死，其法固所区别。凡仅裂其皮，而血流如注，并未伤及气管、食管二部者，是为最轻，则用珍珠八宝散掺之，以止其血，用布条围束之，即可治愈。若刀口深入，已伤其食管，如全断者，固然无可救治，若食管仅稍破损，或裂开一半者，宜急用鸡蛋壳内之薄膜，覆盖于食管之伤处，掺上珍珠八宝散，若不用膜盖住，药入管中，必起咳呛，殊非所宜。外用油线缝其创口，掺滑石、五倍末，外封金疮药，用长五寸、阔三寸之膏药贴之，布条扎紧，高枕仰卧，务使其头略前俯，则创口易合。三日后以葱汤洗去前药，掺生肌散，贴膏药，扎缚如旧，内服护风散，若有寒热，服补中益气汤，三月可愈。如气管虽略有穿破者，即无法可救。

破腹伤

腹部为人生软当之处，其皮肉极软，内部则大小肠盘旋曲折，若受枪刺刀斫之伤，其轻者则皮肉迸裂，血流于外，是宜视其创口之大小而定医法。若创口小而浅者，宜用桃花散或如圣金黄散掺之，以止其血，复用绢带缚住创口，内服三黄宝蜡丸，十数日必当自愈。创口大者，则宜缝合。其重者，腹部皮肉完全破裂，肚肠由创口拖出，或竟伤及肚肠，则宜视其伤之轻重而定可治与否。凡肠部全断，或已断其大半者，必无法可救，若肠部完全未伤，或伤处极小，最多断其肠围之半，是则可治，宜先以大麦煮粥，取其浓汁，温洗其肠，更所桑皮尖茸为线，蘸花蕊石散，将肠之伤处缝合，以活鸡冠血涂肠，然后将温巾搵之，使肠渐渐收入腹中，然后用生人之长发，将腹皮缝合，以月白珍珠散掺之，内服通肠活血汤。如肠拖于外，温水熨之而不能收入者，用陈醋、冷水各半，乘伤者不留意时，忽噀其门，则肠自可收入。缝好后，封金疮药。又用雄鸡一只，活剥其皮，趁血未冷而贴于创口，用绢扎束之。内脏不伤，饮食如常者不妨。肠突出膜外者不治，如腹破而肠未拖出，血不外流而反内灌者不治。轻伤一月可愈，若伤过重者，非半年不可。在医治期内，须调养得宜，切忌恼怒喜笑与使腹部震动之举止，而食物尤须忌生冷发物、生酒葱蒜等为万甚，不可不戒。

箭镞伤

凡箭头嵌入肉内，而箭杆已折，血流如注，而镞又不能取出者，宜用解骨丸纳创口内，外用羊肾脂嚼细贴之。如觉奇痒，应加忍耐，痒至极点，则箭头已逐渐冒出，待可着手，即便拔出，拔出之后，用人尿洗涤患处，冲使极净，更用陀僧膏贴之，每日一换，数日之后，创口自敛。又有毒药二种，皆出自蛮苗，以燋铜作箭镞，毒甚，人若中之，才伤皮肉，便闷脓沸烂而死，急觅金汁饮之，又将伤处浸金汁中，如一时不得金汁，即人粪、牛粪涂之亦可，非此不足解其毒也。又有一种，以毒药煨箭，名曰射罔，人若中之，其毒无比，急用葛氏方以蓝靛汁一碗灌之，外亦涂敷伤处，可以拔毒。又方以大豆猪羊血，内服、外敷，亦有神效。又箭头嵌入肉内，一时不能取出者，用鼠肝或鼠脑，或二者并用，捣烂之涂于创口，亦可拔出。如中毒箭，则创口流出之血色黑而浑浊，可以内服去毒散，如无毒者，则内服壮筋续骨丹，俱可见效。

枪弹伤

凡人体各部，有为枪弹所伤者，宜视其枪弹是否穿过，抑系并未穿过而逗留皮肉之中，如枪弹在肉中未出者，则宜先用拔弹散敷之，使肉中所留之弹，由创口冒出，钳去之，俟其毒水流尽后，再与以生肌散，创口贴活鸡皮尤妙，计日可愈。若已穿过者，则宜用老南瓜瓤和牛粪一同捣烂，用文火烤温，敷涂于创口之四周，少顷即可将体中毒水拔出，待流尽之后，再以生肌散或至珍散掺之，外用软绸包扎，每日一换药，不可刺风，一月必可痊愈。若枪弹入肉，击碎骨骼者，可先与麻药五厘，使受伤者失其知觉，不觉疼痛，然后下手，以手抚摸之，如骨系折断，则依前法先拔去毒水，然后再依正骨法将骨接上。若骨已粉碎，则宜以两指挤住伤口之下部，用钳就创口将碎骨取出，务宜取尽，不可存一屑，盖碎骨存留肉内，必蕴酿作脓而成溃疡，须多受若干痛苦，医者亦费周章。即成溃疡之后，亦必将碎骨取出，而后可望其痊愈也，故不若及早去之为佳。除尽碎骨之后，如法敷牛粪、南瓜瓤以去其毒。如弹未出而骨碎者，去碎骨之后，更敷拔弹散以去其弹，牛粪南瓜瓤以清其毒，再以接骨膏掺生肌散贴之，或用活鸡皮贴亦佳。如其创处已经灌脓者，则不可更用金疮散与生肌散，须用提脓生肌散、韭粉散，始克奏效。此等损骨之伤，轻者须一月，重者百日，始可望其痊愈，内常服壮筋续骨丹。

耳鼻伤

凡人之耳鼻等部，皮肤最薄，极不耐伤，金刀伤则非所能耐，小而血出如沈，大而完全脱落，然以其易损也，医之亦较易。耳鼻等处，寻常为刀剑所伤，并未脱落者，则掺以止血丹，血无不止，血止创合，不日可愈。若其伤稍重，虽脱落而已伤其大半者，则宜以手将脱下之处，趁血液未冷时扶正，掺以珍珠八宝散更敷金疮药，乃依其部位，用绸带兜扎之，十日亦必可愈。若耳鼻为刀斧所伤，完全脱落者，急趁其血液未冷之际，拾取其所脱下者，为之按上，依照原来部位，不可歪斜，如有头发灰，蘸而贴之，其效较速，按好之后，外掺止血丹，敷金疮药，更用绸带牢缚之，一月之后，亦可痊愈，盖因血液未冷，易接合，若血一凝，则无能为力矣。此不仅耳鼻为然，即其较小之部分，如指趾等亦然，偶被斫断，亦可如法治之而接牢，惟部分过大如臂腿等则无效，贴好后，内服托里止痛散。

肾囊伤

肾囊关于人身者极大，盖势与睾丸，皆生命所系之处，囊皮虽非制命之所，而睾丸则赖其保护，若稍破损，内部亦必因而起重大之变化，且囊皮极薄，最易破损。凡肾囊为金刀所伤，则宜先察其创口之大小与睾丸之是否完整，此为最要之事。如创口甚小，而内部睾丸并未损伤者，是易治，先于创口掺以封口金疮药，生剥活鸡皮贴之，十日之内必可痊愈。若创口过大，睾丸碎裂，或创口虽小，睾丸已破，或皮破后血不外溢，而反内流者，是皆必死之征，无可救治。若创口虽大，睾丸并未受伤，而突出囊外者，是宜用绸巾浸温水以熨其睾丸，轻轻送之入囊，待其收复原位之后，乃以金疮药掺于创口，剥活鸡皮，带血贴之，更用软绸兜裹，以防其脱落，内服吉利散。创口结合之后，则所贴之鸡皮自脱，即痊愈矣。若其势被人捏伤，以肿胀而小便不通者，宜急投以琥珀丸，小便通者，可服吉利散。若势受刀创，创口小者，可用珍珠八宝散掺之，血止可愈。若深入肉内者，筋络必断，决难救治。此等创伤，皆极重要，治宜从速，若稍迁延，生命决不可保，纵有灵丹，亦无能为力也。

汤火伤

汤烫火灼之伤，虽系好肉暴伤，皮肤疼痛，外起燎疱者，须即将其疱挑破，放出毒水，使毒减轻，其症虽属外受，亦须防火毒热气之攻里。若一攻里则令人顿起烦躁作呕便秘，其甚者，竟至神昏闷绝。在初伤之时，宜用冷烧酒一盏，出其不意，望患者兜心泼去，使受伤之人，被吸一惊，则其气必一吸一呵，而内部之毒热必随一呵而出矣。如其烦躁仍不可解者，则宜以新童便灌之，外面则涂以清凉膏，因此药非但可以解毒止痛，且可以防止臭烂，次以罂粟膏涂之。如其生脓，则改用黄连膏使之收敛，火毒攻里，则用四顺清凉饮服之。如服后二便通畅者，则毒热尽解，可以无患。又法，凡遇受汤火之伤者，宜用玉鼠香油涂患处，亦见奇效。法寻初生之小鼠（须尚未出毛者）若干只，愈多愈妙，用麻油活浸之，埋于土中，经过三年之后，取出备用，即以其油涂患处，可以消肿止痛，不至溃烂，内服四顺清凉饮，可以克日痊愈。俗用井底泥涂患处，是则大误，毒热伏于内，寒滞束于外，有不令皮肤溃烂而神昏便秘，以致不救者几希，是宜切戒。如花爆等伤，亦可依前法治之。

刑杖伤

凡人受刑者，必伤其皮肉，皮肉虽为外伤，而血气困之，势必有血瘀气滞等事，若不早治，轻则溃烂，重则致死。凡受杖者，则成杖疮，此疮有已破、未破之分，已破者，随杖后用清凉拈痛膏敷之，肿痛即消；未破者必有瘀血在内，或竟内攻，是宜砭去其瘀血，内服大成汤（方见前章）二便通畅，其疮自愈。如伤处瘀腐作痛者，以生肌红玉膏敷，自然化腐生新，为效甚速。凡受夹棍之伤者，则禁用敷药及膏药，恐其作肿成脓也。受刑初宜服代杖丹以护心，随用朱砂或银朱末，以烧酒调敷患处，命一人以手指尖轻啄患者之脚心，始痒后痛，至觉痛为止，更命一二人各以笔管，于受伤者脚面之上轻轻赶之，以助其血脉之流行，赶至其人之伤处，由凹下而渐渐突起，即可住手，此时伤处四围必肿起矣。内服琼液散，以酒冲服尽醉，次日拭去所敷之朱砂，用洗杖伤汤每日烫洗三次，再服琼液散，其肿自消即止矣。如复受重刑，以致破溃者，外敷琼液膏，内服代杖汤，此症既一再伤之，气血必亏，非大补不可，于收功生肌时，则换六真膏贴之，收效较速。

破伤风

破伤风之起因及症象，在总论中已详言之矣，其治法亦种种不同，当分风邪在表，或风邪在里，或风邪在半表半里，断定之后，始可于汗、下、和三法中择一而治之。如风邪在表者，必现寒热拘急、口噤咬牙等象，是宜用千里奔散或雄鼠散汗之，次投以蜈蚣星风散，频服追尽臭，则疾自已。如风邪在里者，必现惊惧抽搐、脏腑秘塞之象，是宜用江鳔丸下之。如风邪在半表半里，而无汗者，宜以羌麻汤主之，如头汗淋漓而身上无汗者，不可发汗，宜榆丁散和之。如自汗不止，二便秘赤者，宜以大芎黄汤主之。又有发表太过，脏腑虽和，而自汗不止者，宜服防风当归散。发表之后，表热不清者，宜服小芎黄汤。攻里之后，里热不止，宜服括石汤。若伤时失血过多，不可再汗，宜以当归地黄汤主之。依破伤受风之见象不同，而一经断定其究竟属于何种，对症投药，自无不愈。若在破伤之后，而恐其外面之风邪由创口侵入而袭其内部，是可先服托里散以防之。总而言之，破伤一症，无论其创口之大小深浅，与夫部位之是否要害，总以避风为第一要义，否则必致枝节旁生矣。

如圣金刀散（掺）：松香七两，生白矾两半，枯白矾两半。共研细末。

三黄宝蜡丸（服，每丸一钱）：藤黄（炙）四两，天竹黄三两，红芽大戟三两，刘寄奴三两，血竭三两，儿茶三两，雄黄三两，朴硝一两，归尾两半，铅粉三钱，水银三钱，乳香三钱，麝香三钱，琥珀二钱。

珍珠八宝丹（掺）：珍珠三钱，象皮三钱，乳香三钱，没药三钱，鸡内金三钱，生龙骨二两，赤石脂二两，血竭四钱，轻粉四钱，铅粉一两，辰砂二钱。

生肌红玉膏（贴）：当归二两，白芷五钱，紫草二钱，甘草一两二钱，白蜡二两，轻粉四钱，血竭四钱，真麻油一斤收膏。

陀僧膏珠：南陀僧二十两，赤芍二两，全当归二两，乳香五钱，没药五钱，赤石脂二两，苦参四两，百草霜二两，银黝一两，桐油二斤，麻油一斤，血竭一钱，儿茶五钱，川大黄半斤。

八珍汤（服）：人参一钱，茯苓一钱，白术钱半，甘草（炙）五分，川芎一钱，当归一钱，白芍（炒）一钱，地黄一钱。

独参汤（服）：人参一枝，同黑枣四枚，龙眼七个，同煎服。

托里散：金银花五钱，当归二两，大黄五钱，花粉五钱，连翘五钱，牡蛎三钱，皂角刺三钱，黄芩一钱，赤芍一钱，朴硝五钱。

封口金疮药（服）：乳香四钱，没药四钱，木鳖仁二钱，轻粉二钱，煅龙骨一钱，血竭一钱，白及一钱，老松香一钱，虻虫一钱，白蔹一钱，五倍子二钱。

拔风托里散（服）：防风一钱，荆芥一钱，川芎五分，生薯二钱，当归二钱，白术一钱，灵仙一钱，党参二钱，陈皮一钱，香附一钱，红枣二个。

补中益气汤（服）：当归二钱，党参二钱，黄蓍二钱，白术一钱，甘草四分，陈皮一钱，柴胡六分，升麻三分，红枣三个。

通肠活血汤（服）：当归二钱，枳壳一钱，木通一钱，乳香一钱，没药一钱，红花五分，大黄一钱，炙甘草五分，苏木末二钱，桃仁三钱。

解骨丸（敷）：蜣螂一两，雄黄一两，象牙末一两，研末，蜜丸。

拔弹散（敷）：推车虫（去头足）十五个，蓖麻仁两半，吸铁石两半，巴豆仁七钱，白及末五钱，石角五钱，圆麻根一两，南豆瓣三两。

吉利散（服）：当归二钱，川芎钱半，枳壳钱半，陈皮一钱，香附一钱，草朴八分，木香钱半，苏木二钱，刘寄奴二钱，落得打二钱，三七一钱，乳香五钱，没药五分，萹蓄五分。

清凉膏（敷）：水泼开石灰末一升，加水四碗，以竹搅数百转，稠黏如胶，鸡翎蘸扫伤处。

黄连膏（敷）：黄连三钱，归尾五钱，生地一两，黄柏三钱，姜黄三钱，麻油十二两。共煎浓，去渣，黄蜡收凝为膏。

四顺清凉散（服）：防风一钱，栀子一钱，连翘（去心）一钱，生甘草一钱，当归一钱，赤芍一钱，羌活一钱，大黄二钱，灯心五十寸。

代杖丹（服）：丁香一两，苏木一两，蚯蚓干一两，无名异一两，丹皮一两，肉桂一两，木鳖子一两，乳香一两，没药一两，自然铜（醋淬七次）一两。

洗杖汤（洗）：陈皮五分，透骨草五分，南星五分，天门冬五分，地骨皮五分，天灵盖五分，象皮一两。

琼液膏（贴）：归尾二两，闹羊花二两，红花二两，白芷二两，蒲黄二两，麻油一斤，共煎浓，去渣，黄白蜡各一两收为膏。

六真膏（贴）：樟脑三两，儿茶三钱，滴乳香三钱，血竭三钱，没药三钱，三七三钱。共为末，共猪油十二两融化摊贴。

千里奔散（服）：用行远玩骡蹄心，阴阳瓦煅存性，研为细末，每服三钱。

雄鼠散（服）：雄鼠一只，铁丝缠缚，阴阳瓦煅灰存性，研末，酒冲服。

蜈蚣星风散（服）：蜈蚣二条，江鳔三钱，南星二钱半，防风二钱半。共为末，每服二钱。

江鳔丸（服）：天麻一钱，雄黄一钱，蜈蚣二条，江鳔五分，僵蚕（炒）五分，野鸽粪五分，朱砂为衣；另，上药加巴豆霜二分五厘，饭丸梧桐子大，每服朱砂丸二十丸，加巴豆丸一粒，水送下。

羌麻汤（服）：羌活七分，麻黄七分，川芎七分，防风七分，枳壳（麸炒）七分，白茯苓七分，煅石膏七分，黄芩七分，细辛七分，甘菊花七分，蔓荆子七分，前胡七分，生甘草七分，白芷五分，薄荷五分，生姜三片。

榆丁散（服）：防风五钱，地榆五钱，紫花地丁五钱，马齿苋五钱，为末，米汤送下。

大芎黄汤（服）：黄芩二钱，羌活二钱，大黄二钱，川芎一钱。

防风当归散（服）：防风二钱半，当归二钱半，川芎二钱半，生地二钱半。

小芎黄汤（服）：川芎三钱，黄芩二钱，生甘草五分。

括石汤（服）：括蒌仁九钱，滑石一钱，苍术（米泔水浸炒）一钱，南星一钱，赤芍一钱，陈皮一钱，白芷五分，黄柏五分，黄芩五分，黄连五分，生甘草五分，生姜三片。

当归地黄汤（服）：当归一钱，熟地一钱，川芎一钱，藁本一钱，白芍（酒炒）一钱，防风一钱，白芷一钱，细辛五分。

参归荣养汤（服）：人参一钱，当归一钱，川芎一钱，白芍（酒炒）一钱，熟地一钱，白术（土炒）一钱，白茯苓一钱，陈皮一钱，炙甘草五分，生姜三片。

归原养血汤（服）：川芎一钱，当归二钱，白芍一钱，熟地三钱，丹参三钱，红花五分，杞子一钱，木瓜一钱，五加皮一钱，川断一钱，桂枝三钱，红枣三个。

伤科经验良方

内外损伤主方（凡伤各部按症加减）：归尾二钱，川芎二钱，生地二钱，续断二钱，苏木一钱，乳香（去油）二钱，没药（去油）一钱，木通一钱，乌药一钱，泽兰一钱，桃仁（去皮尖）二钱，甘草八分，木香七分，生姜三片，童便、陈酒各一杯冲服。

瘀血凝胸者，加砂仁八分。

血攻心窍而欲绝者，加淡豆豉钱半。

气攻心窍而欲绝者，丁香一钱。

气势上涌，喘息不宁者，加杏仁一钱，枳壳一钱。

神志昏迷，狂言呓语者，琥珀一钱，辰砂五分。

喉间失音，不能言语者，加木香一钱，菖蒲一钱。

气息壅塞，阴滞不通者，加厚朴五分，胆草一钱，陈皮五分。

全身发热，其势极甚者，加柴胡五分，黄芩一钱，白芍一钱，薄荷七分，防风一钱。

腰部受伤者，加破故纸一钱，杜仲一钱，肉桂八分，小茴八分。

因受伤而大便不通者，加大黄钱半，朴硝五分。

因受伤而小便不通者，加荆芥一钱，大黄八分，瞿麦一钱。

因受伤而肠中冷痛者，加元胡索一钱，良姜一钱。

咳嗽不绝，痰中带血者，加蒲黄一钱，茅花一钱。

受伤过重，九窍出血者，加木鳖子一钱，紫荆皮一钱，童便一杯。

偏身疼痛，不能转侧者，加巴戟一钱，牛膝一钱，桂枝八分，杜仲一钱。

言语恍惚，昏沉欲死者，加木香一钱，辰砂一钱，硼砂一钱，琥珀一钱，西党参五钱。

鼻部受伤者，加辛夷一钱，鳖甲一钱。

耳部受伤者，加磁石一钱。

眼部受伤者，加石决明一钱，蔓荆子一钱。

面部受伤者，加独活一钱，细辛一钱。

唇部受伤者，加升麻一钱，秦艽一钱，牛膝一钱。

齿牙受伤者，加独活一钱，细辛七分，另以五倍子、土地龙为末，掺患处。

左肩受伤者，加青皮钱半。

右肩受伤者，加升麻一钱。如上身有伤者，不可用升麻，防瘀血攻心。

手部受伤者，加桂枝一钱，禹余粮一钱，姜汁三匙。

乳部受伤者，加百合一钱，贝母一钱，漏芦一钱。

胸部受伤者，加柴胡八分，枳壳一钱，韭汁一杯。

左胁受伤者，加黄芪一钱，柴胡八分。

右胁受伤者，加地肤子一钱，白芥子一钱，莱菔子一钱，升麻二分。

肚部受伤者，加大腹皮一钱。

背部受伤者，加砂仁一钱，木香一钱。

腰胁引痛者，加凤仙子二钱。

小肚受伤者，加小茴香一钱，急性子一钱。

两胯受伤者，加蛇床子一钱，槐花一钱。

外肾缩入小腹者，加麝香二分，樟脑三分，莴苣子一杯。三味与莴苣叶捣烂为膏，贴脐上，其子即出。

肛门受伤者，加槟榔一钱，槐花一钱，炒大黄一钱。

两腿受伤者，加牛膝一钱，木瓜一钱，石斛一钱，五加皮一钱，苏梗一钱。

两脚跟受伤者，加茴香一钱，紫荆皮一钱，苏木一钱。

枕骨受伤者，加苍耳子一钱，骨碎补一钱。

诸骨节受伤者，加抱木神二钱。

骨节肿痛者，加人参一钱，附子一钱。

肿痛发热，不思饮食者，加人参一钱，黄芪一钱，白术一钱，柴胡一钱。

肿痛不赤者，加破故纸一钱，大茴香一钱，巴戟一钱。

漫肿不甚作痛者，加赤芍二钱，熟地二钱，杜仲二钱，苍术二钱。

青肿潮寒作热者，加山楂一钱，山药一钱，厚朴一钱，白术一钱，砂仁七粒。

青肿不消，面黄寒热如疟者，加人参七分，黄芪七分，白术一分，柴胡一分，陈皮八分。

外伤见血主方（各部损伤按症加减内服）：归尾二钱，川芎二钱，地黄二钱，白芍二钱，益母草二钱，藁本二钱，乳香（炙）二钱半，没药二钱半，川续断三钱，苏木钱半，白芷一钱，甘草五分，生姜三片。

脑门肿痛者，加茯苓二钱，白术二钱。

脑髓出者，加香附二钱，白附子一钱，苍耳一钱，牡蛎一钱。

面青懒食腹痛者，加柴胡一钱，茯苓钱半，陈皮八分，升麻五分，半夏一钱，黄芪一钱。伤在脑侧近耳际，寒热作痛者，加丹皮一钱，石斛二钱，泽兰二钱。

目伤出血不止者，加木贼草二钱，石决明一钱，甘菊花一钱。

耳部受伤者，加磁石一钱。

舌部受伤者，加石膏二钱，升麻一钱，用黄芩片贴舌上。

胸腹伤强言乱语者，加辰砂一钱，茯神一钱，远志钱半，金银箔十张，覆盆子二钱。

吐黄水者，加木香一钱，木瓜一钱，扁豆一钱，大茴一钱，大黄二钱，砂仁十四粒。

腹破而肠拖出者，加黄芪二钱，鹿茸一钱。

臀部伤者，加白蜡二钱，自然铜二钱。

凡外伤而寒热、发搐、咬牙、牵唇者，加天麻一钱，升麻一钱，柴胡八分。

肾囊肿痛，饮食不进者，加人参一钱，白术一钱，柴胡一钱。

凡伤口作痒，不能忍耐者，加干葛一钱，防风钱半，荆芥钱半，连翘壳钱半。

出血过多，身体瘦弱者，加人参一钱，麦冬一钱。

烦躁不止者，加柴胡一钱，丹皮一钱。

面黑喘急者，加人参一钱，苏梗一钱。

脓出口噤而流涎不住者，加人参一钱，柴胡一钱，升麻一钱。

脓出不干者，加滑石一钱，苍术一钱，白术钱半。

手足微搐，而眉目微动者，加钩藤一钱，柴胡一钱。

手撒自闭，而汗出如沈者，加人参一钱，附子二钱。

眼开能言，而气不上接者，加人参一钱，黄芪一钱，白术一钱。

以上诸方，皆昔年游历下时，得诸陈师凤山者。师精于技击，而尤精于活人之术，云先世曾得异人授异术而并得异方，以是相传不替，且不自秘，恒乐予授人，凡可以造就者，无不尽出其技以授。在陈师三代以前，即如是。师本其祖若父之遗风，亦无所隐讳，人有叩之者，知无不道，道无不详，必使人了然以悟而后已。予小子虽得陈师之青睐，然以人事倥偬，相从不久，未能尽师门之术，即此伤科种种，亦为师所口授。以上诸方，则为其世代相传之秘，如在别家，必不肯外传，而陈师以祖训所遗，但得其人，即一一加以诲导，故今世之以伤科名于时而出于陈氏门中者，颇不乏人。以予之所知，固如沧海一粟，徒以陈氏之秘方不传于世，殊为可惜，故拾掇而缀以说焉。世之博雅君子，其亦不以予之谫陋，而薄视陈氏之秘方科。

《选古新集·拳法精明》

清·石门主人撰

少林寺六路要法

楚秦肩，肩欲强，玄女肚，肚欲闪，王士按，托欲硬，曹仁搧，擒欲紧，古中脚，飞胸踏，宋术祖，画眉架。

教之法度

横能破直，直能破横，出其不意，攻其不备，面在东西，意在南北。无桥须弄桥，有桥须断桥；有脚化无脚，无脚化有脚；虚中亦藏实，实中亦藏虚。

悟拳妙法

凡学术者不能尽善，而不能尽善者何也？是其所见未深得意者，少拳法精微，所以不克尽善也。盖世之最贵者谦，谦则受益，遇于妙门而得其悟，切莫可道己之术精，而有竟精之人，又不可逢人谈机，而有知机者在焉。盖历代名师要法仅精于勤，方得称为神妙。今受我教者，当要时时学其精巧，每每榷其法局，则临时变化，救手为先，免致失误，后学者须要慎之、知之。

一势头名（三字）

铁门梭，离门打，吊彩打，倚机上，抱印上，大坤山，小坤山，两手直，云盖月，鱼比目，稍公抱，浮刀刚，当面残，库刀戽，特缯法，胜毒蛇。

一势头名（四字）

百花点将，何公铁拐，月下挑梭，麦穗绊打，大幅旋上，竹筒流水，镰刀斩竹，行粗打揭，猛虎拦路，落马金枪，掌手当打，草底藏蛇，田鳝摆尾，牛牯出性，铁扇关门，一枝香上，太公钓鱼，客鸟遇枝。

耙头法

仙人拔扇，叶下偷桃，太子镖镗，墨虎偷心。

拳　法

直马紧打，双连环打，连环扣打。飞胸踏，连环打，花眉架，二寸打，双杀马，抱牌托，锁喉势。镖箭，手箭，手镖，擒掷，落羊，班弓。

临敌不可忙乱

雄拳乱舞免慌张，熟中生巧如神仙，势势相承变不竭，想他必然受损伤。

棍法守己

初执棍来欲傍身，傍身之法不能轻，五路顾盼守身密，按定进之杀无情。

要顺势入局至身杀人

一见刚胜力来行，着力猛打他必惊，刚杀他力尚未到，柔胜他力后来行。

时行血路

子行运胆丑行肝，寅入肺腑卯大肠，辰胃巳脾午心得，未入小肠申膀胱，酉行肾间戌包络，亥行三焦而命门。

专治跌打损伤等症，药方不可轻传他人，子孙记之、秘之

哑门窍阴不可动，吊胆两胁心脾肝；水堂下阴共九处，此是命府仔细看。

脾胃左兮肝胆右，上肺下肾心居中，小肠脐下关元在，右为大肠莫乱攻。死生要诀君须记，审症用药方不同；我师心法秘传授，汤药到口立奏功。此九处命脉，伤重

者即时命危，如或昏迷不省人事，身见发热者，系血迷心窍，服药立愈。如项颈骨软，头举不起，涎出不收，身冷无气者，必死。

上部中为肺，左为肝胆，右为脾胃；下部中为小肠，左为关元，右为大肠；中部正中，心与水堂二穴，伤重即时立死，如伤轻不死，必速服药，血方消散。倘不速服药，积血攻心，久则面黄、咳嗽、咯血，不过一月必死；如重伤吊胆，立死不治；伤于肝脏，令人抽搐，角弓反张，盖肝主筋故也，服药。

和尚邱氏紫金锭，治跌打损伤骨折，肉破血流不止，乱血攻心，发热昏晕，不知人事，以及吐血并妇人经水不调等症。土鳖（半夏同炒）一钱，自然铜（醋制七次）一钱，乳香一钱，没药一钱，朱砂一钱，血竭一钱，归尾末一钱，骨碎补一钱，大黄三钱。共研末，每服一分五厘，厚酒送下，内有瘀血即下，气积、食积俱验，真神方也，秘之，切勿轻传。

治久伤打跌食积经验奇方：熊胆二分，牛黄二分，当归一钱半，川芎一钱半，赤芍一钱半，生地一钱半，丹参一钱半，桂枝一钱半，乳香一钱半，没药一钱半，大黄一钱半，红花一钱半，牛膝一钱半，白芷一钱半，防风一钱半，阿魏一钱半，虎碧一钱半，血竭一钱半，甘草一钱半，枳壳一钱半，桔梗一钱，陈皮一钱，丹皮一钱，半夏一钱，骨碎补（酒制）一钱，自然铜（醋制七次）一钱，无名草一钱，胆星（姜汁制）一钱，五加皮（醋制）一钱半，虎胫骨（红酒制）一钱七分，元胡索一钱七分，泽兰一钱七分，桃仁钱半，寄奴一钱半，杜仲一钱半，白芍一钱半，荆芥三钱，续断（酒制）三钱，朱砂（水飞）一钱，麝香二分。共十四味，用酒、水蒸熟，晒干研末，炼蜜为丸，如龙眼肉干大，每服一丸，通用锦鸳鸯三药浸酒送下，或用药引浸酒送下。

药引开列

上部：桔梗、红花、归尾、桃仁、泽兰各一钱，浸酒送下。

中部：桔梗、归尾、小金英、寄奴、枳壳各一钱，浸酒送下。

下部：牛膝、桔梗、桃仁各一钱，浸酒送下。

每日早晨用一粒，轻者用五六丸，重者用十丸，百发百中。

先师分部位，各经络药方，列于后

治跌打心肝伤方：红花三钱，生地七分，羌活七分，赤芍五分，桃仁四分，苏木一钱，枳壳五分，甘草一分，陈皮五分，生姜三片，水碗半煎七分，渣水碗半煎五分，半饥服。

治跌打损伤胸前方：朱砂（飞净）五分，青盐五分，泽兰三钱，阿魏一钱，金不换五分，蒺藜一钱，酒一碗、水半碗，煎五分，渣水、酒各半碗，煎五分。

治伤两胁下方：生地一钱，归尾八分，赤芍八分，泽兰一钱，黄芩一钱，枳壳一钱，香附一钱，陈皮一钱，杏仁八分，木通一钱五分，甘草五钱，红花一钱，水一碗半煎八分，渣水碗二煎五分。

治伤左胁下方：大黄四分，当归五钱，生地三钱，熟地四钱，红花一钱，桃仁五分，牛膝三钱，郁金三钱，泽兰一钱，苏木六分，沉香（磨粉）一钱五分，桔梗四钱，用酒三瓶，浸一对时久，温热空心服三五杯。

治右胁下伤方：大黄三钱，荆芥三钱，枳壳三钱，川贝三钱，知母三钱，红花七钱，桃仁五分，泽兰六钱，甘草一钱，黄芩三钱，酒、水各碗半，煮出味，饭后服，不拘多少。

治伤小肚方：木通一钱，香附（制）五分，枳壳四分，生地七分，羌活八分，赤芍五分，甘草五分，灯心七条，姜三片。水碗半煎七分，渣水一碗煎五分，空心服之。

治伤下肚方：寄生八分，苏木二钱，红花钱半，归尾二钱，赤芍八分，血竭五分，荜澄茄六分，防风八分，朴硝三钱，乳香五分，没药五分，桃仁三钱，枳壳钱半，骨碎补二钱，大黄三钱，生地二钱，酒一瓶，炖热服之。

治伤脚方：红花三钱，当归五分，苏木钱半，枳壳钱半，木香钱半，泽兰三钱，五加皮钱半，金不换钱半，牡丹皮一钱，骨碎补一钱，乳香（煅）一钱，没药（煅）一钱，木瓜三钱，酒三瓶，浸一对时久，温热三五杯服之。

治打伤背后方：白茯二钱，远志二钱，当归钱半，生地钱半，枸杞一钱，益母草三钱，黄连三钱，桔梗一钱，川芎一钱，金不换一两，甘草八分，水三碗，煎碗半服之。

治打伤外皮方：生地一钱，归尾八分，赤芍八分，泽兰一钱，红花五分，黄芩一钱，枳壳一钱，香附一钱，杏仁八分，陈皮八分，木通钱半，甘草六分，水碗半，煎八分。

治打伤心肝方：牛膝三钱，红花三钱，桑寄生四钱，苏木二钱，归尾三钱，生地三钱，血竭三钱，桃仁一钱，青皮一钱，陈皮一钱，乳香五分，没药四钱，栀子五钱，金不换三钱，酒、水同浸，炖二枝香久，半饥饱温服三五盅。

治打伤两肩、两手并心肝胸前方：归尾、赤芍、丹皮、红花、苏木各二钱，白芍二钱，桔梗四钱，木通二钱，木香一钱，桃仁一钱，乳香七分，没药七分，桂枝一钱，寄奴二钱，泽兰二钱，杜仲五分，牛膝一钱，甘草四分，贝母一钱，生地四钱，麦冬七分，三七三分，朱砂四钱，酒二升，浸一对时，久炖，热渣再浸酒一升，空心温服三五盅。

治打伤脐抽痛方：田螺（去壳）二粒，和水在碗中炖至水滚，用麝香、沉香各三分，共搥封脐中，一支香久。

治打伤凸根，小便不通，血出不止，奇方：当归二钱，赤芍钱半，生地钱半，香附一钱，红花一钱，杏仁八分，独活一钱，甘草七分，木通一钱，小茴香钱半，车前草十二叶，灯心二十条，乳香四分，没药四分，王不留行二钱，三七多少，用无糖水、酒同浸，空心每服三五盅。先用车前草六个，蛆子草与花一撮，水洗净，舂汁和酒少许服之后，服药汤痊愈。

治打伤凸根头，小便不通方：芒根、白花乌子萱根、秋瓜根、车前草、椿汁，和蜜服之。

紫金丹治打伤接骨之第一方：白土鳖（去足，用半夏三分同炒，去半夏，用土鳖）一钱，乳香（制）一钱，没药（制）一钱，锦大黄一钱，自然铜（煅红米醋制七次）一钱，骨碎补一钱，朱砂一钱，血竭一钱，当归尾一钱，狗胎（煅存性，用新尾焙赤酥，研末听用）五分。共研末，蜜为丸，重三分，红酒送下。如药末欲用，每服一分五厘；如欲接骨，用鹅毛管炒苏研末，称二钱六分，和药末一分，用红酒送一分。

专治跌打损伤，药水合即回生，如鼻见口臭尿气者，死症，有些症不治。不患此二症者，用此药水一盅，米酒一盅，和匀，服之即愈。蚂蟥（一名蜞蚈）四两，地龙（一名蚯蚓）八两，真正蜂子蜜一斤。共三味，入在罐内，埋地内一月，取起听用。

跌打损伤周身药方：地龙（煅研末）五钱，红酒送下后，服药酒。

药酒方：白芷、白芍、白及、白茯、升麻、红花、归尾、生地、地榆、熟地、丹皮、连翘、乳香、没药、川贝、豆蔻、三七（乌心正好）、玄胡、前胡、羌活、厚朴各三分，桃仁、甘草、槟榔、山甲、桔梗、赤芍各五分，自然铜（醋制七次）一钱，用红酒一升半浸炖，早晚三五盅，温服。

治打伤胸前、心肝、头疼痛方：归尾一钱半，川芎一钱，赤芍一钱，生地一钱，苏木一钱，乳香一钱，没药八分，黄芩一钱，桔梗八分，枳壳一钱，红花一钱，青皮一钱，羌活五分，如年久不愈者，加熊胆七厘，冲服。酒八分，水八分，煎成八分，渣酒六分，水六分，煎成六分，半饥服之。

打伤痛处药膏方：剪刀菜、葱连根、姜母头、椿汁、椿渣，再入酸米醋半碗，牛皮胶条六七条，煮好入酒饼一粒，和匀封之。

接骨封方：苦楝皮，槌糯米饭封。

伤刀生草：鸡屎藤叶，槌蜜贴之，或用白糖亦可。

又方伤刀膏：生侧柏叶（即侧柏）一撮，清白糖一撮，柿饼（用肉去皮）一方块，血竭末三钱，正蜜、冰片一分，共槌成膏听用，贴上生肌。

又伤刀药灰方：白头翁（即鼠壳）煅灰，贴之立愈。或用鸟羽灰，搭之立效。

少林寺法莲方师顺祥公秘传

阅五行知于脏腑致伤，按六脉以定虚实不治之法，永无误矣。

按六脉（左手心肝肾，右手肺脾命）：脉好者则春弦、夏洪、秋毛、冬石。心伤面红，肝伤面青，肾伤面黑，肺伤面白，脾伤面黄，命伤气绝。

阅症要法：汗出脱者患症，鸡母皮浮者患症，目反不见乌仁者患症，耳孔出血者患症，指甲抗于手心者患症，不服元气者患症，如印堂出汗者患症，如肚皮吐粪者患症，四体抱紧（用药开口即开）不开者患症，面向天脚迭地者患症，按足无脉者患症，目仁直观者患症，伤时发笑者患症，目闭吃牙者患症，嘴唇消吊者患症，长短气喘者患症，喉里响抽者患症，按定诸患症不治，从不有误。

周身部位七十二穴，观其部位各处所伤轻重，有春夏秋冬四季节候，药有君臣佐使，应当看人壮弱，不论轻重，当破则破，应扶则扶。药之性，若用生草之药，初时易发有验。人欲就易，若欲全功，必用君臣之药，内托外扶，能得全功。认其各穴之症，所伤有轻重，分定部位，或肿，或不肿，或挞，或枪刀、木棍、铁石、拳头以打等症。上部、中部、下部，左右分别，或骨折筋伤断，或肿，或不肿，或破，或不破，皮肉乌红赤白肿痛者。

安定症而治能得全功，又男女老幼，或展力太过积伤，或饮食致伤之症，不觉致伤之症时无知，不求医治，致因死血久积，串入筋骨，活血行周身之部位，撞着积伤之死血，因死血不时发痛，心痛、气肚痛，久不服药，容易入致劳伤虚火之症。孤血不散，饮食不消，久则难治。若论三年二载，或三月二月，因症之轻重，治之药宜当配合，切勿魍魉服药，容易误则难当，岂不惜他人之命，败自己之手乎！须当认症治药，务知六脉虚实，当破则破，应佐则佐，方能应手乎！至慎至谨。

挞打损伤用药和性：以三七散血，定痛消肿；自然铜散瘀血，续筋骨；红花、骨碎补，破血止血；酒沙花蕊石散血化血为水；五加皮、川三七行足；吴茱行肝；归尾破血行血；乳香、没药止痛散血；珍珠去伤烂血生色；牛黄定神，止痛清心；麝香同入部位，续断补肝通血，理筋骨，止痛生肌。

上部，头至乳二十四穴致伤，汤头药方：乳香、没药、丹皮、柴胡、山甲、归尾、杏仁、红花、生地、苏木、桔梗、香附、甘草。水碗半，煎七分，饭后服，重伤者入熊胆、三七各五分，研末调服。

上部，总用生草药方：金不换、一枝香、朴只叶、猪母苋、还魂草、白花鸟仔荳叶、磨蕀草各一撮。共捶汁，温热调童便一杯、蜜半杯送下。

囟门一穴，骨破血流不止，伤风入腑即死，不升上勿喘者，面不黑变，如先光亮可治之症。苏荷六分，川芎五分，云连三分，枳壳五分，和上部诸药，服三贴见功。

止血膏：生地七分，川三七三分。此二药捶调酒为膏，封于囟门患处。脑后一穴怕伤对筋根，断即死；若不断，面不变色，目不闭，牙不吃紧者，可治之症。熊胆五分，川芎五分，人参三分，和上部诸药煎服。

鼻梁一穴，只怕凹骨，气喘喉干不可治，如是面变黄色、咳嗽者，可治之症。川连（去毛）三分，川贝三分，陈皮二分，和上部诸药煎服。

左右耳门一穴，只怕血入肺，口紧急难治，如是口勿闭，目勿带泪者，可治之症。人参二分，熊胆二分，和上部诸药煎服。

左右耳后一穴，只怕筋黑，如是目不闭者，可治之症。川芎八分，川贝八分，石葛根八分，和上部诸药煎服。

两鬓二穴打着倒地，勿遗尿者，可治之症。苗金红七分，川芎五分，熊胆三分，和上部诸药煎服。

下骨腮一穴，只怕筋板难治，如是余则可治之症。木香三分，和上部诸药煎服。另用生地一两，大黄五分，和蜜炼膏贴患处。

喉咙管一穴，只怕气紧急，目暗反喘者难治即死，否则可治之症。熊胆二分，人参三分，和上部诸药煎服。

喉咙两阴二穴着拳倒地，目不闭，口不开，可治之症。性急五粒，牛黄三分，和上部诸药煎服。

嫩喉一穴着拳倒地，血攻心，目反者即死，否则可治之症。人参三分，川连三分，犀角一钱，和上部诸药煎服。

患心一穴着拳倒地，怕血攻心，目反即死，如血吐出者，可治之症。三七五分，人参五分，熊胆三分，和上部诸药煎服。另用生地一两，大黄一两，麦面一两，调酒和膏，封于患处。

左右吊胆二穴一指，打入筋骨，口闭紧即死，口目如常者，可治之症。川连三钱，熊胆三分，人参三分，人中白七分，童便一杯。上药炖二枝香久，取起和上部诸药再煎服之。

心胸前左右共三穴，只怕伤第五、七骨，血毒串入肺难治，服药气拔出，面色青者可治也。独活一钱，熊胆二钱，沉香一钱，木香一钱，和上部诸药煎服。

中部，乳至内离共二十六穴致伤汤头药方：归身八分，川贝八分，陈皮五分，枳壳五分，红花六分，桃仁六分，乳香五分，没药三分，桔梗六分，川芎七分，生地一钱，甘草四钱，柴胡六分，熊胆三分。用气酒一盅，炖二枝香久取起，空心服之。

中部总用生草药方：鹅仔不食草、哆啐心、朴只心、香松心、蕲仔花心、红花、乌仔豆叶一件，各一撮，共捶汁一碗，温热调童便一杯，蜜半杯，空心服，

水走口左右三穴，只怕气降血涌即死，如气勿降，血分涌可治。哆悴心十个，朴只心七个，熊胆一钱，黄连七分，和中部诸药煎服之。

左右骨尾三穴，着消吊勿遗尿者，则可治。神曲五钱，香附五分，中鳖五分，和中部诸药服之。

左右饭匙骨边二穴，只怕拳，拳指串入筋骨难治，或皮红色，口闭者，则可治。淹水松根、相思草、行血草各一撮，捣汁一盅，又用苏木二分，大黄二分，红曲二分，熊胆二分，将此药煎水一碗，调此药汁温服。

左右胁下背后相连，吊胆尾共四穴，着拳勿遗尿可治。沉香六分，木香六分，红曲一钱，和上中部诸药煎服。另用生地一两，大黄一两，面一两，调和炼为膏，贴于患处。

肚脐一穴，只怕着拳，肚胀、大小便不通、口闭即死，否则可治。人参一分，陈皮一分，用猪肚一个，将药入于肚肉炖烂食之，然后服中部诸药，加三七、熊胆同煎服之。

下肚一穴，打着消吊，在小紧急即死，如大小便二经若有一经通，可治。沉香五分，木香五分，泽泻八分，栀子八分，红曲八分，木通一钱，和上中部诸药服。

软肚左右二穴，着拳头，只怕消吊，面变乌红即死，若是如常，即可治。牛膝三钱，天冬一钱，三七一钱，熊胆五分，和上中部诸药煎服。

腰节骨一穴积伤，不能走动方：虎骨胶四两，杜仲三钱，生地一钱，牛膝二钱，红花一钱，归尾一钱，羌活一钱，和下部诸药煎服。另用生地一两，乳香二钱，没药一钱，调酒捶为膏，封于患处即愈。

左右脚目二穴，只怕骨碎破，勿肿者则可治。木瓜一钱，牛膝一钱，骨碎补二钱，三七二钱，白及二钱，和下部诸药煎服之。另用大黄五钱，生地五钱，红花五分，姜汁一两，乳香三钱，没药二钱，和酒为膏封之。

周身所录不到七十二穴，因至要之穴，予概不抄录。但跌打损伤挞着久积、登楼走马、墙壁所压、枪刃石头所伤等症，各穴所伤，轻重宜应量人虚壮而施治也。壮者用硬破之，后必须用扶之，用肝肺之药，方得全功；弱者不可破，宜当扶破相参，方得无患矣。

跌挞打损伤枪刀药：为恶物咬烂贴之，即收疮口。象皮一两，血竭五钱，松板应（即花）五钱，江只仁五粒，红丹二钱，松香五钱，白蜡五钱，黄蜡一两，白糖一两，麻油一两。上药共研细末，将麻油同松香先熬好，水滴成珠，另将诸药末同红丹搅匀取起，收贮罐内听用，无不效验。再加入乳香五钱，没药五钱，同搅匀成膏更妙。

保全丹：专治跌挞打伤，不省人事将危方。陈皮二钱，半夏二钱，胆南星四钱，金蒙石三钱。上部伤者入沉香二钱；下部伤入木香二钱；重伤者入朱砂一钱，麝香六分；再重加六分。共研细末，每服二钱，调童便送下，先将开关散吹入鼻内，后服保全丹。

开关散定神方：专治摔打墙压死，产后晕死，弱死涎潮壅塞，神效。皂夹（去皮）

三钱，半夏五钱，藿香四钱，麝香一钱。共研细末，吹入鼻内，待其少醒，然后再服保全丹。

救苦散治跌打临危方：珍珠四钱，琥珀六分，牛黄四分，川连四分，中白六分，天竺黄五分，熊胆四分，麝香一分。共研细末，泡童便并酒各半盅，温热服，每服七分神效。

跌打损伤久积海上奇方：生地一钱，甘草四钱，防风一钱，乳香五分，没药五分，白及八分，陈皮八分，桃仁八分，桔梗一钱，红花八分，赤芍八分，归尾一钱。如是重，加入熊胆三分，三七三分，丝竹根三分。

打伤在头心：入加川芎八分，朱砂五分，神砂五分。

打伤在耳门：入加川芎八分，石菖蒲八分。

打伤在颈后：入加白芷五分，钩藤一钱。

打伤在两手：入加桂枝一分，羌活五分。

打伤在吊胆：入加桔梗六分，人中白七分。

打伤在胁下：入加桔梗六分，姜黄五分。

打伤在心肝：入加桔梗六分，姜黄五分。

打伤腰：入加杜仲一钱，松叶一钱。

打伤足：入加牛膝一钱，虎骨三钱。

打伤在筋骨：入加续断一钱，骨碎补一钱。

打伤吐血不止：入加藕节一钱，侧柏叶三钱。

打伤大便不通：入加大黄一钱，皮硝八分。

打伤小便不通：入加甘草一钱，栀子八分，木通一钱，车前八分。

久积者：入加莪术八分，山棱一钱，松树叶（取下涂黄叶，落在涂下向阳之黄叶的上可也）

其余各药，照伤处折用，入水碗八，煎九分，上部饭后服，中部空心服。

另有一法：将诸药拆，便用酒一升浸，炖一枝香久，取起早晚空心服之。

《伤科秘诀》

庞招德书

不有一番寒入骨　怎得梅花扑鼻香

缩不能伸者方　住痛散　二十四气方　七尼散　通身跌打损伤末药方　腰痛水药方　中部破血水药方　大力丸　洗手丸

跌打有十不治之症

颠扑损伤入于肺者，从不即死，二七难过；左胁下伤透至内者；肠伤断者；小腹下伤内者；症候繁多者；伤破阴子者；老人左肢压碎者；血出尽者；肩内耳后伤透于内者；脉不实重者，已上皆不治，不必用药。

药性行四肢

乳香（去油，止痛）、当归（身养血，尾破血生血）、川芎（顺气，治头痛）、陈皮（行气，化痰）、没药（去油，止痛）、桔梗、土鳖（盐水炙，火烧，可用象皮收口长肉）、枳壳（宽气，顺气，化痰）、灵仙（止损，散痰）、薄荷（表里）、乌药（顺气，治虫，补中）、生地（生血，行血，尾破血）、甘草（下气通关，利节骨）、桃仁（炒热能破血化痰）、青皮（行气消食）、胆草（顺气血，能止胁痛）、牛膝（通关节，下部用）、泽兰（补损行气）、白芍（止损通血，散死血，生新血）丹皮（行气，泄脾火）、人参（止渴生津化痰，明目开心补气）、香附（破气血）、神曲（消气）、荆芥（表里去风，散血分热）、虎骨（醋炙炒，能理骨）、柴胡（止胁痛，退烧）、车前（利小便，除精明红眼）、木香（顺气，入脾）、麻黄（发表）、羌活（发散风气，明目，止牙痛）、赤芍（活血络，消积热）、血竭（活血）、附子（补药固精，明目壮阳）、干姜（止吐血，腹冷痛，破血消肿，通利肢节）、大黄（是下药，能退消血，治痰，通血脉，除诸疮疤）、丹参（补损疾）、木通（通大小气，入去小肠火）、木瓜（通下气）、山楂（消食化精）、鲜鲫鱼（能引油）、八棱麻（止损复步）、金银花（止痛）

八处用药

头上（升麻、白芷、川芎）、腰上（故纸、杜仲、小茴）、手上（桂枝、羌活、北辛）、背上（川断、木瓜）、胁上（木香、青香、陈皮、左柴胡、右赤芍、防风）、心上（元胡、蒲黄、枳实）、肾上（菊核、荔枝核、石榴皮）、脚上（川膝、木瓜、灵仙、加皮）

跌打上部水药：天麻、白芷、南星、活血丹、当归、羌活、生地、赤芍、续断、乌药、木香、柴胡、枳壳、郁金、青皮、乳香、没药、桂枝、防风，酒引。

跌打中部水药：故纸、郁金、半夏、玄胡、木香、血丹、六汗、青皮、碎补、香草、三棱、莪术、枳壳、生地、归尾、内消、乌药、杜仲。左加柴胡，右加赤芍。

跌打下部水药：乌药、玄胡、木瓜、归尾、生地、小茴、牛膝、乳香、没药、枳壳、杜仲、木香、续断、连翘、三棱、莪术、血丹。

桃红散刀口药方：白石灰一斤，当归二两，大黄五两，放在锅内，七燥七蒸，用浓茶喷在药上，药转红色可用。

生肌散八宝丹：龙骨（用火烧过）一两，象皮八分，虎骨一两，寸香七分，冰片七分，血竭一两，浮水石一两。共为末，破皮伤、内伤骨节，将此药包上，即效。

治跌打部用引歌诀

归尾与生地，槟榔赤苓桂。四味犹为主，加减任尔移。头痛加羌活，防风白芷随。背上加乌药，灵仙最为奇。两胁用柴胡，鳖甲与加皮。两手桂枝用，内添五加皮。腹须枳壳并，桔梗不可离。更有良姜在，两味可兼施。若痛加杜仲，故纸并大茴。肚痛加如患，青皮白芷宜。若是伤乃久，桃仁七粒医。两腿不能移，牛膝木瓜皮。若是红实至，泽叶效可奇。不通在小便，车前又加应。不通在大便，大黄正用时。假若伤粪门，木香即便医。此是如部药，医者与功记。此方无差错，未有不效应。

治血散：草芎三两，参三七一两，松木炭一两，柳木炭一两。

虎龙方：阳起石二两，北细辛三钱，瓜花桃三两，净江子二两，大桃三两，铜砂二两，朱砂六两，习义五两，牙皂三两，银义三两，合治为末。

门手散：三棱、莪术、桂枝、桃仁、红花、归尾、赤芍、羌活、独活、白芍、甘草、乳香、没药、然铜、毛姜、寄奴、白蜡、紫苏，酒引带汗。

酒药方：熟地六钱，香附三钱，川芎一钱四分，川乌一钱，川羌二钱，故纸二钱，青皮一钱，川膝二钱，杜仲一钱，甘草一钱，寄生二钱，白术一钱四分，桂枝一钱，风藤三钱，苍术三钱，枸杞一钱五分，马骨二钱五分，肉桂二钱，防风一钱，独活二钱，草乌二钱（醋炒），龟板二钱。

会友仙丹八厘散：乳香二钱，没药三钱，当归三钱，月石八分，巴霜（去油）八分，土鳖一钱四分，原麝四分。

又一护心散：干姜三两，人中白三两，神曲三两，血竭一两，然铜三两，月石（去油）一两，白蜡一两，大黄一两，乳香一两，没药（去油）二两，归尾一两，碎补一两，桂花一两，积麻花一两，土鳖一两，共为末，药酒冲带汗。

盖打损伤是不因气而动，病生在外表，受有形之物，所以筋骨皮肉受伤，非七情六淫所为病，两其有气分、血分之殊，所以损伤一证，专从血论，须分其有气瘀血停积，或出血过多，两症而已。如或坠堕梯木撞石所压，皮虽未破，而内损者，必有瘀血，有瘀血者，必攻利之。若金刃棒石，皮破血出，亡血过多，非兼补之而不可也。治法原自不同义，当察其上下、轻重、浅深之实，经络气血多寡之殊，必先驱瘀血，通经络，和血止痛，然后养血调气，补益胃气，无不效矣。

跌打之症，观伤轻重，掇移揎拿，贵于各经药有分两，方有更改。五脏六腑是为内症，似此大穴，亦宜斟酌；手足四肢乃系各症，亦是小穴，同敷而平。若是七孔大穴，当慎用药，仔细三折其肱。上焦受伤，饮食不甘；中焦受伤，饮食不纳；下焦受伤，大小便不止，此乃一身之病症也。大抵用药以温热为主，若寒凉，切不可妄投。

人有十八大穴，三十六小穴，共计五十四穴。何大，那是小着，他受伤，或棍、或石、或刀、或斧、或拳，如棍打伤天庭，乃为死穴，口中吐血，血出七孔，如要医治，先用鲜鸡汤洗净血水，即将马蹄子当末敷之，乃用八宝丹敷上。

右头伤者敷药：防风二钱，马蹄二钱，川星二钱，半夏二钱，天台乌三钱，金毛狗二钱，为末敷上。再吃药：当归二钱四分，川芎、乳香一钱四分，没药二钱，白术二钱，陈皮一钱四分，桔梗一钱四分，砂仁一钱，红花一钱，碎补二钱，金毛狗二钱，白芷二钱，甘草八分，童便引好酒温服，忌风。如吃药不纳，又方：当归二钱，砂仁八分，赤芍三钱，乌药一钱四分，丹皮二钱，红花一钱，枣皮一钱，麦冬二钱，红枣二枚引。

刀斧伤敷药菜根：半夏（俱生）、龙骨（煅）、马蹄子、川星、陈皮、酒各等分，为研极细末，敷之。

太阳受伤，两窍两目，晕死在地，目中出血，用七厘散。

七厘散：儿骨一钱，神砂八分，三七一钱，山羊血、土鳖、琥珀八分，血竭一钱，然铜一钱四分，沉香一钱四分，红花一钱五分，人中白一钱，紫金锭二钱，陈皮二钱，大力四钱。研为细末，每用三分，看轻重虚实，用好水酒化下。后用眼药八宝丹：珍珠一钱，玛瑙一钱，滑石一钱，甘草一钱，寸香一钱，硼砂一钱，乳香一钱，齐粉二钱，一起制过，点之即愈。

服药用：香附一钱四分，红花一钱四分，桂枝一钱，藕根一钱四分，泽兰一钱四分，半夏二钱，升麻一钱四分，白芷二钱，陈皮、甘草一钱，灯心引，好水酒温服。

治跌打损伤下身：制甘石、血竭、儿茶、神曲、寄奴、白蜡、胡桃、土鳖虫三个，红花、生酒为引，叩汗解闷，甘草、淡竹叶煎水服。

　　麻药神效方：川乌、草乌、细辛、军叶、胡桃、南星，共研为末，用干烧酒调搽患处，不痛。如伤上者用此方：当归二钱，赤芍二钱四分，茯神二钱四分，黄芪二钱，香附二钱，管仲、红花一钱，木香一钱，甘草六分，灯心引。

　　牙腮牙背受伤，此乃小穴者，看他在左、在右。左移右边移左搋上；右移左边移右搋上，仍然用药：铁马鞭一把，碎补一钱四分，加皮一钱四分，刘寄奴一钱四分，金不换七分，棱麻一钱，活血丹一钱，麻骨一钱，牛膝一钱四分，泽兰二钱，白牙丹一钱四分，血见愁八分，脚樟一钱，生酒温服。

　　咽空穴服：杜仲一钱四分，白术一钱四分，红花、柏叶（生的）一钱，连翘一钱四分，葱引酒温。

　　咽空穴血不住急服药：血竭一钱，茜草一钱，桔梗一钱四分，独活二钱。

　　大中穴服：香附一钱四分，红花二钱，桂枝一钱，藕根一钱，泽兰一钱四分，半夏二钱，升麻一钱四分，白芷二钱，甘草八分，用葱引，好水酒温服。

　　服药：土鳖三个，栀子一钱，花椒二分，加皮二钱，韭叶根一把，酒药葱一根，老姜一片，胡椒一分，红花一钱，入灰酒调敷。再吃药：土鳖一钱，红花一钱四分，没药二钱，木香一钱四分，马骨一钱四分，廉筋（炒包）一钱，甲珠一钱，红曲一钱，乳香一钱，龙骨二钱，酒温，红枣引。

　　五虎下西川末药：寸香一钱，元参一钱，青木香一钱四分，半夏一钱，山楂二钱，母竹根一钱，木通一钱四分。共为末，酒化服之，服后看他轻重，如不纳，再服千金分气散：木通二钱，半夏一钱四分，桂枝一钱，赤芍二钱，云苓二钱，川羌二钱，广皮一钱四分，桑白皮二钱，陈皮二钱，红花一钱四分，紫苏一分，乳香二钱，没药二钱，腹皮一钱，酒温服后，看他血气如何，倘不明，再服：寸香二分，木香一钱四分，羌活二钱，桃仁七粒，云苓一钱四分，苓皮二钱，木通一钱四分，生地四钱，活血丹一钱，三七一钱四分，独活二钱，甘草四分，藕节引，酒温调服。

　　连骨受伤药：加皮二钱，牛膝一钱四分，骨风二钱四分，千年健二钱，地风一钱四分，肉桂一钱，附子一钱，人中白二钱，打不死三钱，甘草一钱，骨碎补二钱，八棱麻二钱四分，枳壳二钱，风藤二钱，血竭，土鳖八只，乳香二钱，没药、寸香二钱，泽兰二钱。外用，服药在后，藕节为引。

　　跌打损伤于两耳，人名黄风，服药：灵脂一钱，马刺一钱，脚樟一钱，白及、腹皮一钱，甘草、当归一钱，山药、木香一钱四分，木通一钱四分，童便引，用水酒熬服。

　　跌打伤耳中穴，此为死穴，用药：桂枝、苏根二钱，泽兰二钱，法交二钱，升麻一钱，红花一钱，白术二钱四分，陈皮二钱，香附二钱，甘草一分，葱一根为引，酒温。

对口穴受伤二重舌出在外，饮食不能，伤如筋骨，拿封门穴服药：肉桂一钱，云苓一钱四分，白芷二钱，云皮二钱，红花一钱四分，熟地四钱，麝香二分，枳实二钱，木香一钱，甘草一钱，福元引酒温服，后舌不能愈，再服药，服汤即好，如舌尖不收，研顶上冰片敷舌尖上，即缩，煎药服，汤服之亦愈。

舌咽受伤此乃小穴，服平胃散：苍术一钱，陈皮二钱，川朴一钱，甘草一钱，加皮一钱，香附二钱，砂仁一钱，水酒温服。

人空穴，此乃大穴，胸骨、背膈受伤系人空，此乃大穴，半年一载，咳嗽黄肿，四肢无力，子午潮热，必要服药：当归二钱，泽兰二钱，碎补一钱，寄生二钱，川芎二钱，地榆一钱，菟丝子一钱四分，梁隔（即核桃夹隔）一钱，金毛狗一钱四分，木香二钱，槟榔二钱，没药二钱，苍术二钱，广皮二钱，甘草二钱，红花八分，元肉引，酒温服，后看他轻重，重者，再服：梁隔二钱，桃仁七粒，归身一钱四分，红花一钱，乳香一钱，没药、秦艽二钱，续断二钱，紫苏一钱，枸杞一钱，黑枣引酒温。再服平胃散：苍术一钱四分，陈皮二钱，川朴一钱，黄芪一钱四分，砂仁一钱，枸杞一钱，香附二钱，菟丝子一钱，黄芩二钱，加皮二钱，甘草一分，炼蜜为丸，如梧桐子大，每服三钱，忌葱。

髀骨受伤，或拳打，或棍伤。如棍伤者，看他轻重，重有伤骨、伤血，急宜服药：木香二钱，灵仙一钱，茯神一钱四分，花粉一钱，龙骨（煅）一钱，丹皮、红花一钱，然铜一钱，川乌一钱，脚樟一钱，独活一钱，牛膝一钱，乳香一钱四分，没药二钱，桃仁七粒，甘草一钱，共为引，酒温服。同敷药：栀子仁十个，花椒一钱，葱地上蚯蚓五条，土鳖一钱，寸香二钱，酒药二钱，一起擂烂，酒酿、麻油调服。再服七厘散：当归一钱四分，然铜一钱四分，云皮一钱，生地一钱四分，儿骨一钱，人中白一钱，血竭一钱四分，三七一钱四分，乳香一钱四分，没药一钱四分，朱砂一钱，石耳一钱四分，柏叶一钱四分，木香，研末，为肉汤化服之。看病症何如，身热又服，服药开后：紫河车十个，乌药一钱，白芷一钱四分，神曲一钱，枳实一钱四分，砂仁一钱四分，连翘一钱四分，肉桂一钱四分，橘红一钱，熟地一钱，云苓一钱四分，茜草一钱，云皮一钱，研末，肉汤化服。

左将台穴，右将台穴，此伤血气，三年必吐血。忍血者，看此伤于二阴阳胃脘之气，为三焦不足用药方：肉桂一钱，桔梗二钱四分，云皮二钱，郁金一钱，青皮一钱四分，沉香一钱，砂仁一钱四分，朱砂一钱，红花二钱四分，木香一钱四分，香附二钱，甘草一钱，陈皮二钱，酒温童便引，对服之，若轻，再服：朱砂一钱，红花一钱四分，神曲一钱四分，七厘散一钱四分，乌药一钱四分，枳壳一钱四分，三七一钱，川朴一钱，菟丝子一钱四分，川芎一钱四分，酒温姜汁为引，服此药，伤重必即愈。再服沉香顺气丸：沉香一钱，云苓二钱，赤芍二钱，乌药二钱，血竭二钱，木香二钱，红花一钱，三七一钱，熟地四钱，紫草绒一钱四分，神曲一钱四分，白芍一钱四分，木通一钱四分，乳香二钱，没药二钱，白芷二钱，甘草一钱，糯米一合炒为末，炼蜜为丸，如梧桐子。又服：肉桂一钱，龙骨、红花、栀子、加皮三钱四分，土鳖一钱四分，肥皂一个，乳香二钱。共研为末，用小鸡二只，全捣如泥敷上，外用杉木皮夹住，慎勿移动。内服接骨神丹：鹿筋二钱，白芷二钱，土鳖二钱，龙骨二钱，猴骨二钱，然铜二钱，上桂一钱，乳香二钱，没药二钱，甘草八分，藕节为引，好酒温服。再服：剪草二钱，金毛狗二钱，广皮一钱四分，木通、丹皮、龙骨二钱，广木香五分，童便一杯为引，好酒温服。

倘跌于抱骨节，气血两接续，要用移掇，掇后看他肿与不肿，肿者用针放出瘀血，再酒药：碎补三钱，当归三钱，马骨二钱，脚樟一钱，川芎二钱，金毛狗 寄奴一钱，腹皮一钱，红花一钱，甘草一分，童便半杯，酒同温服。

胁下受伤，此乃飞燕入洞，在左。四肢无力，血气走于七孔，伤者，百日出血，此乃大穴，急宜服药：桂枝八分，腹皮一钱，紫苏一钱，青皮一钱，陈皮二钱，半夏一钱四分，桑白皮一钱，川羌三钱，去皮苓二钱，木通一钱，柴胡、赤芍一钱四分，甘草一分，生姜引，酒温童便小碗，对服。又再：肉桂一钱，菊红一钱，丹皮一钱，桑白皮一钱四分，青皮二钱，陈皮二钱，木香二钱，红花二钱，桃仁七粒，云苓二钱，乳香（去油）二钱，没药（去油）二钱，云皮一钱四分，再服福建引酒温：人参八分，云苓一钱四分，银花一钱，香附一钱四分，红花一钱，苍术二钱，三七一钱。

背脊项梁之穴受伤，此乃大穴，此穴受伤者，身体无力，头昏不起，瘀痛难当，咳嗽血伤，如伤肺心，要服药：地榆一钱四分，桃仁七粒，红花二钱，儿骨一钱，马骨一钱，寄奴二钱，粟壳一分，梁隔一钱，木香一分，土鳖十个，碎补一钱四分，龙骨二钱，甘草一钱，红枣五枚，童便引，酒温。用敷药：金毛狗、地榆、茅根、没药、红花，共捣烂敷。

再服药：熟地四钱，云苓二钱，白芷二钱，秦艽二钱，沉香一钱，桔梗、羌活二钱，杜仲一钱四分，六汗一钱，甘草一钱，龙骨一钱四分，梁隔一钱，续断一钱四分，泽兰引。

飞燕入洞，胁下受伤者，半身不遂也，是血气走于七孔，急宜服药：当归二钱四分，秦艽二钱，木香一钱，血竭一钱，朱砂六分，甘草一钱，用童便引，好水酒温服。

伤骨服药方：酒曲一钱，糯米饭，接骨，韭菜一把，红色地龙七个，韭菜母。上药合治，同服。

胃脘受伤，此乃人空穴，为死穴。血气并出，晕死在地，看他吐血不住，气往上逼，要用拿药：灵砂一钱，山羊血一钱，三七一钱，木香一钱四分，陈皮一钱四分，桂枝一钱，桔梗二钱，黑羊肝一两五钱，半夏一钱四分，青皮一钱，石指一钱，甘草一钱，酒温童便引。

胃脘二仙传道受伤，若重，四肢麻困，急宜服药：当归二钱，桂枝一钱，川羌二钱，红花一钱四分，细辛一钱，射干一钱四分，木香一钱四分，猴骨一钱四分，乳香二钱，没药一钱四分，牛蒡子一钱，灶心土二钱，水药温，再服如神。又：川芎二钱，三七三钱，沉香一钱，云皮一钱四分，红花二钱，杏仁一钱，当归三钱，菟丝子一钱四分，半夏二钱，甘草一钱，枣皮一钱四分，大枣肉，童便引，酒温。

左边气门血脘大穴，右边气血痰大穴，三朝一七吐血而亡血，乃养身之原，四肢不动，上下不接，急宜服药：苍术二钱，川朴一钱，陈皮二钱，枳壳二钱，香附二钱，砂仁一钱四分，木香一钱四分，神曲一钱四分，加皮一钱，菟丝子二钱，甘草一钱，灯心引，酒温，又用金银花温内吃。再服通行打血汤：大黄一钱，朴硝一钱，苏木一钱四分，红花一钱四分，桃仁七粒，小茴一钱，牛膝二钱，寄生一钱四分，风藤一钱四分，甘草一钱，酒温服后，看他气紫血黑，如此中者，再服药：朱砂一分，三七一钱四分，故纸二钱，桔梗二钱，赤芍二钱，云苓二钱，乌药一钱，独活二钱，当归二钱，甘草一钱，红枣引，酒温服后，如有红肿，再服：人参二分，熟地四钱，赤芍二钱，山药二钱，当归二钱五分，白芍二钱，肉桂一钱四分，黄芪二钱，乌药二钱，甘草一钱，元肉十枚为引，酒温服，救命不得有误。又服：当归三钱，熟地三钱，枸杞二钱，桂枝二钱，茯苓三钱，陈皮三钱，加皮三钱，金钗（即石斛）三钱，续断三钱，芙蓉二钱，薏仁三钱，首乌一两，甘草二钱，灵仙二钱，故纸二钱，牛膝三钱，秦艽三钱，杜仲三钱。

为酒药单

心窝受伤，此乃天平真实之大穴，人必为主，口中吐血，心中刀割，不食不寝，冷汗不止，夜间烦躁，此命在旦夕，看他家之缘不可包，但仔细用药：金砂三分，银砂三分，马骨一钱，血竭、山羊血一钱，然铜一钱四分，人中白一钱，三七一钱，甘草一钱，上力一钱，灶心土为引，酒温，服药每效，心略止痛。再服：朱砂五分，沉香五分，当归二钱，红花一钱，莪术二钱，官桂八分，麦冬一钱，枳壳一钱，神曲二钱，桔梗一钱，甘草一钱，龙骨二钱，姜为引，酒温。再服：当归二钱，生地四钱，杜仲二钱，良姜二钱，腹皮、桂皮二钱，木香二钱，甘草一钱，半夏一钱四分，酒温，细马蓼一把，重五分，为引。

胸中受伤，此乃大穴，与肠肚饮食不纳，气往上逼，两便不通，服药：朱砂一钱，乳石一钱，枳壳二钱，厚朴二钱四分，砂仁一钱，白芷二钱，云苓二钱，云皮一钱四分，故纸二钱，黄芪二钱，甘草一钱，人参一钱，元肉五枚为引，酒温。再服：白蜡一钱，白术三钱，贯众（管仲）一钱，柴胡一分，薄荷一钱，大茴一钱，小茴一钱，木通一钱，甘草一钱，红枣引，酒温服后，看他呕不呕，如有效，再服：黄芪二钱，桔梗二钱，木香二钱，粟壳一钱，附子一钱，茯苓二钱，丁香、龙骨二钱，枳实一钱四分，甘草一钱四分，姜一片，此药用水酒温，如不呕，再服：香附一钱四分，木香一钱，连翘二钱，加皮二钱，红花一钱，乳香二钱，没药二钱，广皮二钱，故纸二钱，甘草一钱，用童便为引，好水酒温服之，好效。

仙人夺印　飞燕入洞

下为仙人夺印穴：青皮一钱，鳖甲一钱四分，柴胡、红花、苏木一钱，乳香一钱，没药一钱四分，土鳖一钱，陈皮一钱，半夏一钱四分，槟榔一钱四分，当归二钱，生地四钱，童便、藕节引，酒温服。再服：儿骨、七厘散，重则四服，轻则二服，痊愈。

左边乳下二指　右边乳下二指

气门穴受伤，此乃大穴，闷死在地，用手拿沟子穴，急宜服药：木通二钱，桂枝一分，赤芍二钱，半夏二钱，甘草一分，红花一钱，青皮二钱，陈皮二钱，川羌二钱，苏叶二钱，桑白皮二钱，腹皮、茯苓二钱，葱引，酒温。再服：桃仁二钱，红花一钱四分，乳香一钱四分，没药二钱，当归三钱，半夏二钱，苡仁二钱，木通一钱四分，甘草一钱，麻骨二钱，葱引，酒温服。

净瓶穴受伤，此乃大穴，作寒作热，一年咳嗽不住，血潮热不退，必要服药：三七二钱，木香二钱，桃仁七粒，红花一钱，乳香二钱，没药二钱，生地四钱，血竭二钱，苍术二钱，升麻一钱四分，苡仁二钱，脚樟一钱，紫草一钱，甘草一钱，上大力一钱四分，藕节引，酒温。敷药：水银五钱，栀子二钱，红花二钱，加皮。四味为末，用小鸡一只，捣烂敷上。再服：木香八分，云苓二钱，白术二钱，官桂一钱，地榆一钱，干葛一钱，生地四钱，桑白皮二钱，莪术二钱，甘草一钱七厘，藕节引，水酒温服。

跌打净瓶之穴，此乃大穴，血路大穴伤重，咳嗽不已，不过三年，气血两亏，渐成弱虚，宜服酒药：灵脂一钱，上桂一钱，云苓二钱，苡仁二钱，红花一钱，加皮一钱，乳香二钱，没药二钱，丹皮二钱，腹皮二钱，赤芍二钱，碎补二钱，甘草一钱四分，藕节为引，好水酒温服。

挂旁受伤用，此乃大穴，伤者，通身麻困，或寒、或热，伤子肠，内积血成块，四肢无力，必须紧服药：大黄八分，红花一钱，苏木八分，泽兰一钱四分，陈皮二钱，桃仁七粒，当归二钱，土鳖一钱四分，寄生二钱，木通一钱四分，寻风骨一钱，苡仁二钱，甘草八分，木香一钱，姜引温服。再服：生地四钱，砂仁一钱，黄芪二钱，赤芍二钱，红花一钱，肉桂一钱，白芍二钱，云苓二钱，山药二钱，乳香二钱，没药二钱，甘草，元肉五枚，酒温服。

腰骨腰眼受伤，此乃大穴，棍或拳伤棍打，不必服药。拳伤者，方医治腰上穴，每背筋腰不能起，服药用：肉桂八分，龙骨二钱，鹿筋一钱，枣仁二钱，加皮二钱，红花一钱，马骨一钱四分，土鳖一钱，木香一钱，甘草一钱，乌药二钱，鱼骨珍二钱，故纸一钱四分，杜仲一钱四分，棱麻一钱，藕节引，酒温服，外用。敷药：肉桂八分，苏子一钱，乳香二钱，没药二钱，共为末，鸡蛋清调敷。再服：茜草二钱，桂枝一钱，云苓二钱，丹皮二钱，碎补二钱，寄奴一钱四分，故纸二钱，甘草一钱，酒温童便引服。

凤翅盆受伤，此乃大穴，三朝一七不食，气往上逼，口中无味，软似麻糖，心中烦躁，吃饭不下，必须服药：川羌二钱，乌药二钱，半夏一钱四分，木通一钱，乳石一钱，红花一钱，桃仁七粒，血竭一钱四分，丹皮一钱四分，槟榔二钱，木香一钱，升麻一钱四分，故纸二钱，小茴一钱，神曲一钱，古月，大力一钱，生姜童便引，酒温服。再服：肉桂一钱，红花二钱，三七一钱四分，陈皮二钱，枳壳二钱，川朴一钱，加皮二钱，杏仁一钱，牛膝二钱，君子二钱，青皮一钱，甘草四分，红枣引，酒温服，后看他轻重如何，重，再服：黄芪（炙）二钱，云苓二钱，当归二钱四分，故纸二钱，砂仁一钱，乳香二钱，没药二钱，红花一钱，桂枝一钱，桔梗二钱，木通一钱，黄柏八分，连翘二钱，木香二钱，甘草一钱，童便引，好水酒温服送下。

命空穴受伤，此乃大穴，呼吸疼痛，咳嗽带血，久则成劳，吐血而亡，必须服药：枳壳二钱，川朴一钱，红花一钱四分，麦冬二钱，菟丝子二钱，血竭一钱，细辛一钱，砂仁二钱，当归三钱，然铜一钱，七厘散一钱，灵脂一钱，大力一钱四分，生姜童便引，酒温服。再服：川芎二钱，七厘散一钱，独活二钱，白芷二钱，瓜蒌（去油）二钱，栀子一钱，桔梗一钱四分，升麻一钱，附子八分，白蜡一钱，红花一钱，甘草一钱，姜引，酒温服。

肚角受伤，此乃大穴，饮食不进，食往上涌，肠中疼痛，冷汗不止，食伤不服，急宜服药：小茴一钱，附子一钱，石乳一钱，肉桂八分，木香八分，良姜一钱，白芍一钱，故纸一钱，杏仁七粒，枳实一钱四分，红花一钱四分，甘草一钱，紫草绒一钱，青皮一钱，柿花蒂为引，酒温服。再服：肉桂一钱，云苓二钱，柴胡一钱，腹皮一钱，枳壳一钱，厚朴一钱，熟地四钱，丹皮二钱，木香八分，甘草一钱，姜为引，此酒温服后，看他轻重如何，若重，再服几味：黄芩一钱，赤芍二钱，乳香二钱，没药二钱，白术二钱，红花二钱，甘草一钱，淮乌二钱，藕节引，酒温服。

肚脐六宫之穴受伤，看他轻重如何，汗如不止，四肢麻木，腹中瘀痛，于五脏六腑重者，上吐下泄，而气不接，不可乱医，急宜服药：人参一钱，生地二钱四分，红花一钱，薄荷四分，桔梗二钱，乳香二钱，没药二钱，故纸二钱，白蜡一钱，龙骨一钱，甘草一钱，乌药一钱四分，姜引，水温服，重者，再服：槐角一钱，元胡一钱四分，当归二钱，地榆一钱，小茴一钱，云皮一钱四分，伏毛一钱，灵仙二钱，白蜡一钱，血竭一钱四分，紫金皮一钱，乳香二钱，没药二钱，龙骨二钱，三七二钱，寸香六分，然铜一钱，人中白一钱，木香一钱，红花一钱四分，腹皮一钱四分，甘草一钱，共为末，酒化服五分。又再敷药：寸香一钱，红花一钱四分，白蜡一钱，银朱一钱，苍术二钱，当归三钱，小鸡一只，合药捣烂，敷肚皮上。再服药：灵砂一钱，白蜡三钱，小茴三钱，大力一钱，荆皮，川朴二钱，乳香二钱，没药二钱，龙骨二钱，三七一钱，木香一钱，丁香一钱，然铜二钱，人中白三钱，红花一钱，茯苓二钱，甘草一钱，共为末，酒冲服，每服一钱。

左右凤尾受伤，此乃大穴，血气不通，腰眼瘀痛，又肿又黄，必定打断凤翅，积血有害，大便不通，身体不和，急用服药：寄生一钱，干葛，防风二钱，半夏二钱，故纸二钱，加皮二钱，红花一钱，木香一钱，升麻八分，肉桂一钱，木通一钱，土鳖一钱，山甲一钱，乳香二钱，没药二钱，五龙草一把，马骨一钱，甘草一钱，藕节引，酒温服。下用敷药：没药二钱，乳香二钱，红曲二钱，土鳖十个，五龙草一把，生姜、葱头、麻根、糯米饭一碗，一起敷。再服药：秦艽二钱，土鳖二钱，红花一钱，麻骨一钱，木香二钱，续断一钱四分，肉桂八分，生地四钱，加皮二钱，马油一钱，甘草一钱，童便引，酒温服。

米结骨和铜壶滴漏，此乃大穴，受伤大便不通，小便长流，腹内疼痛，用药：附子一钱，陈皮一钱，乳香二钱，没药一钱，升麻一钱，元胡一钱，小茴一钱四分，甘草一钱，炙芪一钱四分，红枣引酒温服后，看他轻重如何，若重，血入小便，不必再服。大便如何，若已收，小便略愈，再服药：故纸一钱，猪苓一钱四分，车前二钱，桂枝一钱丹皮二钱，然铜八分，泽兰一钱，滑石二钱，沉香五分，木香一钱，乌药一钱四分，白蜡一钱，甘草一钱，小茴一钱，红枣引，酒温。

下窍封门，此乃大穴，伤者看他轻重，昏死在地，肾子入腹，即用手往下插：鸡子十个，灶心土几钱，烧红锅，放灶心土上鸡子内捻淬，即取起，入酒罐锅子下，用手拿定，未活，到沟子穴一点即活，用药。再服药：琥珀一钱，乳香二钱，没药二钱，牡蛎（煅）一钱，五味一钱，禹余粮一钱，艾叶八分，故纸二钱，木通一钱，肉桂一钱，丹皮一钱四分，覆盆子一钱，红花一钱，茯苓二钱，木香一钱四分，大茴一钱四分，独活，甘草一钱，灶心土引，酒温服。再服：滑石一钱，龙骨一钱，乌药一钱四分，云皮二钱，朱砂五分，人中白一钱四分，白茯神二钱，莲须一钱，秦艽二钱，续断二钱，紫金皮二钱，厚朴一钱，云苓二钱，甘草一钱，故纸二钱，酒温童便引。

膝盖膝眼受伤，或跌伤打跌者，要移掇，先用敷药在酒，又用服药在酒吃：当归二钱，脚樟一钱，牛膝一钱四分，马骨二钱，乳香二钱，生地四钱，南蛇一钱，木瓜一钱，槟榔二钱，赤芍二钱，白茄根为引，水酒温服。加皮二钱，红曲一钱四分，栀子二钱，番桃一钱，古月二钱，花桃二钱，紫奚芷根二钱，五瓜龙二钱，捣烂敷上。又服：加皮一钱四分，牛膝二钱，升麻二钱，苍术二钱，脚樟一钱，独脚莲一钱，地鳖二钱，白茄根引，酒温。如棍伤者胜，疼痛难当，用敷药：土鳖二钱，神曲二钱，栀子仁二钱，乳香、没药，桃核引，并老姜共捣烂敷上。

膀胱受伤，肚膨不消，小便不通，要服药：猪苓二钱，泽泻二钱，车前二钱，槟榔二钱，小茴二钱，木通，桔梗二钱，陈皮二钱，青皮二钱，杜仲二钱，良姜一钱四分，姜黄一钱，寄生二钱，半夏二钱，甘草六分，灯心、生姜引，水酒温服。

接气通肝散：白细辛一钱，猪牙皂，香白芷二钱，原寸二分，合治为药，倘再昏死在地，将此药引入鼻中即效。

脚痛，此乃大穴，若肿者不宜打针，只用敷药：红花二钱，肥皂一钱，乳香二钱，没药二钱。共研为末，用鸡蛋清调敷。服药用：升麻八分，元胡一钱，当归二钱，没药二钱，苏木二钱，红花一钱，加皮一钱，乌药二钱，灵仙二钱，脚樟一钱，血竭一钱，牛膝二钱，木通一钱四分，甘草一钱，藕节为引，好水酒温服。

片雪散：黄芩二钱，朴硝一钱，大黄二钱，黄连一分，黄柏二钱，芙蓉叶一钱，共为末，治刀口伤，血不散者，蜜调贴四周，或蛋清亦可，伤口若未合，厌热。再一剂上骨丹：朴硝、赤豆、碎补，治伤损未破皮者，用姜、葱、韭菜根捣汁，用酒和上药，调贴患处。

舒筋散治骨筋，或拳、或棍、或跌断，看他断与不断，倘断，必须服药。

吊筋受伤乃小穴用：丹皮二钱，香附子三钱，毛姜三钱，秦艽二钱，猴骨二钱，马骨二钱，然铜七分，乌姜三钱，乳香三钱，没药二钱，白蜡三钱，红枣三枚为引，酒敷药。

春受伤杉木皮；夏受伤苦楝皮；秋受伤杉木皮；冬受伤棉绒包；加杉木皮四块。

药方：松香八两，贝庶子三两，乳香五钱，没药五钱，银朱二钱，东丹四分，樟脑四分，麝香三分，冰片四分，阿魏四钱，珍珠四分，犀黄三分。

《少陵秘传》

清·少陵不退和尚著

目 录

诗云： 砍伤诸伤眼睛昏，定主身亡难求命。若见气喘与寒呃，且看一七内中应。

专治跌打损伤

新打拳头十三味煎方： 赤芍（破血而疗腹痛烦，周身发热亦解）一钱五分，当归（破周身瘀血，而且顺肠胃之剂）一钱五分，红花（多用破血，少用活血）一钱，香附（理气通血凝，调和血经络，酒炒洗）一钱五分，玄胡（最能通经络、小便之瘀血，而且止痛）一钱五分，猴姜（能治伤筋骨，去骨内损伤，又能止周身之痛）一钱五分，桃仁（去尖，破瘀血，兼治腰痛）一钱，山棱（破血聚、血块、气滞之症）一钱五分，蓬术（行大小便之瘀血，性能速行之药）一钱，青皮（快膈，除膨胀下气，直达小便）一钱，乌药（治冷气、顺气、消痰）一钱，木香（易攻易散，能助诸药之功）一钱，苏木（去骨肉之伤，止痛）一钱，如若打伤重者，大肠不通，须加大黄二钱。通大肠，导瘀血，加葱头三个，砂仁五分，陈酒一斤半，煎一盅服，渣同红花敷。

加减十三味药： 五加皮一钱五分，肉桂一钱，枳壳一钱，五灵脂一钱，蒲黄一钱，杜仲一钱，广皮一钱，归尾一钱五分，刘寄奴一钱，香附一钱五分，玄胡二钱，青皮一钱二分，红花五分，引服照前。

七厘散： 专治跌大损伤，新打拳头，血迷心窍，不省人事，危急之症，以用此方。如若服者，服过三次，即用冷粥汤主之。月石（消心肺之瘀血，亦能去伤血化水）八钱，朱砂（定心止痛消瘀血）四钱，血竭（能去各穴之伤）八钱，胎骨（能止周身之痛，接骨之效，用醋火煮收）四钱，土狗（去嘴，行骨肉伤，伤筋骨之效）六钱，赤芍三钱，归尾五钱，地鳖（去劳伤、强筋腰脚、壮筋接骨，法制二味，先与山棱、蓬术，然后与赤芍、红花、当归、糯米粉与他吃，后用酒煮炙好，去头用之）八钱，巴霜（去净油）三钱，红花五钱，五加皮四钱，枳实三分，苏木四钱，木香五钱，生大黄六钱，青皮三钱，乌药三钱，五灵脂五钱，蒲黄三钱，广皮四钱，山棱五钱，蓬术五钱，麝香三分，肉桂三钱。以上各为细末，如若伤重者，用三分半，轻者一分半，再轻者七厘，用陈酒送下。

口角相打者，感冒风寒，发热身痛，外感之症，先用解肠汤发表，后用小柴胡汤加减治之，去寒去热也，然后用跌打损伤之药。

解肠汤：广皮一钱，羌活一钱二分，防风一钱五分，荆芥一钱五分，葛根一钱，前胡一钱，木通一钱，桔梗八分，苏叶一钱五分，加葱头三个、姜三片。

接骨论小序

夫医各有科，皆类少陵传授于世，惟接骨一科，遍阅经书未得其详。予少游江湖，适遇一人称云：少陵业精跌打损伤接骨，究之详细，讲之甚明，上骱有术，接骨有法。予不惜金帛待之，随走数载，不惮辛苦，得之以传授，试之无不效验，诚为济世至宝。今将原伤骨骱按论诸方，实乃肺腑之妙诀，得之非易。我后子孙不可一字轻视，勿与俗人言，莫使庸医见，亦宜谨慎珍藏，毋违至嘱云尔。

接骨论序（附接舌）

盖人之首原无臼骱，亦无损折。验之则有跌仆损碎之症，若见脑髓出者，难治；骨碎如粟米者，可取；骨青，难治。若犯此症，先将止血药敷之，使其血不涌流，而后将生肌散敷之，避风戒欲，患者自宜慎之。但以疏风理气散服之五六贴，至伤口平满，再投补气药三四贴而安。别有伤风，牙关紧闭、角弓反张之状，急投飞龙夺命丹而愈。此方万投万应，后人不可忽也。

次观，目有斗伤落珠之症，先将收珠散敷之，用银针蘸井水，将收珠散点入血筋处，次用青绢温汤挪上，只用还魂汤一二贴，待至平服，再用明目生血散，服之自安。

续有鼻梁骨断，先将接骨散敷之看骨，次用生肌散菜油调敷，又用活血止痛散，自然平服而安。

人之头面独有下颏一骱，偶落而不上，语言饮食不便，多因肾虚之故得，此骱似剪刀股环相连，先用宽筋散煎汤熏洗，次用绵裹大指入口，余指抵住下边，缓缓捺下推进，再服补肾和气汤而愈。

只有天井骨急难损折，人有随高倒跌者，多犯此症。其骨不能缚缠，多损出在外，须用喘气汤服之，使其骨相对，次用接骨散敷之，用绵包裹，连肩背络之，再投提气活血汤而愈。

观其筋骨多有损折，头不能相对，若非吊嗽饮，焉能医此症乎。外用接骨散敷之，内服生血补髓汤，数贴而安。

臀骱比诸骱最难，此臼出则触在股内，使患者侧卧，出内手随内出，出外手随外出。上手拿住其腰，下手捧住，挽腿将膝鞠其上，出拔于右，向右拔伸而上也；出左拔于左，相左拔伸而上也。内服生肌补髓汤而愈。

易折在于人之两腿，伤之则为两段，医者在于绑缚，先用宽筋散煎汤熏洗，使患者侧卧，与无患足取齐，次以接骨散敷之，用绵布包裹，必用杉木板八片，每长四寸，俱以绵线裹外，以绳三条，杉木均齐绑缚。内服活血止痛散三贴，又用壮筋续骨丹，数服而愈。

盖膝骨又名冰骨，旧油盏骨上盖之，骱有送出于上。治之必用绵箍，患者仰卧，一人抬起脚踝，若使出于右，随右而下；出于左，随左而下。医者缓缓双手扶捺绵箍至于膝下，上手挽跨，出于左，下手偏于左；使臼对膝，上手则捺膝，下手则抬起，必上矣。先用接骨散敷之，绵布包裹，绵箍按其患处，内服生血补髓汤三四贴，次用壮筋续骨丹自愈。

小腿膀有二骨，一大一小，一茎折者，则籍劈者易治；两段者，难医。若有骨触皮破之凶候，若无此症，则两大腿骨内治。若犯此症，骨肉必在其皮肉上，只用染烂散去其肉面，将骨对好，不可用汤熏洗，恐伤入肉，次将生肌散敷之。如骨折皮肉不破，可用接骨丹敷之，后照前绑缚，用杉木板六片，每长三寸五分，上骨断，上板长五分；下骨断，下板长五分，取其担力。惟此症最能痛，必先服生血补髓汤三四剂，次服壮筋续骨丹，数服而安。

脚踝骱易出，上之亦难。一手抬住其脚跟，一手扳住其趾，搁下一伸而上也。必服宽筋活血散。

肩骱与膝骱相似，盖膝骱送上，肩骱送下，有力可上之。先用一手上按住其肩，下接住其手，缓缓转动，使其筋舒。患者坐低处，使一人抱住其身，医者两手又捏其肩，抵住其骨，将膝夹住其手，齐力而上也。用绵裹似鹅蛋大，络其腋下，用敷药接骨散，次用生血补髓汤而安。

臂骱触出于上，一手抬住其手腕，一手按住其脉窝，先搁其下，而后抬住腕，一伸可也，敷用接骨散，绵布包裹，服生血补髓汤而安。

手骱送出，一手按住其五指，一手按住臼，手掌搁起，手骱搁下，一伸而上也。此乃会脉之所，必服宽筋活血散。骱出不用绑缚，先用接骨散敷之，绵布包裹，用阔木板一片接住患处，共享杉木四片，长三寸，用缚七日可矣。

手指则有骱惟节出之易上，两手捻伸而上也，服活血止痛散而愈。

大臂与小臂打伤，与大腿小腿同治。惟服下部药，则加牛膝、木瓜，上部加桂枝。

此说略言其意，如后学者，必择贤者传之。使其坐定，逐一细讲其术，牢记于心，所谓口传心受。

大抵骨骱在于绑缚，用杉木板取其之故。此数要药，万金不可得。伤折皆佐于此药，有制度之法，煎剂在于活法，不可执一。但有染别病而得此症，必兼而用药。

以上之术，非一言而可能也。亦细别其骱头，术不可轻也。外有促筋失枕、刀斧砍伤、破骨补骨之奇，亦要细讲之。大抵舒筋，必用宽筋散汤熏洗为主。手足之筋皆在于指动，指动者，则此筋也，就此筋用汤熏洗，微微缓动伸舒也。

失枕有误，而失有一时之误者，使患者低处坐定，一手扳其头，一手扳其下颏，缓缓伸之正也。

有金枪戳者，看其伤处致命不致命，伤之深浅。致命处而伤不深者，亦无害。若伤在肚腹，必探其深浅，恐深伤于内脏者，难治。伤口直者，先取止痛散敷之。伤口深者，将棉针探之，干渗其口，俟其血水流定，再将生肌散敷口，内服护风托里散而愈。

有刀斧砍伤头额者，防其寒热，一见则风为上。大抵诊脉，沉细者生；洪大者难治。伤破处看其损否，伤软者看深浅。损骨先疗骨，伤肉则生肌。刀斧砍伤与戳伤者不同，敷生肌散为主，服护风托里散为上，更详前首论原无旧骱参用。

有人自勒咽喉，视其处，刀之平不平，而有污者浅，两刀勒者易，一刀勒者难。若破其食喉，先取油线缝合，次将生肌散封固，内服护风托里散而安。若穿必死，用丝线缝其缺处，麻皮亦可。

有肚腹破伤而肠出外者，此症故险而无妨，医者当去其指甲，恐伤其肠而反受其他害，此人必死。若内脏不伤，汤药饮食如常者可保。先用纺车一部对患处转摇，勿使风伤其患处，将温汤搽上，后用油线缝其皮。先用生肌散敷之外，内服通肠活血汤而安。桑白皮线缝亦好。

人之一身，十指最为紧要，若伤一指，则连心之痛难忍。中指比余指尤甚，况易染破伤风，先将止血药敷之。如人咬破者，必捏出其牙根毒气，敷药必投护心丸，以安其心。若犯破伤风，急服飞龙夺命丹而愈。且刀斧所伤者易治，惟人咬尤毒，难治，内服追毒定痛散。如遇病人咬伤者，十有九死之症也。

有骨碎如粉者，看其伤处破者，必取其碎骨，则用钻骨散穿取，后将生肌散敷固，内服生血补髓汤而愈。若取碎骨不尽者不愈，用心看取，自然而安。

接舌方：治大小人偶含刀以割其舌，坠落而未断者，用鸡子白软衣袋舌，以破血丹蜜调敷舌断处，以蜜水和蜡稀稠得宜，敷在鸡子衣上，取性软薄，能透药味，敷口中易溶散，勤勤添敷，七日痊安。学者看此即通变活法妙用，不可再师传。如无（鸡子白），即用取金药粟醋治之。

仙正方：治男妇骨断用，煎洗后整碎骨，以黑龙散敷之。如穿破者，用风气散填涂，次用黑龙散敷缚而愈。肉桂（去皮）二钱，归身三钱，荆芥四钱，苍术一两，防风一两，元胡五钱，白芷五钱，赤芍五钱，每服五钱，用水五碗，薄荷叶十二片，煎三碗去渣，损处熏洗，乘热被盖覆，暖自愈。

黑龙散：治跌仆损伤，筋骨破碎断拗，拗出臼，先煎宽筋散或仙正散，看伤轻重而用淋洗，拔伸整捺，筋骨散续平正，方用生姜汁或生地汁，或酒浆和水调稀敷患处，次以杉木板约如指大，疏排周匝，细绳三度，缚之要紧，三日一度。如有淋洗，换药贴裹，不可去夹，毋使搀动，侯骨生牢，碎骨如旧，方可去夹。若刀箭虫兽等伤，或疮攘烂，肌肉不生，并用姜汁和水调敷。如有伤破处，则留口，以风流散填之。穿山甲（炒黄）二两，丁香六两，当归二两，枇杷叶根（去毛）五钱，百草霜（炒净烟）五钱。上药为细末，姜汁调，或生地汁调敷亦可。

护风托里散：即托风散，治男妇风气虚寒，湿邪入肠，狂言妄语，精神错乱，或刀斧砍伤，或跌仆，或破伤风，角弓反张等症，服之即安。当归、白芍（酒炒）、甘草（炒）、防风、川芎、白术（土炒）、白鲜皮各一钱二分，官桂（去皮）、独活、麻黄（去节）、茯苓各一钱六分。上锉散，作二贴，水二盅，姜三片，随服。

黑丸子：治跌仆损伤，驴马跌坠，筋骨碎断，百节疼痛，瘀血作痛，浮肿结毒，一切风痰，四肢疼痛，筋痿力乏，浑身倦怠，手足缓弱，行步不前，妇人诸般血风劳损宜服之，每服二十丸，送下陈酒，孕妇忌服。白蔹（焙）一斤，白及（焙）四两，南星（焙）六两，赤芍六两，土当归四两，生姜四两，川乌三两，牛膝六两，百草霜七两，赤小豆（如无，五加皮亦可）一升。俱为细末，醋和丸，似梧桐子大，量人大小加减，服法如前。病在上，食后服；在下，空心服，俱用酒服之。

取箭头入骨：治箭头入骨，不可拔出。蜣螂（牛粪中者佳）、乳香各等份，麝香少许。共为末，拔动掺之即效。

又方：巴豆半粒，蜣螂一个，研敷患处，微痒且忍，至极不可忍，即撼动拔之。以黄连、贯众汤洗，牛胆制石灰敷。

药箭伤痛方：治药箭中人身，嚎叫不已，急用麻油溶之，使药毒不行，其毒自解，而痛即止，黄泥水更佳。

风流散：如遇伤处出血，并破脑伤风，用此药极妙。血竭二钱，降香一钱，灯心一钱，龙骨二钱，苏木四钱，红花二钱，当归二钱，乳香五钱，没药二钱，桔梗三钱，小鸡（约二两以下，连毛醋煮后碎之，以黄泥封固，文武火煨干为止）一只。以上共为细末，每用少许，干擦伤上，如流血不止，多擦之，候血药将干，再用菜油调敷，制一料，可备急用。

损伤均气汤散：如伤重者，先敷此药，调气后，服伤汤。茴香、青皮、厚朴、白芷、乌药、杏仁（去皮尖）各五钱，陈皮、麦芽、前胡、桔梗、苍术、甘草各一两。共为细末，每服二钱，水一盅、姜三片、枣二枚，空心服。

　　金疮丹方：用紫檀香一味，为末，敷患处，即愈。

　　花蕊石散：治一切金刀箭镞所伤及打扑伤损，狂犬咬伤或至死者，急于伤处掺药，其血化为黄水，再掺药伤处，便治不痛。如内伤血入脏腑者，以热童便入酒少许，调药一钱，灌下立效。若未触肠出者，肠未损者，以细丝桑白皮尖绒为线，缝合肚皮，其缝上掺药，血止立效。如无桑白皮，麻缕亦可，断不必封固伤口，满恐生血脓。如疮口干，以津润之，方可掺药。

　　如妇人产后血泛、血迷、血晕、恶血奔心、胎死腹中、胞衣不下，或又至死，但心头微暖，急以童便调药一钱服之，恶物如猪肝片行下，终身不患血风、血气。若上膈有恶物化为黄水吐出，或从大小便下之。硫黄（明色，为粗末）四两，花蕊石（亦为粗末）一两。上二味和匀，先用纸筋和胶泥固济，瓦罐一个，内可溶药，待泥干，入药罐内紧密封口焙，笼内烘燥令热，置之四方砖上，砖上书五行八卦，用炭一秤，笼迭固匣，从巳时至午时，自下生火，渐渐上彻，如有坠下火炭，放夹火上，直至经宿，火冷炭消，又放经宿罐冷，取出研细，绢罗筛过，置磁罐中，依前法用，神效难以尽述。

　　《盘珠集》中亦有此方，治法同，惟煅法不同。硫黄四两，乳石一两，为末，泥固，日干，入瓦罐内泥封，烘干，煅为末，水飞，日干，磁瓶收用。内火逼血妄行者，禁用。

接骨全书目录

丸散目录

方　吊嗽散　补血汤　黑龙散　七厘散　宽筋汤　长肉粉　紫金散　黑丸子　接舌方　护心丸　风流散　四物汤　五棱散　没药散　吸铁散（亦取箭头方）

以上按骱名目与汤散名共五十方

接骨药性

夫自然铜，接骨之效药，不用其余剂汤，不可忘之。续断以五加皮为佐，活血以归红为主，枳壳、青皮理气为佐，破血以桃仁、苏木为君，补血以白芍、生地为最。若要疏风，先须理气，活血要顺气为先，足下必用木瓜为引，手上必用桂枝为引。方虽在于家传，用药亦宜随机应变，制度虔诚修合，不可不精也。汤散丸方丹剂开列于后，秘验良方。

钻骨散：用蝼蝈虫，即水狗，捣烂，次收蝼蝈头，晒干为末，调敷亦可。

汤散丹方

乳香寻痛散　活血止痛散　又煎方　刀斧伤方　花椒石散二方　敷药方　灵砂膏　辛香散　追虫立效散　紫金接骨丹　暑天腐烂方　一片雪方　箭头入肉方　被拶服药方　立效方　活血住痛散　紫金灵丹膏　杖疮秘方　退腿消毒膏　白玉灵丹　被拶手指痛甚方　如神散　五通圆　被夹方　百一选方　安髓散　内敷八珍膏　神效佛手散　白金散　神圣散　花蕊石散　麻黄散　生肌住痛散　如圣散　没药降香散　木香散　走马散　续命丹　大圣没药散　黑神散　通关散　神仙接骨丹　杖后初服药方　退伤方　鸡鸣散　和解散　金疮闷绝四方　夹棍伤足方　接骨神效散　接骨入骱四方　麻药方　退毒伤方　消风散　固命丹　英雄丸　桃花散　黑虎膏　生肌长肉细药方　桃仁破血散　玉红膏　紫金丹　姜乌散　红玉膏　治一应诸毒方　回春再造饮　太乙膏　铁箍散

以上六十七条

秘　述

治法并用药

初遇折伤，煎药未备，痛不可忍，先服乳香寻痛散。

乳香寻痛散：专治跌打损伤、手足折断、腰脊疼痛、日夜不安。小茴香（土炒）七钱，乳香、没药、血竭、羌活、南木香、沉香各五钱，麝香一钱，独活、川芎、当归、大茴、白芷、甘草、木香、赤芍、穿山甲（炒）各一两，紫荆皮、厚桂（生）七钱，川乌（水泡去皮，生用）五钱，草乌一钱二分，共为细末，姜汁好酒调服后，不可饮食。若伤在头，去厚桂，清汤调服。如骨断，加虎骨、自然铜各一分。此药不易，宜谅下。

活血住痛散：归尾、川芎、独活、厚朴、木瓜、白芷、乌药、甘草、赤芍、防风、枳壳、青皮、桔梗、大黄、五加皮各等份，每服姜一片，水、酒各半，同煎温服。如损在下，去桔梗，初贴大黄，潮热加柴胡。

又煎方：当归、川芎、白芷、羌活、生地、赤芍、柴胡、防风、陈皮、甘草、木通、厚朴、荆芥、乌药、枳壳、青皮、牛膝、防己、地南蛇（无则不妙）各等份。每服姜一片，酒一盅，温服。损在上，去牛膝；潮热加柴胡；不止，加大黄。此二方初服，加寻痛散；大势稍定，制药服之。

不退活尚跌打损伤治法科条

二十四样痔疮各有应验丸散，备载于后

鸡冠痔用梅香丸：乌梅（炒）一两，白芷一两五钱，槐角一两五钱，百药煎五钱，微末，米糊丸桐子大，每服五十九丸，空心清汤送下。

鸡心痔用猪脏丸：猪大肠（洗净）一尺，槐米一两，川连一两，将二味灌入猪肠内煮烂为丸，如桐子大，每十丸，空心热酒下。

鼠奶痔用皂角丸：皂角（去皮尖，醋炙干）一两，枳壳一两，为末，面和为丸，桐子大，每五十丸，空心白汤送下。

栗子痔用侧柏丸：侧柏叶（炒）一两，荆芥一钱，枳壳一钱，黄芩五钱，为末，面和丸，每服五十丸，空心白汤送下。

催生神方：当归一两，川芎四钱，淮牛膝四钱，滑石三钱，菟丝子三钱，若不效，再一服立下。

臁疮神方：炉甘石（升灌内煅）一两，冰片一分五厘，麝香一分五厘，樟脑二钱，共为细末，和猪油捣成膏贴，立验。

小便水不通立验方：新鲜山楂一两，鲜车前子（连根叶）一把，同煎，浓汤服之即通。

大圣没药散：治四肢无力疼痛，用此发汗。砂仁、陈皮、龙骨（醋煅七次）各五钱，乌药、小茴、甘草、归身、牛膝、人参、黑丑、细辛、申姜、白芍、白术、云苓、山药、黄芪（盐水炒）、大茴、白芷、木瓜、厚朴、降香、羌活、独活、破故纸（炒）、白豆蔻各一两，防风二钱，没药、川乌（水泡姜汁炒）五只。共为细末，酒调下。若为

丸，以糯米饮和，或人参木瓜汤调服。如年老虚弱，加川乌、附子，去甘草。如心神恍惚，加朱砂、麝香，再加南星、半夏。如作末药，不必用。

木香汤：治跌打损伤不省人事，服之顺气。木香、甘草、沉香、桔梗、血竭、枳壳各三钱，槟榔一片，姜三片，水煎服，如不愈，再服一剂。

桃花破血散：治损伤在内，腹胀气促，寻常不可用。红花、苏木、木瓜、乳香、甘草、麝香、没药、厚桂、淮乌、草乌、蒲黄、五灵脂、杜仲（姜汁炒断丝）、百草霜（炒尽烟）各五钱，归身、川芎、白芷、小茴、白芍、羌活、独活、牛膝、生地、枳壳、黑丑、破故纸各一两。共为细末，木瓜汤入麻油少许，姜、汁童便调服。若煎服加姜五片，水酒各半，加麻油、童便冲服。

回春再造丹：自然铜、麝香各一钱，古钱（醋煅碎）五文。共为末，令病人口内先嚼丁香一粒、乳香一钱，酒服前药五厘，如骨不断，不轻服。

续命丹：地龙、乌药、青皮、茴香、五灵脂、草乌、川乌、红娘子、没药、木鳖、申姜、威灵仙、狗脊、自然铜各一两，麝香、禹余粮。共为细末，每服一钱，酒送下。

鸡鸣散：人参、茯苓、阿胶、白芍、白术、黄芩、桔梗、麦冬、甘草，用雄鸡一只，去肠食，入前药，加姜、枣，在锅内煨酥去渣，食鸡肉并汁。

铁箍散：生地、熟地各五钱，骨碎补、乳香、没药、血竭、自然铜各三钱，五加皮五钱，苏木一两，桃仁四十九粒，地龙四十九条。为末，砂糖酒下，各服一钱。

又方：自然铜、无名异、当归、苏木、木鳖、地龙各等份。共为末，砂糖送下，酒亦可，每服一钱。

神效佛手散：鹿茸、肉苁蓉、菟丝子、紫石英、五味子、海螵蛸、川芎、当归、白芍、琥珀、干姜、茯苓、枣仁、牡蛎、禹余粮、覆盆子、蕲艾等份，加姜、枣，水煎服。

接骨神效散：地鳖虫、巴豆、半夏、自然铜、乳香、没药各等份，为末，每服七厘，酒下，不可多服，服后盖暖，勿令见风、移动。

如圣散：治伤损症，初时服。猪苓、泽泻、赤苓、香须、扁豆、厚朴、白术、枳壳各五钱，水煎服。

世德堂钮雍民抄汤御龙家之方，具之江汤靠此方之力，乃西林师传，名曰立刻回生丹：胎骨三钱，山羊血二钱，参三七二钱，自然铜（醋煨）一钱五分，血竭二钱，土鳖（焙）二钱，土狗（焙）十个，白颈蚓（焙，去土）二钱，参须一钱，没药（去油）二钱，乳香（去油）二钱，肉桂一钱。各为细末，酒糊为丸，如桐子大，朱砂为衣。

此书不退活尚正骨法并无刻本，只有抄传，不可忽视，慎宜秘藏。

《少陵伤科方》

清·少林寺僧

伤科杂论

伤总怕倒插，盖血随气转，气逆血即瘀也。初打七日之内，血气未定多积聚，即宜发散活血。至十四日，瘀血或停滞在胸，其势必归大肠，腹内作痛，须以行药治之。肝经脉数，胸腹之血，必然上吐。男人伤上部者易治，伤下部者难治，以其血上升故也。女人伤下部者易治，伤上部者难治，以其血下降故也。须验血在何部，按此轻重，明此新久。男子气从左转，属阳；女人气从右转，属阴。当分气血之殊，明此脏腑脉络；又当验其生死迟速，然后见病用药，自有起死回生之妙。

死证总论

症多者死；眼白者死；唇多吊者死；失枕者死；粪热者死（在五日）；脑髓出者死；口臭者死；邪视气高者死；喘息胸高者死；撮空者死；伤笑者死；骨碎色青者死；插碎外肾者死；勒断水脏者死；大肠穿破者死；天井骨断者死；两太阳、命门、胸背、腰腹、心压碎如粉，不能饮食汤水，口眼不闭，牙关急闭，小便不通者数日即死；盖心骨断，耳后脑衣穿破，阴囊、阴户、肛门、谷道受伤，极痛难忍，毒血迷心者死；打伤不能开口，牙皂吹鼻取嚏，通者可救，不通者死。以上者皆属验之确论，临证必须审察，不可轻易医治，徒担干系也。

伤小便、肠，小便闭塞、作痛，发热、口干、面肿、气急，不时口有酸水，主三日内死。先服疏风顺气汤，次服吉利散，后服和伤丸。伤大肠，便后出血急涩，面赤气滞，主半月内死。先服槐花散，次服吉利散，后服和伤丸。此重症也，然大肠火也，用药减加为妙。

伤膀胱，小便痛涩不消、尿滴、肿胀发热，主五日内死。先服琥珀散，次用行气活血汤。

捏碎肾阴囊，除肾碎不治，若皮碎肾出，轻轻以指送进，油线缝合，金疮药封口。若不发热，治用吉利散，次用止痛托里散；若发寒热，当投疏风理气汤。

伤血海，血多妄行、口常吐血、胸前背后板滞作痛，至一日内死。先服活血汤，次服吉利散，后服调理药酒。

伤食睹，心下捉阵而痛、发热、高浮如鼓、皮紧、饮食不进、气促眼闭、口直面黑，主七日内死。先服疏风理气汤，次服和伤丸。

伤肝，面红紫色、眼赤、发热者，主七日内死。先服疏风理气汤，次服吉利散，后服和气丸。

伤两肋，气喘大痛，睡如刀刺，面白气虚，主三日内死，先服行气活血汤，次服和气丸。

肝大有余，气虚血实，而两肋痛者，先服清肺止痛汤，次服吉利散。

登高跌仆损伤，瘀血凝滞，而两肋痛者，急将大黄汤下之，次服吉利散、和伤丸。

伤肾，两耳即聋，额多黑色，面浮白光，常如哭状，肿如弓形，主半月内死。先服疏风顺气活血汤，次服补肾活血汤三四剂。先服吉利散，次服和伤丸。

捏伤阳物，若小便不通，用琥珀散行之，若通者，以吉利散治之。伤肛门，或肿或胀，内治用通肠活血汤；大便不通，用大黄汤；血来紫者，用吉利散；血来鲜者，伤于大肠，用槐花散；如身发热，倘多服治热之剂，反生药害；如大便通，血已止，再服通肠活血汤最妥。

伤海底，若肿并紫红色，痛不可忍，先服行气活血止痛汤一剂，外贴损伤膏，次服吉利散；如肿而青黑色者，身发寒，寒热小便不通，外肾不时伸缩，气色迷闷，小便肿痛，内必瘀血，先服疏风理气活血汤，次服琥珀散，外贴损伤膏，再服吉利散；如谷道肿胀，大、小便不通，日夜发热，饮食不进，坐卧不安，先服疏风顺气汤，次服和伤丸；如气喘，发热，咳嗽，欲哭欲笑，小便滞涩不通、红肿不消、作阵而痛，先服补肾活血止痛汤，次服吉利散，再服补肾药酒调理。

更有一经受伤，即不能言语，人事不省，口出唾涎，喘息俱无，六脉沉细，面白者，此为凶矣；如胸胀尚动或可治，用牙皂末少许，吹鼻取嚏，灌以砂仁汤，稍顺其气，随用吉利散、砂仁汤调服，再服疏风活血止痛汤，伤处贴损伤膏。药若不犯前论中之症，身不发热，即以补肾调理顺气药酒久服而安；其尿痛者，只用吉利散、砂仁汤调服，外贴膏药自愈，不必他药也。瘀血疼痛，伤处有红肿高起，寒热、痛多、易怒，益之胀痛，日轻夜重，治用琥珀散行之，次服和伤丸，后服调理药酒；伤重不能开口，将牙皂末吹鼻取嚏，随取蒸熟韭菜汁和童便，灌入口内，如不能纳，此为难治；纳易，同瘀血吐出，即将砂仁汤调服吉利散，次服清心利气汤，外贴重伤膏；至重者，又不吐血，现又昏迷，亦将韭菜汁和陈酒服。前两条与两脚同伤重，大便不通，用牙皂末蜜丸即通。

伤全体者：用吉利散、顺气活血汤、和气丸加引经药，糖、酒、砂仁等味。

伤左边：气促面黄；**伤右边：**气虚面白，血少。治用行气活血汤，再服调理药酒。

伤肩背：五脏皆系于背，经凶死缓，多服吉利散，次以和伤丸，调理药酒。

伤胸上：血海停滞，往来之所伤，久必发咳嗽，气高迷闷，面黑发热，三四日死。先服疏风理气汤，次服行气活血汤、吉利散。

伤胸背：面白肉瘦食少、发热咳嗽，半月内死。先服疏风理气汤，次服和伤丸。

伤心口：面青气少吐血、呼吸大痛、身体难以舒散运动，主七日内死。先服疏风理气汤，次服和伤丸，每日多服百合汤。

伤气门：喘急大痛、夜多盗汗、身瘦食少、肿痛不宁，主一月内死。先以砂仁汤调吉利散，次服补肾活血汤，后服和伤丸。

首骨原无臼骱，亦无伤损，验之有跌仆损伤之症，见脑髓出者，难治。骨青难医，骨碎如黍米者可取出，大者不可取出。若犯此症，必先将止血定痛散敷之，使其血不涌流，候血稍定，再以金疮封口药护之，避风戒怒，愈者自宜慎之。如染破伤风，牙关紧闭，角弓反张，见为凶症，急投疏风理气汤，候身不发热，再用补中益气汤治之。

伤目落珠：先将收珠散敷之，用银针蘸井水，将收珠散再点红筋，次用青绢温汤挪进，用复魂汤平复，再用明目生血饮，此治目伤未曾落珠者。若珠落出，绝难医治。

鼻梁骨断，先须捏正断骨，外用止血定痛散敷之，内服壮筋续骨丹；如不断不破，外贴损伤膏，服吉利散。缺唇，先敷代痛散，以小铜铃铃牢，将油棉线缝合，外敷封口药，内服活血止痛散。如血冷，先敷代痛散，以利刀略破，待热血稍出即缝合，照前医治，切不可误。惟饮参汤薄粥，治手法快捷为妙，此症甚难医治。

下颌骱：如剪刀服环纽相连，多有肾虚者，倘药而不能上，治用棉裹大指入口，余指抵下边，缓缓搽下推进而上，多服补肾养血汤，再服补肾丸。

天井骨：急断损折，有从高倒跌者犯此症，其骨不能绑缚，惟用手揪平其骨，使骱相对，先贴伤膏，次将砂仁汤调服吉利散，外用棉布连肩落好，再服提气活血汤三四剂。天井骨伤重者必死，折者不过三时，轻者可治。肋骨损折，骨不能对，捏令平后，外贴损伤膏，内服壮筋续骨丹。

肩骱与膝骱相似，膝骱迭上有力，肩骱迭下有力。先将一手按住其肩，一手下按住其手，缓缓转运，令其臂舒，使患者坐于低处，一人把住其身，医者一手又捏住其臂骨，将膝夹其手，齐力而上，棉裹用鹅蛋大，络右膝下，外贴其膏，内以羌活桂枝汤，服吉利散。

臂骱出于上，一手抬其弯，一手按其踝，先鞠其上，而后抬其弯，捏平凑拢，外贴损伤膏，内以引经药煎汤调治，服吉利散。用布扎缚，包裹做有主眼，络其肩臂、手骱，迭出一手，按住其五指，一手按住其臼，手掌掬起手骱，掬下一指而上也，此乃脉会之所，即以桂枝汤调服吉利散；骱出不用绑缚；如断，方可绑缚，按住患处，宜用杉木板四片，长三寸缚，逾日放之。

手指有三骱，中节易出，亦易上，两指重捻而上也，外贴膏，内以桂枝汤调服活血止痛散，切不可下水洗净；若染破伤风，内服疏风理气汤，外敷封口药。

咬伤手指：夫人之身，五指最痛。若伤其一指，痛连于心难忍，中指比别指更难。倘染破伤风，即以疏风理气汤服之，外用金疮药敷之。如咬伤，即将童便捏去牙龈毒，用龟板煅灰，研极细末，以麻油调涂，又将麻油纸钉点火，远指少许，略蒸其受伤处，内服退毒散、定痛散一二剂，再服吉利散。若刀斧伤者，有毒难医。犬咬者，死者甚众，切不可忽。大小臂折与大腿、小腿同治。服药，下部加牛膝、木瓜；上部加川芎、桂枝。臀骱比诸骱尤难，此骱出则触在股内，使其侧卧，出内手在内，出外手在外；出内手揪住其腰，下手牵住其弯，将膝鞠其上，向左扳于右，向右扳而上也；向右扳于左，向左扳伸而上也。外贴损膏，内服生血补髓汤，仍以药饵调治。大腿断折必须绑缚，使其侧卧在床，与好足取齐，将膏贴之，用布二条，阔二寸，长五尺，裹于膏外，将布与杉木板八片，长七寸，再将布三条，与板均齐，绑缚。内服活血止痛散三四剂，又用壮筋续骨丹、药酒调理而安。

膝骱，此血油盏骨在盖，在上盖之。若迭出于上，使其仰卧，一人抬起脚踝出于右，随右而下；出于左，随左而下。医者双手缓缓夹揪，上手挽住其膝，下手按住脚弯，使穴对膝，上手则揪住，下手则抬起，必上矣。外贴损伤膏，内服壮筋续骨丹、调理药收效。

膝盖骨又名冰骨，跌碎或两块、或三块，将脚伸直，揪合平后，再用薄篾片将膝盖大小做一圈，将布卷于圈上，再以布四条扣于圈上边，下缚之着肉，摊损伤膏贴之，即投止痛接骨丹，余食用鸭煮烂，连汁共食。其受伤之足放于内床，切不可下床，半月之后，须用棉软之物垫于脚弯，每日增高垫之，使愈后便于弯曲行动，否则，日后有强直之患。如远尔曲高，又恐碎骨未曾长好，复致迸碎故也。若欲大解，须用净桶摆如床沿高解之，篾片必待痊愈后可去，切戒下水洗净。多服壮筋续骨丹，再以药酒调理。

小膀有二，一大一小，一根折者易治，两根折者难治；折如藕臂者易治，两断者难治。此症最痛，必先服止痛接骨丹数剂，次服壮筋续骨丹，再以药酒调理。如骨断处肉不破，揪骨平后，外贴损伤膏。倘骨触皮破者凶；又折又破，急于外治，先以金疮药敷之，内服吉利散。如在炎天，敷药每日须换两次。如骨触皮内，将骨对好，照前用药。此症须用杉木板六片，长三寸半，上骨断，上板长五分；下骨断，下板长五分。取其担力，切忌蒸洗。脚踝骱易出易入，一手抬住脚跟，一手按住脚趾，出右首偏于右，出左首偏于左，脚趾鞠上，脚跟鞠下，一伸而上也。外贴损伤膏，内服宽筋活血散。脚面断折，男妇迥别，脚趾前半节，或翻下断，或翻上断。治法以左手捏住其脚之两侧，以右手捏平而镶之也，外贴损伤膏，将布裹紧，内服壮筋续骨丹，或服吉利散，忌洗。

枪戳，看其伤口深浅，致命不致命，即致命处而伤不深，亦无害。若在于腹，更探其深浅，而伤内脏、大肠者不治。凡伤口浅直，出血不止，必先敷止血定痛散；伤口深斜者，待其水稍流定，将封口药封固，内服护风托里散。

刀斧碰伤于额，防其身发热，即以金疮药敷之，护风为上。脉沉细者顺，易治；洪大者危，难治。伤于硬处，看其骨碎否，软处看浅深。骨碎先疗骨，内损即生肌。刀斧斫伤比触磕伤不同，外敷金疮药为主，内服护风托里散。更详前篇骨损碎条内宜参看。

自勒咽喉，须看刀口之平与不平，直者浅，弯者深。二刀勒者易治，一刀勒者难治。小喉穿破，决不可救，若破食喉，或半片，或全断，急将油棉线缝合，如血出不止，将滑石、五倍子等分为末，轻掺后，将金疮药封固，内服护风托里散四五剂，使其身无寒热，即用补中益气汤，重用人参。

肚腹皮伤外出者，因此险症而实无害，医人当先去指爪，恐防伤肠，反受其害，看内脏不伤，饮食汤药如常，可保无虞，急将温汤揉上，用油棉线缝合，外将金疮药封固，内服通肠活血汤，再服补中益气汤，用纺车顺摇，不令风寒入内。

左右肋骨断折，难以绑缚，将手撽平，使得平复，外贴损伤，内服接骨散，久服可愈，但所用汤散重出不同，宜参酌。

上下脊背骨，肉破髓出难治；若骨不触出并不碎，皮肉不破，外贴接骨膏，内服吉利散，次服和气丸，再以药酒调理；若骱又出又碎者，将碎骨撽平，令平后，先敷止血定痛散，次将金疮药敷护，即服疏风理气汤，以防破伤风，如不发，以上二法，皆从高坠下之伤。压伤两太阳或脑髓出，天井骨折俱不治。若伤于颅，看其破处细碎骨，必将铜筋去之，恐后患不能收功。第一怕破伤风，先服护风理气汤，次服接骨散。如伤胸前背后，伤及五脏，兼不能言语，饮食不进，气闷在心，急将砂仁汤调服吉利散投之，若不受，不可治矣。伤两边软肋，饮食如常，不发寒热，治用吉利散；若发寒热，并用疏风理气汤。

剜落手、臂、指、脚、腿，血冷者，大不便于医治。人虽不死，不能完体，须乘热凑上，立敷止血定痛散，次以金疮药封固，内服止痛托里散，再用调理为妙。

促筋，用宽筋散煎汤熏洗为妙，凡骨节断折者，不可熏洗，不断者可用之。

舌断垂落，取蛋软衣袋好，将蜜和蜡即蛋衣上涂，性软药力能透，将金疮药、生肌散等敷之可愈，口内易化，勤添为妙。

失枕，有卧而失者，有时误失者，就低处坐定，一手扳其首，一手扳其下颔，缓缓伸直也。

孕妇受伤与平人不同，须看其胎动否，如未伤动，先以砂仁末令服，将胎安好，然后对症用剂，不可造次，方中多有损胎之味也。

左乳上一寸三分，血海穴打中者，十六日吐血而死。

沉香末（冲）一钱三分，山羊血一钱二分，郁金一钱二分，煎冲七厘散二分七厘，此药瘀，再夺命丹三服，痊愈，再泛者九十日死。

左乳下一寸二分，下血海穴打中者，吐血而死。

紫金刘寄奴（煎冲）一钱，七厘散二分七厘，再加十三味煎方一贴，再用夺命丹三服，痊愈，再泛者六十日死。

引经药：上部用川芎，手臂用桂枝，背用羌活，胸用白芷，腹用白芍，膝用黄柏，左肋用青皮，右肋用柴胡，腰用杜仲，下部用牛膝，足用木瓜，妇人用香附，顺气用砂仁，通窍用牙皂，自然铜接骨之要药，除敷药不用丸散，不可忘投。续骨五加皮为佐，活血当归、红花为主，枳壳、青皮理气，木通、桃仁破血补血为药，生地为君。疏风先须理气，活血在于顺气，折骨在于绑缚，必用杉木板，取其轻软有别。症在前而得此，症在后必当而用药。随机症变，切忌用霸，宜用王道，有益无损。

凡患症必戒欲，耐气，散心，避风寒，慎暴怒，节饮食。忌食鸡、鹅、牛、羊酸物、蛋、面、萝卜、笋，生冷、炙煿、发物。

许侗曰：行血及活血散血之药，凡伤轻者，曰血瘀；伤重者，曰血结。死血与死肌俱败者，然乳香、没药、血竭之品不能收口，此三味之外，加止药酒调服，亦是良方。又曰：人为所伤出血者必藏渴也，切不可与水饮之，取干食与之，或肥腻之物解渴而已，食粥血稀必死。

大灾炮伤不能饮食，是火毒入于内脏也，更里有热物，或不时思饮冷水，此症不轻；若火毒不入，饮食如常，此症不妨；或皮肤破伤，须防火毒内攻，俱服清心去毒散，外敷琥珀散。

木刺、箭镞入肉，干羊屎烧灰，猪脂和涂自出。

损伤接骨，用云苔子一两，小玉米（炒）二个，龙骨少许。为末，醋调贴之。

凡指断及刀斧伤，用真苏木敷之，外以蚕茧包缚完故，数日如故。

箭镞入肉不可拔出者，新巴豆仁略熬，与蜣螂同研涂之。此须痛定断痒，忍待极痒不可忍，使撼拔动之取出，速以生肌膏敷之而痊，亦治疮肿。

金疮肿痛，叶紫灰筛敷之。

新伤接骨，市上乞儿破鞋底烧灰、白面等分，醋调成糊敷之。

以绢束之杉板夹须臾，痛止，骨节有声为效。

跌仆损伤、扭闪骨出窍等症：晚蚕沙四两，炒黄绿豆粉四两，炒黄枯矾二两，为末，醋调敷之，绢包缚定，换三四次即愈，忌产妇近之。

金疮伤重被惊，以女人旧中衣炙裆熨之，多年损伤不愈者，冬瓜子末温酒服之。

跌仆损伤：干冬瓜皮一两，真牛皮胶（炒存性）一两，为末，每服五钱，好酒热服，仍饮酒一瓶，厚盖取微汗，其痛即止，一夜如初，极效。损伤腰痛，冬瓜皮烧研，酒服一钱。

金疮出血，降真香、五倍子、梧桐花为末敷之。

坠马，血瘀积在胸腹吐血者，干藕根为末，酒服方，日二服。

坠损积血心胃，呕血不止：干荷叶为末，酒服方寸匕，神效。

打扑损伤，恶血攻心，闷乱疼痛者：干荷叶五片，烧存性为末，食前童便服一钱，日三服，利下恶物为度。

筋骨损伤：米粉（炒）四两，入乳香、没药（炙）五钱，酒调摊贴之。

金刃所伤未透膜者：乳香、没药（炙）各一钱，童便、酒各半盏，温化服之，为末亦可。

金疮出血：槐花半斤，石竹捣和阴干，每用少许，敷之立止。

金疮犯肉，血出不止：所交妇人中衣带三寸，烧末如服。

金疮出血不止：用黄连煎汤，晒之即止。

金刃入骨脉中不出者：半夏、白蔹为末，每用二钱，日三服，二十日自出。

损伤折骨：用无名异、甜瓜子各一两，乳香、没药各一钱，研末，每用五钱，热酒送（小儿减半），服毕，以黄米粥涂在纸上，掺牡蛎末裹之，竹篾夹好。

打伤方：土狗、象归（地鸡，即地鳖虫也）、广虫（即土鳖）、当归三钱，红花一钱，细辛五分，白芷五分，甘松一钱，山奈一钱，夜花根四五钱，水酒煎。

十三味煎方：专治跌打损伤。赤芍（疏肝、止腹痛、身热）一钱，当归（破瘀、润腹胃）一钱，红花（少用活血，多用破血）三钱，香附（醋炒，通调经络）三钱。气不通加松节八分，大便不通加大黄二钱，手伤加川断二钱，头眩伤加川芎二钱，左胁伤加羌活二钱，右胁伤加柴胡二钱，心伤加灵脂二钱，腰伤加杜仲二钱，脚伤加寄奴二钱，小便不通加木通一钱。

跌打损伤眼前急救方：当归二钱，白芍一钱，红花八分，加皮三钱，枳壳一钱，桔梗一钱，木香二钱，青皮一钱，乳香（炙）一钱，木通一钱，杏仁（去尖研）三钱，骨皮三钱，自然铜（煅）三钱，丹皮五分，秦艽一钱，好酒煎，重者加倍药味。

下部伤：当归、生地、赤芍、川芎、茯苓、白术、陈酒、甘草、牛膝、木瓜、羌活、防风、白芷、秦艽，酒煎，加血余炭冲。

中部伤：当归、赤芍、生地、陈皮、茯苓、甘草、羌活、防风、白芷、秦艽、官桂、补骨脂、花粉、黄芪（炙）、五加皮，酒煎同上。

八厘散：专治跌打损伤、劳伤，但能开口，无不应验。土鳖（酒浸焙干）、巴霜（去油）、砂仁（焙）、血竭（生用另研）、生半夏各五分，甜瓜子、乳香（炙）、没药（炙）、当归（酒洗焙干）各一钱，雄黄（生）五分，自然铜亦可加入，研末酒送。重者三分，轻者二分，服三四剂，取泻下。

接骨内伤末药方：生半夏一个，古钱（醋煅七次）三文，自然铜（醋煅七次）二钱，土鳖（酒洗晒干）一钱，乳香（炙）一钱，没药（炙）三钱，骨碎补（去毛焙）七钱，当归（酒焙）一钱，大黄（炒研）三钱。研末，酒送三分。

跌打临死方： 荷叶蒂（去毛焙）七个，当归（酒焙）一钱，大黄（生研）一钱，血管鹅毛灰、烂黄麻绳等分，煅灰为末，每服二分，酒送取汗。

地鳖紫金丹： 血竭（生研）八钱，自然铜（醋煅）八钱，硼砂八钱，土狗（酒洗焙干）五钱，胎骨三钱，麝香三分，青木香四钱，元胡索五钱，青皮三钱，乌药五钱，桃仁五钱，贝母（生）三钱，生桂枝三钱，乳药三钱，枳壳三钱，生肉桂三钱，赤芍三钱，陈皮三钱，苏木三钱，归尾三钱，栀子四钱，木通二钱，秦艽三钱，续断三钱，杜仲三钱，牛膝三钱，远志三钱，丹皮四钱，赤苓三钱，黄芩三钱，刘寄奴三钱，羌活三钱，葛根三钱，灵脂五钱，蒲黄四钱，韭子二钱，加皮五钱，骨碎补四钱，松节五钱，杞子无分两，兔胎骨四钱，泽泻三钱，威灵仙三钱，研末，酒送二三分。

损伤末药： 血竭、硼砂、骨碎补（竹刀片）、自然铜（醋煅七次）、地鳖虫、炙乳香、炙没药、归尾，研末，酒送。

麦斗散： 土鳖（断瓦上焙）一个，巴豆肉（去油）一个，生半夏一钱，乳香（炙）、没药（炙）各钱半，自然铜（煅，醋淬七次）三分，研末，每用老酒送。不可多用，多则补得高，把服下，如车行十里之后，其骨接之有声，棉衣盖之，勿令见风，服药休移动，神效。

阵王丹： 大黄一两，石灰六两，同炒至灰紫色为度，去灰毒，筛过，敷后立效。

取箭镞方： 丹砂一两，草乌（半生半热，烧存性，半焙晒干）二两，与生草乌同研末，麝香（另研和匀）一钱。每用三钱，酒送，止血定痛及时，破伤风、出箭镞，先进一服，次以药敷箭头上。

接骨膏： 莴苣子炒研，酒送二钱，又白蒺藜研末，酒送一钱取汗。

出箭方： 花蕊石，形似硫黄，有白斑者，火煅七次，研末掺之。

遂游圣神丹： 生归五钱，生地三钱，赤芍二钱，大黄、桃仁、红花、丹皮各一钱，龟板三钱，水酒煎。胀再加生地三钱，枳壳三钱。

跌打损伤末药方： 䗪虫十个，半夏、元明粉、归尾、桃仁各一钱，红花、乳香、没药、炙草、血竭（炙）、杷霜各五分，研末，酒送取汗。

接骨散： 专治疼痛，每服三分，酒送，用二三次。地鳖虫（酒浸）三十个，自然铜（煅，醋淬七次）三钱，半夏（姜汁炒）五钱，乳香（炙）二钱，没药（炙）二钱，古钱（醋煅七次）二文，骨碎补（去毛）六钱，大黄（酒炒）八钱，血竭（炙，酒拌烘干）三钱，归尾（酒炒）三钱，参三七一钱，山羊血一钱，草乌（去皮）一钱，研末。

万灵丹： 内伤膏。苍术、白芷、川乌、川草、当归、川芎、大黄、木鳖子各一两，煎成膏，下淘净渣丹六两，再下乳香、没药各二钱，阿魏三钱，红布摊贴。

破伤风： 外敷封口药，内反灌水不必用之。小鸡一只四两，盐泥封固，煅灰存性，研，加乳没、石煤、黄丹、滑石、血竭等。

七大先锋： 伤痛出血不止。小煮松香、百草霜、三七、文蛤、天虫、无名异等分，童便调和敷之。牛黄一分，山羊血一分，蟾酥一钱，蜈蚣一钱，麝香一分，冰片一钱，朱砂二钱，硼砂一钱，巴豆一钱五分，雄黄一钱，明矾二钱，白砒一钱。

金疮八宝丹：龙骨、血竭、紫降香、生半夏各一钱，麝香二分，乳香、没药（炙）各五分，熟珍珠三分。共为细末敷之，止血止痛，兼治湿毒肿、疮痛。

金疮敷方：象皮、血竭各四钱，石煤一钱，降香、花蕊二钱，青石八分，象牙六分，百草霜。

金疮止痛方：乳香一两，没药一两二钱，天灵盖五钱，血竭二钱，黄连二钱，花蕊石一钱，珍珠五钱，黄丹一钱，金箔五片，降香节三钱，松节脂三钱，旧古帽（烧灰）三钱，研末干掺。又方：姜黄一两，白及一两，赤石脂二两，加石煤、陈皮灰、滑石、花粉。

凡筋断脉绝，血尽人危，须用绳索缚扎住血路，然后用此药以清茶调服，软绢敷之，其肿顿消。如金疮着水翻衣者，可用韭汁调敷疮口两旁，以微火灸之，或用烧旱烟熏之，疮口水出即愈。又方：地榆、白及。上等分，细末敷之。

止血定痛散：降香、五倍、血竭二钱，花蕊三钱，石煤三钱，陈石灰二钱五分，中炭五分，研末掺之。

十宝生肌散：透骨草七钱，寒水石五钱，黄丹二钱，土鳖五钱，血竭三钱，赤石脂四钱，橡皮五钱，龙骨五钱，乳香三钱，没药三钱，山甲三片，陈石灰五钱，冰片一钱，珍珠二钱。外包水纸，煨焦为度，研末掺膏上。

接断指敷方：一方加龙骨。胡桃隔（炒脆）、陈石灰、降香、白石、血竭等分为末，指断立刻涂上，将药掺贴扎好，如指断半日，只为原指针刺血出，掺药在上，将指接上扎住，自然生长如故。

接骨敷药方：接骨草（即扦扦活）、自然铜（醋煅七次）、当归、川芎、乳香、没药各五钱，黄石四两，熔化为末，黄石化为丸，候用。

接舌方：龙骨五钱，人参五钱，生地五钱，象皮一钱，冰片三分，䗪虫二十个，土狗（去头用）三斤，研末，接时服，神效。用新出鸡子壳内衣包舌上，用药敷之：天南星、川贝母、天花粉、参三七、草乌、川乌各三钱，灵磁石三钱，山茨菇、生半夏、生白芷、麝香（研末），放膏上，煎掺之。

神仙接骨膏：施枚传方，治跌打损伤，筋骨疼痛，木石压伤，肿痛难忍。生地二两，当归一两五钱，川芎一两，防风二两，川断二两，木香六钱，官桂六钱，川乌二两，生姜二两，象皮二两，土鳖六钱，山甲六钱，槐角二两，血竭五钱，胆矾五钱，地虎六钱，古钱（醋炒）七个，麝香二钱，透骨草二两，黄丹八两，没药六钱，乳香六钱，冰片一钱，松香二两，麻油十三斤，桐油四两，没药浸一昼夜，以桃、柳、槐枝搅煎。如法成膏，冷定出火气，隔汤顿化，照患摊贴，掺十宝生肌散于膏上。

金疮封口膏药：治刀斧伤，破碎腐烂，血流不止，不收口者，用之神效。五倍、乳香、没药各二钱，䗪虫三钱，白及四钱，芸香、樟冰、白石、铅粉各一钱，血竭二钱，冰片五分．先以菜油八升，将倍、及、虫熬枯去渣，再以脂油八两另熬净，二油调和，再熬以铅粉、白石先下，既后将乳香、没药、芸香、樟冰研细入内，俟冷定，再下冰片、血竭。贮瓷器，出火气听用，每用，要油纸覆外，仍用布绢包扎，此第一神方。

跌打损伤膏：李宁宇方。生地、三棱、蓬术、桃仁、三七、锁阳各一两，灵仙、川断、乌药、红花、当归、川芎、草乌、泽泻、青皮、羌活、独活、元胡、川乌、加皮、细辛、木香、秦芄、赤芍、灵脂、广皮各五钱，附子一枚，申姜八钱，阿魏四钱，青木香、肉桂、丁香、沉香、乳香、没药、寸香各一钱，麻油五斤，东丹收。

跌打损伤膏：麻黄、细辛、羌活、独活、川芎、蒲黄、苏木、灵脂、延胡、香附、甘松、芫花、牙皂各一两，桂枝、当归、赤芍、降香、灵仙、虎骨、蕲艾、附子、南星各二两，生地、桃仁、大黄、半夏、川乌、草乌各三两，肉桂一两五钱，川椒五两，生姜五两，葱茎八两，风茄子（花一两，子一两）二两，闹羊子（花一两，子一两）二两，麻油煎，东丹收。

接骨膏：当归七钱五分，川芎五钱，乳香二钱五分，没药五钱，广木香一钱，煨川乌四钱，黄香六钱，古钱（煅，酒淬七次）三文，骨碎补（去毛）五钱，香油一两五钱，先将各药为末，和油成膏，用油纸摊贴，患处接骨，神效。

万应紫金膏：治寒湿脚气，风毒疼痛，跌打损伤。威灵仙二斤，沥青二斤，蓖麻子五十个，土鳖二十八个，黄石二两，乳香二两，没药二两，葱姜汁各一碗，先以灵仙等药熬好去渣，将沥青研细，以葱、姜汁溶化，汁尽即将前药倾和，用桃枝不住手搅，煎匀，然后用乳没、黄石调和贮用，以生姜擦处摊贴，将鞋底烘热熨之。

救苦神应膏：治牵疮偏骨风之湿痒疮、风癣等症。生地三两，赤芍二两，当归、黄柏、黄芩、防风、荆芥、大黄、半夏、陈皮、白芷、羌活各二两，黄连五钱，土鳖、山甲、象皮、龙骨（水飞收）各一两，黄丹（收）廿四两，麻油（煎）三斤，加黄石二两。

金疮出血不止方：五倍一钱，大黄二钱，陈石灰二两，生半夏五钱，炒蒲黄三钱，研末掺之。

金疮内漏方：丹皮、白芍（炒黄）等分，酒煎服。

金疮肠出方：小麦五升，水九升，煮至四升，棉布滤清，取汁冷透，令患人卧席上，呷麦汁喷之，肠渐缩入，喷其背，勿令患者知，及并没人看见、旁人言语，如旁人知见，肠即不入。如抬席惊动，即不治矣。

又千金方：用人粪乳煅末为粉，扑肠上即入。桑皮线蘸麻油缝好。

代痛散：麻药，强力之麻药加牙皂、川乌草、闹羊花、蟾酥三钱，乳香（炙）一钱，没药（炙）一钱，麝香五分，研末，干掺一二次。

服麻药大开门方：生半夏、胡椒、生南星、荜茇、白酒药等分，好酒送，每服五分。

敷麻药方：川乌、草乌、闹羊花、胡椒、生半夏、生南星、牙皂等分，水煎蜜收，先以药搽患上，性到后割。

跌打损伤末药方：䗪虫（炙）三十四个，半夏、元胡、归尾、红花、桃仁各一钱，乳香（炙）、血竭各八分，巴霜五分，研末酒送，身体取汗为度。

七厘散：治跌打损伤破烂，瘀血攻心，疼痛发昏，不省人事。骨碎补三钱，自然铜（醋煅七次）一钱三分，大黄、归梢、硼砂、地龙（去土净，炙末）、密陀僧、没药各一钱，䗪虫、血竭各一钱，研末，酒服七厘。

八厘散：䗪虫（炙，无他蜜代）、乳香、没药（俱炙）、血竭、当归各一钱，生半夏、巴霜（去油）、雄黄、砂仁、甜瓜子各五分，研末，酒送八厘。

一味独胜散：治跌打损伤，疼痛难忍。韭菜地上白头地龙（煅末去土）五六条，红糖为丸，陈酒送下，其痛立止，又名代痛散。

接骨服药方：䗪虫一个，自然铜（醋煅七次）、乳香、没药、龙骨、寸香，共为末，每服二钱，酒送，先须血定，然后服药，否则接挫性之。又方：䗪虫（炙存性）、自然铜（醋煅）等分，陈酒送下。

损伤疼痛接骨方：每服三钱，热酒送下。黄麻灰、头发各一两，乳香、没药、元胡各三钱。

赶伤血方：无名异为末，热陈酒下，退赶血散。

损伤单方：粪地陈砖洗净，火煅醋淬七次，黄色为度，研末，每用二钱，酒送，患在上，食后服；患在下，食前服。

重伤险危紧要方：黄牛角腮，炭火炙热，研末酒下，顷许汗出取效。

接骨妙方：即接骨散。自然铜（煅）、胡桃荚（炙脆）、白石、乳香、没药、虎骨、血竭各五钱，生军、归尾、雄小狗胎骨、地龙、地虎各一两，地狗四十九个，申姜三两，闹羊花一钱，研末，酒送一钱。

接骨肿胀立消方：天武版（醋炙研）、乌梅肉（捣烂），和丸，酒送二钱。

黄末药：地龙（韭地白颈者）、地虎（胡桃肉、红花、当归，火酒浸，瓦上炙）、川木鳖（烧酒刮去毛，切片，炒黄色）、自然铜（醋煅淬七次）、坑砖（远年青班，醋淬七次）、穿山甲（砂炒黄）、申姜（去皮毛）各二两，无名异（醋煅）、血竭（另研）、土连菖（即闹羊花子）、麝香（忌火）一钱，归尾（焙脆）、乳香（炙）、没药（炙）、大黄（童便浸）各二钱，研末，收贮，酒送二钱。尽量饮之，取汗避风，或加羔山羊血，临症斟酌服一钱。

接骨至神方：羊踯躅、炒大黄、当归、赤芍、红花各三钱，生地五钱，丹皮二钱，土狗十五，地鳖三十个，陈酒煎，入自然铜末一钱调服。

止痛汤：金疮初时避风。每服一钱。当归、川芎、泽泻、川椒、附子，研末酒送，日三服。

久远宿伤不时作痛方：当归、加皮、楂肉各一两，官桂、桃仁、丹参、延胡、寄奴、柴胡、青皮、陈皮、香附、生蒲黄、乳香、没药、苏木、寸香各三钱，研末，每服二钱，酒送。

新伤煎药方：归尾、红花、桃仁、苏木、破故纸、杜仲、木通、枳壳、延胡、赤苓、乳香、没药、木香、独活、加皮、陈皮、申姜、乌药、寄奴、赤芍、沉香、香附，酒煎服。

调理药酒方：归身、羌活、红花、杜仲、申姜、牛膝、羊藿、木香、续断、广皮、青皮、丹皮、乳香、没药、虎骨、熟地、山楂、加皮、泽泻、砂仁、胡桃肉、大枣、甘草，陈酒隔水煮三炷香，温服。

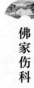

《铜人簿》

清·少林寺僧著

序

　　余性好静，尤爱和平，祷天下一家，宇宙融乐，户户熙和，人人康泰，个个幸福。致悲世哀时，疼苍生奔苦病疾，因而早时立志效古良相，以佐天子调元位，故之撰著《兵书》一册二十三篇，《书汰论》一册五篇，正拟续著《宗教学与宗教联谊》与《发扬一人一技》及《中华精华》等书，于天运丙午年桐月及获宾间，将著成之《兵书》与《书汰论》先后呈上，回曲无成，心机枉费。相乃辑国存亡之司，医系人命生死之撑，故上相良医，为国世之宝，人间稀才。余童年时，一老叟传授此技，惜童时玩心未结，戏意正浓，不重此宝，而未一一记载，距今岁久年长，忘大半边有余。今师迹无踪，何可再学？忘者思而不忆，借阅《金鉴》等医书汇集，藉其旨藏不传，门派自立。埋首扼藏良方秘奇术，思师教者，书中无载者多，经武师印证，始悉为少林寺传之良术，有发扬公开之值，供济世诊病之参考。大凡学而后知不足，教而后知不究，要求纯真，实非易事。然而纯真须求，医道仁德务扬，千病万疾必解，东亚病夫之讥应除，故志千里访师，万里求艺。苦予人之天资有限，命有期，而理无疆，变无穷。致伏祈诸位师长先学慈诲严教，谨望佐成。凡医者，仁也；术者，道之德也。故之，余不敢因利而欺世，尤见财而须仁伤德。本书虽为伤科一份，医学之一毛，然而济世功广。余诸科唯得求真后，方敢张扬供世。因良医如良相，用药如用兵，故不得不慎之，而非卖乖藏尾耳，此苦衷谅世人可同鉴共恕。

丁未年季夏李清泽保兴青峰序书

座右铭

青天绿地绕宇宙，峰顶逍遥观古今。美丽山河任我游，智拯病疾解纷争。
言必忠信，行必义烈。不降吾志，不辱吾身。

李清泽自题

开脉诀

病人双腕仰，高骨定为关。寸脉量虎口，尺脉准臂弯。左寸心小肠，左关胆与肝。

左尺肾膀胱，右寸大肠肺。右关司脾胃，右尺胞三焦。脉浮是病阳，沉里为阴伤。应息首应悉，至止尤推详。明其气血源，来去三部气。上下度血形，左右更要诊。浮宫起太阳，阳宫归阳宫。应歇于太阴，阴位属阴池。阳入阴则出，少阳为正适。阴阳务平监，厥阴居中间。阴去阳应起，唯将少阳立。阳明监平宜，阴阳浮沉兑。脏腑各有归，五行相扶喜。克刑穿伤忌，口鼻一呼吸。脉无曰为绝，一脱二谓拖。常人三为迟，缓者四不足。四五是平数，六数七疾呼。八匆热更炽，九芤炖烈昏。迟者寒之象，数者热之标。轻举得皮面，表邪脉致浮。若是病于里，务寻务沉求。洪长征实健，细弱识虚柔。水湿并痰饮，滑利又弦遒。紧促气内乱，伏涩气凝留。妊娠中止代，失血中空芤。脱崩气惊动，气散脉亦散。濡湿又虚冷，亡阳气绝代。郁结促内炽，病象脉形见，根源寻宫间。

诊伤观眼诀

口 诀

眼头为心宫，目尾是小肠。上胃下脾位，胃前三焦当。胃后胆威扬，肺经居心上。胆后为包络，膀胱在心傍。脾前居肝经，脾后是命门。后家为大肠，神魂脏睛瞳。脏腑十二宫，左右论相同。将伤未归经，欲知脉中求。赤筋症有别，色赤淡浊橘。内疾炽虚湿，诊时须辨识。步位遭新伤，筋色呈血旺。起源悉宫根，终点知病痕。传经属内疾，赤筋兼蓝色。近伤医愈易，筋尾蓝点结。伤疾积数年，色渐呈黑滞。伤积数十载，筋露棕稳滞。部位应时伤，筋脉射睛瞳。伤神魂四散，神仙医仍丧。伤者依方治，久积转内疾。医诀汤另立，诊医辨无误。

诊伤简诀

伤科之脉，务知确凿。蓄血之病，脉必洪大。伤血之脉，洪大难握。蓄血在中，牢大却宜。沉涩而微，速愈者稀。失血心症，脉必现芤。缓小可喜，数大难受。浮芤缓涩，失血者宜。若数且大，邪胜难医。蓄血脉微，元气必虚。脉症相反，峻猛难施。浮紧而弦，外感风寒。洪大且实，内伤蓄血。或沉或伏，寒凝气束。乍疏乍数，传变莫度。沉滑而紧，痰瘀之作。浮滑且数，风痰且恶。六脉模糊，吉凶难测。和缓有神，虽危不哭。伤重痛极，何须代脉。三部九候，脏腑位明。新伤诊悉，旧伤归经。按脉难明，诊须观眼。

奇 偶

奇经是冲任经血之海，则五脏之液归于肝，外荣于目，气集卫百会；外结于眼，血荣脏腑周身。五色之奇脉，面主气色，目主血色，色相有五，各合五行，通贯脏腑，

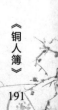

旺相死囚休，生克之道也。可知病源，可判吉凶。

五行五色六死诀

伤着肝胆面呈青死，伤着脾胃面呈黄死，伤着胸肺面呈白死，伤肾膀胱面黑者死，损伤胞心面红者死，人中乌青发黄者死。

六绝诀

两眼不开者肝绝，声不出口者心绝，两眼直视者胃绝，气上喘急者肺绝，肢冷过曲者脾绝，笑大小便俱出者肾绝。

一日四时合四季

子时冬、午时夏、卯时春、酉时秋。春弦、夏洪、秋浮、冬沉。

铜人面部八卦五行五色脏腑图（缺）

铜人面部干支五行五色脏腑图（缺）

定寅时诀

正九五更三点澈，二八五更四点歇，三七平时是寅时，四六日出寅无别，五月日高三丈地，仲冬才到四更初，十月十二四更二，便是寅时君切记。

五行相生相克

五行方位：甲乙寅卯木东方，丙丁巳午火南方，戊己中央、辰戌丑未四库土，庚辛由酉金西方，壬癸亥子水北方。

相生：金生水、水生木、木生火、火生土、土生金。

相克：金克木、木克土、土克水、水克火、火克金。

十天干神

甲头、乙喉、丙肩、丁心、戊腹、己背、庚腰、辛膝、壬胸、癸足。

十天干属

甲胆、乙肝、丙三焦及小肠、丁心共包络、戊胃、己脾、庚大肠、辛肺、壬膀胱、癸肾。

四季血运诀

春左胁、夏膝足、秋右胁、冬肚腹。

先天八卦部位应方诀

坤手内外踝，乾天在面目，离火膝与胁，艮山腰和项，震雷牙脑间，兑泽在手膊，坎背连肚脚，巽风乳头尖，此是八卦位。

先天八卦合脏腑诀

乾天大肠传肺金，坎水肾命为会阴，巽风肝经木养化，震雷关泉小肠心，离火包络命门阳，坤地水谷脾胃强，艮山胆经应清净，兑泽津液属膀胱。

后天八卦应方诀

离卦额胸火经脏，腑位心包透小肠，坎卦命门连肾门，水腑膀胱脚背后，乾天气源白肺金，兑卦大肠金泽腑，坤脾艮胃黄宫土，肝为阴风巽宫木，震雷阳青胆腑都，八卦经络十二宫，四季五气并六运，八卦分明先后天，干支合用血运时，点伤部位必归阴，神仙岐黄医亦难。

十二时辰血行应方诀

子踝、丑腰、寅目、卯面、辰头、巳手足、午胸、未腹、申心、酉脾、戌头、亥踝，联连络续运无息。

十二时辰属宫及血行部位点断简扼诀

子时气血归发胆宫，血行在脚底，透背后十骨，足少阳。

丑时气血归发肝宫，血行腰骨七支，透九骨穴处，气下三支骨，足厥阴。

寅时气血归发肺宫，血行在眼，透十三支骨，血右行三骨归中，遇左右平直行，手太阴。

卯时气血归发大肠，血行在头唇，透十六支骨，二十一节尖，大便脱气还香台，手阳明。

辰时气血归发胃宫，血行在鼻，透心窝十二支骨，脐边平直开四寸，就在左边行，足阳明。

巳时气血归发脾宫，血行两手中，透十二支骨并胸门膜，透后下为膻中穴、章门，足太阴。

午时气血归发心宫，血行胸膈第四支骨，中庭穴中寻，手少阴。

未时气血归发小肠，血行在两胁腰边，透小肠脐下三寸，手太阳。

申时气血归发膀胱，血行在心引入三寸，透膀胱尾霸头口三寸，背十九支骨下，足太阳。

佛家伤科

酉时气血归发命门，血行在背心，透肾第十四支骨，透五乃背十九骨，左右各寸半，足少阴。

戌时气血归发包络，血行在鬓边，透心窝第十三支骨乳上二寸半，背四骨右寸半，手厥阴。

亥时气血归发三焦，血行两手肘位，缺盆下三寸，乳上三肋，背十三骨下右寸半，手少阳。

铜人十二时辰过宫图

铜人十二部位宫图

铜人脏腑图

铜人四季八卦图

铜人干支八卦图

铜人脏腑五行图

铜人部位（简要）图

铜人尸格图

（注：以上图均略）

子时伤胆

方：当归一钱，生地二钱，熟地二钱，红花一钱，桃仁钱半，川七一钱，牛膝一钱，大黄三钱，桔梗钱半，荆芥一钱，郁金钱半，甘草七分，泽兰一钱，苏木七分，木香一钱，酒炖空心服，凡有风邪或虚火者，一律用水煎服。

丑时伤肝

方：香附一钱，柴胡二钱，枳壳一钱，桃仁一钱，地鳖一钱，木瓜一钱，灵仙一钱，红花钱半，元胡一钱，川七八分，甘草五分，酒炖服。

寅时伤肺

方：桔梗二钱，泽兰二钱，层塔钱半，川郁金三钱，三棱二钱，莪术钱半，寄奴钱半，延萱钱半，生双白三钱，枳壳钱半，石菖蒲三钱，三七钱半，苏木钱半，红花钱半，升麻一钱，百合三钱，川贝一钱，水煎服。

卯时伤大肠

方：桃仁一钱，大黄二钱，厚朴钱半，牛膝钱半，黄芩三钱，枳壳钱半，荆芥二钱，红花一钱，神曲一钱，青盐三分，泽兰七分，炙草一钱，酒一水二煎服。

辰时伤胃

方：当归二钱，熟地三钱，郁金二钱，川贝一钱，川芎一钱，白芷一钱，元胡一钱，沉香二钱，赤芍二钱，红花八分，泽兰一钱，桃仁一钱，藁本钱半，泽泻钱八，甘草八分，槟榔一钱，酒炖服。

巳时伤脾

方：川七一钱，红花二钱，双寄生二钱，苏木一钱，归尾三钱，生地三钱，桃仁钱半，青皮一钱，陈皮钱半，乳香一钱，没药一钱，白术一钱，白芍一钱，栀子二钱，不换二钱，血竭二钱，酒炖服。

午时伤心

方：香附一钱，赤芍钱半，丹参钱半，生地一钱，红花一钱，苏木六分，枳壳八分，桃仁六分，陈皮钱半，麦冬三钱，沉香三钱，元胡二钱，人参七分，蒲黄一钱，甘草五分，水煎服。

未时伤小肠

方：大黄二钱，生地一钱，归尾一钱，赤芍一钱，泽兰一钱，黄芩一钱，陈皮二钱，香附钱半，杏仁一钱，木通一钱，红花一钱，枳壳一钱，泽泻钱半，甘草五分，水煎服。

申时伤膀胱

方：归尾二钱，木通钱半，枳壳八分，茴香五分，灯心七条，泽泻二钱，黄柏一钱，知母一钱，甘草五分，淮膝一钱，车前二分，水煎服。

酉时伤肾

方：远志二钱，串茯苓二钱，当归钱半，生地二钱，枸杞一钱，桔梗七分，知母一钱，元胡一钱，不换二钱，槟榔一钱，川连五分，北仲一钱，牛膝一钱，甘草五分，水煎服。

戌时伤包络

方：相思钱半，当归一钱，赤芍钱半，陈皮二钱，红花一钱，苏木五分，桔梗六分，木通一钱，木瓜一钱，桃仁一钱，乳没各一钱，泽兰一钱，桂枝三钱，杜仲三钱，甘草五分，牛膝三钱，贝母二钱，生地三钱，麦冬三钱，寄奴二钱，川七一钱，朱砂三钱。

亥时伤三焦

方：连翘二钱，羌活二钱，血竭钱半，陈皮三钱，红花二钱，郁金一钱，杜仲二钱，苏木五分，三棱三钱，不换一钱，碎补二钱，乳香一钱，没药一钱，桔梗一钱，川七一钱，枳壳钱半，然铜二钱，酒炖服。

胆经胆部伤

方：泽兰二钱，五加二钱，川连二钱，地鳖一钱，苏木一钱，相思二钱，甘草一钱，生姜三片，大枣二枚，水煎服。又方：当归二钱半，川七一钱，山甲一钱，桃仁一钱，血竭一钱，芥子一钱，枳壳一钱。又方：柴胡二钱，胆草一钱，竹茹一钱，泽兰二钱，乳香钱半，没药钱半，甘草八分，木通一钱，生地二钱，川芎一钱，赤芍钱半，水煎服。

肝经肝部伤

方：香附三钱，砂仁钱半，红花钱半，天花二钱，桃仁二钱半，胆草二钱，地鳖二钱半，柴胡二钱，青皮三钱，赤芍二钱，甘草一钱，水煎服。又方：朱砂一钱，青盐一钱，泽兰一钱，阿胶二钱，不换钱半，七厘散二钱，酒炖服。又方：红花一钱，桃仁七分，川七七分，乳没八分，山甲一钱，灵仙一钱，共末，酒服。又方：赤芍钱半，青皮钱半，大黄二钱，桔梗钱半，郁金钱半，元胡二钱，水煎服。

肺经肺部伤

方：生地二钱，归身一钱，赤芍一钱，泽兰一钱，黄芩二钱，桔梗一钱，红花一钱，枳壳一钱，香附二钱，陈皮二钱，杏仁钱半，木通三分，甘草五分，水煎服。又方：川郁金二钱，泽兰二钱，红花钱半，广木钱半，苏木钱半，不换钱半，枇杷二钱，蜜藕节三钱，枳壳钱半，桔梗三钱，双白一钱，川七一钱，三棱钱半，莪术钱半，层塔钱半，延萱钱半，寄奴钱半，蜜乌甜五分，甘草一钱，水煎服。又方：紫菀二钱，冬花二钱，黄芩一钱，桔梗一钱，双白一钱，陈皮一钱，五加二钱。又方：全归一钱，川七八分，血竭一钱，生地一钱，川芎二钱，层塔二钱，川红花八分，大黄二钱，泽兰二钱，水煎服。

大肠经大肠部伤

方：广木一钱，红花二钱，茯苓一钱，神曲一两，青盐三分，冰糖五钱，水煎服。

又方：生地二钱，栀子钱半，羌活二钱，黄柏钱半，血竭二钱，三棱二钱，桃仁二钱，流行二钱，芦蒲二钱，槐花钱半，白鲜皮一钱，水煎服。又方：厚朴二钱，牛膝钱半，大黄二钱，枳壳一钱，槟榔钱半，桃仁钱半，黄连钱半。

胃经胃部伤

方：全归二钱，血竭一钱，上桂五钱，三棱一钱，莪术一钱，黑羌二钱，人参五分，白术七分，莲子一钱，芡实一钱，黑丑二钱，水煎服。又方：神曲一钱，枳实一钱，枳壳一钱，大黄钱半，元胡一钱，泽兰钱半，白芷一钱，厚朴一钱，红花一钱，水煎服。

脾经脾部伤

方：木通三钱，苏木钱半，红花一钱，白术四钱，青盐二钱，茯苓一两，神曲六钱。又方：芥子一钱，乌药一钱，乳香一钱，没药一钱，当归一钱，香附一钱，腹皮一钱，藿香钱半，砂仁一钱，红花五分，甘草五分，水煎服。又方：神曲二钱，枳实钱半，枳壳一钱，厚朴二钱，青皮钱半，郁金钱半，陈皮一钱，桃仁一钱，木香二钱，大黄二钱，元胡钱半，水煎服。

心经心部伤

方：川连一钱，天花二钱，黄芩一钱，茵陈一钱，郁金二钱，川七一钱，硼砂五分，黑栀子一钱，水煎服。又方：丹参一钱，丹皮钱半，元胡一钱，细辛八分，羌活一钱，黄连一钱，杏仁一钱，姜母钱半，红花一钱，水煎服。又方：生地三钱，川七八分，元胡一钱，蒲黄一钱，枳壳一钱，丹皮二钱，青皮二钱，人参五分，血竭一钱，朱砂一钱，水煎服。

小肠经小肠部伤

方：车前一钱，木通一钱，生地二钱，枳壳一钱，归尾二钱，苏木二钱，红花二钱，黄连一钱，芡实三钱，甘草五分，水煎服。又方：木香一钱，归尾二钱，丹皮一钱，川七一钱，枳壳一钱，人参五钱，车前一钱。又方：木通一钱，槐花一钱，车前钱半，猪苓钱半，泽兰钱半，桃仁一钱，羌活一钱，黄柏一钱，白茅一钱，水煎服。

膀胱经膀胱部伤

方：归尾二钱，木通二钱，茯苓一钱，槟榔一钱，大黄一钱，乌药一钱，茴香五分，泽泻二钱，香薷一钱，甘草五分，灯心十条，水煎服。又方：白茯二钱，人参五分，丹皮二钱，川七八分，牛膝一钱，木香二钱，肉桂五分，槟榔一钱，乳香钱半，没药钱半，水煎服。

又方：丹皮一钱，肉桂一钱，木通钱半，黄柏一钱，车前一钱，知母一钱，连翘一钱，牛膝一钱，三棱钱半，莪术钱半，碎补二钱，水煎服。又方：知母一钱，黄柏五分，赤芍七分，栀子一钱，萹蓄钱半，羌独一钱，丹皮一钱，生地一钱，甘草五分，元参一钱，木通钱半，水煎服。又方：正川七二钱，紫苏二钱，红花钱半，小金英钱半，接骨草钱半，北仲一钱，水煎服。

肾经肾部伤

方：槟榔一钱，生莞萱二钱，苏木二钱，红花钱半，麦冬三钱，杜仲三钱，淮膝一钱，归尾二钱，甘草五分，冰糖五钱，水煎服。又方：故纸一钱，肉桂五分，木香一钱，淮膝一钱，血竭一钱，丹皮一钱，碎补一钱，人参三分，附子五分，水煎服。又方：赤芍二钱，青皮二钱，大黄二钱，桔梗一钱，郁金钱半，元胡钱半，知母一钱，黄柏一钱，接骨草钱半，水煎服。

胞络经胞络部伤

方：云连一钱，生莞萱二钱，槟榔一钱，相思钱半，红花一钱，川芎一钱，栀子一钱，砂仁二钱，生地二钱，枳壳二钱，水煎服。又方：丹参二钱，柴胡钱半，川芎钱半，桂枝二钱，黄连一钱，甘草一钱，川七钱半。

三焦经三焦部伤

方：黑栀子钱半，黄柏一钱，干葛二钱，元参二钱，苏木一钱，知母一钱，桔梗一钱，大黄一钱，生地二钱，藕节二钱，水煎服。又方：栀子三钱，干葛钱半，元参钱半，大黄二钱，生地三钱，黄柏钱半，知母钱半，桔梗二钱，苏木钱半，甘草五分，水煎服。又方：川七一钱，川连一钱，白蚼二钱，血竭二钱，牛黄六分，熊胆五分，沉香三钱，苏木一钱，虎骨一钱，木香二钱，犀角八分，山羊血五分，甘草八分，猴掌一个，红花五分，珍珠五分，大片五分，琥珀五分，然铜二钱，共末，每服七分，酒下。

若伤上焦，加桂枝、益母、黄芩；伤中焦，加泽兰、杜仲、知母、黄芩；伤下焦，加红花、木通、木瓜、淮膝、车前。

春部位伤

方：生地一钱，五加一钱，一支花八分，续断八分，黄柏一钱，木瓜一钱，杜仲一钱，川七一钱，勾陈一钱，虎筋骨一钱，秦艽一钱，羌活一钱，桃仁一钱，红花一钱，甘草一钱，水煎服。

夏部位伤

方：当归一钱，生地一钱，泽兰一钱，木瓜一钱，五加一钱，羌活一钱，续断一钱，杜仲一钱，砂仁一钱，淮膝一钱，秦艽一钱，虎筋骨一钱，黄连八分，红花五分，苏木一钱，连翘八分，木通一钱，甘草四分，水煎服。

冬部位伤

方：连翘一钱，生地钱半，归尾一钱，栀子钱半，苏木一钱，桃仁一钱，槟榔八分，赤芍八分，泽兰八分，独活五分，羌活八分，甘草五分，红花七分，层塔八分，川连五分，川七六分，木通八分，半酒水煎服。

春夏伤

方：当归二钱，熟地二钱，秦艽钱半，虎骨二钱，川连钱半，红花二钱半，连翘钱半，通草一钱，独活钱半，水煎服。

秋冬伤

方：连翘一钱，生地钱半，归尾钱半，栀子钱半，苏木一钱，桃仁一钱，川七一钱，甘草一钱，红花二钱，槟榔钱半，泽兰一钱，独活钱半，层塔一钱，川连一钱，羌活一钱，木通一钱，酒炖服。

乾部位伤：太阳左伤气冲胁下血入肝

方：洗方。苏木八分（为末，水炖至黑色后，用盐酸草、白饭草、韭菜各一把浸汤，由上推下）。

饮方：当归二钱，灵仙一钱，延萱二钱，桔梗钱半，枳壳钱半，槟榔二钱，桃仁二钱，碎补一钱，陈皮一钱，红花八分，泽兰八分，蜜麦冬二钱，甘草三分，水煎。

坤部位伤：手足折筋断失声气血空入

方：洗方。同乾部方，洗后用吊膏敷，或用蟳二只（重四五两），松须一钱，血竭八分，儿茶八分，乳香八分，没药二钱，共末，酒调敷。

饮方：白茯一钱，天冬一钱，三棱一钱，莪术钱半，归尾钱半，红花八分，桃仁一钱，泽兰七分，槟榔钱半，茜草一钱，甘草五分，旧茶三钱，生姜五片，冰糖四两。

离部位伤：满身气血不散不能起床

方：同坤部洗后，先服回魂散三贴，再服下方。

饮方：归尾三钱，延萱钱半，红花一钱，泽兰五分，茜草根一钱，麦冬一钱，莪术二钱，郁金一钱，枳实一钱，槟榔二钱，甘草六分，水煎服。

坎部位伤：太阴右伤血入脾迁气冲肺

方：洗方。蒲姜叶、松柏须、枸杞、苏木，水煎，由上推下，后用吊膏敷，并服回魂散。

饮方：天冬二钱，麦冬二钱，归尾钱半，杏仁钱半，延萱钱半，桃仁一钱，五加一钱，红花七分，泽兰六分，勾陈五分，茜草根一钱，甘草五分，水煎服。

巽部位伤：血入五脏气伤小便不下

方：洗方。同乾部，洗后服回魂散，再服下方。

饮方：泽兰二钱，沉香八分，红花八分，泽泻二钱，归尾二钱，桃仁二钱，郁金一钱，陈皮钱半，半夏七分，延萱一钱，茜草八分，降真二钱，甘草四分，姜，水煎服。

震部位伤：中宫伤上下血气不行

方：洗方。同巽部。

饮方：桔梗钱半，郁金钱半，槟榔一钱，枳壳一钱，归尾钱半，红花钱半，泽兰八分，桃仁二钱，五加钱半，麦冬二钱，陈皮钱半，甘草五分，水煎服。

兑部位伤：血冲五经

方：洗方。蒲姜叶、松柏须、韭菜，用尿煎至黑色，用女人发揉推，服回魂丹后下服药。

饮方：归尾二钱，延萱一钱，泽兰八分，红花八分，桃仁八分，干姜五分，莪术一钱，麦冬一钱，槟榔钱半，川七钱半，甘草五分，水煎服。

艮部位伤：上宫伤血入心气逆

方：洗方。同巽部。

饮方：当归一钱，虎咬癀一钱，桂枝一钱，红花八分，桔梗一钱，枳壳钱半，槟榔一钱，灵仙一钱，泽兰六分，桃仁钱半，虎骨钱半，茜草钱半，甘草五分，姜三片，水煎。

头部损伤

方：桃仁八分，红花钱半，泽兰一钱，栀子五分，苏木一钱，沉香末五分，生地钱半，酒大黄一钱，酒水煎服。又方：小金英、铁马边、虱母头、乳香、一支香、叶下红，酒炖服。

眼目打伤或刺伤

方：敷方。生地、大黄、红花、当归各等分，调鸡蛋清敷。

饮方：蒲黄二钱，碎补二钱，生地一钱，白芷八分，防风八分，归尾八分，分荷八分，甘草五分，水煎服。又方：敷：红花、生地、人乳。又方：山甘草、五爪龙、满天星，共饮，槌按敷手脉。

面旺腮骨伤

方： 白芷二钱，香附二钱，川芎二钱，木香二钱，生地二钱，当归二钱，红花钱半，泽兰钱半，乳没各钱半，灵仙二钱，芦荟二钱，羌活三钱，大黄二钱。

脑后并腰上伤

方： 生地二钱，当归一钱，川菊一钱，羌独各一钱，杜仲二钱，红花二钱，泽兰二钱，苏木一钱，赤芍一钱，乳没各一钱，六汗一钱，虎骨一钱，酒炖服。

颈　伤

方： 生地二钱，归尾一钱，桔梗钱半，红花钱半，泽兰钱半，血竭一钱，麦冬一钱，灵芝一钱，沉香八分，莪术一钱，槟榔一钱，羌活七分，元胡七分，乳香八分，没药八分，半酒水煎服。

两肩两手心胸方

方： 归尾二钱，丹皮二钱，苏木二钱，桂枝二钱，寄生二钱，桃仁一钱，广木香一钱，赤芍一钱，红花一钱，川贝一钱，泽兰一钱，牛膝一钱，乳没各七分，杜仲二钱，桔梗二钱，生地二钱，麦冬二钱，川七二钱，朱砂二钱，甘草二钱，木通钱半，酒炖。

伤顶心

方： 枣仁二钱，栀子二钱，条芩二钱，郁金二钱半，桔梗二钱，茵陈三钱，夜明砂三钱，老连钱半，延萱钱半，甘草一钱，水煎服。

伤心肝方

方： 红花三钱，生地二钱，归尾七分，羌活八分，赤芍五分，桃仁四分，苏木一钱，陈皮一钱，枳壳一钱，甘草五分，生姜三片，水煎服。

又方： 川七三钱，红花三钱，归尾三钱，生地三钱，血竭三钱，不换二钱，栀子二钱，寄奴钱半，乳香五分，苏木二钱半，桃仁一钱，青皮一钱，没药三钱，酒炖。

又方： 归尾二钱，红花二钱，生地二钱，丹皮二钱，赤芍二钱，大黄三钱，桔梗三钱，苏木三钱，层塔三钱，羌活一钱，元胡一钱，青皮一钱，相思一钱，酒炖服。

胸前打伤

方： 阿胶一钱，不换五分，泽兰二分，青盐五分，朱砂五分，七厘散一钱，共末，

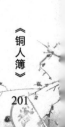

酒下。

又方：泽兰一两，朱砂三钱，香附钱半，木通钱半，红花一钱，黄芩一钱，枳壳一钱，陈皮一钱，杏仁八分，甘草八分，水煎，空心服。

软坎尾伤

方：木通二钱，枳壳一钱二分，生地钱半，羌独各钱半，赤芍一钱，甘草一钱，灯心七条，生姜三片，香附一钱，半酒水煎服。

瘀伤饮伤开胸利膈

方：泽兰三钱，生地二钱，不换一钱，层塔钱半，桔梗二钱，百合二钱，水煎服。又方：泽兰二钱，川郁金二钱，蜜桔梗二钱，蜜枇杷二钱，蜜乌甜钱半，蜜藕节二钱，麒麟二钱，若嗽无痰，加杏仁钱半，冰糖二两，水煎服。

心肝与阳物上伤

方：生地二钱，红花钱半，桔梗一钱，血竭一钱，层塔一钱，泽兰二钱，归尾钱半，赤芍一钱，木香八分，乳没各七分，三棱七分，莪术七分，加皮一钱，枸杞二钱，故纸二钱，酒炖服。

两胁俱伤

方：红花三钱，生地三钱，归尾一钱，赤芍二钱半，枳壳一钱，泽泻一钱，黄芩一钱，香附一钱，杏仁一钱，木通二钱，甘草七分，水煎服。

左胁伤

方：当归七分，生地三钱，郁金三钱，川七三钱，泽兰一两，桃仁四钱，熟地四钱，桔梗四钱，大黄二钱，红花五钱，苏木一钱，木香钱半，半酒水煎服。

右胁伤

方：大黄二钱，荆芥三钱，枳壳三钱，黄芩三钱，知母三钱，贝母三钱，红花七分，桃仁三钱，炙草一钱，酒炖空心服。

左胁下伤

方：泽兰一两，当归五分，川七三钱，牛膝三钱，桔梗四钱，生地一钱，熟地一钱，沉香一钱，广木一钱，郁金六分，苏木六分，桃仁五钱，大黄五分，红花五分，酒煎。

右胁下伤

方：泽兰五钱，桃仁五钱，大黄三钱，黄芩三钱，知母三钱，贝母三钱，枳壳三钱，荆芥一钱，红花七分，甘草一钱，酒炖空心服。

乳下伤

方：泽兰五钱，郁金二钱，三棱三钱，莪术二钱，红花一钱，桃仁八分，丹皮八分，赤芍八分，羌活八分，苏木一钱，白附八分，水煎空心服。

乳哺下伤或乳部伤

方：生地二钱，当归二钱，红花二钱半，三棱钱半，莪术钱半，苏子钱半，泽兰二钱，相思一钱，小金英二钱，不换二钱，赤芍二钱，层塔钱半，桔梗三钱，枳壳二钱，枳实二钱，木香钱半，乳没各一钱，山甲钱半，酒军三钱，黄芩二钱，木通钱半，甘草一钱，川七二钱半，肉桂二钱半，杜仲钱半，然铜三钱，郁金二钱，萱草二钱，英长草二钱，酒炖温服。

脐伤

方：川七二钱，生地一钱，灵芝二钱，桃仁二钱，桔梗二钱，元胡二钱，血竭二钱，红花二钱，泽兰二钱，小金英钱半，五加钱半，沉香一钱，木香一钱，相思一钱，莪术一钱，赤芍一钱，酒炖，早晚热服。

脐下伤

方：元胡一钱，槟榔二钱，五加二钱，生地钱半，寄奴钱半，层塔钱半，乳没各一钱，木通一钱，川七一钱，红花钱半，栀子一钱，泽兰二钱，三棱一钱，莪术钱半，赤芍钱半，桃仁一钱，灵芝一钱，沉香一钱，酒炖服。

腹上伤

方：生地二钱，桂枝二钱，赤芍二钱，桃仁钱半，乳没一钱，层塔钱半，泽兰二钱，五加钱半，相思钱半，不换二钱，归尾一钱，莪术一钱，羌活一钱，红花钱半，酒炖。

腹边打伤

方：大黄三钱，芒硝钱半，碎补三钱，红花二钱，桃仁二钱，生地二钱，寄生一钱，苏木二钱，归尾钱半，赤芍一钱，防风一钱，秦艽一钱，枳壳一钱，血竭一钱，乳没各五分，酒炖，空心服。

肚下伤

方：归尾二钱，桃仁二钱，大黄钱半，枳壳钱半，寄生八分，赤芍八分，防风八分，苏木二钱半，红花二钱半，生地钱半，丁香六分，碎补二钱，乳没各五分，朴硝钱二，酒炖，空心温服。

两边肚下伤

方：红花五分，生地一钱，泽兰一钱，黄芩一钱，枳壳一钱，香附一钱，陈皮一钱，木通钱半，归尾八分，赤芍八分，杏仁八分，甘草八分，水煎服。

内外肚伤

方：红花三钱，寄奴三钱，香附三钱，白芷三钱，桃仁三钱，葱叶五钱，姜五钱。

男阳女阴部伤

方：生地二钱，红花钱半，赤芍钱半，乳没各二钱，元胡一钱，故纸一钱，小茴钱半，川七一钱，寄奴一钱，泽兰二钱，桃仁一钱，小金英钱半，加皮二钱，归尾二钱，灵芝钱半，沉香一钱，木香一钱，泽泻一钱，牛膝一钱，半酒水炖服。

背后伤

方：总方。茯神二钱，远志二钱，生地二钱，当归三钱，不换二钱，杜仲二钱，故纸三钱，川芎二钱，桔梗二钱，川连三钱，甘杞二钱，益智钱半，龟板三钱，寄奴二钱，麒麟二钱，甘草一钱，水煎服。

白日伤方：茯神二钱，远志二钱，当归二钱，黄连一钱，川芎一钱，知母一钱，不换一钱，甘杞一钱，生地钱半，桔梗七分，甘草七分，水煎服。

夜晚伤方：醋三棱钱半，醋莪术钱半，枳壳钱半，槟榔钱半，陈皮钱半，虎咬癀钱半，桔梗钱半，黑牵牛一钱，生地钱半，桃仁钱半，香附钱半，大黄钱半，甘草钱半，水煎服。

背后并腰上伤

方：生地二钱，当归钱半，乳没各一钱，羌活一钱，赤芍一钱，不换一钱，红花二钱，寄奴一钱，川菊一钱，桔梗钱半，灵芝一钱，泽兰二钱，六汗一钱，虎骨一钱，川七八分，苏木一钱，桃仁一钱，酒炖，空心服。

龙骨伤

方：不换钱半，川七钱半，层塔二钱，泽兰钱半，槟榔一钱，紫菀钱半，红花钱半，相思一钱，桔梗钱半，木香钱半，沉香二钱，丁香钱半，乳香钱半，半酒水煎服。

龙骨伤或腿伤

方：川杜仲钱半，故纸二钱，川七钱半，碎补二钱半，乳香一钱，淮膝二钱，羌活钱半，独活钱半，六汗二钱，五加三钱，归尾二钱半，白芍钱半，红花二钱，薏仁二钱，芡实二钱半，茯苓二钱，冬天加人参钱半，水煎服。

边身及背后伤：十八枝骨下

方：川七三钱，酒大黄一钱，赤芍二钱，红花二钱，泽兰一钱，相思一钱，苏木一钱，木香一钱，郁金二钱，阿胶三钱，层塔二钱，归身三钱，乳没各二钱，小金英二钱，桔梗二钱，虎骨二钱，麟血二钱，桂枝钱半，牛膝一钱，枸杞一钱，然铜钱半，碎补一钱，酒浸三日，炖服。

伤四肢骨节疼痛

方：当归三钱，川芎三钱，枸杞三钱，血竭三钱，虎骨三钱，乳没各三钱，续断二钱，生地三钱，熟地三钱，然铜二钱，红花二钱，桂枝二钱，牛膝三钱，木瓜二钱，羌活二钱，独活三钱，桃仁三钱，大黄三钱，青皮三钱，名异二钱，桔梗一钱，酒炖服。

手脚伤

方：红花三钱，泽兰二钱，桂枝（手伤加之木瓜，脚伤加之苏木）钱半，木香钱半，五加钱半，银花钱半，枳壳一钱，陈皮一钱，碎补一钱，乳没各一钱，酒炖，空心服。

伤中腕

方：泽兰三钱，大黄二钱，芒硝钱半，当归钱半，桃仁钱半，生地钱半，相思钱半，槟榔钱半，七叶连钱半，甘草钱半，虎咬癀钱半，南红花一钱，酒炖，空心服。

跌打或靠伤血路

方：蜜紫菀钱半，蜜冬花二钱半，条芩钱半，陈皮钱半，蜜梗二钱，知母钱半，正沉香二钱，枳壳钱半，甘草七分，元胡二钱，川红花钱半，六汗二钱，泽兰钱半，川七一钱。

筋络血路伤及闪症

方：当归二钱，川芎二钱，熟地二钱，党参二钱，茯苓二钱，白术二钱，炙草一钱，油桂一钱，炙芪三钱，红花钱半，桃仁钱半，桂枝三钱，牛膝二钱，六汗二钱，乳香（去油）钱半，没药（去油）钱半。

伤上部

方：乳没钱半，川芎二钱，白芷二钱，当归二钱半，桃仁二钱，干姜钱半，羌活二钱，防风二钱，升麻钱半，白芍钱半，熟地二钱半，水煎酒冲服。又方：当归二钱，防风二钱，白芷一钱，红木香一钱，川芎二钱，赤芍二钱，甘草一钱，陈皮二钱，羌独各钱半，法夏二钱，碎补钱半，生姜三片，水煎酒冲服。

伤上三穴：头肩胸，凡上中下三处受伤，看明用药更妙。

方：川芎二钱，当归二钱，红花二钱，野地黄四钱，木耳炭二钱，麦麻二钱，酒炖服。若头伤加川芎、果本；肩手伤加桂枝、柴胡；胸胃伤加吴茱、草蔻各二钱。又方：大腹皮三钱，车前子二钱，木通二钱，建杏仁五钱，狗脊灰五钱，砂仁三钱，先用童便锉后研末，酒送服。

伤中部

方：乳没各二钱，青皮二钱，灵仙二钱半，生地二钱，桔梗钱半，厚朴钱半，羌活二钱，防风钱半，熟地三钱，白芍二钱，甘草二钱，水煎服。又方：杜仲二钱，川断二钱，贝母二钱，莪术钱半，桃仁二钱，寄奴二钱，细辛一钱，蔓荆二钱，归身三钱，赤芍三钱，肉桂八分，茜草一钱，醋然铜二钱，姜，水煎。

伤下部

方：归身三钱，车前三钱，乳没二钱，生地二钱，牛膝二钱半，泽泻三钱，木瓜二钱半，防风三钱，羌活二钱半，水煎服。又方：生地三钱，木通二钱半，独活二钱，白芍二钱，香附三钱，枳壳二钱半，甘草二钱，水煎服。又方：牛膝三钱，木瓜三钱，羌独三钱，归尾二钱，川芎二钱，川断二钱半，厚朴二钱半，灵仙二钱半，赤芍二钱半，银花二钱半，甘草一钱，水煎酒冲服。

伤下三穴：臀腿足

方：木瓜二钱，米仁二钱，赤芍二钱，红花二钱，寄奴二钱，牛膝二钱，川七二钱，共末，酒送服。

上焦伤蓄血，胃火上冲而吐，及斑黄阳毒

方：生地三钱，白芍二钱，丹皮二钱半，犀角二钱，益母一钱，柴胡一钱，黄芩二钱。

中焦伤，或蓄血小腹满如狂

方：桃仁（去皮）二钱，大黄二钱半，芒硝七分，桂枝钱半，甘草一钱，水煎服。

下焦伤或蓄血不解（体弱者不可服，须改服四物汤加味）

方：水蛭钱半，虻虫一钱，桃仁二钱，大黄钱半，水煎服。

大小肠俱伤

方：朴硝七分，枳壳一钱，瓜蒌子一钱，泽兰一钱，班节一钱，槟榔一钱，茯苓八分，泽泻钱半，红花八分，帽片一钱，鹿角胶五分，赤茯五分，水煎服。

乱拳打伤临危死

方：羌活二钱，血竭一钱，陈皮三钱，玉竹二钱，杜仲二钱，不换二钱，藕节二钱，苏木二钱，碎补二钱，桂枝二钱，没药二钱，郁金二钱，枳壳一钱，乳香一钱，红花三钱，三棱三钱，然铜三钱，桔梗钱半，川七一钱，酒炖，空心服。

又方：羌活二钱，血竭二钱，丹皮二钱，杜仲二钱，不换二钱，藕节二钱，苏木二钱，碎补二钱，桂枝钱半，乳香一钱，没药钱半，郁金二钱，红花钱半，三棱二钱，然铜三钱，广木二钱，桔梗钱半，川七七分，枳壳钱半，防风一钱，酒炖。若伤重，神昏妄言者，急用绿竹青皮一把、杨梅硝七枚、石菖蒲尾七节，水煎服，立定。

跌打血攻心将死

方：川连二钱半，川七二钱半，相思二钱，虎舌癀二钱，当归一钱，泽兰钱半，酒炖。

又方：红花三钱，苏木二钱半，当归二钱，血竭钱半，红曲钱半，乌药钱半，藿香二钱，甘草钱半，半酒水炖服。

跌打血攻心不省人事

方：正熊胆四分，正川七四分，醋郁金二钱，共末，蜜消即复生。

又方：先用人中白泡凌汤，空心服后用药汤。正云麝一钱，正熊胆一钱，山羊血一钱，朱砂一钱，地龙一钱，川七二钱，川连三钱，共末，酒服二钱。

又方：先用人中白泡凌汤，空心服后用下方。正熊胆一钱，郁金钱半，砂仁一钱，山羊血一钱，地龙一钱，黄连一钱，川七一钱，共末，酒冲服或炖服。若伤在左胁加黄柏，右胁加陈皮。

打伤吐血

方：生地一钱，白芍一钱，陈皮八分，桃仁一钱，天麦各钱半，当归一钱，蜜枇杷二钱，桔梗八分，苏子七分，五味八分，黑侧柏一钱，麦芽一钱，灯心七条，水煎服。又方：归尾二钱，黄芩二钱，黑栀子二钱，天冬二钱，七叶连二钱，苏木一钱，山甲钱半，苏子钱半，茜草钱半，黄连钱半，甘草一钱，桃仁一钱，琥珀五分，犀角五分。若伤背后，加茯苓、远志各钱半，水煎服。

又方：山甲一钱，苏木一钱，苏子四钱，归尾一钱，生地一钱，黑丑一钱，黄芩一钱，天冬一钱，桃仁一钱，犀角七分，厚朴一钱，茜草根一钱，大黄钱半，琥珀七分，水煎服。

打伤见红神验（呕红吐血）

方：白茯八分，生地三钱，黄芩三钱，枳实三钱，扁豆八分，冬花六分，百合二钱半，南星三钱，半夏二钱，青皮钱半，水煎服。又方：生地四钱，藕节三钱，木通二钱，麦冬二钱，蜜扁柏二钱，水煎服。

久伤吐血

方：百合二钱，桔梗钱半，元参二钱，杏仁二钱，冬花二钱半，党参二钱，熟地二钱半，防风钱半，黏子顺钱半，藕节二钱，甜乌钱半，枇杷二钱，茯苓一钱，水煎冲童便服。

吐血不止

方：生地三钱，茜根钱半，天冬钱半，麦冬钱半，条芩钱半，川七钱半，黑蒲黄钱半，阿胶钱半，陈皮五分，川贝一钱，枳壳二钱，当归二钱，蜜枇杷钱半，蜜扁柏钱半，水煎服。

打伤血将口出心头胀满

方：正川七二钱，红花三钱，桃仁二钱半，广木香钱半，阿胶三钱，水沉二钱半，牛黄一钱，珍珠钱半，琥珀一钱，共末，用九（石层）塔煎汤送服，每服二钱。

咳嗽咯血

方：当归二钱半，白芍二钱，橘红二钱半，川贝钱半，甘草钱半，麦冬三钱，元参三钱，二地各三钱，百合三钱，水煎服。

咳嗽吐血

方：茜草三钱，扁柏二钱，栀子钱半，百合二钱，枇杷三钱，甜乌二钱，玉竹三钱，当归二钱，生地二钱，紫菀钱半，藕节五分，甘草一钱，双白三钱，白苓三钱，水煎服。

痨伤嗽症吐血

方：生地四两，桔梗一两，苏木八分，橘红一两，菟丝二两，苏夏五钱，黑元参一两，胡桃肉一两，黑沉香五钱，阿胶三钱，全归一两，白术二两，黑扁柏一两，茯苓一两，杏仁一两，五味六钱，紫河车一两，共末蜜丸，每服三钱，早晚四神汤下。

损伤吐血后嗽症

方：珍珠三分，牛黄三分，马胡连三分，川贝母三钱，白蜡一钱，冬虫二钱，沉香一钱，红枣七个，官桂三钱，冬蜜五钱，水炖二支香久，五更早服。

伤科各种咳嗽

方：地鳖五钱，冬花三钱，鹅官石三钱，芥子钱半，花蕊石四钱，川贝三钱，麝香一分，梅片三钱，沉香三钱，水石三钱，木香三钱，百合二钱，桔梗二钱，天花二钱，川七三钱，朱砂一钱，苏子二钱，飞白霜三钱，甘草二钱，共末，冰糖汤下。

跌打伤重命危

方：川七二钱，沉香一钱，木香八分，自然铜一钱，无名异一钱二分，乳香八分，正熊胆九分，共末，童便冲酒送下。

即时打死回生丹（回阳急救方）

方：远志、茯神、防风、乳香、没药、川连、朱砂各等分，蜜丸重钱半，金箔为衣，童便送服。

又方：玛脑四分，雄黄四分，牙皂三分，牙硝三分，辰砂四分，云麝三分，牛黄二分，姜粉三分，共末，吹鼻内，男左女右。

又方：沉香三钱，血竭三钱，乳没三钱，儿茶二钱，熊胆三钱，甘草二钱半，虎骨四钱，菖蒲三钱，薄荷三钱，甘石二钱，然铜三钱，全归三钱，琥珀三钱，螵蛸四钱，川七二钱，金箔五十张，川连二钱。痛者加白芷，共末，酒服二钱。

跌打临死即活奇方

方：当归五分，川芎五分，赤芍五分，生地五分，乌药五分，香附五分，白茯五分，葱头七个，桃仁七粒，大黄一钱，酒炖服。若老人伤，去大黄。

久积伤而常饱胀

方：青皮四钱，当归四钱，酒芍四钱，乌药三钱，香附二钱，五加二钱，木香一钱，川七二钱，降真二钱，枳壳二钱，草果二钱，槟榔二钱，厚朴二钱，酒军二钱，大黄钱半，阿魏钱半，乳香钱半，橘红钱半，桔梗钱半，牛膝钱半，共末，每服四钱，白汤送服。

午时打伤血攻心不知人事

方：正熊胆一钱，珍珠一钱，麝香一钱，血竭一钱，琥珀一钱，山羊血一钱，地龙一钱，川七二钱，牛黄八分，川连三钱，乳没各一钱，共末，先服人中白汤后，再服此方五分，酒下。

午后打伤

方：升麻一钱，栀子九分，陈皮七分，桃仁三钱，桂枝三钱，续断八分，熟地二钱，生地一钱，枳壳一钱，青皮五分，泽兰二钱，天麻一钱，木瓜一钱，红花一钱，紫苏二钱，贝母一钱，郁金一钱，沉香一钱，赤斛一钱，木通二钱，郁金一钱，穿山龙二钱，元胡一钱，川芎一钱，白芍一钱，碎补一钱，班节二钱，相思二钱，苏木二钱，大黄一钱，酒炖服。

受伤眩昏言语恍惚是脏腑伤也

方：辰砂八分，琥珀一钱，广木钱半，川楝子钱半，茯苓二钱，北仲二钱，川七一钱，枸子二钱，当归钱半，人参八分，血竭钱半，山羊血二钱，如翻肚有痰，加法夏钱半，赤丁香一钱，酒砂仁二钱，制附子二钱，旋覆花钱半；如呕吐不止，饮食不安，加法夏钱半，砂仁钱半，制南星钱半，草果钱半，紫丁香钱半，赤檀香钱半，生姜汁钱半，煎服，三次不效者，十日内死。

重伤昏迷不省又二便不通

方：当归八分，陈皮一钱，党参五分，法夏二钱，白芷钱半，茯苓二钱，枳壳二钱，青皮钱半，黄芩七分，红花八分，川芎八分，槟榔八分，桔梗钱半，乌药钱半，苏木一钱，枳实六分，紫苏三钱，大黄三钱，朴硝钱半，水煎服。

打伤，大小便不通，又治心肠痛如神，又治酒积。

方：川贝四钱，巴霜四钱，胡椒四钱，乌梅五粒，麝香二钱半，共末，白汤下。

跌打小便不通

方：猪苓二钱，泽泻一钱，石膏八分，车前二钱，生地一钱，滑石钱半，甘草五分。

饮食时撞打伤

方：果本一钱，升麻一钱，桂枝一钱，生地一钱，元胡一钱，泽兰一钱，枳实一钱，枳壳一钱，郁金一钱，赤蟹一钱，天麻一钱，木瓜一钱，木贼一钱，川贝一钱，郁金一钱，川芎一钱，白芷一钱，碎补一钱，相思一钱，桃仁三钱，熟地三钱，泽泻三钱，沉香三钱，木通三钱，苏子三钱，山龙三钱，黑栀一钱，酒军八分，六汗八分，陈皮七分，青皮三分，红花三钱，朱砂七分，酒炖，空心服。

又方：川果本一钱，升麻一钱，桂枝一钱，六汗一钱，熟地一钱，枳壳一钱，赤箭一钱，郁金一钱，沉香一钱，木通一钱，木瓜一钱，天麻一钱，桃仁二钱，青皮二钱，泽泻二钱，泽兰二钱，栀子七分，陈皮七分。若腹边伤，加羌活、独活各一钱，酒炖，空心服。

现打伤方

方：川仲一钱，川芎一钱，肉桂八分，槟榔钱半，灵脂一钱，玄胡一钱，血竭一钱，乳香一钱，木通一钱，泽兰一钱，阿胶一钱，栀子一钱，生地一钱，红花一钱，赤芍一钱，丁香一钱，归尾一钱，沉香一钱，木香一钱，桂枝一钱，五加一钱，苏木一钱，牛膝一钱，桔梗一钱，三棱钱半，小金英钱半，莪术一钱，川七一钱，水煎服。

又方：川七五钱（酒醋制），沉香五钱，大田螺壳一钱，白壳（漂露七次）五个，酒泽兰一钱二分，甘草二钱半，共末，酒送下，作三服。

又方：当归六分，延萱三钱，生地二钱，泽兰三钱，桃仁三钱，红花七分，干漆一钱，槟榔一钱，旧茶三钱，大黄三钱，冰糖四两，水煎服。

又方：槟榔五钱，大黄三钱，三棱四钱，莪术四钱，茵陈二钱半，皂角三钱，黑丑三钱，丹皮三钱，白芥三钱，六神三钱三分，冬蜜六两，水煎蜜冲服此方，凡体弱者勿用。

跌打损伤

方：碎补一钱，五加钱半，枳壳一钱，延萱钱半，六汗一钱，桃仁钱半，西连八分，赤芍八分，红花六分，生地钱半。若伤上部加羌活一钱，下部加独活一钱，左边加青皮一钱，右边加木瓜一钱。水煎酒冲服。

又方：当归钱半，防风钱半，乳香钱半，独活二钱，红花八分，丹参钱半，没药一钱，灵仙一钱，赤芍二钱，乌药钱半，牛膝二钱，川断钱半，酒煎服，忌葱、豆、醋、破伤。

又方：乳香钱半，延萱三钱，大黄三钱，泽兰三钱，红花九分，桃仁三钱，旧茶三钱，生地三钱，归身三钱，冰糖四两，水煎服。

又方：灵仙二钱，乳香钱半，桃仁一钱，没药钱半，川断钱半，红花八分，砂仁一钱，羌活二钱，归尾二钱，木香一钱，丹参钱半，水煎服。

又方：川芎钱半，羌独各钱半，赤芍二钱，天麻一钱，当归二钱，白芷钱半，木香二钱，姜黄钱半，防风钱半，柴胡一钱，紫苏钱半，苍术钱半，碎补钱半，五加钱半，甘草一钱。若伤胸腹而不宽，加泽兰、郁金、红花；伤上部，加升麻、泽泻；中部，加杜仲；下部，加川牛膝、木瓜；左右胁，加柴胡；胸前或背后，加桔梗、青皮。

内伤方

方：赤芍三钱，乳没（去油）各三钱，郁金三钱，防风三钱，藿香三钱，葱白三支。

打遍身伤

方：红花二钱，川贝二钱，荆芥二钱，黄芩二钱，木贼二钱，小金英二钱，郁金二钱，碎补二钱，木通二钱，灵仙二钱，乳没一钱，陈皮一钱，川芎一钱，归身钱半，防风一钱，泽泻一钱，沉香一钱，层塔一钱，山茶叶一钱，桑寄生一钱，水或酒煎服。

方：正川七八分，正熊胆八分，珍珠八分，琥珀八分，血竭二钱，共末，酒服二钱。

又方：归尾二钱，赤芍二钱，丹皮二钱，白菊二钱，红花二钱，苏木二钱，桔梗四钱，木通二钱，木香二钱，桃仁二钱，乳香七分，没药七分，泽兰二钱，桂枝二钱，杜仲二钱，牛膝二钱，甘草四钱，川贝二钱，生地四钱，麦冬二钱，川七二钱，寄奴二钱，朱砂四钱，酒或水炖服。

又方：三棱一钱，莪术一钱，红花七分，苏木八分，牛膝一钱，川芎七分，白芍六分，川七五分，一支香一钱，层塔一钱，小金英一钱，甘草五分，槟榔七分，木瓜七分。

初积伤

方：川七一钱二分，血竭钱半，然铜钱半，红花一钱二分，泽兰钱半，桃仁一钱，枳实钱半，陈皮一钱，青皮一钱，苏木一钱，厚朴一钱，归尾一钱，赤芍一钱，甘草五分，水煎服。若伤背加羌活、防风各一钱；久积下气加木香一钱，苏木钱半；定处伤加虎骨三钱，乳没一钱，麝香、熊胆各五分；有疾加牛黄、珍珠各八分，川贝一钱；呕吐加藿香、砂仁各钱半，生姜三片；两手加桂枝一钱，桔梗一钱；头加升麻一钱，川芎钱半，桔梗七分；脚加木瓜钱半；心肝肠腰骨伤加杜仲一钱，川牛膝钱半。

伤退癀

方：麦冬二钱，淡竹钱半，干刘钱半，茶时癀二钱，虎咬癀钱半，大丁癀二钱。

又方：川七一钱，牛膝一钱，茯神一钱，车前一钱，寄奴一钱，泽兰一钱，生地一钱，红花一钱，川连一钱，黑栀子一钱，三棱一钱，莪术一钱，元胡一钱，归尾一钱，山甲一钱，银花一钱，水煎。

又方：朱砂、辰砂、琥珀、牛黄、甘草、滑石各等分，作二次，童便送服。

重伤方

方：川七钱半，川连二钱，栀子一钱，琥珀一钱，赤芍钱半，红花五分，红曲三钱，小金英一钱，良姜一钱，青皮钱半，蒲姜钱半，木香一钱，木通钱半，泽兰三钱，朱砂三分，熊胆钱半，酒炖服。

又方：红花一钱，防风二钱，碎补三钱，生地三钱，川芎二钱，连翘二钱，当归三钱，灵仙二钱，乳香五分，桃仁一钱，五加一钱，没药一钱，川乌三分，核桃三个，蜜二匙，酒煎服。服此药如口吐白痰者，可饮冷浓茶汁解之。

又方：乳香一钱，砂仁一钱，没药钱半，木香一钱，桃仁一钱，羌活二钱，红花八分，灵仙钱半，归尾二钱，川断二钱，丹参钱半，半酒水煎服。

又方：独活三钱，乳没（去油）各二钱，防风二钱，归尾二钱，牛膝二钱，赤芍二钱，丹参二钱半，川断二钱半，灵仙二钱，乌药钱半，红花一钱，川芎一钱，酒煎服。

打伤不时作痛

方：正川七五钱，南红花一钱，川仲一钱，元胡一钱，桂枝一钱，然铜一钱，川大黄一钱，泽兰一钱，寄生一钱，虎骨一钱，桃仁一钱，牛膝一钱，郁金一钱，当归钱半。春加防风，夏加陈皮，秋加柴胡、羌活，冬加黄芪、荆芥各一钱，共末，酒送服。

打伤久积

方：三棱一钱，莪术八分，枳壳一钱，槟榔一钱，酒军一钱，黑丑一钱，桃仁一钱，虎舌癀一钱，生地一钱，桔梗一钱，陈皮八分，香附一钱，甘草一钱，酒炖服。

又方：川七钱半，牛膝钱半，桔梗二钱半，当归二钱，生地二钱，肉桂一钱，桂

《铜人簿》

213

枝钱半，川仲钱半，红花钱半，血竭钱半，元胡二钱，蔓荆钱半，泽兰钱半，沉香钱半，木香钱半，虎骨钱半，乌豆一两，红枣三钱，五加钱半，小金英钱半，乳香钱半，没药钱半，酒炖服。

又方：五加五钱，牛膝四钱，生地七钱，泽兰四钱，槟榔四钱，当归五钱，陈皮四钱，酒三瓶，炖后时常服。

跌打损伤多年血瘀方

方：当归六分，生地六分，红花九分，泽兰三钱，桃仁三钱，槟榔三钱，木通三钱，旧茶三钱，大黄末三钱，川七八分，冰糖四两，水煎服。

打伤数日结成血疽者外成交瘃

方：泽兰一钱，泽泻一钱，槟榔钱半，红花六分，淡竹五分，班节一钱，甘草四分，水煎。

打伤久积气血成块

方：沉香一钱，木香一钱，乳没各一钱，红花一钱，杜仲一钱，泽兰一钱，川贝三钱，砂仁一钱，桔梗三钱，枳壳一钱，班节一钱，相思二钱，五加二钱，川七五分，母丁香二钱，酒炖，取碗贮在屋上，日晒漂露三日夜，欲食时，将碗烘热冲童便，饭后服之。

又方：生地钱半，归尾钱半，赤芍八分，红花一钱，续断二钱，桃仁二钱，槐花一钱，桔梗二钱，虎骨二钱，杏仁二钱，然铜二钱，故纸一钱，没药一钱，厚朴一钱，连翘一钱，乳香一钱，槟榔一钱，生姜三片，酒三份，童便一份，炖服。

久伤不时作痛

方：枳实四钱，小金英四钱，寄奴四钱，川芎四钱，炙芪四钱，鹿角胶四钱，生地三钱，熟地三钱，当归三钱，生盐三钱，淮膝二钱，用雄鸡一只，酒炖服加水。

又方：唐麒麟三钱，当归三钱，杜仲三钱，熟地三钱，川七三钱，桂枝三钱，小金英三钱，苏木三钱，碎补三钱，桔梗三钱，骨蛇三钱，川芎二钱，白芷二钱，羌活二钱，菟丝二钱，牛膝钱半，六汗二钱，故纸二钱，然铜二钱，郁金二钱，川贝二钱，武化二钱，相思二钱，不换钱半，红花一钱，牡蛎二钱半，酒水炖。

流鼻血不止

方：生地一两，麦冬一两，栀子三钱，水煎服。

行气活血去伤祛邪行瘀正气

方：郁金一钱，香附钱半，木香四钱，苏梗一钱，青皮一钱，归尾二钱，乳香一钱，元胡钱半，茜根钱半，泽兰一钱，红花五分，水煎冲酒服。

散瘀生新

方：阿胶三钱，紫苏三钱，赤芍二钱，桔梗二钱，红花钱半，当归钱半，青皮钱半，相思钱半，桃仁钱半，层塔钱半，泽兰钱半，茶时癀钱半，小金英钱半，枳壳一钱，没药一钱，青盐一钱，酒炖服。

又方：巴霜一钱，滑石一钱，大黄二钱，共末，用端午棕角尖为丸，如绿豆大，每服七丸。

壮筋行气或闪症

方：牛膝三钱，甘杞四钱，生地三钱，防风二钱半，丹参三钱，山茱（去核）四钱，当归三钱，党参三钱，川仲四钱，桂尖三钱，六汗二钱，苍术二钱，熟地四钱，木瓜三钱，年见老二钱，人参三钱，狗脊二钱，炙草二钱，酒浸后，埋在土中二个月，挖出入冰糖饮之。

损伤不破皮

方：当归三钱，羌活二钱，独活钱半，白芷一钱，碎补二钱，地鳖三钱，桃仁二钱，地骨皮二钱，甘草二钱，红花四钱，酒水煎服。

跌打皮肉破

方：五加五钱，土贝钱半，当归三钱，生地五钱，独活二钱，甘草二钱。若伤头加川芎三钱；胸胁加乳没各二钱；腹肚加赤芍二钱，白术二钱；手加桂枝二钱；足眼加苡仁二钱，木瓜二钱。水煎酒冲服。

闪　症

方：当归二钱，川芎二钱，白芍二钱，熟地二钱，故纸二钱，甘杞二钱，炙草一钱，川杜仲二钱，碎补二钱，木瓜二钱，层塔二钱，金狗脊二钱，半酒水炖服。

又方：当归二钱，牛膝三钱，川芎二钱，泽兰二钱，红花三钱，生地三钱，木瓜二钱，故纸二钱，鳖甲二钱，杜仲二钱，郁金三钱，朴硝二钱，水煎服。

又方：伤筋血方，或伤血路方，或行气活血方，或壮筋行气方，或腰伤方等均效。

又方：冬瓜皮一两，小青皮一两，巴蕉叶七钱，阴干为末，每服二钱，盐酒调服。

又方：广木香、麝香、乳香，共末。闪左吹右鼻，闪右吹左鼻。

跌打伤而伤风散药

方：白术四钱，石斛一钱，川乌（去皮）一钱，草乌一钱，羌活一钱，麻黄一钱，蝉蜕一钱，明天麻一钱，细辛一钱，防风一钱，甘草一钱，荆芥二钱，雄黄三分，紫苏钱半，葱姜水煎。

喉管伤断或手脚筋骨切断抹之可缝合而愈

方：制胎尾、制胎蜡、制脐带、制水粉、制松香、象皮、乳香、没药、琥珀、阿魏、麝香、珍珠、冰片、白蚋，先用茶油二两，合油一两，将胶、蜡、魏合熔化取出，候冷后，始将其余各药末炼成膏，任用。

制水粉法、方：掇鼻茎钱半，马边草钱半，当归钱半，茯神八分，大丁癀钱半，柳枝癀钱半，茶时癀钱半，虎舌癀钱半，相思钱半，桔梗一钱，大黄七分，云连七分，枸杞八分，龙舌癀一钱，甘草四分，水二碗，煎八分，渣五分，共制水粉二两，为丸，存后和药。

制胎蜡脐带法：胎尾揉龙骨末，晒干研末，取胎蜡晒干后浸酒，和龙骨末，再晒干为末，取脐带，用酒浸洗白，漂露七夜后，晒干为末，收贮和药。

牙关紧闭药不得入

方：乌梅、冰片、麝香，将乌梅肉嚼烂，冰麝研合，涂牙岸上，即开。

又方：元胡一钱，羌活一钱，桂枝一钱，荆芥一钱，防风一钱，莪术一钱，乳香一钱，没药一钱，大腹皮一钱，紫苏一钱，双白一钱，独活一钱，桔梗钱半，槟榔钱半，归尾钱半，青皮钱半，黄柏八分，麻黄八分，共末，半酒水煎，用手指捏药汤，再捏冰麝擦牙岸后，口可开时，将药汤灌下。

刀伤破伤火汤伤退癀生肌

方：抹方。三黄末三分，硼砂三分，甘石三分，儿茶二分，水粉三分，三仙一分，大枫子七粒，冰片一分，用茶油或麻油调敷。

饮方：首乌三钱，川芎八分，淮膝一钱，七厘一钱，当归一钱，酒芍一钱，荆芥八分，木瓜一钱，地骨一钱，车前八分，酒芪一钱，甘草五分，知母五分，蝉蜕五个，水煎。

又方：归尾三钱，防风三钱，白芷三钱，赤芍三钱，丹皮三钱，大黄三钱，红花三钱，川乌二钱半，草乌二钱半，南星三钱，水煎作茶饮。

遍身麻疯药酒

方：生地二钱，蝉蜕一钱，银花二钱，白附子二钱，大枫子四钱，苦参子四钱，黄柏二钱，黄芩二钱，防风二钱，牛膝二钱，白芷钱半，天花二钱，大黄三钱，蕲蛇三钱，当归三钱，川椒三钱，土茯四钱，皂刺三钱，荆芥二钱，鲜皮三钱，连翘三钱，川连二钱，牛蒡二钱，赤芍钱半，羌活二钱，山甲二钱，酒浸一个月。

皮肤伤

方：生地二钱，黄芩二钱，枳壳二钱，香附二钱，陈皮二钱，木通二钱，赤芍二钱，归尾二钱，杏仁钱半，甘草钱半，红花一钱，水煎空心服。

药　洗

方：归尾三钱半，羌活三钱半，六汗三钱半，牛膝三钱半，桂枝三钱半，桔梗三钱半，木瓜三钱半，红花三钱半，桃仁三钱半，血竭三钱半，白芷三钱半，杜仲三钱半，川七三钱半，木通三钱，碎补三钱，然铜三钱，白菊三钱，三荔三钱，降真三钱，半夏三钱，苏木三钱，泽兰三钱，马边三钱半，不换三钱半，一条根四钱，乳没各三钱，地骨三钱，穿山龙三钱，不留行三钱半，细辛三钱，雨伞子四钱，川乌三钱半，草乌三钱半，虎舌癀三钱，麻黄钱半，蟾酥钱半，双白十两，柳枝十两，桃枝十两，松须十两，白肉豆根十两，苎子根十两，女人长发一握（火烧存性），共末，酒一斗、水二碗浸之。春夏十日、秋冬二十日愈。陈愈佳。

毒药洗（本方专供练铁沙掌或毒指功用，有毒，不可近口，更不可食）

方：生草乌二钱，生川乌二钱，生南星二钱，生半夏三钱，红花钱半，生地五钱，赤芍二钱，苏木三钱，当归二钱，乳香一钱，没药一钱，丁香三钱，桂枝五钱，油桂三钱，牛膝二钱，川连二钱，大黄二钱，黄芩二钱，黄柏二钱，栀子二钱，班蝥二钱，蟾酥二钱，炉茋二钱，白信钱半，川七二钱，共末，酒浸。

接　骨

方：麻药。参看丹膏丸散类之杨光散或再造散等。

又方：黄麻头（烧灰）二钱，木耳（瓦上酒炒）一钱，蝉蜕一钱，共末，酒下，解服甘草汤。

又方：蔓桃花（瓦上焙干为末），酒服，欲解时服甘草汤。

次用洗方：方。归尾二钱，生地三钱，五加二钱，白芷二钱，大黄二钱，红花二钱，续断三钱，青葱二支，青艾心一捻，酒水煎洗。

又方：大黄三钱，川乌二钱，草乌二钱，甘草二钱，木耳五钱，共粗末，酒二碗、米醋一碗煎之，再用韭菜一握，汤洗患处，然后才整骨敷药。

敷方：要用吊膏吊粉时，参看丹膏丸散汤方。

又方：首乌四两，五加五钱，独活四分，红花四分，大黄三钱，乳香五钱，没药五钱，红曲五钱，白曲四钱，黑蔌粉一两，面粉一两，酒调敷。

又方：雄鸡一只（去五尖，去腹内下水，入五加末四两），三黄末五钱，乳没各四钱，生香附二两，共槌烂敷，押一日换。

又方：无名异、紫荆皮、乳香各三钱，血竭、赤芍、白芷、松香、儿茶、碎补各二钱，共末，姜汁调敷。

饮方：方。生地三钱，归须三钱，泽兰三钱，不换三钱，碎补三钱，木香三钱，六汗三钱，红花二钱半，虎骨五钱，牛膝二钱半，木瓜二钱半，乳没二钱，用白鸡一只，去五尖，将药在外，加白肉根头一两半，青盐一钱，入在腹内，半酒水炖服。

又方：木瓜一两半，虎骨二两，桂枝一两，人参六钱，续断一两，全归一两，泽兰一两，生地二两，杜仲八钱，枸杞六钱，地鳖五钱，碎补一两，酒炖，早晚服。

又方：续断四钱，红花三钱，生地一两，虎骨五钱，五加四钱，骨碎补三钱，牛膝六钱，桂枝一两，全归三钱，苏木三钱，沉香二钱，乳香二钱，没药二钱，冰糖一两，乌豆一管，酒炖服。

又方：南红花三钱，六汗、三棱、莪术、木瓜、血竭、苏木、乳香、牛膝、五加、赤芍各二钱，然铜一钱，酒炖空心服。

手折饮方：碎补二钱，六汗二钱，五加二钱，赤芍二钱，红花钱半，桂枝钱半，羌活钱半，酒水煎服。

脚断饮方：碎补二钱半，走马胎二钱半，独活二钱，六汗二钱，木瓜二钱，生地二钱，赤芍二钱，熟地钱半，半酒水煎服。

丹膏丸散汤方集

大紫金丹：治跌打损伤，散瘀行经

方：酒归尾一两，去油乳没各一两，碎补一两，醋然铜一两，炒麻皮八钱，血竭一钱，盆硝一两，木耳炭一两二钱，大黄一两，乌药一两二钱，地鳖（炙干去头）一两，共末，炼蜜为丸，朱砂为衣，每丸五分，重打伤二丸，吐血一丸，骨折三丸，童便冲酒，或酒送服，切不可多服。

小紫金丹：消瘀止痛，去骨节经络之宿伤

方：当归一两，首乌一两，去油乳没各一两半，血竭一两，降真二两，然铜一两半钱，苏木一两半钱，龙骨一两，川乌二两，松节二两，蝼蛄一两半钱，共末，糯米粥为丸，朱砂为衣，酒下。

人参紫金丹：补元气、健脾胃、养精神、通筋血

方：人参八钱，川断四钱，五加二两，山药一两，没药一两半，茯苓二钱，血竭一两，碎补一两半钱，酒归一两，首乌一两，甘草五钱，五味一两，藿香五钱，白术六钱，丁香一两，熟地一两，共末，用枣肉、福肉槌炼成丸，每丸三钱，重用酒送服。

地鳖紫金丹：治一切跌打损伤新旧伤

方：酒归一两，酒地鳖一两，醋灵脂六钱，醋灵仙一两，酒制香附八钱，醋然铜一两，血竭一两，盐川断八钱，童便制五加（酒浸九次）一两，川七五钱，酒浸牛膝八钱，月石一两半钱，制胎骨（或用猴骨五钱代之）三钱，贝母六钱，土狗八钱，醋元胡七钱，炒乌药一两，苏木六钱，青木香八钱，桃仁一两，泽兰六钱，广皮六钱，去油续随子五钱，麝香一钱，共末，糯米粥为丸，每丸三钱重，重伤二丸，轻伤一丸，酒下。

再造紫金丹：治一切秽恶、痧风、毒敷、昏迷、呕吐等症

方：大戟肉一两，朱砂八钱，西黄一钱，雄黄一两，文蛤一两半钱，茅茹二两，千金霜一两半钱，荆芥四钱，丁心炭五钱，麝香一钱，梅片二钱，共末，糯米粥丸，朱砂为衣，白汤下。

正骨紫金丹：治闪损伤及一切疼痛瘀血

方：白芷六钱，白芍二两，茯苓二两，木香一两，血竭一两，丹皮八钱，丁香一两，红花七钱，归尾四钱，大黄一两半钱，连肉二两，儿茶一两，甘草三钱，共末，炼蜜为丸。

八宝丹：治一切止血

方：净蒲黄一斤，用夏布包裹，放在少年男妇通用尿桶内，浸四十九天，取出，晒干为末。凡一切大小血伤，敷之血立止，能退癀不痛，神效。

又方：珠子三分，象皮一钱，龙骨一钱，轻粉一钱，冰片四钱，凤凰衣一钱，琥珀一钱，血竭一钱，川连一钱，儿茶一钱，共末，掺伤口。

夺命丹：治重伤险症脏腑蓄瘀之通关药

方：麝香五分，水飞朱砂五钱，煅然铜一两，血竭一两半钱，酒归二两，酒碎补一两，儿茶五钱，红花五钱，桃仁一两半钱，制地鳖八钱，乳没各五钱，大黄一两半钱，共末，用黄明加热化为丸，朱砂为衣，酒送下。

飞龙夺命丹：治一切跌打损伤，去瘀生新，活血通经

方：酒芎三钱，醋灵脂三钱，炒前胡四钱，醋青皮三钱半分，尿五加一两，月石一两，川贝四钱，炒枳壳三钱，炒韭子二钱半，生蒲黄二钱，熟蒲黄二钱半，醋元胡四钱，煅然铜六钱，醋三棱四钱，朱砂三钱，寄生三钱，沉香三钱，血竭八钱，酒秦芄五钱，桃仁五钱，莪术六钱，炒羌活三钱，酒地鳖三钱，木香六钱，炒广皮四钱，炒乌药三钱，酒归七钱，制故纸四钱，制胎骨三钱，刘根三钱，麝香一钱，盐杜仲五

钱，橘红四钱，油桂二钱半分，砂仁二钱，炙土狗四钱，苏木四钱，共末，炼蜜为丸，朱砂为衣，每丸重三钱。重伤二丸，轻伤一丸，酒送服。

还魂丹： 又谓返魂散，治伤重命危，先服后再按各部门伤疗治。

方： 瑞香根五钱，川七三钱，朱砂二钱，血竭二钱，共末，或炼蜜为丸，每服一钱。又方：朱尿尾二只烧灰，川连五分，川七五分，胆南星五分，金箔十张，郁金一钱，共末，或炼蜜为丸，金箔为衣，每服五分，返魂草汁冲热酒下。

大保命丹： 凡跌打损伤，可先服一丸后，续用治伤药调理

方： 乳没各三钱，雄精二钱，朱砂一钱，冰麝各五分，血竭三钱，红花二钱，然铜二钱，酒归四钱，尿赤芍三钱，盐白芷二钱半，红曲二钱，酒地鳖钱半，碎补三钱，白木耳炭一两，共末，蜜炼为丸，每丸重三钱，酒送服。

小保命丹： 治一切跌打损伤保安

方： 朱砂一钱，大黄一钱，去油巴霜一钱，黑丑一钱，麝香二分，共末，酒蜜为丸，如绿豆大，金箔为衣，每服五分，酒送服。

天冬保命丹： 凡跌打损伤，骨碎皮破，血迷心窍，闷绝将死，饮食不进

方： 落得打一两，铁拳头一两，乳香八钱，没药八钱，桃仁一两，桔梗六钱，油桂五钱，血见愁一两，酒地鳖六钱，元胡五钱，琥珀三钱，灯心四十九条，然铜五钱，红花七钱，广木五钱，名异四钱，酒归七钱，降真五钱，远志五钱，半两钱四个，胡桃肉七个，川续断三钱，共末，或炼蜜醋为丸，每丸重一钱，当归苏木汤冲酒下。

神仙保命丹： 治跌打损伤、痈疽发背

方： 麝香一钱，梅片二钱，哈粉七钱，桃仁一两，朱砂五钱，血竭一两半，胡椒三钱，牛黄钱半，木香一两半，乳没一两，红花一两，白芷一两，千金子一两二钱，灵脂一两，山甲八钱，巴戟八钱，名异一两，地鳖四钱，大黄二两，山豆根七钱，然铜五钱，五加一两，苏木七钱，山茨菇一两，青皮一两，赤芍一两半钱，土茯二两，炒甜瓜皮一两，共末，炼蜜、酒、醋为丸，朱砂为衣，晒干入瓶密封。

一粒金丹： 治遍身筋骨疼痛

方： 当归二钱，麝香五分，乳没二钱，地龙二钱，白松香一两半钱，真京墨二钱，番木鳖钱半，灵脂二钱，草乌钱半，甘草一钱，共末，用一条根山葡萄头，杜仲风藤煎为丸。

回生丹： 治重伤垂危

方： 层塔一钱，葵板竹一钱，滑石一钱，泽兰八分，红花一钱，川七六分，苏木一钱，共末，炼蜜为丸，或用散服，每服二钱，酒下。

又方： 五加二钱半，山甲三钱三分，碎补五分，归身一钱，黄麻灰一钱，川七二钱，牛膝三钱，然铜二钱半，木耳炙二钱半，麸鹿角胶二钱，甘草七分，共末，用老米饭为丸，做十粒，辰砂为衣，酒下。

万灵丹： 治重症破伤风通经解毒

方： 当归一两，石斛六钱，荆芥七钱，首乌五钱，姜草乌六钱，姜川乌五钱，防风一两，麻黄八钱，茅术八钱，天麻六钱，雄黄四钱，羌活四钱，细辛三钱，川芎四钱，全蝎六钱，蜈蚣七钱，僵蚕四钱，共末，蜜丸百二十丸，朱砂六钱为衣。

塞鼻丹： 治流鼻血及一切衄血

方： 当归二钱，乌梅肉二钱半，皂角二钱半，乳香五钱，川乌二钱，麝香一钱，三荔二钱，丁香二钱，草乌钱半，朱砂钱半，共末，用独头蒜泥为丸，以丝棉包住。

大神效活络丹： 畅气血，理经络，风湿诸痹半身不遂，手足疼痛，筋骨拘挛

方： 元参、川芎、大黄、防风、麻黄（去节）、朱砂、天麻、酒归、乌药、丁香、乳香、白花蛇（酒浸焙）、藿香、川连、黄芪、乌梢蛇（酒浸焙）、官桂、天竹黄、碎补、沉香、没药、虎胫骨（酥炙）、熟地、青皮、黑附子、两头尖、羌活、辽细辛、草豆蔻、直僵蚕（去黑嘴炒）、茯苓、白术、白蔻仁、白芷、败龟板（酥炙）、净松香，以上各一两，全蝎、灵仙、葛根各一两半，犀角、血竭各三钱，麝香二钱，地龙三钱，京牛黄一钱，梅片二钱，官桂八钱，首乌五钱，赤芍一两，甘草五钱，共末，蜜丸，每丸一钱重，酒送服。

乌龙膏： 治跌打伤，筋断骨折，肿硬青紫

方： 百草霜、白蔹、乳香、百部各三钱，没药、百合、白及各五钱，炒陈粉子四两，麝香一分，炒糯米一两，五加、续断各四钱，共末，米醋煎熬为膏。

定痛膏： 治跌打伤痛

方： 白芷、生南星、独活、紫荆皮各五钱，芙蓉叶二两，共末，加马齿苋一两，捣烂，再用生葱汁，老酒炒暖敷。

麝香血余膏： 治跌打骨碎皮破

方： 红花三钱，桃仁三钱，丹皮三钱，肉桂三钱，发灰三钱，麻黄三钱，川断三钱，苦参三钱，生地五钱，荆芥五钱，独活五钱，防风四钱，黄柏四钱，白芷一钱，灵仙一钱，牛膝一钱，苏木一钱，紫荆皮二钱，五加二钱，归尾一两，用麻油一斤，浸上药，夏二日，冬四日，用铜锅熬至枯黑色，去渣，入姜葱汁各二碗再熬，滤后入冰片一钱再熬，加黄占四两、净百草霜二两，熬成膏，入麝香一钱，乳香一两，没药一两，贴之。

玉红膏： 治伤疮，止痛、生肌、长肉

方： 没药一两，紫草二两，当归二两，合欢二两，乳香二两，象皮二两，生地三两，甘草，用麻油一斤，煎枯去渣，入黄白占各三两、血竭五钱，再熬成膏。

太乙膏： 治伤疮，止痛、生肌、长肉

方： 生地一两，当归一两，甘草一两，将药入麻油，煠枯，去渣滤之，再熬至滴水不散，入炒飞黄丹一两半，再用慢火熬至滴水成珠，再入白蜡、黄蜡各七钱，再用

微火熬之，入乳香、没药各一钱，用柳枝搅匀，收进磁器内，三宿后用之。

紫金膏：贴损伤接骨活血续筋

方：山甲、良姜、青皮、秦艽、薄荷、丹皮、熟地、楂肉、苏木、五加、桃仁各五钱，苍术、连翘、木通、前胡、厚朴、牛膝、阿胶、赤芍、紫苏、羌活、川断、杜仲各四钱，当归、木香、官桂、木瓜、寄奴、杏仁、元胡、川贝、双皮、地丁、碎补、白术、滑石、僵虫、荆芥、川芎、大黄、元参、陈皮、乌药、桔梗、川椒、苦参、大茴、薏仁、柴胡、香附、灵仙各三钱，白蔹、赤蔹、泽泻、黄芪、桂枝、细辛、黄连、天冬、麦冬、黄芩、升麻、黄柏、莪术、白芷、花粉、三棱、猪苓、阿魏、红花、枳壳、麻黄、知母各二钱，槟榔七钱，生地六钱，巴豆十粒，真酥油七斤二两，夏浸十日，春秋二十日，冬一个月，入锅内，用文武火煎至药化炭，去渣，加葱白、梅干各十个，酒三盏，山黄草一两一钱，蜈蚣十条，再熬至滴水成珠，去渣，加黄丹一斤，铅粉三斤，炒节松香一斤，文火熬之，埋地存性，半个月去火毒。

罗汉膏：贴跌打损伤，接骨、活血、续筋、翻筋等

方：大黄三钱，黄芩二钱，黄柏二钱，黄连二钱，白芷四钱半，牛膝三钱，狗骨三钱，羌活二钱，五加二钱，赤芍二钱，碎补四钱，生地四钱，川芎三钱，萆薢三钱，生女贞三钱，木鳖四钱，共细末，入麻油一斤，用文火熬至滴水成珠，再入黄丹半斤，用柳枝搅匀，续用文火熬，再入下方：生川乌、草乌、没药、芥子、细辛、五倍、油桂、六汗、防风、三荔、川椒、红花各三钱，白及、丁香各五钱，共末，入熬搅匀成膏，离火收入磁器，三宿后用之。

三黄膏：治同罗汉膏

方：大黄、黄芩、黄柏、当归、土木鳖各三钱，川七、红花、京防、不换、白蔹、南星、芙蓉叶、番木鳖、血竭、地鳖、五加、乳没、名异、苏木、薄荷、泽兰、川草乌各二钱，珠子草五钱，麻油半斤，入药熬至滴水成珠，后加芡结丹八两，柳枝搅匀成膏，收入磁瓶三日，待退火毒后用之。

千槌膏：治跌打损伤兼无名肿毒、顽疮瘰疬

方：铜绿二两，杏仁三两，轻粉一钱，透明松香四钱半，黄占二钱，去壳红杜竿仁六钱，去油净没药三钱，煅龙骨三钱，明雄黄五钱，硫黄六钱，枯白矾五钱，用药水浸去毒，共槌千余柏收贮，用时温汤化，烫贴之。

真龙膏：治骨折筋断

方：五加一两，去油乳没各三钱，葱头四个，大蒜四个，糯米饮一匙，红曲三钱，白药一个，竹仔草一握，共槌贴患处，三日一换，二服其骨自接，第七日用膏贴痊愈。

万灵膏：消瘀散毒、舒筋活血、止痛接骨、麻木风痰、寒湿疼痛等症

方：鹤筋草、透骨草、酒归、醋然铜、丁香根、血竭、去油没药各一两，川芎、红花各八钱，赤芍二两，醋半两钱一枚，五加、牛膝、菖蒲、苍术各五钱，木香、秦

芄、蛇床、肉桂、石斛、制川附子、制半夏、萆薢、鹿耳草各三钱，虎胫骨一对，麝香一钱，乳香一两，上血竭、没药、麝香三味各另研细末外，其余共末，入香油十斤，用微火煨浸三日，然后熬焦去渣，加黄丹五斤，再熬至滴水成珠，成膏状离火，俟少时药温际，将血竭等加入，用柳枝搅匀。

刀枪膏：治皮肉破伤腐烂

方：朱砂、银砂各五钱，大黄、水粉、儿茶、阿魏、象皮各三钱，硼砂、白蜡、黄蜡各二钱，琥珀、乳香、黄连、甘石、石脂、石燕、石斤、水龙各钱半，熊胆、珍珠、梅片各五分，人参、麝香、玛瑙各三分，共末，取柿蒂、蜜、生猪油各四两，先槌猪油、柿蒂至烂，入蜂蜜调药末，槌千余杵，即成软膏，摊纸上敷之，一日夜换之。

七日收口膏：治皮肉破伤

方：白蜡三钱，血竭、赤石脂、朱砂、没药、乳香、儿茶各一钱半，附子、象皮各八分，梅片五分，共末，调蜂蜜，先将伤处用赤松叶汤洗净，拭干后敷之。

陀僧膏：治诸恶疮流注，痈瘤，跌仆损破，刀伤

方：陀僧末二两，赤芍二钱，血竭末、儿茶、去油乳没末各五分，银黝一钱，苦参四钱，百草霜末、赤石脂末、归全各二钱，川大黄二两，香油、桐油共半斤，先将赤芍、苦参、当归、大黄入油煠枯，熬至滴水不散，去渣，再入陀僧末，用槐柳枝熬搅后，将群药加入搅匀，试老嫩，如老加麻油，如嫩加黄丹，使适后离火，倾入水盆内，众人扯千余下，入磁瓶备用。

混元膏：治打扑损伤，骨碎筋翻，瘀血青紫，肿痛

方：羚羊血、明雄黄、白及、没药各五钱，白蔹、麝香、漏芦、红花、升麻、大黄各三钱，生栀子、甘草各二钱，共末，社醋熬膏敷之。

伤吊粉

方：归尾、六汗、生地、北芥子各五分，五加一钱，乳没各八分，红花、南香、大黄、栀子各钱半，碎补一钱二分，共末，酒调膏状敷之。

护心丸：治或防毒气攻心，汤火之患，瘀血上冲

方：血竭四钱，木耳炭一两，牛黄一钱，乳没各一两半，辰砂一钱二分，麝香五厘，共末，蜜丸，辰砂为衣。注：贫者可去牛黄，改用绿豆粉一两、灯心炭三钱代之。

黎峒丸：治瘀血奔心，一切无名肿毒

方：儿茶、乳没、川七、大黄、天竹黄各二两，阿魏、雄黄各一两，冰、麝各二钱半，血竭五钱，牛黄二钱半，藤黄（隔汤煮十次，滚去浮沫，用山羊血五钱，拉拌晒）二两，共末，将藤黄化开为丸，若干，稍加白蜜，外用蜡皮封之，酒送服，外敷用茶蘸磨涂。

疏血丸：治止血开胃

方：茅根、藕节、酒归、上阿胶珠、侧柏叶各一两，百草霜三钱，共末，蜜丸，

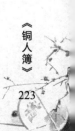

早晚服五钱，酒送下。

蟾酥丸：治一切痧秽而昏迷

方：蟾酥（烊化）九钱，大黄五两，丁香六钱，天麻、雄黄、麻黄、茅术、甘草、朱砂各三两，麝香三钱，共末，加糯米糊为丸，朱砂为衣。

苏合丸：通关辟邪解毒

方：苏合香、香附子各一两，丁香、水沉香、白术各五钱，安息香、熏陆香、犀角、广木香各三钱，冰麝各三分，共末，蜜丸，朱砂为衣，蜡为壳。

麻仁丸：治血燥便闭，润肠养血

方：麻仁五钱，羌活四钱，归尾、桃仁、大黄、芎劳各三钱，共末，蜜丸，白汤下。

健步丸：治跌打伤，血气虚弱，四肢酸痛无力，舒筋止痛，活血补气，旺神

方：沙白芍、人参、羌活、白术、酒盐黄柏、干姜、酒灵仙、龟胶珠、姜杜仲、黑豆伴蒸何首乌、酒牛膝各二两，锁阳、虎胫骨（酥）、鹿角、胶珠各一两八钱，熟地、走马胎、寄生各一两半钱，大川附子一两半钱，童便、盐水各一碗，生姜一两，切片，煮一日，水干再添盐水，后剥皮切片，换清水，加川连五钱，甘草五钱，煮三枝香久，晒干如琥珀色，共末，蜜丸，春夏秋盐汤空心服，冬天用酒送服。

补损续筋丸：治骨碎筋断肉破疼痛不息

方：当归、朱砂、丹皮、乳没、广木、红花、然铜、碎补各五钱，熟地、炒白术、川芎、血竭各三钱，虎骨（酥）、古铜钱三个，丁香一钱，人参一两，共末，蜜丸，服三钱。

三黄宝蜡丸：跌打损伤，破伤风，伤久而成痨

方：真天竹黄（或真南星代之）三两，麟血、藤黄（隔汤炖）、去骨红大戟、寄奴各三两，雄黄二两，乳没（去油）、儿茶、琥珀、轻粉、水银（用轻粉研不见星）各三钱，朱砂、麝香各二钱，归尾一两半，绿豆癀四钱，川椒（去目）一钱，炭末钱半，共末，用好蜡二十四两，炼净，滚汤入药，搅匀，服一钱，酒下。如女人产后恶露、昏迷等危症，重服一钱，轻症三分，酒下。如被鸟枪打伤，铅子在内，命危，服一钱，吃酒数杯，睡一时，汗出即愈，外敷用香油热化抹之。忌凉水、生冷、烧酒，三日不忌者，则药无功。

月华丸：治痨圣药，滋阴、保肺、平肝

方：天冬、麦冬、生地、熟地、山药、百部、沙参、川贝、真阿胶各一两，广三七、茯苓、獭干各八钱，用菊花、桑叶各二两，熬膏，将阿胶化入，和蜜炼为丸。

补天大造丸：补五脏虚损

方：大熟地、枸杞子各一两半钱，蒸白术、炙芪各三两，人参二两，炒枣仁、当归、山药、茯苓各一两半钱，河车（男用女车，女用男车）一具，鹿角一斤，龟板（和鹿

角共炼为胶）八两，共末，以龟鹿二胶和药，炼蜜为丸。

牛黄丸：治中风痰火闭结或喘嗽痰壅不省人事

方：山药四两，甘草二两，蒲黄、神曲、人参各一两二钱，犀角一两，当归、白术、麦冬、桔梗、茯苓、川芎、羚角、大豆、黄卷、阿胶各八钱，防风、黄芩、柴胡、白芍、杏仁各七钱，牛黄、麝香、龙脑各三钱，雄黄五钱，白蔹、干姜、肉桂各四钱，大枣五十枚，金箔百零八张，共末，炼蜜为丸，每丸重一钱，金箔为衣。

扶身丸：提神振气，防伤瘀血攻心及受伤诸危症

方：木耳炭、落得打、蝼蛄虫、去油没药、血见愁、辰砂各五钱，正云麝一钱，片脑一钱半分，共末，枣肉为丸，似圆眼大，金箔为衣，凡遇干戈时，口含一丸，嚼咽神效。

拔铁丸：吊出弹丸铁片伤肉内

方：淡池一斤，水粉二斤半钱，生乳没二斤半钱，生桐油二斤，将乳没先入桐油中，文火熬化，再入淡池，水粉熬至滴水成珠，为膏收贮，贴一宿吊出。

祛伤散：伤肺开胸利膈

方：木通、延萱、川七、相思、层塔、肉蔻、三棱、小茴、六汗、剑草、水沉、红花、熟地、然铜各二钱，泽兰、中百、郁金、桂枝、莪术、碎补、猴枣、皂角、不换、地鳖、狗脊、苍术、乳香、琥珀、薄荷、羌独、菖蒲各钱半，川连、玛瑙各一钱，大黄三钱，牛黄、珍珠各七分，砂仁、桔梗各一钱，共末，每服一钱。

达摩气功散：治一切跌打损伤及新旧伤骨破裂练功等

方：人参、铁牛入石、酒芎、酒芍、酒芷、正熊胆、铁雨伞、川七、醋血竭、酒归盐仲、尿五加、醋灵脂、蒸白术、醋然铜、麸枳壳、去油乳没、酒小金英、酒层塔、熟地、正南蛇胆、朱砂、百合、制香附、羌防风、酒桂枝、醋元胡、醋三棱、酒地鳖（去头足）、木耳炭、尿碎补、夜明砂、制胎骨、制猴骨、虎骨酥、盐川断、炒鲜红花、正沉香、尿故纸各三钱，大黄、桃仁、醋青皮、炒桑寄生、降真、丹参、酒广皮、生木香、莪术、苏木、荆芥、炒狗脊、煅名异、贝母、月石、酒牛膝各二钱半，黄精、谷精、甘菊、藕节、郁金、生蒲黄、蒸蒲黄、桔梗、枇杷、泽兰、栀子、干葛、赤芍、不换、苏薄荷、酒秦艽、尿砂仁、寄奴、甘草、麦冬、茜草各二钱，柴胡、陈皮、合欢、果本、薏苡仁、槟榔、黏子顺、木瓜、党参、连翘各钱半，琥珀、麝香、黄柏各一钱，白龙十条，紫河车二具（男女各一具），牛黄八分，片脑一钱，共末，酒送服。

大七厘散：治一切跌打损伤，操拳劳力等一切症

方：酒归、川芎、赤芍、川七、盐碎补、煅然铜、盐川断、泽兰、甘草、丹参、朱砂、尿五加各三钱，四制香附、苏木各四钱，红花、桃仁、茜草、郁金、姜黄、酒桂枝、正沉香、去油乳没、桔梗、醋元胡、盐杜仲、酒牛膝、不换、直降香、紫荆皮、合欢皮（盐水、童便炙七次）、故纸、煅名异、珍珠、尿金英头、生地、熟地、白

芍、醋三棱各二钱，醋血竭二钱半，牛黄、琥珀各五分，麝香三分，人中白一钱，金箔二十四张，梅片三钱，共末，重伤服分半，轻伤七厘酒下。

小七厘散

方：酒归、川芎、赤芍、生地、五加、泽兰、六汗、然铜、不换、郁金、香附、茜草、铁拳头、碎补、三棱、名异、辰砂、甘草各二钱，苏木、红花各三钱，牛膝、血竭、宜梧根、天竹黄、故纸、北仲、桔梗、桂枝、乳香、没药、桃仁、姜黄、贝母、青皮各钱半，龙涎香一钱，梅片五分，共末，酒或白汤送服。

雷音七厘散

方：苏木、郁金、公丁香各二钱，川芎、广木、沉香、名异、血竭、然铜、地鳖、鹅官石、五灵脂、鳖甲、不换、泽兰、层塔各钱半，赤芍、朱砂、乳香、没药各一钱，共末，用时再加麝香、牛黄、熊胆、珍珠、梅片各五分，每服三钱，酒送服。

五台七厘散

方：盆硝、酒地鳖、醋血竭、尿五加各八钱，大黄、酒归、木香、制土狗、生蒲黄、乳制灵脂各六钱，广皮、莪术、去油续随子、制胎骨各五钱，肉桂、去壳砂仁各四钱，乌药、麸枳壳、醋三棱、青皮各三钱，赤川芎、炒去油巴豆霜二钱半，麝香一钱，共末，重伤分半，轻伤七厘，酒送服。

大七厘宝散

方：大珍珠五分，川七五分，琥珀一钱，朱砂一钱，胆南星一钱，硼砂一钱，沉香二钱，地鳖二钱，共末，每服一钱，泡药引益母草三钱、灯心一只，水煎服。

副大七厘宝散：跌打坠压，腰闪挫气，筋骨疼痛，瘀血凝结等症

方：麝香六分，梅片六分，血竭五两，红花六钱半，儿茶七钱，去油乳没各八钱，辰砂五钱，共末，每服七厘，酒或热汤送服。

小七厘宝散

方：川七一钱，牛黄一钱，郁金二钱，琥珀一钱，山羊血三钱，木香一钱，沉香一钱，共末，酒泡服，先一钱，后二钱即愈。

副小七厘宝散：散瘀定痛

方：归尾四钱，血竭二钱，煅然铜二钱，白芷二钱，去油乳没各二钱，去油巴霜二钱，半夏二钱，硼砂钱半，共末，每服七厘，酒送服。

疏伤散：治跌打损伤，操拳努力积伤

方：红花三钱，羌活四钱，乳没各四钱，不换四钱，苏木四钱，桂心四钱，姜黄五钱，当归八钱，桃仁一两二钱，川七三钱，川贝三钱，甘杞五钱，川芎六钱，其仁四钱，故纸三钱，层塔三钱，小金英二钱半，共末，酒或白汤送下。

操力散：治跌打损伤，操拳劳动积伤

方：当归、广木、沉香各四钱，大黄、桃仁各五钱，生地、泽泻、红花、五灵脂、

三棱各三钱，郁金、枳壳、莪术、木通各二钱，降真香、藕节、川七各一钱，麝香六分，共末，酒或白汤送服。

神功散：治跌打损伤

方：血竭、然铜、桔梗、沉香、中白、红花、梅片各二钱，川贝、川七、郁金、乳香、没药、碎补、朱砂、广木、老连、山羊血、七叶连、地鳖、金钟、甘草各钱半，共末，白汤送服。

达摩百草无极散：治一切跌打损伤新旧伤

方：川七、人参、杏仁、麦冬、当归、血竭、乳香、没药、赤芍、香附、防风、丁香、五加、白术、苏木各三钱，红花、三棱、川断、桔梗、枇杷、藕节、泽兰、桃仁、枸杞各四钱，沉香、杜仲、川芎、山茶、贝母、橘红、碎补、枳壳、白芍、桂枝、木香、木瓜、牛膝各二钱半，郁金、不换、茯苓、故纸、二地、大黄、麒麟、灵仙、灵脂、甘菊、木贼、羌活、寄奴、流行、谷精、层塔、土狗、小茴、红豆蔻、荜茇、天冬、远志、首乌、天花、甘草各二钱，以上共六十四味，合六十四卦，共末，白汤或酒送服。

珍珠散：治新旧伤及咳嗽

方：珍珠、熊胆、名异、不换、钟乳、茯神、远志、印度牛黄各二分，乳香、没药、朱砂、血竭各四分，泽泻、珊瑚、玛瑙各五分，小茴六分，川贝、地鳖、川连各七分，然铜八分，川七一钱，大片三分，云麝一分，共末，酒送服。

灵珠散：治跌打损伤，新旧伤，遍身疼痛

方：珍珠、琥珀、川七各钱半，去油乳没、当归、赤芍、防风、荆芥、黄术、泽泻、郁金、山茶叶、木贼、苏木、贝母、木通、沉香、层塔、碎补、寄奴、灵仙、小金英各二钱，红花、血竭各六钱，桃仁四钱，熊胆一钱，共末。

君臣散：治一切跌打损伤

方：归尾、红花、生地、丹皮、肉桂各五钱，赤芍、桃仁、乌药、胡索各四钱，杜仲、川断、防风、川芎、五加、羌活各三钱，川七、毛羌、花粉、姜黄各二钱，共末，酒或白汤下。

虎舌癀散：治跌打损伤，久年积伤（如气虚，加四君；血虚，加四物）

方：三棱、虎舌癀、枳壳、槟榔、酒军、黑丑、生地、桔梗各三钱，陈皮、桃仁各四钱，莪术、香附各二钱半，川七、红花各一钱，共末，温酒送服。

圣功散：通治跌打损伤，如贫者，可去麝香、珍珠，改用灯心炭三钱、白矾一钱代之。

方：归尾、牛膝、桂枝、川贝、木通、木香、桃仁各一钱，血竭、五加、然铜、地鳖各三钱，陈皮、白术、赤芍、苏木、泽兰、一条根、乳没、血藤、郁金各二钱，木耳炭、三棱、五灵脂、红花、山药、防风各钱半，寄奴、麦冬、川断、丁香、沉香、

槟榔、油虫、故纸各一钱，党参五钱，朱砂二钱半，冰麝、珍珠。

回魂散：重伤命危，一切跌打损伤

方：木香、沉香、丁香、乳香、麝香、荜茇、槟榔、然铜、珍珠、琥珀，共末。若重伤，葱头一根，油虫七钱，煎汤送服，后饮酒一大杯。

舒腰散：治闪气伤，胁肋疼痛

方：全归三钱，川芎、白芍、熟地、故纸、甘杞、杜仲、碎补、木瓜、层塔、金狗脊、炙草各二钱，共末，酒服。

花蕊石散：治一切疮口湿烂肿痛

方：当归、花蕊石各二钱，乳没、龙骨、蛇含石、紫苏、苏木、羌活、厚朴各一钱，檀香、草乌、南星、轻粉各六分，细辛、降香各八分，麝香一分，白芷六钱，共末，掺伤处。

生肌散：治穿溃损烂，生肌收敛

方：象皮、血竭、珍珠、琥珀各二钱，龙骨、轻粉、儿茶、黄连各三钱，梅片四分，共末，掺之。又方：生石膏一两，甘草掸七次，硼砂五钱，辰砂三钱，梅片二分，共末，掺患处。

止痛生肌散：长肉生肌收口

方：黄丹、儿茶各一钱，乳没、川七各一钱半，石膏、象皮各三钱，梅片、水粉三仙各七分，共末，掺伤口，或调麻油敷。

止血定痛散：止血定痛，治因伤而患寒发热烦躁

方：去油乳没、龙骨各六钱，血竭四钱，黄丹一两，香白芷五钱，软石膏（去火毒）二两，樟脑少许，共末掺患处。又方：川断、桃仁、当归、白芍各三钱，乳没、陈皮、乌药各二钱，防风、荆芥、木通各一钱，甘草钱半，共末掺之，或麻油调敷。

如圣金刀散：治金疮出血不止，溃烂流脓

方：松香五钱，生矾四分，枯矾四分，冰片四分，共末，掺之。

铁扇散：治破伤流血溃烂，收湿拔毒生肌

方：降香、明矾、黄柏、松香各二钱，乳没、象皮、古棺内石灰各四钱，共末，掺之。

人马平安散：治一切痧秽恶气中毒昏迷

方：雄精、朱砂、荜茇、牙皂、金箔、紫金锭、生盐、牙硝、梅片、麝香、珍珠、琥珀，共末，用笔揾清水后揾点之，男左眼，女右眼。如不省人事者，吹鼻。又方：朱砂六钱，硼砂五分，梅片三分，西黄一分，火硝三分，金箔十张，麝香一分，共末，触鼻或吹鼻即安。

八厘散：治跌打损伤，散瘀接骨

方：红花三钱，麝香三钱，乳香二钱，没药二钱，丁香二钱，苏木一钱，然铜三

钱，半两钱钱半，血竭钱半，制番木鳖一钱，共末，温酒或童便送服。

八厘宝散： 治痛极难忍避风

方： 半夏二钱，麻黄一钱，川芎二钱，草乌钱半，南星三钱，蟾酥五分，酒浸三日夜，晒干为末，再用芋艿叶绞汁拌湿，再晒干为末，每服八厘。

退风散： 治破伤风不省人事

方： 归身一钱，白芷一钱，防风钱半，全蝎钱半，蜈蚣二钱，蝉蜕一钱，僵蚕一钱，麻黄钱半，薄荷七分，酒天麻一钱，荆芥一钱，炙草五分，指甲灰、姜汁，共末，白汤服。

玉真散： 治破伤风疮口溃烂诸症

方： 南星、防风、白芷、天麻、羌活、白附子，共末，每服三钱，酒送，并调麻油敷。

虎骨散： 治跌打损伤愈后筋不能伸

方： 虎骨节、犬骨节、鸡骨节、龙骨、独活、秦艽、川断、海桐皮、黄京子各等分，共末，酒送服。

通关散： 治因感风痧瘴症或感冒等而关不通症

方： 闹羊三钱，皂角钱半，良姜钱半，细辛五分，白芷五分，覆虱一钱，大黄一钱，牛黄一钱，石菖蒲六分，共末，吹鼻内。

搐鼻散： 治一切闷症不省人事

方： 皂角一钱，细辛一钱，生半夏五钱，麝香五分，冰片三分，蟾酥五分，共末，吹鼻。

逐瘀散： 治夹棍后瘀血不散

方： 乳香、没药、大黄、元胡、桃仁各三钱，赤芍二钱，红花二钱，归尾四钱，灵脂四钱，名异一钱，山甲钱半，青皮一钱，甘草四钱，共末，白汤服。

拔铁散： 治铁珠入肉不出

方： 碣铁石、水仙根，将碣铁石研末，水仙根捣汁，调和敷患处，可出。

虻虫散： 治痛伤结瘀，服能化瘀成水（本方非至极危勿用，体虚勿用）

方： 虻虫（夏天饱血阴干之）钱半，牡丹皮五钱，干漆灰二钱，共末，酒冲服。

血竭散： 治跌打损伤，血流口出

方： 血竭二钱，发灰钱半，茅根钱半，韭根二钱，共末，酒调童便送服。

救危散： 跌打损伤之重伤而命危

方： 正川七、水沉、木香各三钱，然铜、名异、乳香、熊胆各二钱，共末，酒冲服。

扶危散： 治疯犬咬毒，逐恶物血片从小便而出

方： 滑石八钱，雄黄一钱，麝香二分，糯米炒斑蝥，按咬伤日数数用，共末，每

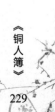

服一钱。

碧月散：服扶危散后，毒物血片填塞茎中，小便涩痛如淋

方：滑石六两，甘草一两，琥珀五钱，青黛八分，共末，每服三钱，灯心汤下。

紫菀散：润肺止嗽，并治肺痿

方：人参一两，紫菀一两，知母一两，川贝一两，桔梗一两，茯苓一两，苡米五钱，五味七钱，甘草三钱，共末，薄荷汤或冰糖汤送服。

杨光散：割开肉，用敷之，使麻木

方：北细辛五钱，白胡椒五钱，荜茇三钱，南星二钱半，生半夏二钱半，生川乌二钱半，生草乌尖二钱半，蟾酥二钱，共末，温酒调敷，解时服甘草汤即解。

又方：南星二钱，闹羊花三钱，姜汁、生草乌钱半，生半夏二钱，共末，用黄麻根、蓖麻根、芋艿叶三味槌汁调敷。

再造散：整骨麻药

方：麻黄、胡茄子、姜黄、川乌、草乌各等分，闹羊花倍用，共末，欲开刀时，每服五分，酒送服，任割不痛，后用甘草汤解之。

又方：荜茇一钱，蟾蜍一钱，川乌一钱八分，川椒一钱二分，白胡椒一钱二分，半夏六分，闹羊花六分，共末，酒服五分，解用甘草汤。

甘葱煎：治疮疽有脓水者，洗净用药

方：甘草、大胡葱，共煎浓，候冷洗之。

羌活汤：治破伤风邪在太阳经

方：羌活三钱，防风三钱，当归二钱，果本二钱，白芍二钱半，地榆三钱，细辛二钱，川芎二钱半，甘草一钱，生姜三片，枣肉一钱，水煎服。

大承气汤：治阳明症燥实便闭不通

方：大黄三钱，芒硝二钱，枳壳钱半，厚朴钱半，水煎服（小承气汤去芒硝）。

大柴胡汤：治伤寒邪入厥阴少阳

方：柴胡钱半，半夏七分，黄芩二钱，芍药二钱，枳实一钱，大黄钱半，姜枣三片，水煎服。如虚者，加人参；力艰者，加正西党。

小柴胡汤：治寒热往来少阳虐疾，口苦、耳聋、胸满胁痛

方：人参七分，柴胡二钱，半夏一钱，黄芩一钱，赤芍一钱，甘草一钱，姜枣，水煎服。

活血汤：治损伤积血，祛瘀生新

方：柴胡钱半，红花、桃仁、大黄各二钱，当归三钱，山甲、甘草各一钱，花粉一钱半，水煎服。

补气养血汤：伤后血虚荣卫不足

方：人参钱半，首乌二钱半，黄芪二钱，生地二钱，白术一钱，当归一钱，茯苓

钱半，白芍一钱，川芎一钱，肉桂一钱，炙草一钱，制附子一钱，水煎服。

疏风养血汤：治破伤失血后调养之圣药

方：洋参三钱，当归四钱，红花一钱，羌活二钱，白芍三钱，秦艽二钱，川芎二钱，熟地四钱，荆芥钱半，花粉二钱，薄荷一分，防风二钱半，水煎服。

蔓荆汤：治眼目损伤用

方：蔓荆子、生地、白术、当归各二钱，红花、白芷各钱半，川芎二钱半，水煎。

舒肠活血汤：治腹伤肠出

方：川芎一钱，木通二钱，大黄二钱，枳壳一钱，青皮一钱，红花二钱半，大腹皮一钱，桃仁钱半，归身一钱，川断钱半，元胡一钱，水煎服。

地黄汤：治阴虚怯弱，肝肾不足

方：熟地四钱，甘杞二钱半，萸肉三钱，淮山三钱，茯苓三钱，丹皮钱半，泽泻二钱，薏仁一钱，芙蓉二钱，芡实二钱半，天冬钱半，麦冬钱半，水煎服。

壮筋养血汤：治肾虚常失下颏，滋筋络，养血气

方：白芍、当归、川断、萸肉、牛膝、熟地各四钱，红花六钱，杜仲、丹皮各二钱，川芎、五加各三钱，或加人参二钱半，水煎服。

麻桂汤：治伤后着寒，通经活络去瘀

方：麻黄二钱，防风二钱，红花二钱，桃仁二钱，赤芍二钱，桂枝三钱，生地一钱，白芷钱半，细辛一钱，甘草二钱，水煎服。若寒天，去生地，加荆芥。

还睛汤：治伤目睛暗

方：茯苓三钱，人参二钱，枸杞三钱，当归二钱，炙芪三钱，天冬一钱，麦冬二钱，生地二钱，熟地三钱，芙蓉二钱半，水煎服。

明目地黄汤：调理伤目

方：泽泻二钱，茯苓一钱，萸肉三钱，山药二钱半，白蒺藜二钱，丹皮二钱，归身钱半，枸杞四钱，甘菊三钱，石决明二钱，生地三钱，水煎服。

健脾养胃饮：理养脾胃

方：洋参三钱，白术、黄芪、归身、陈皮各二钱半，白芍二钱，小茴三钱，山药钱半，茯苓二钱，茯神钱半，泽泻二钱，水煎服。

补中益气汤：治虚劳内伤，中气下陷

方：人参二钱半，白术三钱，升柴一钱，炙芪二钱，全归三钱，熟地三钱，陈皮一钱，枣肉二钱，淮山二钱半，川芎二钱，丹皮一钱，泽泻一钱，炙草一钱，姜、福肉钱半。

玄妙饮：治汤火伤之毒

方：黄芩、桔梗、甘草、炒山栀各二钱，元参、花粉、黄连各钱半，陈皮一钱。

归芎饮：治伤损呕血而虚弱

方：当归三钱，川芎三钱，百合四钱，白术二钱，荆芥二钱，熟地一两，水煎服。

阴红汤：妇女损伤用

方：阿胶二钱，发灰二钱，没药二钱，半酒水煎服。

杏仁汤：跌打肚腹痛

方：杏仁三钱，大黄五钱，桃仁五钱，归尾钱半，甘草五分，酒水煎服。

安胎和气饮：治孕妇伤

方：当归、川芎、白术、艾叶、条芩各二钱，砂仁、生地、白芍、阿胶各钱半，水煎服。

川芎饮：治头部面部伤

方：川芎三钱，白芷二钱，五加二钱半，陈皮二钱，生地二钱，当归二钱半，防风二钱，蔓荆子二钱，羌活钱半，赤芍钱半，花粉钱半，生姜三片，水煎服。

四物汤：治肝肾不足血虚

方：大熟地四钱，当归三钱，川芎二钱，白芍二钱半，水煎服。

四君子汤：治气虚脾胃不足

方：人参三钱，炒白术三钱，茯苓二钱半，炙草二钱，姜三、枣三，水煎服。

八珍汤：若加黄芪、肉桂，名曰十全大补汤。若体虚冷，再加附子、蕲艾。冷甚，再加干姜。

方：熟地、人参、白术、当归、茯苓、白芍、川芎、炙草、大枣。

附子理中汤：以振回阳

方：人参二钱，白术二钱，附子钱半，干姜钱二，炙草一钱，水煎服。

人参养荣汤：治气虚，荣卫不固

方：人参、炙芪、当归、熟地各三钱，白术、白芍、茯苓、远志各二钱，陈皮、五味、桂心各一钱，炙草八分，姜三，枣二，水煎服。

五痿汤：治五脏受热而痿

方：人参、白术、茯苓各二钱，当归、麦冬、苡仁各四钱，知柏、炙草各一钱。

青草方

子时伤胆

方：铁骨草、双对连、鸡舌癀、黄水茄头，共槌汁，冲酒或用水煎服。

丑时伤肝

方：山芙蓉、大茴香、小茴香，共槌汁，冲酒或用水煎服。

方：山葡萄、向天盏、血风藤，共槌汁，冲酒服或用水煎服。

寅时伤肺

方：尖尾蜂、耳钩仔草、蚶壳仔草，共槌汁，冲酒或用水煎服。

又方：甜珠仔草、叶下红、肺炎草。又方：黄花密菜、耳钩草，汁冲酒或水煎服。

卯时伤大肠

方：盐酸仔草。

又方：倒吊金钟。

又方：四时春、六角英。

辰时伤胃

方：鸡骨癀。

又方：大头香、冷饭藤、苦蓝盘，共槌汁，冲酒或水煎服。

巳时伤脾

方：双对连。

又方：尖尾蜂、大丁癀、红流乳，共槌汁，冲酒或水煎服。

午时伤心

方：七步谨草。

又方：红田乌、大丁癀、乌面马，绞汁，冲酒或水煎服。

未时伤小肠

方：大茴香。

又方：蚶壳仔草，绞汁，冲酒或水煎服。

申时伤膀胱

方：小本蝶仔草。

又方：车前草、遍地锦、竹仔草，服法同前。

酉时伤肾

方：叶下红。

又方：白花仔草头，绞汁，冲酒或水煎服。

又方：大丁癀、乌面马、龙眼癀、六角英，共槌汁，冲酒或水煎服。

戌时伤包络

方：鸡舌癀。

又方：三板刀、金射榴仔，绞汁，冲酒或水煎服。

又方：琼仔心、狗骨树叶、血风藤，共槌汁，冲酒或水煎服。

亥时伤三焦

方：接骨草。

又方：九层塔、绞汁冲酒或水煎服。

又方：佛手、血风藤、红三七、龙眼癀、红刺葱，共槌汁，冲酒或水煎服。

以上所记为时辰对部位伤，如不对时辰，疗之亦妙。如重伤危而哮者，可加沉香、朱砂、川贝、梅片、黄精。损者加枳实、山甲等共末，青草汁二份，药粉一份，冲酒服之。

跌打损伤吐血

方：韭菜头，绞汁，冲酒服。

又方：红田乌草、对叶连、珠仔草、红三七、耳钩仔草绞汁，冲蜜或兑冰糖服。

又方：红田乌草、对叶连、扁柏、蛇波、黄花蜜菜，绞汁，冲冬蜜服。

打死还魂

方：遍地锦，绞汁，冲酒、童便、人乳服。

又方：四时春、红花草、虎耳草，共槌汁，冲酒服。

严重打伤

方：三板刀（大本蒲公英）。

又方：苦蓝盘、六角英、白花仔菜。

又方：千层塔、水竹仔草、遍地锦、万点金、大小还魂草，共槌汁，冲酒服。

又方：冷饭藤、金射榴仔四桂春、乞丐碗、五爪龙，共槌汁，冲酒服。

打伤失气

方：盐酸仔草，绞汁半杯服。

伤上部

方：小还魂、泽兰、耳钩草、茜草、珠仔草、大五爪龙、小五爪龙、王不留行、满山香、大还魂、马尾丝、钉秤青、大丁癀，酒水煎服。

伤中部

方：七里香、山东青、万年青、苦蓝盘、水竹草、黄水茄、蝴蝶草、铁马边、白石苓，半酒水煎服。

伤下部

方：白花仔菜头、倒吊金钟、六角英、遍地锦、牛膝、红木香、大头香、蚶壳仔草，半酒水煎服。

伤筋损骨

方：倒吊金钟、活血草、夜合珠、七星剑、健筋草、龙眼癀、接骨草，酒煎服。

接骨或翻筋

方：苦篮盘叶、篮仔花叶、蚶壳仔草、帽仔盾头，槌米饭敷。又方：白花仔菜、水竹仔叶、篮仔花叶，烤熟甘诸，槌米饭敷。又方：菜瓜叶、葡萄叶、叶下红、乳香末，共槌，敷此方，轻症可用。

伤八卦

方：泽兰、万点金、耳钩草。又方：黄金桂、万点金、尖尾蜂、刀莲。又方：马尾丝、钉秤青、红花藤、鹅不食、山苦草、白木棉，水煎服。

开胸利膈兼固肺

方：咸水芙蓉，炖猪排骨。又方：黄金桂、万点金、满山香、大返魂、小还魂，炖猪排骨。

又方：尖尾蜂、枇杷叶、叶下红、大风草头、鸡屎藤、白花仔菜，煨猪小肠。

又方：灯笼草、甜珠仔草、金钱薄荷、黄花蜜菜、枇杷叶、桔梗，煎冰糖。

跌打损伤新伤

方：苦篮盘。又方：六角英。又方：水竹仔草。又方：琼子心。又方：金钱薄荷。又方：天盏。又方：镰刀子草。又方：蓖麻叶。又方：埔银叶。又方：乌面马。又方：遍地锦。又方：倒吊金钟。又方：大小还魂草。又方：千层塔。又方：铁马边。又方：四桂春。又方：冷饭藤，绞汁服或冲酒服。

跌打积伤

方：乌入石，水煎服或研末服。又方：镰刀仔草、蚶壳仔草、白田乌草、小本呼神翅凤尾草、鼠尾癀、叶下红、水竹仔草、盐酸仔草、龙吐珠、白花仔菜、遍地锦，共绞汁服或煎服。又方：一枝香、节花草、甜珠仔草、地蜈蚣草、三月菠根，绞汁冲酒服。又方：白花仔菜、叶下红、犁壁草、白肉豆叶，绞汁冲蜜酒服。又方：六角英、五爪龙、冷饭陈、半酒水煎服。又方：四时春、四桂春、虎舌癀、丁竖杇、白石令、埔银，酒水煎服。又方：乌面马、土地公拐、香藤刺、铁马边，酒水煎服。又方：红刺葱、蓖麻头、山埔盐、黄金桂、小金英，酒水煎服。又方：多年头、百日青、青山龙、六角英、遍地锦，酒水煎服。又方：乌甜、不留行、铁牛入石、九层塔，酒水煎服。又方：铁雨伞、海芙蓉、铁马鞭，酒水煎服。

久伤一时吐血

方：八封癀、扁柏叶、蛇波，绞汁服或冲蜜服。又方：仙鹤草、枸杞根、梅干、耳钩草，水煎服。又方：破故纸、树根（去皮，半酒水炖）、当归尾、赤肉，连服三四次后，用黄连翘花头炖赤肉服。又方：红田乌、红竹叶、甜珠仔草、对叶连、黄花蜜菜、侧柏叶，绞汁兑冰糖服。又方：蛇波、金钱薄荷、对叶连、龙舌癀、满天星、艾心、侧柏叶，绞汁兑冰糖。又方：红竹叶、万点金、金剑草、金线连，水煎服。

活血养血补血

方：血藤炖猪肝。又方：红鸡屎陈，炖赤肉或冰糖或肝。又方：小本、山葡萄，炖赤肉。又方：红茄根、石壁藤，炖鸡或猪心服。又方：红鸡屎陈、山橄榄根，酒水炖。

打伤吐血不出咽不下

方：用火巷叶，一岁一叶，如数加之，半酒水煎服。

跌打损伤命危：如有一丝气者无不活

方：野菊花连根阴干，每用一两，酒煎服。

行功散

方：铁雨伞、铁钓竿、铁牛入石、铁马边、甘草，共末，酒冲服。

药、洗

方：埔银根、蚶壳仔草、金钱薄荷、薄荷、泽兰、艾心、臭川芎、蔓桃花、铁牛入石、川芎、落水金光、尖尾蜂、埔姜、当归、过路刺、接骨筒，浸酒半个月备用。

又方：山埔命、老公须、金钱薄荷、双面刺、泽兰、水丁香、六角英、铁牛入石、落水金光、红骨羊带菜仔，酒浸四十日。

又方：埔姜叶、接骨筒、艾心、臭川芎、蚶壳仔草、泽兰、水竹仔草、乌面马叶，浸酒或马尿四十日。

又方：乌面马叶炒酒，趁热推患处，或用白花仔菜叶亦可。

闪、症

方：龙眼癀、六汗、牛顿棕、金钱薄荷，酒水煎服。又方：蛇波，酒煎服。又方：山埔盐，半酒水炖猪尾。又方：秤饭藤叶，绞汁，冲酒服。又方：乌面马头，半酒水煎服。又方：小本、水丁香，半酒水煎服，特效。又方：山橄仔根，半酒水煎服。

小孩发育不良十五六岁转骨不过

方：秤饭陈头、不留行、乌面马、破布乌、红刺葱、铁牛入石、黄金桂、溪埔刺、鸡骨草头、泽兰，半酒水炖雄鸡。又方：黄金桂、九层塔、山橄仔、蚶壳仔草、四米根、万点金，炖鸡服。又方：流乳头、白龙船花头、白肉豆根、丁竖圬、枸杞根、桶交陈、山葡萄头，炖鸡服。又方：流乳头、九层塔、金钱钓、冷陈饭、山土豆草头、红鸡屎藤头、血藤，半酒水炖鸡服。又方：芙蓉头、四桂春、万照金、过江龙、狗尾草、倒地麻、土豆草，半酒水炖鸡服。又君臣方：当归二钱，故纸二钱，归地二钱半，生地二钱半，泽兰四钱，川郁金四钱，菖蒲二钱，巴戟钱半，菟丝钱半，甘杞钱半，淮膝钱半，川七二钱，木瓜钱半，冬术钱半，茯苓钱半，炙芪钱半，龟板钱半，川芎四钱，桂枝钱半，北仲三钱，人参一钱，桔梗三钱，冰糖二两，炙草一钱，半酒水炖鸡或鸭公服。

幼女月经不来发育不调

方：大头香、白肉豆根、连雾仔草，半酒水炖鸡蛋服，一二服月经即下。月事来后切勿再服，须改服调经营养之汤方。

风伤

方：黄金桂、入骨丹、大风藤、马鞍陈，水煎服。又方：桶勾陈、狗头芙蓉、小金英、血陈、山回英、金钱薄荷、含羞草，炖赤肉。又方：蓖麻头、山葡萄、大风藤，半酒水炖赤肉。又方：雨伞仔头、冷饭藤、校壳刺、植梧、人留仔头，半酒水炖猪尾。又方：盐埔头、植梧头、青皮猫、黄金桂、铁钓竿，半酒水炖排骨。

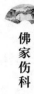

《少林寺秘方铜人簿》

清·颜添寿家传

自　序

　　此书是颜家祖传铜人簿，自历代珍藏，来自颜家祖传，轮流保藏至今，已有数百年之久，救人无数。余回忆数年前脚患阴症，亦是秘方治愈。余始重视秘方，对症投药，确具奇功，故余不敢自秘仙方，恐惧日后秘方埋没，甚为可惜。又受诸位好善家以及亲友们极力鼓励余献出，济世救人，余方将历代祖传铜人簿，不惜苦心，日夜抄写，编集成本书，名曰《少林寺秘方铜人薄》，并经送审，临床实验可靠，而后出版问世，以告读者，济世救人，贡献社会，利人方便，安心自疗。昔时以来，有病必有药，不是有病无药，全是世间秘藏、万金不传之仙方。人若不幸跌打损伤部位，对症投药，确有奇功，百试百效。内中所载药方，是古来汉药中的草根、树皮、树根、动物类等共为药用，经临床实验对症下药，确实有药到病除，可靠效验如神，已济人、救人、活人甚多。人若不幸染病，是一种极为痛苦的事，小病会加苦恼，大病会送掉性命的危险。若求医诊治，须要付出可观的医药费，而且不一定会治愈，因此余今日才献出省钱又有效的治疗仙方，贡献大家试用，确实有药到病除的功效。俗语曰："秘方气死三个名医。"由此俗语，确实不虚，而且甚多患者用此秘方治愈，救好多人的性命。有人患病，花费不堪设想的财产，都不能治愈，找寻至余公开的秘方，费极少的金钱改服此秘方，病就治愈，可见奇方的功效如神。若能得到此书，屡阅屡试，屡试屡验，可达到有治病的本领。如能广传此秘方，救世医人者，必获天降以福，又有功德无量焉。

颜添寿谨启

　　十二经络打伤部位图（略）

　　日夜十二时和部位图（略）

　　肺寅　大卯　胃辰经　巳脾　心午　小未中　膀申　肾酉　戌包络　亥三焦　子胆　丑肝通

　　五形全身血路木金土火水图（略）

日夜十二时辰血行部位打着

　　子时血行腰心，打着三年后吐血而死。丑时血行尾轮骨，打着四个月终落黄死。

寅时血行肚脐下，打着对年吐胀而死。卯时血行肚中，打着四个月后吐血死。辰时血行左胁，打着五个月后放血死。巳时血行右胁，打着三个月后吐血死。午时血行心肝，打着即时吐血而身死。未时血行背经，打着四十日终吐血而死。申时血行左乳下，打着二十日终吐血死。酉时血行右乳部下，打着四十日吐血死。戌时血行左胸，打着三个月吐血死。亥时血行胸前，打着三个月吐血死。

以上十二时刻，身血脉周行，若是被打着伤不早调治，神仙亦难救也。

少林寺至善禅师嘱言

药立吐，六恶也；嘶色变，鼻唇青赤，面目沉重，七恶也，故云七恶之症。至于临终者阳物先收，入如鳖卵，然后两手必有一手坚硬不能伸出，两足必有一足坚硬不能伸出，手足一样，相似无异，亮及于此者，神不腾久矣。又有余症，即有五危，若似五逆，须当知之。白眼青乌两眼激，少食药而吐伤肠，大小便不通，气色稍变，此五逆也，同于十忌者，更要慎之。怒气也，疑虑也，杂物烧酒也，或熟，或冷，或蔬菜，或起居，或房事，或食毒物，或食糖，此乃十忌也。

论医伤症法

凡论医治伤症法度，先必知凶吉生死，然后用药调治，兹何以知其生死者，生者病有五善，死者病有七恶，犯有五善之症略，医可保其生；如有七恶之症，神仙难救，此二症者盖可辨也。五清之症何也，身体虽痛，饮食知味，动息自宁，一善也；身便和顺，二善也；脓血消肿，三善也；神采善明，气体轻亮，四善也；体气无乖，五善也。故云五善。七恶之症何也，有气胀痛，或流泻无定，或小便如淋，一恶也；脓既泄，肿痛尤甚，脓血败臭，二恶也；眼神不定，黑白细少，三恶也；气喘舌短粗，神采恍惚欲卧，四恶也；全体虽硬，四肢沉重，五恶也；饮食不进，又不知味。

饮用药法，各部位打伤疼痛方：膀胱肠伤，加乳香，如不止痛，再加血竭；小便不通者，加通草、车前；大便不通，加没药、大黄、芒硝，或木通亦可用也；腰痛者，加川仲；胁痛者，加白芥子、青皮；心胃痛者，加栀子、川连；肚痛者，加赤芍；精血痛，加羌活、桃仁、归尾；头痛者，加川芎、天冬、麦冬、川连；久积痛者，加三棱、莪术；上身痛者，加桔梗；下身痛者，加牛膝；打伤痛者，加五加皮、骨碎补。

论身医法肺吊级肺口论

药医法治症，法度知凶吉，生用药调治，生者病一善二恶之症，如和，二善三恶之症，三善四恶之症，四善五恶之症，五善六恶之症，六善七恶之症，七善七恶，神仙难救。此症者善可谁也？五善之症何也？身体虽硬，四肢无力，自宁，一善也；身体知顺，二善也；嗽带血，三善也；清明见面眼周沉，四善也；身体无乖，五善也。

故云五善七恶之症，全体四肢沉重，五恶吐血也，七恶有全体无力，面目沉重，七恶者药，子尤神仙，难救。

杏隐大师又嘱云

学得全图势，清刚斩石痕，力随身上发，志向胆边生，转动风星斗，勿乱射中横，手开云抱月，脚实似泰山，腰生马势力，对法胜我难，须要时常练，真修莫放闲，若得成功艺，祈勿与人谈，休教无义汉，传授最为难，恐生多端事，跟随鱼上滩，只防多变化，波浪布青山，斯时知是错，悔恨也难还，莫贪危墙近，平安远好行，近今人事险，胆吐各心生，说尽莲花物，原来是吐闲，虽是无限术，小人莫对谈，师言金玉语，切勿当为闲。

铜人打伤定全身血路行十二时辰定论部位

子	时	三	更	血	行	胆						
				在	右		属	东 方	甲乙木	胆肝	相 表 里	
丑	时	四	更	血	行	肝						
寅	时	五	更	血	行	肺						
				在	右		属	西 方	庚辛金	肺大肠	相 表 里	
卯	时	见	光	血	行大肠							
辰	时	日	出	血	行	胃						
				在	中		属	中 央	戊己土	胃脾	相 表 里	
巳	时	洗	碗	血	行	脾						
午	时十一点对中血				行	心						
				在	右		属	南 方	丙丁火	心小肠	相 表 里	
未	时	过	午	血	行小肠							
申	时	血	行	膀	胱							
点 灯	火	时	在	下			属	北 方	壬癸水	膀胱肾	相 表 里	
酉	时	血	行	肾								
戌	时	睡	净	血	行命门							
			已更时				属			火	命门三焦	相表里若点对面色变红
亥	时	二	更	血	行三焦							

子时点断着胆，血行乳下，三日不服药，经过三个月即死，仙丹妙药亦无医：柴胡二钱，青皮一钱，胆草钱半，三棱、莪术各钱半，白芍钱半，川连七分，羌活八分，六汗一钱，赤芍一钱，枳壳钱半，栀子一钱，水碗四煎七分，渣碗二煎六分，半饥服，连服三贴。

子时后服断根药方：白芍四钱，首乌钱半，归身二钱，川芎钱半，生元、党参四钱，赤苓四钱，於术二分，甘草一钱，枳壳二钱，泽舍二钱，酒一瓶，浸一对时，每次三小杯，浸猪肝服下。

丑时血行肝，点断着肝，无服药，四个月到终落黄致死无救：朱砂五分，青盐五分，正存仁阿胶五分，金不换七分，七厘丹一钱，水半碗，酒一碗，合煎八分服。

前八卦血行十二时辰用大七丹（少年人每服二钱泡酒，老人钱半，小儿五分）：正川七六分，熊胆二分，正牛黄一分，大梅片二分，地射干三分，金薄十张，朱砂三分，正麝香一分，正沉香三分，血竭二分，共为细末，调童便、酒各半碗，每服分量，加七厘丹一钱，水碗半、酒一碗，合煎八分。

寅时点断着肺部之血路，四日不治即死：麦门钱半，干刈一钱，羚羊一分，川贝一钱，百合一钱，枇杷一钱，冬花一钱，桔梗一钱，枳壳钱三，川朴钱半，栀子一钱，水碗四煎七分，渣碗二煎六分，连服三贴，食饭顶。

后服补肺血良方：胶珠四钱，马兜苓四钱，天门冬二钱，甘杏二钱，桔梗二钱，归身三钱，白芍二钱，麦门一钱，橘红钱半，陈皮一钱，薏仁六钱，明党四钱，茯苓四钱，芡实三钱，猪苓二钱，元参二钱，酒五碗半，浸一对时，每服四盅，服饭顶，药渣炔猪肺服。

卯时点断着大肠血路者，五日不治，经过五个月即死，神仙亦难救：桃仁一钱，大黄钱半，朴硝钱半，川朴一钱，槟榔八钱，归中一钱，川贝一钱，麦门钱半，双白三钱，生地三钱，水碗四煎七分，渣碗二煎六分，连服二贴空腹服，三日要服二贴。

后补大肠血润肺方：胶珠四钱，甘杏二钱，茯苓四钱，芡实四钱，归全五钱，淮山二钱，党参三二，吧参一钱，苍术钱半，灵芝草钱半，羌活钱二，独活钱半，续断钱半，酒一瓶半，浸一对时，每服三杯，药渣入大肠内焗服。

辰时点断着血路，行在胃口，五日不治必死：槟榔一钱，川朴二钱，茯神钱三，杏仁八分，元胡八分，灵脂一钱，郁金一钱，枳实钱半，羌蚤一钱，泽舍钱半，猪苓钱三，甘草八分，水碗四煎七分，渣碗二煎六分，连服四贴，服胃补药一贴，冬天加茸二钱。

巳时点断着脾胃，四日不治必死：青皮一钱，川朴钱半，茯神钱半，木香七分，藿香七分，乳香钱半，正沉香六分，赤芍一钱，枳实一钱，莪术八分，三棱七分，泽舍一钱，水碗半煎七分，渣碗二煎六分，服三贴食饭顶。

后补脾胃药方：叠苓四钱，白术三钱，连子四钱，川朴三钱，枳壳二钱，薏仁六钱，苏淮三钱，川七一钱，茯神钱半，红花八分，归身四钱，白芍四钱，人参三钱，泽舍三钱，酒浸服，每服四小杯，药渣炆猪肚服之。

午时点断在心，血行心，二日不服药，经过二个月即死，神仙妙方亦难救：川连钱半，黄芩钱二，归尾钱三，红花钱半，赤芍钱二，王不留行一钱，川七一钱，泽兰一钱，乳香钱三，莪术钱二，三棱一钱，芫子钱半，水碗半煎七分，渣碗二煎六分，再泡酒一杯服饭之，连再三服补心药。

后服补心血药方：归身三钱，白芍四钱，熟地钱半，川七一钱，川芎一钱，东洋参一钱，芡实三钱，苍术钱半，灵草二钱，薏仁六分，泽舍三钱，酒一瓶浸一对时，每服三小杯，服饭顶。

未时点断左小肠，血行在左小肠，若无服药，四十日到于夜睡中行房而致命：栀子三钱，木通钱半，萹蓄一钱，赤芍钱半，黄柏一钱，红花一钱，地龙五分，通草七分，乳香一钱，莪术一钱，水碗四煎七分，渣碗二煎六分。

后服补小肠之血，空心服下，连服二贴：归身四钱，薏仁七分，白芍三钱，熟地二钱，生地二钱，远志肉钱半，茯神二钱，白术钱半，实草一钱，泽舍二钱，六汗二钱，羌活一钱，独活二钱，酒一瓶半，浸一对时服，每服四小杯，空心服下。

申时血行膀胱，点断在膀胱血路，无服药，经过七日必死，不能救治：知母钱半，黄柏钱半，木通二钱，羌活一钱，栀子一钱，赤芍钱半，萹蓄一钱，丹皮一钱，生地二钱，元参一钱，水碗半煎七分，渣碗二煎六分，连服二贴，空心送下。

后补膀胱药方：菖蒲一钱，熟地三钱，苁蓉三钱，菟丝二钱，归身四钱，白芍三钱，六汗三钱，黄精三钱，泽舍三钱，薏仁三钱，草芨钱半，石斛二钱，酒每三杯和药，炆小肚服，空心送下。

酉时血行在肾，点断着血路，经过七时不治必死，仙丹妙药亦难救：赤芍一钱，木通钱半，地龙干八分，地鳖四钱，知母钱半，黄柏钱半，泽舍一钱，猪苓二钱，赤苓一钱，丹皮钱半，水碗四煎七分，渣碗二煎六分，连服三贴，空心送下。

后服补肾药方：甘杞三钱，黄精三钱，白芍五钱，归身三钱，苁蓉二钱，熟地二钱，芡实三钱，薏仁六钱，川淮膝钱，川仲钱半，故纸一钱，泽舍三钱，赤苓三钱，叠神二钱，浸酒服，每服三杯，空心服。

戌时亥时点断着合门并三焦，血行在此之经络，但点断伤着命门者，面即变红色：川连一钱，黄芩一钱，栀子钱半，赤芍钱半，楂肉钱半，丹皮钱半，知母一钱，黄柏钱半，乳香二钱，枳实一钱，正川七八分，甘草七分，元参三钱，水碗半煎七分，渣碗二煎六分，空心服下。

打伤肺痨伤药粉一服：木通一两，莛萱一两，泽兰二钱，川连六钱，正川七六钱，中白一两，层塔一两，郁金六钱，相思六钱，正油桂五钱，桔梗一两，正珍珠五分，肉蔻四钱，三棱六钱，莪术六钱，川朴五钱，正码（石老）五分，正猴枣五分，正牛黄三钱，小茴七钱，皂角六钱，大黄一两，六汗一两，剑草一两，不换一两，地鳖一两，狗洛一两，正水沉六钱，苍术六钱，乳香五分，正虎碧六钱，正朱砂六钱，生地二两，正红花六钱，薄荷一两，羌独各四钱，半夏一两，然铜一两，碎补一两，温水落药粉五分，久可服之。

初打新伤方：若身体强壮者亦可服。生地二钱，归尾二钱，桃仁钱半，红花一钱，泽兰一钱，大黄一钱，不换钱半，然铜钱半，正郁金一钱，槟榔一钱，酒水各八分煎服，打伤部位加减药，在头部加川芎，在面部加白菊，在眼目加薄荷，在胸膛加桔梗，在左胁加青皮，在右胁加枳壳，在小胁左加续断，有血加红花，在小胁右平属气，加香附，在心加川连、麦冬，在肺加双白、川贝、黄芩，在肝胆加柴胡、胆草，在脾加赤芍，在胃加白蔻，在小肠加木通，在大肠加大黄、桃仁，在膀胱加黄柏、通草，在肾加地骨，在命门加丹皮、泽舍，在手加桂枝、续断，在脚加牛膝、续断，在上焦加大黄，在中焦加黄芩，在下焦加黄柏，在身加九层塔头与附荆芥。

此方治乱打全身总方：骨碎补钱半，正三七一钱，正沉香一钱，泉地骨二钱，正血竭一钱，荜茇花一钱，广木一钱，古桔梗二钱，苏地鳖二钱，川牛膝一钱，煅没乳各二钱，自然铜二钱，当归二钱，王不留二钱，金不换钱半，醋三棱一钱，醋莪术一钱，川六汗一钱，锦文黄三钱，炒枳实二钱，鳖甲二钱，共为末，调童便酒服即愈，另药粉再下熊胆二钱，朱砂三钱，金薄七张，麝香一钱，川贝三钱，辰砂三钱，珍珠二分，牛黄二钱，大黄二钱，共为末，冲泡米酒服之。

春夏二季打伤药方：当归一钱，生地一钱，秦艽一钱，虎骨一钱，川连一钱，红花一钱，苏木一钱，连翘一钱，木通二钱，甘草五钱，独活一钱，半酒水三碗煎八分。

秋冬二季打伤药方：连翘一钱，生地一钱，归尾一钱，栀子一钱，苏木一钱，桃仁一钱，甘草五分，红花一钱，槟榔八分，赤芍八分，泽兰一钱，独活一钱，层塔八分，川连五分，川三七四分，羌活八分，木通八分，水二碗煎一碗，渣一碗六煎七分。

打伤药酒方：生地五钱，熟地五钱，牛膝五钱，骨补三钱，川三七四钱，川木瓜二钱，酒青皮二钱，香泽兰三钱，五加皮三钱，金不换三钱，川六汗二钱，橄榄根三钱，阿里参钱半，穿山龙三钱，酒全归四钱，走马胎三钱，桑寄奴二钱，桂花片三钱，虎碧三钱，虎骨三钱，自然铜钱半，薄荷钱半，里香五钱，川芎五钱，桔梗三钱，肉桂六分，香菊二钱，正川七二钱，党参二钱，另柿茸三钱，若是食补者，另加巴参，用酒头十矸浸三日，不时温烧服之，渣六矸浸服。

又打伤食补药酒方：巴参钱半，北柿茸一钱，熟地钱半，当归钱半，苍术钱二，阿胶钱三，白菊钱二，龟板钱三，鳖甲钱三，川芎钱二，秦艽钱三，茯神钱三，远志钱二，灵草钱三，大枣十二粒，一条根钱二，六汗钱二，碎补钱二，泽兰一钱，桃仁钱二，苁蓉钱三，桂枝二钱，正川七钱二，牛膝钱二，炮格钱二，莪术钱二，小茴钱二，金英钱二，牡蛎钱二，附子钱二，干姜钱三，油桂一钱，冰糖四两，酒四瓶，浸三日，不时温烧服，渣用四瓶炔一支香久火退，经过二日后可服。

助腰骨养气力药酒方：当归三钱，生地二钱，元胡三钱，木瓜二钱，金英根三钱，砂仁三钱，沉香六分，丁香二钱，白芷钱半，虎骨三钱，桃仁钱半，木香一钱，红花二钱，牛膝四钱，续断四钱，香附三钱，酒三矸浸一对时，炔一支香，久服之。

百补丸：此药全部可壮人身体并壮手足之力，又能长寿。姜汁炒石菖蒲、酒炒淮山、甘草、水沉牛膝、远志、酒续断、酒巴戟、酒杜仲、酒小茴、茯神、楮实、枸杞、荔肉、苁蓉、当归、白芍各一两，肉桂二钱，熟地八分，北五味五钱，灵草四两，菟丝子三两，共为末，炼蜜为丸，如梧桐子大，每服二钱，早晚空心服，淡盐汤送下，服至一个月，自觉精神满足，服至二个月，言响如铜钟，手足气力满足也。

铜人补脚气药酒：六汗三钱，川秦艽二钱，鳖甲二钱，牛膝钱半，木瓜钱半，薏仁七分，归身六钱，白芍四钱，自然铜一钱，正血竭一钱，正川七钱半，九节菖蒲一钱，正红花八分，羌独各钱半，淮膝三钱，泽舍三钱，酒浸，空心服下，每服四杯，渣炔猪脚服之。

打伤龙虎散通用：乳没各二钱，菟丝三钱，粉草五钱，彩龙骨二钱，正沉香五分，麝香二分，白蜡三钱，当归钱半，赤石脂四钱，自然铜四钱，海螵蛸二钱，三七二分，共为细末，每服四分，若新伤，泡姜汁服，旧伤泡酒服。

回魂散打伤过重通用：茯神一钱，远志五分，朱砂五分，羌蚕二分，金蝉二分，牙皂五分，细辛三分，乳香、没药各三钱，正牛黄三分，正熊胆三分，正麝香三分，正血竭三分，川芎五片，地龙钱半。共研细末，冲泡米酒服之。

灵丹散：治初打龙骨新伤。金不换三钱，牛膝三钱，层塔三钱，泽兰三钱，槟榔二钱，紫苏钱半，相思三钱，红花一钱，桔梗三钱，木香钱半，沉香钱半，丁香半钱，乳香钱半，为末，每服三钱，泡酒与童便服。

七厘丹：乳没各一钱，川芎五分，木香五分，麝香二钱半，朱砂一钱，大黄三钱，正川七三钱，土鳖五分，百草霜四分，每泡童便服之。

打伤退癀药丹：麦六、淡竹、甘草、干刈、茶时、癀虎、咬癀、大丁癀，各件多小煎，做茶服。

打伤大退癀青草方：小本乳仔草、变地锦、马茶金，三件各多少绞汁，冲童便服之。

打伤吐血不止，不知人事（服三贴冲泡七厘丹五分）：百合五钱，犀角八分，羚羊一钱，川连钱二，栀子钱半，枇杷二钱，红花钱半，槟榔一钱，大黄钱半，枳壳钱半，桃仁一钱，水碗半煎七分，渣碗二煎六分，泡药粉。

打伤头面肿痛难疼：川芎一钱，白芷一钱，蔓荆一钱，羌活八分，川秦艽一钱，鳖甲二钱，双白二钱，寸文二钱，干刈钱三，栀子一钱，乳香钱半，生元三钱，水碗二煎六分，服二贴，食饭顶。

打伤手骨肿痛：桂枝一钱，续断钱半，九节一钱，红花钱二，生元二钱，羌活一钱，独活三钱，鳖甲三钱，乳香钱半，莪术一钱，三棱八分，骨补一钱，水碗二煎六分，泡酒一杯服，饭顶。

接手骨药酒：川草乌各钱半，六汗三钱，九节钱半，红花二钱，生元四钱，乳香二钱，独活二钱，双白二钱，归身四钱，五加皮钱半，羌活钱半，白芍三钱，赤芍一钱，赤苓二钱，桂枝钱三，川芎钱半，川秦艽二钱，鳖甲二钱，用米酒头六矸浸三日，不时温烧服之，渣三矸用酒浸，服饭顶。

脚被石打破，血气流肿痛，打伤脚骨肿痛不能行动：川牛膝钱二，木瓜一钱，淮膝钱半，自然铜八分，羌独各八分，六汗钱半，血竭八分，全归钱半，白芍一钱，熟地一钱，生元二钱，红花钱半，酒碗六煎八分，渣碗四煎七分。

打伤着腰骨，又伤着腿亦可用：川仲钱半，故纸一钱，正川七钱半，骨补二钱，乳香二钱，淮膝钱半，羌独各钱半，六汗三钱，五加一钱，归身五钱，白芍六分，红花一钱，薏仁五钱，芡实三钱，茯苓四钱，用米酒五矸浸三日，不时温烧服之，渣二矸酒浸，空心服下，冬天再加人参二钱。

打伤鼻血流不止：蜜藕节四钱，百合三钱，北高丽五钱，枇杷二钱，冬花钱半，桑白皮一钱，生元二钱，川连钱半，栀子二钱，白芷八分，水二碗煎九分，渣碗四煎七分。

又：脚被石打破血流肿痛。当归二钱，生地钱半，木香钱半，牛膝二钱，秦艽二钱，甘草一钱，若手加桂枝，水碗半煎七分，渣碗二煎六分。

另涂用良方：外科方。五加二钱，生地五钱，乳香一钱，没药一钱，丁香二钱，大黄二钱，蔓荆子三钱，灵仙一钱，白芷一钱，栀子钱半，共末，调鸡卵清涂之。

打伤吐血方：山甲三片，苏木四钱，紫苏四分，归头一钱，麦冬一钱，桃仁七分，黄芩一钱，犀角一钱，黑栀二钱，大黄钱半，水碗七煎八分，渣碗二煎六分，又冲泡药粉直珍一分，虎碧一钱，麝香一分，三七一钱，川连五分，中白钱半，木香一钱，熊胆六分，共为末，泡煎药服之。

打伤心肝药方：桃仁二钱，苏木一钱，红花七分，生地钱半，羌活一钱，归尾钱半，枳壳一钱，生姜三片，陈皮一钱，甘草一钱，桔梗钱半，郁金一钱，水二碗煎九分，渣碗四煎七分。

打伤致久吐血药方：百合二钱，桔梗二钱，元参三钱，杏仁二钱，冬花二钱，枳壳二钱，鼠黏一钱，川贝钱半，藕节二钱，乌甜钱半，枇杷钱半，茯苓三钱，水二碗煎九分，渣碗半煎七分。

打伤大小便不通药方：大黄五分，黑丑五钱，川七一钱，共为末，泡饭汤，每服二钱，若服后不通，六时再用下方：小茴一钱，活石一钱，木通钱半，甘杞一钱，共为末，每服七分，同煎泡饭汤即通。

旧积伤不时做痛：金钱一分，荷骨三钱，泽兰骨三钱，共研末，每服五分，泡米酒服，要候心头开之时，可服同前。

旧伤做痛均愈：归尾二钱，羌活一钱，天花一钱，赤芍一钱，生地一钱，防风钱半，苏木一钱，红花一钱，川贝五分，桔梗一钱，桃仁钱半，生姜二片，水碗半煎七分，碗二煎六分服之。

打伤畏寒畏冷变成破伤风症：黄芩一钱，熟地二钱，归尾钱半，赤芍钱半，柴胡二钱，防风一钱，荆芥一钱，羌活钱半，独活钱半，乳香七分，没药七分，红花七分，白芍一分，水碗七煎八分，渣碗四煎四分服之。若口干，加黄芩三钱，川连、乌梅二粒。

铁打伤命在危急药方：红花一钱，桃仁一钱，全归一钱，淮膝一钱，相思一钱，石剑一钱，大黄二钱，生地钱半，丹皮一钱，赤芍一钱，泽兰钱半，九层塔钱半，苏木一钱，水酒各八分，煎七分泡药粉。

川七五分，水沉香四分，木香三分，然铜三分，无名异三分，乳香一分，熊胆二分，共为末，冲泡药汤服之。

同前铁打危急涂药方：外科。火巷骨，去青皮，刈十片，用醋煮火烘，再蒸饭汁十二次，洗涂之。

打伤手骨肿痛药粉：泡醋涂之。炒桂枝一钱，续断钱半，九节一钱，红花钱二，生元二钱，羌活一钱，独活三钱，鳖甲三钱，明乳香钱半，莪术一钱，三棱八分，百部一钱，骨补三钱。

打伤手肿痛：吊粉，外科。骨补三钱，川草乌各钱半，姜黄钱半，桂枝钱半，南星二钱，郁金二钱，三黄三钱，栀子三钱，红花三钱，白芍一钱，自然铜一钱，血竭钱半，共为末，调糯米饭吊可也。

打伤脚用吊粉外科：自然铜二钱，血竭一钱，归尾二钱，红花三钱，三黄三钱，赤芍钱半，牛膝钱半，木瓜钱半，南星三钱，五加二钱，乳香三钱，六汗三钱，川草乌各一钱，面粉二钱，红白曲二钱。共研末，调糯米饭吊可也。

打伤两胁下药方：生地一钱，归头八分，赤芍八分，泽兰一钱，红花二钱，黄芩三钱，枳壳一钱，香附二钱，陈皮一钱，砂仁八分，木通钱半，甘草三钱，水碗半煎八分，渣碗二煎六分。

打伤胸前药方：朱砂五分，青盐五分，泽兰三分，阿胶三分，金不换一钱，七里香一钱，酒碗半煎七分，渣碗二煎六分，空心服之。

打伤在小肚药方：木通二钱，香附五分，枳壳四钱，生地七分，赤芍五分，甘草五钱，灯心七条，水碗半煎八分，渣碗二煎六分服之。

打伤在肚下药方：寄生八分，丁茄六分，防风八分，乳香五分，没药五分，桃仁二钱，枳壳钱半，大黄三钱，朴硝二钱，生地二钱，骨补二钱，血竭五分，浸酒一瓶，温烧空心服之。

打伤在两背药方：茯神二钱，远志二钱，当归钱半，枸杞一钱，黄连三钱，桔梗七分，川芎七分，金不换一钱，甘草七分，知母一钱，水碗半煎七分，渣碗二煎六分，空心服之。

打伤在外皮药方：生地一钱，归头八分，赤芍八分，泽兰五分，赤茯五分，黄芩一钱，枳壳一钱，香附一钱，陈皮八分，杏仁八分，木通一钱，甘草六分，水碗半煎八分，渣碗二煎六分，空心服下。

打伤药茶：泽兰三钱，相思三钱，然铜一钱，细辛六分，红花一钱，层塔二钱，桂枝二钱，牛膝二钱，七里香四钱，不换二钱，桔梗一钱，白芍一钱，铁牛入石三钱，木通一钱，灵仙一钱，当归一钱，首乌一钱，水煎做茶服之。

打伤接骨药粉：当归一钱，川芎五钱，乳香五钱，广木钱半，川草乌三钱半，西藏红花三钱，故纸二钱，共为末，调酒槌糯米饭，小许涂之。

接骨轮药粉：正川七一钱，碎补一钱，然铜一钱，礞石一钱，陈皮一钱，血竭一钱，地骨一钱，文牛匙一钱，乳没各钱半，香附五分，名异一钱，木通一钱，大黄七分，朱砂七分，碎砂七分，六汗七分，五加六分，共为末，调酒涂之。

接根药粉良方：白蜡八分，冰片二钱，三七一钱，虎碧五分，水粉八分，珍珠二钱，松香四分，熊胆三分，红边蜈蚣二尾，用新瓦煅后研末，合共研末，调酒涂之。

接骨药粉：五加四钱，五倍二钱，栀子二钱，生地二钱，红花二钱，续断二钱，骨碎补三钱，川草乌各钱半，大黄二钱，白曲一粒，红曲多少，南香五钱，白芷一钱，共为末，调酒涂。又一方，即接骨铜一把，调糯米饭，与五加二钱调涂，第二贴，五加抽去不用，又内服。

接骨水药方：生桃根一两，酒七分，烌一支香久服，另红边蜈蜞焙干研末，泡服二次。

接骨药粉：红花三钱，桃仁三钱，归全三钱，大黄三钱，儿茶二钱，乳没二钱，共为末，调酒涂之。

接骨药酒：生熟地各四钱，川木瓜五钱，当归五钱，白芍四钱，川芎二钱，赤芍二钱，郁金二钱，淮膝四钱，杜仲四钱，五加三钱，红花二钱，茯苓四钱，白术三钱，灵芪二钱，续断四钱，桂枝二钱，不换二钱，龟板三钱，鳖壳三钱，山甲二钱，洋参四钱，油桂二钱，半夏二钱，酒四瓶，浸七日间后服之。

接骨药酒良方：熟地二钱，三七钱半，川芎三钱，首乌三钱，覆盆三钱，黄柏二钱，杜仲三钱，小茴钱半，上桂三钱，续断三钱，茯神三钱，当归三钱，菟丝二钱，粉茸二钱，虎骨三钱，故纸二钱，灵芪三钱，枸杞二钱，红花一钱，苁蓉二钱，洋参三钱，白术三钱。或是手者加桂枝三钱，脚者加牛膝三钱。用酒四瓶浸七日间后可用。

接骨药粉：大黄、乳没、然铜、碎补、归尾、血竭各一钱，土地鳖（去足焙燥），共为末，冲酒，每服七分。

头风贯眼： 结吧参二钱，於术二钱，归身二钱半，丹皮钱半，川芎二钱半，花苓二钱，熟地三钱，白芍三钱，香附钱半，桂枝钱半，蕲艾二钱，灵芪三钱，灵芝草一钱，升紫各七分，共为末，炼蜜为丸。

打伤瘀于肚内泻血方： 生地二钱，青皮钱半，归尾一钱，黄芩一钱，枳壳钱半，知母一钱，红花七分，杏仁钱半，白芍钱半，柴胡一钱，羌独各一钱，桂子一钱，防风一钱，麦冬一钱，木通一钱，大黄一钱，水仙子一钱，荆芥一钱，桃仁一钱，水碗八煎八分，渣碗四煎七分。

打伤药洗外科用： 川七根二钱，桂枝二钱，牛膝二钱，大黄二钱，红花二钱，白芷二钱，远志二钱，苏木二钱，然铜二钱，正气散二钱，血竭二钱，五加二钱，马毛丝二钱，松柏头三钱，橄榄根三钱，川木瓜三钱，青草乌二钱，青半夏二钱，没药钱半，层塔三钱，不换钱半，泽兰钱半，独活钱半，乳香一钱，羌活钱半，鳖甲钱半，春根一钱，郁金一钱，相思一钱，乌药钱半，香附钱半，铁马鞭一钱，连翘钱半，名异半钱，细辛二钱，七里香二钱，酒三矸浸三日，再添入一矸浸，经过五十日间后可用

少林寺传授颜氏大力丸： 此方练习武术之第一妙方。能补血提气，舒筋活络，乃止痛、散瘀、生新血之妙药。乳香（去油）钱半，没药（去油）钱半，川连钱半，地鳖（金边酒炒）钱半，象胆一钱，田七钱半，梅片五分，沉香钱半，地龙（去泥）一钱，降香钱半，红花（酒炒）钱半，归尾（酒炒）钱半，佛手一钱，牙皂（去根）钱半，木香钱半，羌活钱半，独活钱半，地风（去泥）钱半，番木鳖（制）钱半，防风钱半，桔梗钱半，厚朴（酒炒）一钱，鹿茸一钱，雄黄（绿豆水煲）钱半，玉桂钱半，北辛（去泥）二钱，泽兰二钱，寄奴（醋炒）二钱，熟地（酒炒）二钱，飞砂二钱，牛银（去毛制）三钱，金薄二十张，芙蓉膏四分，人参四分，合油七分，血珀（绿豆水煲）二钱半，麝香二分，珍珠（绿豆水煲）五分，熊胆钱半，共为细末，炼蜜为丸，每重二钱，用酒温开服，如打伤，或用童便温开服，服丸后切忌食生藕。

练武大力酒补血气方： 虽有此方如无直行可用。川芎一两，白芷（酒炒）五钱，当归五钱，生地一两，熟地（酒炒）二两，灵仙一两，川加皮两半，川木瓜钱半，桂枝五钱，续断一两，秦艽一钱，松节一两二，羌活二两，独活五钱，防风五钱，京芥五钱，巴戟（去心炙）一两，故纸五钱，玉桂五钱，杜仲（姜汁炒）二两半，白芍五钱，寄奴（醋炒）二钱，元参五钱，松蓉（酒炒）二两，川乌（制）五钱，草乌（制）五钱，黄芩五钱，丝饼五钱，苍术（去皮）五钱，桃核仁四两，花皂胶四两，黑豆五合，牛膝二两，黄芪二两，黑芝麻（酒炒）三合，风藤一两，附子（制）一两，鹿筋（酒炒）二两，三十八味用酒湿透蒸过，传冷浸米酒一打，随意饮之。

练武大力酒洗足用： 不是练武不可用此方。大黄三两，然铜（醋）二两，桃树皮

三两，石榴皮一两，扒山虎三两，牛银三两，川加皮三两，川续断三两，乳香三两，紫京皮三两，没药三两，丹麻三两，虎骨三两，川乌一两，草乌一两，南星二两，半夏二两，栀子三两，姜黄三两，桂枝三两，羌活二两，沙苑两半，秦艽二两，川连一两，漆钩二两，红花一两，干姜三两，生地二两，象皮一两，独活三两，田七二两，大梅片八钱，熊掌三只，防风二两，鹰爪一对，瓦松（又名瓦上青苔）二两，用生盐一斤炒黄色，后用米陈醋五斤、米酒五斤入药，煲酒十余滚，追冷时，再加米酒十五斤，浸月余可用。若欲气质刚勇者，须用黎峒丸一个，酒内放下，惟此方之酒不能入口，用者慎之。

黎峒丸方： 牛黄三分，川连（酒炒）五分，防风三分，乳香（去油）一钱，田七六分，酒大黄一钱，羌活三分，细辛（去泥）四分，金薄六张，牙皂（去净根）四分，半夏（制）七分，梅片三分，芙蓉膏二钱，没药（去油）一钱，熊胆六分，人参二分半，麝香二分，儿茶五分，朱砂六分，飞礞石（水飞）三分，珍珠（甘草绿豆水煲）一钱，血珀（甘草绿豆水煲）六分，共为细末，炼蜜为丸，重一钱五分，但逢跌打伤者，用童便或酒送服。

跌打万应丸： 田七四钱，川连三钱，然铜四钱，血竭四钱，牛膝四钱，碎补四钱，元胡三钱，赤芍三钱，竹黄三钱，桃仁三钱，乳香（去油）二钱，没药（去油）四钱，黄芩三钱，莪术（制）三钱，川乌（制）三钱，草乌（制）三钱，南星（制）二钱，半夏（制）二钱，沉香三钱，木香三钱，丁香一钱，降香二钱，灵芨四钱，巴戟二钱，红花三钱，灵草三钱，洋丫香三钱，桂枝三钱，黄柏三钱，牙皂二钱，尖槟三钱，阿胶二钱，菖蒲二钱，彝茶二钱，雄黄精六钱，石脂二钱，丹皮三钱，洋烟（煅）五钱，洋参二钱，川麝香五钱，大梅片六分，鸡胆（蒸熟）二钱，四十二味共为细末，炼蜜为丸，每重二钱，正用热酒、童便开服，跌打失音，牙关紧闭，但鼻有气、腰小贴哗者，用童便开服。如重症者，用多一二丸。若无童便。则用姜汤开服，中风失语及各无名之症，卒然失音等症者，俱用姜汤、陈皮汤开服。周身骨痛及风痛，气滞胸膈胀满，用桔梗、姜、葱，一金汤开服。跌打伤肚肠、胁满，用五灵脂、大腹皮、丑牛汤送下，或大黄亦可。痰壅咽喉，用陈皮汤开服。发冷，用陈皮汤开服，或用知母、香附、灵草、常山、尖槟同煎服。如破血，用红花、苏木、降香、赤芍、杞子、丹皮、丑牛，煎汤开服。妇人产后，日内中风，姜汤开服。难关不产，用红花、生地、全归、血竭、新艾，醋煮煎汤送下，胎衣不下者亦然，以上汤送下。赤白带下，用绉纱煅火炭，清水调服。血山崩，用芥末、菜子仁炒酒开服。此方专治跌打刀伤，兼理妇科之第一妙方也。

桃花散之圣药： 专治跌打刀伤止痛血。珍珠二分，血珀五分，乳香（去油）二钱，没药（去油）二钱，石脂（醋碎）一钱，白蜡（炼）一钱，白芷钱半，象皮（白头炼）一钱，松香（炼净）钱二，川滑石（飞）二钱，川乌尖一钱，生大黄二钱，血余灰二钱，降香二钱，大梅片二分，北卒（去泥）一分，闹羊花（去核）二钱，血竭二钱，鸡内金（全性）八分，共为极细末，用磁樽收贮，见血搽伤处即止矣。

跌打效验驳骨散：此方消肿更妙。乳香二钱，没药二钱，然铜二钱，大黄二钱，泽兰二钱，碎补二钱，云连二钱半，降香钱半，红花二钱，黄柏二钱，象皮二钱，羊胆八个，珍珠（甘草绿豆水煲）二钱，血竭（甘草绿豆水煲）一钱，熊胆一钱，共为细末，加灰面五钱炒黑色。用法，如折骨者，先用手揸正骨节，接回原位，然后用米酒煮成糊，贴伤处，用杉皮插定。

碎骨复元汤：活蟹一只槌如泥，加生姜四两，醋（连糟更妙）一矸，老酒（连糟更妙）一碗，共槌匀，滤出药渣，取汁煎滚，饮下后将此渣炒热敷患处，扎定。如损破骨不伤断者，只饮酒不敷药渣。如受刑夹棍碎骨者俱神效。但敷药渣者一对时，须要除去药，恐骨横生也。

跌打上部伤汤方：乳以上为上部，用此方乃合。川芎钱半，白芷一钱，归身一钱，乳香二钱，没药二钱，桃仁（去皮尖）一钱，干姜二钱，羌活二钱，防风二钱，升麻钱半，生地（凉墨水炒）钱半，赤芍（甘草煲）一钱，酒水煎服。

跌打中部伤汤方：乳以下至腰为中部，用此方乃合。没药二钱，青皮一钱，乳香二钱，灵仙一钱，熟地（京墨水炒）一钱，桔梗钱半，厚朴钱半，羌活一钱，防风钱半，生地（京墨水炒）一钱，甘草一钱，赤芍（甘草煲）一钱，酒水煎服。

跌打下部伤汤方：腰以下为下部，用此方乃合。归身钱半，车前二钱，乳香二钱，没药二钱，生地（京墨水炒）一钱，牛膝二钱，木瓜二钱，泽泻钱半，羌活一钱，防风一钱，酒水煎服。

大七厘散：此谓七厘散之应用法也，若要用之，先看清楚，然后用药，不致有无验之语矣。水沉香二钱，丁香二钱，槟榔二钱，荜茇一钱，川三七二钱，麝香五分，肉蔻一钱，共为末，每服三分，用烧酒送下，重者用葱白煎汤送下。

治打伤遍身疼痛方：万年珠八分，正熊胆八分，正血竭三钱，正虎碧九分，川三七七分，乳没各一钱，共为末，泡酒服之。

又药水方：陈皮一钱，川芎二钱，赤芍一钱，全归一钱，防风一钱，荆芥一钱，小金英一钱，郁金二钱，贝母二钱，桃仁三钱，红花一钱，苏木二钱，木贼二钱，木通二钱，泽泻二钱，水沉二钱，层塔一钱，碎补二钱，灵仙二钱，寄奴二钱，山茶叶一钱，将前方药粉分作二贴，用米酒三瓶炆三支香久，冲药粉，空心服之。

治打上部伤方：生地一钱，红花一钱，赤芍一钱，羌活一钱，桔梗一钱，防风一钱，苏木一钱，乳没各一钱，归尾一钱，枳实一钱，桃仁一钱，甘草一钱，水碗半煎七分，渣碗二煎六分。

治打中部伤方：生地一钱，当归一钱，防风一钱，荆芥一钱，薄荷一钱，甘草一钱，人参四分，水碗三煎七分，渣碗煎六分。

治打下部伤方：生地一钱，木通一钱，独活一钱，赤芍一钱，香附五分，枳壳五分，羌活四分，甘草五分，水一碗煎五分。

打着肺即嗽方：紫菀一钱，冬花八分，黄芩一钱，桔梗一钱，知母一钱，双白八分，前胡八分，甘草四分，朱贝钱半，枳壳一钱，水碗二煎六分，渣碗煎五分服。

治打乳下四支骨头痛方：红花二钱，桃仁二钱，归尾二钱，生地三钱，大黄二钱，白芥二钱，泽兰二钱，天冬二钱，三棱三钱，五加二钱，另包木香末二钱，水碗半煎七分，冲木香末服之。

打右胁饭匙骨下第一支骨，打伤方或嗽即伤肺口方：首乌一钱，冬花一钱，桃仁一钱，黄芩七分，香附七分，归尾二钱，大黄二钱，生地一钱（水碗二煎七分服）。

治左畔力条骨上软肉内打伤方：黄芩一钱，羌活一钱，栀子八分，郁金七分，紫苏三分，元胡七分，赤芍八分，红花八分，水碗二煎七分。

治打饭匙骨第一支打伤方：西角一钱，赤茯八分，黄芩七分，丹皮七分，水酒碗二煎七分服。

治打左畔软肉打伤透入小肠饥饱俱痛方：生地一钱，归尾钱半，乳香八分，川七五分，木通一钱，甘草二钱，水酒碗二煎七分，空心服之。

治右畔软肉打伤透入大肠饥饱俱痛方：三棱六分，莪术五分，乳香五分，荆芥五分，赤芍七分，生地一碗，红花八分，木通五分，红枣七粒，象牙一钱，水碗二煎七分。

打伤血攻心服此方血从大便而出：生大黄五钱，西红花三钱，水碗二煎八分，泡冬蜜服，上部饭后服，下部饭前服。

治血气上升心气胀满不下方：水沉一钱，广木一钱，泽兰一钱，然铜二钱，厚朴八分，大黄一钱，枳壳二钱，苏木五分，甘草五分，水碗二煎七分，饭后服之。

治血气攻心不知人事方：正熊胆一钱，云南麝一钱，山羊血一钱，正血竭一钱，川三七三钱，地龙骨一钱，朱砂一钱，共末，每服一钱，冲人中白，滚水服之。

咳血药方：川贝母钱半，黑扁柏钱半，柿霜子钱半，乌豆四十九粒，生瓜枳壳（新瓦焙）一把，水碗半煎八分，服三次即验。

刀伤止血药方：黄柏一钱，川连三分，龙骨六钱，血竭一钱，石脂二钱，儿茶三分，冰片五厘，共末，敷伤处，止痛生肌即愈。

小七厘散：归尾二钱，红花二钱，苏木二钱，泽兰二钱，赤芍钱半，肉蔻一钱，槟榔二钱，桔梗钱半，羌活一钱，青皮钱半，共末，每服一钱，烧酒送下。

少林寺打拳药茶方：夏天、秋天用。元参二钱，苏木二钱，不换钱半，香茹二钱，连翘钱半，泽兰钱半，红花一钱，郁金二钱，姜黄钱半，藕节钱半，桂枝钱半，川七二钱，精石钱半，相思钱半，三棱钱半，莪术钱半，木瓜钱半，川芎钱半，层塔钱半，川连一钱，油桂钱半，甘草一钱，共末，泡滚水服之。

药茶方：冬天、春天用。川芎一钱，白芷一钱，羌活一钱，刈根一钱，赤芍一钱，香茹一钱，连翘一钱，黄芩一钱，元参一钱，桔梗二钱，天花一钱，茯苓二钱，柴胡一钱，木瓜八分，紫苏三钱，洋参一钱，由托一钱，川七一钱，精石一钱，共末，泡滚水服之。

治打伤郁气总方头：云南麝五分，正血竭三分，万年珠三分，正术广三分，正龙涎三钱，正虎碧二钱，正熊胆三分，山羊血三钱，正水沉钱半，川三七五钱，足油桂钱半，西红花一钱，天竹癀二钱，海底金钱半，九层塔钱半，七寸金钱半，金薄三枚，木瓜钱半，苏木钱半，朱砂五分，乳香二钱，没药三钱，中白钱半，桃仁钱半，郁金钱半，藕节二钱，川乌二钱，草乌一钱，三棱钱半，莪术钱半，羌活钱半，独活钱半，然铜钱半，碎补二钱，相思钱半，牛膝钱半，枣仁二钱，桂尖钱半，桂心钱半，精石钱半，里香钱半，川仲钱半，故纸钱半，五加钱半，六汗钱半，陈皮钱半，青皮钱半，川芎钱半，肉蔻钱半，不换钱半，剑草钱半，槟榔钱半，乌药钱半，丁香钱半，泽兰钱半，甘草一钱，鱼吐珠钱半，龙鳞草钱半，珠仔草钱半，一支香钱半，正吧参一钱，共为末，不时泡酒食之。

治打伤不知人事总方：正熊胆一钱，云南麝二钱，正血竭一钱，正辰砂一钱，正朱砂一钱，山羊血一钱，正川七三钱，地龙骨一钱，共末，和童便或乳冲服之。

治打伤至死附返魂丹（四季药酒方春天用）：苏木一钱，槟榔钱半，香附八分，陈皮一钱，桃仁一钱，紫苏一钱，薄荷一钱，不换一钱，杏仁一钱，乳香一钱，没药一钱，白壳五分，甘草五分，另包云南麝五分，朱砂五分，酒一瓶浸一对时，烘一支香久，调药粉服之，或共末，泡滚水服。

又：治打伤致死返魂丹。万年珠三钱，正虎碧三钱，正朱砂三钱，云南麝三钱，川三七一钱，荆芥蕙一钱，蝉退一钱，广木香二钱，老连一钱，天竹广三分，海底金三分，防风钱半，礞石二分，乳香一钱，没药一钱，共末，和童便或乳送下，每服五分。

夏天用药酒方：生地一钱，川七四分，黄芩一钱，红花二钱，血竭三钱，牛膝三钱，桃仁三钱，归尾二钱，小茴钱半，乳香一钱，没药一钱，不换三钱，陈皮二钱，槟榔二钱，广木钱半，水沉一钱，川芎一钱，故纸一钱，木通一钱，百草丹五枚，甘草五分，朱砂（另包）二钱，用酒一瓶浸对时，烘一支香久，调药粉服。

秋天用药酒方：生地一钱，川七五分，白术一钱，白芷钱半，杏仁二钱，茯苓一钱，槟榔二钱，郁金二钱，红花二钱，苏木一钱，水沉一钱，降真二钱，乳香二钱，没药二钱，归尾二钱，不换二钱半，胆草五分，百草丹七枚，另包朱砂一钱，酒一瓶浸一对时，烘一支香久，调药服。

冬天用药酒方：生地一钱，川七五分，水沉五分，广木五分，红花二钱，桂枝二钱，桃仁钱半，归尾钱半，川芎八分，六汗七分，层塔钱半，益母草钱半，乳香一钱，没药一钱，百草丹七枚，另包麝香五分，朱砂钱半，酒一瓶半，浸对时，烘一支香久，调药粉服。

现打伤药用方：红花一钱，不换钱半，苏木二钱，桃仁三钱，泽兰钱半，相思钱半，草乌钱半，羌活钱半，生地钱半，川乌钱半，丹皮钱半，泽泻钱半，川七钱半，珠仔草钱半，水二碗煎五分，酒一杯泡药粉服，加云南麝二分，正血竭一钱，金薄十枚，中白钱半，共为末。

久积伤痛药方：川三七五分，正血竭三分，凤凰钱二，烘搓佳角（又名雄鸡），酒、水一碗，烘三支香久，服之佳，若刳了去五尖，开肠其无内物件，对时出可也，服之未有不验也。

打伤生炼吊膏药方：灵莪三钱，赤芍二钱，红花二钱，川乌二钱，草乌二钱，五加二钱，黄柏二钱，大黄二钱，水沉二钱，檀香二钱，木香二钱，丁香二钱，兰香二钱，乳没二钱，文蛤二钱，蓖麻四两，共炼为膏。

又：刀伤涂奇方。真珠二钱，虎碧四分，大片二分，水银二分，麝香五厘，儿茶四分，水粉二分，血竭三分，石脂二分，龙骨四分，轻粉五厘，白及三分，白蔹一分，象皮二分，乳没三分，水石二分，顺珠三分，共为细末，槌公猪油为膏，涂之即验。

胸前打伤方：朱砂五分，生盐三分，泽兰三分，阿胶一钱，不换一钱，桔梗五分，层塔一钱，里香一钱，大七厘散一钱，酒一碗，水半碗，煎七分，空心服之即验。

又：退癀药方。大丁癀五钱，半天癀五钱，茶匙癀五钱，虎咬癀七钱，甘草片三钱，水煎服之。洗方，用白菊煎水洗之。

拳打两胁下药方：生地一钱，归尾八分，赤芍一钱，泽兰一钱，木瓜一钱，黄芩一钱，枳壳一钱，香附一钱，陈皮一钱，杏仁九分，木通钱半，甘草六分，红花一钱，水碗半煎七分，渣碗二煎六分，空心服之。

又：刀伤膏药方。朱砂二分，轻粉五分，水粉四分，水银三分，水石五分，甘石五分，白蜡六分，螵蛸五分，真珠一分，象皮六分，黄硝五分，冰片一分，共末，茶油二两煮膏。

又：用药末披在膏药方。黄柏一钱，黄连三分，龙骨六分，血竭一钱，儿茶三分，石脂一钱，梅片一分，共为细末。

吐血药方：牛黄二分，真珠二分，虎碧二分，黑栀子三分，藕节七分，中白一钱，黑扁柏二分，共为末，和童便服之。

又：用药茶方。蜜藕节一钱，蜜枇杷一钱，蜜沙参钱半，蜜桔梗四分，玉竹一钱，元胎一钱，麦冬一钱，天冬四分，用水煎作茶，不时服之。

治打小肚下着肠方：木通一钱，枳壳五分，香附五分，生地七分，羌活八分，赤芍五分，甘草五分，栀子钱半，灯心七节，生姜三片，水碗半煎七分，渣碗二煎六分，空心服之。

治左胁下打伤药方：大黄三钱，枳壳三钱，川贝三钱，桔梗钱半，知母三钱，红花七钱，桃仁五钱，泽兰六钱，乳草二钱，黄芩三钱，广木二钱，生地钱半，木通钱半，栀子一钱，米酒，水各碗半煎，饭后服之。

治左胁下打伤又用药酒方：生地三钱，熟地四钱，当归五钱，红花五钱，桃仁四钱，牛膝三钱，郁金三钱，泽兰钱半，苏木三钱，广木一钱，大黄四钱，桔梗四钱，水沉钱半，青皮三钱，赤芍钱半，米酒三瓶，浸一日炕出味，空心服之。

治打着右胁药酒方：大黄三钱，荆芥五钱，枳壳三钱，陈皮三钱，川贝三钱，红花七钱，桃仁五钱，泽兰六分，黄芩一钱，乳草一钱，用酒水各半碗，炕出味，空心服之。

又：打着右胁药酒方。当归五钱，生地三钱，熟地四钱，红花五分，桃仁四分，郁金三钱，牛膝三钱，泽兰钱半，苏木六钱，广木一钱，水沉钱半，大黄四钱，桔梗二钱，用正米酒三瓶，浸对时炕一支香久，不时温烧，空心服之即愈。

治脚彼铁打伤方：右脚无伤去木瓜。红花钱半，赤芍五钱，苏木钱半，枳壳一钱，木瓜钱半，泽兰三钱，五加钱半，不换钱半，丹皮钱半，碎补一钱，乳香一钱，没药一钱，桂枝一钱，米酒一瓶，浸对时炕一支香久，温烧，空心服之。

治背后打伤方：茯神二钱，当归钱半，枸杞一钱，桔梗七分，不换钱半，生地钱半，黄连三钱，川芎一钱，益母一钱，远志二钱，甘草钱半，水一碗半煎七分，渣碗二煎六分，空心服之。

被乱打临死方：自田蛤仔七只，一条根七节 红曲钱半，白肉豆叶二钱，虎口槌汁，再用珍珠钱半，牛黄钱八，二味共末，即用半天癀煎汤冲药粉，与药汁服之，后服药酒方。

又：服药酒方：生地二钱，层塔三钱，泽兰三钱，归尾二钱，羌活二钱，血竭一钱，丹皮二钱半，红花一钱，郁金八分，淡竹一钱，川仲二钱半，三棱二钱，藕节三钱半，苏木一钱半，不换一钱半，碎补三钱，桂皮六分，乳没各一钱，枳壳二钱，桔梗三钱。

注：先用木香钱半，童便一杯，乳一杯，三件先服。以上各药炕出味，醋制七次后用。酒二瓶，浸一对时，炕一支香久，空心服之。另用清酒一瓶，炕一支香久，温烧不时服之。

治打着乳补下伤方：生地二钱，当归二钱，红花二钱，三棱钱半，莪术钱半，泽兰钱半，相思钱半，小金英二钱，不换二钱，层塔钱半，桔梗二钱，苏木钱半，枳壳二钱，枳实二钱，广木钱半，乳没各钱半，山甲钱半，大黄三钱，黄芩二钱，木通钱半，甘草钱半，川仲钱半，油桂二钱半，川七二钱半，然铜二钱，郁金二钱，宜草头二钱，英仔草头二钱，用正米酒三瓶，炕一支香久，第二次的米（米番）服之，退火即验，未有不效也。

治打着心肝头药方：先用朱砂一钱，半天癀五分，桔梗五分，蜜一杯，童便一杯，将半天癀、桔梗二味，水碗七分煎七分，泡朱砂，调童便或蜜服之。

又：服药酒方（重症）。正川七三钱，西红花三钱，刘寄奴四钱，苏木五钱，归尾三钱，生地黄三钱，血竭三钱，桃仁二钱，栀子二钱，陈皮二钱，乳香四钱，没药四钱，青皮二钱，不换三钱，用米酒二瓶，烧二支香久，空心服之。

治打两肩并两胁与两手及胸伤方：朱砂三分，虎碧一分，牛黄一分，珍珠一分，正川七五分，共为细末，用桔梗煎汤冲服。

后服药酒方：归尾二钱，赤芍二钱，丹皮二钱，红花二钱，苏木二钱，桔梗四钱，木通四钱，木香二钱，桃仁四钱，乳香七分，没药七分，泽兰二钱，桂枝一钱，甘草四钱，贝母一钱，生地四钱，川仲四钱，牛膝一钱，麦冬四钱，寄生三钱，川七三分，白芍二钱，朱砂四钱，用米酒二瓶半，浸一对时，烧一支香久，空心服之。

治日过午后血气过官打伤方：心中积伤药方，先用童便半碗，乳一杯，蜜一杯，朱砂一钱，合共研细末服之。

后服药酒方：果本一钱，升麻一钱，栀子九分，陈皮七分，桃仁三钱，生地一钱，六汗八分，熟地二钱，枳壳一钱，泽兰一钱，木瓜一钱，红花三钱，天麻一钱，紫苏二钱，贝母一钱，里金一钱，赤蟹一钱，水沉一钱，木通二钱，郁金一钱，山龙一钱，元胡一钱，川芎一钱，白芍一钱，大黄八分，相思二钱，苏木三钱，桂枝三钱，青皮二钱，木贼一钱，泽泻二钱，碎补一钱，珍珠七分，用米酒三瓶，烧一支香久，空心服之。

治打伤用生草方：白花子（名曰百拜癀）、叶下红、（蚶）饭草（若无，白乌豆亦可）、金不换、犁壁陈草，共槌汁二杯，蜜、童便，用米酒半瓶烧热，和药汁服之。

治打伤重症药方：生地一钱，红花钱半，赤芍二钱，大黄一钱，牛膝二钱，川七三钱，广木二钱，川连三钱，寄奴二钱，乳香一钱，没药一钱，熊胆三钱，水二碗煎一碗服之。

打眼睛药方：蒲黄三钱，碎补二钱，生地一钱，白芷八分，防风八分，归尾八分，薄荷八分，甘草六分，水一碗煎五分。另生半夏、无名异研末，和酒敷。又用生扁柏槌蜜涂之，即散黑灵。

治打伤大退癀药方：真珠五分，辰砂四分，朱砂五分，虎碧四分，牛黄五分，川连七分，甘草五分，活石一钱，共为细末，分作二贴，泡童便服之。

治打左腿药方：生地钱半，红花五分，归尾六分，大黄七分，泽兰九分，苏木二钱，栀子七分，螵蛸六分，小金英三钱，桔梗一钱，木瓜七分，乳香五分，没药五分，米酒一瓶浸一对时，烧一支香久，服之。

治打腿药方：川七一钱，川连一钱，川仲二钱，生地三钱，油桂一钱，砂仁二钱，苏木二钱，红花二钱，然铜二钱，相思二钱，枳壳钱半，神曲一钱，甘草一钱，碎补二钱，槟榔二钱，当归二钱，山药二钱，泽兰二钱，桃仁钱半，乳没各八分，米酒二瓶，煨一支香久，空心服之。

治打血攻心至死并吐血亦可用：先用肚允（又名蚯蚓）十二尾，正松叶一大把，二味槌汁冲蜜服

又：服药方。川七二钱，莕莲二钱，泽兰钱半，当归钱半，虎舌癀三钱，班相思二钱，用童便加蜜，煨出味服之，亦用半酒水，煨出味服之亦可。

治拳打伤积方：生地三钱，红花三钱，归尾二钱，桃仁五分，大黄五分，水沉五分，灵脂三钱，青皮二钱，枳壳二钱，木通三钱，广木五钱，藕节一钱，降真一钱，川七七分，三棱三钱，莪术三钱，米酒二瓶浸一对时，煨二支香久，空心服之。

治打伤血气攻心至死或久吐血亦可止方：川七钱半，归身一钱，虎咬癀一钱，大黄二钱，相思二钱，香泽兰，共末，每服一钱，泡童便服之。

治血气攻心并呕方：红花一钱，苏木一钱，全归一钱，血竭一钱，甘草四分，红曲五分，乌药一钱，伏香七分，水酒碗二煎七分。

治血将嘴出心头胀满方：川七三分，红花五分，桃仁（去油）十二粒，广木一钱，阿胶五分，水沉一钱，牛黄三分，珍珠三分，虎碧四分，共为末，每服一钱，九层塔煎汤，饭后服即验。

治打伤大小便不通方：生地三钱，归尾一钱，木通一钱，槟榔一钱，大黄二钱，栀子一钱，黄柏一钱，朴硝二钱，元明二钱，水碗二煎八分，空心服之。

治打伤小便不通方：生地二钱，归尾钱半，木通一钱，车前一钱，槟榔一钱，栀子一钱，灯心七节，黄柏一钱，甘草五分，水碗二煎七分。

壮筋行气浸酒药方：牛膝三两，甘杷二两，地风二钱，丹参五两，朱萸五两，当归五两，党参一两，川仲三钱，桂尖一钱，六汗五钱，苍术二钱半，旧地五两，木瓜三钱，年见二钱半，甘草钱半，正吧参五钱，黑狗脊五两，用米酒浸，先埋土中一个月取出，入冰糖四两，化糖即可服之。

治打伤外皮吊粉方：罗南香一钱，五加皮四钱，黄枝二钱，白芥子三钱，制乳没半两，白芷钱半，合共研细末，调芜母汁醋涂之。

治吐血神方：服之即止。石韦草三钱，合前方共研细末，调童便冲服。

治久积伤药方：风场草一两，正血竭（研末）三钱，川三七（研末）三钱，用搓鸡公一只，去五脏无破腹肠肚，对脚搥抑出，将药末敷在腹，用风场草再入腹内，煨二支香久，服之即愈。

治打死返魂丹：遍地锦二虎口，五叶灵芝草一虎口，掭合前方，共槌青草汁，冲酒、童便，或人乳冲服之，或为丸备用亦可。

256

《少林伤科治法集要》

清·不退和尚

此书不退和尚真传，西林师秘本，惜其不通文墨，句语偶有不解者，辗转抄写，舛讹殊多，用□□检此者，宜息心检校，方免贻误。其原序有"慎宜秘藏，不可轻传"等语，未免涉市井垄断之气，获见者当寿诸世为佳。

辛酉九秋

少陵不退和尚秘录《跌打损伤接骨用药备要》

夫跌打损伤者，气血壅滞不能流行，因此死血作痛，或昏迷不省人事，或寒热往来，或日轻夜重，变症多端。医者不审其原而妄投药，枉死多矣，余深惜之。临病之际，贵得其宜。或受伤半月才医者，死血已固，疏通水道，但为仔细轻重，加减服药。受伤如轻红色者活血将愈，后服进千金不夺散，方得痊愈。凡病人牙关紧闭，急将还魂夺命丹，随用止药，然口内能入药者，不死；不纳者，不治。切忌：当风处及坐卧地下，并冷物冷药之类。如遇重伤死者，先令人解开衣服，视病人遍身形色何如，脉调和者活；如不调，死；脉沉细者生。山根好，阴囊内尚有肾子，可治；如肾子入小腹内，不治。急入佛手散，病人口内入药不进，服此方略醒可救，凤仙花子一匙，沉香水磨吞下，随护之，再服药可治。遇气管断者，不死可治。顶门破骨不出，可治。食饱受伤及跌三日不死，可治。耳后受伤者不治。男子两乳受伤可治。妇人两乳受伤不可治。心胞紧痛，青色裹心遍身可治。心口受伤不治。两腰受伤自笑立死。小腹受伤吐粪不治。气出不收，眼开者不治。妇人有孕受伤，不治。肾子受伤入腹，立死；未至小腹，可治。如眼直喷粪者，割口如鱼口缠风，不治。囟门出髓即死。正心窝青肿七日内死。夹脊断者不治。两腿有伤损，然无事，如损，立煎方于后。

诀诗： 有损终须活，无力不必攻。肢折宜用夹，血胀必须通。腐烂辛香散，洗浮羌活烘。生肌油有要，发汗必须攻。安得头中髓，消治症内风。贴伤神圣散，止血必桃红。相度生机交，仙方显奇功。

看验损伤

夫脑者，诸阳之首所聚，太阳穴、脑门灵盖等处须剪去伤处之发，然后用药。如伤口大，用灯蕊桃仁散塞之；孔小者，不必用，量伤施治。若见脓烂者，用辛香散汤洗，切忌当风，恐伤风发寒热。头面皆肿，用消风散，又以白金散调擦，再用安髓散，清油调敷，皆可治愈。夫头面有七孔，眼居其一，受伤最难治也。若打破睛凸出，外法难复入，俱用神圣散敷贴，听其自然。若黑睛内胆水出，其目必坏。尚在胞内，可轻轻拨转，若原用神圣散敷贴之，又用治痛散清油调擦。

牙根骨打断，先用两手揣搦全断骨凑接归原，以神圣散敷之，外用布袋兜住，缚在头舌下，如牙根已落者，去之未落，拨归原位，出血不止，用桃花散止之，以白金散饭汤调搽，噙含口内。

高处坠下跌缩颈骨，令患者仰卧，用绢袋兜其下，助开其头发，两手揪定，伸两足抵其两肩，用力扳之，原恰好为止，不可太过。用神圣散、自然铜、姜汁和酒调敷封固，常服乳香寻痛散，立效。

一咽喉有两道，左为气喉，右为食喉，二者割断三分之二犹可医。治法，用绢绵在药内抽过，缝好伤处，用止血桃花散搽入，疮口用神圣散封贴，四傍须看痛势酌医。割伤过重者，究属难治也。

颈上井栏骨断者，用夹板，将手揣正归原，另用竹一节，量长短阔狭阙入骨内，绢袋兜在肋下。服乳香寻痛散，外敷接骨等药。

饭匙骨跌出，须伸其两手，揣骨归原。用神圣散敷贴，后绢袋从肋兜缚搭肩上。服活血止痛散。

手腕骨出，治法如在肩拔之归原。用神圣散敷贴，后用杉木薄板一片，中剜一孔，裹夹伤处，封缚四道，令脱骨归原。以伸舒绢袋兜悬，服乳香寻痛散立愈。

手臂骨断，以手揣按归原。用神圣散敷贴，用杉木薄板两三片，用一片长者夹在外、二片在内托之，四道棉线缚定，使臂可曲近身半节，以渐放宽，令血气贯通则背自安。日服止痛散，二日一换夹板，削薄使渐宽舒。有肿则服神圣散加朴硝稍许而安。

手腕骨断，治法与腕骨、臂骨参看。

手指骨断，治法同井栏骨。

手掌骨断，揣令归原。用神圣散敷贴，以杉板量为阔狭，一托内、一托外，苎线缚三周，服神圣散。

两胁骨断，用棉被一条摺铺凳上，令患人侧卧于上，如在左，以右卧之。揣断处以手按胁骨尾，则骨自起相接矣。用神圣散敷贴之，后用杉木一片托起患处，以绢缚之，日服寻痛散渐安。若见呃及秽物自上出，则是断骨刺胃矣，不治。

刀枪刺伤肚腹，若醒者，伤肝也，除治伤口，外用洗肝汤、木瓜煎汤酒服。咳嗽者，伤肺也，用桃仁散断血封固血边伤口，勿令冒风易好。

如腹伤肠出者，可治；如肠有破损者，不治。若狂言乱语，神思恍惚者，伤心也。呕吐秽物者，伤胃也。以及两脸红色者，皆不治之症也。

腹破肠出者，以绢袋缚其两手扶于梁上，砖块衬其两足，令手伸直，去足下砖，则肠自入，以手轻轻送之，自然安妥亦。要随时用药调治，如夏日，兼用暑药灌之；冬月，则以正气散投之，以却寒暑之气，或用四物汤补其血，否则以新汲井水喷其面，而使患人受惊而肠亦入。必先将衣被遮密患处，勿令生水入内。如肠已入，以绢线发缝之，用桃花散断血封固。倘伤口干燥，以人乳润之。日服止痛散。如伤口不合，用白金散清油调搽，用药还须随症加减。

腰骨跌出，令患者俯卧，以绢袋紧缚两手在凳上，又缚两足在凳下，医者以手用力压入，使其骨归原路。用神圣散敷之，日服寻痛散立愈。

阴囊扯破，肾子出外，只要不伤总根，可治。以手索囊皮纳入肾子，用桃花散搽伤口断血，以药线缝之，毋错缝其筋，恐两肾子不能转运，则阳子能举矣。必用断血药封固。或伤口干燥、小便流出者，用白金散清油调敷。

膝头骨出，用手揣其骨归原，以神圣散敷之，后用布如护膝样，四围兜转缚之，日服止痛散可安。

膝胫骨出，令患者侧卧凳上，软绵被铺垫患处，向左右卧，医者用手揣令归原。重者，以扁担揣压之，敷贴神圣散，用杉木板四片夹缚，日服止痛散，姜酒下。男妇不论跌打刀棒等伤，不省人事者，急以木香汤灌之，使其神气稍定，然后对症下手，用药加减，医者不可忽略。

男妇跌仆损伤，腰痛、腹内胀满刺痛不止，大小便闭，急者，俱用五通丸下之，通后服乳香寻痛散而安。

四肢疼痛、腹内痛促不安者，须防伤筋折骨。如有伤处，急将止血药调敷，服后徐徐伸拔伤处，用夹板不宽不紧，如太宽，骨动难接，太紧，滞气不通。止血而后再服止痛散，以分次序。

去腐肉、生新肉、散瘀血、消肿止痛、活血，如无止痛散，每服或午后，或临卧后，姜酒下。伤口干燥，姜汁润之，二七日可安。

刀斧伤入水浮肿、潮热、不省人事，用消风散治之。

破金疮出血过多，伤口疼痛，不省人事，饮食不进，朝轻暮重，四肢不举，呕恶气逆，即用活血止痛散，水一盏，二三沸，加好酒盏半，去渣，温服，如疼痛寒热，心神烦闷，除厚、桂二味，用水煎，空心服，一日四进，渣敷伤处。

生脓、臭恶腐烂，以辛香散入盐撮许，水煎洗。手足骨断、经久无力、举止不便、行步疼痛，服寻痛散治之。

跌打扑受伤，小便不通，以通关散用葱打烂炒热，敷小腹，便通即安。

打伤腰背骨二三日，小便不通，是血入肚内，兼发寒热，用至通丸，服后再入活血止痛散。若变症发火热恶风，气逆则服消风散，后加寻痛散，又加走马散，一七可行，二七便好。用神圣散、万应膏贴患处，谨慎保养为要。

男妇打伤，皮骨紫色，用半夏末清油调贴患处。

手足筋骨断折，宜服回春再造饮、没药降香饮、百一选方。

筋骨折断，金创伤重，危在将死者，用神效佛手散、鸡鸣散。

筋骨折断，疼痛不止，宜服续命丹、乳香寻痛散；外用葱打烂，炒热敷患处，冷则易之，其痛立止，行气诸丸妙。

十指折断或刀斧截断，急服苏木散，苏木散敷之，外用蚕茧扎，数日如故。损伤后或举发痛，可用姜乌散。

夹骨入骱，其骨非常痛楚，可用麻药方。

割去伤物，势难凑续节，以割落之物火煅为末，老酒调服，久久自然长出。

被牛羊挑出肚肠，急以手揣入于内，用麻线缝之，外敷花蕊石散，勿宜包裹，恐防作脓。

总　诀

砍跌诸伤眼睛昏，取主危驾命防倾。若见气喘与寒呃，且看一切之中应。

凡人周身一百零八穴，七十二小穴受伤，主伤胀痛也；三十六大穴受伤，致命。

前为华盖穴：如打中者，人事不省，血迷身窍，三日不救，复发者十个月亦死。

后心为肺底穴：打中者，足一年鼻孔出血而凶。

左边乳下一寸三分为止气穴：打中者，三十二日发寒冷而死，复发者一百六十日而凶。

乳下一分为正气穴：打中者，十二日而死，缓发者四十八日而死。

乳下一寸四分为下气穴：打中者，三十六日而死，再发者六个月而亡。

右边乳下三分为上血海穴：打中者，六日吐血而亡，再发者九十日而死。

乳下一分正海穴：打中者，十八日下血而死，后发者八日而死。

乳下一寸四分下血海穴：打中者，三十六日下血而死。

乳下一寸两旁偏三分名为一计害三侠：三侠者，心肝肺，中伤者七日而凶，后发者五十六日而死。

心口中名黑虎偷心：打中者，立刻眼目昏花、人事不省，如若受伤，救不妨施药物，不断根，后发者，一百二十日而死。

再下一寸三分偏左边一分翻肚穴：打中者，三日而亡，服药救好，不断根，后发者，一百七十日而死。

脐为气海穴：打中者，二十八日而亡。

脐下一寸三分为丹田精海穴：打中者，十九日而凶。

丹田下一寸三分为关元穴：打中者，五日而凶。

左边肋脐毛中为气海穴门：点中者，八十日而死。

右边肋脐毛中为血海穴门：点中者，五十日而亡。

左边肋梢尽软骨梢为章门穴：打中者，一百五十四日而死。

下一分为血气囊穴：打中者，四十日而死。

头顶心为泥丸宫：打中者，二日而凶；打轻者，耳聋头眩，六十四日而死。

耳下半分空处为听穴：点中者，六十四日而死。

背心第七个骨节两旁下一分为百离穴：点中者，吐血痰，三百日而亡。

尾梢尽下一分为海底穴：点中者，七日而死。

第七节下一寸一分为后血海穴：点中者，周年而凶。

两腰眼：左为肾经，打中者，三日而凶；右为命门，打中者，半日而凶。

脚底心为涌泉穴：打中者，十四个月而亡。

两小腿中为鹤口穴：打伤者，周年而凶。

以上即三十六要穴，须仔细推看，不可草率。

人有四海四余

脑为髓海，丹田为精海，脐为气海，肝为血海。

发为血余，须为精余，指甲为筋余，脚心为足余。

内有五脏，外现五行，凡败绝之症必有变相：

鼻孔上干黑者，乃肺绝也，不治。

鱼目定睛，非吉，瞳神中陷，死无疑，乃肝木绝也，不治。

两耳黑色吊起，耳聋者，肾水绝也，不治。

嘴唇反起黑色者，脾土绝也，不治。

头乃诸阳之首，额颈为诸髓之海，故重于头额也。正额属心经，如若打破头额者，最忌感冒风寒，发肿头大，名为破伤风，攸回性命也，须用发表药去其标病，然后用伤科药为要。

三十六穴破解用药之法

华盖穴：直拳打中者，人事不省，血迷身窍，三日不软。凡感冒风气以致血迷人身，中以心窍为主，周身气血不行。用七里散三分半，加枳壳一钱四分，良姜一分为引。

背后第三节肺底穴：直翻插拳打中者，二鼻孔出血，九日而亡，用七厘散二分半，以郁金八分、桑皮八分为引，再服紫金丹二服，可愈。如拳打者一年而死。

左边乳上一寸三分上气海穴：金枪中伤，三十二日身发寒冷而死。用七厘散二分，以沉香一分、肉桂四分为引，再服夺命丹三服，自愈。再发者一百六十日而亡。

左边乳下一分血海穴：兜拳打中者，十二日而死。用七厘散二分半，青皮一钱，乳香一钱二分为引，再用十三味煎方药二贴，又用夺命丹二服，自愈。拳重者四十八日而凶。

又乳下一寸四分下血海穴：兜拳打中者，三十六日而死。服七厘散二分，木香一钱五分，广皮一钱五分为引，再用夺命丹三服，自愈。拳重者一百八十日而亡。

右边乳上一寸三分上血海穴：外金枪打中者，十六日吐血而亡。用七厘散二分半，以郁金一钱五分，沉香一钱，山羊血五分为引，再用夺命丹三服，自愈。拳重发者，七十日而凶。

又乳下一分正血海穴：臂拳打中者，十八日吐血而凶。服七厘散三分半，再用加减十三味煎药一贴，又用夺命丹三服，引用以郁金一钱四分，刘寄奴一钱四分。如不调治，六十四日而死。

又乳下一寸四分下血海穴：直拳打中者，三十六日而死。服七厘散二分七厘，再用夺命丹三服，五灵脂一钱二分，炒蒲黄一钱为引。如不服药，五十四日而亡。

乳下两旁一寸三分为一计害三侠：直拳打中者而死。用七厘散三分，夺命丹三服，用石菖蒲一钱，枳壳一钱五分。如不服药，五十六日而死。

心口中名为黑虎偷心：直拳打中者，立刻眼目昏花，人事不省，拳回气绝。医者不妨救治，用七厘散二分，加减十三味煎方二贴，夺命丹三服，又用紫金丹二三服，以肉桂一钱一分为引。后发者，六十日可死。

心口下一寸三分霍肺穴：就用拳法在肺底下半分，擘拳一击即醒。用七里散三分，夺命丹三服，再用十三味煎方三贴，桔梗八分，丹皮一钱为引，不服药或复发者，一百日而亡。

再下一寸三分偏左边一分翻肚穴：冲天炮上插打中者，一日死。急用七厘散三分，夺命丹三服，加减十三味煎方二剂，紫金丹三四服，用红豆蔻一钱五分、木香五分为引。如不速医或后发者，七十日而亡。

脐为气海穴：磕膝打中者，二十八日而死。用七里散三分七厘，夺命丹三服，桃仁一钱，去元索下为引。如不服此药，九十六日死矣。

脐下一寸三分为丹田精海穴：打中者，十九日而死。用七厘散二分半，加减十三味煎方二贴，木通一钱，三棱一钱为引。如不服药，一百四十六日而亡。

再下一寸三分为分水穴：踢中者，大小便不通，二十三日而死。用七厘散二分七厘，紫金丹三服，以蓬术一钱，三棱一钱，大黄三钱为引。若不服药，一百六十日而死。

再下一寸三分为关元穴：打中者，五日而亡。用七厘散二分半，又用夺命丹三四服，引用车前子一钱，青皮一钱。

左边肋脐毛中为气海穴：点中者，一百八十日而死。用七厘散三分半，夺命丹三服，引用五加皮一钱，羌活一钱。

右边肋脐毛中为血海穴；点中者，一百十日而死。用夺命丹三服，又饮廿四味药酒一罐，引用柴胡一钱，当归一钱五分。

左边肋梢尽软骨梢为章门穴：打中者，五个月而死。引用药五灵脂一钱，砂仁一钱，再用紫金丹三服。

再下一分为气囊穴：打中者，四十三日而死。引用当归一钱，苏木一钱，以紫金丹三四服，痊愈。

右边肋梢尽软骨梢为地门穴：打中者，六十日而死。引用陈皮八钱，红花一钱五分，又用加减十三味煎药两剂。

下一分为血囊穴：打中者，四十日而死。引用蒲黄一钱，韭菜子一钱，服夺丹三服，又用药酒方二服，痊愈。

头顶心为泥丸宫：打中者，二日而亡。打轻者，耳聋头眩，六十四日而亡。药用羌活一钱，苍耳一钱四分，夺命丹三服，另服药酒更妙。

两耳下半分空处为耳听穴：打中者，二十四日而死。引用细辛八钱，川芎八钱，又服夺命丹三四服。

背心第七个骨节两旁边下一分为下离穴：打中者，吐血痰十月而亡。引用杜仲一钱，干姜一钱，夺命丹三服。

再下一寸一分为后气海穴：打中者，一百日而死。引用破故纸一钱，乌药一钱四分，再用紫金丹二服，另服药酒尤妙。

两腰眼，左为肾经穴：打中者，发笑不休，三日而死。引用桃仁二钱，红花一钱，夺命丹三服自愈；**右为命门穴**：打中者，半日而亡。引用桃仁一钱四分，前胡一钱，夺命丹三四服。

尾梢尽处再下一分为海底穴：点中者，七日而死。引用生大黄一钱，朴硝一钱，又用夺命丹三服，痊愈。

两小腿中为鹤口穴：打中者，即刻死。引用牛膝八钱，米仁一钱，紫金丹三四服，另服药酒尤妙。

三十六穴内二十八穴致命之处，须仔细推看，保命救生，全赖行术。

不退和尚秘述

一、盖人之首原无骺，患者多因跌仆碎损。如脑破髓出者，难治。骨碎如黍者，可取。色青者，难治。此症先将止血药敷之，血止，然后敷生肌散，谨避风寒。戒净色欲肉。服疏风理气散五六剂，至伤口平满，再渐剂，渐就安妥。若另有伤风牙关紧闭、角弓反张等候者，急投飞龙夺命丹，自愈。此方万投万效，不可轻忽也。

二、眼目有门伤脱珠之患，先将收珠散敷之，须用银针蘸井水，将收珠散点入血筋之处，次以青绢温汤绑按停妥，服还魂汤三剂，待稍平服，再用明目生血散，服之自安。

三、鼻梁骨断折，先将接骨散敷之，次用生肌散菜油调敷，又用活血止痛散，自然平伏。

四、下颏脱落者，此患多因肾虚，其骨略似剪刀箍两相环钮，先用宽筋散煎汤熏洗，次用绵帛厚裹大绢入口捺住，余指抵住颏下，缓缓从下推进，再服补肾和气汤而愈。

五、天井骨，凡从高倒跌者，多犯此伤。其骨不能挪缚，且多损出在外，须用喘气汤服之，使其骨相对，再用接骨散，后用绵包裹，连肩背络之，再投提气活血汤而愈。

六、偏身杂骨或有损折伤，不能相对接续者，若非吊嗽饮，焉能医治。外用接骨散敷方，内服生血补髓汤数贴自安。

七、臀骨受伤，比诸骨尤难，此向出则触在腹内，必使患人侧卧，如出内，手随内出；出外，手随外出。上手操住其腰下，手挽腿将膝鞠其上，出右向右拔伸而上，出左向左拔伸而上，以顺其势。内服生肌补髓散而愈。

八、两膀骨最易伤折，每多两伤者必善为绑缚。先用宽筋散煎汤熏洗，使患人侧卧，与无患之足取齐，次以接骨散敷之，用绵布包裹外，须杉木板八片，每长四寸，俱用绵线包好，外用绳三道缚之。内服活血止痛散三贴，又用壮筋续骨丹数服而愈。

九、槌膝骨又名冰骨，旧名油盏骨，上盖之髌每迭出于上。治法必用绵箍，令患人仰卧，一人抬起脚踝，若骨出于右，随右而下；出于左，随左而下。医者双手缓缓扶操绵箍至于膝下，上手挽住其膝，下手挽住其脚，跨出于右，下手偏于右；跨出于左，下手偏于左。使其对膝上，手则抬起必上矣。先用接骨散敷之，绵布包裹绵箍按其患处，内服生血补髓汤三四剂，次用壮筋续骨丹自愈。

十、小膀骨有大小两根，如有损折斜劈者，易治；两段者，难医。若有骨触出皮破者，难治，大略与大腿骨法则相仿。惟断骨触出皮破者，用染烂散去其肉面，将骨对好，不可用汤熏洗恶伤入肉，次将生肌散敷之。如骨折皮肉不破，可用接骨丹敷之。后用杉木板六片，每长三寸五分，上骨断上板长五分，下骨断下板长五分，取其能担力。惟此症最痛，必先服生血补髓汤三四剂，次服壮筋续骨丹数剂而安。

十一、脚踝骨最易别出，而上之非易。用一手抬住其脚跟，一手扳住其指，掬下一伸而归位也，必服宽筋活血散。

十二、肩膊骨与膝骨相似，盖膝骨迭上，肩骨迭下，必须用力可上。先用一手上按住其肩，下接住其手，缓缓转动使其筋舒。患者坐低处，另一人抱住其身，医者两手又捏其肩，抵住其骨将膝夹住，其手齐力而上也。用绵团似鹅蛋大络其跨肋下，用敷药接骨散，次用生血补髓汤而安。

十三、臂骨触于上，用一手抬住其手腕，一手按住其脉踝，先掬其下，而后抬住挽一伸而上也，敷用接骨散绵纸布包裹，服生血补髓汤而安。

十四、手骨迭出，用一手按住其五指，一手按住其手掌，掬起手骱掬下一伸而上也。此乃会脉之所，必服宽筋活血散。骱出不用绑缚，先用接骨散敷之，绵布包裹，用阔木板一片接住患处，共用杉木四片，长三寸，用缚七日可矣。

十五、手指脱节，用两手拔伸不止，易于凑入也。服活血止痛散而愈。

十六、大臂与小臂打伤，与大小腿同治。惟用下部药，则加牛膝、木瓜，上部加桂枝。

十七、颈骨落枕，使患者低处坐定，一手扳其头，一手扳其下颏，缓缓伸之正也。

十八、金刃戳伤，须看其伤处致命不致命，伤之深浅。如在致命处而伤不深者，亦无害。若伤肚腹，必探其深浅，恐深伤于内脏也。内伤者，不治伤口，直者先取止痛散敷之，伤口深者，将棉针探之，药散于渗其口，俟血水流停，再用生肌散敷口，内服护风托里散而愈。

十九、刀斧砍伤头额，尚不伤髓者，可治。最要防其进风。如见寒热而肿胀者，进风也。大抵诊脉沉细者生，洪大而无根者不治。察看伤处是否损骨，伤软者，要看深浅。损骨须先疗骨伤，肉则有生肌。刀斧砍伤与戳伤者不同。敷生肌散为主，服护风托里散为上，更与前论参看方妥。

二十、自持刀刃勒断咽喉，须视其刀痕平与不平。如刃卷者浅，又两刀勒者易，一刀勒者难。若破其食喉，先取油线缝合，次用生肌散封固，内服护风托里散而安。若已穿透，必死。用丝线缝其缺痕。

二十一、肚腹破伤而肠出者，症虽凶险，不必忙。从医者须自剪去指甲，恐伤其肠，因肠受伤，其人必死。故也再仔细看其内脏，不伤，汤药可进者无妨。先用纺车一部对患处转摇，勿使风伤其患，将温汤搽上，后用油线缝其皮。先用生肌散敷之外，内服通肠活血汤而安。桑白皮线缝亦好。

二十二、十指受伤，痛最难忍。中指尤甚，且易染破伤风，先将止血药敷之。如人口咬伤者，必捏出其牙根毒气，敷药，必服护心丸以保其心。若犯破伤风者，急服飞龙夺命丹。刀斧伤者易治，人咬者难医。内服退毒定痛散。如被病人咬伤者，十有九死之凶也。

二十三、骨碎如粉者，倘外皮已破，必取出碎骨，则用攒骨散穿取后，将生肌散敷固，内服生血补髓汤而愈。倘取碎骨不尽，总不能愈，须用心搜取为上。

二十四、凡人口中偶含刀刃，割断其舌者，如尚有一线缀住，可用鸡蛋内软罯袋裹其舌，以破血丹蜂蜜调敷舌断处，以蜜水和蜡稀调于鸡蛋衣上，取性软，能透药味，再用易浴散勤勤添敷，七日痊愈。如急难办药，即用取金药以醋敷治亦效。

伤科医法集要

凡诸般损伤，瘀血攻心，气绝失音，种种凶险，但心头微温者，可救，非比内痛气绝难疗也。凡遇瘀血冲心、气闷绝倒者，即将患人从容抱起，如僧打坐之状，一人持其发，略放低些，先用半夏末吹入一二，吹嚏出即醒，久久无嚏则不久矣。醒后用生姜捣糊，冲真麻油温温灌下，或以童便熬热灌之，加韭菜汁更妙，此乃救急之法也。倘有妙药，则不必拘于此。或呕吐难入汤药，先用三厘丹一服势定，随用离吕丹一服，隔一二时再进心红丹一服。凡服损伤药，俱用陈好酒、童便温服。至次日再看症施药，若伤有碍筋骨者，投紫金丹一服、接骨丹一服。

若遍身青色肿胀，内用心红丹，外敷定痛一金膏亦可。医者必须破气消瘀之死血，随症施治，神而明之，存乎其人。

如打跌重伤，从高坠压，大便不通，小便或闭或通，或大便青黑，小腹破痛，身显黄色，言语邪谵，口或渴或不渴，两胁疼痛，或者寒热往来，发狂之状，种种变化，皆因瘀血裹热蓄膀胱所致。宜用桃花散、破血汤或鸡鸣散选用之。若气不匀而滞，胸腹饱闷，按之不痛者，气也，瘀血按之必痛。然破血必带行气之药，气行则血随之而行也。有十不治症，临症时最要审察。若内伤肺，鼻掀而声气短促，难过一旬。若伤左肋下透膜者，不治。若伤小半尚可治，伤大半则不治。若伤小腹透肉，不治。若伤内肾子，不治；伤外无妨。肾子缩入小腹，难疗。若年老压碎左股，不治。若脉洪大，按之无根，不治。若症候繁多，变端百出者，难医。凡损伤碎骨，先用服三厘丹一服，或五分丹一服，就用风化丹同葱捣贴伤处，以火熨之，肉热为度，即用手细细摸索，凑集碎骨，毫厘不错者，随用活鼠丹或玄鸡膏着肉敷药，外用绵纸盖，再以棉花帮衬外，再用毡包紧，随用夹板缚好。夏天一日一换，冬天二日一换。重用凑骱丹一钱，甜瓜仁一钱为末，螃蟹一只捣如泥，滚酒冲服，尽量一醉，其骨有声自续，隔二日再服。凡打碎脑盖骨者，先服心红丹或紫金丹五分，次第用之，外用葱白以蜜捣炒，乘热入刀伤药于内，敷上一寸五分厚，用烙铁缓缓熨之，冷则煨热，再熨，以四炷香为度。去葱，即用风花丹厚掺绢片扎包，不可见风。见风必肿胀，即为破伤风，最属利害，慎之。

若伤眼睛，用生肉一片，以当归、赤石脂为末少许掺于内，且捏去肉中恶血，贴之。若破伤肩骨，照前内外用药，再用蟹兜盖，瓦上煅灰研末，配五分丹，温酒送下，其骨自合。若受严酷重刑，先服英雄丸、鬼代打丹，刑杖后出衙门，内服落得打一服，轻者用两手反敲拍散伤处，重者利刀勒拍打数下，出尽毒血，以生桐油调风化丹厚敷油纸盖上，外用绢包裹，不可开动。轻者用一金膏贴之。若杖破皮肉，先服丹参化瘀，一日三次，用风化丹，生姜汁调涂四围，流出伤处药，外再用旧布团圈层，内将葱白炒软，略用风化丹拌入葱白内，共捣填满圈中，面上熨之，使热从内入，约两炷香时去葱白，用生桐油调风化丹涂上，照前包好。不可开动。若经久破烂，用清脓散搽上，仍照前服药。如久成杖疮，贴一金膏；杖癣，用牡蛎、血竭、枯矾、海螵蛸、软石膏。

若要防夹，进衙门时服护心丹一服，受遇酷刑，出衙门即进五分丹一服，或用接骨凑骱丹俱可，即刻用热童便洗脚，冷则用厚砖二三块烧红淬之，看童便上起油一层，则伤毒尽出，乃止。若不烘洗，可用肥皂捣如泥，入鸡子清和栀子末，于脚上缚好，过一夜，不可开动。或用松香包裹一夜，保无后患。若破损，用松香同朱砂等分为末，热猪油调涂。如一日久湿烂，加百草霜涂之，或用黄龙丹最好，内服人中白散五钱，接骨丹一服。

凡跌打压坠夹伤等症，遇天阴胀痛者，透骨丹、自然一味散治之，煅七次为末，可服半月痊愈。每用五分酒送下，此物可点漏管，外科用亦妙。

凡刀刃伤血出不止，用老松香，童便煮过，为末搽上，按紧自止，或用小麦芽面一钱搽上，按紧必住。

若金刃伤破肚腹大小肠出者，令二人提起其人四肢，其肠自入，即用粗线缝一针，掺金疮药、金刀散，照前煨熨、服药。

凡自割喉断开阔者，以丝绵缝一针，小者不必缝。即用风化丹掺伤处，葱白炒软贴之。外用姜汁浸湿，粗纸盖好，熨之，肉热去葱，即用真三七草口内嚼碎，厚敷伤处，外加风化丹厚掺，以软绢包之，不可重。如有脓，去绢，用花椒葱汤，羊毛笔蘸汤洗干净，换清脓散掺上，外贴一金膏，一日两换。

凡跌割破损嘴唇，内先服活血药，外用铁钳二把或竹夹钳亦可，每边用一钳，用匝极快利刀割去碎肉，并尽其血，将两边钳合成一把，则缺处弥缝缚定，钳柄用银针两条插入，钳柄门内，用线十字扎紧，去钳，以三七草咬烂，内外敷之，可煨去葱，加金刀散调厚涂之，五日即愈。

若补胎生缺唇，亦用此法，第一要刀快，切去唇皮为妙。

若损伤骨断突出破肉，凑之难进，医必锉短或剪断捺入。或碎多难凑，则去其骨。若已久短，服药自长，不必害怕。如碎骨不去净，医后必痼疾难医。

箭射入骨，必用利刀开其皮肉微骨，去箭头。必先用内外麻药，方可动手，须仔细防发晕也。

金器兵伤跌破出血，急以热小便淋洗伤处为妙。如血出过多，必致口渴，此津液枯涸，切不可吃冷物。如食生冷茶水，血必凝结成瘀。若吃热粥，血又热沸而死，不可不慎。如吃油腻之物，可用童便解之，不解，用参一两，冲水煎服，加陈米一撮，再煎与服，必解矣。凡刀伤久烂深寸余者，用金刀散最当妙。

治脚伤，用鼠尿烧灰，香油调涂，脚破大热肿痛不能行，或走长路脚肿疼痛，即用旧草鞋浸尿内一夜，用厚砖烧红，将草鞋穿上，痛脚踏于火砖上，使热气过入，以肿消为度。如走起泡，用津唾调食盐擦之，次用头发一根，用针穿击之，二日消。若抓破面皮，用生姜汁调轻粉涂之，或用橄榄末敷之，均愈。

鸟铳伤者，用蜂糖半斤煎滚，入滴花烧一斤冲服，尽量醉之，盖被发汗一夜，安卧二日。铁珠落在被上，爆破冲眼，顿时卧地，令人解热小便洗之，痛定，用自己小便常常抹洗。

凡中硫黄火药伤，用烂蚌壳烧灰，同茶叶研擦。

若中药箭，伤入皮肤，即化脓腐烂而死，急用粪清外涂内服，如一时难觅，以粪汁代之，或盆靛汁拌青黛亦可，梓木煎汤饮人中黄亦可，俱要一醉为妙。

若挑担伤肩，脱腐衣肉，可剪猫头上毛须，要半夜睡觉时未曾开口，用唾粘上，即愈。或研细桐油、密陀僧等类亦好。

若生担疖者，用箍桶油末涂之即好。

凡伤耳鼻至脱落者，用发入瓶中，泥团封固，煅为末，蘸米缀上，用绢兜好，三日后如旧也。

白马丹：治伤筋损骨，有起死回生之功，补骨续筋之妙。用白占一味，刮下为末，每服三钱，气未绝者，服之即苏。

白头丹：治杖伤筋骨。凡人吃夹棍一次，其肺击碎一叶。肺专受气，破损者，气从脐中出，所损肺叶久久成脓而死。故肺痈、肺痿烂尽则死，未死以前俱可补复。白及研末，每服三钱，外敷亦妙，能敛毒生肌也。

黄龙丹：专主破血气凝滞，为血中行气、气中散血之品，玄胡索一味为末，酒调服。

赤龙丹：专主化瘀为水，有化滞出新之妙，真山羊一味，每服少许。

花龙丹：专治瘀血，顷刻能散。以油调敷刀伤，顷刻化为水，兼治吐血、鼻衄，产后恶血攻心垂死，气将绝者，服之有起死回生之效。花蕊石一块，煅五次，研散，每服一钱，色有红黄纹白斑，故名之。

狗骨定痛散：治夹伤之妙。狗头一味，烧灰研末，加滴乳香和匀，再加陈醋捣涂之，即效。

活鼠丹：治同上。活鼠一个，乳香、没药、自然铜、松香、威灵仙，制一次，童便再制一次，川乌、骨碎补五分，同鼠捣涂。若指节，用苏木为末敷上，用蚕茧包缚数次痊愈。

玄鸡膏：治伤筋损骨脱骱最妙。雄鸡一只，约半两，丝毛者更妙。生二三两，小者用手闷死，则血自凝，去肚物与毛，入风花丹、自然铜、附子少许，共为末，捣如泥。

加真粉膏：真粉，绿豆粉，添大黄末，入松香少许，用生姜汁调涂，外用刀伤药，列后，治金伤最妙。刀伤止血，用无名异一味可止。炒热久红者，用松香，童便煮六七次方烂，再用大把按止。

生半夏末备带身边，凡气绝者，吹鼻取嚏即苏。灶烛中大炭一块，闷乌为末，加入乌盐，生捣晒干为末（即加盐丸）。

荔枝壳连肉烧为末，螵蛸刮末，加铜青一味为末，百草霜少许，又莲蒲烧灰为末，渗口少许，不避风水。

以上十方随便用之。

金刀散：治金疮出血不止，一钱敷即止。久烂不收口之上品，五倍子（生熟各半）、生半夏、无名异、白占、轻粉、乳香、没药、血竭、龙骨、象皮（煅制），各等分为末，加麝香少许。

金中验丹：治刀箭伤出血不止，五倍子（生熟各半）、铜花（即铜衣）、真降香，共研极细末。

刀伤药：治刀伤不溃，白及、地榆，等分，晒极干，研末，若见火者不效。

风化丹：生大黄三两，生半夏四两，肉桂一两，五倍子二两，风化石灰（陈更炒）一两，先将石灰炒黄色，次下大黄炒黄色，再下五倍子炒紫色，稍停，下肉桂末合匀，盛入一半瓶中，即半夏末止，又入余药，一口封闭，冷定后研为飞面，方灵（用刀伤药不可粘衣，慎之）。

黄玉膏：治刀伤箭穿及人，飞禽蛇蝎等伤，兼涂恶疮毒疔，竹木刺伤及久不收口者，俱神效。

真麻油四两煎透，加藤黄二两溶化，滤去黄脚，复入铜勺煎滚，再下白占溶化，搅成膏，磁器收用。

清脓散：治刀伤有脓。嫩乳香（童便煮）、大黄等分为细末，干掺。

外用出物诸法：凡竹木诸刺深入骨肉，不可急拔，宜缓缓取之。如痛苦难忍，内外用麻药，四围三四次，随后拔之易出，出后用黄玉膏涂贴之。花蕊石煅一次为末，掺之出箭头。桑螵蛸涂之，亦可出。蝼蛄虫脑子同。硫黄亦可出。箭入喉中，蝼蛄灌下亦即出。蜣螂用巴豆亦可出。象牙末涂竹木刺，神效。

英雄丸：治预防官刑，或刑杖后服之散瘀定痛。古钱（醋煅三四十次）、自然铜（醋煅六七次）、滴乳香（去油）、没药（去油）、地龙（酒浸焙干）、土木鳖（去壳）、密陀僧、花蕊石等分，共为细末，蜜丸如弹子大，临刑先服一丸，如防夹，牛膝汤下。刑杖或私打疼痛，服一粒则不伤心，制度必须认真。

离洞丹：传自汉钟离、吕祖二大仙，救人无数，其功妙不能尽述。产后百病成劳，以及下死胎、私胎、吐血、鼻衄、伤血、肿毒痛疽疔疡、小儿惊风等症，悉皆神效，一切血症俱治。修合宜选吉日，药料须择上品，此丹兼治腹内痈毒、蛇伤虎咬瘤瘕肿、塌痢、癫跌仆血中、痰瘀凝结胃口，无不应验，外涂亦可。天竺黄、大黄、儿茶、乳香（去油）、没药（去油）、血竭、五灵脂、三七，以上各五钱，藤黄、真阿胶、明雄黄各二钱四分，牛黄、大冰片、原麝香各五钱，真小羊血。上分两配准，修合真诚，共成细末，磁瓶收藏，每用五分，以童便、好酒，或随症选用，引药送服。兹用蜜丸则每丸七分，外封黄蜡，千载不坏，临用化开，如前加引。

三厘丹：治损伤筋络骱骨，一个断筋骨，二条诸药入。即吐用者，日进三服，三日其痛如失。石鳖虫（酒洗色焙干）、生半夏、巴豆肉（去皮衣）各七粒，乳香、没药（俱去油）、古文钱（去油，醋煅七次）、血竭（另研）、自然铜各七分，共为细末，后入血竭末，研匀。凡遇跌打倒坠、私刑拷打、浑身青紫、官刑骨碎，诸药入口即吐，即宜服此丹。重则三厘，轻则减半，气绝奄奄下咽即苏，不可多用，多则骨高突出。日服二三服可愈。

五分丹：治同前。自然铜一两，五倍子一钱，麝香五分，共研细末，每服五分，不得多用，当顾如斯义也。

鬼代打丹：乳香（去油）、没药（去油净）、粪坑瓦片（陈年最佳，煅用）、木鳖、自然铜、胆矾、赤芍、地龙各等分，胎骨减半为末，蜜丸弹子大，临刑细嚼一丸，三杯酒不怕，黄昏夹至天明无碍也。

紫金丹：乳香、没药（去油）、血竭、大黄、当归、骨碎补、自然铜、土鳖虫、古钱、附子、巴霜、孩儿骨各等分，共为细末，每服二钱，吐血及经期之疾俱治。

接骨丹：自然铜、古钱、生半夏、土鳖、骨碎补、乳香、没药、归身、附子各六钱，无名异一两，和为细末，每服八分，多则一钱。

红心丹：瓦楞子（醋煅九次）三分，红娘子二钱，桃仁（去皮）十四粒，共为细末，每服七分至一钱，兼治心痛。

护心丹：胡桃肉、龙眼肉、霜梅、胡椒各三枚，白占五钱，枣子肉二枚，共捣烂，丸如梧子大。如临刑进衙，白汤送下三钱；如不行刑，出衙门时即用细芽茶解之。

分半丹：土鳖虫、雄黄、辰砂、滴乳香（去油）、没药（去油）各一厘，共为细末，收贮听用。凡垂死，用药分半，入口即活，饮酒尽量一醉，盖被取汗，睡醒肿消痛去。兹破伤风亦服分半，小儿减半。

落汤打：土鳖虫、硼砂、灶发灰、乳香（去油）、血竭、自然铜、无名异各三钱，麻黄、木耳（炒老）、归尾各二两，胡椒一两，没药（去油），各为末。共研匀，另用胡椒和丸如梧子大，每责十板，服二钱。

凑骱丹：用古钱一个，没药掺钱上，炭火内煅红，取出，入醋内淬过黑色，临用加甜瓜仁，炒为末，等分，醋丸如小豆大，每服用一丸，重二三分。

内外麻药方：麻子花（七月七日采）、风茄花（八月八日采，阴干）等分，共为细末，热酒送下三钱，少刻昏沉如醉。

桃仁承气汤：桃仁二十粒，枝桂一钱四分，大黄三钱，芒硝一钱四分，干姜三片，甘草三钱，全当归三钱，红花三钱，苏木五钱，或童便或酒煎服。如金疮，不可用酒煎。

通血散：大黄（煨半熟）五两，当归三两，附子五钱，共为末，每服三钱，童便、酒送下，重者加桃仁。

止痛麻药方：蓼花一两，花椒六钱，南星、半夏各五钱，川乌、草乌各六钱，俱切片，水五碗，煎至三碗去渣澄清，再入勺内，慢火熬至一碗为度，入罐内，不可泄气。每见毒热凶大，恐疮口溃阔，难以收敛，先用针刺破毒顶，用此药点入疮肉，可免阔大。

通血散：治皮肤破烂，用此生肌。凤凰花三钱，龟板二钱，黄丹、轻粉、血竭、密陀僧、龙骨各三钱，白占，共为末，用葱椒汤洗净，抹干掺药，再盖膏药，否则恐内作脓。

回生丹：乳香、没药（去油）各一两，全蝎一两（酒洗，焙干），丁香一两，地龙一两，木香、麝香五分，无名异一两，自然铜一两，每用一丸，好酒灌下。

八宝丹：丁香七钱，木香、乳香、没药（各去油）、血竭、松香、沉香各五钱，麝香五分，地鳖虫（焙燥取足）七钱，胎骨，为末，每服五分，酒送下。

玉真散：治破伤风、跌打金疮刀伤。南星、防风、白矾各三两，共为末，以水一碗，慢火煎干，焙燥，再研细末，凡破伤风，用井水调敷，然后温酒服或童便下之。

又玉真散治伤风，牙关紧闭、角弓反张，甚则咬牙缩舌，以童便调服三钱，立愈。南星、防风、白芷、天麻、川羌活、香附，等分，共为末，敷患处。如打伤，按心口温暖，以热酒、童便灌下三钱，连进三服，可以回生。又方：用地龙一条，将驼脊背捏住，令口吐水，就取抹疮，觉身麻汗出，无不活者

损伤一口妙药：用图青石研末收口，妙不可言。

生肌长肉丹：珍珠一钱四分，琥珀三钱，蜜蜡三钱，人参一钱四分，黄连一钱五分，象牙末一钱四分，麝香三分，冰片五分，龙骨二钱，共为细末，掺之神效。

千金丸：山羊血、胎骨、龙骨、马骨、猴骨、人参、自然铜、白麻骨、土鳖虫、肥皂衣、辰砂、牛膝、坑砖片、地龙、附子、丁香、乳香、没药、蟾酥，各等分，以上诸药共为末，乌梅同捣，丸如弹子大，金箔为衣。每服一丸防打，先服或后服亦可。常服能生力，身软如线，手砍如铁，男妇俱用，归身引服。

透骨丹：治跌打损伤深入骨髓，或隐隐疼痛，或天阴便发，年久日长，四肢沉重无力，此方神效异常。闹羊花一两（用子根效），无子用花酒浸二次、童便浸二次、焙干，乳香、没药（不去油）、血竭各三钱，秤准，研末，和匀，再加麝香一分，再研，磁瓶收贮，每服三分，壮者加倍。不必夜饭，准要黄昏睡服，酒下，荤用猪肉过口，素用豆腐过口，服后避风，汤微汗为效。忌房劳，虚弱者间五日一服，壮者三日一服。

郁金膏：治刑杖青紫及诸般肿毒，远年臁疮，一概神效。用热猪油一斤，郁金、生地、大黄各四两，切片入油内煎，拈去渣，入黄占八两溶化，再下宫粉二两、樟片一两二钱，摊贴。

白玉膏：治久远杖癣腐烂不收口，一切肿毒。用热猪油六两，白及煎，拈去渣，先下芸香、樟片四钱，儿茶三钱，候冷再加乳香、没药、轻粉各三钱，冰片三分，用布摊贴，除内外科病俱属要用。又方：加降香、草麻子、海螵蛸、郁金。

得珍膏：治内外诸病。凡痈疽发背，对口疔疮，瘰疬流注，杨梅结毒，初起即消，成脓即牢，久腐，后生新肉。病要贴穴上，此膏能钻筋透骨、入五脏，破瘀血化滞之

神品，去五脏寒温流痰之妙用。各种功效宜刻一图，按图查穴贴之，无不奏效。倘系跌打损伤，贴一夜即消。凡煎此膏，要预备十油十草，随后选日动手，若一时不及齐全，或缺少一二件，亦不妨。肥鹅油（此油若预先取好，须用容器贮之，不致渗去，或鹅瘦无油，可入麻油煎枯，即用麻油）、山鸡油、狗油、熊油（以上各加过一种，即用川椒、胡椒熬老，以雄黄收之），复用苏合香油、蓖麻子油（此油嘉兴新市最多，此二油如不取用，多用麻油煎枯亦可），以上九油不拘多少，唯猪油加倍，千里光、威灵仙草（连根叶）、商陆根、凤仙花（连枝根）、苍耳子（连枝根叶子）、五爪龙（连根）、童爪葱（连根）、韭菜（连根）、独头大蒜、生姜，约分君臣捣烂，取渣汁水煎数沸，滤去渣，将前药汁亦滤过，入大锅内熬成膏收贮，此为草膏等用：风茄、青风藤、蹢躅花、麻叶、秦艽、细辛、大戟、常山、甘遂、芫花、川椒、胡椒、银花、甘草、南星、半夏、川乌、草乌、官桂、荜茇、三奈、甘松、巴豆、穿山甲、杏仁、桃仁、皂角、玄参、木鳖、大黄、生地、赤芍、丹参、当归、红花、白及、白蔹、白芷、羌活、独活、黄柏、黄芩、麻黄、三棱、莪术、天花粉、血余，以上各七两，童子鲫鱼三个，童子黑鱼三个，胎狗一只，毒蛇一条，黄子蜂房一个，全头蜈蚣十条，蜗牛二十个，全蝎（尾足全）三十只，僵蚕三十条，活蝉三只，楝皮、梅皮、榆皮、柏皮、桃皮、槐皮、桑皮、桐皮、樟皮、柳皮以上各五寸，照前用油煎枯，捞净渣，再煎至滴水成珠，再下以前草胶溶化，用绢滤清，其渣脚，连锅底皮油一并入大枫、草麻二油煎滚，再滤清（前渣脚不再煎亦可），次再下猪油少许，待滚住火，即下荤油再滚片时，随下细药并密陀僧八两，急急研如飞面，入樟脑各八两，乳香（去油）四钱，硫黄二两，没药（去油）一两，阿胶一两，上肉桂、雄黄、血竭五钱，麝香三钱，黄丹（漂飞炒透）四斤，麻油十斤，加苏合油，布摊口钱，贴之（上下）奏效。

自壁膏：治久远结毒、臁疮、诸般臭烂，贴之流毒药膏变黑，贴二三张神效。真桐油一斤，入锅内煎滚透去沫，待油清，入密陀僧研末搅匀，取起再入黄占二两，白占五两，熔化搅匀，再用真铅粉二两、乳香一两（为末）同下搅匀，再入轻粉、象皮（为末）五钱，搅二三百转听用。烂毒日久，腐骨多者，用大蜘蛛一只，以麻丝缚定，用明雄黄末一钱四分擦拌蜘蛛，身上以乌金纸包好，水温，外用泥青固，火煅，存性为末，涂患处，其骨自出也。

珍珠散：治诸疮溃烂，毒不可忍者。好寒水石一两（敲为黄豆大小，用蒲鞋一只，裹石在中，缚好，用飞糠煨一日夜，取出，将石研末，漂晒四钱），滑石（水飞）三钱，乳香、没药（去净油）各一钱，上为极细末，先用甘草汤洗疮口，将药掺上立效。

百草膏：用瓦罐一个，二月取蛤蟆入罐内盖好，再取百草、花蕊、枝叶等及蛇虫毒类入罐内，盖好，过夏，则坛尽化水矣，再加诸叶料与水同煎成膏，无不灵验。一笔勾，端午日取黄皮蛤蟆一只，用扁豆大金墨二粒入蛤蟆口中，用线缝好，吊有风处阴干，至来年端午日，将蛤蟆割开腹取墨，另入一只口内，如此者三年，至第四年端午日取墨收贮，即小瓷瓶盛之。如遇毒，将笔逐日画一圈，其毒自消。若小儿口内疮，一株即愈。松斋评：此方虽妙，我不愿也，有恐防抢阴功，况所治之症甚小，舍此岂无良方哉。

赤游丹方： 蔷花（捣汁）二两，雨前茶一两，研为末，敷之即愈，如无花时，取嫩头亦可。

疾风吹叶方： 二苗草不拘多少，砂仁四两，水三升，煎干砂仁，为末，吹之即愈。

圈叶方： 石灰一两，大黄一两，共炒为末，敷。如火毒，苎根汁，鸡子白调涂（醋亦可），汤火之要药。如横痃，以蛋白调，妙不可言。

天蛇头： 青黛一味，调敷即愈。

心痛方： 鸡蛋壳烧灰，酒调下三钱即愈。

瘰疬方： 沉香三钱，丁香二钱，麝香四分，木香五钱，降香三钱，三七五钱，木鳖五钱，草乌五钱，前胡五钱，郁香八钱四分，川大黄四钱，玉簪花根七钱，共为细末调敷。又方：血竭四两，胡桃一斤，将胡桃劈开，一半存肉，一半去肉，一半将血竭填满，火煨为灰，初食一分。

冰硼散： 治咽喉十八症，用金黄黄瓜，切去一头，剜出子，入白硼砂、烟硝、明雄黄在内，但将原瓜蒂盖好，挂有风处，日久瓜外白霜亦可取出研细，再入川木鳖（去壳）、黄柏（猪油拌炒）、薄荷叶、山豆根、僵蚕、冰片，研极细末，吹用。

金鹅丹： 治咽喉第一神方，凡十八症（单用此亦可，或将前方黄瓜所制三味配此方各四两）。儿茶、青黛、人中白（煅过）、指甲灰、冰片、生蒲黄、喜子窠（焙研）、刺毛窠（煅研，楝树上者佳）、瓦花、青鱼胆（将汁滴入诸药），取白鹅一只，收其皮壳，连肥皮、脚板皮、嘴壳，俱要全备，不可缺少，煅一副，入前药中研末，再加熊胆、牛黄、珍珠更妙。

马鸣蜕： 治走马牙疳。五倍子（入白矾少许煅）、二蚕蜕（即马鸣蜕）各三钱，人中白、雄黄、铜青、儿茶各五钱，加冰片，共为细末吹之。

血疔方： 疮上一孔出血不止者是，若不急治，必至败亡，用香油四两，冲好酒一碗服。

又方： 古钱（用醋淬）一文，用核桃细嚼同服，至危者二枚自愈，极其神效，忌吃茶。

瘌痢疮方（即瘌头疹）：不拘新旧，三日断根，先用豆腐泔浆水加皮硝，热洗三次，然后用板油一块，剥去皮衣，将松香末掺于油上，卷作燃条，于灯火上烧之，滴下油来，满头擦抹一层，用旧帽紧戴睡一夜，次日再擦，换帽戴紧睡之，如是三夜，其毒尽矣。原药油内再加雄黄、胆矾、桃花，共为末，调匀敷之，必定断根。此油治坐板疮、黄水疮俱神效。被竹木戳伤成疮，至痛不可忍者，各曰狐刺，有雌雄二个，或有七个，疮者内有乱丝是即刺也，用炉中炭灰干掺肿处，或醋调频掺即愈。

升药方： 水银、辰砂、雄黄各六钱五分，白矾、皂矾各二两五钱，如法升用，每升药一两，加乳香、没药各二钱五分。

金药方： 生南星一两，生半夏一两。共研细末擦之。

破血丹： 杖疮用。天花粉三两，姜黄一两，赤芍一两，为细末，每用少许干掺。如干者，用蜜调敷，加白芷一两。

宽筋散： 羌活、防风、荆芥、独活、当归、木通、枳壳、青皮、乌药、威灵仙、甘草、白芷、官桂、大小茴香各五钱，共为细末，每服或用一两，加葱白三四个，打烂，不包药，煎姜汤洗。又方：生葱、荆芥穗各二钱，五加皮一两，当归一两，杜仲一两，上药锉末，每剂水五碗，看伤处大小多少加减，姜洗患处（水舀五碗，煎至三碗，去渣，姜洗药料，或五八钱一两汤水，或三五碗至八碗为率）。

没药散： 治刀伤，能止血定痛。淀粉、风化石灰各一两，枯矾三钱，乳香、没药各五钱，共为细末，掺敷患处，即止血生肌长肉，极妙。

当归活血散： 治跌仆刀伤，筋断骨折出骱等症，进此散剂后宜服当归续骨散。黄芪、当归、白芷、熟地、生地、白术、陈皮、苏木、甘草各等分合散，每服一两，水一盅半，煎七分，凡筋伤骨断者不拘随服。

没药止痛散： 治跌仆损伤痛不可忍。白术（土炒）一两五分，当归、白芷、乳香、没药（另研）、肉桂（另研）以上各五钱，为细末，每服二钱，酒送下。

四物汤： 治伤重肿，内瘀血者，宜空心服。熟地、川芎、当归、白芍等分，煎服。

五积散： 人参、川芎、肉桂各一两，半夏、白芍、当归各一两，麻黄、干姜、甘草、枳壳（炒）各一两五钱，桔梗六两，苍术二两，陈皮四两，白芷二两，茯苓二两，厚朴一两五钱，上除陈皮、枳壳、肉桂外，其余并在一处，生捣粗末，以酒拌匀，晒干粉，作六分，锅内文武火炒黄色，摊冷，同三味和匀，每服五钱，水二盅，姜三片，煎服，出汗即愈。

止血定痛散： 血如涌泉，不可惜药，多服为妙。白芍药一两，血竭五钱，儿茶一钱，黑豆三合，共为细末掺之。

生肌散： 寒水石（煅过）一两，赤石脂三钱，血竭五钱，乳香一钱，小鼠（浸石灰）一两，明没药二钱，赤剥小鼠一个，水浸化尽为末，干掺或药油调服亦可。

金疮方： 治刀斧伤，金铁所伤。降香一两，五倍子（炒）五钱，自然铜（炒）五钱，各为细末，有血干掺，无血用菜油调敷。

吸血散： 专取箭头。水仙花捣汁，调吸铁石末敷之，箭头即自出矣。

长肉粉： 龙骨一两，血竭五钱，儿茶三钱，牙硝三钱，珍珠二钱，冰片五分，麝香三分，共为细末敷患处。

代痛散： 川乌、草乌、乳香、川楝各一钱，共为细末敷患处，专止痛。

染烂散方： 信石二分，轻粉二分，共为细末，用少许掺之即烂。

护心丸：牛黄五分，辰砂三分，血竭一钱，乳香三钱，木耳灰三钱，没药三钱，各为细末，炼蜜为丸，似黄豆大，每服酒化三丸，小儿减半。

神圣散：此散最能接骨，若打损有肿，则宜缓进，不宜太急，因药过多，恐筋贴肉，不能举动伸舒，反成后患。川乌、白芷、赤芍各二钱，枇杷毛（去叶）二两，芙蓉叶（连根）七两，韭菜半斤，共为细末，自然铜、姜汁调敷患处。有肿可加海螵蛸，入韭菜根捣烂调服，不可用水；若刀伤，用蜜敷，凡用此药，必伤肢骨。用法先以油纸摊贴药末上，量伤之大小整理为法，裹好，以杉木片夹患处，不可摇动，骨难归原，不能接续，倘皮破骨出，须仔细看验，倘有碎骨，及早起出为妙。

白金散：专治刀斧伤破皮肉、杖痛等症。白芷梢（如灯草大者煎，要不蛀，极干净者）不拘多少，微炒为末极细，清油调擦患处。

桃花散：专治血出不止，其效如神。大黄四两，无名异、龙骨、半夏、风化石灰各八两，共为细末，铜锅内炒成桃花为度，取出包好，放地上，待冷，绢布滤过敷擦，止血如神。

生肌散：止痛散，治刀斧伤破皮肉、杖伤等。乳香、没药、煅龙骨、轻粉各五钱，水粉一两，雄黄、硼砂、朱砂、血竭、白芷梢、赤石脂、密陀僧各一两，用黄连炖汁，童便浸煎七次，共为细末，清油调敷患处，用油纸卷条扎好，三日一换。

消风散：治破伤冒风，浮肿潮热，不省人事，牙关紧闭，四肢僵直等症。杜沙参三钱，防风、制南星、白芷、独活、川芎、柴胡各四钱，防己、当归、细辛各五钱，桔梗、全蝎各三钱，僵蚕、姜三片，水煎服。

没药降香散：当归、乌药、白芍、没药、自然铜、降香、骨碎补各五钱，川芎、生地各一两五钱，上为细末，姜汁和蜜为丸，每服三钱，苏木酒下。

花蕊石散：硫黄四两，花蕊石一两，火煅研末，不碎不用，为末，入瓷罐内，盐水调泥封口，炭火煅一昼夜，待冷敷伤处即愈，复研细末为妙。

通关散：牙皂末、木香少许，用葱白头打烂，同前二味捣匀，置脐中。

麻药方：用此药昏沉者，以盐水解之。牙皂、木鳖、半夏、乌药、川芎、小茴、草乌、香白芷、紫荆皮、当归、坐掌草各五钱，木香少许，共为末，酒服二钱，即麻木不知疼痛，或用刀割、或夹骨入血可用。

一片血：治损伤恶血作肿。黄柏、黄芩、黄连、郁金、茯苓各一两，枇杷叶、芙蓉叶各四两，为末，蜜调敷患处，留伤口即愈。

黑神散：治杖伤，伤处木夹，两头有泡。百草霜，炒尽烂存性，研细末，清油调敷。

小柴胡汤：柴胡一钱，桔梗八分，黄芩一钱，连翘一钱五分，广皮一钱，天花粉一钱五分，木通一钱，砂仁五分，红花五分，灯蕊十寸。

吊药方：樟冰三钱，大黄三钱，黄柏二钱，赤芍二钱，当归二钱，五加皮二钱，红花三钱，血竭二钱，丁香五分，乳香二钱，没药二钱，酒药十丸，共为细末，粳米饭滴花烧酒调涂患处。

飞龙夺命丹：赤芍二钱，土狗（去嘴）三钱，归尾五钱，胎骨五钱，三棱一两，朱砂三钱，莪术五钱，加皮八钱，月石八钱，木香六钱，土鳖八钱，肉桂三钱，麝香二钱，青皮三钱，乌药三钱，羌活三钱，川贝三钱，自然铜八钱，韭菜三钱，五灵脂三钱，血竭八钱，枳实三钱，前胡三钱，苏木四钱，红花五钱，刘寄奴三钱，秦艽三钱，菖根三钱，香附四钱，桂枝三钱，杜仲三钱，破故纸三钱，蒲黄三钱，广皮三钱，共药三十四味，须拿精制道地之品，秤准，共为细末，陈酒送下，重者三分，轻者二分或一分半。

退毒定痛散：银花、独活、防风、川芎、黄芪、五加皮、川断各八分，自然铜、甘草各二分，连翘、荆芥、羌活各七分，当归、乳香、没药各二钱，水、酒各半煎服。

地鳖紫金丹：血竭、自然铜（醋煅）、月石、辰砂各八钱，土狗（去嘴）五钱，麝香二钱，土鳖（去头足）八钱，青皮三钱，远志肉三钱，玄胡索三钱，乌药三钱，桃仁五钱，贝母三钱，广皮三钱，苏木三钱，归尾五钱，红花三钱，桂枝三钱，枳壳三钱，赤芍三钱，三棱四钱，莪术五钱，木通三钱，秦艽三钱，川断三钱，杜仲三钱，牛膝三钱，丹皮四钱，茯苓三钱，刘寄奴三钱，黄芩三钱，羌活三钱，葛根三钱，五灵脂五钱，蒲黄四钱，五加皮五钱，韭菜二钱，生姜三钱，破故纸四钱，油松节五钱，虎骨八钱，枸杞子三钱，威灵仙三钱，泽泻三钱，以上各药细末，陈酒送下，重者三分，轻者二分，或一分亦可。

活血止痛散：归尾、川芎、独活、厚朴、木瓜、白芷、乌药、甘草、赤芍、防风、枳壳、青皮、桔梗、大黄、五加皮各等分，每服加姜一片，水、酒各半斤同煎，温服。如损在下身，去桔梗，初贴大黄；如有潮热加柴胡。

活血止痛煎方：当归、川芎、白芷、陈皮、羌活、生地、赤芍、柴胡、防风、甘草、木通、厚朴、荆芥、乌药、枳壳、青皮、牛膝、防己、地南蛇（无地南蛇则不炒）各等分，每服姜一片、酒一盅，温服。损在上，去牛膝；潮热，加柴胡；不止，加大黄。此二方初服加寻痛散，大势稍平，制药服之。

万应回生膏：生地、熟地、云香、羌活、虎骨各五钱，当归、牛膝、防风、赤芍、升麻、五灵脂、丹皮、苏木、油松节、秦艽、川断各一钱四分，木瓜、青皮、刘寄奴、威灵仙、乌药、韭子各一钱四分，独活、元参、麻黄、蒲黄各二钱，桃仁三十粒，香附三钱，血余五钱，用麻油四斤煎枯去渣，再调成膏，再下后细药十味，为末涂，掺下搅匀，又下陈皮、苏合油。

生血补髓汤：当归、生地、熟地、白芍、茯苓、白术、枳壳、牛膝、防风、杜仲各二钱，红花五钱，干姜、蕲艾、川续、丹皮、香附、独活、五加皮、自然铜（煅过）、荆芥各八分，川芎六分，陈皮七分，黄芪五分，甘草五分，加大枣二枚，水煎服。

壮筋续骨丹： 羌活、独活、当归、红花、防风、香附各一两，木通、枳壳、青皮、天花粉、乌药、桃仁各一两，玄胡索、牛膝、丹皮、陈皮、生地、苏木、自然铜、地鳖虫各一两，川断二两，五加皮二两，木瓜、神曲、麦芽、川芎、甘草各五钱，荆芥四两，柴胡三钱，黄芩二钱，桂枝五钱，共为细末，用砂糖调热，酒服，大人每服五钱，小人每服三钱。

　　护风托里饮： 羌活八钱，独活七分，荆芥、当归、白芍、生地、黄芪、升麻、防风各一钱，薄荷、威灵仙、黄芩、天花粉、茯苓各八分，天虫五分，细辛九分，甘草三分，姜一片、大枣一枚，煎服。

　　宽筋汤： 治跌打损伤，又以宽筋散煎汤熏洗，接骨散敷之，绵布包裹，如有碎骨，取出为妙。羌活、防风、荆芥、乌药、天花粉、牛膝、杜仲（炒）、五加皮各八分，独活、香附、桃仁、川断各七分，木通、苏木、当归各一钱，自然铜、红花各五钱，枳壳二分，甘草三分，灯蕊二十根，用水、酒各半斤煎服。

　　通肠活血汤： 枳壳、陈皮、青皮、乌药、五加皮、羌活、独活、苏木各八分，桃仁、自然铜、红花各五钱，续断、川芎、木通各七分，玄胡索、当归、大腹皮、大黄各一钱，甘草三分，水、酒各半斤煎服。

　　活血止痛散： 治跌打损伤，足手疼痛。川芎、当归、淮乌（生）、草乌、厚朴、白芷、桔梗各一两，羌活、独活、木瓜、穿山甲、甘草、赤芍各五钱，麝香一钱，小茴香（炒）、厚桂各七钱，共为细末，姜酒调服。如损在头，去厚桂，用清茶服；如手足骨断碎，加走马散；要取速效，加川乌。

　　安髓散： 专治止血定痛，感冒风寒，面目浮肿，不省人事，发热不能吞咽，服后，渣煎汤洗伤。川乌、白芷、白附子（泡洗去皮）各一两，甘草、香附（炒）六两，共为细末，清茶调服，仍服活血止痛散。

　　五通圆： 治跌打伤肚肠，瘀血作热，闭涩恶逆立效。巴豆（用纸包好，打换七次，去净油为之）七粒，巴豆霜（白色者用生姜一块，挖空，入巴豆霜在内，纸包好，火煨或为末，或煎为汤与患人服之，勿进饭食），待通后以米汤补之。用药必看人体之虚实，若不通者，再用煎药；通而不止者，用大附子一个，煨姜十片煎服。

　　麻黄散： 治新旧伤，四肢疼痛，行动艰难，当用表药发汗。苍术、藿香、陈皮、细辛、麻黄、白芷、甘草各五分，半夏二钱，加姜三片，葱三根，煎服。

　　接骨定痛散： 制川乌、制草乌、五灵脂、土鳖（去壳）、生姜各五钱，地龙（去土）、狗脊、乌药、青皮、威灵仙、防风、自然铜（醋煅七次）各五钱，乳香一钱五分，小茴香五钱，麝香一钱五分，红娘子一钱五分，黑丑（现炒）四两，没药一钱五分，共为细末，醋和丸，绿豆大，每服二十丸，量病之上下，分别食前后服之。

　　小承气汤： 与大承气汤比较，男妇小儿亦可服。大黄五钱，厚朴二钱四分，枳壳四钱，此方量人之大小加减煎服，以利为度。

七气汤：治积年久损，损入经络，服药无效，肚背拘急，咳嗽痰涎，风劳发动，日渐羸瘦，每到处秋，损病复发不治，男女并治俱效。青皮（炒）、橘红（炒）、三棱、桔梗（去皮）、肉桂、藿香、益智仁（炒）、赤芍、炙甘草、半夏、乌药、羌活、独活、降香各一两，俱锉散，每服五钱，姜三片，枣二枚，水煎七分，早晚二服，量病上下，分食前后服。

刀斧伤方：初时先要断血。韭菜根八两，葱根四两，马齿苋八两，旱莲草八两，风化石灰八两。先将四味打烂，后下石灰末为饼，阴干，用时将研细末掺患处，手指捺定，勿令出血，布绢扎裹后，待用洗药去之。

灵砂膏：黄连、甘草、生地、当归、至全、黄占、猪油等分熬成膏，以前药敷患处，血止后，次用后药吐，此膏掩住前药，止血后药敷之，然后贴此膏。

刀斧伤敷药：乳香（去油）、没药（去油）各一两，麝香、僵蚕、全蝎、甘草各五分，血丹、片脑、蛇含石（火煅）五钱，血竭一钱，炉干石（二味煎）、白芷二钱，月石二钱，煅龙骨八分，朱砂一分，赤芍脂（煅）二钱，雄黄六分，白石脂（煨）一钱六分，与蛇含石不用，煅不过红色，不碎不用，共为细末，瓷器收贮，此药极易收口长肉，倘毒未净，不宜急用。

进毒立效散：治伤破恶毒未净，感冒风雨，以致湿烂生蛆。桃仁（炒）五钱，香橼五钱，甘草五钱，为细末，清油调敷贴四圆，毒即出矣。

辛香散：治患处生脓腐恶臭，不时煎洗即涤余垢。苍术、甘草、明矾、苦参、赤芍、羌活、独活、藿香、黄柏、当归、白芷、冬藤、泽叶各三钱，防己一两，刘寄奴（去根）一两，五倍子一两，好茶一两，煎汤温洗，后复用敷药。

花椒石散：专治箭伤，血化水而出。花椒、石灰等分，煅七次，为末掺四圆，箭头自出。

又止痛方：龙骨三钱，五倍子二两，黄连一两，枯矾一两，乳香五钱，没药五钱，无名异一两，共为细末，掺患处。不怕风，不作脓，止痛如神。即被杀，将死而气叹未断者可治，用女人裤带烧灰，冲汤服，外以女人月经衣烘热，煨之立止。暑天腐烂生蛆毒，虽平满，为害不小，用猪油切片贴，蛆出立止。再用贯众、白蔹各等分为末，香油调敷。

治金伤闷绝不省人事：槟榔四两，广皮一两，共为细末，每服三钱，蜜汤送下；不愈，即用琥珀一分，童便调服。又方：葱二十根，麻子三升，水七升，煎至四升，一日服尽，吐出血脓自愈。

箭伤方：治箭头入内不出者。蝼蝈虫（即水狗）打烂敷伤处即出。

治箭头入肉：白蔹、半夏，等分为末，每服二钱，日服三次，老酒送下，再用花椒、石灰煅为末，掺四周自出。

十三太保：此方专废之不用。自然铜（醋煅七次）三两，天庭盖（猪油酥）一个，没药（去油）二钱，乳香（去油）二钱，血竭三钱，白虎藤（油酥）二两，原麝二钱，辰砂五钱，土鳖虫五钱，白蜡五钱，大小茴香一两，参三七五钱，番木鳖五钱，以上共为细末，辰砂为衣，每服一钱，好酒送下。

史国公药酒方：秦艽二两，防风二两，当归二两，萆薢、羌活三两，鳖甲（醋炙二两，白术二两，杜仲（姜汁炒）三两，乌头二两，蚕沙三两，油松节（打碎）二两，川牛膝二两，苍耳子二两，虎骨（醋炙）二两，白茄根八两，枸杞子五两，红花一钱五分，威灵仙二钱，制川乌二钱，川断二钱，生姜一两，乳香二钱，上药布袋盛贮，用好陈酒三十五斤入坛内，以药皮纸封好坛口十四日，重汤炖入锅，使内热透，入埋土中三日，去火气，每午辰刻后随量饮之，大有补益。

跌打损伤验方：飞面、樟冰、生姜、火酒、川椒，共捣膏，贴患处，一周时痊愈。

当归续骨丹：治跌仆损伤，内破筋骨且寸断，瘀血壅滞，结肿不散，或作痈疽，疼痛至极，固伤后肿痛，手足痿痹，不能举动，筋骨挛缩不舒，及劳后所伤肩背，四肢疼痛，并宜服此方，大能续筋骨，生髓补血，十日收功。泽兰、当归、牛膝各一两，赤芍、白芷、肉桂（去皮）、川芎各五钱，川乌、川椒各三两，桔梗、甘草各一两，细辛五钱，白杨（如无，川五加皮代之），共为细末，每服二钱，陈酒送下。

乳香续骨散：治跌仆损伤，皮肉筋骨寸断，瘀血壅滞结肿烂坏，疼痛至极，或劳伤肩背，四肢痛，手足痿痹，不能举动，筋骨乖纵，挛缩不舒，大能补筋续骨，功效无比量，服即能止痛生血补髓。每服二钱，温酒送下。肉桂、干姜各二两，牛膝、羌活、川芎、细辛、姜黄、赤芍、川乌、草乌各四两，白芷一两，当归二两，苍术二两，没药五两，乳香八两，桔梗一两，生姜五两，首乌十四两，赤小豆一升，土鳖（炒去壳）二两，共为末，又方加海桐皮。

寻痛清心丸：止痛清心、行气活血神效。生草乌（去皮）、乳香三钱，没药（另研）三钱，威灵仙二钱，麝香（少许），共为细末，酒糊为丸，如弹子大，朱砂为衣，每服二丸，薄荷或姜汤送下。

疏风理气汤：防风、荆芥、独活、牛蒡子、枳壳、威灵仙各八分，羌活、川芎、细辛各七分，当归一钱，红花、天花粉、黄芩各五分，白芷六分，姜二片，水煎服。

补血顺气汤：当归、生地、熟地、白芍、黄芪、山楂、陈皮、香附、甘草各一钱，红花三分，川芎、蕲艾、白术、杜仲（姜汁炒）、自然铜、五加皮各八分，青皮七分，枳壳二分，大枣二枚，水煎服。

飞龙夺命散：荆芥、蝉蜕、防风各一钱，羌活、独活、僵蚕、细辛、川芎、藁本、蔓荆子、当归、陈皮各八分，白芷、薄荷、天麻、威灵仙、天花粉各七分，甘草三分，姜三片，灯心二十根，水煎服。

收珠散：血竭、乳香、没药各二钱，龙骨五钱，冰片二分，研极细末，井水调银针蘸点。

还魂汤：谷精草、生地、白芍、石韦、荆芥各一钱，甘菊、柴胡、黄芩、枳壳、羌活、桔梗、没药、白芷各八分，连翘、川芎、乳香各七分，甘草三分，灯蕊二十寸，水煎服。

明目生血散：谷精草、甘菊、羌活、荆芥各八分，白芍一钱，白蒺藜（炒）一钱，生地、当归、川芎、云苓各一钱，枳壳六分，防风、薄荷叶、细辛各七分，连翘、山栀各五分，灯蕊二十寸，水煎服。

接骨散：五加皮、川断各八分，羌活、独活、荆芥、防风、自然铜、马兰、血竭各一两，官桂、没药各五钱，乳香二钱，皂荚二十个，为细末，陈酒调服。

活血止痛丹：当归、白芍、独活、荆芥、苏木、桃仁、木通、陈皮各八分，红花五钱，续断、乌药各七分，五加皮、乳香、没药各一钱，川芎七分，甘草三分，防风六分，灯蕊二十根，水、酒各半斤煎服。

补肾和气汤：黄柏、知母、当归、杜仲、川断、白芍、香附、枳壳（炒）各四钱，青皮、牛膝、白术、茯苓、木通、五味子各八分，红花七分，陈皮、五加皮各一钱，大枣二枚，煎服。

喘气汤：杏仁、陈皮、甘葛各八分，白芷、皂荚末、青盐、竹沥各五分，川芎、桂枝各六分，桔梗一钱，甘草三分，水煎临卧服。

吊嗽饮：川芎、桔梗各七分，白芷六分，桑皮、羌活、陈皮、白芍、皂荚末各八分，半夏、桂枝各五分，水煎临卧服。

提气活血饮：川芎六分，桔梗、当归、陈皮、苏木、川续断、黄芪、五加皮、自然铜（煅）各一钱，红花、桂枝各五分，白芍、羌活各八分，枣二枚，水煎服。

五虎下西川：治无名肿毒。穿山甲（炙）四片，僵蚕二钱，全蝎（酒洗）三只，朱砂五厘。上为细末，每服七分，小儿四分，好酒下。

又七厘散：治无名肿毒。明天麻二钱，僵蚕一钱五分，白芷三钱，蜈蚣四条，全蝎（酒洗焙干）十五只，共为细末，每服一分，小儿六七厘，好酒送下。

治小儿牙疳方：白砒米粒大，黑枣一枚，去核，入砒于枣内，火煅存性，研细末，擦牙二三次，极其验效。

神仙接骨散：专治损伤，要断根服之以外，不可轻用。虎骨、白及、羌活、厚朴、乳香、没药、淮乌、小茴香各一两，香附、白芷、自然铜（醋煅七次）各二两，厚桂五钱，为细末，姜酒调三钱立效。

姜乌散：治伤损时常举发疼痛。生姜（切片炒热）、大川乌、草乌等分，贴患处止痛。

百一选方：川芎、当归、桂心、甘草各一两，附子、泽兰各一两，花椒七钱五分，共为细末，每服三钱，陈酒送下。

当归导滞散：治打压肿满疼痛。归尾五钱，大黄一两，麝香（《局方》只用归尾，不用麝香），共为细末，陈酒调服，敷一钱五分，以瘀血通利为度，骨节痛甚服之。

紫金散：治续筋整骨，生肌止痛，内伤肝肺，呕血不止，或心腹胀满，四肢无力，左右半身不遂，服之神效。降香、紫金皮、琥珀、当归（酒洗）、干姜、桃仁（去皮）、蒲黄、大黄（煨冬瓜）、川断五钱，无名异（火酒炙七次）、牛膝（酒浸一宿）各二两，朴硝（滚水冲，但以花汁绢浸过七次）五分。上为细末，同苏木煎酒，每服一钱，日进二服，以愈为度。

和解散：治损伤，贴药浮肿不退。肉桂、南星、赤芍各一两，淮乌、芙蓉叶各二两，白芷、乳香各五钱，枇杷叶四两，自然铜（制过），共为细末，生姜汁酒调服，浮肿即退。

走马散：治肢节断者，服药内加此味为妙。虎胫骨、自然铜（醋煅）二两，为末，每服一钱。

立效散：杜仲八钱，大茴、小茴、生姜各四两，为末，分作十服，陈酒下。

退伤散：治毒打重伤，遍身红紫，用此药即无伤痕。黄栀子、飞面各等分，姜汁调敷患处，一昼夜无痕矣。

吕洞丹：治打损伤死去，内成瘀血者，回生奇方。自然铜（醋煅）、地龙灰、巴霜、三七、神曲、刘寄奴各一钱，虎骨、土狗灰、土鳖、苏木、花蕊石、归尾、苏子各二钱，银花、生大黄、广皮各六钱，川贝八分，无名异（去净）五钱，乳香五分，麝香五分，山羊血不拘多少，各为细末，蜜丸如芡实大，朱砂为衣，凶者用二三丸，胡桃酒送下，但须虔诚修合，自然应验如神矣。

七厘散：地鳖四十九个，土狗三个，地龙（去泥，经焙干）十条，乳香（去油）、没药（去油）、虎骨、自然铜、生姜、三七、麻头各三钱，血竭、巴霜各二钱，木香、半夏各一钱，山羊血不拘多少，共为末，蜜丸，每服七厘，朱砂为衣（不丸作散亦可）。

小便不通立验方：新鲜山楂一两，鲜车前子（连根蒂叶）一把，同煎浓汤，服下即通。

大圣没药散：治四肢无力疼痛，用此发汗。砂仁、陈皮、龙骨（醋煅七次）各五钱，乌药、小茴、甘草、归身、牛膝、黑丑、细辛、生姜、白芍、白术、云苓、山药、黄芪（盐水炒）、大茴、白芷、木瓜、厚朴、降香、羌活、独活、破故纸（炒）、白豆蔻各一两，防风二钱，没药、川乌（水泡姜汁）、朱砂各五钱，共为细末，酒调下，若为丸，以糯米饭和之，或人参、木瓜汤调服。如年老虚弱，加川乌、附子，去甘草；如心神恍惚，加朱砂、麝香，再加南星、半夏；如作末药，不必用。

木香汤：治跌打损伤，不省人事，服之顺气。木香、甘草、沉香、桔梗、血竭、枳壳各二钱，槟榔一片，姜三片，水煎服。如不愈，再服自安。

桃花破血散：治损伤在内，腹胀气促，寻常不宜用。苏木、木瓜、乳香、甘草、麝香、没药、厚桂、淮乌、草乌、蒲黄、五灵脂、杜仲（姜汁炒断丝）、百草霜（炒尽烂），以上各五钱，归身、川芎、白芷、小茴、白芍、羌活、独活、牛膝、生地、枳壳、黑丑、破故纸各一两，共为细末，木瓜汤入麻油少许，姜汁、童便调服，若煎服，加姜五片，水、酒各半斤，煎加麻油，童便冲服。

回春再造丹：自然铜、麝香各一钱，古钱（醋煅碎）五文，共为末，令病人口内先嚼丁香一粒，乳香一钱，酒服煎药五厘，如骨不断，不可轻服。

续命丹：地龙、乌药、青皮、茴香、五灵脂、草乌、川乌、红娘子、没药、木鳖、生姜、威灵仙、狗脊、自然铜各一两，麝香、禹余粮，共为细末，每服一钱，酒送下。

鸡鸣散：人参、茯苓、阿胶、白芍、白术、黄芩、桔梗、麦冬、甘草，用雄鸡一只，去内脏，入前药，加姜、枣子肉在锅中，煨酥，去渣，食鸡肉并汁。

铁箍散：生地、熟地各五钱，骨碎补、乳香、没药、血竭、自然铜各三钱，五加皮五钱，苏木一两，桃仁四十九粒，地龙四十九条，为末，砂糖酒送下，各服三钱。又方：自然铜、无名异、当归、苏木、木鳖、地龙各等分，共为末，砂糖酒送下，每服二钱，无糖亦可。

神效佛手散：鹿茸、肉苁蓉、菟丝子、紫石英、五味子、海螵蛸、川芎、当归、白芍、琥珀、干姜、茯苓、枣仁、牡蛎、禹余粮、覆盆子、蕲艾各等分，姜枣水煎服。

接骨神效散：地鳖虫、巴豆、半夏、自然铜、乳香、没药各等分，为末，每服七厘，酒送下，不可多服，服后被盖暖，勿使见风移动。

如圣散：治伤损症初时服。猪苓、泽泻、赤苓、香薷、扁豆、厚朴、白术、枳壳各五钱，水煎服。

世德堂钮雍民抄汤御龙家之方，西兴江汤亦靠此方之功，乃西林师所传，名曰五刻回生丹：胎骨三钱，山羊血三钱，参三七三钱，自然铜（醋煅）一钱五分，血竭二钱，土鳖（焙）二钱，土狗（焙）十个，白头蚯蚓（焙糊去土）二钱，参须一钱，没药（去油）、乳香（去油）各二钱，肉桂一钱，各为细末，酒糊为丸，如苦味大，朱砂为衣。

仙正散：治男妇骨断，用煎洗后整碎骨，以黑龙散敷之；如穿破者用云气散填涂，次用黑龙散敷之而愈。肉桂（去皮）二钱，归身二钱，荆芥四两，苍术一两，防风一两，玄胡五分，白芷五钱，赤芍五钱，以上每服只用五钱，水五碗，薄荷叶十二片，煎三碗，去渣，损处熏洗，乘热被盖之。

黑龙散：治跌仆伤，筋折骨断，出血，先煎宽筋散或仙正散，看伤轻重而用，淋洗缓伸，使骨平整，方用生姜汁或生地汁，或酒浆和水调稀敷患处，次以杉木板约如指大，疏排周匝，细绳三道，缚之要紧，三日一度，如淋洗换药，贴裹不可去夹，毋使搦动，俟骨生牢稳，方可去夹。若刀箭虫虎所伤，或泛烂，肌肉不生，并用姜汁和水调敷；如有伤破处，则留口，以风流散填之。穿山甲（炒黄）二两，丁香三两，当归二两，枇杷叶根（去毛）五钱，百草霜（炒净烂）五钱，共为细末，姜汁调或生地汁调敷均可。

护风托里散：即托风散。治男妇风气虚寒，湿邪入脏，狂言妄语，精神错乱，或刀斧砍伤、跌仆、破伤风、角弓反张等症，服之即安。当归、白芍（酒炒）、甘草（炒）、防风、川芎、白术（土炒）、白鲜皮（各半）二钱，官桂（去皮）、独活、麻黄（去节）、茯苓。上锉散，作二贴，水三盅，姜三片，煎服。

黑丸子：治跌压堕马，筋骨碎断，百节疼痛，瘀血作痛，浮肿结毒，一切风痰筋痿力乏，浑身困怠，手足缓弱，行步不前，妇人诸般血风劳损等症并治，每服二十丸，陈酒送下，孕妇忌食。白蔹（烘）一斤，白及（炒）四两，制南星六两，赤芍六两，青当归四两，生姜四两，川乌三两，牛膝六两，百草霜七两，赤小豆一升（如无，以五加皮代之），共为细末，醋和丸，梧桐子大，量人之大小加减服，如病在上身，食后服；在下身，空心服，俱以酒下。

箭头入骨，凡箭头入骨，不可拔。蜣螂（牛粪中者佳）、乳香各等分，麝香（少许），共为末，拔动箭头，着根掺之即效。又方：巴豆（半粒），蜣螂一个，研末敷患处，如痒宜忍之，至痒极不可忍者，即摇动拔之，以黄连、贯众煎汤洗之，牛胆制石灰敷伤口而愈。

药箭伤痛方：治药箭中人身，叫嚎不已，急用麻油浴之，使药毒不行，其毒自解而痛亦止，黄泥水更佳。

风流散：如遇伤处出血，并破脑伤风，此药极妙。血竭、龙骨、当归、红花、没药各三钱，降香、灯心各一钱，苏木四钱，乳香四钱，桔梗三钱，小鸡一只约二两，以下连毛，醋煮后碎之，以黄泥封固，文武火煨干为止，以上共为细末，每用少许，干擦伤上；如流不止，多擦之，俟血将干，再用药油调敷制一料，可备急用。

损伤匀气汤散：如伤重者先敷此药，调气后服伤汤。茴香、青皮、厚朴、白芷、乌药、杏仁（去皮尖）五钱，陈皮、麦芽、前胡、桔梗、苍术、甘草各一两，共为细末，每服二钱，水一盅、姜三片、枣二枚，空心服之。

金疮丹方：只有紫檀香一味，为末，敷患处即愈。

花蕊石散：治一切金箭打扑伤损，狂犬咬伤甚至死者，急于患处掺药，其血化为黄水，再掺之便能止痛。如系内伤，血入脏腑者，以热童便、酒少许调药一钱，灌下立效。若腹伤肠未触出者，以细丝桑白皮尖绒为线，缝合肚皮，其缝上掺药，血止立效。如急，无桑白皮，麻缕亦可，不必封固伤口，尽满，恐生血脓；如疮口干燥，以油润之立可掺药；如妇人产后，血晕、血迷、恶血奔心，胎死腹中，胞衣不下，危至将死，但心头微暖，急以童便调药一钱服之，恶物如猪肝片者行下，终身不患血风，血气。若上膈有恶物亦化为黄水吐出，或从大小便下。明润硫黄（为粗末）四两，花蕊石（为粗末）一两，二味和匀，先用纸巾（即碎纸）和胶泥钱半，固济泥罐一只，量可容药，将泥干，入药罐内，紧密罐口，焙笼内烘燥，乘热置于四方砖上，砖上书五行八卦，用炭火重叠圆固，从巳时至午时，自下发火渐升于火，各炭火坠颓再添新炭，直至经宿，俟火熄炭冷，再搁经宿冷透，取出研细，绢筛泸过，置磁瓶中，依前法用，神效不能尽述。盘中集中亦有此方，治法同前，炼法不同。硫黄一两，乳香一两为末，泥固，日午入瓦罐内泥封，烘干煅为末，水飞，磁瓶收用。凡内火逼盛，血妄行者禁用。

钻骨散：用蝼蝈虫（即水狗）捣烂，次收蝼蝈头晒干，为末，调敷亦可。

临床秘要

一、相度损处，削杉木板，量长短阔狭，如在臂上宜理而短些，可使转舒，余类推之。

二、骨骱入而复出者，用力拔之，务使归元血窠。

三、察症用贴药宜神圣散。

四、夹缚药用辛香散。

五、贴药用生肌散，次第酌用。

治法并用药方，一凡初遇折伤，煎药未备，痛不可忍，先服乳香寻痛散，专治跌打损伤、手足折断、腰背疼痛、日夜不安。

方：小茴香（土炒）七钱，乳香、没药、血竭、羌活、南木香、沉香各五钱，麝香一钱，独活、川芎、当归、大茴、白芷、甘草、木香、赤芍、穿山甲（炒）各一两，紫荆皮、生厚桂七钱，川乌（水泡去皮，生草）五两，草乌钱半，共为细末，姜汁好酒调服，服后不可饮食。若伤在头，去厚桂，清汤调服，如骨断加虎骨，自然铜共一分，此药不易，宜凉下。

又方：用砖壁上蜘蛛连窠取下，用薄绵包扎七日，七枚，陈酒送下，服七日后，骨骱归原。

又方：生蟹三只，打糊绞汁，和陈酒服，即用蟹渣贴患处，连用数次，骨骱自接归原。

又方：黄香七两，川乌四两，归尾七两，半夏四两，川芎四两，乳香三钱，没药四两，古钱三钱，木香一钱，骨碎补四两，用麻油数斤熬成膏，贴患处，骨自归原。

活血止痛散：归尾、川芎、独活、厚朴、木瓜、白芷、乌药、甘草、赤芍、防风、枳壳、青皮、桔梗、大黄、五加皮各等分，每服加姜一片，水、酒各半，同煎温服之，损在下，去桔梗，初贴去大黄，潮热加柴胡。

又煎方：当归、川芎、白芷、羌活、生地、赤芍、柴胡、防风、陈皮、甘草、木通、厚朴、荆芥、乌药、枳壳、青皮、牛膝、防己、地南蛇（无此不妙）各等分，每服姜一片，酒二盅，温服。如损在上去牛膝；潮热加柴胡；不止加大黄。此二方初服加寻痛散，大势稍定，制药服之。

接骨药性

夫自然铜接骨之要药，不入汤，续断为佐使，活血归经为主，理气枳壳、青皮；

破血以桃仁、苏木；补血白芍、生地。若要疏风，先须理气或应活血，当宜顺气，藕节连枝堪作为引；川芎、牛膝头足相宜；足下最喜木瓜；手臂必用桂枝；腰脊杜仲；凉血生地；用药非伤科内症，治法宜捷速莫迟，见血先须止血，痛甚定痛勿稽药料，宜选上品修合最要精微，得此存心济世，自然福禄收齐。

宝花散：郁金一钱，细辛三钱，降香三钱，荆芥四钱，共为细末，每服一钱四分，冷茶调下，此为治瘀仙剂，夺命神丹。白木耳（黑者亦可药用，焙为细末）一两，麻油三匙，用好酒调送，日服两次病愈，治一切跌打损伤，遍身青紫，瘀停作痛及堕扑内伤，一服即愈。

金伤药及跌仆皮伤血出，陈年石灰研末，用韭菜汁拌匀如膏，搭于无屏风及晒着之墙上，俟阴干取下，再研，收匿藏，用之甚效。

鹿角末水调服，取竹木刺甚效。

火炮药方：用蚶子壳（煅）、青黛三钱，降香一两。燥，以麻油调搽，湿则干掺。

跌打损伤方：用苏木煎汁，磨真降香涂之，不用落水降香（即紫荆皮）。

疮毒日久不收口，用原块石灰一斤，滚水八斤，将灰入滚水内，待灰化开，用棒搅匀，灰水澄清，将水另器盛之，不用石灰，其水再用细布滤去浮浊，瓷器收贮听用。如疮毒久不收口，或生肌，量疮之大小剪新白布一角，浸入水内一刻，取起，即贴于患处约一二时辰，再换一块，用二三次可愈。

无名肿毒，不拘奇伤恶毒，用生肥皂荚，量毒之大小多少取用，去子及弦筋捣极烂，好醋和敷立愈，不愈再敷一次，奇效。

跌打损伤洗方：锦膝三钱，乳香二钱，红花八分，没药二钱，皮硝五钱，甘草二钱血竭二钱，上用老酒两茶盅，水加倍煎药。

四生第一仙方：治跌伤、压伤、打伤、刀伤、捅伤、割杀、吊死、惊死、溺水死等症，雷击死者，虽未试过，想亦可用。虽遍体重伤，死已数日，只要身软，用此丹灌服，少刻即有微气，再服一次即活，大便努下带血更妙，惟身体礓硬者难救。此系豫章彭竹楼光民部家传秘方。道光初年民部宰直埭时，有人被殴死，已三四日，民部往验，见其肢体尚软，打开一齿，以此丹灌一分五厘，少刻，其尸微软动，再灌下一分五厘而活，其余敷甫经殴杀或殴死，民部制丹遣人驰往，救活不下千人，大有起死回生之妙，诚千古第一仙丹，如能施药传方，救得一人之命，可全两人之生，造福无疆。用：活土鳖虫（又名地鳖虫，又名簸箕虫，要如指大为佳，中者功缓，雄的更妙。此虫刀截两段，放地上碗盖，过夜自接，或生面铺或油揸黄色，研细末）五钱，自然铜（放瓦上，炭火烧红，好醋内淬，半刻取出再烧再淬，连制数次，研末）、真乳香（形如乳头黄色如胶者佳，每两用灯蕊一钱五分，用炒粘其灯草。共研细末，只去灯草，用净末）二钱，真陈血竭（飞净）二钱，真朱砂（飞净）二钱，巴豆霜（去壳研末，用线包压粘，次去净油为末）二钱，真麝香（要当门子用）三分，以上各药，拣选明净，研极细末，收入小口瓷瓶，大口易泄气，用蜡封口，不可泄气。大人每服一分五，小儿七厘，酒冲服。牙关不开者，打开一齿灌入，必活。药分两料，准见效，灌时多用水酒，使药下咽为活，后宜避风调养。若伤后受冻而死，须放暖室中，最忌见火。

治跌打损伤方：酒炒当归三钱，紫荆皮三钱，桂枝尖五钱，甘松三钱，壮细辛一钱四分，川草乌各二钱，共为细末，每服两分，陈酒冲服。

外敷方：用面粉用火酒调擦患处。

万应膏方：专治痈疽疔毒，对口疾，核流注等毒，贴之收功甚效。川乌、草乌、生地、白蔹、白及、象皮、官桂、白芷、当归、赤芍、羌活、苦参、土木鳖、穿山甲、乌药、甘草（生）、独活、元参，定后入粉，各五钱。先将十九味用香油五斤，药浸七日，入净锅内浸，火熬药枯浮起为度，滤去渣，将油料准，每油一斤八，定后粉半斤，用桃柳皮搅至黑如漆、如镜，滴水成珠，同前推贴。

分邑桐梧灵神伤科方：生地、当归、自然铜、海金砂、丹皮、五加皮、儿茶、骨碎补各一钱，伤轻重，随症加减。

朱锡孙湖塘伤科方：夺命丹贴跌伤，昏迷不醒。炙川草乌（去皮尖）一钱，石斛一钱，首乌一钱，甘草一钱，天麻一钱，白芷一钱，麻黄一钱，当归一钱，细辛一钱，荆芥一钱，防风一钱，白术一钱，桔梗一钱，蚕茧一钱，川桃一钱，苍术一钱，朱砂五分，研细末为丸，按伤轻重酌服。外敷，骨碎补、当归、没药、制自然铜、官桂、血竭大黄、乳香、月石、地鳖虫，共为末，调敷。

疮毒去腐方：生白矾一两，煅白矾一两，雄黄一两。共研极细末，去腐颇妙。

又收口膏方：黄占二钱，白占二钱，黑药膏四钱，共拌匀，太医院经验，内外百病奇方。

跌打损伤方：筋断骨折，皮裂血流。用墙脚撒尿处碎瓦片，洗净，火煅醋淬五次，研细末，每服三钱，酒调服，伤上身食后服，下部食前服，加自然铜三钱。

风气疼痛方：何首乌四两，龟板（醋炙）、甲片（土炒）、全蝎（酒洗）、虎骨（醋炙）各一，陈酒五盅，煎三盅，早晚服。

治树上跌伤，身勒极痛，走阳咳嗽良方：当归五钱，通草二钱，麦芽一钱，生地三钱，红曲二钱，香附一钱，川甲三钱，赤芍一钱，乳香一钱，降香三钱，广皮一钱，没药一钱，共用清水煎汤饮之，若小便不通，加木通，车前子一钱。

槐花散治刀伤火炮：寒水石一两，炙乳香（去油）三钱，煅龙骨四钱，真雄黄二钱，龙胆草四钱，蜜佗僧二钱，飞广丹一两，炙没药（去油）三钱。共研细末，火炮，加地榆粉，麻油调之，敷患处，刀伤敷患处。

接骨之法：用五加皮三钱，一斤之鸡，将毛拔光，五脏挖出，与五加皮捣糊罨上患处，午时罨上，次日午时掀下，倘不下，另生出骨也。

《少林寺伤科》

清道光·不著撰人

《少林寺伤科一》

序

混茫初分，神农帝尝百草以疗民疾，后轩辕黄帝尊其臣岐伯为天师，每闻典要必载抄，敬受金匮玉函，珍藏其文，由兹神工继起，仓扁而下，代有传人。精研周身穴道，细察袖肠脉理，仆十三学之，朦点十载，不能分皂白之色，今得少林寺高僧数卷，精详秘窍，读参究，分门别类，定为伤科秘书，编纂凡四卷，不可误乱传人，并飞思汇，恐愚子辈虽不能尽述内有，又十二处要穴，关乎人命，反为阴隙，慎之慎之。引其端等诸爝火，俟夫圆通上智，出其光华，于以照彻玄微，与孙真人而合辙昌也，康秕在前，有荣施矣。

道光十二年癸己岁桂秋月匡海山先生浅识。

序

夫医门十三科，惟伤科最为迅速者，凡有病家延请，不可因循忧行，必须顷刻而至，机巧治节，活泼流通，心欲小，胆欲大，按法施其为，此乃医宗之规模也，后之学者遵予之言，为仁术耳。但是此书系予术，藏秘密之道，出千金不易，本不轻传，奈济人心急，触暨仁人志者登仁寿之堂，应不负予之片婆心也。其中另有口诀，必须心传授，若能尽情得医中趣，方是医中杰，续伤接骨乃如拾芥，若不遇知音，誓不传尔。

仙人毂订

各大穴道秘诀抄录

凡人周身一百零八个穴道。七十三小穴道伤者即受病，不治者丧命；三十六大穴道伤者，或更丧命矣。头项心名泥丸宫穴，受伤者二日死，轻伤耳聋头眩，六十四日死。心名为华盖穴，受伤者人事不省，血迷心窍，三日不治。即时用药可治，如发者十个月而死。背名为肺底穴，受损者一周年而死，后必两鼻孔少血，打伤中者，三十二日发寒热者而死，右发者一百六十日死。背心第七个骨节两傍也下一分名下胸穴，受伤者吐血痰十个月而死。下一寸一分名为气海穴，受伤者一日半而死。左乳下一分名正气穴，受伤者三十六日而亡，右发者一个月而毙。右乳下一寸三分名为上血海穴，受伤者吐血十六日而死，左伤者九十六日而死。右乳下正气穴，受伤者吐血十八日死，复伤者六十四日而死。右乳下一寸四分名为下血海穴，受伤者下血三十六日死亡。乳上一寸两傍偏三分名一计害三贤，受伤者七日而死，医愈后者五十六日而死。当中捶心骨者名黑虎偷心穴，拳回气绝，临时救之无妨，服药不除根者，一百二十日而亡。下一寸三分名霍肺穴，当时打伤救好无妨，服药不除根者一百二十日而亡。下一寸三分偏左边名为翻肚穴，受伤者三日即亡，若服药不断根复发者一百七十日而必亡。脐下一分名为气海穴，受伤者二十八日即而死。下一寸三分名丹田，精海穴，受伤者十九日必亡。再下一寸三分名为分水穴，受伤者大小便不通利，十三日而死，如复发者，一百六十四日而亡。再下一寸三分名为关元穴，受伤者五日即必而亡。左边合肋毛中名为气穴门，点伤（图1）者六个月必亡。右边肋毛中名为血穴门，点伤者五个月必亡。左边合稍骨尽处名章门穴，受伤者一百五十四日而死，再下一分名气囊穴，受伤者四十三日而死。右边肋稍骨尽处名为期门穴，受伤者六十日而必亡，再下一分名为血囊穴，伤者四十日死。鸠尾骨尽处下一分名为海底穴，点中者而七日即死。两小腿中名为鹤口穴，受伤者作一年而死。脚底心名涌泉穴，受伤者四十个月而必死。两耳下穴处名听耳穴，受伤中者二十四日而亡。大凡三十六个大穴道受伤，看明用药须要仔细为荷。

（正面图：图1）（反面正图：图2）

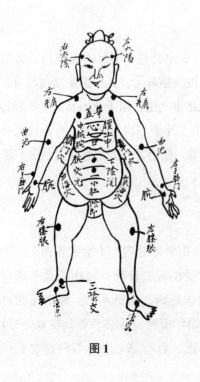

图1

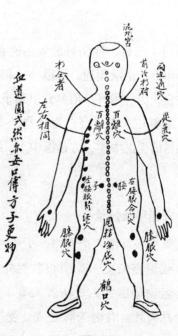

图2

血道图式，然亦要口传方子更妙。（图3）

尉迟公三鞭换二铜，上部受伤，损于肺底穴处，用药详后页，外敷绝妙止痛散，内服妙君真灵散，再服紫金丹。（图4）

秦怀玉被苏哈哈飞锤打中，华盖穴处受伤。用药详后页，外敷接骨方，内服普应煎药方，再七厘散、夺命丹服。（图5）

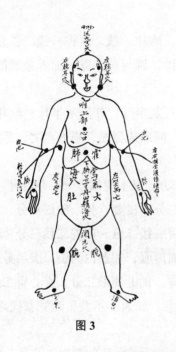

图3

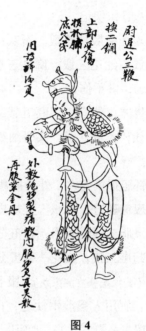

图4

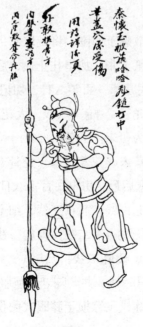

图5

《少林寺伤科》

289

妙君真灵散：内服。生三七一钱，茜草三钱，细辛六分，血竭一钱三分，山羊血二钱，乳香（去油）八分，羌活（酒炒）二钱，青皮一钱三分，朱砂二钱，生地三钱，虎骨胶二钱，没药（去油）八分，棱麻二钱，归尾（酒炒）三钱，骨碎补（去毛）三钱，郁金一钱五分，桂枝一钱，川芎一钱，共药陈酒煎服，暖盖出汗者愈，避风为要。吐血者用三七、茜草。不吐血者去之，服百部一钱，再紫金丹三四服而愈，后忌房事一百零八日，切记。

　　绝妙止痛散：外敷。石灰一斤半，獐脑三钱，冰片一钱，麝香一钱，各为细末。苏木四钱，红花三钱，麻油三斤，同二味煎出浓汁，调与药末等，加入金黄散八钱，共和调匀，敷于伤处。

　　接骨方：外敷。川断五钱，地鳖虫十个，陈石灰半斤，新石灰半斤，红花五钱，苏木五钱，大黄八钱。共研细细末，加麻油二斤，同煎成膏贴，患处敷之，后宜暖避风最忌。

　　秦怀玉损华盖穴，外敷损膏方，内服普应煎药方，又七厘散二分，夺命丹一服。

　　普应煎药方：内服。五加皮一钱五分，枳壳二分，良姜八分，砂仁八分，肉桂八分，五灵脂二钱，香附一钱五分，杜仲三钱，蒲黄一钱二分，广皮二钱一分，延胡索二钱，归尾三钱，红花一钱五分，苏木三钱，陈酒煎服，加葱白为引。服后盖暖，出汗而愈（此方是普应煎药方）。服七厘散、夺命丹后详。加七厘散二分，玄心胃二经之去此血后，宜用人参煎粥饮之，再用夺命丹一服全愈。如人参不及，西党参代之可也。愈后忌房事一百零八日，切记。

　　李如被头佗僧飞铳而损，琵琶穴处受伤（用药详后页）。外敷黄白二交散，内服妙君真灵散。（图6）

　　外敷止血黄白二交散，将散敷于四围，将铳取出，向正南方毁碎之，将散共敷于伤处，寻鬼蜡烛草扑上，桃花纸十张，加绢扎止血，后用龙爪葱洗净，换玉红膏，戒食鲜味发物等，痊愈之后，切忌房事一百零八日，切记。内服妙君真灵散（方在后页）。

　　止血黄白二交散：外敷。龙骨（研末）八钱，大花蕊石（研末）一两，甘草（研末）五钱，金毛狗脊绒五钱，以上为研末。大黄（切片）一两五钱，石灰一斤，同炒红色，去大黄片，将石灰筛细，同甘草末、花蕊石末、龙骨末共和为极细末，敷于患处，鬼蜡烛同金毛狗脊绒再敷患处，愈后最忌房事一百零八日，切记。

　　妙君真灵散：内服。生三七一钱，茜草三钱，细辛六分，血竭一钱二分，山羊血二钱，乳香（去油）八分，羌活（酒炒）二钱，青皮一钱二分，朱砂二钱，没药（去油）八分，生地三钱，虎骨胶二钱，棱麻二钱，归尾（酒炒）三钱，骨碎补（去毛）三钱，郁金一钱四分，桂枝一钱，川芎一钱，共药陈老酒煎服，盖暖出汗者愈。

　　晋周处遭咖兰喇嘛用红木练成飞镖损于膝眼穴内伤，用药详后页。内服普救济生汤，外敷去拔千金散。（图7）

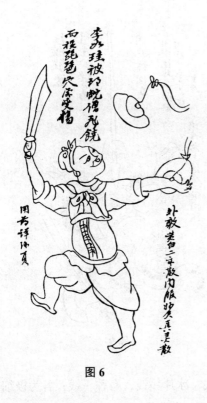 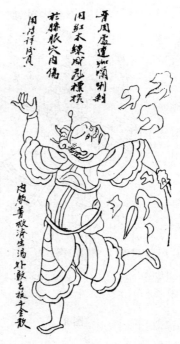

图 6　　　　　　　　　　图 7

外敷去拔千金散： 麝香五钱，大麻子叶一百张，捣烂敷于伤处，其水镖自出，后用玉红膏贴之愈。

普救济生汤： 五灵脂二钱，汉防己二钱，木瓜一钱，南吼二钱五分，秦艽二钱，淮牛膝（酒炒）二钱，骨碎补三钱，五加皮一钱，自然铜（制）一钱，生地三钱，膝脚一钱，归尾二钱，川芎一钱，赤芍一钱四分，肉桂八分，破故子一钱，川杜仲三钱，陈老酒煎服，盖暖出汗者愈，后忌房事久远矢大约二百四十日，切记。

魏文通被王伯当箭中手心腕处受伤，外敷黄白二交散，内服天王七厘散，愈后服八珍汤，用药详后页。（图 8）

止血黄白二交散：（外敷）：龙骨（研末）八钱，大花蕊石（研末）一两，甘草（研末）五钱，金毛狗脊绒五钱，以上为研细末；大黄（切片）一两五钱，石灰一斤，同炒红色，去大黄片，将石灰筛细，同甘草末、龙骨末、花蕊石末共和为极细末，敷于患处，鬼蜡烛同金毛狗脊绒再敷患处，愈后最忌房事一百零八日，切记。

天王七厘散： 内服。桑寄生三钱，天仙藤二钱，乳香八分，没药八分，茜草八分，桂枝一钱，全当归三钱，人参一钱，苏木三钱，加嫩桑枝三尺，共药酒煎服，用棉被盖暖，出汗而愈。如人参不及，西党参（米炒）一钱可代，愈后服八珍汤即可痊愈。

程咬敬被尉迟公鞭伤，用药详后页，外敷绝妙止痛散，内服妙君真灵散，再服紫金丹，用药散，三鞭换二锏同法。（图 9）

《少林寺伤科》

291

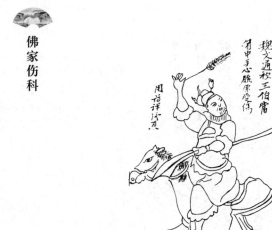
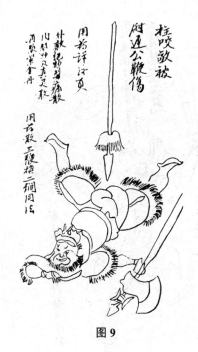

图 8　　　　　　　　　　　图 9

　　绝妙止痛散：外敷。石灰一斤半，獐脑三钱，冰片一钱，麝香一钱，各为极细末，苏木四钱，红花三钱，麻油三斤，将二味同麻油浓药取汁调，前四味药末再加入金黄散八钱，共调匀，敷于伤处。

　　妙君真灵散：内服。生三七一钱，茜草三钱，细辛六分，血竭一钱三分，山羊血二钱，乳香（去油）八分，羌活（酒炒）二钱，青皮一钱三分，朱砂二钱，生地三钱，虎骨胶二钱，没药（去油）八分，棱麻二钱，归尾（酒炒）三钱，骨碎补（去毛）三钱，郁金一钱五分，桂枝一钱，川芎一钱，共药陈酒煎服，盖暖出汗者愈，避风为要。

　　再服紫金丹详后，愈后忌房事一百零八日，切记。未愈，后再服桑金丹，三四服即痊愈。

　　五代汤悦被苗子根伤，丹田穴处受损，外敷绝妙止痛散，内服加减十三味煎方，再服七厘散，用药详后页。（图10）

　　绝妙止痛散：外敷。樟脑三钱，石灰一斤半，冰片一钱，麝香一钱，为研极细末，苏木四钱，红花三钱，麻油三斤，同煎出浓汁调，前四味药末共调匀，敷于伤处。

　　加减十三味煎方：内服。五加皮一钱四分，砂仁五分，肉桂八分，五灵脂二钱，寄奴一钱二分，香附一钱五分，加乌药一钱，杜仲三钱，蒲黄一钱二分，广皮一钱二分，延胡二钱，归尾二四分，红花一钱，葱白为引，陈酒煎服，加木通二钱，三棱二钱，同煎服，后用棉被盖暖，出汗者愈，再服七厘散二分，二服痊愈。愈后忌房事一百二十日，慎之。

　　常遇春初中鸵龙枪，用药详见后。外敷独步金枪去瘀散，内服七厘散夺命丹，再

服妙君真灵散汤，愈后服十全大补汤。（图 11）

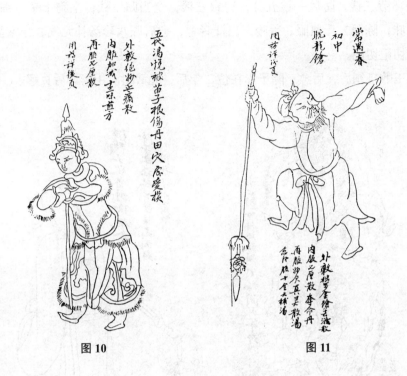

图 10　　　　　　　　　图 11

　　独步金枪去瘀散：枯矾二两，松香二两，桃仁一两一钱，白芍一两一钱，生大黄一两五钱，麝香五钱，共药研细末，敷于患处，用纸盖上，扑滑石粉，扎上，再用绢缝，缝三日三次。其痛即止，以后用红花、葱酒洗之，换搽玉红膏，长肉生肌，忌房事一百零八日。再服七厘散二分，或飞龙夺命丹二分，切忌为要避风。再用妙君真灵散汤，加牛膝（酒炒）二钱，去生三七，连服数贴，后服十全大补汤数十贴痊愈。

　　妙君真灵散：内服。山羊血二钱，茜草三钱，细辛六分，血竭一钱二分，乳香（去油）八分，羌活（酒炒）二钱，青皮一钱二分，朱砂二钱，没药（去油）八分，生地三钱，虎骨胶二钱，棱麻二钱，归尾（酒炒）三钱，郁金一钱五分，骨碎补（去毛）三钱，桂枝一钱，川芎一钱，牛膝（酒炒）二钱，共药陈酒煎服。前方去牛膝，有三七之药者加减。后盖暖，出汗者愈。愈后忌房事一百六十日，切记切记。

　　南北朝徐伯珍被刘关羚开山斧断损。外敷金桃散，内服普应回生汤，用药详后。（图 12）

　　金桃散：外敷能去瘀、止飞血不止。用桃花纸缠于流血处，先服药后缠。石灰二两，飞面二两，热二矾二两，松香二两，大黄二两，赤芍二两，花蕊石二两。共研极细细末，加金毛狗脊绒二钱，共合，敷于伤处，外加油绢缝之，避风为要，愈后忌房事一百零八日，切记切记。

　　普应回生汤：内服。人参二钱，西芪四钱，白芍（酒炒）三钱，苏木四钱，茜草二钱，川断三钱，没药一钱，乳香一钱，地鳖虫十个，桑寄生三钱，红花半钱，丹皮二钱，十大功劳三钱，防风一钱五分，狗脊三钱，全当归三钱，土狗十个，细辛六分，共药十八味，陈酒二斤煎服。盖暖，出汗者愈，愈后服八珍汤补元气，令室静养一百零八日，切记切记。

淮阳王败自刎后，后愈。降子赤在位二年后，光武封。用药详后页解。（图 13）

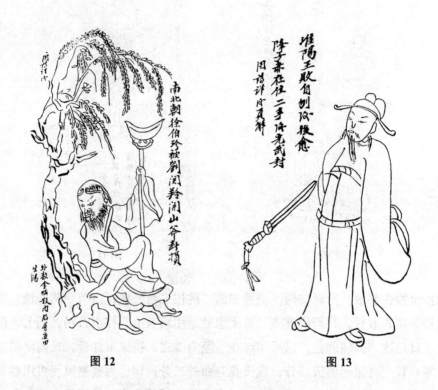

图 12　　　　　　　　　　图 13

解用药之意方： 急用杨树丝缝合刀口毕，用鸡毛绒扑上，周围掺上梅花散，速用桃花纸数十张四周围之，用女人旧布裹脚，将头缓缓抬起，轻轻包扎，仰卧于静室，鸡犬等不闻之处，更以软高枕枕在脑后，使颈屈而不直，刀口不开。冬夏避风，衣服宜暖软，使患者气从口鼻出进。用药：老姜七片，人参二钱，川米二合，煎薄粥饮之，接补元气。三日后急手解去前药，再敷桃花散掺刀口上，仍急缠扎，扎二日，急用浓葱汤软鸡毛洗之。用纸脚桃玉红膏放手心上化搽之，伤口再用软鸡毛绒扑盖，外用长黑膏贴裹周围，紧扎不脱。近喉刀口两边，再用黑膏，长四寸、阔二寸，竖贴膏上，两头粘贴好肉，庶不脱落，外再有绢条固裹三转，针线缝头，冬月三日，夏天二日，春秋二日。每用葱汤洗绝换药，自然再不疼痛。其肉渐从两头长，令服八珍汤，调理月余。如不大便者，用药润，不可利药利之。猪胆套法亦可。双管俱断者百日外愈，单断五十日收完、收功、收口。切宜安神，用药不可害怕，恐有忙错，记之记之。愈后最忌房事四月，切记切记。

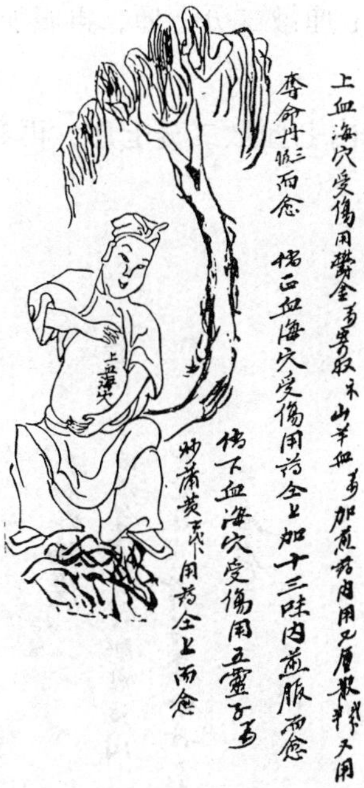

图 20

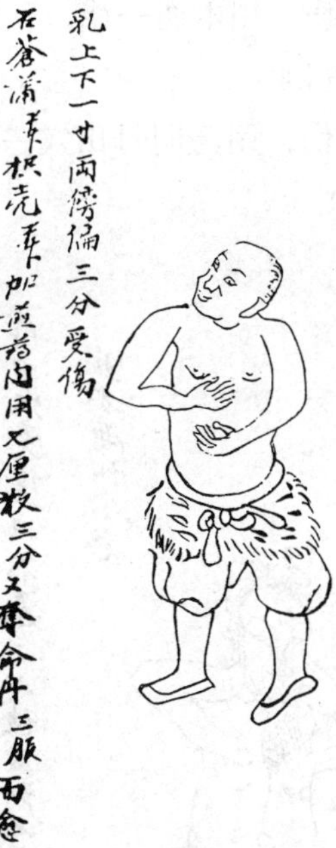

图 21

黑虎偷心穴受伤，用药：肉桂一钱，丁香七分，加煎药，用七厘散三分，正十三味煎方二贴，夺命丹三服，痊愈。（图 22）

霍肺穴受伤，用药：桔梗八分，川贝母（去心，研）三钱，加煎药，内用七厘散三分，夺命丹三服，加煎药二贴痊愈。（图 23）

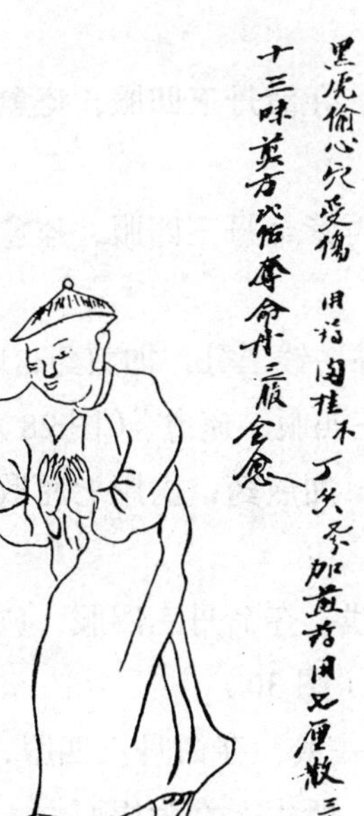

图 22

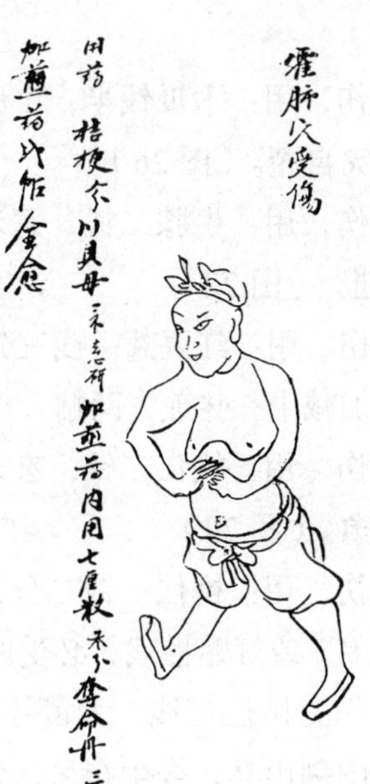

图 23

丹田穴受伤，用木通一钱，三棱一钱，加七厘散二分七厘，再服加减十三味煎方两贴痊愈。（图24）

水分穴踢伤，用药同丹田穴一体加煎药，内七厘散二分七厘，再夺命丹三四服，痊愈。（图25）

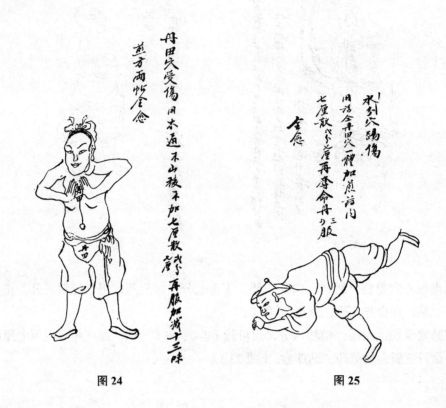

图24　　　　　　　　　　图25

涌泉穴受伤，用：木瓜钱半，牛膝钱二分，夺命丹三四服，痊愈。主人狠暴跌奴婢，反见受损灾自魔。（图26）

鹤口穴受伤，用：牛膝二钱，薏米三钱，再紫金丹三四服，痊愈。卖乌烟、开鸦片馆之人果有报。（图27）

翻肚穴受伤，用：红豆蔻一钱三分，煨木香一钱二分，加煎药，内用七厘散三分，夺命丹三服，加减十三味煎方两贴，再紫金丹三四服，痊愈。（图28）

气海穴受伤，用：桃仁二钱，玄胡索一钱，加煎药，内用七厘散二分七厘，再夺命丹三四服而愈。（图29）

命门穴受伤，用：桃仁一钱二分，前胡一钱，夺命丹三四服，愈。游手好闲之辈及害人家之子弟，或好赌性残，必受此伤而死。（图30）

海底穴受伤。桃仁二钱，大黄一钱，朴硝一钱，夺命丹三四服，紫金丹三四服，痊愈。当初赵图剑山县，今生崔名河贪婪之死，所生七女为娼而亡，以绝无绘。外面青严内见贪，粪门底下把伤堰，虽然腐溃报应死，绝尽儿孙永不传矣。（图31）

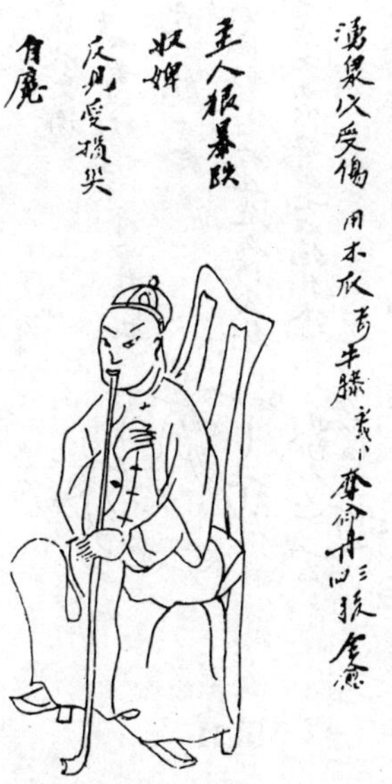

鹤口穴受伤同牛膝末药末末再紫金丹四服全愈

卖其乌烟闹鸦片　饭之人果有报

涌泉穴受伤　用木瓜为牛膝义八紫命丹四振金愈

主人狼暴跌
奴婢
反见受攥哭
食魔

图26

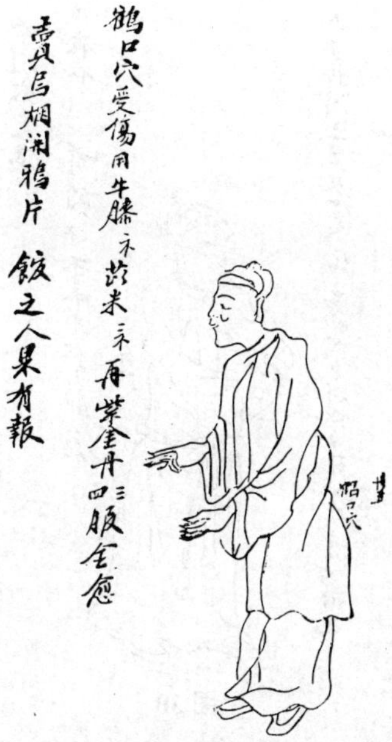

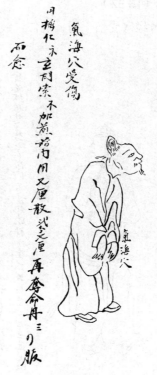

图27

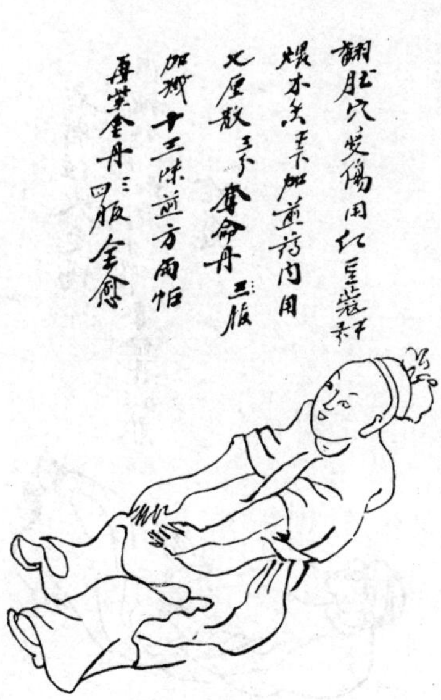

气海穴受伤
用桃仁末玄胡索不加煎药内用又厘散弍之厘再紫命丹三刂服
而愈

调肌穴受伤用红豆蔻末
娘本关末加煎药内用
又厘散三义壹命丹三服
加减十三味煎方两帕
再紫金丹三刂服金愈

图28

图29

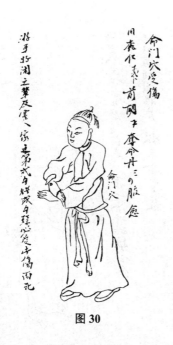

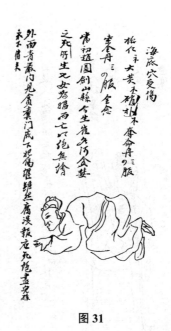

图30　　　　　　　　　　**图31**

　　左肾经穴受伤，用：桃仁二钱半，前胡一钱，夺命丹三四服，痊愈。贪花彼执只身躯，亦为偷香意乱速，腰下受损无痛苦，命亡近见笑微微。偷婆娘人看贪花人往往然而死。（图32）

　　右肾经穴受伤，用：桃仁二钱，红花钱二分，夺命丹三四服，痊愈。（图33）

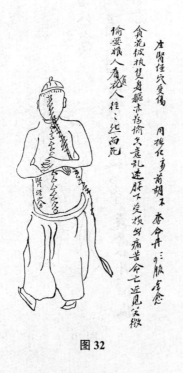

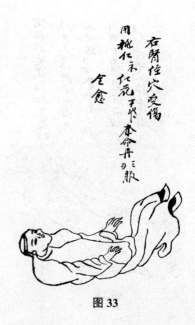

图32　　　　　　　　　　**图33**

包揽门讼笔内英雄遭人打损，口吐鲜血红，吃白食人小心。百胸穴受伤，用：杜仲三钱，破故纸一钱，夺命丹三四服，愈。（图 34）

后气穴受伤，用：破故纸一钱，台乌药钱五分，地鳖紫金丹三四服，愈。主人吞尽众商钱，今日遭伤苦痛煎。（图 35）

血囊穴受伤，用：蒲黄一钱，韭子一钱，夺命丹三四服，煎药二贴，用药酒方一料，痊愈。游和脾起肠。（图 36）

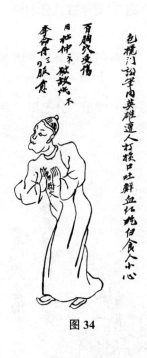

图 34

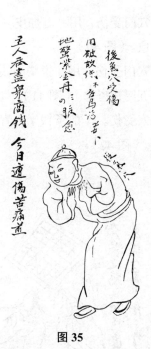

图 35

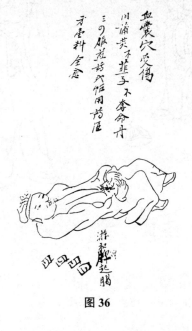

图 36

泥丸宫穴受伤，用药：羌活（酒炒）一钱，苍耳钱五分，夺命丹五服，愈。着棋人看看，往往妙。（图37）

　　章门穴受伤。归尾二钱，苏木三钱，地鳖二钱，紫金丹三四服，痊愈。（图38）

　　曲池穴受伤，偷鸡之报及剪绺。丹皮一钱五分，红花一钱五分，再夺命丹三四服，煎方二贴，加嫩桑枝（酒炒）三钱，桂枝八分，鲜佛手二钱，和煎药方同煎服，痊愈。（图39）

　　气海穴门受伤，用：五加皮一钱，羌活（酒炒）钱半，七厘散二分七厘，再夺命丹三四服，愈。（图40）

　　血海穴门受伤，用：银柴胡钱半，全当归二钱，加煎药用夺命丹三四服，再服七厘散二分五厘，痊愈。（图41）

　　关元穴受伤。车前子钱半，青皮一钱，加煎药，内七厘散二分七厘，夺命丹二三服，痊愈。（图42）

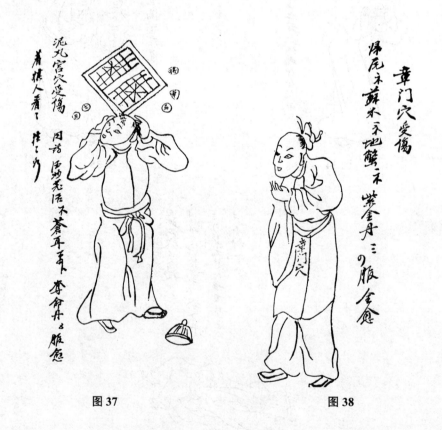

图37　　　　　　　　　　　　　　　　图38

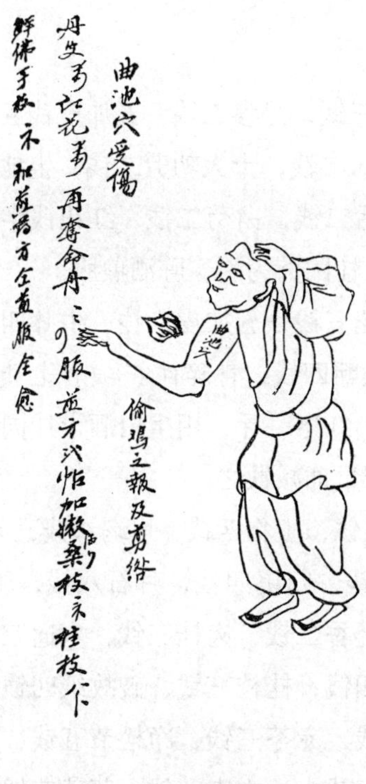

氣海穴門受傷
用五架木羌活芎
三厘散戌尖之厘再奪命丹三服胶

曲池穴受傷
丹尖為坊花芎再奪命丹三服
並方戌怕加嫩蘇校永桂枝个
鮮佛手敁永和荒菪方全煎服全愈

偸馬立敤及剪絡

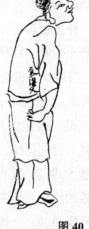

图39

图40

関元穴受傷
東南子丁芎青失不加
煎於同
三厘散戌尖之厘
奪命丹三三服全愈

血海穴門受傷
用銀朱開芎金嘗保永加
煎話用奪命丹三服再服七厘散
戌尖五厘冷愈

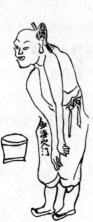

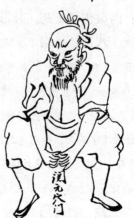

图41

图42

《少林寺伤科》

303

各伤科方秘诀抄录

张孔照先生跌打损伤绝妙方：归身（酒炒）三钱，丹参二钱，五加皮钱五分，杜仲钱五分，川断二钱，紫金皮钱二分，秦艽（酒炒）二钱，十大功劳二钱，生地三钱，牛膝二钱，乌药二钱，薏米三钱，川芎六分，羌活二钱，白芍二钱，红花钱半，虎骨钱半，官桂四分，共药十八味，外加儿肉、枣肉、桂圆肉为引，陈酒煎服。

张孔照先生药酒绝妙方：全当归八钱，红花三钱，五加皮六钱，牛膝四钱，青木香三钱，木瓜五钱，补骨脂五钱，苏木八钱，续断四钱，骨碎补（去毛）七钱，秦艽四钱，杜仲八钱，共药十二味，加桂圆肉一两，小红枣一斤，用生白酒十斤同煮，一柱香之时，退火，十一日可饮。每服药酒三两，照量加减饮之。

地鳖紫金丹：内服。地鳖虫八钱，台乌药三钱，土狗四钱，血竭八钱，苏木五钱，香附五钱，青木香三钱，自然铜八钱，桃仁六钱，归尾四钱，月石八钱，胎骨三钱，枳壳三钱，广皮三钱，青皮三钱，朱砂三钱，麝香二钱，肉桂三钱，木通三钱，申姜三钱，杜仲四钱，蓬术四钱，秦艽三钱，川断四钱，桂枝三钱，破故纸四钱，黄芩三钱，羌活四钱，牛膝四钱，赤芍四钱，丹皮四钱，赤苓三钱，净松节五钱，威灵仙四钱，韭子二钱，五灵脂四钱，三棱四钱，葛根三钱，远志肉三钱，蒲黄三钱，泽泻四钱，枸杞子五钱，共药四十二味，上为极细末，每服二分，陈酒送下。

飞龙夺命丹：内服。朱砂三钱，蓬术五钱，桂枝三钱，苏木五钱，韭子三钱，蒲黄三钱，赤芍三钱，秦艽三钱，羌活五钱，三棱四钱，归尾五钱，枳实三钱，肉桂二钱五分，麝香二钱，威灵仙三钱，寄奴三钱，广皮二钱四分，土狗三钱，胎骨五钱，前胡三钱，地鳖虫八钱，自然铜八钱，五加皮八钱，台乌药三钱，青皮三钱，川贝母（去心，研）四钱，香附五钱，硼砂八钱，广木香六钱，玄胡索四钱，葛根三钱，血竭八钱，共药三十二味，上药细末，伤轻者一二分，伤重者三分，陈酒送下。

七厘散：内服伤科要药。月石（消心肺之血，血化汗出立愈）八钱，朱砂（定心止痛，消瘀血，安魂魄）八钱，血竭（去周身各穴道之伤）八钱，胎骨（能去周身之痛，骨节之用）四钱，地鳖虫（去伤、强腰足、止痛用）八钱，土狗（去骨肉之伤，伤筋伤骨之用）八钱，赤芍（解烦热、破瘀血、疗血痛腹痛）三钱，全当归（归身去身上血，归尾去下部血，全归去周身之血）五钱，红花（少用活血定痛，多用破血）五钱，枳实（虚者用三钱，宽中、下气、行瘀）四钱，茄根（坚筋骨，行周身之伤痛）五钱，枳壳（虚者用三钱，宽筋、下气、行瘀）四钱，苏木（止痛、去伤、协各药之功）四钱，木香（调诸气、去骨内之伤）三钱，生地（通大便、滋阴、去瘀血、凉血）八钱，巴豆霜（去伤、行气、行血）三钱，青皮（快膈、除膨胀下气、宜行小便）三钱，台乌药（顺气、消痰、止痛、活冷气）三钱，蒲黄（去瘀血、活胸背之痛）三钱，五灵脂（止胁肋之痛、胃中之痛、消瘀血）五钱，广皮（开胃、消痰、能升、能引、能移、能散）三钱，荆三棱（破血中气滞、积血之功）五钱，蓬术（能行血中气滞）五钱，肉桂（行血止痛）三钱，麝香（能通七窍直达）一钱，共药二十五味，研末，每服二分半，酒送。七厘散药共二十五味，遵法炮制，须要地道，合为极细末，磁瓶收贮，切勿泄气。每服二分半，轻伤去半，童子年轻者，只用七厘煮酒服，不宜多用，慎之慎之。

护心散： 又名护心保命丹，内服。黄麻灰一钱，肉桂八分，乳香（去油）一钱，没药（去油）二钱，自然铜（醋制）一钱二分，胡椒一钱二分，木耳灰一钱，共药七味，合为极细末，白蜜为丸，服时另口诀。

新伤十五味煎方： 寄奴钱五分，青皮钱二分，香附三钱，红花一钱，木香八分，蓬术二钱，桃仁二钱，砂仁一钱，赤芍三钱，乌药钱五分，骨碎补三钱，归尾三钱，苏木三钱，玄胡索钱五分，荆三棱钱五分，共药十五味，加葱白根三个为引，陈酒煎服。盖被出汗而愈，如重伤者大便不通，加制军二分，同前药煎服。避风为要，切记切记。

加味十三味煎方： 即诸伤穴煎方是也。五加皮钱五分，砂仁五分，肉桂八分，五灵脂二钱，寄奴钱五分，香附钱五分，杜仲三钱，蒲黄钱二分，广皮钱二分，延胡二钱，归尾钱五分，红花一钱，台乌药一钱，共药十三味，加葱白三个为引，陈酒煎服，盖暖出汗而愈，切记避风。愈后最忌房事五六月之数，切记切记。

上部受伤煎方： 白芷一钱，血竭一钱，细辛七分，乳香八分，羌活二钱，青皮三钱，朱砂三钱，没药八分，生地二钱，虎骨钱五分，棱麻一钱，归尾钱五分，骨碎补二钱，郁金钱五分，桂枝一钱，川芎一钱，共药十六味，用好陈酒煎服。尽饮而醉，卧者汗出而愈。忌房事久远，避风为要。

中部受伤煎方： 生地三钱，白芷一钱，地鳖虫四个，五加皮二钱，川芎一钱，秦艽钱五分，乳香六分，红花一钱，川断一钱，没药七分，血竭一钱，甘草四分，共药十二味，用陈酒煎服。尽饮醉卧者，出汗盖暖为要，而愈。切记避风并房事，同前说。

下部受伤方： 又名普救济生汤。五灵脂二钱，汉防己二钱，木瓜一钱，南蛇二钱，秦艽二钱，五加皮二钱，骨碎补二钱，脚樟一钱，生地三钱，自然铜（制）一钱，归尾二钱，牛膝一钱，川芎一钱，赤芍钱五分，肉桂八分，杜仲二钱，破故纸一钱，共药十七味，好陈酒煎服，盖暖出汗而愈，如肿不消，加入棱麻钱五分；如脚下不消，加加皮二钱，牛膝二钱，同前药煎服。

左边受伤煎方： 陈皮钱五分，甘草五分，制首乌二钱，桃仁二钱，法半夏一钱，三棱一钱，杏仁三钱，赤苓三钱，郁金二钱，莪术一钱，乳香五分，玄胡一钱，五灵脂一钱，龙胆草八分，没药五分，红花一钱，赤芍一钱，菟丝子三钱，共药十八味，加红枣两个为引，用好陈酒煎服。盖暖出汗而愈，避风为要，切记切记。

右边受伤煎方： 苏木二钱，何首乌一钱，片姜黄一钱，红花一钱，玄胡一钱，归尾二钱，蒲公英五分，郁金香二钱，丹皮钱二分，桃仁二钱，木香一钱，牛膝二钱，赤芍二钱，灵脂二钱，厚朴钱二分，甘草五分，香附二钱，龙骨一钱，活血丹八分，共药十九味，加红枣二枚为引，陈酒煎服，盖暖出汗而愈。

治跌打损伤周身，此方最妙，须看伤轻重之用：血竭一钱，上肉桂一钱，生地二钱五分，真琥珀一钱，滴乳香八分，香白芷一钱，灵仙兜二钱，川没药一钱，刘寄奴钱二分，当归尾二钱，川乌钱五分，枳壳钱二分，青木香八分，台乌药二钱，活血丹钱五分，紫金丹钱五分，共药十六味，加陈黄老酒二斤，久次者易出药性，再用温酒半斤和药酒，照量而饮醉，煎渣再煎酒两服，饮酒而愈，再吃两服，即可痊愈。后忌房事半载，切记切记。若损伤跌打在身上胸前，再加十六味药，分作两剂，饮酒而愈。

活血止痛散：专治跌打损伤未见血，青紫作痛不可当，服此药未能住痛，能去瘀血，生新血立效。血竭五钱，乳香（去油）一两，没药（去油）一两，川乌一两，苏木一两，地龙（焙干）一两，降香一两，冬松节一两，自然铜（醋煨七次，以酥为度）一两，土鳖虫（制）五钱，共药十味，上药极细末，每服三钱，酒送下。其药性上行泥丸宫穴，下行涌泉穴，此止痛立效，验过。

普应散：治跌打要药。大观钱（醋煨）五个，自然铜（醋煨）二两，全当归（酒炒）四两，乳香（去油）两五钱，没药（去油）二两，大地鳖虫（炙）五个，生三七一钱，穿山甲（研）五钱，血竭一两，蚕巢（烧灰）十个，肉桂一钱，苎麻灰二两，人参一钱，红花五钱，共药十四味，合为极细末，每服一二钱，陈酒送下，百发百中奇方。如无人参，以米炒党参一两代之可也。

黄金紫甲丸：治跌打损伤周身用此方，若伤何处，加减为引。土鳖虫（去头足，焙干）八分，硼砂八分，滴乳香（去油）八分，真没药（去油）八分，骨碎补三钱，制大黄二钱，血竭钱五分，自然铜（醋煅七次，以酥为度，不可泄气）一钱，共药八味，合为极细末，好陈酒送下。每服，重伤一钱二分，轻伤只用八厘，照轻重加减。

以上诸伤加味方于下页

伤头：加防风（炒）钱五分，荆芥钱二分，羌活钱五分，藁本看症加减。

伤胃呕吐：加藿香钱二分，砂仁一钱，山楂肉（炒）三钱。

伤大肚腹，大便不通：加制军钱五分，黑丑三钱，杏仁（去皮尖）三钱，或桃仁（去皮尖）三钱。

伤小腹，小便不通：加木通钱五分，车前子三钱，赤苓二钱。

伤左右两胁：加枳壳钱五分，胆草钱二分，茜草三钱。

伤背上：加秦艽（酒炒）三钱，青皮钱五分，制香附二钱，或生香附末一钱。

伤腰上：加破故纸钱五分，杜仲三钱，川断肉二钱。

伤左右两手：加桂枝一钱，羌活一钱，海风藤（酒炒）二钱。

伤左右两足：加牛膝（盐水炒）二钱，五加皮一钱，木瓜一钱。

伤左右两肋：加白菊花钱五分，蔓荆子钱五分，白蒺藜（去刺）二钱五分。

伤在心：加灯心三十根、朱砂一钱，黄连四分。

伤胸堂：加台乌药钱五分，广皮钱二分，香附（酒炒）三钱。

伤浑身：加全当归（酒炒）三钱，苏木三钱。

伤咽喉：加桔梗八分，玄参心二钱，麦冬（去心）三钱。

接骨方：内服。羌活三钱，大黄一两，自然铜（醋炒）五钱，桂枝一钱二分，胎骨（如无胎骨，以雄小狗代之）一两，地龙（火酒炙）一两，归尾一两，地虎（去头足）一两，土狗（酒炙）四十九个，血竭五钱，连翘五钱，乳香（去油）三钱，没药（去油）五钱，骨碎补（炙干去毛）二两，白占一斤，共药十五味，需要炮制地道。上药极细末，每服一钱五分，陈温酒送下，外贴膏药，需要膏药上加透骨散。

透骨散：外用。牙皂、荜茇、肉桂、胡椒、麝香、雄黄，共药六味，上为极细末。搅膏药，上贴患处。

跌折鼻梁良方：外敷。香白芷、生半夏、白及，共药三味，各等分。上合为极细末，接骨金疮最吉祥。

真君必要散：治接骨吊伤，外敷。樟冰三钱，升丹二钱，柏末二钱，当归三钱，红花三钱，五加皮二钱，麝香五分，乳香（去油）二钱，没药（去油）二钱，赤芍二钱，血竭二钱，酒药十丸，共药十二味，各合为细末，加糯米饭捣烂，烧酒和匀涂患处，外以新棉包扎，缚捆坚牢为荷。盖暖为要，切忌见风，数日其伤自然吊出。

接骨吊伤外敷药方：飞罗面一两半，山桃仁二钱，樟冰三钱，麝香五分，生大黄三钱，赤芍二钱，共药六味，合为细末，用鸡蛋白同烧酒调敷伤处。

接打跌损伤断骱外敷药方：桑白皮、推车客、芭水虎（即水蟹）、韭菜地中蚯蚓三条、葱头根六根、爬山虎（即绕树之藤，捣捆），共药六味，各等分，合捣烂，敷上伤处。先用生姜一片擦毛孔，后将糯米和药同杵敷患处，以新棉花包扎为牢。

包有公跌打损伤坠马奇方：名金形如圣散。当归二钱，补骨脂二钱，甘草一钱，川芎一钱，泽兰一钱，蜀椒一钱，血竭五分，乳香一钱，没药一钱，人参五分，麝香（炙）五分，黄芪钱五分，自然铜三分，五铢钱五分，共药十四味，为极细末，临睡以陈酒调服一钱，量人小大加减，或炼蜜为丸亦可。每服十丸，陈酒送下，忌鱼腥食面，切记。愈后忌房事二百四十日为要。

接骨仙丹方：内服。自然铜二钱，半两钱钱五分，乳香八分，没药七分，草乌钱五分，血竭钱五分，全当归二钱，共药七味，合为细末，重伤用一钱，轻伤用七分，陈酒送下。

接骨速效方：内服。全当归三钱，生地三钱，赤芍钱五分，丹皮钱二分，续断三钱，乳香八分，没药五分，牛膝二钱五分，五加皮钱五分，威灵仙二钱，骨碎补二钱，共药十一味，陈酒送下，后或服加柴胡一钱。

凡人跌打损伤，先将患者伤处用葱汤浸湿，以杉木皮扎定，不可复动。伤甚者用药一钱，轻者用药七分，将新生酒调下。如伤在上身者，食后服药；伤在下身者，食前服药。其自然铜、半两钱，所用外面精华，将火烧红，淬入醋内，又烧又淬，使精华尽入醋中，必见红铜本质方止，然后滤去醋，用清水净过，晒干擂细入药。如半两铜钱无或不足，加五铢钱合用亦可。自然铜、半两钱，开列钱数，煅存则可用。

损伤药末方： 陆续子二两，香白芷五钱，赭石三钱，桃仁五钱，川牛膝三钱，香附一两，木香五钱，生军一两，穿山甲三钱，乳香（去油）五钱，没药（去油）五钱，威灵仙五钱，血竭五钱，雄黄五钱，小茴香一两，马钱子二两，甘草节三钱，草乌五钱，共药十八味，上为极细末，伤重者每服二钱，伤轻者每服一钱五分，陈酒送下。

保命丹： 专治跌打损伤气不调，跌闷倒在于地后肚胀满者，内有瘀血不消，凝聚在内不散，必用此药，治之立效，切忌见风，慎之慎之。川乌（米泔水洗炒）五钱，草乌（米泔水洗，炒）五钱，五灵脂、川椒、广皮、大黄、乌药、肉桂、细辛、红木香、香附、延胡索、荆三棱、藕节、青皮、桃仁、红花、苏木、大茴香、小茴香、归尾、甘草蜂房、生蒲黄、广三七、胎骨、祁蛇、山羊血、穿山甲、地鳖虫、自然铜、油土狗（去油）、枳壳、白颈蚯蚓、血笁鹅毛（煅灰）、莪术、麻黄、柴胡，以上各五钱，砂仁一钱，共药三十九味，上为极细末，炼蜜为丸如桂圆大，用辰砂为衣，每服一丸，用陈酒加童便送下，药效如神。后盖暖出汗为要，而愈。

专治腰胁受伤方： 此药最效，及新伤好后，遍身疼痛不可当者。制自然铜（生用亦可，研极细末为度）一两，地鳖虫二两，油土狗十对，凤仙花子三两，乳香（去油）一两五钱，没药（去油）一两五钱，共药六味，上为极细末，每服四分，加童便二杯，和药同吞服，皆愈。

敷药方： 专治外伤，皮肤青紫黑色，未见血而作痛，以此药敷贴立效。生半夏、生南星、芙蓉叶、枇杷叶、血竭、附子、香白芷、乳香（去油）、没药（去油），以上各一两，自然铜、枯矾、黄柏、铅粉，以上药各三钱，共药十三味，上为极细末，每服随意轻重酌之。加姜汁、陈老酒、米醋调热药末敷伤处，用油纸盖护，外再以青布包扎坚牢为愈。

膏药简便方： 甘草、樟脑、乳香（去油）、白胡椒、山楂、没药（去油）各五钱，丁香、肉桂、参三七各三钱，阿魏一钱，原麝五分，共药十一味，上研极细末，用清凉膏三斤入锅内，文武火煎至膏化，再加前药末，细细入膏内搅匀，摊膏听用是荷也矣。

跌打损伤接骨神膏方： 当归、丹皮、细辛、泽兰、牛膝、三棱、川断、皂角、川乌、荆芥、防风、草乌、红花、川芎、大黄、干姜、羌活、独活、玄参、紫金皮、骨碎补、五加皮、无名异、广木香、闹羊花、白胡椒、香白芷各一两，桃仁、威灵仙、延胡索各一两五钱，秦艽、连翘、甲片各五钱，生地、白芥子、刘寄奴、马钱子各二两，共药三十七味，用麻油五斤，将药浸入油内，择五丁日，春五日，夏七日，秋半月，冬满月，被锅内文武火煎，煎到各药浮起焦黑后，淋去渣，用陶器烈出药油后熬，熬到滴水成珠，不散为度。药油每斤加煅透铅粉二斤，略留少许，以桃柳枝不住手打搅，如白烟叠叠飞出，用大瓦钵盛凉水，将膏倾入水中，打出火气，打一百转，以浸水中，愈陈愈妙，成珠，药油留出一斤，等收膏时加入药乳香九钱，没药九钱，肉桂三钱，血余灰九钱，共四味，极细末，和入药油内，再将留出药油一斤，复和入前内，收膏听用，切忌不可秽恶之物，慎之慎之荷也。

跌打损伤膏药上加香粉霜方：肉桂六钱，甘松四钱，木香四钱，山柰四钱，丁香四钱，儿茶一钱六分，排草四钱，乳香（去油）四钱，没药（去油）四钱，檀香四钱，血竭一钱六分，共药十一味，上药极细末，瓷瓶收贮，不宜出气、泄气，切记切记可也。

生肌玉红膏：专治发背痈疽、大毒溃烂后腐去，善能活血解瘀，生肌长肉，并活刀伤棒伤、跌伤溃烂者，以此擦之能去瘀、去腐、生肌、活血长肉、抽脓拔毒之故，最为甚速也。当归二钱，甘草一两二钱，香白芷五钱，紫草三钱，麻油一斤，即将各药浸入油内，煎药枯，去渣留汁，再入白蜡二两烊化，再入轻粉末四钱，血竭末四钱，先将白蜡烊，后入轻粉、血竭同搅匀为度，候冷出火气，用不可入秽恶之物，切记。

琥珀膏药方：专治手指恶毒溃烂，疗毒，然能拔毒去腐，生肌长肉，以代膏药用之，最为甚速者。血余六钱，花瓣十四粒，麻油十二两，共药煎枯，去渣取汁，次下黄蜡四钱，同汁烊化，再入铅粉、轻粉四钱，琥珀五分，银朱七钱，各研末，将四味药入前药汁内煎，搅匀，候冷出火气为度，听用，不可秽恶之物入药，切记切记是也。

吊陈伤方：白芥子、侧柏、桃仁（去皮尖）、红花、乳香（去油）、没药（去油）、葱头、黄枝、白面各等分，烧酒、米醋少许，共杵烂成膏，围平愈。

损伤膏药上加药方：白及一两，樟冰一两，白胡椒八钱，百草霜二两，共药四味，研极细末，不宜出气，听用可也。

临杖预备方：无名异三四钱，为细末，临时温服，杖不甚痛，亦不甚伤，又用赤龙鳞（即松桃皮）炼末存性，擦之止痛。

玉真散：治打跌损伤，痛不止，可能定痛。煅蛤蜊二两，松香五钱，黄丹五钱，半夏一钱五分，共合细末，掺患处。

日月照水散：治跌打刀斧损伤，血流不止，痛难当，又名独味方。何首乌等分，碾极细末，临时擦患处，经络永为良。

军中第一方：治跌打损伤、刀斧伤，血出不止，痛难统，此方是刀伤药要方。生半夏七钱，轻粉一钱，各另研末，取生猪肉切片，掺半夏末于肉上，轻粉末再放半夏末上，即贴患处立效。

夹棍重伤热药方：母鸡蛋哺裹成形去壳三枚，白肉停糯米一升为热饭，同杵如泥，即安宁。

四神丹：有一人入山采药，偶尔折足，仙人使服，每日晚服之。当归三钱，熟地五钱，玄参一钱五分，羌活一钱五分，共四味药，四种服之而愈。

夹棍重伤方：酒糟、肥皂白，同杵炼熟，敷来血气和，或松香炒豆腐，熟调冷换，又添过饮醉之时，须盖暖全。如肿痛，药如何？又敷跌打损伤青肿方，青净之时，用生半夏碾末，细水调敷，血流破处孔擦上，或用南星末涂之愈。

夹剪指断方：银剪用时不可忙，指头误断痛难当，急取嘻窠缠搏上，暖包止痛治金疮。妙方。

拣便神灵方：或遇打伤疼痛难俟，随即尿桶内好尿饱吃一顿，后服药更妙。远来尿砖黄色佳，以醋煅七次为度，研末，每服三钱，好酒送下，盖暖出汗为要。

治筋骨腰肿疼痛药酒方：全当归一两，牛膝（盐水炒）六钱，五加皮三钱，川芎三钱，川断（盐水炒）一两，独活三钱，桂枝四钱，防风四钱，制附子三钱，五灵脂四钱，真橘核（微炒）三钱，共药十一味，上药斲为咀片，将夏布盛之，用火酒三斤煮，一炷香退之再饮，临卧时服一杯，盖暖出汗为是。

劳伤药酒方：厚生地一两，当归六钱，红花二钱，杜仲八钱，破故纸三钱，牛膝五钱，桃仁五钱，川断肉五钱，黄芪八钱，秦艽五钱，乌药五钱，麦冬八钱，丹皮五钱，泽泻五钱，虎骨五钱，枳壳三钱，五加皮五钱，远志肉五钱，桂枝三钱，白茯苓五钱，香附八钱，玄胡索四钱，枸杞子七钱，核桃肉四两，枣头三两，白茄根三两，共药二十六味，用好生酒制十斤，隔水煎一炷香，退火贮七日，时常可饮。

二十四气药酒方：当归八钱，防风四钱，甘松三钱，川芎五钱，羌活五钱，甘草二钱，白芍六钱，虎骨五钱，枸杞子八钱，熟地一两，秦艽四钱，苍术五钱，厚生地一两，川断五钱，五加皮五钱，黄芪五钱，石斛五钱，川乌二钱，肉桂二钱五分，海桐皮二钱五分，白鲜皮五钱，杜仲八钱，没药二钱，麝香一钱，上药二十四味，共咀片，遵法炮制，须要道地，以夏布盛，再用火酒八斤，预先浸五日，隔水煮三炷香为度，起锅理十一日，退火七日，安服一茶杯卧片草。

千金大力丸：此方长力，能身弱力怯之人服此，可以力大也。如服先宜清内表外，然后饮之无虞矣。大黄膳（洗净）一两，沙苑蒺藜（炒）一斤，鱼膘（切片蛤蜊粉炒）一斤，淮牛膝（炒）二两，西党参（米炒）二两，大熟地（酒制）二两，西相杞二两，中脯一斤，虎骨一两五钱，生地二两，棉芪（蜜炙）二两，丹皮八钱，杜仲一两五钱，泽泻八钱，法苁蓉一两，锁阳一两，归身一两，川芎五钱，广皮六钱，天冬一两，麦冬一两，女贞子一两，旱莲草五钱，羌活五钱，二十四味药共为极细末，水泛为丸，如桐子大，每服二钱，晚上服，陈黄酒送下。

练功洗药方：自然铜二两，蚂蚁窠、红花干五分，川乌一两，钩藤三钱，法半夏一两，竹根须（研）、松树根（研，要大路口最佳）、竹青（研）、猪牙皂、急性子（又名风仙花子），共药十一味，水煎汤洗最佳。

人口咬伤方：人咬为患，良肉受伤，但人齿乃阳明胃经有余，脏腑多火多热，凡食者，坚硬之物可能嚼烂，又食熬炙等物，岂无毒否？人被其伤，发肿腐烂，痛彻连心，是感牙之毒也。初咬时热童便浸伤处，洗尽牙黄淤血，咬孔上蟾酥饼贴之，膏药盖之，后出微脓渐愈。如时未经此法，肿痛发胖，痛疼甚者，将童便浸洗挹干，用鹿纸捻蘸麻油点火，用烟焰熏肿痛上，良久方住，以解牙毒。拔毒膏亦可，仍以蟾酥条折入孔内，膏盖，候肿消时换玉膏搽之，长肉膏完口愈。咬肿腐烂不堪，用龙瓜国老汤洗之。

国老汤方：海思冬藤三钱，葱白头七个，甘草五钱，共药三味，洗净，每不离。后用玉红膏搽之，再搽黑膏盖之，搽愈为是可也。

金黄散：香白芷二两，大黄二两，陈皮一两五钱，姜黄一两，南星八钱，厚朴一两，黄柏二两，苍术一两，花粉一两，共药九味。上为极细末，如用，春冬用葱头汁调，秋夏用浓茶汁调敷患处，愈。

治刀剑伤止血正痛散方：乳香（去油）一钱五分，没药（去油）一钱五分，桂圆核五钱，蛹退蛋（要小鸡未出毛，以阴阳瓦焙灰性存，研）三个，共四味，上为极细末，加剪七树花三钱，焙干，总共研末，和匀，不可造次。

生肌玉红散：治刀斧伤出血不止，及一切疮烂久不收合，掺之均效。飞东丹四钱，化龙骨四钱，煅石膏五钱。共研极细末，每用少许，掺之立效。

二贝丹：治刀棍伤，虽数日作脓，亦此药敷之，甚效。老松香五钱，锦纹大黄五钱。共研极细末，掺患处立效。

铁箍散：验过。炒黑小粉（要清水浸过一年之后，取用燥为度）五钱，乳香（去油）二钱，没药（去油）二钱，蜂窠一钱。共研末，用米醋、陈酒共四两，同药煎成膏，箍围患处，其口须要露，有毒露口，此毒不露，须用仔细酌之是也。

二宝丹：治一切疮烂，拔毒长肉收口之好。煅石膏八钱（要尿桶浸泡长久也，后用取出清水漂净），红升丹二钱。共研细末，存性者荷。

月白真珠散：提毒退火、长肉生肌皆好。煅石膏四钱（要尿桶浸泡长久，后取出清水漂净），化龙骨四钱四，红升丹一钱，青苔少许，共研末，存性用。

代刀散：贝麻仁一钱，杏仁五分，乳香（去油）五分，没药（去油）五分，巴豆仁一钱，生土木必仁一钱。共研末，加白砒一分，和匀，临用时绿豆大一粒，放疮口上，以膏药贴之愈。

火药炮伤方：石灰五钱（要尿桶浸泡长久也，后用清水漂净），梅冰二钱。共研细和匀，麻油调搽患处止痛，愈。

汤火伤方：黑煤（要尿浸过长久也，后取用清水涤净）数块，梅冰二钱。共研极细末，用青油或麻油调敷患处之，即止痛疼，立效者愈。

专治疮口发腐出蛆，用此方最妙：蝉蜕五分，上青黛五分，龙衣（炒黑存性）一两，3333细辛一钱五分，共四味药，上为极细末，每服只用三钱，好陈老酒送下，不多日立愈。

光绪十五年巳丑岁孟秋月下浣之吉　　临录

四明胡春山司务抄本临出

《少林寺伤科二》

治跌打损伤救死还魂丹：土鳖（酒制）三钱，乳香（去油）三钱，没药（去油）三钱，血竭三钱，半夏一钱五钱，巴霜一钱五钱，当归一钱五钱，砂仁三粒，大黄五钱，红花一钱五钱，归尾一钱，桃仁一钱，共药为细末，陈酒送服，凡重症只可用三钱，不可多用。

还魂散：治跌仆损伤，头额已破，温暖，微有气者，用前药一钱，陈酒送下，不死还魂。土鳖（酒沸去泥）三钱，地龙（去泥，酒洗净焙燥）三钱，人虫（清水童便制用）三钱，血竭三钱，乳香（去油）三钱，没药（去油）三钱，共药为细末，瓷罐收贮，用不可出气。

跌打损伤脏腑万应方：内服外加减治法。当归一钱，生地一钱五钱，芍药一钱，川芎五钱，桃仁十粒，乳香八钱，没药八钱，木通七钱，泽兰一钱，木香五钱，乌药一钱，川断一钱，苏木四钱，甘草五钱，生姜三片，清水同酒煎，童便一杯冲药服。

咬牙无气，加淡豆豉、路道边竹；如汗出不止，加炙黄芪、麻黄根、肉桂、细辛、薄荷、麝香、皂角；头痛如破，加白芷梢、肉苁蓉；头顶痛，加柴胡、藁本、五灵脂、青皮；见食即吐，加朱砂一钱，研细末，冲药服；喉作干燥，见药即吐，加砂仁、香附、丁香；手足振摇不歇，加辰砂、龙骨、远志、枣仁、胡连、木通；手足软弱，不能举动，加麻黄；目怒心跳跃，饱闷而痛，加柴胡、黑山栀、桔梗；言语恍惚，时常昏憎欲死，不死加人参、辰砂、琥珀、木香、青礞石（制）；血攻心，心中积血，血聚五脏，用母鸡汤冲酒一碗，同药服，并鸡肉加盐少许，同吃自效；发肿加防风、荆芥、白芍、金沸草（即旋覆花，用绢包）；肠痛加黑豆半升，煎汁加陈老酒一碗冲药服。以上加减治法有作抄错，如用，仔细查明可也，慎之。

加味仙授丹：主治外伤皮肤青紫，未出血而肿痛者，以此丹为主，按穴加减，开后外用敷贴等药，敷瘀血药方敷之即效。归头三钱，炒白芍三钱，川芎一钱，乳香一钱，没药一钱，苏木一钱，泽兰八钱，生地三钱，灵仙三钱，桃仁一钱，川断肉一钱，香附五钱，木通五钱，花粉一钱，甘草三钱，生姜三片，水煎，加陈老酒一盅，冲药服。伤在头顶上，加白芷、藁本、赤桂；伤在眼目，加草决明、蔓荆子、黄芩（酒炒）；在鼻，加辛夷、煅鳖甲；在耳，加煅慈石；在左右两颊，加独活、细辛；在嘴唇，加升麻、秦艽；在齿，加谷精草；齿摇动未落，加独活、细辛，另用五倍子存性研细末，掺齿患处；在左肩，加细辛、青皮；在右肩，加升麻；在手加桂枝、禹余粮，姜汁冲服；在手背加姜黄；在乳，加百合、贝母、漏芦；在胸加柴胡、枳壳、桔梗，韭汁冲服；在胁加芥子、慈菇；腰胁引痛加凤仙花；在腰加杜仲、破故纸、天麻、牛膝、牛蒡子、槟榔、冬瓜皮、奄兰子；在背加香附、羌活、木香；在肚腹加大腹皮；在小肚加小茴香、槐米；在肚门加槟榔、槐米、大黄；在臀加槟榔；在左右两胯加蛇床子、槐米；在肾子缩上小肚内，加麝香、樟脑、莴苣菜子一盅，共研细末，陈酒送下，莴苣菜叶捣糊为膏，贴脐中即出，此方千金不传，只可外治，若服则伤命；在两腿，加牛膝、木瓜、米仁、石斛、苏梗；在两足跟，加芸香、紫荆皮；在诸骨痛，加苍耳子、骨碎补；在诸骨节痛，加黄松节；在左胁加芥子、青皮、柴胡、鳖甲；在右胁加芥菜子、青皮、升麻、黄芪、地肤子；若瘀血不散，积聚肿痛，不效，将天应穴用针刺出黑血即消；或寅卯时发热作痛，加陈皮、白术、黄芩、川连；或肿痛发热，饭食少思，加人参、白术、黄芪、柴胡；或青肿，朝寒暮热，加山楂、淮山药、白术、川朴、砂仁；或肿痛不赤，加破故纸、大茴、巴戟、菟丝子、白芷；或青肿不消，面黄，寒热往来，加人参、莪术、柴胡、升麻、陈皮；或漫肿不作痛，加熟地、白芍、杜仲、苍术、升麻、柴胡、陈皮。以上加减治法作有抄错，仔细查明可也，慎之慎之。

外伤见血，神授生肌宝济丹宜为主方：后接加减，外有药末，只能散药末掺之即止。其桃花散亦以可掺。生地三钱，归尾三钱，川断三钱，益母草三钱，莪术三钱，川芎二钱，炒白术二钱，白芷二钱，藁本二钱，乳香一钱，没药一钱，酒炒白芍一钱，甘草五钱，生姜三片，水煎加陈老酒一杯冲服。伤在头顶上，加升麻、肉桂；头骨陷沉，加白芷三钱；脑肿痛，加茯苓、白术；脑髓流出，加香附、白附子、苍耳子、牡蛎粉；如面青懒食肚痛，加人参、炙黄芪、法半夏、柴胡、升麻、茯苓、陈皮；如破处生虫者，加细辛，另用青黛、蝉蜕研细末，掺上生虫处，虫即化为黄水而出；如脑侧近耳边冷热作痛，加丹皮、泽泻、石膏；目伤出血不止，用人参放在饭上蒸透出汁，以点之即好；眼黑睛出，用手乘热按进，用绢紧紧包定，三日不开，外将生地捣烂贴上，服肉以退其血，服药内加木贼、家菊花、草决明；在目眶磕损，胬肉血出，用地肤子煎汁点之，倘无新鲜，干者亦可浓汁熬，膏贴之，若胬肉仍出，用未去皮尖杏仁七粒，嚼糊吐于掌上，趁热以绵裹筋头，蘸杏仁点胬肉即愈；在舌加升麻、石膏，另用黄芪切片贴脐上，以断其根；在喉加川羌活、独活、谷精草；如血不止，将灯心紧咬立止；在胸腹，强言乱语，加辰砂、茯神、远志、金箔、银箔，以真金箔为引，或吐黄水，加木香、砂仁、扁豆、大茴、木瓜、大黄；在指头伤断，将指头乘热接上，将苏木末研细掺好，外以蚕茧包之自愈；在左胁，加芥子、青皮、柴胡、鳖甲；在右胁，加芥子、升麻、青皮、木香、川芎；在大肠，加五加皮；在小肠，加小茴、槐米、枳壳；腹破肠出，加黄芪、鹿茸，其肠即将手轻轻按穴，不可把指甲损破，速用柿饼嚼糊填塞其口，七日即愈，其出不便以手按入，另用磁石、滑石各一钱，研细末，饭汤调下，将他所卧之席，令病人扳四角学摇，须臾自入。倘不入，以小麦五升，煎汁四升，候冷暗喷其背，令他一惊，渐渐自入。此法切不可与患人知觉，亦不宜见，并禁止傍人说破此法。倘肠被指甲刺破，即以铜刀略轻轻削其破口，使其糊满，即将竹夹匣住，十日放，愈后饮粥十日。如疮口燥裂，以鸡血涂之即愈。在背加附子、羌活、香附、木通；在臀加白粒自然铜、槟榔；在腰加木鳖子、杜仲、大力子、大茴、小茴、白芷、巴戟、奄兰子；在阴囊破，睾丸跌出血，筋未断者，速以手托入，以绵线缝合其皮，用桑白皮捣糊敷之，或将桑白皮捣碎，与早米饭杵糊为丸，空心用黄药汤吞下，但伤之口仍用绵线缝好，合桑白皮与生肌散以涂之；或阴囊肿痛，发热，饮食少思，加人参、白术、柴胡、升麻；或寒热发搐，咬牙，唇口牢动，加升麻、天麻、柴胡；凡伤破口处作痒者，加干葛、防风、赤芍、荆芥、连翘；如血出溲便多者，加人参、麦冬、天冬；烦躁不止，加北五味、丹皮、柴胡、升麻；如脓口噤流涎，加人参、柴胡、升麻；如脓出不干，加白术、滑石；如面黑喘急，加人参、苏根、杏仁；如手撒目开，汗出如雨，加人参、熟地、附子、莪术；如手足微搐，唇微动，加钩藤、僵虫、柴胡；如目开能言，气不想接，加人参、黄芪、白术；在腿足，加牛膝、苏根、木瓜、米仁、石斛、五加皮、槟榔。以上加减治法作有抄错，仔细查明可也。按此方以前加减治法，须看主方有某味药在内，亦须看症可治。

辨诀凝生死不可治方

鱼际骨有脉可治；无脉者死脉大而缓，四肢皆冷不治；目晕青色昏花不治；鱼口传风不治；头目青黑，额汗不流，眼小目肿，身汗如雨，谓之四逆，不治；顶门骨破陷入者，不治；即破伤风症，顶门出浆者死；出血即多，其脉虚细者生；数急洪大者死；如高坠下，内有瘀血入肚胸，腹胀满，其脉坚强者生，弱小者死；顶门破而伤，高肿，其骨未入内者可治；汗出不止，形象变者，须防五气，喘呃塞者七日死；若过七日不死可治；山根有断者死，不断者可治；两目受伤者可治；耳后受伤，损入内者不治；两肩受伤入内不治；老人左压股碎不治；气管断者不治；食管断者十可救五，其全断者不治；心隔急痛，赤色未入心者，可治；若红色入心者不治；正心口青色七日者死，服药三日后转黄色、绿色者，可救，倘不转色者死；食饱受伤者，三日不死可治；胸腹受伤者，出黄水、黑水，十不救一个；两脾受伤，血入五脏不治；血尽者死；若外伤入内脉肺，二七日不治；肠未断者可治，肠出粪臭者可治，不臭者速死；若腰受伤，重者而发笑者死，不笑者可治；小腹受伤重而吐粪者，不治；小腹受伤，伤轻眼不直视，虽吐屎者可治；小腹下受伤重者，脉不实者死；左右胁下受伤，透入内者不治；男子两乳受伤者，速即宜救；女子两乳受伤者不治；孕妇小腹受伤犯胎者不治；孕妇正腰受伤，胎不动者可治，其胎必下；小肠受伤，不现阴阳者不治；肾子入小肠内不治，当即不死，百日必死；肾子受伤，皮破睾丸未入小肠者，可治；肾囊受伤破，而睾丸垂落悬系者可治。以上俱论生死秘诀，仔细看明方可用药，慎之。

对曰：跌打全伤眼晕青，其人必定入幽冥。即看气喘与同嗌，七日之期到鬼庭。不问诸伤何穴道，咽喉阻药莫调停。

夹缚手法开后

夫脑者，乃诸阳所聚，其太阳总门脑盖骨等处，有一破伤，即性命所关，速看伤处，剪去其发，伤处方用药。血若涌出，以灯心嚼糊成团，蘸桃花散填之，是然血止，小则不必；若臭，先煎消风散服之，用辛兰散洗之，须要忌风，恐发寒热，增重难医；如头面皆肿，此风邪入里，宜服镇风散；患处若肿，蜜调圣神散贴之；若水出，用安髓散，清米调敷尤妙；倘脑骨沉陷，用台金散加淮乌散贴之，即时吸软为吉，可服药取效。夫面有七孔，眼居其首，一人生之最要紧者，治宜审定。如睛出胞外，急于乘热按进，速用圣神散贴之，以退其血与肿，仍服内药；黑睛若破，神水若出，其眼已坏；倘伤时还在眼眶内转，须轻轻拨转归原，亦以圣神散贴之；或血侵精目，桃柳嫩枝与生地、土龙煎浓汁浸之，药量照外伤见血治之。

若颌骨脱落，令患者坐定着，有手力人揉脸百次，牙关自软，以两大指入口中，掌定撅出，一伸送还归原，绵带兜住；又有一方揉脸软后，以两掌按他两腮，挪整关骨端正，一送上归原，仍将绵带兜住。或头顶骨从高坠下顿缩者，先用消风散，或活血止痛散加痹药，昏昏散服之，令患人仰卧，以绵带兜其头，直上解伸，头发同带拿作一把，令其头端正，医生两手傍整，徐徐拨伸归原，用自然铜煅末，姜汁、韭汁、酒、醋共调圣神散贴之，包缚牢固，亦可转接屈伸，日服活血止痛散，或寻痛住痛散见效；若牙床骨被伤，用手揣，令病人相接归原，以圣神散贴之，外将绢带兜住下颈，直上缚在头顶上；其牙若落，自当去之，摇动以针拨正；如血不止，用川倍子、白矾煎之，以止其血，后将米汤调白金散敷之，用桃花散取效填塞。

若背脊腰骨断折者，先用消风散或活血痹药，昏昏诸散服之，令患人覆卧凳上，用大捣米杵置于腹下，绢带缚其两肩夹于凳头，又缚其两足于凳下横档，如此弄法则鞠曲其腰，折骨自软而易按缚接转，将曲扁担一条，从背脊趁直压其断骨，徐徐按入相归原，缠用圣神散贴之，以杉木树皮一大片，掩药上，绢带紧紧缚住，内服加减活血止痛散取效。若两胁筋骨断折者，无可夹缚，只将损伤膏药贴之，日服加减活血住痛而愈。若两肩膊骨损伤，脱出者，先用活血消风痹药，将诸散服之；假如右肩膊脱出，医生以左手叉患人右手，却以左膝撑托其胁肋，右手带伸其手，倘骨荷上，揣挪相接，拉试和软，其可向前反手于背，方是归原；患在左膊骨者，照前治法以变通，后用圣神散以调贴之，绢带一条，从患处缚稳，绑过那边胁下，又一条于患处胁下绑过那边肩上，用棉花絮一团定其胁下稳妥，日服活血止痛散取效。或拦骨断者，先投消风散，活血痹药，将诸散服之，或用辛温药汤洗之，以舒其筋骨，揣挪相接归原，次用蜜调圣神散贴之，将水竹一段，长短阔窄候患处为则，将竹劈开两片，削去楞角，抱住开骨，绢带缚好，绑至那边肩上，日服加减活血止痛散取效；或肩髆饭匙骨将出者，先以消风散活血，将诸散服之，外以辛温汤洗盒，以舒其筋节，命患人侧卧，令一人立其面前，带伸其手，齐其与肩相齐，将足撑开患之胁，医生其肩后捺，令患相接，亦屈褶试其手，上至脑后，下过脑前方，令其掌放之心胞下，不可摇动，以韭汁、姜汁、酒、醋调圣神散贴之，以桑皮纸掩上，再以杉木树皮一大片包，外将绢带缚好，随从患肩胁下绑至患肩上，俱缚牢稳，其杉木树皮须要穿破孔眼，方好渗湿纳药，日服加减活血止痛散取效。两手腕髆肘骨，使患手挣头骨；若损伤脱出腕外者，先以消风活血，将诸散服之，外用辛酒温之，药洗软筋骨，令患人侧卧，将绢带以缚其臂，系于医者之腰，伸脚撑其掖下，提手到腰，以母指捺腕，中约四分，共两处，指托其肘，挣两指托其骨，徐徐拨伸，擢试能屈能伸，骨不再出，两手合拿一如旧，方是归原，随用圣神散，韭汁、姜汁、酒、醋调摊，桑皮纸贴之，外加杉木皮一大片，其阔要托得肘端过其长，要上过肘端，下与腰间为则，肘端处剜一大孔，可容肘尖转动，将绳编四部，先编四围，短片作上下两截，上截交缚住肘骨，下截夹缚住臂骨，各空二分，使片不相触，转曲不相碍才稳。日服加减活血止痛散取效。若肘臂骨断碎者，内服外贴洗酰药，与上数条治同。至夹缚之法，看患处以围遍，但夹缚后，须要时常伸缩，不致强硬；若片两头皮内起泡，不可按破，惟用黑神散麻油调敷即消。

若手腕骨断碎者，内服外酰之药，与上诸调治同，揣捺按正，摺试转动如旧，方是归原，以韭汁、姜汁、酒、醋调圣神散摊贴，夹缚得宜，将绵带系患腕，挂于上，不拘坐卧，时常伸缩，日服活血止痛散取效，其杉木树皮一大片可托得腕骨过其长，候臂骨中间软以至拳尖骨为则，对掌腕骨处剜一横孔，可令屈伸，又两小片夹臂侧傍，比大片长半寸许。若手臂骨断碎者，内服外酰之药，揣捺徐徐拨伸归原，调散摊贴，夹缚得宜，俱与上诸调同治。若手掌受伤者，骨折内烂者，内服方与上数条同治，外用麻油调白金散、生肌散贴之，蜜调圣神散四钱，桑皮纸加绵软竹箬包之，再将彬树皮一大片绑外作硬托，绢带缠缚得宜，日服加减活血止痛散取效。若手指骨断碎者，内服药外酰与前数条同，先整筋骨合皮肉端正，随用桃花散以止其血，后将麻油调白金散加生肌散贴之，令软竹箬包好，速于外或用蚕茧套之亦稳，绢巾缠缚得宜。若药散燥了，以麻油润之，返透三日后开解，再用麻油调白金散敷上，或加蜜调圣神散贴凑，日服活血止痛散取效。若足胫骨断碎或脱出者，内服之方与洗酰，用温之药，揣捺归原，其法同前。外以接骨仙丹，用肉桂、丁香少许，姜汁调盛，宜于瓷器蒸熟，将杉木皮等件夹缚得牢，日服加减活血止痛散，七日痊愈。

若足踝骨及干骨脱落，脚底而蹒跚者，内服外洗酰之药，如法同前。揣捺按正归原，外再将自然铜末、韭汁、姜汁、酒、醋调圣神散贴上，桑皮纸包好，速将杉树皮二大片，候脚底肚肠起，脚底止为则，对踝骨处剜一小孔，夹得踝骨过，又一大片托得底过，从脚指以至脚跟后，拉缚直上夹住后跟骨，要留两傍边空隙可以辗转，再用三四小片如指大棗编缠夹胫骨挣牢稳，绵绳缠绑踝上两部至脚底二部，布包以系于膝上，令脚不直，伸于下也，仍令时刻屈伸。日服加减活血止痛散，取效。若脚指头断碎者，其法与前同治，与手指骨条同。以上俱论接骨秘法，照症用药散，不可错乱，凡用药散，须要心机灵变为妙。

保安万灵丹：此试已极妙损伤。茅山苍术（米泔水浸）八两，全蝎（酒炼净）一两，金叉石斛一两，川芎一两，明天麻一两，白当归一两，甘草一两，川羌活一两，荆芥穗一两，防风一两，制川乌（泡去皮脐）一两，制草乌（豆腐煮用或泡去皮尖）一两，何首乌一两，北细辛一两，麻黄一两，升麻一两，朱砂（另研）八钱，雄黄八钱，共为细末，炼蜜为丸，朱砂为衣，每药末一两作四丸、一两钱作六丸、一两钱作九丸，以三样做好，磁罐收贮，以病势缓急轻重、年岁老幼、强弱取用数丸为度。若此方合不作丸，或作药亦可，如大人每服一钱，小人每服五钱，切不可多用。

此保安万灵丹主治痈疽疔毒对口发、顺风温毒、风湿、温湿痰流注、附骨阴疽、鹤膝风、左瘫右痪、口眼歪斜、半身不遂、气血凝滞、遍身疼痛、步履难、偏坠疝气、破伤风、牙关紧闭，并服此取效。

如恶疮初二三日之间，或痈疽已成至十朝前后，未出脓者，状类伤寒，头痛、烦渴、拘急、恶寒、肢体疼痛、恶心、四肢沉重、恍惚、闷乱、坐卧不宁、皮肤壮热。其症未成者，服下即消；已成者，随即服下，消肿溃脓。

如伤寒四时感冒转变疫症，恶寒身热表症未尽者，用连须葱白九枝煎汤一盏。将此丸乘热化开，通口服之，盖被盖出汗为效。如服后汗迟，再以葱汤催之，其汗必淋洗，渐退下衣被，其汗自收，其疾如失。若诸病无表症相兼，不必发散，只可用热化服。

此方原载于诸风瘫痪门，系因发散疮疡，其功甚捷，审此方治肿肠痈甚效者，何也？凡疮皆起于营卫不调，气血凝滞乃生痈肿，观此药性专发散，又能顺气搜风通行经络，所谓结开之贴，况疮毒乃日积月累结聚而成，苟非日温辛热发泄以汗疏通，安能取效？所谓发散不远，热症未方之意也。此方服后须避风寒，饮食稀粥，切忌冷物、房事，孕妇大忌，勿服。

论治跌打损伤破血，有破未破之分，亡血瘀血之异。若从高坠下而皮肉未损伤破者，必有瘀血流注脏腑，其人必昏迷不醒，二便难通利，当先服护心散，使血不侵心，次以搜山虎通利其便，其人自苏。倘皮肉损血出多者，当先用独参汤救之。若坠下轻者，以大承汤服之，或以小承汤下之，次用复元活血汤调之，或损伤筋骨节筋断者，出血不止，当用花蕊石搽之即止。或跌断筋骨大损等症，另有接托缚医者，须当变通治法，而治不可执一而行。

论治破伤风症，因皮肉损破后，被外风袭入经络，渐传入里，其患寒热交作，口噤咬牙，角弓反张，口吐涎沫，入阴则身凉自汗，伤处反为平陷如故，毒肉收矣，当即用保安万灵丹发汗，令风邪反出，次以玉真散于患上贴之，得脓为效。倘汗后前症不退，伤处不高，渐醒，昏时发时止，口不能开，语声不出者，终为死候。凡跌打空致损、破伤风，须服玉真散以防变症，又将此散填塞破伤处。

赶痛散瘀汤：主治瘀血湿痰流注、筋臂肢节脉络者。羌活二钱，法半夏二钱，乳香（去油）二钱，没药（去油）二钱，长牛膝（酒净炒）三两，地龙（酒洗焙干，另研细末）二钱，当归二钱，五灵脂（去土油炒）二钱，红花（酒净）一钱，桃仁（去双仁并皮）二钱五钱，甘草节二钱，香附二钱，酒水各半同煎，其药汁冲地龙粉服两贴。此药长牛膝用三两，与别药钱量不符，或抄错亦未知，可医，当用仔细酌之可也，宜用慎之。肢节经络之间，空窍之所，邪易居之，俱方中。桃仁、红花、牛膝、当归活血而养血，乳香、没药、五灵脂散结而定痛，羌活去风，香附所以理郁，法半夏所以燥湿祛痰，地龙乃湿土，所以生同类相从，故能引达湿邪结滞之区。用甘草节，所取其性平，能和营卫而缓急痛之势，抑亦解毒也。或问湿痰与瘀血何以辨之，余曰：肢节沉重者是湿痰，至夜重者乃瘀血也，故表而识之。地龙即蚯蚓，白颈者是其老也，故佳，去泥，酒洗净，焙干，研末而用也。

万应灵丹方：内服，治动内者服此丹。芍药一钱，生地一钱五钱，当归一钱，桃仁十粒，没药七钱，乳香七钱，木通七钱，泽兰一钱，木香五钱，乌药一钱，续断一钱，苏木四钱，甘草五钱，加生姜三片，同酒煎，童尿冲服。

加五味仙授丹：内服主治外伤皮肤青紫，未出血而肿痛者用。外有敷药，其方名敷瘀血药，方在后。归头三钱，白芍药（炒）三钱，生地三钱，川芎一钱，桃仁一钱，续断一钱，乳香一钱，没药一钱，木通五钱，甘草三钱，香附五钱，花粉一钱，泽兰八钱，灵仙梗三钱，苏木一钱，加生姜三片，陈老酒煎服，水八钱，酒二钱。又，温寒，皮肤伤生青紫色肿痛。

外伤见血生肌宝济丹：内服，外有六龙散，药末掺之立效，亦以桃花散可掺。当归三钱，川芎二钱，白芍（酒炒）一钱，生地三钱，白术（炒）二钱，乳香一钱，没药一钱，苏木三钱，续断三钱，藁本二钱，白芷二钱，甘草五钱，益母草三钱，水煎服，加生姜三片，陈老酒一盅冲服。

消风散：凡跌打损伤，筋骨断碎者宜用，先服此散。白僵虫（炒）、法半夏、制南星、肉桂、甘草、桔梗、黄芩、柴胡、蝉蜕、白芷、羌活、防风、独活、厚朴、当归、川芎、党参、生姜，水煎，加童便、老酒，和药汁服。

加减活血止痛散：当归、枳壳、牛膝、木瓜、甘草、香附、血竭、制川乌（泡去皮尖脐用）、制草乌（用豆腐渣泡去皮尖）、肉桂、淮山、大茴、小茴、独活、白芷、乳香、没药、羌活、山甲、麝香、人参、生姜（杵汁用），水煎，加陈老酒，与姜汁冲药服。又有抄本无乳香、没药、麝香、大茴、牛膝、枳壳、香附，此抄本有此药味。

寻痛住痛散：当归二钱，自然铜（制）三钱，乳香三钱，没药三钱，煅虎骨三钱，制香附三钱，赤芍三钱，炒白术二钱，大茴一钱，小茴一钱，沉香一钱，制川乌（泡去皮尖脐用）一钱，降香一钱，木香一钱，全蝎一钱，山甲（泡）一钱，牛膝二钱，制草乌（用豆腐煮泡去皮尖脐用）一钱，桔梗二钱，乌药二钱，柴胡二钱，枳壳一钱，甘草一钱，水、酒各半煎服。又有抄本无柴胡、枳壳、甘草，此抄本有此药味。

活血止痛散：川芎、羌活、肉桂、麝香、甘草、小茴、独活、当归、白芷、木瓜、山甲（炙泡）、制草乌、川乌（制泡去皮尖用）、生姜（杵汁用），水煎，加老酒与姜汁冲药服，但草乌用豆腐煮或泡去皮尖用。

住痛散：姜汁炒杜仲四两，大茴（炒）四两，小茴（炒）四两。共研细末，每服二钱，陈酒送服，又有抄本无小茴，此抄本有此药味。

护心散：山羊血三钱，郁金三钱，远志二钱，白矾二钱，金箔三贴，琥珀一钱，朱砂一钱，甘草一钱。共研细末，每服三钱，陈酒送服，磁器收贮，不可出气。

玉真等散：内服每服二钱，黄陈酒送下，将此掺之止血。如出血者，用水调敷伤处即止。此散风气亦服二钱，黄酒送下，敷服自消。制南星（此有人试之极灵，他方南星不制，用生）二两，煨天麻二两，白芷二两，防风二两，白附子（重用）十二两，羌活二两，俱为末，每服二钱。治破伤刀扑者，用酒调淋其患处，或另用敷药。然跌打伤损至死，此须童便冲药服，灌下二钱自愈，此药每服二钱，不可多用。

镇风散：治破伤风，如掺药不效，事在危急者，宜投此方取效。鱼胶、皂矾、硫粉、朱砂，共为细末，每服三钱，热酒冲服。须要炙灰酒调下，再外炙伤处七壮，知痛者乃为吉兆。凡猪羊痫等症，昏晕倒地，不省人事者，二服痊愈。

痹药昏昏散：制川乌（泡去皮尖脐用）一钱，制草乌（用豆腐煮或泡去皮尖脐用）一钱，炒青砂（即炙）二钱，骨碎补（炒）二钱，各为细末，加生姜汁、陈老酒冲服。换骨刮，可任他凿，同冷水投，咽下，刻解其迷，不可多用。

麻药方：踯躅三钱，当归一两，菖蒲（炒）三钱，茉莉花根子一钱，共心迷一贴，如睡衾。

欲解昏迷散：甘草三钱，橘皮五钱，法半夏二钱，白薇二钱，赤茯苓三钱，石菖蒲（炒）二钱，人参五钱，水煎一服，灌下即醒。此方出于《石室秘录》。

麻药方：紫荆树皮、制川乌（泡去皮尖脐用）、法半夏、制草乌（用豆腐煮或泡去皮尖用）、木香、白芷、生奴草（即牛奶将紫根）、当归，共为细末，陈老酒送服。

解药方：人参五钱，茯苓二钱，菖蒲（炒）五钱，法半夏一钱，白薇粤一钱，陈皮一钱，生甘草三钱，水煎服，灌下即醒。

圣神散：治损伤跌打碎破未出血，可用调敷或姜汁、韭汁、酒糟煎调。大柏一两，白芷一两，白蔹一两，乳香（去油）一两，桑白皮一两，五加皮一两，干芙蓉花（如此花根亦可用）一两，枇杷叶一两，白及一两，共为研极细末，调敷。

六龙散：治跌打损伤出血，以药末掺之，其血自止。红丹（水飞）二两，生石膏（煅过亦可用）四两，乳香（去油）五钱，没药（去油）五钱，龙骨一两，生大黄一两，共为细末，磁器收贮，合成一料。

敷瘀血药方：此乃未出血，皮肤青紫而肿痛者，以姜汁、陈酒、好醋调敷伤处即消，加韭菜汁亦可。生大黄三钱，白及三钱，甘松三钱，三棱三钱，白芷三钱，莪术三钱，姜黄三钱，生南星二钱，乳香（去油）三钱，没药（去油）三钱，生香附三钱，生芥子一钱，桑白皮三钱，共合研极细末，每料随意轻重酌量。

各大穴道秘诀抄录

凡人周身一百零八穴道，三十六个大穴道则伤命，七十二小穴道受伤者缓缓成病。

如头顶心名为尼丸宫穴，打中者半日死；打轻受伤者可用前方一贴，夺命丹三服，再用地鳖紫金丹三四服痊愈。如两太阳名为眉尾穴，打中者即日死；打轻受伤者用前方一贴，七厘散三钱，夺命丹三服，再用地鳖紫金丹三四服痊愈。在两耳下空处名为听耳穴，打中者二十四日死，用前方一贴，七厘散三钱，夺命丹三服，去伤丸药一斤，痊愈。在脑堂中名为华盖穴，打中者血迷心窍，不识人事，三日即死，用十三味一贴，七厘散三钱，陈酒送下，行三次即用冷粥汤止之，再用夺命丹三服，加减十三味二贴，地鳖紫金丹三服痊愈。又拳复伤者，五个月死。下一寸三分心口中，名为黑虎偷心穴，打中者血迷心窍，不识人事，拳转气绝立刻就死，用山羊血三钱，加八厘散三钱，须可夺命矣，再用十三味一贴，夺命丹三服，地鳖紫金丹五六服，又用伤药酒一罐痊愈。又拳复伤者，一百二十日死。下一寸三分偏左一分，名为翻肚穴，无可救矣，打中者立刻吐粪，七日即死，就用药，不妨用十三味一贴，地鳖紫金丹三四服，损伤丸药一斤痊愈。又拳复伤此穴者，一百三十日死。下一寸三分，脐下一分名为气海穴，打中者二十八日死，用前方一贴，七厘散三钱，夺命丹三服，加减十三味一贴，再用损伤药酒一盅痊愈。又拳此穴复伤者，九十六日死。下一寸三分又下一分名为丹田穴，又名为精海穴，打中者十五日死，用前方一贴，七厘散三钱，地鳖紫金丹三服，再用十三味一贴，夺命丹三服痊愈。又拳复伤此穴者，七十日死。下一寸名为分水穴，打中者十三日死，用前方一贴，夺命丹三服，又用损伤药酒一瓶痊愈。又拳复伤此穴者，一百五十四日死。下一寸名为关元穴，打中才五日即死，前方一贴，夺命丹三服，可用损伤药酒一瓶痊愈。又拳复伤此穴者，四十八日死。在华盖两旁边偏三分名为一计穴，打中者心肝肺受伤者，六日即死，用前方一贴，加郁金一二钱，沉香一二钱，七厘散三钱，夺命丹三服，去伤丸一斤痊愈。又拳复伤此穴者，八个月死。在左边乳上一寸三分名为上气穴，打中者九日即死，用前方一贴，七厘散三钱，夺命丹三服，地鳖紫金丹三服痊愈。又拳复伤此穴者，六十四日死。左边乳下一分名为正气穴，打中者发寒发热三十六日死，用前方一贴，七厘散三钱，五厘夺命丹三服，又去伤丸一斤痊愈。又拳复伤此穴者，七十二日死。左边乳下一寸四分偏左一分名为下气穴，打中者十八日死，用前方一贴，七厘散三钱，夺命丹三服，去伤药酒一瓶痊愈。又拳复伤此穴者，七个月死。下一寸四分左边肋胁中名为气囊穴，打中者六个月死，用前方一贴，七厘散三钱，夺命丹三服痊愈。右边乳上一寸三分名为上血海穴，打中者吐血，十二日死，用前方一贴加沉香、郁金各一二钱，夺命丹三服，并去伤药酒一瓶痊愈。又拳此穴复伤者，六十八日死。右边乳下一分名为血海穴，打中者十六日死，用前方一贴，七厘散三钱，夺命丹三服，加减十三味一贴痊愈。右边乳下一寸四分偏右一分名为下气血穴，打中者十八日死，用药方一贴，七厘散三钱，夺命丹三服，加减十三味一贴痊愈。下一寸四分右边肋胁中名为血囊穴，打中者七个月死，用前方一贴，七厘散三钱，夺命丹三服痊愈。在背脊第六柱名为肺底穴，打中者两鼻流血，九日即死，用十三味一贴，七厘散三钱，地鳖紫金丹三四服，去伤药酒一瓶痊愈。在背脊第七柱两旁边各两个穴道名为百脑穴，打中者一百四十日死，用前方一贴，七厘散三钱，地鳖紫金丹三四服痊愈。左边腰眼中名为肾经穴，打中者发笑半时即死，用前方一贴，夺命丹三服，七厘散三钱，山羊血三钱，又用加减十三味一贴，去伤丸一斤痊愈。又拳复伤此穴者，九十六日死。在命门穴上一寸三分名为海门穴，左右两穴道，打中者足一年死，用前方一贴，七厘散三钱，又用夺命丹三服痊愈。又拳此穴道复受伤者，九十日死。在左边肋胁尽处软骨上名为章门穴，打中者一百十日死，用前方一贴，七厘散三钱，夺命丹三服，去伤药酒一瓶痊愈。在右边肋胁尽处软骨上名为期门穴，打中者足一年死，用前方一贴，七厘散三钱，夺命丹三服痊愈。在尾软骨尽处名为章底穴，打中者七日即死，用前方一贴，七厘散三钱，夺命丹三服，地鳖紫金丹三服痊愈。在两脚底心名为涌泉穴，打中者一百七十日，用前方一贴，七厘散三钱，夺命丹三服痊愈。以上三十六个大穴道，必须仔细看明，然后方可用药散，不可造次轻忽，慎之！

辨诀疑生死不可治方

凡跌打损伤，先以发散为主，次看病人气色相貌，后察其病情深浅，方可下药医治，不可造次。细观人性之躁暴，看心邪不正，必遭横死不治。如唇吊齿露，决非有寿；性逆气短，必主夭寿不治。如气食两管断出气者不治，气收不出者不治。痰起者不治，眼开者不治。如心胸紧痛，此乃心口受伤，不治。如两肺脾受伤，只怕血入五脏不治。如小肚受伤者，屎吐出口者，不治。如小肠受伤者，不分阴阳，不治。若肾子受伤入上小腹者，不治。若身受重伤自然笑者，不治。耳后舌下青筋双起，不治。耳后受伤不治。眼睛突出，心遭刑犯，不治。受伤舌黑，不治。夹脊骨断者不治。顶心破骨入陷者，不治。顶门既破骨未入陷者可治。损伤顶上，鼻中流血口中吐血，不治。若运手足不动，言语不清，七日死。若手难提，将童便一碗灌下，如知疼痛者，五日即死，不治。囟门出髓即死，不治。损伤两太阳晕倒在地，人事不知，将童便一碗灌下，如不知疼痛，七日即死，若知痛，顷刻又晕，二十一日死。若口不受伤，即将童便并牙皂末吹入鼻内中，童便可进，知疼痛有两个时辰不发晕，可以下药治之。若损伤心窝骨断者，不治。若晕迷眼白痰起者，不治。若呕吐，将童便一碗灌下，待醒自知痛者可治。若照前呕吐，三日后必死不治。凡肚不论拳棒跌踢损伤，小肠受伤未损肚者，可治。食后受伤未损，三日后不死可治。嘴如鱼口，此乃缠风，不治。肚内吐食口出，不发晕，可治。若不吐，腹内往上不绝作痛，十四日死。若夜发决身热不治。乱言乱语三日即死。若肾经受伤，口中呕吐不出，令心难过，挣坐不起，睡卧不安，多则七日即死，若吐鲜血十日死。两耳根痛可治，耳门流血可治，耳中出血，人事不知，不治，若不言不语，七日即死。手脚嘴冷，七日即死，不治。如损伤画眉笼，若怕酸痛，四十九日死，大疼紧急，七日即死。上串诸穴不伤命，只怕酸痛，若酸痛，六十日死。上串穴不论槌棒拳打跌伤，以入正穴筋骨麻木，身如火烧，饭食难进，半载即死。肝与胆一处所生，一时面皮失色，晕倒在地，肝令动心不安固而发晕，二十四日死。若吐黄水数口满五日；若吐黄水三五口，一月死；如吐黄水一口，二个月死；若口不吐黄水、身不热，可治。凡气管割断，细观红色可治。若青黑两色，四十九日死。若次两日发青可治，若黑难治。若损伤阴囊中，看袋青肿不往上痛者，可治。时日长久在腹内青肿，四十九日死。若发热晕三日即死，人事不知，手足不动，一时即死。若袋作胀小肠作痛，可治。大肠若粪从口出，当夜而死。若小便出血，四十九日而死。若眼目晕边、手足皆冷，一个时辰后转热可治。若口中会讲，可治。若不会讲，二十四日而死不治。如损伤小肠晕倒在地，待醒时当即发热、口出乱言乱语，七日而死，不治。

以上俱论生死秘诀，仔细看明，方可用药，慎之！

妙方开后

大七里散：治危急之症，各大穴道受伤者可用。归尾五钱，三棱六钱，红花三钱，川贝二钱，赤芍四钱，莪术四钱，玄胡五钱，巴霜四钱，枳实三钱，灵脂六钱，桃仁四钱，木香四钱，广皮三钱，肉桂三钱，硼砂八钱，木通四钱，加皮四钱，地鳖八钱（制，去足），朱砂三钱，沉香四钱，青皮四钱，蒲黄（炒黑）四钱，香附（童便浸）四钱，苏木三钱，共合为细末，陈老酒送下，如遇重症，只可三分用，不宜多用。

前药方：损伤大穴可服此方。归尾二钱，赤芍三钱，莪术一钱，寄奴一钱，木香二钱，玄胡二钱，枳壳一钱，香附二钱，三棱二钱，地黄二钱，桃仁二钱，乌药一钱，青皮二钱，陈老酒煎服，但乌药、寄奴两味可与危急之时去之，加葱白二个、砂仁五分。

加减十三味方：损伤大穴道服此方。归尾二钱，乌药一钱，玄胡二钱，砂仁二钱，灵脂二钱，赤芍二钱，枳壳一钱，加皮二钱，桃仁二钱，青皮一钱，红花一钱，香附二钱，蒲黄二钱，共末，陈老酒煎服。

真人夺命丹： 归尾三钱，赤药二钱，银花三钱，陈皮二钱，土贝七分，甘草一钱，山甲三片，防风二钱，花粉一钱，白芷二钱，乳香一钱，没药五分，共药为细末，共合药煎汤服。

骨紫金丹： 损伤大穴道服此丹。地鳖虫（制，去足焙干）二钱，骨碎补二钱，乳香（去油）二钱，没药（去油）二钱，自然铜（煅）二钱，白硼砂二钱，大黄二钱，血竭二钱，归尾二钱，共为细末，瓷器收贮，每服七厘，不可多用，恐生余骨，陈老酒送下，其骨自合。如瘀血未净亦自下。

去伤丸： 治损伤大穴道可服丹丸。当归四两，杞子四两，丹皮四两，秦艽三两，陈皮三两，茯苓四两，续断四两，生地（酒煎）八钱，熟地（酒煎）八钱，五加皮（酒煎）五钱，骨碎补（盐水炙）三两，牛膝（盐水炙）三两，黄芩（酒炒）三两，远志（甘草水炒）三两，五灵脂（酒炙）三两，蒲黄（炒黑）三两，共合为细末，炼蜜为丸，开水送下立效。

去伤药酒方： 治损伤大穴道服此方。生地三钱，松节四钱，茯苓四钱，红花一钱，木瓜三钱，熟地五钱，秦艽四钱，丹皮五钱，赤芍三钱，当归六钱，寄奴三钱，泽泻四钱，香附（醋炙）三钱，胡桃肉四钱，骨碎补三钱，虎骨节（醋炙）八钱，杜仲（盐水炙）八钱，牛膝（盐水炙）五钱，补骨脂（盐水炙）五钱，黄芩（蜜炙）五钱，远志肉（甘草汁炙）五钱，白茄根四钱，共药合，以陈酒煎香，三柱为度，可服。

飞龙夺命丹： 损伤大穴道，此丹可服。归尾一两，桂枝八钱，乳香（去油）三钱，没药（去油）三钱，赤芍八钱，血竭一两，前胡五钱，莪术六钱，羌活五钱，木香六钱，广皮六钱，三棱一两，灵脂八钱，葛根五钱，沉香六钱，玄胡五钱，川贝五钱，木通五钱，青皮六钱，硼砂八钱，乌药五钱，香附（酒炒）六钱，灵仙三钱，红花五钱，朱砂三钱枳实（炒）六钱，自然铜（醋炙）五钱，蒲黄（炒黑）五钱，杏仁（去皮尖）六钱，骨碎补（去皮）四钱，五加皮（酒洗）一两，地鳖虫八个，土狗六个（两味制酒用）。将三棱、莪术两味煎汤吃，芍药、当归、红花酒洗，用童便炙苏木一两，胎骨八钱，丸各为细末，每服三分，陈酒送下。

八厘散： 治损伤跌打接骨。苏木一钱，制半夏二钱，乳香（去油）三钱，没药（去油）三钱，血竭三钱，麝香一钱，自然铜三钱，红花二钱，丁香五钱，番木鳖（油煮去毛）一钱，具为细末，陈酒温服，童便调亦可。

接骨丹方： 治跌打损伤，或闪挫，或骨断，用此丹。元寸一钱，乳香（去油）二钱，没药（去油）二钱，大黄三钱，白芷三钱，细辛二钱，共合药细末，用小麦粉、姜汁调敷，贴骨断患处，外用竹片夹之，其骨自合。

接骨丹方： 治跌打损伤并治夹棍伤用此方。五加皮五钱，小黄鸡（约一斤，将活鸡连毛带肠同药捣糊，敷一昼夜，去之亦妙）一只。

跌打损伤急救方：加减同后。当归五钱，泽泻五钱，川芎三钱，丹皮三钱，红花三钱，桃仁三钱，苏木二钱，酒水各一盅煎服。为头顶伤加藁本，为手伤加桂枝，为腰伤加杜仲，为胁伤加白芥子，为脚伤加牛膝，以上诸药有引经之妙。

又跌打损伤急救方：牛黄花（即闹羊花）不拘多少，要在五月端午节午时取花去蒂，阴干研末，如重者只可四五分，为伤轻者只可二三分，若老年力衰者只可用一二分，陈酒送下，不可多服。如牙关紧闭，若能扳开灌下，是然自活，但看有气者俱可服救，恐服药发战，不必惊怕。

跌打破伤风方：防风三钱，胆星一钱，乳香一钱，没药一钱，秦艽一钱，升麻一钱，羌活三钱，红花二钱，麻黄二钱，木香二钱，牛膝二钱，小草二钱，桂枝二钱，木通二钱，水煎，加陈酒二盅合煎服。

又跌打破伤风方：防风一钱，胆星一钱，蝉退（去足）五钱，川贝二钱，羌活一钱，升麻一钱，僵虫（去角）三钱，小草一钱，麻黄一钱，木香一钱，藁本一钱，全蝎（酒洗）一钱，桂枝一钱，木通一钱，川芎二钱，水煎服，加陈老酒二三盅和煎。

又跌打破伤风方：归尾二钱，胆星一钱，乳香一钱，没药一钱，木香一钱，赤芍二钱，升麻一钱，肉桂一钱，麻黄一钱，桃仁一钱，川贝一钱，狗脊二钱，桂枝一钱，红花二钱，琥珀二钱，牛膝二钱，水酒煎服。

又跌打破伤风方：当归二钱，三棱二钱，玄胡二钱，木香二钱，川贝二钱，莪术二钱，川芎二钱，砂仁二钱，灵仙二钱，茯神二钱，灵脂二钱，狗脊三钱，寄奴三钱，远志二钱，肉桂一钱，泽兰二钱，水酒两碗煎服。

大七厘散：治危急之症，各大穴道受伤者用之立效。硼砂八钱，朱砂（水飞净）二钱，赤芍四钱，川贝（酒温）三钱，归尾五钱，红花二钱，香附（童便浸）三钱，木香五钱，元胡五钱，桃仁四钱，广皮四钱，苏木二钱，沉香四钱，肉桂三钱，莪术四钱，三棱二钱，生地鳖（制去足）八钱，枳实三钱，五灵脂六钱，木通三钱，青皮四钱，五加皮三钱，蒲黄四钱，巴霜四钱，共合为细末，奶酒送服，每服三分，不宜多用，须看症危之轻重，方可用药之多少。

又破伤风方：主治破伤或兼惊风，慢惊风，牙闭紧闭，噤口不开。壁虎末（不拘），加牙皂末（少许），于牙根上擦之，不过一时即退能开，可进举食。又一方：用茶子捣糊，即将于牙根上擦之亦用。

丹参三七，损伤之要药，以上诸药方无三七之药，或失落抄，或未知失抄，为何不在其内，如用诸方计三七之药，仔细酌宜，慎之。

膏药方：治跌打损伤，骨碎筋翻，瘀血凝聚不消，青紫肿痛等症。羚羊血五钱，乳香（去油）三钱，没药（去油）三钱，漏芦三钱，红花三钱，大黄二钱，生地二钱，升麻二钱，明雄黄五钱，元寸三钱，白及五钱，白蔹三钱，甘草二钱，共合药细末。

要用好醋煎熬成膏为度。

八宝丹：珍珠（用豆腐煮过）三钱，琥珀（用豆腐、灯心煮过）三钱，珊瑚三钱，玛瑙三钱，象皮（土炒）一两，血竭三钱，梅冰一钱，参三七二钱，共合为极细末，瓷器收贮。又八宝丹：象皮（土炒）一两，血竭二钱，琥珀三钱（用豆腐、灯心煮过），降香三钱，儿茶三钱，梅冰一钱，乳香（去油）五钱，没药（去油）五钱，大黄三钱，共合研细末，瓷器收贮。

敷瘀血药方：此乃未出血者，以姜汁调敷伤处即消。生大黄三钱，白及三钱，甘松三钱，生南星二钱，三棱三钱，白芷三钱，莪术三钱，姜黄三钱，生香附三钱，乳香（去油）三钱，没药（去油）三钱，桑白皮三钱，生芥子一钱，共合研细末，每料轻重随意酌量。

秘传霹雳雷火针：专治痈疽及打痛、瘟气疬气，此寒水湿，人面疔疮，此名肿毒心气，凡遇痛者，下手依针灸法，点得的穴，打穴针尤妙。川乌二钱，草乌二钱，炙山甲五钱，轻粉一钱，雄黄二钱，川芎三钱，艾叶二两，元寸二钱，牙硝二钱，皂角二钱，人言一钱，山柰二钱，防风二钱，荆芥二钱，松香五钱，木香二钱，降香五钱，沉香五钱，藿香一两，没药三钱，苍术一两，乳香三钱，樟冰二钱，硼砂二钱，辰砂二钱，银朱五钱，巴豆五钱，全虫三钱，白芷三钱，朱砂一钱，共合为细末。须要择甲子日、庚申日，两日收合药妙。

初将艾叶揉细，同诸药在纸上，用竹筒一个劈开，诸药入于筒内，复箍如旧，待药结实解箍取出，将纸包裹卷筒，书九字于纸面上，又以红纸裹之，遇有患处，验确，以墨点之，痛处用纸四五层，将津唾则于患处，照下墨迹圈点之，将药筒下头点灼，念火针咒一遍，向纸圈督住烧之，纸不灼而气都入肉内，若肉内痛则有功；如烧过药筒纸灰隔定，则扑去纸灰，更念咒，点灼之，以红火能烧纸墨迹上，如此五次只烧五分，必然病愈即除痛。如取上太阳边有瘤痛，只消网巾边烧之即愈，神妙，不可尽达。如起泡，用灸疮膏药贴之，每锭长六寸许。如管大可医十余人，亦要按历逐日星神所在，不可乱针。

雷火针咒曰（略）

太上老君急急如律令

举笔咒曰（略）

太上老君急急如律令（略）

铁炮打伤草药方：满地锦、大艾叶、梅树皮、天罗子，共合捣糊，加桐油同杵糊，敷于伤处即愈。

草药方：治跌打损伤，或脱臼，或筋伤。黄郎光棍，与山茄、野苎桑皮、汲冷坑南藤五加皮、鸭子草、珍珠莲、和美藿花、野芝麻根、小旧子，共合拌糊，闪龙敷之，是仙家杵糊，加糟盐共煮，损伤未破实狂涝。

试过跌打损伤秘诀（口传抄方，开列于后）

四龙散：治跌打损伤，碎破出血，可掺，立能止血定痛。乳香（去油）五钱，没药（去油）五钱，生石膏（重用，热亦可）八两，赤石脂（重用）八两，红丹（水飞净）五钱，共五味，上为极细末，瓷瓶收贮，年久更妙。倘损伤及口溃烂腐，用生猪板油（去皮）调敷即愈。如炎时用生地、葱头、人乳（即呐呐）、冰片共同药末，捣糊敷患处愈。如疮口泛高，外结内浮，用牛蒡子一钱三分，猪脚甲二个，将牛蒡子入猪脚甲内，火煅透乃出。共研末，同药末用板油加冰片捣烂，敷之即愈。烂脚亦可用之。头大伤血出难止，用灯心、燥艾，与伤本人口内咬糊，同四龙散合敷伤处，其血立止。

六龙散：治损伤跌打，碎破血出外者，掺之，定痛止血。红丹（水飞净）三两，生石膏（煅亦可，重用）八两，乳香（去油）五钱，没药（去油）五钱，龙骨一两，生大黄一两，象皮（土炒）五钱，共药七味，合成一料，上为极细细末，藏瓶收贮。

八宝丹：治跌打损伤出血可掺，并疮烂亦可用，损伤口烂溃，不收口亦可用。赤石脂（要老式）三两，血竭三钱，琥珀三钱，煅石膏（生亦可）三两，化龙骨一两，乳香（去油）四钱，没药（去油）四钱，冰片三钱。共研极细末，瓷瓶收贮，不宜出气，水气要好，除乳香、没药，加珍珠、象皮更妙。

小七厘散：治损伤跌打要方，投此散尤妙。香白芷三钱，地鳖虫（制）三钱，三棱三钱，制川乌三钱，制草乌二钱，参三七二钱，莪术三钱，共合为极细末，每服三钱，陈温酒送下。服酒随卧，切不可冒风，如若冒风，用葱头同此散，陈酒送下，一服出汗为度。如不用参三七、地鳖虫，用桂丁三钱，防风三钱亦可代。

接骨丹：治跌打损伤，筋骨断碎者，及皮肤青肿，每服此丹调服，此丹即宜外敷，不宜内服，慎之。香白芷一两，干松一两，桂枝五钱，五加皮一两，骨碎补一两，泽兰五钱，威灵仙一两，乳香（去油）五钱，没药（去油）五钱，白及一两，桑白皮一两，香附一两，山奈五钱，白米一两，共药十三味，研极细末。用陈酒、米醋、姜汁同药末炖熟，敷于伤处，外以绢带包扎坚牢为荷。

敷瘀血药方：治跌打损伤未出血，可敷。白芷三钱，甘松三钱，姜黄三钱，皂刺三钱，淡附三钱，肉桂三钱，乳香（去油）三钱，没药（去油）三钱，麝香（即原寸）三钱，南星三钱，芥子四钱，防己（不用）四钱。共研末，用酒糟、米醋、姜、韭汁合药末炖热，敷伤处，外用帛包扎坚固为好。

八宝丹：治跌打损伤出血，干掺之止血定痛，久远症不收合用猪板油敷调。乳香（去油）三钱，没药（去油）三钱，象皮（土炒）三钱，化龙骨三钱，血竭三钱，儿茶三钱，赤石脂（要老式）五钱，煅石膏（生亦可）五钱，冰片三钱，共合药极细末，磁瓶收贮，若伤后溃烂，用冬猪板油共杵捣，敷之而愈。

珍珠散：治刀扑跌打损伤血出可掺。珍珠（用豆腐滚一时，研）三钱，琥珀（用灯心滚一时，研）三钱，玛瑙一钱，冰片三钱，血竭三钱，儿茶三钱，乳香（去油）三钱，没药（去油）三钱，象皮（土炒）四钱，龙骨四钱，参三七三钱，共合为细末。

吃生乌烟急救方：生大黄二两，生甘草三钱，藜芦五钱，胆矾二钱，加白蜜五钱，水煎灌下，停一时即吐，速速即醒为妙。

试过蛇咬草药方极炒：蛇咬初次用天水一桶，烧酒一盅，和匀洗通透，约一时辰为止。若咬落其眼必花，用生大黄一钱三分，将天水一碗浸蒸，吞服止痛。若已簪花叶杵汁可代。后用妙药：半子厘（即金剪刀）抽脓浆、天青地白（退痛）、酸梅草（拔毒）、白指甲（退热）、寒荏（软、燥用）、破铜锈（软泡用），共合捣糊，敷患即愈。如烂，加夏枯草治烂眼肉，遍地香（炙烂，拔毒抽脓收口），如半夜蛇咬，赶药不及，用半子厘琼梅草急解。

《少林寺伤科三》

精理秘授跌打损伤集验（良方）四明王瑞伯著

夫接穴一法者，总看内伤经络诸穴骨节，方可夹缚。若有一毫差错，决难全效。夫脑者，诸阳所聚之处，其太阳穴、额颅髓盖、天庭骨等，若破一处，即主之所，须分开其发，寻看伤路，速剪伤处，方可用药。血如涌出，用灯心捏成团，蘸桃花散塞之，口小末药掺即止。或臭烂，先服消风散，后洗用辛香散净之。洗时切忌当风，恐寒热增重难医。头面皮肿风袭里也，宜服消风散。患处红肿，蜜调圣神散，或姜汁酒酿调贴之。若脑髓出，用安髓散，清茶二合调尤妙。凡骨深陷，用白金散加淮乌散贴之，即时吸用服药取效。

夫面有七空，目居其一，人生一世之最要者，治宜谨慎。睛出、胞水出者，去其目必伤。如番转在胞内，可轻手拨转归原，亦用圣神散贴之。血侵贯目，用桃柳枝、生地黄、龙骨等煎水浸猪腿精肉贴上，秘授常服活血止痛散及清头面之药，余照外伤见血治之。夫颈项从高坠下项缩者，先服消风散或住痛散，加麻药服之，令人仰卧，用绢兜其下，头直上，解散头发固带，拿作一把，令其头平正，医者伸两足踏其肩，用力齐齐拔伸归原恰好，用生姜汁、韭汁、酒醋调圣神散贴之，封扎坚固，常服住痛散取效。

按：仙授丹有花粉、威灵仙、桔梗、白芍、鱼鸟药、木香、耳草（不知何物，疑甘草之误，其分两亦甚悬殊，俟觅善本校正）。

普济堂秘授跌打损伤脏腑万应方：内服外加减治法。归尾、乌药、川断、泽兰各一钱，乳香、没药各七分，木通四分，川芎、耳草（即甘草）、木香各五分，苏木四钱，桃仁十粒，生地一钱四分，加生姜三片，水煎，童便一杯、陈酒五杯掺服。瘀血瘀结胸中，加砂仁一钱五分；噎气攻心，加丁香五分；血攻心，淹淹欲绝、气不相接，加豆豉五钱；气喘，加杏仁、枳壳；狂言癫痫，加人参三分，辰砂五分，金银花一钱音纳不能言语，加木香、菖蒲；作寒，加肉桂（去皮）、陈皮、龙胆草各八分；发热，加柴胡、黄芩各八分；汗多，加白术、白芍、薄荷各八分；血汗多，加发灰一钱；小便自来，加肉桂（去皮）、丁香各八分；不进饮食，加生猪精肉一钱，同药吞下；发笑，加蒲黄、川楝子各六分；腹内作胀，加木瓜一钱；吐血，加红花、香附各六分；呕吐不进饮食，加丁香、半夏、砂仁、豆豉、儿茶各五分；腰痛加补骨脂、杜仲、肉桂（去皮）、小茴香各六分；小便血来，加石榴皮、茄梗各八分；小便不通，加荆芥、大黄、杏仁、瞿麦各六分；大便不通，加大黄、朴硝、当归各八分；大小便不通，加大黄、肉桂、杏仁各六分；大便血黑，加柏叶、川连、茶脚各八分；大便自来，加升麻、黄芪、柯子、桔梗各七分；腹中痛，加玄胡索一钱；左痛，加赤茯苓、茴香、葱白各四分；咳嗽见血，加蒲黄、茅花；腹右边一点痛并呼吸亦痛，加草果、连翘、白芷各一钱；粪门气出不收，加升麻、柴胡、陈皮、甘草、黄芪、白术各八分；气喘，加人参二钱；咳嗽，加阿胶一钱，韭汁一杯；舌上生胎，加薄荷、生姜各一钱；口中出粪臭，加丁香、草果、砂仁、南星各一钱；咬牙无气，加豆豉二钱；口鼻中血泡，加白及、羚羊角各八分；发肿，加防风、荆芥、白芍、金沸草（绢包，即旋覆花）各味药四分；舌短缩，语言不清，加人参二钱，黄连、石膏各八分；呃塞，加柴胡、木瓜、茄皮、车前子各一钱；舌长出寸许，加僵蚕、赤小豆、茯龙肝各一钱，生铁四分；在耳，加磁石一钱；九窍尽皆出血，加木鳖子、紫金皮各七分，童便一杯；在鼻，加辛夷、鳖甲各八分；腰痛不能转侧，加细茶三杯、酒一杯参药内服；遍身痛着不清，加巴戟、牛膝、杜仲、金银花藤、红花各八分；汗出不止，加细辛、皂角各八分，麝香四分，薄荷一钱；头痛，水煎加苁蓉、白芷梢各八分；头顶痛，加柴胡、青皮、藁本、五灵脂各一钱；见食即吐，加辰砂一钱，药调服；手足摆摇不息，加辰砂、龙骨、远志、马骨、茯神、胡黄连、木通各八分；手足软弱不能举物，加麻黄六分；因怒跳跃胸腹闷疼，加柴胡、山栀各一钱；喉不干见药只吐，加煎黑豆砂，舌上嘬半时辰用药下；语言恍惚，时时昏愦死去，加木香、辰砂、硼砂、琥珀、人参各一钱；血气攻心中缩血，加乌鸡汤搀酒法，大杯同药服，鸡肉全食之并汤；盘肠痛，加豆汤汁同酒搀服；外伤皮肤青紫，未见血作肿，加味外伤仙授丹活治之，愈。

味外伤仙授丹：内服以此方为主，外用敷药后接加减。归尾、香附、泽兰、花粉、川断各八分，乳香、没药、生地各二钱，威灵仙二钱，川芎、桔梗各八分，白芍九分，木通五分，甘草三分，桃仁十二粒，生姜三片，酒、水各半，煎热服。头顶，加白芷、肉桂、藁本各七厘，黄芩；在左右两颊，加独活、细辛各一钱；在唇，加升麻、秦艽、牛膝各八分；在牙，加谷精草一钱；牙摇动未落，加独活、细辛、五倍子各一钱，共末，搽牙根上；左肩，加青皮八分；右肩，加升麻八分；右手，加姜汁一杯、禹余粮八分、桂皮八分；在乳，加百合、柴胡各一钱；在胸，加柴胡、桔梗、枳壳各八分，姜汁一杯；腰，加杜仲、天麻、故纸、牛蒡子、槟榔、冬瓜皮各一钱；左胁，加芥子、柴胡各四分；右胁，加地肤子、黄柏、升麻、黄芩、白芥子各一钱；左腹，加腹皮一钱；左背，加木香、香附、羌活各一钱；腰胁引痛，加凤仙子六分；膝，加槟榔一钱；小腹，加茴香、槐花各八分；左右两胯，加蛇床子、槐花各八分；外肾缩上小腹内，用麝香二钱，樟脑三钱，万苣子一茶杯，三味为末，万苣叶捣为膏，热贴脐上即出（此法只可外治，若服则丧命，用者勿误）；肛门，加槟榔、槐花、炒大黄；两腿，加牛膝、木瓜、米仁、苏梗、五加皮各八分；两足，同前治；两足跟，加芸香、紫荆皮各七分；在诸骨，加苍耳子、破故纸各一钱；在诸骨节，加松油节；肿痛面色白，加人参三分，附子八分；汗血积聚不散，肿痛，服药不效，取天应穴，用针刺，出黑血即散；寅卯日时发热作痛，加陈皮、白术、黄芩、川连各八分；肿痛发热、不思饮食，加人参二钱，黄芪、白术、柴胡各一钱；肿痛不赤，加破故纸、大茴香、巴戟肉、菟丝子各二钱；肿青朝寒暮热，加山楂、砂仁、山药、厚朴、白术各一钱；青肿不消、面色黄、寒热疟，加人参、黄芪、白术、升麻、柴胡、陈皮各三钱；漫肿不消大痛，加赤芍、熟地、苍术、杜仲各八分止。

敷药方：石灰、半夏、肉桂、赤芍、南星、芙蓉叶各一两，枯矾三钱，黄柏二两，乳香（去油）、没药（去油）各五钱，共为细末。加姜汁，调热醋敷肿上要厚，外用布缚扎住即消。

外伤见血仙授生肌宝济方：后接加减外有末药。归尾、川芎、地黄（生）、白芍各一钱，乳香、没药、川断、甘草各八分，益母草、白术、白芷、苏木、藁本各二钱，生姜三片，水煎服。头顶，加升麻八分，肉桂（去皮）六分；头骨髓陷，加白芷三钱；脑肿痛，加茯苓、白术各一钱；脑髓出，加香附、白附子、苍耳子、牡蛎各八分；面青懒食肚痛，加人参、柴胡、升麻、陈皮、半夏、茯苓、黄芪各一钱；破处生蛆，加细辛、青黛、蝉蜕各一钱，研末掺上，蛆即化为黄水滚出是也；脑侧耳边寒热作痛，加丹皮、石膏、泽泻各八分；手，加桂枝、桂皮、禹余粮、姜汁各二钱；目伤出血不止，用雄鸡冠血同川连汁点之；黑睛胬出血，用手掌趁热按进，将绢紧紧包住，三日不开，外用生地黄捣烂贴，退其血，服药内加木贼草、石决明、菊花各八分；目眶等损胬肉出，用杏仁七粒，去皮细嚼，吐于掌中，趁热以绵裹筋头，按上四五次安目内，用地肤子汁，如无地肤子者，以干浓煎熬膏点目，伤愈后倘眉毛不生，用半夏末清水煎调涂之，六七日照旧生好；鼻有伤，加辛夷、鳖甲各八分；左右两颊，加独活、细辛各八分；在唇，加牛膝、升麻、秦艽各四分；在舌，加石膏、升麻、黄芪，切片贴舌上呷之以断其根；在齿，加细辛、独活、谷精草各七厘；牙肉血流不止，用灯心紧咬，立止；在喉项，加羌活、独活、谷精草各一分；吐黄水，加木香、扁豆、砂仁、藿香、大黄各八分；手指断，用苏木末将断指热血掺药接上，用蚕茧包缚十日愈；在胸，加贝母、柴胡、枳壳各八分；乳，加贝母、漏芦、百合各七分；左胁，加白芥子、升麻各七分；腹，加大腹皮一钱；在小肠，加茴香、槐花各八分；腹伤肠出，加黄芪、鹿茸各一钱，其肠轻轻按入，不可扎指甲其口，将柿饼从口嚼烂，填塞其口，七日即愈；如肠出，不便以手按入者，用磁石末二钱，滑石末二钱，米汤调下，其肠自入；如再不入，取病人卧席四角，令病人举摇，须臾自入；如又不入，小麦五升，水九升煎取四升，去渣，待寒冷，不许病人知觉，令人含喷其肠，渐渐自入，不宜多人见，禁止旁人说话；腹破脂肪出，铜刀割去破口，用竹夹住，十日愈，肠入后吃稀粥十日，不可太饱，疮口燥烈，用鸡热血涂之；在背，加羌活、香附、木香各七分；在腰，加木鳖子、杜仲、牛蒡子、破故纸、小茴、角茴、白芷、巴戟各七分；在膝，加白蜡、自然铜各八分；烦躁不止，加柴胡、丹皮各四分；阴囊皮破、睾丸跌出筋未断，将手轻轻扎入，用桑白皮取丝合线穿缝其皮，日用生肌药掺之；如睾丸坠落在地，与血丝相连者，取起捣碎，用早米饭捣糊，黄柏汤送下，所破之处仍用桑白皮线缝之；寒暑发热咬牙唇口牵动，加升麻、柴胡、天麻各八分；如囊肿痛、不作寒发热，饮食不思，加人参、白术、柴胡各二钱，升麻二钱；伤口作痒，加粉菖、赤芍、防风、荆芥、连翘各七分；血出过多瘦弱人，加人参、麦冬各一钱；烦躁不止，加柴胡、丹皮各一钱；面色白喘急，加人参、苏梗各二钱；脓出口噤流涎，加人参三钱，柴胡、升麻各七分；脓出不干，加滑石、白术、苍术各八分；手足微搐，加钩藤、柴胡各八分；手撒目闭，汗出如雨，加人参一两，附子五钱；眼开能言，气不相接，加人参、黄芪、白术各二钱；在两腿足，加牛膝、木瓜、米仁、五加皮、石斛、槟榔、苏梗各一钱；在左肩，加麦冬八分；在右肩，加升麻八分。

生肌散：各药等分。乳香（去油）、没药（去油）、白芷、儿茶、倍子、赤石脂、化龙骨、猫头骨各一钱，共为细末敷。

生死诀疑说

鱼际骨有脉可救，不动者死。脉大而缓即四至，亦可救。汗出不止者，目晕青色不治。顶门出浆者死。头目青黑、额汗不流、眼小目瞪、身汗如雨，为之四逆不治。顶门骨破陷入者不治。气喘色呃者一七死过，七日可救。气出不收，眼开不治。面目俱伤可治。老人左股压碎不治者，山根好可治；山根断者死。鱼口传风不治。肩内伤入内者不治。耳后受伤入内者不治。食管断者不治。气管全断者不治，未断者十可救一。男人两乳受伤者，宜急救治。女人两乳受伤者不治。心胞紧痛者，青色未裹心可治，痛顽裹心者不治。胸腹受伤，出黄水、黑水、黑血，十不治一。正心口清色一七死者，服药三日后转黄绿色，可治；不转色者死。食饱受伤，三日不死可救。两脾受伤，血入五脏难治。血出尽者死。外伤入内肺二七不治。肠未断者可治，肠出不臭可治，臭者死。肠出色变紫黑者不治，色不变急救。夹脊断者不治。正腰伤重而咳者死；伤轻难咳者不死。在胁下伤，透入内者不治。小腹受伤重吐粪者，不治；伤轻而吐粪者可治；若眼未直视，虽吐粪者不害也。小腹下肠又内脉不定而重者不治。小肠有伤不分阴阳不治。孕妇小腹受伤犯胎者不治；孕妇腰受伤犯胎者，不救胎必下。囊内有子可救；如肾子入小腹内不治，当日不死，百日必死。肾子伤破者不治，肾子伤入肚者不治，肾子伤皮未破入小腹者可救，肾子伤至破而垂绝悬系者，不妨蓊出可救。

诗曰：全伤诸损眼晕青，定主身亡难救命。若见气喘与塞呃，且看一七内中应。

重伤血气攻心将欲绝气，服药不及者，可用此方：蜘蛛（头脚俱全，焙干，大者半个、小者全个），母丁香一分，山羊血五厘，俱为细末，用陈酒送下后，照伤加减服药痊愈。

圣神散：枇杷叶、芙蓉叶、韭菜根叶各一两，淮乌、白芷、赤芍各一两，桑白皮一两，上为细末，姜汁和醋调热，摊油布上，贴患处，然后夹之。

黑神散：百草霜（炒令烟尽存性，烧野草加入更好），如用清油调敷。

活血止痛散：当归、川芎、白芷、木瓜、独活、厚朴、小茴、山甲、羌活各六钱，粉草、川乌（制）、草乌（制）各六钱，上为细末，加麝香一钱五分，后入药末研千转，磁瓶藏好听用，不可出气，用以姜汁酒调敷。

寻痛住痛散：乳香一钱，没药一钱，全蝎一个，大茴三钱，小茴一钱，甘草五分，淮乌（制）一钱，当归一钱，木香一钱，穿山甲一钱，沉香一钱，虎骨一钱，川乌（制）一钱，自然铜一钱，赤芍一钱，白术一钱，桔梗一钱，紫金皮一钱，枳壳一钱，乌药一钱，香附一钱，降香节一钱，此方每服加生姜三片水煎，其分两即是一剂之数是也。

住痛散：杜仲四钱，角茴四钱，小茴四钱，上为细末，每服二钱，陈酒调服。

加减活血止痛散：当归四钱，独活四钱，羌活四钱，小茴四钱，粉草四钱，寸桂四钱，木瓜四钱，川芎四钱，白芷四钱，人参四钱，淮乌（制）一钱，川乌（制）一钱，枳壳四钱，牛膝四钱，角茴四钱，乳香、没药、血竭、厚朴（此四味均未有分两，按：内行评之云，一钱起重则可，加些无妨，故如岁数即前之等，分两大约亦是一钱耳），麝香一钱（纸包好，用敷方敲碎，和总药末内冲服，然麝香一味恐误，多用食则气散无救，必须论症之轻重加减为是。倘后入，亦可免至在总药内久贮出气譬。如总药共重五两九钱，每服四钱，至于麝香，每服只有七厘，以此用之，不至有失，慎之慎之。此味即前所注，彼亦有四钱，恐过多放，故用一钱须斟酌之，每服用四钱，生姜五片，水酒晚前服，此药或为细末，或为丸，或作煎药，大约均可以用）。

消风散：此方不可乱传，宜慎用之。真人参二分，僵蚕一钱，防风一钱，厚朴八分，羌活八分，蝉蜕一钱，当归一钱，甘草一钱，南星一钱，白芷一钱，桔梗一钱，柴胡一钱，独活一钱，半夏一钱，黄芩一钱，童便煎，搀酒服。

痹药昏昏散：草乌一钱五分，骨碎补二钱，香附二钱，川芎一钱，共为细末，每服一钱，姜汁送下，此药服过，用醋调冷水服之即解。

安髓散：川芎、香附、附子、白芷、甘草、牡蛎各一斤。上药共为细末，每服二钱，清茶调服。

淮乌散：淮乌、白芷各一钱，共为细末，姜汁和醋调敷。

桃花散：大黄、黄柏、黄连各一两，石灰（需筛过）半斤，先将前三味炒，令大热后入石灰，令烟尽如桃花色，退大气，以瓷瓶收贮用。

生肌散：赤石脂五钱，白芷五钱，乳香、没药各五钱，轻粉、血竭各五分，研末用。

辛香散：防风、荆芥各一两，独活、藿香、明矾、五倍子、苦参各一两，柏叶、当归、白芷、金银花、苍耳子、泽泻、细辛各一两，刘寄奴一两，细茶少许，水煎，入飞盐一撮洗之。

八宝丹：珍珠（用豆腐滚一时，研）、琥珀（用灯心滚一时，研）、人参各五分，象皮、血竭各一钱，轻粉二钱，乳香（去油）、没药（去油）各五钱，儿茶一钱五分，赤石脂一钱，上药共为研极细末，瓷瓶藏好听用。

镇邑周玉枢传二毒虎丹：蜈蚣（炙）一条，雄黄二钱，共为研细末，担肩用。秋坪曰：以上之方对症施治皆极验，即久年损伤，亦无不应手奏效，乃友人秘藏之。咸丰十年间，发道踞宁郡友人旅寓沪上得交获，朝夕相亲，因假归呕，抄录此方之，亦济人之助也。

容海氏曰：余获抄录此方，亦屡活多人。有栈人被楼板塌落压伤，多年启遍求伤科医治，卒不愈。余时适容川省未及知，及归沪询知过访其侨寓，入门闻号痛声，即投以仙授丹照加减法，一剂痛稍止，连日进数剂，即瘳如常。询神妙奇方也。

按：此书辗转就钞，鲁鱼亥豕脱讹甚多。幸正方尚鱼阙失，而加减等法中分两尚可斠。此本系从孔容翁本传抄，已略为校对，惟原本谬误处只在阙疑之例。余素不知医，不敢妄作解人，兹晤友人张姓，为茂才，据云：家藏亦有此本，但大异小同，不会均有舛错也。张友之书系伊先人为参将时，剿粤匪甚著战绩，有人赠以此书。其麾下勇拼阵伤，濒危救治者无数，后匪平解，但归里亦以此施治甚伙，辄应手奏效。余呕以初抄本，嘱张友护往校勘。此副本录藏，以备遗佚耳。俟校甚正，再议捐此刊刻，以广流传。庶锋镝捐生岩墙非命得此，时后寿寓同登之尔也。

光绪九年癸未岁季秋月上浣之吉　重抄

《少林真传伤科秘方》之一

清·不著撰人

屏山岩后裔　释定持献

序

《少林真传》一书，乃南澳岛屏山岩先师公怡深老和尚所秘藏，为手抄本，其原书不知出于何人之手。全书专以跌打损伤为主，立论正确，且全身各部位均附有图案，每部位复各附有良方。在精医者，固足以资识见，即未精医者，亦可辨其部位而用其方，是以用药，药无不效。衲云水诸方，所睹伤科方书多矣，但鲜有如此书之完善也，洵称海内孤本，深受其益者众。久思同惠后人，近复得濠江蔡秋葵居士发心鼓励翻印，并出资铅印排榜，以期广远流传于伤科之道，当不无小补，更不负先老人济世之一片婆心也，而蔡秋葵功德更加不可思议矣。

1993年癸酉，小阳春南澳岛屏山岩后裔释定持（七十有三）南澳屏山岩 -- 释定持

屏藩毓秀围青嶂，山水钟灵涌碧岩。

历代名僧医有道，少林一册是真传。

四时血路所行部位

春天

四时血路理气深，春天打伤此中寻。

子时血路行腰心，三年吐血命归阴。

丑时血路行尾臑，四月黄肿命呜呼。

寅时血路行肚脐，对年肚肿命哀哉。

卯时血路行肚中，五月致血命归空。

辰时血路行左胁，四月之后致血劫。

巳时血路行右胁，三月吐血命堪惊。

午时血路行心肝，打着即时尸入山。

未时血路行背经，四月吐血亡其身。

申行左乳酉右乳，四月吐血命不久。

戌行左胸亥右胸，三月吐血无魂灵。

春天部位行如此，夏天血路不同经。

夏秋

子胆丑肝肺行寅，卯行大肠胃行辰。

巳脾午心小肠未，申行膀胱酉肾经。

戌时血气行胞胳，亥游三焦夏秋令。

冬天

冬天血路行不同，子左丑右两乳傍。

寅右卯左两甲骨，辰左巳右两肋间。

午心未肝申下肚，酉时血路行肾中。

戌行左肺亥右肺，逢时打伤各有方。

医伤观色歌诀

东方甲郁木色青，味酸形肝旺春新，主筋藏魂弦其脉，胆附于肝共调停。

西方色白庚辛金，味辛形肺旺秋深，肺主皮毛大肠腑，藏魄脉毛应推寻。

南方丙丁火气扬，味苦色赤旺夏长，主血藏神脉洪大，其形为心附小肠。

北方壬癸水味卤，色黑形肾旺冬严，主骨藏精与志，其脉实，肾与膀胱相附连。

戊己属土在中央，味甘色黄旺夏长，形脾主肉藏意智，其脉和缓胃附焉。

四时打伤及破伤风各方，每四句一季，春夏秋冬。

春：生地一钱，黄芩一钱，知母一钱，防风钱半，羚羊一钱，水角一钱，黄连二钱，川银花钱半，生石膏二钱，地骨二钱，麦门冬二钱，槟榔钱半，白芷钱半，秦艽钱半。（春天打伤及破伤风方）

夏：柴胡钱半，羌活一钱，白芍钱半，知母钱半，黄芩钱半，黄连钱半，石膏钱半，防风一钱，秦艽钱半，荆芥穗钱半，羚羊钱半，水角八分。（夏令时，夏天打伤及破伤风方）

秋：秦艽钱半，地骨钱半，秋黄连一钱，黄柏二钱，花粉钱半，白芍钱半，羚羊钱半，防风钱半，鳖甲二钱，银胡钱半，发知母钱半，麦冬二钱，石膏（凉）钱半。（秋天打伤及破伤风方）

冬：柴胡钱半，羌活一钱，广陈皮钱半，冬荆芥钱半，半夏一钱，宜知母二钱，升麻五分，杭白芍二钱，秦艽钱半，钩藤钱半，玉活（制）二钱。

（冬天打伤及破伤风方）

四时打伤应用主药歌诀

四时打伤总用论，部位应加主药尊。子胆导丑肝柴胡，葵重量具用一钱。君寅肺

（条）芩酉知母，连下各药钱五分。卯属大肠大黄泻，辰脾巳胃白茯温。午时属心川连苦，未行小肠木通存。申属膀胱戌胞胳，亥在三焦栀子吞。

治吐血内服药散

淮山四钱，茯苓五钱，川贝一钱，甘草一钱，朱砂一钱，合共研细末，槟榔一钱，煎煸水送服之，再服时，朱砂必须减量，以免中毒。

返魂七厘散歌诀

返魂药散名七厘：木（香）钱，丁（香）钱，沉（香）钱，乳（香）钱，麝（香）五分，奇丛拨钱半，红花钱半，槟榔子二钱，霓骨二钱，田七二钱，无名异五分，龙涎香一钱，兼人中白二钱，然铜三钱，用醋三次制。共研末，成药散，大人服五分，小儿二分。

承右方服返魂七厘散药引及服法列明歌诀

油虫、灯心与葱白，先用沸水冲出味，重者调服散一包，轻者白酒亦相宜（或白糖）。

接骨紫金丹歌诀

紫金丹：自然铜二钱，土鳖二钱，大黄八钱，血竭六钱，田七八钱，乳香八钱，麝香一钱，骨碎补六钱，没药六钱，硼砂五钱，桂枝六钱，熊胆二钱，归尾六钱。共研末，热酒冲服接骨丹（每服五分）。

封脚押手接骨丹歌诀

加皮二钱，白芷二钱，黄柏二钱，豆根二钱，桂枝二钱，牛膝二钱，川七一钱，三棱二钱，莪术二钱，川乌二钱，草乌二钱，南星二钱，红花二钱，丹皮二钱，草拨二钱，独活二钱，血竭二钱，防风一钱，乳香一钱，木香一钱，马胎二钱，甘草二钱，刁竹二钱。共研细末，治接骨椿，鸡酒炒封之吉。

封脚押手药方歌诀

加皮四钱，骨碎补三钱，续断三钱，泽兰三钱，大黄四钱，羌活三钱，白芷三钱，生川乌二钱，生草乌三钱，红花钱半，自然铜四钱，南星三钱，半夏二钱，宜十二件药合研末，白酒炒烧就来封。

内服接手脚正骨紫金丹歌诀

珍珠五分，麝香五分，川田七五分，羌蠢一钱，然铜一钱，正霓碧五分，血竭五分，红花五分，真熊胆四钱半，木香五分，大黄五分，儿茶五分，槟榔五分，冰片二分，牛黄五分，和十五味药合研末，专医全身手足腰损伤，水冲服。

又方正骨紫金丹内服歌诀

丁香一两，木香一两，血竭一两，儿茶一两，酒军一两，红花一两，归尾三钱，莲子二两，茯苓二两，赤芍二两，丹皮五钱，甘草三钱，合共研末，酌量服。

手足损伤外封药散歌诀

（生）南星、（生）半夏、乳没药、白芷、血竭、栀子、赤芍、黄芩、黄柏、川黄连、生川乌、生草乌、骨碎补、然铜、蒲黄、红花、归尾、苏木、加皮，及古末酒饼、面粉、酒炒封（此方浸酒浸醋皆可，宜外擦，忌内服）。

跌打跌伤内服药散歌诀

川贝五钱，郁金五钱，泽兰五钱，沉香五钱，乳没五钱，田七四钱，寄奴四钱，然铜五钱，血竭五钱，蒲黄五钱，归尾六钱，白芷五钱，陈皮五钱，红花三钱，甘草三钱，灵脂五钱，麝香二钱，土鳖三钱，骨碎补三钱，研末二钱，冲水服。

一治脚目打伤食方：生地二钱，归尾二钱，赤芍钱半，红花钱半，苏木二钱，皂角钱半，川乌二钱，草乌二钱，木瓜二钱，牛膝二钱，酒炖服。

一治脚骨作痛方：防风钱半，玉活钱半，千年健钱半，白术钱半，白芷钱半，熟地黄二钱，茯苓二钱，薏米三钱，苍术二钱，白芍钱半，血凤二钱，木瓜二钱，地龙钱半，甘草一钱，杜仲二钱，力汗二钱，川田七一钱，玉桂一钱，马胎二钱，青皮二钱，钉地根二钱，广皮钱半，当归二钱，川芎钱半，北芪三钱，春根二钱，多年三钱，水高厘三钱，鸡血藤二钱，白酒将药湿匀，炊熟晒干后浸酒，分早晚二次服。

一治腰骨作痛方：茯苓二钱，怀山钱半，牛膝三钱，川芎钱半，杜仲二钱，白芷钱半，当归钱半，小茴香一钱，熟地二钱，黄精二钱，巴戟三钱，狗脊二钱，川亥二钱，菟丝钱半，广陈皮钱半，加龙虾肉二两，或猪脊骨煎食之（水二碗煎至八分，加白酒一杯冲服，渣水如上）。

一治打伤头上方：川芎三钱，白芷二钱，防风钱半，荆芥二钱，乳香二钱，归尾一钱，赤芍二钱，陈皮钱半，生地二钱，防己一钱，红花二钱，血竭二钱，甘草一钱，水二碗煎八分，加冲紫金散食之。

一治左脚上打伤方：青皮二钱，莪术二钱，乳香二钱半，牛膝一钱，豆根二钱，川田七一钱，加皮钱半，然铜二钱，车前钱半，木通二钱，三七钱半，马胎二钱，刺力钱半，穿山龙一钱，或加生地三钱，水二碗煎煏九分，加冲紫金散一包服。

一治右脚上打伤方：白芷三钱，豆根三钱，乳香二钱半，牛膝二钱，加皮一钱，莪术二钱，川三七一钱，然铜二钱，车前钱半，木通二钱，丹皮钱半，独活钱半，桂枝一钱，木瓜钱半，桑枝一钱，水二碗煏八分，加紫金散一包冲服。

一治胸前部打伤方：严重者加丹皮钱半，川乌钱半，草乌钱半，白芷二钱，三棱一钱，莪术钱半，血竭二钱，柴胡钱半，乳香二钱，桔梗钱半，广皮二钱，枳壳二钱，甘草一钱，红花二钱，半夏钱半，川连一钱，归尾钱半，赤芍一钱，浙贝一钱，水二碗煎煏八分，加冲紫金散，隔时服三包。

一治右手打伤方：桂枝钱半，马胎二钱，穿山龙二钱，红花钱半，归尾钱半，赤芍钱半，血竭钱半，甘草一钱，乳香二钱，莪术二钱，加皮钱半，川七钱半，牛膝二钱，丹皮钱半，田七一钱，三棱钱半，水二碗煎煏九分，加冲紫金散或七厘散一包服。

一治左手打伤方：照右手打伤方，服法相同。

一治背后打伤方：白芷二钱，杜仲三钱，枸杞二钱，玉活二钱，青皮二钱，乳香二钱，红花钱半，血竭一钱，归尾一钱，赤芍二钱，甘草一钱，细辛一钱，加皮三钱，豆根三钱，鳖甲二钱，川田七一钱，水二碗煎煏九分，冲紫金散一包服。

一治肚腹打伤方：桃仁二钱，木通三钱，红花三钱，血竭三钱，乳香三钱，青皮二钱，白芷二钱，归尾钱半，赤芍三钱，地龙钱半，加皮二钱，甘草一钱，生地二钱，柴胡二钱，莪术一钱，水二碗煎煏九分，加紫金散一包冲服。

一治左乳打伤方：柴胡钱半，乳香二钱，广皮二钱，青皮二钱，桔梗三钱，红花钱半，血竭二钱，赤芍二钱，然铜二钱，泽兰二钱，加皮二钱，白芷二钱，浙贝二钱，枳壳钱半，丹皮钱半，生地一钱，水二碗煎煏九分，冲紫金散一包服。

一治右乳打伤方：柴胡二钱，乳香三钱，广陈皮二钱，桔梗二钱，加皮二钱，红花钱半，破故纸二钱，甘草一钱，赤芍钱半，然铜二钱，血竭二钱，泽兰钱半，浙贝二钱，或加白酒一杯，水二碗煎煏九分，加紫金散冲服，七厘散亦可。

一治腰尾尖骨打伤，不论任何一节，不能行坐方：白芷二钱，生地二钱，故纸钱半，杜仲二钱，槟榔钱半，狗脊二钱，赤芍钱半，寄奴一钱，巴戟钱半，寄生一钱，羌活一钱，桃仁一钱，独活钱半，桂枝二分，广皮一钱，水二碗煎煏九分，加紫金散冲服，轻者加猪脊骨同煎即可。

英雄丸：丁香、木香、沉香、藿香、木鳖子、地龙，拣明净焙干，和蜜为丸，如桐子大，温酒送下，任何伤皆可。

打伤刀伤少神少气内服方：茯苓二钱，熟地二钱，白芍一钱，桂枝钱半，远志钱半，当归一钱，黄肉二钱，半夏一钱，北芪钱半，党参钱半，白芷一钱，甘草一钱，水二碗煎煏九分。

外科白降丹药方（化腐剂）：牙硝两半，食盐两半，白矾钱半，朱砂二钱，雄精二钱，硼砂五钱，水银一两，皂矾两半，先将矾硝末，入药和匀，升云化腐。

外科红升丹药方（生肌剂）：朱砂五钱，雄精五钱，水银一钱，牙硝四钱，白矾一两，皂矾二钱，先将矾硝研末，入药和匀，升之生肌。

拳术总论

少林真传二十四势单拳，独打天下无敌，故凡比拳、练习武势，必须注意动静虚实刚柔，知己知彼，所谓要静不要动，动以入静谓之风力，静以待动谓之雨力，风力、雨力两者认真，势如破竹。凡要同人比势，要先观其鼻，可以知其动静；后观其身，可以知其手脚。虚以为实，实以为虚，实不实需要直直者，不可用具主力，切不可露身。虚不虚未可欺，欲打东，先打西；欲打上，先打下；欲打左，先打右。四方八面认清，无有不胜之理。凡欲比势之时，刚柔切要分明，刚者柔之，柔者刚之，谓之刚柔并进。先顾自己，后顾他人，谓之知己知彼，百战百胜。进步需要快，出手需要猛，才可保全自己之身。依此而行，万无一失。先人之言最确，学习武术，切须注意以上事项。

内八卦 十二时辰血路歌

子午卯酉血归中，寅申巳亥右边从；

辰戌丑未何方见，左边之位是真踪。

又论周身内外八卦十二道部位

第一头上脑顶不可打，第二头上右左太阴阳穴不可打，

第三头上穴腮不可打，第四头上两耳后不可打，

第五头上咽喉不可打，第六身上胃口胸前不可打，

第七身上两肋不可打，第八身上两阁不可打，

第九身上两背筋不可打，第十身上脐下丹田不可打，

第十一身两旁腰部不可打，第十二身上两背旁不可打。

以上十二道部位为最紧要，误打生命危险。

总论阴阳干支五行五色十二经络

天干为十：即甲乙丙丁戊己庚辛壬癸。

地支十二：即子丑寅卯辰巳午未申酉戌亥。

五行：即金木水火土。

五脏：即肺肝肾心脾。

五色： 即白青黑赤黄。

气血、穴道、部位、血路，三寸一穴道，属气，气自气海，五寸为一部位，属血，血自肝心内八卦，分三寸为一穴道，配五寸为一部位（每个人之中指第二节为同身寸）。

十二经络血路所属

足少阳： 子时血行胆与肝，胆与肝相表里。

足厥阴： 丑时血行肝，肝属郁木，胆属甲木。

手太阴： 寅时血行肺，肺与大肠相表里。

手阳明： 卯时血行大肠，肺属辛金，大肠属庚金。

足阳明： 辰时血行胃，胃与脾相表里。

足太阴： 巳时血行脾，脾属巳土，胃属戊土。

手少阴： 午时血行心，心与小肠相表里。

手太阳： 未时血行小肠，心属丁火，小肠属丙火。

足太阳： 申时血行膀胱，膀胱与肾相表里。

足太阴： 酉时血行肾，肾属癸水，膀胱属壬水。

手厥阴： 戌时血行心包络，包络与三焦相表里，关系命门。

手少阳： 亥时血行三焦（属火），三焦者人生三元之气，脏腑空处是也。上焦心肺居之，中焦脾胃居之，下焦肝肾、大小肠、膀胱居之，其气总领脏腑、营卫、经络、内外、左右、上下之气。

伤胆面色青： 胆附于肝之短叶间，肝主仁，胆主勇，仁者必有勇也。伤胆即笑，不治，一时即死。

伤肝面色青： 肝藏魂，其合筋也，其荣爪也，开窍于目，伤肝即脚抽手冻，不治，七日即死。

伤肺面色白： 肺藏魂，其合皮也，其荣毛也，开窍于鼻。伤肺即痰喘气涌，不治，六时即死。

伤大肠面色白： 大肠为肺之腑，上接小肠，下通谷道，受事于脾胃。伤大肠即屎流，不治，六时即死。

伤胃面色黄： 胃为脾之腑，得谷者昌，失谷则亡。伤胃即不食，口开如鱼口，不治，一日即死。

伤脾面色黄： 脾藏意与志，其合肉也，其荣唇也，开窍于口。伤脾即笑而不食，不治，三日即死。

伤心面色赤： 心藏神，其合脉也，其荣色也，开窍于舌。伤心即吐血，口阔舌强，不治，三日即死。

伤小肠面色红： 小肠为心之腑，受盛之官，泌别清浊，水液流入膀胱，渣秽流入大肠。伤小肠即小便禁，不治，对时即死。

伤膀胱面色乌：膀胱为肾之腑，藏津液，浔气化，使水道下而为溺也。伤膀胱即两便禁，不治，对时即死。

伤肾面色黑：肾藏精与志，其合骨也，其荣发出，开窍于二阴。伤肾即一步难移，不治，十天即死。

伤命门面色青唇黑：命门乃性命之门，当脐下关元气海之间，女曰产门，男曰精关。伤命门即睾丸吊起，口开舌吐，大小便不利，不治，十二天即死。

伤三焦面色红唇青：三焦为心包络之腑，焦者热也，满腔热气，气通调水道。伤三焦即水乱二便，口开两手冻，不治，六日即死。

四季所属，五行虚旺

春天（东方甲乙）：属肝经部位，不可打，以春旺于木。

夏天（南方丙丁）：属心经部位，不可打，以夏旺于火。

秋天（西方庚辛）：属肺经部位，不可打，以秋旺于金。

冬天（北方壬癸）：属肾经部位，不可打，以冬旺于水。

月令，每逢三、六、九月脾胃经部位，不可打，属中央戊己旺于土。

部位分治

春夏秋冬，配合十二时辰及五脏六腑、五行、五色、五味，部位主要次要，治疗药物君臣佐使，相生相克，相反相成，属何经络，属何部位，分别配图以记之，学者临床当细心体会，认真查对，幸勿忽诸。

一、子时血行胆经，伤胆面色青，部位乳部下第三支骨，胆在此附于肝之短叶间。

正月胆经不可打伤，胆经乃属正月之血路，打伤若不及时治疗，重者对时即死，轻者四十日之外，反咳嗽吐呕，溢血大吐，面肿，左眼青色，四肢沉重，不治而死，若可治者，须要及早，先用熊胆三分，冲童便服之，然后服药如下。先用草药：一枝香二钱，山油甘二钱，山埔盐根三钱，煹煎水，加酒少许，童便同冲七厘散服之，后再服君臣药。正月建寅，二月建卯，肝胆主之，君臣药治之。

药汤方：川贝钱半，橘红一钱，川连钱半，犀角一钱，九节二钱，远志钱半，一枝香钱半，羚羊钱半，人中白钱半，苏木钱半，赤芍二钱，桔梗钱半，钩藤钱半，僵虫钱半，水二碗煎煹九分，童便二杯，冲七厘散二分，服之。连服数剂之后，若痰消、精神定，方可再服药酒。

药酒方：此方伤肝胆同治。桔梗二钱，苏木钱半，元胡钱半，木香钱半，川七钱半，九节二钱，郁金钱半，桃仁钱半，浙贝钱半，羊血二钱，一枝香二钱，同上米酒斤半，浸一对时后，再炖一枝香久，每次一杯，冲七厘散内服之。

伤胆经痰咳方：川贝一钱，蜜冬花钱半，郁金钱半，僵虫钱半，白蜡二钱，红枣五粒，风葱三支，顿服，加猪肺同煎，或水糖亦可。

又青草方：一枝香、金鲤鱼草（接骨草）、返魂草、韩信草、虎舌红、石蚕、石猪肝、茶匙红（各等量，煎食之）。

二、丑时血路行肝经，伤肝面色青，脚手抽冻不治。部位在乳部下第三支骨，离肝开五分。

二月建卯丑时血路行肝经，肝经属木，木当春而发，背后部位不可损伤，丑时血行在背，膀胱与肝开五分。伤肝重者，目青、面白、唇黑、口开者，不治即死，轻者八十日即发现咳嗽，至二百日大溢血，有伤者宜早治，先用七厘散或紫金散冲童便服之，次用君臣药治之。

药汤方：郁金一钱，桔梗钱半，九节钱半，蒲黄钱半，川贝钱半，苏木钱半，西羊血一钱，人中白钱半，泽兰钱半，元胡钱半，川连二钱，钩藤钱半，僵虫二钱，一枝香二钱，水二碗煎煸九分，冲七厘散，待人稍定部位疼痛，可服药酒。

药酒方：川七二钱，熟地一钱，山羊血二钱，红花二钱，归尾二钱，一枝香三钱，桔梗二钱，元胡二钱，三七三钱，莪术钱半，蒌仁钱半，郁金钱半，乳没三钱，百合钱半，米酒斤半，浸一对时，再炖一枝香久，每次冲七厘散服。

又青草方：山梅根、山蒿荷、一枝香、韩信草、金刀草、茶匙红、返魂草、虎舌红，各适量，煎水服。

三、寅时血行肺经，伤肺，面白目红、唇吊鱼口，不治。

部位在第三支肋骨内，即是肺膜。

七月建申，肺属金，金属秋季，秋金浔令，逢秋肺不可打伤，如伤内八卦，轻者一年以外发咳嗽溢血，重者四月之内起咳嗽，大便秘不治。凡肺打伤要早医治，先用青草药，后用君臣药。

青草药：金不换、金刀草、七寸金、返魂草、一枝香、消山虎、虎舌红、茶匙红，各适量，煎煸水冲紫金散。

药汤方：桔梗钱半，九节二钱，郁金钱半，木香一钱，贝母钱半，元胡一钱，没药三钱，苏木钱半，赤芍钱半，人中白一钱，台乌钱半，钩藤钱半，百步钱半，山羊血二钱，水二碗煎九分，冲紫金散服之。

药酒方：元胡二钱，贝母二钱，熟地二钱，半夏钱半，枳壳钱半，郁金钱半，杏仁二钱，橘红钱半，川七一钱，一枝香钱半，苏子钱半，大黄钱半，西羊血二钱，九节二钱，青箱一钱，僵虫一钱，钩藤钱半，米酒斤半浸一对时，炖一枝香，每次一杯，冲七厘散或紫金散。

四、卯时血行大肠经，打伤便秘，鼻出渣红血不治。部位在下焦正穴道。

七月建申属秋金，大肠与肺相表里，分别辛金庚金。若伤大肠，两便不通，鼻出渣红血，不治必死。抢救时先用麝香二分，生葱头五钱，韭菜头一箩，生地龙七条，共捶，封脐正中心，然后用君臣药治之。

药汤方：打伤大肠经，两便不通，疼痛。大黄三钱，桃仁二钱，石南藤三钱，木通二钱，黄连二钱半，归尾钱半，川七一钱，防风钱半，栀子二钱，川贝二钱，滑石二钱，枳实二钱，知母二钱，水二碗煎焙九分，冲紫金散服。

药酒方：生地二钱，归尾二钱，芦巴二钱，杜仲二钱，故纸二钱，桃仁二钱，红花钱半，牙皂钱半，刺刀根三钱，防己二钱，牛膝三钱，白芍钱半，贝母一钱，蒸米酒斤半，浸一对时，炖一枝香久，每次一杯，冲七厘散服。

五、辰时血行胃经，伤胃痰嗽，溢血反胃，吐呕气逆。部位在心下一寸。

三月建辰，六月建未，胃土浮令。辰时血路行胃经，四时皆属脾胃，寅丑行血入肝肺外八卦，辰未行血入脾胃内八卦，巳酉行血入两背部位。若伤胃者，咳嗽溢血，反胃呕吐，不治即死，先用药汤，后用药酒。

药汤方：胃经打伤。防风二钱，寄奴二钱，赤芍二钱，白芍二钱，防己钱半，木通钱半，生石膏三钱，栀子二钱，桃仁钱半，木香一钱，归尾钱半，红花钱半，大黄二钱，益母草钱半，水二碗煎八分，冲童便服之。

药汤方：胃经打伤呕吐。木通二钱，桃仁钱半，春砂钱半，藿香二钱，乳没二钱，皂角钱半，防风钱半，川七钱，益母草钱半，归尾钱，橘皮钱半，柿蒂钱半，竹茹钱半，焙水二碗煎九分，冲七厘散。

药酒方：木香钱半，藿香钱半，川田七一钱，牙皂钱半，防己二钱，一枝香二钱，川朴钱半，防风钱半，归尾二钱，灵脂二钱，红花钱半，胡巴一钱，刺刀根三钱，益母草钱半，砂仁二钱，没药三钱，加枳壳、麦芽、神曲、山楂亦可。若大便秘结者，加木通二钱，生地龙十二条，米酒斤半浸服，每次一杯，早晚温服。

六、巳时血行脾经，伤脾脚冷手冷、面黄唇青，不治。

部位第十二支骨，肝尾一寸半，如打伤脾经，多笑而无治者，二时即死。

长夏属中央戊己土，三、六、九月属月令，脾胃主事。若打伤脾经则脚冷手冷，因脾主四肢，伤脾面白唇青色轻，不治；如面白唇黄舌红可治，须先治，不治则交春起咳嗽、溢血大吐、四肢浮肿、目青即死。伤脾先服止血药。

伤脾止血药方：水角、扁柏、黑山栀、柴胡、赤芍、黑大黄、生地、藕节，煎焙水，冲七厘散服之。

药汤方：伤脾呕吐方。归尾二钱，红花钱半，春砂仁二钱，马胎二钱，灵脂钱半，生石膏二钱，木香一钱，防己钱半，川大黄二钱，泽兰一钱，白芷钱半，广陈皮钱半，三棱钱半，水二碗煎焙九分，冲七厘散服之。

药酒方：川七三钱，归尾二钱，一枝香钱半，胡巴二钱，乳没三钱，春砂仁钱半，防己三钱，桃仁二钱，破故纸二钱，马胎一钱，沉香一钱，铁马鞭三钱，肉桂一钱，米酒二斤浸一对时，炖一枝香久，早晚分服之。

又方：食药酒时配服此方。白芷二钱，川朴钱半，枳壳钱半，广皮一钱，麦芽二钱，槟榔一钱，熟地一钱，山楂钱半，谷芽钱半，竹茹一钱，钩藤一钱，神曲二钱，白术钱半，水一碗六煎焙八分。

七、午时血行心经，伤心面以赤，子午卯酉血主胸心，夏四月建己属火，夏火当权，乃心膜开穴，部位在胸正中。

五月建午，心先用事，若打伤心经，面赤舌红唇红，子午血归中心，血分入肝经，气分入两乳部，此穴道受伤对子午者，重即吐血，目土唇青不治；轻者当四月之外，起咳嗽吐血而死，急救先用青草，后用药酒。

青草药：韩信草、茶匙红、接骨消、山茼荷、一枝香、金刀草，或加侧柏、白芷、泽兰、朱砂少许。水煎，冲七厘散服。

药酒方：跌打损伤心经。川七二钱，三棱钱半，西羊血二钱，莪术钱半，乳没三钱，一枝香钱半，桔梗钱半，赤芍钱半，金不换二钱，苏木钱半，郁金钱半，山茼荷二钱，山厚合二钱，山油甘钱半，韩信草二钱，茶匙红钱半，卷柏钱半，米酒斤半浸一对时，炖一枝香久取出，早晚各服一杯。

八、未时血行小肠经，小肠与心相表里，属火，打伤小肠面色红。部位，上口接胃，下口接大肠。

若打伤小肠部位，小便不利、目红舌大、右肋疼痛，重者三日起咳嗽，脚酸手软及寒热往来，肚皮肿厚，包含不下，或手脚浮肿者，若不早治，有死无生，此是内八卦；未时血路又是外八卦，未时气路左行血、右行气，分别先用青草药、后用君臣药治之。

青草药方：穿山龙、马鞭草、韩信草、六角英、虎舌红、谷草、茶匙红、生地龙、白花蚶（即两公根），水煎焙，冲七厘散服之。

封脐方：倘肚中有积血成块，用此封之。韭菜头、生艾、厚香头、生葱头、生地龙，合共捶酒炒，加麝香少许封之。

药汤方：赤芍钱半，归尾钱半，杏仁二钱，防风钱半，栀子三钱，防己二钱，灯心钱半，木通二钱，三棱二钱，车前二钱，钉地根钱半，地龙三钱，滑石三钱，水二碗煎焙九分，冲七厘散服。

药酒方：三七二钱，乳香二钱，一条根三钱，马胎二钱，益母草二钱，红花钱半，桃仁三钱，防风二钱，归尾二钱，一枝香二钱，砂仁三钱，榕树须三钱，荆芥二钱，刺刀根二钱，马鞭草三钱，米酒二斤浸一对时，炖一枝香久取出，每次一杯，冲七厘散服。

九、申时血行膀胱经，面黑唇吊牙咬，不治。膀胱为肾之腑，小便之利，膀胱立之实，肾气主之。部位在脐下五寸，属下焦。

十月建亥立冬，不可打伤膀胱经，此部位属下焦，此穴道属气，打伤则小便不利，不治；重者十八日起咳嗽至一月之外，泄精腰酸脚手软，四肢麻痹，先服青草药，后用君臣药治之。

青草药方：韩信草、六角英、金钟根、节节花、大金英、八宝塔、小金英、虎舌红、金刀花，水煎焙，冲七厘散服之；若痰多、小便不利，可先用生葱头五钱，生地龙十条共捶，加麝香少许贴脐中。

药汤方：黄芩二钱，牛膝一钱，一条根二钱，乳没二钱，荆芥一钱，一枝香钱半，川连钱半，大黄二钱，小金英二钱，归尾二钱，故纸二钱，五灵脂二钱，地龙三条，黄柏二钱，马鞭草二钱，水二碗煎焙九分，冲七厘散服之。

药酒方：马胎二钱，皂角二钱，刺刀根三钱，防己二钱，荆芥钱半，穿山龙三钱，土鳖三钱，乳没二钱，骨碎补二钱，三七二钱，胡巴二钱，防风钱半，广皮钱半，米酒斤半浸一对时，炖一枝香久，早晚各温服一杯。

又方：伤膀胱服药酒时，配服此方。大苗钱半，小苗钱半，骨碎补二钱，木香一钱，归尾钱半，川朴钱半，乳香一钱，巴戟二钱，广皮钱半，浙贝钱半，水一碗半煎焙八分服之。

十、酉时血行肾经，伤肾面黑唇红、目吊鱼口不治。

部位在背后骨尾椎算起，第七节骨两边即是，属京门穴。十二月建丑，旺冬主肾，肾属水，伤肾面黑，轻者二年起腰腿酸软、手足麻痹及唇红目吊鱼口，不治之症，即死之候。重伤不可医，如医，不可用破积之药，倘误服破积之药，七日至二十四日必死，处方如下。

药汤方：伤肾经，尾骨倒算第七节打伤。生地二钱，故纸二钱，骨碎补一钱，生鳖二钱，乳没二钱，杜仲二钱，续断二钱，归尾钱半，六汗二钱，自然铜钱半，川七一钱，巴戟钱半，胡巴钱半，水三碗煎焙九分。

药酒方：生地二钱，当归三钱，羌活钱半，牛膝二钱，杜仲三钱，巴戟一钱，故纸二钱，木香一钱，乳没三钱，三七钱半，骨碎补二钱，六汗二钱，胡巴二钱，黄精三钱，枸杞三钱，刺刀根二钱，虎骨三钱，加皮三钱，鬼丝二钱，米酒二斤浸一对时，炖一枝香久，早晚一杯，温服，或冲紫金散亦可。

又方：如腰酸手足麻痹、寸步难移，兼服此方。金英三钱，大苗二钱，牛膝二钱，狗脊三钱，骨碎补二钱，故纸二钱，胡巴三钱，杜仲三钱，枸杞三钱，钉地根二钱，加猪肾子一个，水二碗半煎焙九分服之。

十一、戌时血行心包络，心包为相火，命门属火，故伤命门，口开舌吐、睾丸吊起，牙齿脱不治。

部位在女曰产门，在男曰精关，命门有火，蒸化谷食，名曰真阳。《黄庭经》云：上有黄庭，下有关元，后有幽门，前有命门。凡人受生之初，先天精气聚于脐下，当关元、气海之间，其在女者，俗名产门，其在男者，泄精之时自有关阑知觉，人之致命处也。若伤命门，轻者二三月之外起咳嗽败精，重者一月至一月之外败精起咳嗽，或头眩目昏，难治（督脉十四椎中有命门之穴，是指外腧而言），先用药汤，后用药散。

药汤方：丹皮钱半，寄奴钱半，西羊血钱半，赤芍二钱，防风钱半，枸杞二钱，木香一钱，熟地二钱，桔梗钱半，寄生钱半，川贝一钱，橘红钱半，大黄钱半，乌仔豆根三钱，水二碗煎焙九分，加童便一杯，冲七厘散或紫金散。

药散方：西羊血六分，玉桂三分，山羊血五分，砂仁一钱，壁虎一钱。共研末，童便加人乳冲服。

药酒方：伤命门服之。南星二钱，川七二钱，西羊血二钱，橘红钱半，郁金钱半，沉香一钱，红花一钱，防己钱半，远志二钱，防风钱半，木通二钱，白芷钱半，苏梗钱半，眷春砂二钱，茶匙红三钱，一枝香三钱，山菌荷二钱，韩信草三钱，米酒二斤浸一对时，炖一枝香久，早晚服一杯。

又方：服药酒时可以配服。升麻钱半，鳖甲三钱，当归三钱，甘草钱半，白芍三钱，香附二钱，冬花二钱，桂枝一钱，大枣三粒，生姜三片，水一碗六煎焙八分。

十二、亥时血行三焦，打伤面赤、小便禁不利，三焦为心包络之腑，属火，人生三元之气，决渎之官。部位，脏腑空处是也。

三焦者上中下三焦之气是也，焦者满腔热也，热气通调水道，上焦心肺居之，中焦脾胃居之，下焦肝肾、膀胱、大小肠居之。上焦不治，水泛高源；中焦不治，水留中脘；下焦不治，水乱二便。三焦通则竟体调和。若打伤，按各部位治之，此外则通用药酒方，可以配合。

通用药酒方：木香二钱，枳壳二钱，郁金二钱，白芍二钱，红花钱半，归尾二钱，白芷一钱，乳香钱半，橘红钱半，元胡二钱，桃仁二钱，防风钱半，灵脂一钱，一枝香二钱，甘杞二钱，砂仁钱半，西羊血二钱，生地二钱，广皮钱半，川三七钱半，马胎二钱，六汗二钱，然铜二钱，没药二钱，狗脊二钱，骨碎补二钱，米酒二斤浸一对时，炖一枝香久取出，早晚温服各一杯。

少林真传经验特效药醋方：跌打损伤不论任何部位，全身及手足均可擦之。生南星五钱，生半夏五钱，生川乌五钱，生草乌五钱，姜黄三钱，白芥五钱，大黄三钱，然铜五钱，广皮二钱，归尾三钱，莪术二钱，白芷二钱，加皮五钱，榕树须三钱，红花钱半，三棱二钱，栀子五钱，赤芍三钱，刺刀根三钱，木贼三钱，羌活钱半，同浸上好米酒。

回生丹

少林传来回生丹：土鳖五钱，然铜三钱，血竭二钱半，田七一钱，朱砂二钱，麝香三分，巴豆仁二钱，泽兰钱半，乳香二钱，活滑石二钱半。

当归汤：千古少林当归汤，活血散瘀救气回。当归泽泻芎红花，桃仁丹皮并苏木。头伤藁本手桂枝，腰伤杜仲肋白芥。脚伤牛膝脾大黄，酒水碗六共煎服。

玉真丹：少林遗下玉真丹，外抹止血及省人。天麻防风羌活芷，南星白附各三钱。煅膏丹各二分。共研细末抹，生肌、止痛、止疼。

熊胆丸：青草药。熊胆草（溪黄草）、生泽兰、马鞭草、侧柏叶、半边莲、铁扁担、苦楝叶尾心、山厚合、七寸金、山菖荷、茶匙红、兰花地丁、千下捶、乞食草（午时花）、榕树叶、韩信草、半枝莲、鹅仔不食草、金汤匙、叶下红、出空虎，以上药晒干，各四两。共研细末。每次用药，粳米十两，生地四两煎汤，打粳米粉为糊，和药末捶练成丸，每丸一钱重，每四丸为一服，轻伤每日一次，重伤每日二次，用白糖酒送服，或童便，或酒水各半，或白糖水都可。有伤服后即痛，大伤大痛，轻伤轻痛，无伤不痛，服药继续，由大痛服到小痛，由小痛服到不痛为止。

真传万应刀伤药方：乳香、没药、马前（去皮毛）、麻黄，共为细末，忌食，每服药银一毫。

通身药水方：丹皮钱半，羌活一钱，生地钱二，土鳖七分，血竭一钱，石菖蒲一钱，茜草钱半，当归钱二，田七一钱，然铜一钱，木香钱半，赤芍一钱，青皮五分，乳香五分，没药五分，茯苓一钱，烧酒热服。

跌打受伤，两耳开空穴，名黄蜂巢耳份，用脚筋之管浑死在地，要拿井子穴服药。灵仙一钱，虎茨一钱，当归钱半，木通钱半，山草钱半，木香八分，云苓一钱，脚章一钱，甘草钱半，用童便和酒热服。

跌打损伤太阳太阴二穴，血鼠两目浑在地，目中出血，服此药：用七厘散。龙骨一钱，辰砂一钱，三七一钱，琥珀一钱，血竭一钱，人中白一钱，沉香一钱，乳香（去油）钱半，然铜一钱，没药（去油）钱半，山羊血一钱，加土鳖二钱（如无土鳖，代之红花一钱），共为细末，好酒调服一钱。

又用八宝散点：珍珠（用豆腐煮）一钱，滑石一钱，甘石一钱（薄荷水煮后，用火煅），丹砂八分，乳香一钱，必苍一钱或八分，亦合共为末重筛，点患处即愈。

跌打受伤肋骨，或拳伤棍伤如断者敷服药：木香六分，灵砂一钱，茯神钱二，花粉一钱，然铜一钱，川乌一钱，脚樟一钱，独活一钱，甘草一钱，牛子一钱，丹皮一钱，龙骨（火煅）一钱，乳香（去油）一钱，没药（去油）一钱，红花一钱，共为细末，好酒服。

敷药方：桂子一钱八分，花椒一钱，地蚯蚓五钱，土鳖五钱，麝香二分，酒药七个，共擂烂，用好酒、麻油调敷。

跌打受伤胁下，为双燕入洞，此乃大穴，看他左右。在左，四脚无力、黄瘦吐血；在右，半身不遂，气血走于七孔。用敷：桂枝一钱，羌活八分，云苓一钱九，陈皮一钱，赤芍一钱，大腹皮一钱，柴胡一钱，紫苏一钱，木通一钱，半夏一钱，青皮一钱九，桑白皮一钱二，甘草一钱，用生姜为引，热酒、童便一小杯对服。再服：官桂六分，橘红一钱，腹皮一钱，桑白一钱，青皮一钱，陈皮一钱，红花钱半，桃仁七粒，乳香（去油）一钱，没药（去油）一钱，秦艽一钱，柴胡一钱，用福莲为引，酒煲，服云苓钱半，鳖甲钱半，半夏一钱，丹皮一钱，木香六分，桂枝一钱。又服：人参八分，云苓钱半，三七一钱，银花一钱，苍术一钱，香附一钱，红花一钱，用藕为引，酒煲。

若伤右胁，亦用服药：当归钱三，白芷一钱，秦艽一钱，川芎一钱，红曲一钱，木香一钱，赤芍一钱，朱砂五钱，沉香一钱，栀子一钱，血竭一钱，桃仁七粒，甘草一钱，用童便为引，好酒煲服。再服七厘散：血竭一钱，人中白一钱，田七钱半，乳香（去油）钱半，甘石钱半，炒白皮一钱，柏叶一金五分，紫草绒一钱，当归钱半，生地钱二，没药（去油）钱半，油龙骨九分，然铜钱二，丹皮（水飞）一钱，木香一钱。共研为末，用肉汤调服。又服：河车一钱，乌药一钱，白芷一钱，杜仲一钱，橘红一钱，熟地一钱，云皮一钱，青皮一钱，神曲一钱，枳实一钱，云苓一钱，砂仁一钱，三七一钱，连翘钱半，茜草一钱。共研末，用肉汤调服一钱，即愈。

跌打受伤挂榜穴，此乃大穴，遍身麻痹，或寒或热；伤肠，内积血成块，四肢无力，用药服：大黄八分，红花一钱，苏木一钱，木香六分，泽兰一钱，桃仁七粒，当归钱半，陈皮八分，土鳖一钱，寄生一钱，木通一钱，寻骨风钱半，砂仁一钱，甘草一钱，用生姜为引，好酒炒服。再服：生地钱半，砂仁钱二，黄芪一钱，赤芍一钱，红花一钱，肉桂油八分，白芍一钱，云苓钱半，乳香（去油）钱半，山芍一钱，没药（去油）钱半，甘草一钱，用圆肉五分为引。

跌打受伤左右凤尾，此乃大穴，血气不行，腰眼疼痛，人又黄肿；如伤断积血有瘀，大便不通，身体不和，用药内服外敷。

服药用：合女风一钱五分，寄生一钱，加皮一钱，红花一钱，木香五分，甘草一钱，干葛八分，半夏一钱，虎骨一钱，玉肉桂六分，木通八分，升麻四分，土鳖三只，山甲一钱，乳香（去油）一钱，没药（去油）一钱，故纸一钱，五龙草一把，葱引，酒煲服。

外用敷方：乳香、没药、红曲、土鳖、五龙草、麻根、姜葱，共捣烂，糯米饭拌调敷。再服方：秦艽一钱二，土鳖一钱，红花一钱，麻骨钱二，续断一钱，玉肉桂八分，生地一钱，加皮一钱，甘草一钱，用童便为引，酒煲服。

跌打损伤，双燕入洞，下为仙人夺印穴，受伤呼吸疼痛，用药服：青皮一钱，鳖甲钱半，柴胡一钱，红花一钱，苏木一钱，没药（去油）一钱，乳香（去油）一钱，土鳖一钱，陈皮一钱，半夏八分，槟榔八分，当归一钱，生地一钱，用童便、藕节为引，好酒煎服。再服：孩骨七厘散，重四服，轻二服，便痊愈。

跌打受伤桥空，此乃鼻染名架穴，用药服：当归一钱，白芍一钱，茯神钱半，黄芪一钱，贯众一钱，红花钱半，甘草一钱，香附一钱，青木香一钱，灯心为引煎服，用好酒煲之。

跌打受伤鼻下为咽空穴，血滴不止，用药服：血竭一钱，茜草一钱，桔梗钱半，杜仲一钱，白芍钱半，红花一钱，连翘一钱，独活一钱，生柏叶一钱，用葱为引，水酒煲服。

跌打受伤牙背牙肋，此乃小穴，看他左右。若在左，移掇右边；若在右，移掇左边。用药服：铁马鞭一把，碎补钱半，桑寄一钱，活血丹一钱，金不换、七叶加皮各钱半，脚撞钱二，白牙丹钱二，牛膝一钱，泽兰钱半，白麻骨钱半，蓖麻一钱，为细末，好酒调服。舌尖吐出在外，后井窝用灯火一点自收。

跌打受伤舌咽穴，此乃小穴，用药服平胃散：苍术一钱，加皮一钱，甘草一钱，陈皮一钱，香附钱二，厚朴一钱，砂仁钱二，好酒调服，乳香（去油）钱半，没药（去油）钱半。用好酒调服后，血势不行，再服：麝香二分，桃仁七粒，生地一钱，木香八分，云苓钱半，三七钱半，羌活一钱，加皮二钱，独活一钱，木通一钱，活血丹一钱，用藕节为引，好酒煲服。

跌打受伤上娇咽喉正穴，伤了食管，饮食不进，伤了血气，不能行走，昏死在地，要开关节，用拿井子穴服药，五虎下西川方：麝香一分，半夏二分，山楂钱半，青木香钱二，母竹根一钱，桃竹是也。为末，好酒服，二服不效，再服千金分气散：羌活八分，苏叶五分，木通钱半，半夏一钱，桂枝一钱，赤芍一钱，茯苓一钱，陈皮一钱，双皮二钱，腹皮一钱，甘草钱二，红花五分，青皮一钱，共为细末服。

跌打受伤项圈凤膊，此小穴，要用移掇，内服外敷。敷药：土鳖一钱，胡红曲一把，栀子十个，花椒一钱，韭根一把，老姜一块，生葱一把，酒药七个，加皮一钱，新摘佳，用酒调敷。服药：土鳖、二椒、红花各钱半，木香八分，乳香（去油）一钱，没药（去油）一钱，虎骨钱半，龙骨钱半，鹿筋（炒）一钱，甲珠一钱，红枣为引，酒煎服。

跌打受伤将台穴，此乃血气，必定吐血，若忍着此伤于阳明胃脘胃口之气，此为三焦不足，至三年必吐血，用药服：官桂一钱，橘红钱半，云皮钱半，郁金一钱，砂仁钱半，红花钱半，朱砂（飞过）一钱，木香一钱，甘草一钱，沉香一钱，青皮一钱，用酒煲童便兑服。再服：乌药一钱，枳壳钱半，朱砂（飞过）一钱，红花钱半，神曲一钱，七厘散钱二，厚朴一钱，川芎一钱，菟丝饼钱半，三七（似人参者为佳）一钱，姜汁三匙羹调服；若症重未愈，再服沉香顺气丸：沉香一钱，云苓一钱，赤芍一钱，乌药钱半，红花二钱，三七一钱，熟地二钱，神曲一钱，木香一钱，乳香（去油）一钱，没药（去油）一钱，白芷二钱，甘草一钱，木通钱半，白芍一钱，血竭钱半，紫草茸二钱，用早造糯米合炒熟为末，炼为丸，早晚酒服三钱。

跌打受伤鼻中名太中穴，此乃死穴，用药服：香附钱半，红花一钱，桂枝钱二，苏梗钱半，泽兰五分，升麻钱二，白芷一钱，陈皮一钱，甘草一钱，生半夏一钱，用葱为引，好酒煎服。

跌打受伤胃脘，此名空人穴，为死穴，晕死在地，血吐不止，气上逼，要用擒拿，服药：三七一钱，木香八分，陈皮一钱，桂枝一钱，橘红一钱，山羊血八分，灵砂（飞过）三分，白术一钱，赤芍一钱，青皮一钱，石脂八分，黑羊肝一钱，甘草一钱，童便为引，好酒煲服。

跌打受伤心窝，乃为天平针穴，实为大穴，人以心为王，口中吐血，心中刀割，不能饮食，冷汗不止，夜间烦躁，命在旦夕，用药服：山羊血一钱，金沙八分，银沙八分，虎骨一钱，三七一钱，甘草一钱，人中白一钱，血竭一钱，然铜（醋制）八分，用灶心土为引，好酒煲服。服之效，心略痛止分毫，再服。若不效不可歇，再服：枳壳钱半，桔梗钱半，陈皮一钱，郁金三分，细辛四分，石菖蒲一钱，红花钱半，甘草二分，川芎八分，煨姜为引，好酒煎服。再服：朱砂三分，沉香五分，当归一钱，红花一钱，甘草一钱三，茯苓一钱，莪术一钱，麦冬一钱，龙骨一钱，神曲八分，橘红一钱，官桂八分，用生姜为引，酒煎服。再服：当归钱半，生地钱半，杜仲钱半，半夏钱半，腹皮一钱，良姜一钱，木香八分，甘草一钱，丹皮一钱，用细马料一把为引，酒煎服。

跌打受伤心窝下，名中脘穴，乃是大穴，翻肠肚，饮食不纳，气往上逼，语接不通，用药服：朱砂一钱，乳香一钱，枳壳一钱，砂仁一钱，云苓一钱，故纸一钱，黄芪钱半，甘草一钱，云皮一钱，白芷一钱，用圆肉五枚为引，酒煲服。再服：白蜡一钱，白术钱六，贯众一钱，柴胡一钱，薄荷一钱，木通八分，甘草一钱，大茴一钱，小茴一钱，用红枣为引，酒煲服，服后看呕不呕，有效，再服：黄芪钱半，桔梗二钱，木香八分，粟壳一钱，附子一钱，黄芩一钱，丁香五分，龙骨一钱，枳实一钱，甘草一钱，好酒煎服。不呕再服：香附钱二，木香六分，连翘一钱，加皮一钱，乳香（去油）一钱，没药（去油）一钱，陈皮一钱，故纸一钱，甘草一分，红花二钱，用童便为引，酒煲服。

跌打受伤，肚脐六宫乃为大穴，汗如雨下，身上麻痹，肠中疼痛；伤于五脏六腑，上吐下泻，语气不接，不可乱医，用服药：人参二分，生地钱半，红花一钱，薄荷八分，防风八分，乌药八分，乳香（去油）钱半，没药（去油）钱半，当归钱二，厚朴八分，龙骨一钱，甘草一钱，用生姜为引，水煲服。再服：云苓钱半，云皮一钱，槐骨一钱，元胡一钱，地干一钱，大茴一钱，腹皮一钱，红花一钱，苍术一钱，甘草一钱，用藕节为引，水煲服，服后红肿不消，再服末药：灵砂八分，白蜡一钱，小茴一钱，血竭一钱，麝香三分，紫金皮一钱，丁香一钱，木香一钱，三七一钱，乳香（去油）一钱，没药（去油）一钱，人中白一钱，龙骨（火煅）一钱，红花一钱，茯苓钱半，然铜一钱，甘草一钱，共为细末，好酒调服。又用敷药方：麝香三分，白蜡一钱，良朱一钱，苍术一钱，川小鸡一只，同药捣烂，敷肚脐。

跌打受伤膀胱穴，肚胀不消，小便不通，用药服：朱苓一钱，泽泻一钱，车前钱半，槟榔一钱，小茴一钱，木通八分，桔梗一钱，陈皮一钱，青皮一钱，杜仲一钱，良姜八分，蒲黄八分，寄生一钱，半夏一钱，甘草一钱，用生姜、灯心为引，净水煎服。再服：朱砂八分，三七钱半，故纸一钱，桔梗钱半，赤芍八分，云苓钱半，乌药一钱，独活一钱，当归钱半，甘草一钱，用红枣五枚为引，酒煲服，服后如有虚肿，再服：乌药一钱，甘草一钱，人参一钱，熟地一钱，赤芍一钱，山药钱半，当归钱半，白芍一钱，玉桂一钱，黄芪一钱，用圆肉十枚为引，酒煲服。

　　跌打受伤两乳上，乃名二仙传道穴，伤重四肢麻痹，用药服：当归钱二，桂枝一钱，羌活一钱，红花钱半，细辛一钱，射干子钱半，木香八分，腹骨一钱，乳香（去油）一钱，没药（去油）钱半，牛蒡子一钱，用灶心土一钱，酒煎服。再服：川芎一钱，三七一钱，沉香一钱，云皮钱二，红花钱六，杏仁一钱，当归一钱，大枣肉十枚，菟丝子钱二，半夏一钱，甘草一钱。

　　跌打受伤乳下二指许，左边为气门血腕，右边为血气血痰，受伤三朝，七日吐血而亡。血乃养命之原，四肢不足，上下不接，宜用药服：苍术一钱，厚朴一钱，陈皮一钱，丹砂一钱，枳壳一钱，香附钱半，砂仁钱半，木香一钱，神曲钱半，加皮一钱，菟丝子钱半，用灯心为引，酒煲服。宜用金银花煲猪肉食，再服通行打血汤：大黄一钱，朴硝一钱，苏木钱半，红花钱半，桃仁七粒，小茴一钱，寄生钱半，甘草一钱，寻骨风钱半，用好酒煲服，服后看血紫血黑，如下即愈。

　　跌打受伤左边气门穴，此乃大穴，闭死在地，要拿井子穴，用药服：木通钱半，桂枝一钱，赤芍一钱，云苓一钱，半夏一钱，甘草一钱，红花钱半，陈皮一钱，羌活一钱，苏叶一钱，青皮钱二，桑白皮一钱，茯苓一钱，用葱为引，酒煎服。再服药：桃仁（去皮夹）一钱，红花钱二，乳香（去油）钱半，没药（去油）钱半，当归一钱，苡仁五分，半夏一钱，木通一钱，甘草钱六，用生姜一片，好酒煎服。

　　跌打受伤血腕下为净瓶穴，作寒作热，或半年或一年咳嗽吐血，潮热不止，用药服：三七一钱，木香八分，桃仁七粒，红花钱半，生地钱六，乳香（去油）钱半，没药（去油）一钱，紫草茸一钱，血竭一钱，苍术一钱，升麻八分，苡仁钱二，脚章一钱，甘草一钱，藕节为引，好酒煲服。外用敷方：水银、栀子、红花、加为，共为细末，用婴毛小鸡仔同药捣烂敷之。又服药：木香八分，云苓钱半，白术一钱，官桂一钱，七厘散一钱，桑白皮一钱，莪术一钱，地干一钱，甘草一钱，用藕节为引，好酒煎服。

　　跌打受伤血痰下名官穴用服药：枳壳一钱，厚朴一钱，红花钱半，麦冬八分，血竭一钱，菟丝子钱二，细辛一钱，沙参钱半，当归钱半，然铜八分，灵脂一钱，七厘散一钱，生姜为引，童便、好酒煎服。再服：川芎一钱，皂角一钱，独活一钱，白芷一钱，瓜蒌（去油）一钱，栀子八分，桔梗一钱，升麻八分，附子八分，白蜡一钱，红花一钱，甘草一钱，生姜为引，酒煎服。又用葱为引，酒煎服，服后若重，再加几味，再服：黄芩一钱，赤芍钱二，乳香（去油）钱半，没药（去油）钱半，乌药钱六，山药钱六，红花钱二，甘草一钱，白术钱六，用藕节为引，酒煎服。

跌打受伤凤翅盆弦，此乃大穴，三朝七日饮食不进，气往上逼，口中无味，身软如麻心烦躁，宜服药：羌活一钱，乌药一钱，木通八分，石乳一钱，红花一钱，桃仁七粒，血竭一钱，丹皮钱二，槟榔一钱，木香六分，升麻四个，故纸一钱，小茴一钱，红曲一钱，胡椒一钱，生姜、童便为引，酒煎服。再服方：玉肉桂八分，三七一钱，红花一钱，青皮一钱，陈皮一钱，厚朴一钱，加皮一钱，杏仁钱半，牛子一钱，枳壳一钱，使君子一钱，红枣为引，酒煎服。又服药：黄芪钱二，云苓钱二，当归钱二，故纸一钱，砂仁一钱，乳香（去油）钱半，没药（去油）钱半，红花一钱，桂枝一钱，黄柏八分，木香一钱，连翘一钱，沉香八分，甘草一钱，用童便为引，酒煎服。

跌打受伤膝盖膝眼，或行伤或跌伤，先移掇，后敷药：加皮、栀子三粒，酒药七粒，五爪金龙，用药酒调敷膝盖，再服药：土鳖、牛膝、红花、苍术、砂仁、独脚莲、过江龙、甘草、木通、能麻，用茄根为引，酒煎服。膝眼用敷药：土参、土鳖、龙骨、川乌、草乌、肥皂，捣烂，用杉木皮夹之。服药用：当归、生地、没药、虎骨、兰蛇、加皮、木瓜、独活、脚章，用白茄根为引，酒煎服。

跌打受伤两膊童子骨，看他断未断；若断，肿连骨节端，疼痛难当，胁下刀割，或伤上或伤下，上者失膊腕、中者失骨节、下者失脉腕，先用移掇，后用敷药：土鳖钱八，红曲五钱，酒药七个，乳香五钱，然铜五钱，没药二钱，用小鸡仔一只，糯米一把，于罐臼内捶烂，若发热即去药，如伤骨，服上药而接骨。然铜一钱，当归一钱，虎骨一钱，小茴一钱，白芷一钱，麝香二分，羌活一钱，乳香（去油）一钱，没药（去油）一钱，官桂一钱，血竭五分，孩骨五分，淮乌五分，粉草七分，厚朴一钱，独活一钱，土鳖一钱，猴骨五钱，此药共为细末，每服二钱，用引药，看患在上下，加入酒内，煲透冲服。上者加桃仁，中者加生姜，下者加松节去油。忌食牛肉，诚恐缩；忌猪肉，恐发痛；忌生冷，恐疼而不上接；忌鹅、鸭、鸡、鲤鱼，恐自后发。

跌打受伤对口穴，舌尖伸出、饮食不进、言语不得、抬头不起，伤于筋骨，要掌封门穴，用药服：玉肉桂一钱，云苓一钱，白芷一钱，云皮一钱，红花钱半，麝香二分，芡实钱二，木香七分，甘草钱半，用福圆五枚为引，好酒煎服。若舌不收，再服罗下汤。

跌打受伤背漏人空穴，半年一载咳嗽黄肿，四肢无力，子午潮热，用药服：当归钱半，泽兰钱二，碎补一钱，寄生一钱，槟榔一钱，乳香（去油）一钱，没药（去油）一钱，红花钱二，苍术一钱，核桃肉（去油）一钱，金毛狗钱半，甘草钱半，川芎一钱，地子一钱，菟丝子一钱，用圆肉为引，好酒煎服。再服：桃仁七粒，归身钱半，红花一钱，乳香（去油）一钱，没药（去油）一钱，秦艽一钱，核桃肉（去油）钱二，续断钱半，紫苏一钱，用黑枣为引，好酒煎服。再服平胃散：苍术一钱，陈皮八分，厚朴一钱，黄芪钱二，加皮一钱，菟丝子一钱，黄芩一钱，枸杞钱半，砂仁钱二，炼蜜为丸，好酒吞服三钱，忌食葱。

跌打受伤背脊顶梁穴，乃为大穴，肺贴于此，伤肺经则身体无力、头晕不起、疼痛难当、咳嗽吐血，服药：地榆一钱，粟壳三个，桃仁七粒，红花一钱，乳香一钱，孩骨一钱，虎骨一钱，桑寄一钱，木香五分，碎补一钱，龙骨一钱，梁隔一钱，甘草一钱，用红枣五枚为引，童便、好酒煎服。金毛狗、地榆、韭根、红花、乳香、没药，捣烂敷患处。再服：熟地钱半，云苓钱半，白芷一钱，秦艽一钱，沉香八分，桔梗一钱，羌活一钱，杜仲一钱，续断一钱，龙骨（火煅）一钱，梁隔（去油）一钱，甘草一钱，用贼骨头草为引，好酒煎服。

跌打受伤腰骨腰眼，此乃大穴，或棍伤或拳伤，棍伤落在腰上不服药，拳伤者可以医治，腰穴于背筋，腰不能起，用药服：玉肉桂一分，龙骨一钱，郁金钱二，枣仁一钱，加皮一钱，红花一钱，甘草一钱，虎骨一钱，土鳖三对，香附一钱，棱麻一钱，木香六分，梁隔一钱，用藕节、旱草节二十四个为引。外敷用药：玉桂、芥菜子、没药、乳香，共为末，用鸡蛋清开敷。再服药：茜草一钱，桂枝一钱，云苓钱半，丹皮一钱，碎补一钱，寄生一钱，故纸一钱，加皮一钱，梁隔一钱，杜仲钱半，甘草一钱，童便为引，好酒煎服。

跌打受伤尾结骨，为铜壶滴漏穴，乃是大穴，大便不收、小便长流、肠内疼痛，用药服：附子一钱，黄芪钱半，当归钱二，茯苓钱二，白芍一钱，血竭一钱，神胡钱二，乳香（去油）一钱，没药（去油）一钱，陈皮一钱，升麻八分，茯苓一钱，小茴一钱，甘草一钱，用红枣为引，好酒煎服，服后血入小便，不必再服；若大便已收，小便略回，又服药。再服：故纸钱半，茯苓一钱，车前八分，乌药一钱，桂枝一钱，丹皮一钱，然铜五分，小茴一钱，泽兰一钱，沉香八分，山药一钱，木香五分，白蜡一钱，甘草一钱，用红枣为引，好酒煲服。

跌打受伤下窍封门，此乃大穴，死在地要拿活，服药先服：七叶一枝花，后服药：故纸一钱，桔梗一钱，丹皮一钱，红花钱二，木通一钱，玉肉桂八分，云苓钱半，木瓜一钱，三七一钱，大茴一钱，乳香（去油）一钱，没药（去油）一钱，甘草一钱，独活一钱，用灶心土为引，酒煎服。再服：滑石八分，龙骨一钱，乌药一钱，束皮一钱，朱砂三分，紫金皮钱二，护神一钱，莲须一钱，秦艽一钱，续断钱二，厚朴一钱，云苓一钱，人中白八分，煎服。生地一钱，当归钱半，脚樟一钱，木香一钱，碎补一钱，桑寄一钱，乳香（去油）一钱，木通一钱，红花一钱，甘草钱二，白茄根一钱，白胶香一钱，海南降香一钱，地南蛇一钱，用好酒煎服。

治跌打受伤疼痛方：枳壳钱半，归尾二钱，桃仁钱半，乳香一钱，没药一钱，红花（酒洗）一钱，酒军钱半，桂枝一钱，牛膝一钱，三棱一钱，正田七（研末）一钱五分，另包川芎钱半，或不要田七，加莪术二钱，净煎，加酒一盅服。

跌打死于地下，不能言语，着手捐甲，有活血能走者，可治。熊胆、冰片、麝香，以上各二分，朱砂、神砂、红花、乳香、没药，以上各一钱，共为细末，童便开服。

所伤各部开列

伤头： 加川芎，煲黄酒，开红药散三钱，服。

伤手： 加桂枝，煲黄酒，开红药散三钱，服。

伤身： 加牛膝，煲黄酒，开红药散一钱，黄药散二钱，服。

伤肚： 用枳壳煲水，开红药散三钱，服。

久伤： 先用黄药散五钱，酒开服，后用红药散五钱，酒服。

老年风伤药痛，用红药散、黄药散各二钱，姜汁、黄酒开服。

余外各处所伤皆用红药散、黄药散各二钱，用酒开服。

凡跌打伤骨，早晨先用鸡蛋一只，煮黄酒送下，后用红药散一钱五分、黄药散一钱五分调服。凡伤及脐以上，先饮酒，后服药。凡伤及脐下，则空心服药，后用黑公鸡一只，重八九两之间，连毛捶烂，加五倍子四两，炒研末，和匀敷患处，二三日痊愈。又用酒饼三个、红谷米三合、樟脑一两，共研末，用姜汁、面粉和匀，共敷患处。凡跌打损伤手指，有活血、能走者可医，无活血者难治。黄药散方：三七一两，赤芍一两，车前一两，牛膝一两，泽兰根一两，三棱二两，莪术二两，木通二两，归尾一两半，苍耳子四两，红花一两五钱，大黄一两五钱。共研为极细末。

红药散方： 乳香、朴硝、没药、粉草、白蜡、白芷、夷茶，以上各一两，麝香四分，红花二钱。共研为极细末，二药散封贮候用。

药水浸手硬如铁方： 红花、牛膝、白及、川芎、滑石、防风、半夏、羌活、蟾酥、青皮、辣椒各四两，川乌、象皮、乳香、竹乌枫子、仙花、加皮、遂茸、蓖麻根各八两，女贞子二个，黄峰稠二个，虎堂一对，熊掌一只，川椒十两，假芋头一撮，鹰爪一只，白硇砂一两，青盐一撮，老醋一坛半，用药烧滚，和暖放下浸，如蚁咬一样，要炼七十日成功，切忌房事，每日浸两次。

浸大力黑豆方： 熟地、木瓜、白仙花、杞子、没药、加皮、乳香、红花、巴戟、地骨皮、续断、牛膝、玉竹各二两，杜仲一两，碎补一两，鹿茸一两，白茯（乳香汁制）二两，然铜（醋炒七次）四两，用水二十四碗煎至十碗，回渣用水十碗煎至五碗作净，渣用乌豆五升同药水煲熟，此豆晒干，每早服三钱，淡盐汤送下，食过一月之间，力举千斤。

洗药水大力方： 黄鹰瓜二两，象皮三两，核桃四两，青皮四两，熊胆二两，荜茇二两，川草艾三两，续断三两三钱，川乌三钱，山甲二两，朴硝三两，胆矾三两，天蓬草三钱，灵芝四两，榴皮四两，然铜二两半，地骨八两，木鳖子七个，透骨丹三两三钱，用老醋八升入锅，将药煎数滚。若无力，可先将象皮、然铜、鹰瓜根煎数滚，对浸洗之。

凡跌打刀伤断筋折骨者，脉须调和，沉细者好，洪大滑数难活。跌打损伤之症因气血不行动，或因失血伤风，故成血片攻心未散，故此其病症端然无穷。失血侵风，昏迷在地，不省人事，牙关紧闭，或因痰塞不能言语。

今将伤形开列于后，教人仔细看症，万无一失。

伤顶门，破骨入脑者，难治；伤眼尾左右魂睛，血流不止者死；伤两耳大筋，流血不止者死；伤背脊椎骨膏肓者难治；伤乳头上第三条骨节，手足自收，医终须损；伤正尾龙骨，一百步之外即死；伤腰眼肋骨之处，难治；伤大髀大筋，流血不止者死；伤大小肠有屎者死；伤口及连肉黑者难治，舌黑者死；妇人伤乳不治，伤孕妇不治；受伤气速不治，受伤笑者不治；受伤眼开者不治，服药不纳者死。以上所伤之症皆难治。

伤出肠，用米醋、茶、油温洗其肠，后于米醋迷魂丸救之。若牙关紧闭，用通关散吹入鼻中；若牙咬痰涎塞壅，用活痰散用酒送下；服药知痛者，用定痛散以泰和酒、童便和匀服之。

跌打上步药方：泽泻、元胡、台金、红花、川乌、桂枝、半夏、生栀子、姜黄、破石、加皮、碎补、千年健各二钱，若骨痛，去碎补，加羌活、独活各二钱，用泰和酒煎服。

跌打中步方：元胡、郁金、灵脂、桃仁、加皮、破石、羌活、千年健、独活、防风、荆芥、栀子、泽泻、茯神、当归、红花各二钱，酒煎服。

跌打上部方：人参一钱，黄芪一钱，生地二钱，熟地二钱，当归一钱，防风五分，薄荷一钱，甘草五分，生姜三片，酒煎服。

跌打中部方：当归一钱，赤芍一钱，红花一钱，生地二钱，防风一钱，羌活一钱，没药一钱，桃仁一钱，桔梗钱半，甘草五分，酒煎服。

跌打下部方：木通一钱，枳壳一钱，陈皮七分，生地二钱，归尾一钱，甘草六分，羌活一钱，红花七分，酒煎服。

跌打追风，或破血伤无血，通用：川芎、白芷、豆蔻、砂仁、紫苏各二钱，酒煎服。或呕吐肚痛，加藿香二钱，酒煎服。

跌打下部方：羌活、独活、木瓜、苡米、元胡、年健、破石、红花各二钱，酒煎服。

跌打竹木钉伤入内方：三赖、鹅屎、乌梅、桃仁、扁鱼胆、老妇人旧梳（煅），共捶烂，敷上即出。

跌打受伤疼痛方：枳壳钱半，川花（酒洗）一钱，归尾二钱，桃仁钱半，乳香一钱，没药一钱，酒军钱半，桂枝一钱，牛膝一钱，三棱一钱，川芎一钱五分，正田七一钱五分，研末另包，或不要田七，加莪术二钱净煎，加酒冲服。

老金丹治跌打损伤生肌埋口：松香一斤，枫乳一斤，白蜡二两，三味用夏布袋一个，将药放在袋内，用山水煮滚，渍槌一百为度。又以清水再煮滚，再槌至水清为度，加寄生枝和埋煮之，晒干研末，取新出黑鸡仔两口、黄鳝骨二两，共存性。但有跌打损伤，老金丹一两，鳝、鸡灰三钱便愈。

跌打大便不通方：当归、川芎、白芍、炙草、炙芪、白茯、熟地、白术、大黄、桃仁、红花、郁金、灵芝、木香各三钱，或加元胡以止痛，酒煎服。

跌打小便不通方：乳香（去油）五分，没药（去油）五分，红花一钱，牛皂一钱，木香一钱，丁香一钱，川乌一钱，然铜（煅）二钱，羌活一钱，苏木钱半，归尾二钱，大黄二钱，生地二钱，沉香二分，山甲一钱，白芍一钱，枳壳一钱，血竭一钱，蜈蚣（去头足）四条，柴胡一钱，朴硝六分，闹羊花五分，用酒煎服。

跌打听风伤肿痛方：归尾、红花、乳香、没药、黑香、木香、枳壳、桔梗、川芎、丹皮、荆芥、桃仁、沉香、栀子、赤芍、血竭、虎骨各一钱，共为细末，童便开服，或用酒开服。伤头，加川芎、升麻各一钱；伤手，加桂枝、续断各一钱五分；伤脚，加牛膝、加皮各二钱；伤背，加羌活、独活各一钱五分；伤心，加辰砂、琥珀、田七各一钱；伤腰，加牛膝、续断、杜仲各钱半；伤左右胁，加青皮、荆芥、防风各二钱。各伤皆用酒开药散二钱服。

跌打浑身全痛、大小便不通方：红花、归尾、赤芍、木香、木耳、加皮、元胡、白芷、毛茹、三棱、莪术、乳香、没药、厚朴、沉香、枳壳各一钱，酒煎服。

跌打指甲黑色方：红花、归尾、赤芍、虎骨、苏木、香附、元胡、桃仁、桔梗、没药、陈皮、乳香、甘草、炙芪各一钱，酒煎服。

立愈折骨消肿止痛膏：乳香二钱，没药二钱，血余二钱，降香一钱，象皮二钱，川连一钱，碎补三钱，血竭一钱，琥珀一钱，泽泻二钱，槐角二钱，田七一钱，冰片一钱，羊胆（烧灰）八个，灰面二两，老酒、童便煮烂，调成糊，敷上患处，川杉皮夹住，带扎紧，十日痊愈。

消肿夹骨膏：草乌二钱，川乌五分，南星五分，半夏五分，田七一钱，牛胶五分，川连五分，红花二钱，牙皂三分，北辛三分，酒饼两个，红谷米二钱，羊胆五个，共为细末，先用酒熔化牛胶，再用姜汁、葱白、灰面和匀，和药开成膏。如有黑肿，另加黑醋、然铜二煎过，后将药膏敷上扎好，五日痊愈。

板子棍伤方：碎补、红花、木耳、续断各一钱，红枣三个，酒煎服。又方：樟树皮二两，乳香五钱，没药五钱，生栀子五钱，生地五钱，木耳五钱，共为末，酒开敷患处。

跌打损伤神方：续筋续骨、去瘀活血。安息油三钱，阿胶三钱，琥珀一钱，牛黄三分，干葛三分，乳香一钱，没药一钱，熟地三钱，西根二钱，生地三钱，麝香一分，冰片一分，熊胆五分，田七一钱，共为末，炼蜜为丸，每重一钱，朱砂、金箔为表衣，开服。

跌打周身定痛丸：黄芩、生地、桔梗、没药、田七、桂枝、薄荷、独活、象皮、紫苏、元参、木香、青皮、羌活、防风、檀香、郁金、熊胆、红花各一钱，玄胡五钱，墙泥三钱，丁香五分，北辛钱半，降香钱半，共为细末，后加生草药、急性子、还魂草、韩信草、白莲草、田基黄、金钱草、独脚龙、飞腾草、七叶草、泽兰根各三钱，麝香三分，共为细末，炼蜜为丸，每个两钱，泰和酒、童便开服，忌食鹅肉。

跌打膏药方：治寒温气，骨节瘀痛，俱效。生川乌、生附子、杜仲、灵仙、生地、丹皮、京子皮、羌活、防风、加皮、白芷、甘松、赤芍、黄柏各一两，良姜、大黄、三棱、莪术各五钱，玉肉桂八钱，北辛三两，麻油三斤，桐油一斤，入油浸三日，煮焦去渣，入黄丹四两，铅粉四两，松香一斤，煮至滴水成珠，又入百草霜四两，麝香二分，琥珀末四两和匀，然后瓦载好，浸入水中，去火毒贮用。

跌打续手足方：百峰山大工传。木耳一钱，香辛一钱，肉桂一钱，芋葱头一钱，共捶烂，和灰面酒煮成膏，敷处几个时辰即愈，后用醋煲猪蹄，伤左食猪左蹄、伤右食猪右蹄即愈。

跌打接骨丹：川乌三钱，木香五钱，乳香三钱，玉肉桂五钱，没药三钱，苦地头二两，然铜二两，煅灵仙五钱，田七三钱，碎补五钱，羌活一两，泽兰三钱，丁香三钱，无名异三两，共为细末，每服二钱，酒送下，忌饮茶。

跌打止血丸：田七三钱，栀子三钱，大黄三钱，续断三钱，朴硝、郁金、存胶、碎补、元胡、佛手、坛泥、枳壳、生地、红花、苏木、元参、血竭、桃仁、片漆、地龙各一钱，共为细末，蜜为丸，每服二钱。

五黄散跌打止痛丸：大黄（酒炒）三钱，黄芩一钱，黄连二钱，黄柏三钱，红花二钱，田七三钱，血竭五分，熊胆一钱，墙泥（酒炒）二钱，然铜五钱，夷茶三钱，金边蜞（炙）二钱，共为细末，每服二钱，老酒、童便服。

跌打止痛消肿丸：珍珠一钱，琥珀二钱，大黄（醋炒）三钱，牛黄钱半，阿胶二钱，没药二钱，然铜二钱，血竭二钱，田七钱半，红花三钱，乳香二钱，夷茶二钱，冰片一钱，墙泥二钱，麝香四分，鸦片二分，共为细末，炼蜜为丸，每个二钱，金箔十张为衣，用童便、泰和酒开服。

跌打损伤神方：续筋续骨，去瘀活血。安息油三钱，阿胶三钱，琥珀三钱，牛黄三分，干葛三钱，乳香一钱，没药一钱，熟地三钱，生地三钱，西根二钱，麝香一分，冰片二分，熊胆五分，田七一钱，共为细末，炼蜜为丸，每重一钱，朱砂、金箔为衣，童便开服。

刀伤止血痛第一方：用至陈旧棕绳，霉烂更好，用瓦器封固，煅灰候用，真仙方也。

刀伤止血散：老松香五钱，降香二钱，共为细末。

出箭头方：鹅石，研末，擦四围即出。

跌打服食方：碎补一钱，红花七分，木耳一钱，续断一钱，红枣三个，用酒煎服，用白扁豆叶同生酒糟捶烂敷患处，白麻根亦可。

刀伤跌打方：还魂草、千打槌、鹅不食、金英子、偷骨酸、水杨梅、石兰各一两，红花五钱，朱砂五钱。周身伤，加红花三钱，木香三分，麝香一分；伤头，加川芎；伤手，加桂枝；伤两脚，加半夏；伤心，加地龙；伤肾，加生地；伤腰，加杜仲；伤肚，加熟大黄；伤脚，加牛膝、加皮。用酒煎服，服后用药渣敷患处。

跌打刀伤方：张公道传下。急性子、半边莲、田基黄、土三七、鹅不食、驳骨丹、五加皮、白麻叶、大黄、北辛、黄柏、白芷各一钱，共为丸，每个二钱，朱砂为衣，酒开服，刀伤用水开敷，跌打用酒开敷。

驳骨方：黄柏、大黄、降香、白芷、当归、加皮、川芎、黄芩、北辛，以上九味各一钱五分，再用生草药、闹羊花、小蓉叶、土三七、鹅不食、桑树皮、青桃叶、驳骨草、急性子、半边莲、白麻根、生蛤仔、田基黄各二两，生鹅仔一只，同药捶烂，用泰和酒煮熟去汁，加鸦片烟三分同汁饮之，将渣敷伤处，用杉皮夹紧，先饮酒后敷渣，要忌口一月，可效。

风湿跌打药酒方（梁财信传下）：大生七、木芍、灵芝、天麻、半夏、萆薢、防风、西秦艽、续断、红花、莪术、当归、角刺、泽兰、乳香、川杜仲、香附、桃仁、桂枝、加皮、防己、羌活、没药、川木瓜、碎补、三芩、丹皮、川乌、鲜皮、巴戟、草乌、炙苡米、山甲、桑寄、川芎、独活、故纸。

英雄丸刑杖打不痛，先饮后打：田七三钱，木鳖肉四钱，花椒四钱，熊胆一钱，乳香五钱，没药五钱，陀僧八钱，水浸然铜（醋煅九次）一两，地龙三钱，牛膝三钱，用酒开服。

跌打八宝丹：虎骨四两，朱砂四两，田七四两，红黄三钱，牛黄钱半，木香五钱，沉香三钱，乳香一钱，没药一钱，熊胆四分，共为末，每服一钱，酒开服。

跌打药汤方：还魂草、血见愁、川杜仲、川芎、白芷、防风、牛膝、桂枝、红花、归尾各一钱，碎补（炒）一两，水一碗煎至六七分，冲酒一盏，开八宝丹一钱服。

跌打敷药方：生草乌、生川乌、生南星、北细辛、碎补、牙皂、红花、生栀各一两，没药五钱，樟脑二钱，共为末，同草药槌烂，用酒一升调敷患处，自愈。

八宝生肌散：龙骨钱半，寒水石钱半，赤石脂一钱，夷茶一钱，田七钱半，梅片钱半，血竭钱半，乳香钱半，共为极细末。

跌打蟠桃接骨丹，断筋接骨合用：红花二钱，桃仁二钱半，归尾三钱，大黄二钱，然铜（醋煅）二钱，木耳三钱，碎补三钱，土鳖二钱，白麻（存性）二钱，乳香二钱，没药钱半，朱砂二钱，血竭二钱，雄黄二钱，共为细末，每服二钱，用酒开服。

跌打损伤药散，大小便不通合用：田七二钱，川芎二钱，黄芩三钱，元胡一钱，没药二钱，乳香二钱，黄柏二钱，血竭二钱，枯矾五分，石枝二钱，大黄五钱，木香子十八个，丁香二钱，川连钱半，雄黄五分，赤芍三钱，佛手二钱，郁金二钱，木香二钱，琥珀二钱，龙骨一钱，红香二钱，夷茶一钱，闹羊花二钱，沉香一钱，共为细末，每服二钱，泰和酒送下。

跌打断筋骨手脚方：田七一钱，白葛二钱，大黄三钱，雄黄一钱，苍术二钱，黄丹三钱，连翘二钱，姜黄二钱，白及三钱，然铜二钱，桂枝三钱，羊胆一个，红香二钱，梅片三分，川芎二钱，川麝三分，生栀子三钱，共为细末，用灰面煮糊，开药敷患处，用油纸扎实。

跌打折骨断筋黑肿方：田七一钱，大黄五分，夷茶二钱，南星二钱，半夏五分，降香一钱，血竭二钱，珍珠五分，栀子二钱，白及三钱，黄柏三钱，姜黄三钱，元参二钱，牙皂二钱，乳香钱半，没药钱半，梅片二分，麝香二分，共为细末，用灰面煮糊，敷患处，用油纸扎实。

大力丸：当归（酒炒）一两，川芎二两，杜仲二两，牛膝（醋炒）二两，虎骨四两，土戒一两，加皮二两，然铜二两，无名异二两半，炙芪一两，没药一两，乳香二两，杞子两半，飘薄二两，丝饼一两，蒙花壳（煅）、茸片一钱，牛板筋（醋炒）一两，牛筋一两，绿豆水浸，煲过切片，用酒炒老，共为细末，炼蜜为丸如菜子大，每早空心服二钱，盐汤送下。

经验跌打药酒方（可饮可搽）：卢回（又名象胆、又名黑鬼血）四两，川芎三两，血竭二两，红花三两半，然铜（醋制）四两，乳香五两，白芷三两，白矾二两，归尾二两，碎补三两，寮刁竹四两，灵仙二两，赤芍三两五钱，没药五两，金边土鳖二两，浸双料酒四十斤。

跌打上部痛方：川芎三钱，当归三钱，没药钱半，木芍二钱，防风一钱，白芷二钱，苏木三钱，红花三钱，生地二钱，羌活钱半，乳香二钱，桃仁十粒，田七末二钱，另包药水冲服，净水煎服。

跌打中部痛方：杜仲二钱，枳壳二钱，桃仁二十粒，元胡钱半，没药二钱，乳香二钱，红花三钱，苏木五钱，防风钱半，木芍一钱，羌活钱半，当归三钱，生地二钱，木香钱半，田七末二钱，另包药水冲服，加双蒸酒二两，同水煎服。

经验跌打下部痛方：牛膝二钱，红花三钱，没药二钱，羌活二钱，生地二钱，防风钱半，归尾钱半，苏木三钱，桃仁二十五粒，加皮二钱，木芍二钱，乳香二钱，独活钱半，田七末（另包）三钱，药水冲服，加双蒸酒一两，同水煎服。

跌打丸方：生军一两，血竭四钱，红花六钱，泽兰八钱，川芎四钱，碎补六钱，苏木一两，桂枝四钱，没药（去油）六钱，归尾八钱，姜黄一钱，桃仁（去皮）一两，儿茶四钱，然铜（醋炒）六钱，猴骨六钱，白芷四钱，山枝一两，寄奴一两，赤芍六钱，牛膝六钱，泽香四钱，乳香（去油）六钱，田七一两五钱，半夏四钱，以上药二十四味，共为极细末，炼老蜜为丸，每重一钱半，共一百另四个，用蜡壳封固。如遇碰肿跌伤，以及拷伤筋骨，用酒开搽。若症重者，用童便开服，酒开服亦可，须多服数丸，仍用酒开搽。

风湿周身骨痛药酒方：凤凰肠、蓖麻根、千年健、宽根藤、金英根、千里香、过山风、石菖蒲、大风艾、毛老虎、寸苗根、韩信草、虾铨草、猪仔粒、桑寄生、尖尾风、钻地龙、透骨消、入地龙、走马胎、半枫荷、牡丹皮、川破石、过江龙、九龙根、松寄生、毛麝香、鸡骨香、威灵仙、白茄根、山虎。

妇人白带方：正猪婆参煲猪瘦肉，或有红色加白芍、白茯。

又方：金樱头七钱，煲猪精肉食，即愈。

种子乌鸡丸：党参四两，熟地二两，母草八两，僵虫二两，白术二两，当归二两，白芍一两，香附三两，黄芪（酒炒）二两，砂仁一两，金沙四两，紫石英一两，川芎五钱，厚朴一两，扁柏四两，天冬四两，共为细末，乌鸡一只，去毛骨取肉，蒸烂共为丸，每重四五钱，淡盐汤送下，但妇人须无孕者可用。

坤元丸方：调经种子，百试百验。大归身五钱，炙北芪（姜汁，醋炒）三钱，饭白术（土炒）三钱，白茯苓四钱，制香附四钱，熟地（酒蒸）八钱，蕲艾（姜汁炒）三钱，川芎（酒炒）四钱，续断（酒、醋炒）三钱，炙甘草三钱，砂仁三钱，泡菖一钱，白芍（酒炒）四钱，杜仲（盐水炒）四钱，母草（四制）八钱，炙党参三钱，以上药十六味，切勿任意加减。如方炮制，校准轻重，炼蜜为丸，分二十四个，妇人经前经后用一丸，黄酒炖热服之。约三五月自能调经种子。服丸之日，戒食生果寒冷之品。一妇人月事不调，取此丸者，无不应期合候，潮信一准，便可成孕，即身体极惫，尽服一料，自有却病奇功，广生妙用。

一、此方服至得孕以后四五月内，仍可照常服食，保胎固本功用兼收。

一、处女老妇非求子嗣，如遇月事不调，容易滋生他病，照食此丸，自可弥患于无形，养生于弗觉。此方乃澳门曹永荣堂刊印，照他云：延嗣之神丹，宜男之妙药也。慎勿轻而待之也。

舒筋活血补肾药酒方：北黄芪一两，大熟地一两，五加皮六钱，大当归一两，地芋六钱，川杜仲六钱，千年健六钱，川续断一两，十里香六钱，茄根一钱，北杞子一两，川木瓜六钱，大牛膝六钱，威灵仙六钱，松节四钱，用米酒一斤半，炖此药一枝香久，待冷时加双料酒浸之三日，可饮。

保肾水壮体润颜药酒方：玉竹二两，全归二两，红杞三两，天麻两半，秦艽二两，杷叶一两，天冬三钱，杜仲二两，白菊五钱，桂枝五钱，桑寄生（杉寄生亦可）二两，圆肉四两，用水酒两斤，润药熬熟，内加双料酒一坛，浸数日可饮。再用加猪筋、鹿筋茸熟炖胶入内更妙。

肥儿散方：白茯苓、扁豆（去皮）、建莲（去心，饮蒸）、云楂（去核）、朴硝（去皮，制）各四钱，党参钱半，淮山五钱，麦芽（炒）二钱，珍珠钱二，炙芪二钱，苡仁（炒）

一两，麻仁二钱，共为细末。

惊风散方：大黄四分，冰片分半，甘草一分，原麝分半，全蝎二分，朱砂四个，羌活七分，珍珠一分，钓藤七分，川连二分，牛黄七分，胆星二分，琥珀二分，天麻四分，金箔七张，共为细末，姜汤或米炒，水开服。

小儿月外单方：花粉、靛抱、扶明、冰片，共为细末，用鸡毛挑入口内。此二方不叙明自何症，又不叙明急慢惊风，不可乱投。

撞红方：归尾一钱，银花一钱，黄芪八分，黄柏八分，木通一钱，赤芍一钱，甘草一分，滑石一钱，苏木七分，生军八分，川连七分，栀子一钱，连翘一钱，花粉二钱，净水煎，空心服。

痢症方：此方红白赤痢，不论初起、日久皆可。乌梅七个，红枣七个，圆眼七个，建莲七个，灯心七寸，罂粟壳七个，同煲和蜜糖食，即效。

治腹泻方：益智，煲水食效。

小肠气痛方：茯苓三钱，半夏三钱，陈皮三钱，小茴三钱，赤茯三钱，荔枝枝三钱，朱砂三钱，甘草三钱，槟榔三钱，柑核三钱，青皮三钱，木通三钱，加生姜两片，灯心五条，每条五寸，合净水煎饮。

又方：佛手干、武夷茶、麦冬，同煎饮。

风火牙痛方：白芷二钱，牙皂一钱，北细辛三钱，熟石膏四钱，旧咸榄四个，共为末，擦之痛即消。

虚火牙痛方：正牛黄八分，明月石一钱，冰片二分，僵蚕二钱，焰硝一钱，共为末，瓷瓶封密，或用少的亦可。

又方：入地金牛五钱，北细辛一钱，鸡屎果莲一钱，荆芥一钱，防风一钱，生地二钱，煲水，含之甚效。

搽疔方：九龙丹五分，珍珠、牛黄、川连、黄柏、梅片各二分，共为细末，蕉树水开搽。

疔方药线：牛黄三分，琥珀三分，珍珠三分，蟾酥二分，麝香一分，神砂一钱，樟脑一钱，百草霜，土狗五只，用鼻闻之，煲绿豆水合合然清安。

去毒八仙方：南星、半夏、川乌、草乌、光故、木鳖、雄黄、樟脑、姜黄、干三棱各一两，白及二钱。共研细末，此丹不论阻阳疮，凡阴疮者，加干三棱、浮萍、酒糟捣匀敷之；如阳疮，加芙蓉叶或瓜子叶、白茨莨、白番瓜、白饭叶、五爪龙、血见愁、文树兰、蒲公英、冬瓜仔、飞天藤、狼毒，以上各草药，但得一二味凑成。用酒糟和药，捣匀敷之，如无酒糟，免之亦可，宜酌用之。

干湿癞药方：枫子肉母一粒，胆矾二钱，水银三钱，樟脑二钱，枯矾二钱，麻子二钱，麝香一分，信石五厘，共为细末。擦之。

周身骨痛方：当归、黄芪、川芎、首乌、泽兰、鳖甲、木瓜、南藤、灵草、年健、正田七各四钱，加红枣三个、乌豆一两，煎服，愈。

恶毒大疮方：生栀子、生黄柏、生大黄、生川芎、生草乌、乳香、没药、百足二条，用铜钱二文钱，和匀擂烂，敷上即愈。

百花膏能治诸疮未埋口用：白扁豆花、白菊花、葵花、灯盏花、面豆花、腊梅花、快花，用麻油一斤，将此些花浸一月之间入用，当归一两，生地两半，用麻油八两，煮枯去渣毒，油入黄蜡二两煎匀后，加乳香三钱，没药三钱，冰片五钱，白蜡四钱，铅粉五钱，另加羊油四两，扁鱼油四两，钱鱼八两，麻油四两，煮黑去渣，将前药花油入理内，搅成药膏，听用。

《少林真传伤科秘方》之二

清·不著撰人

凡跌打损伤，十六岁以上者易治，血气有余故也；十六岁以下者难医，血气衰弱故也。凡伤，七日之内血气未曾积聚，十四日之后者血气凝结，恐生别症。

春伤肝凶，夏伤心凶，秋伤肺凶，冬伤肾凶。伤肝者，面红紫黑，先服清肝止痛汤，后服中续命饮，再服顺气活血汤而愈；伤心者，心下主热，目闭，口不能言，先服护心养元汤，再服通圣饮，后服和中丸，不然主一日内死；伤肺者，鼻内气喘、声哑、发热，睡如弓状，着席如刀，此症主三日内死，先服通圣饮，后服降气活血汤，再服清肺止痛饮；伤肾者，两耳必聋，耳角必黑，先服吉利散，后服中续命饮，再服补肾和血汤，不然一七必死；伤心口者，必当胸迷闷，面黄发胀，先服降气活血汤，再服通圣饮，再服顺气活血汤；伤食肚者，即时气升心迷，先服降气活血汤，再服中续命饮，后服吉利散，不然一日内死。

凡伤者，眼白者死，口臭者死，摇头、发直者死，遗尿者死。

通圣饮：通草一钱，红曲（炒）一钱五分，苏木（炒）一钱，生甘草五分，麦芽（炒）一钱，红花（炒）一钱，香附（便制）二钱，丹皮八分，山楂肉八分，归尾（酒洗）一钱，乌药一钱，川山甲（炙）二钱，胡桃肉五钱，酒水各两杯，煎两盅，不拘时服。

大续命饮：桔梗八分，乳香（去油）一钱，没药（去油）八分，山楂肉一钱，麦芽八分，归尾（酒洗）二钱，桃仁（去皮尖）一钱，官桂八分，生地黄一钱，红曲八分，苏木六分，通草八分，川山甲八分，红花八分，香附（便制）一钱，牡丹皮八分，陈皮六分，乌药八分，甘草六分，酒水各三盅，煎半，不拘时服。

小续命饮：红曲（炒研）一钱五分，甘草五分，苏木一钱二分，山楂肉一钱，麦芽（炒）一钱，通草一钱，当归（酒洗）一钱，牡丹皮一钱，乌药二钱，红花五分，香附（便制）一钱，川山甲（炙）一钱，酒水各一碗，煎八分，不拘时服。

降气活血汤：红花八分，苏木八分，官桂六分，五加皮一钱，归尾（酒洗）一钱，杏仁八分，牛膝六分，赤芍一钱，桃仁（去皮尖）一钱，酒一盅、水半盅、童便一盅，煎一盅服。

中续命饮：红花八分，川芎六分，赤芍八分，归尾（酒洗）一钱，桃仁（去皮尖）一钱，苏木八分，乌药六分，川山甲（炙）一钱，神曲六分，麦芽一钱，陈皮六分，柴胡八分，蓬术一钱，官桂六分，红曲六分，枳壳六分，乳香（去油）八分，没药（去油）一钱，酒两盅，煎一盅服。

护心养元汤：归身（酒洗）一钱，川芎一钱，紫苏八分，生甘草六分，香附（便制）一钱，连翘六分，独活六分，杜仲（炒去丝）一钱，柴胡六分，青皮八分，枳壳六分，水两盅，煎八分服，不发热者不用。

流伤饮：刘寄奴一钱，骨碎补五钱，元胡索五钱，水两盅，煎一盅，倾入童便一盅，冲服。

和中丸：五脏六腑内伤。当归（酒洗）一两，苏木六钱，桃仁（去皮尖）一两，赤芍五钱，乌药六钱，丹皮八钱，枳壳六钱，广木香四钱，三棱四钱，香附（便制）一两，蓬术四钱，川山甲八钱，槟榔五钱，沉香末五钱，甘草四钱，姜黄六钱，延胡索六钱，乳香（去油）四钱，没药（去油）四钱，降香末四钱，麝香五分，地鳖虫五钱，烧酒入麝香浸炙净末，上为细末，炼蜜为丸，每丸重二钱，朱砂为衣，好酒空心送下。

跌打损伤膏药方：当归、川芎、苍术、赤芍、木鳖子、大黄、川乌、草乌各二两，上药八味，用香油四斤，春秋浸五日，夏浸三日，冬浸七日，然后熬药至枯，滤去渣，下沥青八两炼，净松香八两，成膏，离火略冷，方下肉桂（净末）二两，丹皮（净末）二两，乳香（去油、净末）四钱，没药（去油、净末）二钱，俱为极细末，用桑枝搅匀，用时先将生姜、胡椒擦患处令热，然后贴之。

打伤腹中瘀血方：当归二两，蒲黄一升，桂心二两，共为细末，每服二钱，好酒送下。

损伤瘀血方：大黄（酒蒸）一两，杏仁三十七粒，用水一碗，煎八分，空心服。

夺命七厘散：黄麻皮灰（存性）一两，生大黄五钱，桃仁（去皮尖）五钱，自然铜（醋浸一夜、醋煅七次）二钱，地鳖虫（火酒入麝香浸炙净末）二钱，共为细末，每服轻者七分，重者一钱，好酒送下。

轻伤小七厘散：地鳖虫（炙净末）二钱，乳香（去油）一钱，没药（去油）八分，骨碎补一钱，大黄一钱，血竭一钱，共为细末，每服七八厘，空心好酒送下。

打伤肿毒止痛方：无名异二两，上为细末，好酒送下，四肢血脉皆效（即伞店内土故纸）。

内伤气食方：红花、枳实、槟榔各六分，厚朴八分，蓬术、三棱、黄芩各六分，柴胡八分，当归、桃仁（去皮尖）、青皮、大黄各一钱，水二盅，煎八分，入朴硝七分，一沸即起，五更空心服，午后行。

打坠腰滞瘀血方：破故纸（炒）、大茴香（炒）、辣桂各五钱，上为细末，每服一钱，好酒热服，空心送下。

打伤接骨方：乳香（去油）、没药（去油）、龙骨（真醋炙存性）、地鳖虫（炙末）各二钱，共为细末，作二服，好酒送下。

大刑膏药方：真麻油二两，黄蜡、铅粉各七钱五分，轻粉、血竭各二分半，冰片五厘，先将油熬老，下黄蜡于油内，次下铅粉，再下轻粉、血竭，离火略冷，方下冰片，老嫩得法为妙。

大刑煮酒方：当归、川芎、牛膝、生地、红花、续断、薏仁、防风、丹皮、五加皮、十大功劳、老君须、杏仁（去皮尖），以上各三分，蜻蜓两只，小茴香二分，乳香（去油）二分，没药（去油）二分，蝉退二分，紫金皮三分，隔汤煮三炷香取起，再加无灰白烧酒二斤于药酒内，不时服之。

夹打预服护心丹：乳香（去油）、没药（去油）、血竭各五分，儿茶一钱，木耳（焙干）二钱，白蜡一钱，辰砂七分，青木香一钱，琥珀三分，海螵蛸五分，天灰盏（煅）三分。上药共为细末，砂糖为丸如芡实，每服三丸，好酒送下，受刑槌背即消矣。

诗　曰

跌原防意外，打或遇灾侵。损伤真堪悯，伤筋未易针。

奇书真若玉，验药贵如金。全得苍生命，方知重少林。

少林寺秘传应验跌打损伤奇方真本卷之终

内伤接骨入骱全书目录

十八伤两肋痛：清肝止痛汤。

十九清痰食积：清肺止痛饮、吉利散。

二十登高跌仆损伤：瘀血凝滞两肋痛：大黄汤、吉利散、和伤丸。

二十一醉饱房劳：归原养血汤、和伤丸。

二十二伤寒发热：小柴胡汤。

二十三左肋疼痛：活血止痛饮、琥珀丸。

二十四瘀血疼痛：琥珀丸、和伤丸、调理酒药方。

二十五不能开口：吉利散、清心和气丸。

二十六小便不通：琥珀散。

二十七内有瘀血：大黄散。

二十八首骨碎破伤风：疏风理气汤、补中益气汤。

二十九目要：明目生血饮。

三十鼻梁骨断：壮筋续骨丹、吉利散。

三十一缺唇：活血止痛散。

三十二下颏：补肾活血汤。

三十三天井骨：提气活血汤。

三十四肋骨：壮筋续骨丹。

三十五肩骱：吉利散。

三十六臂骱：吉利散。

三十七手骱：吉利散。

三十八手指：活血止痛饮。

三十九破指染破伤风：疏风理气散、吉利散、退毒定痛散。

四十臂骱：生血补髓汤。

四十一断折损伤两腿：活血止痛散、壮筋续骨丹。

四十二膝骱：壮筋续骨丹。

四十三膝盖骨：止痛接骨丹。

四十四损折小腿：吉利散、止痛接骨丹、壮筋续骨丹。

四十五脚踝骱：宽筋散。

四十六脚面断折：壮筋续骨丹、吉利散。

四十七枪戳者：护风托里散。

四十八刀斧磕伤头颅：护风托里散。

四十九刀勒咽喉：护风托里散、补中和气汤。

五十伤破肚腹：通肠活血汤、补中益气汤。

五十一骨碎如粉：生血补髓汤、壮筋续骨丹、调理酒药方、吉利散。

五十二跌出背脊骨：疏风理气汤、和伤丸、补中益气汤、吉利散。

五十三折断左右肋骨：接骨散。

五十四捏碎阴囊：托里止痛散、疏风理气散、吉利散。

五十五捏碎阳物：琥珀散（治小便不通）、吉利散（治小便通者）。

五十六肛门谷道：通肠活血汤、大黄汤、吉利散、槐花散。

五十七火灾炮伤：清心去毒汤。

五十八斩落手臂：托里止痛散。

五十九压伤两断：护风理气汤、吉利散、接骨散、疏风理气汤、补肾和血汤。

六十受倒插伤：吉利散。

六十一伤头额角：疏风理气汤、吉利散。

六十二小肠受伤疼痛：归通破血汤。

穴　道

囟门：即天庭盖，骨碎出不治。

两太阳：伤重难治。

截梁：即鼻梁，两眼对直处，打断不治。

突：即结喉，打断不治。

塞：即结喉下，横骨上，空潭上，打伤不治。塞下为横骨，下直至人字骨，悬一寸三分为一节，下一节凶一节。

食肚：心坎下。

丹田：脐下一寸三分内即膀胱，倒插伤不治，一月而死。

外肾：捏碎不治。

脑后：与囟门同看。

百劳：与外对。

天柱骨：与突对断不治。

尾子骨：碎者不治。

两肾：在脊左右，与前脐对，或哭不治。

海底穴：大小便两界处，重伤不治。

软肋：左乳下亦即合肚。

气门：在乳上脉动处，伤即气塞，救迟不过三时。

血海：右乳下软肋。

两乳上：左伤久必发咳，右伤久必发呃。

验症吉凶

一看两眼：内有瘀血，白晴必有血筋，血筋多瘀血亦多，血筋少瘀血亦少。眼及睛活动易治，否则难疗。

二看指甲：揿其中指甲，放如即还血色，易治；少顷后还原者，病重如紫色者，不治。

三看阳物：不缩者可治，缩者难治。

四看足爪：与手指同看。

五看脚底：红活者易治，色黄者难治。

以上为五绝，五绝全犯者不治，如犯一二件，尚可医治。

拳伤辨

向上为顺气，平拳为塞气，倒插为逆气，最凶。

各样内伤总怕倒插，血随气转，气逆血凝故也。

心前背后相对处，伤久成怯，小膀肚腹打伤，久必成黄病。

凡人初打伤七日之内，血气未曾积聚，只宜发散活血；十四日，其瘀血或有停住在胸前其势，方归大肠，肚内作痛，要吃行药。

凡人打伤，要看指甲，黑亦有伤，其卵子上升，十分凶症。肝经脉数，胸伤有血，必然吐血。

跌打损伤穴道要诀

右胸名为痰穴，左胸名为气穴，右肋名为血海，左肋名为食腑，胸前乃为龙潭穴，背脊为海底穴。左乳伤发咳，右乳伤发呃。两腰为二珠穴。

凡跌打踢扑伤，男人伤上部者易治，伤下部难医，以其气上升故也；妇人伤下部者易治，伤上部者难疗，以其血下降故也。凡伤须验在何部，按其轻重，明其受伤新久。男子气从左转，左只属阳；女人血从右转，故右属阴。要分气血之辨，此症既受脏腑脉络，又复验其生死迟速，然后看症用药，或竟服吉利散。

一、伤全体者死速，然按其轻重随症用药，先以砂仁泡汤调吉利散服之，以顺气活血汤治之，仍以和伤丸糖酒下四五丸，再以调理药酒，每朝饮下。轻者，竟以红糖、油和酒调服吉利散而安。

二、伤肩背者，看其轻重。如重者，先以砂仁汤调吉利散服下，次以和伤丸酒化服，再以调理药酒更妙；如轻者，用红糖、油和酒调吉利散，服之而安。

三、伤左边者，气促、面黄、浮肿；伤右边者，气虚、面白、血少，即将行气活血汤治之，再服调理药酒，全治。

四、伤背者，五脏皆系于背，虽凶死缓。先多服吉利散治之，次服和伤丸，糖酒送下四五服。百日见危，须服调理药酒为妙。

五、伤胸者，胸以血涵停流往来之所，伤久必发咳嗽，高气迷闷，面黑发热，重三四日而死，先服疏风理气汤，次服行气活血汤、吉利散。

六、伤肝者，面主红紫，眼赤发热，主七日死。先服疏风理气汤，次服吉利散，后服琥珀丸而愈。

七、伤心口者，面青、气少、吐血、呼吸大痛，身体难于舒动，主七日而死。先服疏风理气汤，次服和伤丸，每日以一百合煎汤，不时饮之。

八、伤食肚者，心下捉阵而痛，发热高，浮如鼓皮紧，饮食不进，气促发热，眼闭口臭，面多黑色，主七日死。先服疏风理气汤，次服和伤丸。

九、伤肾者，两耳即聋，额角黑色，面浮白光，常如哭状，肿如弓形，主半月死。先服疏风顺气补血汤，次服补肾活血汤三四剂，再服吉利散，后服琥珀丸。

十、伤小肠者，小便闭塞，作痛发热，口干面肿，气急不时作痛，口有酸水，主三日而死。先以水酒各一盅，煎疏风顺气汤服之，次用吉利散，后服琥珀丸，即安。如闭塞数日者，不治。

十一、伤大肠者，粪后出红急涩，面赤气滞，主半月死。先服槐花汤，次服吉利散，后用和伤丸。又曰：粪后有红者，伤重也。非大肠之火，看症者须斟酌，宜即用槐花散，尚宜加减为妙。

十二、伤膀胱者，小便痛涩，不时有尿滴出，胀肿发热，主五日死。先服琥珀丸，次服行气活血汤而安。

十三、伤阴囊阴户（缺）。

十四、伤胸背俱伤者，面白肉瘦，食少发热、咳嗽，主半月死。先服疏风理气汤，后用和伤丸。

十五、伤气眼者，气喘大痛，夜多盗汗，身瘦食少，肿痛不宁，主一月内死。先用砂仁汤调吉利散，次以酒煎补肾活血汤服之，再服和伤丸可安。

十六、伤血海者，血多妄行，口常吐出，前后胸背板滞作痛，主一日内死。先服行气活血汤，次服吉利散，再饮药酒而安。

十七、伤两肋者，气喘大痛，肿如刀刺，面白气虚，主两月内死。先饮行气活血汤，次服和伤丸而安。

十八、伤两肋痛者，肝火有余、气实火盛之故，须用清肝止痛汤治之。

十九、或有清痰、食积、流注而两肋痛者，须用清肺止痛饮，次服吉利散而安。

二十、登高跌仆损伤，瘀血凝滞而肋痛，急将大黄汤治之，次服吉利散，后用和伤丸，即安。

二十一、醉饱房劳，脾土虚乏，肝脉得乘土位，而胃脘当心连两肋痛者，急投归原养血和伤汤，再以十全大补丸加减，每朝送下三钱为妙。

二十二、伤寒发热两肋痛者，以足少阳胆经、足厥阴肝经之病治，用柴胡汤。

二十三、左肋痛者，痰与食也。先须通利痰食气，宽胸为主，再以活血止痛饮服之，更以琥珀丸化服，而安。

二十四、瘀血疼痛者，伤处有红肿高起，肥白者发热而痛，多气虚；瘦人发寒热而痛，多怒，内有瘀血，兼腰痛，日轻夜重，此瘀血停止，故作痛也。速宜以琥珀散行之，后服和伤丸，再饮调理药酒。

二十五、有受伤而不能开口者，即以牙皂细末，吹入鼻中一嚏即开，随以韭白汁炖热，和童便灌入口内。如不纳，此为难治之症；若纳，同瘀血呕出者，辨其轻重，先以吉利散，用砂仁汤服，再服清心和气汤，外贴接骨膏；至重者又不吐血，头又昏迷，将韭白汁和陈酒服下；如破碎损伤折骨者，用封口药护之；如小便不通，琥珀散通之；如腹内疼痛，必有瘀血停住，急以大黄散行之，后当随症加减，用药戳入鼻内即涕；涕随吐痰者可无恙，否则凶症不治。

二十六、小便不通，涩滞胀痛，尿滴点而出，梗窍痛如刀刺。以琥珀散治之，后以蟋蟀干研末，茶床子汤送下。

二十七、如有一切扑磕损伤，以至腹内停止瘀血，作痛不宁，竟以大黄散行之。

二十八、有受伤至首骨碎损，染破伤风者。夫人之首原无旧骱，倘有跌仆折损之症，如脑髓出者，难治；倘骨碎如黍粒者，可取出，大则不可取。先以止血定痛散敷之，使血不涌流，俟血少定，金疮药敷之，避风戒欲，患者自宜慎之。若染破伤风，牙关紧闭、角弓反张之凶症，即以疏风理气汤服之，俟身不发热，再投补中益气汤服之，可安。

二十九、有斗伤落珠之症，先将收珠散敷之，用银针蘸井水，将前收珠散点红筋，次用绢温汤挪进，速用还魂汤即童便饮之，平复再以明目生血饮饮之，即安。然余五世未医此症，非有回天手不可也，倘后人或遇此症，可以医之。

三十、鼻梁折断者，可捏正断骨，先用止血散掺之，竟服壮筋续骨丹，其外自然平复。如不断不破，惟用损伤膏贴之，内服吉利散而安。

三十一、有缺唇之症，先用代痛散敷之（即麻药），小铜钳钳牢，将油棉线缝合，饮食不能进，当以参汤饮之，后以元米粉调薄粥汤饮之，切忌哭笑，合之后即以金枪药敷之，内服止痛活血散。缝时倘血冷，必须再用代痛散，以利刀略镰，待热血少流出而缝之，第一要手法快便为要。

三十二、人之头惟有下颏一骱，偶然落之不能上者，多肾虚之故得之。皆此骱如剪复连环相扭，用丝绵裹大指入口，余指抵下推，缓缓捺上推进，而多服补肾活血汤，再将补肾丸调理为妙。

三十三、天井骨急难损折，有登高倒跌者犯此恶症，其骨不绑缚，至有骨露于外者，此实凶候，务揿平其骨，先贴损伤膏，次服吉利散，以砂仁汤服下，使骨相对，用棉布连肩背络之，又投提气活血汤三四剂而安。

三十四、天井骨即头颈骨也，此症如伤重者必死，折者不过三四时亦死，轻者觉无妨碍，用前药治可以收功。

三十五、肩骱与膝骱相似，膝骱送上有力，肩骱送下有力，可上之。先将一手上按住其肩，一手按住其手，缓缓转动，使其筋舒，使患者坐于低处，叫一人抱住其身，医者两手又捏其肩，抵住其骨，将膝夹其手，齐力而上，绵裹用如鹅蛋大落在胯下，外贴损伤膏，再以羌活、桂枝煎汤化服吉利散，可安。此骱上时，须仔细斟酌参用，不可孟浪。

三十六、臂骱出于上，一手抬其弯，一手按住其脉踝，先鞠其上，而后抬其腕，竟捏手凑拢可也。外贴损伤膏，内以引经之剂煎汤调吉利散服，更以白布做圆眼，使恰同其臂骨者，扎缚包裹可也。

布式：此有孔，孔布必须做来正好为妙，两头带两条要长，布亦须裹之四转为妙。

三十七、手骱送出，可一手按住其五指，一手按住其臼，手掌鞠起，手骱鞠下，一伸而上。此乃会脉之所，即以川桂枝煎汤调吉利散服之。骱出不用绑束；如断，方须用贴接骨膏，绵布包裹，用阔板一块，按住患处，再以松板四片长三寸，缚好，俟愈日方可放之。

三十八、手指有骱，中节出者有绪，然易出易止，两指捻伸即上。以桂枝煎汤调服活血定痛散，外贴损伤膏，否则最痛故也，忌下水。

三十九、人之一身，十指最难，若伤破其一指，则连心之痛难忍，中指比别指尤难。若染破伤风，即将疏风理气汤服之，外将金疮药敷之。如人咬伤人者，可以童便洗捏去牙酿毒气，用龟板炙灰，研极细末，以真麻油调搽。又将麻油纸卷钉点火，远指略熏。患处若犯破伤风，亦服疏风理气汤一二剂，后用吉利散。刀伤斧磕者易治，人咬者难医，因其有毒耳，须多服定痛汤，如遇有病人咬伤者难医，十有九死，不可不详，以洗毒为要，务必洗净，亦为无妨。

大臂、小臂伤与大小腿同治，惟服药有异耳。上部用桂枝及川芎，下部牛膝、木瓜，在加引经药时更换可也。

四十、臂骱比诸骱最难，此曰出，只触在眼内。可使患者侧卧，出内手随内，出外手随外，上手揿住其腰，下捧住其弯，将膝鞠其上，出左，手扳于右向右扳伸而上；出右，扳于左向左扳伸而上。外贴损伤膏，内服生血补髓汤，仍用调理药酒，即安。

臂骱式：出左右，夹垫药枕内，蕲艾一两，红花五钱，肉桂三钱，麝香二分。

四十一、易折者人之两腿，一伤折即为两段，医在于绑缚，使患者侧卧，与无病足取齐，次用损伤膏贴之，取布两条，阔二寸、长五尺，裹于膏药外，将纸包好，用松木板八块（即八片）长七寸，再以绵布条三条绑缚，内服活血定痛散三四剂，又以壮筋续骨丹调理，药酒兼服而安。

四十二、膝骱，此臼与油盏骨在上，其骱送出于上，使患者仰卧，一人抬起脚踝，若使出于左，随左而下；出于右，随右而下，医者缓缓双手扶揪，上手挽住其膝，下手按住其足弯，使臼对膝，上手只揪膝，下手只抬起必上矣。先贴接骨膏，次服壮筋续骨丹而安。

四十三、膝盖骨又名膑骨，其骨如跌碎，或二块三块，将脚伸直揪其手，复位用薄篾片，照膝大做一圈，以布卷之，再以布条四条扣于圈上，连下缚之着内。然后以布、损伤膏贴之，不必换，即投止痛接骨丹治之。惟煮鸭可食，连汤与吃，以多为美。以受伤足于月内床上，切不可悬空掬起及下床。俟半月后，须用绵软之物放于弯下，每日增高，息起如此，日久即可挽曲。如大解，须以余桶照床高摆之方可。俟好，抬篾圈，忌下水。绑扎后，以煎剂服之。

附录煎方：当归、羌活、丹皮、乳香、续断、陈皮、赤芍、加皮、没药、红花各一钱，生地、木瓜、牛膝各一钱五分。如身发热，加柴胡、桔梗各一钱五分；肿，加黄芩一钱。上用水、酒各一盏，煎一半，空心热服，不拘几贴，多只七八剂，再以药酒或丸调理为妙。

四十四、小腿有二骨，一大一小，折一根易治，二根俱断难治。折之偶披者易治，平断者难治。尚有骨触皮破之凶症，又折又破，急于外治。先以金疮药敷之，内服吉利散。如在暑天，敷药一日换二次，冬天两日换一次。医者必自看为妥，若非此症与大腿同治，倘犯此症，骨必在皮肉之上，以骨镶对，不可用汤熏洗，恐伤毒入内故也。速以金枪药敷之；如骨折皮不破，揪骨平复，外竟贴接骨膏，然后照前绑扎，用松木板六块，长七寸，上骨折上长，下骨折下长各寸许，取其根力。但此症最痛，必先服止痛接骨丹数剂，次服壮筋续骨丹及药酒调理，可安。

四十五、脚踝骱，易出易入，抬住脚根，一手扳住其指，出右手偏于右，出左手偏于左，足指掬于上，足掬下一伸可上。外贴损伤膏，内服宽筋散，可复。

四十六、有男妇偶破足指，前半节或翻下断或翻上断，医者以左手按捏住其足之两侧，再以右手按捏镶上。外贴损伤膏，以脚带裹扎，内服壮筋续骨丹，或竟服吉利散数剂，即安，忌见水。外有促筋失枕、刀斧砍伤，碎骨补骨之奇，备详于左。

四十七、枪戳者，看其伤处致命否，伤处深致命，不深亦不为害。如伤在腹，必探其深浅。恐深处内伤脏与大肠耳，伤者难治。伤口直者，出血不止，先敷止血定痛散，即安。大抵舒筋必用宽筋散煎汤熏洗为主，手足之筋皆在指头动处，指动者必此筋也，就将此筋挪洗，缓缓伸舒可也。如骨节断者不可熏洗，戒之。失枕，有卧而误失者，使坐低处，一手扳其手，一手扳其下颏，缓缓伸之可复。如要用药，惟吉利散。如人受伤至重，以致大便不通者，须用皂角为末，以蜂蜜调和为丸，如橄榄式，塞入肛内即通。更有受阴极者，十皆九死，无药可治。

四十八、刀斧砍伤头颅额角者，防其身发寒热，一见即以金枪药敷之，护风为上。尤须诊脉，沉细者生，易治；洪大者危，难医。伤于硬处者，看骨损否；伤于软处者，看伤内深浅，损骨先治骨，损肉只生肌。刀斧砍伤比触伤不同，外敷金枪药，内服护心托里散为上，更宜详究首论，原无旧骱内参用。

四十九、有人自以刀勒咽喉者，须观刀口之平否，有弯者深，无弯者浅，两刀者易治，一刀勒者难医。如破食喉，或破半片，或全断者，以油绵线缝之，看其血出不止，将滑石、五倍各等分，共为细末敷之，后将金枪药封固，内服护风托里散四五剂，使身不发寒热，即服补中和气汤，内加人参钱半，即安。倘有水喉断者并穿破者，不治。

五十、肚腹皮伤并肠出外者，此症固险而实无害，医者当去指甲，恐伤破其肠耳。倘内脏不伤，药汤饮食可进，可保无恙。将温汤揉上，用油绵线缝合，金枪药封固，内服通肠活血汤五六剂，再服补中益气汤，而安。

五十一、骨碎如粉者，看其伤处，必有碎骨，当取出，外将金枪药封固，内服生血补髓汤，再服壮筋续骨丹；如碎而不破，只捏平复，外将损伤膏贴之，内服壮筋续骨丹，再将药酒调理；如不碎不破，竟以损伤膏贴之，内用吉利散，以红糖、油调酒服下，即安。

五十二、有登高坠下者，兼跌仆损伤，不拘上下背脊骨者，若破，看其骱出否，如其骱又出又破，即将碎骨轻揿上平复，即将止血定痛散敷之，后将金枪药封固；恐伤风，急投疏风理气汤；如不发寒热，即以补中益气汤服下，瘥愈；如不触出并不破碎，皮肉不损，外贴接骨膏，内服吉利散，次服调理药酒，再用和伤丸，即安。

五十三、登高跌仆折左右肋者，此骨难于绑缚，只揿其平，外贴损伤膏，内用接骨散，久服可复。

五十四、捏碎阴囊者，并卵子拖出者，卵子碎者不治；惟拖出者，以指轻轻揿进，以油棉线缝合，外以金枪药封固；如不发热，竟投吉利散治之，次服托里止痛散；如发热，急以疏风理气汤治之。

五十五、有捏伤阳物者，看其小便，若不通，投琥珀散行之，后以吉利散治之；若通，竟以吉利散，外敷金枪药；如不破，不用。

五十六、踢伤肛门谷道者，有肛门肿，或内胀，或大便不通，或有血、无血。如肿胀，投以通肠活血汤；大便不通，竟以大黄汤行之；如有血来，紫者不妨，有吉利散治之；若鲜者，只伤于大肠，急投槐花散；如只身热，再服除热之药，恐用药矣；大便不通，血已止，竟服通肠活血汤五六剂，治之即安。后有总论。

五十七、被火烧枪炮打伤者，此症论之最重，何为最重？恐火毒入于内脏，不能饮食，更畏热物，不时思饮冷水，乃见火毒入内太重之故也。急投清心去毒散；何为最轻？火毒未入脏腑，饮食如常，知火毒之轻也；伤破皮肉亦将去毒散投下，此乃小心之法，外将琥珀膏敷之，可安。

五十八、斩落手臂指、脚腿膀者，此症乘其彼此血热凑上妙，或手或臂，以通身如血冷者，骨不能相对，此大不便于医治矣。人虽不死，然不能完体矣。若能凑上，立将止血散敷之，再以金枪药封固，内服托里止痛散，再服调理之剂并药酒，可安。

五十九、或断桥梁、墙壁城垣倾倒，压折骨节者，若伤头颅，可有碎骨否？如有，将铜钳钳去碎骨，如不去碎骨，恐有后患，不能收口。第一畏染破伤风，须投护风理气汤，次服接骨丹；如伤两太阳，晕迷不苏、饮食不下、口不能言、汤水不下，竟不能医治；脑髓出者不治，伤断天井骨者不治；如伤胸背，以致伤五脏者，必不言语，饮食不进，尚可救之，何也？气闷在心，急以吉利散，用砂仁汤调服，若受此药，尚可救治；如发寒热，急投护风理气汤，倘不受，再看两日，再投吉利散；如前探之，如再不受，不治；若伤两软肋，看其轻重，饮食如常，不发寒热，以吉利散治之；若发寒热，投疏风理气汤；如伤腰子者，重竟不治，轻者如皮肉不破，外贴损伤膏，内服补肾和血汤，并药酒调理而安。

六十、凡打伤倒插、或致命部穴受害，牙关紧闭、口眼不开者，先以砂仁（炒）研细末泡汤，令受伤人饮之顺气，次以吉利散，淡姜汤调服。

六十一、伤头颅额角、破损昏迷不苏，须用红萝卜子炒研为末，泡汤饮之，次将淡姜汤调吉利散服下；如服，伤最重者用前散二钱，轻者一钱。最宜避风为上，此症恐染破伤风，服过砂仁汤，即以疏风理气汤投下一剂，护风为要。

六十二、小肠受踢打扑跌伤痛者，伤处痛涩滞、小便闭塞、一步不能行走，其内必定有瘀血，急投归通破血汤，而安；如小便二三尚可救治，大便迟迟，久实难治矣，不久可治也；凡肛门谷道之中，阴囊之后，名曰海底穴，或被踢伤、或触重伤，看其伤之轻重，或肿、或青、或黑、或紫、或红、或肿而兼红紫，痛及不忍者，内服行气活血止痛汤一剂，外贴损伤药，次服吉利散；如肿青黑、身发寒热、小便不通、两卵子不时升上升下、气色迷闷、小腹疼痛，内必有瘀血，须服疏风行气活血汤，次服琥珀散，外贴损伤膏，亦服吉利散；谷道胀肿、大小便不通、日夜发热、不思饮食、坐卧不宁，先服疏风顺气汤，次服琥珀丸；气喘发嗽、欲笑欲哭、小便滞涩、红肿不消、作阵而痛，先服补肾活血止痛汤，次吉利散，再以补肾调理药酒；更有一经受伤，即不能言语、人事不省、口出唾涎、喉鼻喘息俱无、六脉沉细、面白无光，此为凶症；胸膛有动，或可医治，以猪牙皂末少许入鼻，只以灯心蘸末，吹入得涕，竟以砂仁汤送下，后仍用砂仁汤调吉利散服，再将疏风理气活血止痛汤服之；若身不发热、不犯前症，但以补肾理气顺气药酒久服，可安；如犯即照前度调治，伤处贴损伤膏；倘略疼微痛，只用吉利散，砂仁汤调服，贴膏而愈，不必用他药也。

接骨膏又名损伤膏：当归、川芎、赤芍、杜仲、白芷、僵蚕、银花、川乌、草乌、羌活、独活、防风、荆芥、山甲、大黄、黄芩、黄柏、蝉退、管仲、龟板、皂角、连翘各一两，五倍五钱，蜈蚣五条，松节五钱，荠泥（此一味可有可无）五钱，加三七三两。上用真豆油五斤，渐下诸药，煎至滴水不散，候药枯，滤净去渣，将东丹两包炒至紫色，以筛渐入调匀，滴入水内，看老嫩，再加下乳香五钱，没药五钱，樟冰五钱，蟾酥末三钱，略蒸，调匀，至半个时辰倾水中，逐随水去火气，听候摊用。每膏重四钱，每张麝香二三分，桂心二分。

吉利散：治新旧一切损伤，又名七厘散，即黄末药。当归一两，川芎四钱，赤芍一两，乌药八钱，枳壳六钱，防风八钱，甘草一钱，陈皮四钱，香附一两，紫苏一两，羌活四钱，独活四钱，薄荷一两，芨熏、写陶各三钱，根广五钱，上为细末，以红糖、油、陈酒调，空心服。

封口金疮药：专治一切破损及刀斧砍伤、腐烂、血流不止、久不封口，封之能生肌长肉，第一种药也，不可忽之。乳香（去油）、没药（去油）五钱，芸香一钱，瓜碣钱半，白及四钱，白蜡（看老嫩）随量酌用，水银五分，地鳖虫五分，艾七分，樟冰一钱，用猪油半斤，熬净去筋，另用菜油半斤，炭火熬，先下白及，煎至枯，滤去渣，然后入猪油与菜油调匀，后下细药，再以夏布滤净，再下白蜡，调至极匀，候生油热透，收贮磁器内五六日，去火气听用。每用要油纸覆上，仍用青布或软青绢扎缚。

琥珀丸：归身、苏木、生地、熟地、羌活、丹皮、杜仲（盐水炒）以上各一两，白术（土炒）二两，赤芍、南星、陈皮、独活、续断各一两，乳香（去油）、没药（去油）各一两，川芎、黄芩、桂枝、青皮、白芍各一两，牛膝、苡仁各六两，琥珀二钱，桑枝二钱，加皮四两，甘草五钱，柏木三钱，黑豆二合，桂肉二钱，上共研极细末，用红糖为丸，重三钱，分两次空心服，陈酒送下。

止血定痛散：降香一钱，五倍五分，大色石三分，巾灰五分。

琥珀膏：专能生肌长肉之良药也。归身、生地各一两，尖圆五钱，郭用三钱，上用真菜油四两，板猪油二两，将当归、生地诸药与菜油熬枯，滤去渣，将猪油熬烊调和，将黄占收，老嫩不拘，贮磁器内听用。

代痛散：即麻药。蟾酥三分，麝香二分，乳香（去油）六分，没药（去油）六分。上研细末，干掺二三厘，不可多用。

顺气活血汤：归身一钱五分，羌活、生地、红花、丹皮、牛膝各一钱，桔梗、厚朴、木通各八分，陈皮五分，枳壳五分，甘草三分。上酒、水各一盏，煎八分，加砂仁末一钱，空心服。

调理药酒方：归身、羌活、红花、杜仲、牛膝、木瓜、续断、骨碎补各一两，陈皮、青皮、丹皮、乳香（去油）、没药（去油）各一两，虎骨、甘草各五钱，生地、熟地、山楂各三两，加皮四两，淫羊藿二两，上以陈酒三十斤，加砂仁末一两、胡桃肉四两、大黑枣二十个，夏布包，入酒内煮三枝香，烧完为度。

行气活血汤：青皮、羌活、归身、红花、苏木、生地、杜仲各一钱，木香、陈皮各五分，丹皮、木通、川芎各八分，甘草三分。上水酒各一盅，加砂仁末一钱，煎八分，空心服；如身发热，加柴胡一钱。

疏风理气汤：防风、羌活、陈皮、当归、青皮各一钱，独活、紫苏、枳壳、细辛各七分，加皮三钱，苏木二钱，甘草三分，川芎六分，红花、黄芩各五分，威灵仙一钱，上火酒一盅煎八分，加砂仁末一钱冲服，不拘时，渣再煎如前。

琥珀散：赤芍、杜仲、荆芥、柴胡、陈皮、紫苏、防风、木通、琥珀各一钱，桃仁一钱，甘草三分，生大黄一钱五分，芒硝八分，羌活八分，水酒各一盅煎，空心服。

补肾活血汤：归身一钱五分，川芎一钱，红花一钱五分，熟地二钱，杜仲（炒）二钱，茄皮、白芍各一钱，陈皮五分，肉桂六分，甘草三分，灵仙八分。上水酒各一碗煎八分，空心服，渣再煎。

槐花散：槐花八两，黄芩四两。共研为末，每服三钱，空心灯心汤调下。

疏风顺气补血汤：当归、赤芍、防风、白芷、灵仙、熟地各一钱，陈皮五分，青皮一钱，牛膝五分，甘草三分，肉桂六分，川芎八分，杜仲（盐水炒）一钱五分，水两碗，煎八分，空心服。

清肝止痛汤：当归、羌活、柴胡各一钱五分，黄柏、丹皮、防风、红花各一钱，乳香（去油）六分，没药（去油）六分，赤芍、桔梗各八分，陈皮五分，甘草三分，黄芩八分，水两碗，加姜三片，煎八分，空心服，渣再煎。

疏风顺气汤：青皮、木通、厚朴、泽泻、枳壳、黄芩、防风、砂仁各一钱，陈皮、没药各五分，乳香（去油）六分，甘草三分，水两碗，煎八分，空心服。

活血汤：归身、红花、生地、木通、骨皮、陈皮、青皮、香附、白芍各一钱，槐黄一钱五分，乌药八分，甘草三分，水两碗，加砂仁末一钱，煎八分，空心服。

清肺止痛饮：贝母、枳实、沙参、桔梗、灵仙、青皮、香附各一钱，陈皮、丹皮各八分，麦冬一钱五分，甘草三分，水两碗，加灯心二十寸，煎八分，空心服。

大黄汤：木通、桃仁、苏木、羌活各一钱，陈皮六分，归尾一钱五分，朴硝一钱，甘草三分，阴阳水各一碗，煎八分，空心服。

归原养血和伤汤：归身、生地、羌活、红花、五加皮、木瓜、熟地、续断、牛膝各一钱，陈皮、肉桂各五分，川芎、黄芩八分，青皮六分，杜仲一钱五分，甘草三分，水酒各一碗，煎八分，空心服，渣再煎。

小柴胡汤：柴胡、黄芩、半夏、人参、丹皮各七分，甘草七分，如心胸饱闷，加枳壳、黄连七分，水两碗，煎八分，空心服。

和血止痛饮：当归、青皮、羌活、麦冬、生地、续断、红花、苏木各一钱，川芎、白芷各八分，五加皮、乳香（去油）、没药（去油）各一钱，陈皮、枳实六分，防风六分，甘草三分，水酒各一碗，加灯心二十寸，煎八分，空心服。

清心和气汤：打内伤者吐血后用。麦冬、百合一钱五分，橘红、紫菀、丹皮、苏木各一钱，槐花二钱，山药八分，厚朴、香附各八分，青皮一钱，甘草三分，水两碗，加灯心二十寸，煎八分，空心服。

补中益气汤： 人参、升麻、柴胡、橘红、当归、白术、甘草各五分，黄芪一钱，水两碗，煎八分，空心服，渣再煎。

明目生血饮： 生地、当归、白芍、蒺藜各一钱，甘菊、川芎、羌活、茯苓、谷精、荆芥各八分，防风、薄荷、连翘、细辛、山栀各五分，枳壳六分，甘草三分，水两碗，灯心二十寸煎，久服。

壮筋续骨丹： 痨症加黑枣、核桃浸酒。甘草、川芎、羌活、独活、防风、当归、红花、香附、木通、陈皮、丹皮、生地、牛膝、乌药、青皮、枳壳、麦芽、白术、桂枝、桃仁、木瓜、神曲、杜仲、元胡索各五钱，柴胡三钱，黄芩二钱，荆芥四两，加皮、续断二两，苏木一两。共研极细末，以红糖、油调热酒口服，大人每服五钱，小儿三钱，酌量加减，此方亦可浸酒，更妙，不必研细。

活血止痛方： 当归、羌活、独活、荆芥、川芎、桃仁各八分，木通、乌药、续断、陈皮各七分，乳香（去渍）、没药（去油）、加皮各一钱，红花五分，防风六分，苏木一两，甘草三分，水酒各一碗，加灯心二十寸，煎一半，食远服。

补肾养血汤： 生地、熟地、归身、杜仲各一钱五分，白芍、红花、川芎、白术（土炒）各一钱，陈皮六分，青皮五分，水酒各一碗，加黑枣煎，空心服。

提气活血汤： 川芎、桔梗、当归、陈皮、苏木、续断、黄芪、加皮各一钱，红花、桂枝各五分，羌活、白芍八分，甘草三分，水两碗，加元枣二枚煎，远服。

退毒定痛散： 连翘、羌活、荆芥、花粉各七分，独活、防风、川芎、银花、续断各八分，当归、乳香（去油）、没药（去油）一钱，甘草三分，水酒各两碗煎，远服。

生血补髓汤： 当归、生地、熟地、白术、枳壳、荆芥、白芍各一钱，续断、蕲艾、香附、羌活、防风、杜仲、陈皮、丹皮各八分，川芎、干姜、牛膝、加皮、独活各七分，红花五分，甘草三分，茯苓八分，水两碗，加黑枣二枚煎，远服。

止痛接骨丹： 乳香（去油）、没药（去油）、当归、续断、红花、羌活、加皮、苏木各一钱，青皮、白芷、丹皮各八分，甘草三分，酒水各一碗煎服。

宽筋活血散： 防风、羌活、独活、香附、桃仁、五加皮、苏木、木瓜、当归、木通、续断各一钱，荆芥、乌药各八分，红花七分，杜仲一钱五分，枳壳六分，甘草三分，酒水各一碗，灯心二十寸煎，远服。

护风托里散： 羌活、生地、灵仙、黄芩、茯苓各八分，独活、薄荷、花粉、细辛各七分，白芍、防风、川芎、荆芥、黄芪、当归各一钱，僵蚕五分，甘草三分，水两碗，加姜一片、黑枣两枚，煎服。

补中和气汤： 人参、柴胡、白术、当归、防风各一钱，升麻、陈皮、枳壳各五分，橘红八分，甘草三分，水两碗，煎八分服。

通肠活血汤：枳壳、陈皮、青皮、苏木、乌药、续断、羌活、独活、木通各七分，桃仁、红花各五分，当归、大黄、元胡索、大腹皮各一钱，五加皮七分，熟地一钱，甘草三分，酒水各一碗煎服。

接骨散：续断、羌活、木通、生地、香附、红花、丹皮、五加皮、乳香（去油）、没药（去油）、木瓜八分，肉桂六分，当归一钱五分，甘草三分，酒水各一碗煎，加砂仁末八分冲，空心服。**托里止痛散**：生地、黄芪、归身、羌活、续断、红花、乳香（去油）、没药（去油）各一钱，陈皮、白术各八分，桂枝一钱五分，肉桂五分，水两碗，加砂仁末一钱，煎服。

清心去毒散：防己、泽泻、柴胡、元参、升麻、青皮、甘草各一钱，木通二钱，知母、桔梗、枳壳各八分，葛根、黄芩一钱五分，水两碗，加淡竹叶五钱煎，空心服。

补肾和血汤：熟地、杜仲一钱五分，黄芪、青皮、红花、陈皮、丹皮、炙甘草、川芎各八分，黄芩七分，当归一钱五分，水两碗，加黑枣数枚煎，空心服。

归通破血汤：归尾一钱二分，木通、生地一钱五分，赤芍、泽泻各一钱，木瓜、苏木、桃仁一钱，陈皮、丹皮各八分，甘草三分，酒水各一碗煎，空心服，渣再煎。

金枪乳香方：乳香（去油）一两，没药（去油）一两三钱，血竭一钱，黄连（为末）一钱，花蕊石二钱，珠末二两，金箔五片，黄丹一钱，此方用好降香、松节脂加帽毡烧灰存性，加五倍子末用之。

治疮至重者：天花粉三两，姜黄一两，赤石脂二两，白芷一两，上为末，凡筋断脉绝、血尽人危，须用绳索及绢带扎住血路，然后用此药以清茶调敷，以软绢缚之，其血立止，其肿顿消。如金疮着水翻花者，可用韭菜汁调敷，疮两旁当以火微灸之，或用稻秆烟熏之，疮口水出，即愈。

治金疮初伤者用避风止痛方：当归（炒）五分，川椒（炒）五分，泽泻五钱，芎藭一两，附子一两，上捣为末，温酒调，服一钱，每一日三服。

治金疮不可忍者：防风、南星（汤泡）二味切片，每服五钱，水酒各一盏，生姜一片，煎八分，食远服。

治金疮血流不止者：龙骨（锉，微炒）一两，芎藭一两，熟地一两，乌樟根三两，突厥白一两，鹿茸（酥炙）一两，上为末，敷疮口上血即止；如服，以温酒调下二钱，每日三服。

附录损伤方

跌打损伤敷药方：乳香（去油）、没药（去油）、石脂各二钱，麒蝎、儿茶各三钱，后加龙骨一味和前药，收口。

跌打损伤煎方：乳香（去油）、没药（去油）各八分，桂枝四分，川芎七分，当归一钱，丹皮、续断、独活各八分，陈皮一钱，甘草四分，引陈酒。如登高跌下，形如死人，通身尽软，心口犹动，此皆气屏于胸，用蕲艾、野菊花二味，以滚水泡之灌下，片时以手朝上超其心胸，其气即出，其人即苏；若登高倒坠者，恐身有伤，如伤上身，握其手从大指拔到中指；若伤下身，从小指拔到中指，男左女右。再以蕲艾置于脉上，以火救之，其筋可舒；若身有痛处，以麦麸锅炒，用醋烹铲起，即以希布裹之，运其痛处，其伤即出。

跌打损伤洗药方： 巴山虎四两，沉香一两，木香一两，臭花娘草梗半斤，秦国风三两，脑骨草三两，再加火酒三两、滴醋三两同煎。

治闪气方： 火硝二厘，麝香七厘，共研细末，点眼大头内，即愈。

白浊方： 龙骨五分，牡蛎三分，朱砂三分，五倍子二分各等分，吐涎为丸，如桂圆大，按肚脐内，膏药掩之。

治恶蛇咬方： 用新鲜仙鹤草捣汁，好陈酒冲服，渣敷，立效。

白升药方： 水银一两八钱，明矾一两八钱，皂矾一两八钱，枪硝一两八钱，食盐一两，文武火三炷香，香尽为度。

红升药、黄升药方： 水银、明矾、枪硝各一两八钱，文武火三炷香，香尽为度。

升砒方： 金顶砒、明矾各一两，文武火同前。

降药方： 水银、明矾、绿矾、枪硝、食盐、白砒各一两，上药研细，用羊城罐内坐定红炭火炉上，将药慢慢投入罐内，用铁钳背脊夹住罐口，先用不拘竹木棒调和，再用研坠和至结成胎坚固，离火冷透，用水盆盛水少许，盆坐擂盆一个，罐既冷透，将罐合于擂盆之内，水盆外面架砖，砖上将碎瓦片砌百眼炉，砌至离罐高寸许，先用少许炭火放于罐底上，一炷五分香为文火，后用红炭火放于百眼炉顶周围，武火一炷五分香，香尽为度。

又白升药方： 明矾、绿矾、食盐各一两六钱，水银六钱，枪硝二两四钱，文武火三炷香，香尽为度。

咳嗽方： 苏子养心汤。真苏子、白芥子、莱菔子各一钱，前三味用帛垫炒研，细绢包煎，春加灯心二十寸，夏加青荷叶二钱，秋加竹叶二十张，冬加老姜二片。

又方： 用十年陈海蜇半斤、梨半斤，梨煎数十沸，投蜇化烊，滤去渣，加上白洋糖半斤收膏，不时服，清晨开水送下亦可。

瘌痢方： 用活蜈蚣一条，塞入鸡子内，纸封鸡子壳口，泥裹烧煨，去泥，研末，菜油调敷。

洗火眼方： 用杏仁、钩藤、红枣各等分，煎水半盅入于杯内，加冰片二厘、胆矾少许，用棉纸盖药水面上，渗出清水擦数次，即愈。

痧药方： 吃方茶过。月石、丁香各五分，麝香二分半，沉香五分，毛术三钱，蟾酥五分，辰砂一钱，雄黄、北辛、川郁各五分，牛黄一分。

闻方平天散： 辰砂二钱，火硝五分，牛黄半分，雄黄五分，冰片五分，月石五分，麝香五分。

内膏掺药大萱方：又称鲤龙珠。大黄、官桂、良姜各一两，山柰五钱，石菖蒲一两，姜黄、南星、干姜各五钱，白芥子一两，吴萸五钱，川乌（制）、独活各一两，番鳖、木香（晒）五钱，牙皂四钱，草乌（制）、羌活一两，雄黄（飞）五钱，丁香三钱，川芎五钱，细辛五钱，白附子二两，白芷、甘松各五钱，麝香一钱，共二十四味，研极细末，掺膏药上，总治一百二十症。

大膏药上掺药：疟症、胃脘、肝气、跌打损伤。麝香一分半，公丁香二钱，军姜三钱，常山一钱，牙皂三钱，草果三钱，尖槟三钱，条桂三钱，白胡椒五钱。共研细末，听用。

上好火汤疮药：青花田鸡二十只，香油三斤，浸鸡一年，熬枯去渣，滴水不散，听用。

七十二臌症：葶苈五钱，甘遂七钱，芫花（面包煨）八钱，大戟八钱，泽泻一两，共研细末，头服引用灯心三十寸，二服麦冬二钱，三服鲫鱼三个煎汤，四服田螺七个煎汤，五服木通一钱，六服黑山栀一钱五分。

阴阳敷毒方：醋三斤，猪牙草汁五斤，大黄一斤，南星半斤，川乌半斤，草乌半斤，醋同猪牙草汁同煎，共八斤，煎至五斤，陈小粉炒黑研末，同药四味研细，调匀成膏，收瓶听用。

诸疮湿毒方：扫粉二钱，明雄一钱，石膏二钱，黄柏二钱，枯矾一钱，硫黄二钱，白芷一钱，共为细末，香油调搽。

膏药内加药治痞块方：阿魏二钱，滚水泡，隔汤煮烊，加麝香一分，调匀敷贴患处，其痞块自移下，再于痞块处敷一贴，即愈。

喉蛾：凡喉中生毒，须看头有红疙瘩，即用针挑破，或生红发即扯去，其毒自解。

凡治喉症初起，宜用表散及风火痰药。

兼治哑喉十八种毒：猪牙皂七根（去边），水二盅，煎六分，去渣，入蜂蜜少许，或鸡蛋清少许，温服，即吐出风痰，毒气自泄，胜用刀针。

又外用米醋调皂角末，涂颈与下颏，干又换涂，乳蛾自破。

又方双乳蛾皆治：麻雀屎二十七粒，浸糖少许，和成三丸，每用一丸，以薄棉裹之，吞咽下，甚者不过三丸，立见奇效。

喉中结块不通水食危急欲死：百草霜（即锅底煤烟，乡村人家烧草者为真），少和蜂蜜为丸，如芡实大，汲井水化一丸灌下，甚者不过二丸，此名百灵丸；又胆矾三厘含口内，恶涎自出吐之，即愈。

无论双单蛾及一切喉症，灯草烧灰吹入喉，神效。

针法：专治喉闭，并治大头风、蛤蟆瘟，用磁锋或银针刺少商穴，使出血即愈；少商穴及刺法详见中风门。但喉闭左肿刺右大指，右肿刺左大指，若口噤不开刺两大指，以线扎根方刺，若蛤蟆瘟则并刺左右大指及中指。

金钥匙：治急喉闭并风热牙痛。用焰硝七钱五分，硼砂二钱五分，僵蚕一钱，冰片二分五厘，共研细末，磁瓶收贮，每用少许吹患处，神效。

治癣方：白及二钱，斑蝥一钱，升药底二钱，苦参一钱半，槟榔一钱半，洋庄一钱，土荆皮三钱。共研碎，酒浸，擦患处。

保婴出痘经验第一良方：金银花、红花、桃仁（去皮尖、双仁不用）、生地、荆芥穗、赤芍、当归各一钱，甘草五分，以上八味称足，用水二茶杯，煎至一酒杯，即用小儿自己落下脐带约二三寸，用清水洗净，木炭火，瓦上焙干，忌用煤火，研末入药，尽一日内与小儿服完。头一日服药，次日出痘，三日收功。不灌脓亦不结痂，在小儿初生十八日内服之有效，过十八日不验矣。

治鼠疮：猫骨灰、葱白（捣烂）、蜜，三味合敷患处，于小暑日敷之，七日见功。

臁疮：黄丹、银朱、铜绿、官粉、松香、水，用漏灯油调于油纸内夹贴。

乳疮：官粉二两，人指甲十个，血余一撮，象皮二分，车钢二两，香油四两。

乳鹅：白矾一两，人指甲（焙）十个，蛇退（焙）一条，泥片二分，共为细末，敷之。

搽疥方：大风子（焙）、天麻子（焙）、核桃仁（焙）、红枣、硫黄、信石、水银、脂油，共为细末，敷之。

《少林寺真传跌打刀伤药本》

撰人不详

跌打受伤对口穴，舌尖伸出，饮食不进，言语不得，抬头不起，伤于筋骨，要针对门穴，用药服：肉桂一钱，云苓一钱，白芷一钱，云皮一钱，红花一钱半，麝香一分，芡实一钱二，木香七分，甘草一钱半，熟地一钱半，用福圆五枚为引，好酒煎服。若舌不收，再服罗卜汤。

跌打受伤背漏人空穴，半年一载，咳嗽黄肿，四肢无力，子午潮热，用药服：当归一钱半，泽兰一钱二，碎补一钱，寄生一钱，槟榔一钱，乳香（去油）一钱，没药一钱，红花一钱二，苍术一钱，核桃肉（去油）一钱，金毛狗一钱半，甘草一钱半，川芎一钱，地榆一钱，菟丝子一钱二，用圆肉为引，好酒煎服。再服：桃仁七粒，归身一钱半，红花一钱，乳香（去油）一钱，没药（去油）一钱，秦艽一钱，核桃肉（去油）二钱，续断一钱半，紫苏一钱，用黑枣为引，好酒煎服。再服平胃散：苍术一钱，陈皮八分，厚朴一钱，黄芪一钱二，加皮一钱，菟丝子一钱，黄芩一钱，枸杞一钱半，砂仁一钱二，炼蜜为丸，好酒吞服三钱，忌食葱。

跌打受伤背脊顿梁穴，乃为大穴，肺伤则周身无力，头晕不起，疼痛难当，咳嗽吐血，服药：地榆一钱，粟壳三个，桃仁七粒，红花一钱，乳香一钱，猴骨一钱，虎骨一钱，桑寄一钱，木香五分，碎补一钱，龙骨一钱，梁隔一钱，甘草一钱，用红枣五枚为引，童便、好酒煎服。金毛狗、地榆、韭根、红花、乳香、没药，捣烂敷患处。再服：熟地一钱半，云苓一钱半，白芷一钱，秦艽一钱，沉香八分，桔梗一钱，羌活一钱，杜仲一钱，续断一钱，龙骨（火煅）一钱，梁隔（去油）一钱，甘草一钱，用贼骨头草为引，好酒煎服。

跌打受伤腰骨、腰眼，此乃大穴。或棍伤、或拳伤落腰者，不必服药。拳伤者，可以医治，根穴于背筋，腰不能起，用药服：肉桂一分，龙骨一钱，郁金二钱，枣仁一钱，加皮一钱，红花一钱，甘草一钱，龙骨一钱，土鳖三对，香附一钱，棱麻一钱，木香六分半，梁隔一钱，用藕节、旱草节二十四为引。外用敷药：肉桂、芥菜子、没药、乳香，共为末，用鸡蛋青闷敷。再服药：茜草一钱，桂枝一钱，云苓一钱半，丹皮一钱，碎补一钱，寄生一钱，故纸一钱，加皮一钱，梁隔一钱，杜仲一钱半，甘草一钱，童便为引，好酒煎服。

跌打受伤尾结骨，为铜壶滴漏穴，乃是大穴。大便不收，小便长流，腹内疼痛，用药服：附子一钱，黄芪一钱半，当归一钱二分，茯苓一钱二，白芍一钱，血竭一钱，茯神一钱二，乳香（去油）一钱，没药（去油）一钱，陈皮一钱，升麻八分，玄胡一钱，小茴一钱，甘草一钱，用红枣为引，好酒煎服，服后血入小便，不必再服。若大便已收，小便略回，又服药。再服：故纸一钱半，猪苓一钱，车前八分，乌药一钱，桂枝一钱，丹皮一钱，然铜五分，小茴一钱，泽兰一钱，沉香八分，山药一钱，木香五分，白蜡一钱，甘草一钱，用红枣为引，好酒煲服。

　　跌打受伤下窍封门，此乃大穴，死在地，要拿活，服药先服七叶一枝花，后服药：故纸一钱，桔梗一钱，丹皮一钱，红花钱二，木通一钱，肉桂八分，云苓一钱半，木瓜一钱，三七一钱，大茴一钱，乳香（去油）一钱，没药（去油）一钱，甘草一钱，独活一钱，用灶心土为引，酒煎服。再服：滑石八分，龙骨一钱，乌药一钱，枣皮一钱，朱砂三分，紫金皮一钱二，茯神一钱，莲须一钱，秦艽一钱，续断一钱二，厚朴一钱，云苓一钱，人中白八分，煎服。生地一钱，当归一钱半，脚樟一钱，木香一钱，碎补一钱，桑寄一钱，乳香一钱（去油），木通一钱，红花一钱，甘草一钱二，白茄根一钱，白胶香一钱，海南降香一钱，地南蛇一钱，用好酒煎服。

　　治跌打受伤疼痛方：枳壳一钱半，归尾二钱，桃仁一钱半，乳香一钱，没药一钱，红花（酒洗）一钱，酒军一钱半，牛膝一钱，三棱一钱，正田七（研末另包）一钱半，川芎一钱半，或不要田七，加莪术二钱，净煎加酒一盅服。跌打死于地下，不能言语，看手指甲有活血能走者，可治。熊胆、冰片、麝香，以上各二分，朱砂、辰砂、红花、乳香、没药，以上各一钱，共为细末，童便开服。伤头：加川芎，煲黄酒，开红药散三钱服。伤手：加桂枝，煲黄酒，开红药散三钱服。伤脚：加牛膝，煲黄酒，开红药散一钱、黄药散二钱服。伤肚：用枳壳煲水，开红药散三钱服。久伤：先用黄药散五钱，酒开服，后用红药散五钱，酒。老年风伤骨痛，用红药散、黄药散各二钱，姜汁黄酒开服。

　　凡跌打伤骨，早晨先用鸡蛋一双，煮黄酒送下，后用红药散一钱五分、黄药散一钱五分调服。凡伤及脐以上，先饮蛋酒后服药。凡伤及脐下则空心服药，后用黑鸡一双，重八七两之间，连皮槌烂，加五倍四两炒，研末和匀敷患处，一二日痊愈。又用酒饼三个、红谷米三合、樟脑一两共研末，用姜汁、面粉和匀，共敷患处。凡跌打损伤，手指有活血能走者可治。

　　黄药散方：三七一两，赤芍一两，车前一两，牛膝二两，泽兰一两，三棱二两，莪术二两，木通二两，归尾一两五钱，苍耳子四两，红花一两五钱，大黄一两五钱。共研为极细末。

　　红药散方：乳香、螵蛸、没药、粉草、白蜡、白芷、儿茶，以上各一两，麝香四分，雄黄二钱。共研为极细末。

红黄二药散封贮候用。

药水浸手硬如铁方：红花、牛膝、白及、川芎、滑石、防风、半夏、羌活、蝉酥、青皮、辣椒各四两，川乌、象皮、乳香、竹乌、枫子、仙花、加皮、逐茸、蓖麻根各八两，女附子二个，黄蜂巢二个，虎掌一对，熊掌一双，川椒十两，假芋头一斤，鹰爪一双，白硇砂一两，青盐一斤，老蜡一埕半，同药烧滚，和暖放下浸，如蚁咬一样，要炼七十日成功，忌房事，每日浸两次。

浸大力黑豆方（力举千斤）：熟地、木瓜、白仙花、杞子、没药、加皮、乳香、红花、巴戟、地骨皮、续断、牛膝、玉竹（酒炒）各二两，杜仲一两，碎补一两，鹿茸一两，白茯（乳香汁制）二两，然铜（蜡炒七次）四两，用水二十四碗煎至十碗，回渣用水十碗煎至五碗，除净渣，用乌豆五升同药水煲熟，此豆晒干，每早服三钱，淡盐汤送下，食过一月之间，力举千斤。

洗药水大力方：黄鹰爪二两，象皮三两，核桃四两，青皮四两，熊胆二两，荜茇二两，川草艾三两，续断三两三钱，川乌三钱，山甲三两三，朴硝三两，胆矾三两，天蓬草三钱，灵芝四两，榴皮四两，然铜二两半，地骨皮八两，木鳖子七个，透骨草三两三钱，用老醋八升入镬，将药煎数滚，若无力，可先将象皮、然铜、鹰爪根煎数滚，对浸洗之。

打损伤之症，因气血不行动，或因失血伤风，故成血片攻心未散，故此其病症端然无穷。失血伤风，昏迷在地，不省人事，牙关紧闭，或因痰塞不能言语。

今将伤形开列于后，教人仔细看症，万无一失：伤顶门，破骨入脑者难治。伤眼尾左右，魂睛血流不止者死。伤两耳大筋，流血不止者死。伤背脊，题骨膏肓者难治。伤乳头上第三条骨节，手肉自收，医终必损。伤正尾龙骨，一百步之外而死。伤腰眼肋之处难治。伤大髀大筋，流血不止者死。伤大小肠，有屎者死。伤口及连肉黑者难治，舌黑者死。妇人伤乳不治，伤孕妇不治。受伤气速不治，受伤笑者不治。受伤眼开者不治，服药不纳者死。以上所伤之症皆难治。

伤出肠，用米醋、茶、油温洗，其后用米醋、迷魂丸救之。若牙关紧闭，用通关散吹入鼻中。若痰涎塞壅，用活痰散以酒送下。服药知痛者，用定痛散，以泰和酒、童便和匀服之。

跌打上部药方：泽泻、玄胡、郁金、红花、川乌、桂枝、半夏、生栀子、姜黄、破石、加皮、碎补、千年健各二钱，若骨痛者，除碎补，加羌活、独活各二钱，用泰和酒煎服。

跌打中部方：玄胡、郁金、灵芝、桃仁、加皮、破石、羌活、千年健、独活、防风、荆芥、栀子、泽泻、茯神、当归、红花各二钱，酒煎服。

跌打上部方：人参一钱，黄芪一钱，生地二钱，熟地二钱，当归一钱，防风五分，薄荷一钱，甘草五分，生姜三片，酒煎服。

跌打中部方：当归一钱，赤芍一钱，红花一钱，生地二钱，防风一钱，羌活一钱，没药一钱，桃仁一钱，桔梗一钱半，甘草五分，酒煎服。

跌打下部方：木通一钱，枳壳一钱，陈皮七分，生地二钱，归尾一钱，甘草六分，羌活一钱，红花七分，酒煎服。

跌打追风或伤破血、伤无血通用：川芎、白芷、豆蔻、砂仁、紫苏各二钱，酒煎服。或呕吐肚痛，加藿香二钱，酒煎服。

跌打下部方：羌活、独活、木瓜、薏米、玄胡、千年健、破石、红花、牛膝各二钱，酒煎服。

跌打竹、木、钉伤入内方：三奈、鹅屎、乌梅、桃仁、扁鱼胆、老妇人旧梳煅存性，共槌烂，敷上即出。

跌打受疼痛方：枳壳一钱半，川花（酒洗）一钱，归尾二钱，桃仁一钱半，乳香一钱，没药一钱，酒军一钱半，桂枝一钱，牛膝、三棱一钱，川芎一钱半，正田七（研末，另包）一钱半，或不要田七，加莪术二钱，净煎，加酒冲服。

老金丹：治跌打损伤，生肌埋口。松香一斤，枫乳香一斤，白醋二两，上三味，用夏布袋一个，将药放在袋内，用山水煮滚，冷槌一百为度，又以清水再煮滚，再槌至水清为度，加寄栀子和埋煮之，晒干研末，取新出黑鸡仔两口、黄鳝骨二两共存性，但有跌打损伤，用老金丹一两，鳝骨、鸡灰三钱，便愈。

跌打大便不通方：当归、川芎、白芍、炙草、炙芪、白茯、熟地、白术、大黄、桃仁、红花、郁金、灵芝、木香各三钱，或加元胡以止痛，酒煎服。

跌打小便不通方：乳香（去油）五分，没药（去油）五分，红花一钱，牙皂六分，木香一钱，丁香一钱，川乌一钱，然铜（煅）二钱，羌活一钱，苏木一钱半，归尾二钱，大黄二钱，生地二钱，沉香二分，山甲一钱，白芍一钱，枳壳一钱，血竭一钱，蜈蚣（去头足）四条，柴胡一钱，朴硝六分，闹羊花五分，用酒煎服。

跌打损伤肿痛方：归尾、红花、乳香、没药、黑香、木香、枳壳、桔梗、川芎、丹皮、荆芥、桃仁、沉香、栀子、赤芍、血竭、虎骨各一钱，共为细末，童便开服或用酒研服。伤头，加川芎、升麻各一钱；伤手，加桂枝、续断各一钱半；伤脚，加牛膝、加皮各一钱；伤背，加羌活、独活各一钱半；伤心，加辰砂、琥珀、田七各一钱；伤腰，加牛膝、续断、杜仲各一钱半；伤左右胁，加青皮、荆芥、防风各二钱。各伤皆用酒研药散二钱服。

跌打浑身全痛大小便不通方：红花、归尾、赤芍、木香、木耳、加皮、元胡、白芷、毛茹、三棱、莪术、乳香、没药、厚朴、沉香、枳壳各一钱，酒煎服。

跌打指甲黑色方：红花、归尾、赤芍、虎骨、苏木、香附、元胡、桃仁、桔梗、没药、陈皮、乳香、甘草、炙芪各一钱，酒煎服。

立愈折骨消肿止痛膏：乳香二钱，没药三钱，血余二钱，降香二钱，象皮二钱，川连一钱，碎补三钱，血竭一钱，血珀一钱，泽泻二钱，槐角二钱，田七一钱，冰片一钱，羊胆八个，烧灰面二两，老酒、童便煮烂，调成糊敷上患处，用杉皮夹住，带扎紧，十日痊愈。

消肿夹骨膏：草乌二钱，川乌五分，南星五分，半夏五分，田七一钱，牛胶五钱，川连五分，红花二钱，牙皂三钱，北辛三钱，酒饼二两，红谷米二钱，羊胆五个，共为细末，先用酒溶化牛胶，再用姜汁、葱白、灰面和匀，和药开成如膏，有黑肿另加黑醋、然铜二味，煎过后，将药膏敷上扎好，五日痊愈。

板子棍伤方：碎补、红花、木耳、续断各一钱，红枣三个，酒煎服。又方：樟树皮二两，乳香五钱，没药五钱，牛栀子五钱，生地五钱，木耳五钱，共为末，酒开敷患处。

跌打损伤神方：续筋续骨、去瘀活血。安息油三钱，阿胶三钱，琥珀一钱，牛黄三分，干葛一钱，乳香一钱，没药一钱，熟地三钱，西根二钱，生地三钱，麝香一分，冰片二分，熊胆五分，田七一钱，共为末，炼蜜为丸，每重一钱，朱砂、金箔为衣，酒开服。

跌打周身定痛丸：黄芩、生地、桔梗、没药、田七、桂枝、薄荷、独活、象皮、紫苏、元参、木香、青皮、羌活、防风、檀香、郁金、红花各一钱，元胡五分，墙泥三钱，丁香五分，北辛一钱半，降香一钱半，共为细末。后服草药：急性子、还魂草、韩信草、白莲草、田基黄、金钱草、独脚龙、飞腾草、七叶草、泽兰根各三钱，麝香三分、共为细末，蜜炼为丸，每个二钱，泰和酒、童便开服，忌食鹅肉。

跌打膏药方：治寒湿气、骨节瘀痛俱效。生川乌、生附子、杜仲、灵仙、生地、丹皮、京子皮、羌活、防风、加皮、白芷、甘松、赤芍、黄柏各一两，良姜、大黄、三棱、莪术各五钱，肉桂八钱，北辛三两，麻油三斤，桐油一斤，入油浸三日，煮焦去渣，入黄丹四两，铅粉四两、松香一斤，煮至滴水成珠，又入百草霜四两、麝香五分，琥珀末四两，和匀，然后用罨载好浸入水中，拔去火毒贮用。

跌打续手足方（百峰山大王传）：木耳一钱，香信一钱，姜肉一钱，葱头一钱，共槌烂，和灰面，酒煎煮成膏敷患处，几个时辰即愈。后用醋煲猪蹄，伤左食猪左蹄，伤右食猪右蹄即愈。

跌打接骨丹：川乌二钱，木香五钱，乳香三钱，肉桂五钱，没药三钱，苦地头二两，然铜二两，灵仙五钱，田七三钱，碎补五钱，羌活一两，泽兰三钱，丁香三钱，无名异三两，共为细末，每服二钱，酒送下，忌食茶。

跌打止血丸：田七三钱，栀子三钱，大黄三钱，朴硝一钱，续断三钱，郁金、存胶、碎补、元胡、佛手、墙泥、枳壳、生地、红花、苏木、元参、血竭、桃仁、牛膝、地龙各一钱，共为细末，炼蜜为丸，每服二钱。又方：大黄（酒炒）三钱，黄芩一钱，黄连二钱，黄柏三钱，雄黄二钱，田七三钱，血竭五分，熊胆一钱，墙泥（酒炒）二钱，然铜（煅）五钱，儿茶三钱，金边蜞（炙）二钱，共为细末，老酒、童便开服，每服二钱。

跌打止痛消肿丸：珍珠一钱，琥珀二钱，大黄（醋炒）三钱，牛膝一钱半，阿胶二钱，没药二钱，然铜二钱，血竭二钱，田七一钱半，雄黄三钱，乳香二钱，儿茶二钱，冰片一钱，墙泥二钱，麝香四分，鸦片二分，共为细末，炼蜜为丸，每个二钱，金箔十张为衣，用童便、泰和酒开服。

跌打服药方：碎补一钱，红花七分，木耳一钱，续断一钱，红枣三个，用酒煎服。用白扁豆叶同生酒糟槌烂敷患处，白麻根亦可。

刀伤止血止痛第一方：用至陈旧棕绳无霉烂更好，用瓦器封固，煅灰候用，真仙方也。

刀伤止血散：老松香五钱，降香二钱，共为细末。

刀伤跌打方：还魂草、千锤打、鹅不食、金樱子、偷骨酸、水杨梅、石兰各一两，雄黄五钱，朱砂五钱。周身伤加红花三钱，木香三分，麝香一分；伤头加川芎；伤手加桂枝；伤两脚加半夏；伤心加地龙；伤胁加生地；伤腰加杜仲；伤肚加熟大黄；伤脚加牛膝、加皮。用酒煎服，服后用药渣敷患处。

跌打刀伤方（张公道传下）：急性子、半边莲、田基黄、土三七、鹅不食、驳骨丹、五加皮、白麻根、大黄、北辛、黄柏、白芷各一钱，共为丸，每个二钱，朱砂为衣，酒开服，刀伤用水开敷，跌打用酒开敷。

驳骨方：黄柏、大黄、江香、白芷、当归、加皮、川芎、黄芩、北辛，以上九味各一钱五分，再用生草药：闹羊花、小蓉叶、土三七、鹅不食、桑树叶、青桃叶、驳骨草、急性子、半边莲、白麻根、生蛤仔、田基黄各二钱，生鸡仔一双，同药捶烂，用泰和酒炖熟取汁，加鸦片烟三钱，同汁饮之，将渣敷伤处，用杉皮夹紧，先饮后敷渣，要戒口一月可效。

风湿跌打药酒方（梁财信传下）：大牛膝、赤芍、灵芝、天麻、半夏、草薢、防风、西秦艽、续断、红花、莪术、当归、角刺、泽兰、乳香、川杜仲、香附、桃仁、桂枝、加皮、防己、羌活、没药、川木瓜、碎补、三棱、丹皮、川乌、鲜皮、巴戟、草乌（炙）、薏米、山甲、桑寄生、川芎、独活、故纸。

英雄丸：刑杖打不痛，先饮后打。田七三钱，木鳖肉四钱，花椒四钱，熊胆、乳香五钱，没药五钱，陀僧（水浸）六钱，然铜（醋煅九次）一两，地龙（火培龙骨）三钱，牛膝三钱，用酒开服。

跌打药汤方：还魂草、血见愁、川杜仲、川芎、白芷、防风、牛膝、桂枝、红花、归尾各一钱，碎补（炒）一两，水一碗煎至五六七分，冲酒一盅，开八宝一钱服。

跌打八宝丹：虎骨四两，朱砂四两，田七四钱，雄黄三钱，牛黄一钱，木香五钱，沉香三钱，乳香一钱，没药一钱，熊胆四分，共为细末，每服一钱，酒开服。

跌打敷药方：生甘草、生川乌、生南星、北细辛、碎补、牙皂、红花、生栀子各一钱，没药五钱，樟脑二两，共为末，同草药捶烂，用酒开调，敷患处自愈。

　　八宝生肌散：龙骨一钱半，寒水石一两半，赤石脂一钱，儿茶、田七一钱半，梅片一钱半，血竭一钱半，乳香一钱半，共为极细末。

　　跌打蟠桃接骨丹：断骨折骨合用。田七二钱，川芎二钱，黄芩三钱，元胡一钱，没药二钱，乳香二钱，黄柏二钱，血竭二钱，枯矾五分，石脂二钱，大黄五钱，木患子十八个，丁香二钱，川连一钱半，雄黄五分，赤芍三钱，佛手二钱，郁金二钱，木香二钱，琥珀二钱，龙骨二钱，红香二钱，儿茶一钱，闹羊花二钱，沉香一钱，共为细末，每服二钱，泰和酒送下。

　　跌打断筋骨手脚方：田七一钱，白葛二钱，大黄三钱，雄黄一钱，苍术二钱，黄丹三钱，连翘三钱，姜黄二钱，白及三钱，然铜二钱，桂枝三钱，羊胆一个，红香二钱，梅片三分，川芎二钱，川麝三分，生栀子三钱，共为细末，用灰面煮糊开药敷患处，用油纸扎实。

　　大力丸：当归（酒炒）一两，川芎二两，杜仲二两，牛膝（醋炒）二两，虎骨四两，土戒三两，加皮二两，然铜二两，名异一两半，炙芪一两，没药一两，乳香二两，杞子一两半，飘泊二两，丝饼一两，蒙花（煅）一两，茸片三两，牛蒡根（醋炒）一两，牛筋（绿豆水浸煲过切片，用酒炒老）一两，共为细末，炼蜜为丸，如菜子大，每早晨空心服二钱，盐汤送下。

　　经验跌打药酒方：可饮可搽。芦荟（又名象胆，又名黑鬼血）四两，川芎三两，血竭一两，红花三两半，然铜（醋制）四两，乳香五两，白芷三两，白矾二两，归尾二两，碎补三两，寮刀竹四两，炙仙二两，赤芍三两五钱，没药五两，金边土鳖浸二两，又料酒四十升。

　　跌打上部痛方：川芎三钱，当归一钱，没药一钱半，灵芍二钱，防风一钱，白芷二钱，苏木三钱，红花三钱，生地二钱，羌活一钱半，乳香二钱，桃仁十粒，田七末（另包，药水冲服）二钱，净水煎服。

　　跌打中部痛方：杜仲二钱，枳壳二钱，桃仁二十粒，元胡一钱半，没药二钱，乳香二钱，红花三钱，苏木五钱，防风一钱半，赤芍一钱，羌活一钱半，当归三钱，生地二钱，木香一钱半，田七末（另包药，水冲服）二钱，加双蒸酒二两，同水煎服。

　　经验跌打下部痛方：牛膝二钱，红花三钱，没药二钱，羌活二钱，生地二钱，防风一钱半，归尾一钱半，苏木三钱，桃仁十五粒，加皮二钱，赤芍二钱，乳香二钱，独活一钱半，田七末（另包药，水冲服）三钱，加双蒸酒一两，同水煎服。

　　跌打丸方：生军一两，血竭四钱，红花六钱，泽兰八钱，川芎四钱，碎补六钱，苏木一两，桂枝四钱，没药（去油）六钱，归尾八钱，姜黄一两，桃仁（去皮）一两，儿茶四钱，然铜（醋淬）六钱，猴骨六钱，白芷四钱，山枝一两，寄奴一两，赤芍六钱，牛膝六钱，降香四钱，乳香（去油）六钱，田七两半，半夏四钱，上药二十四味，共为极细末，炼老蜜为丸，每重一钱半，共四百个，用蜡壳封固。如遇碰肿跌伤及拷伤筋骨，用酒开搽。若症重者用童便开服，酒开服亦可，须多服数丸，仍用酒开搽。

风湿周身骨痛药酒方：凤凰肠、蓖麻根、千年健、宽筋藤、金樱根、千里香、过山风、石菖蒲、大风艾、毛老虎、寸苗根、韩信草、虾铨草、猪仔粒、桑寄生、小尾凤、钻地龙、透骨消、入地龙、走马胎、半枫荷、牡丹皮、川破石、过江龙、九龙根、松寄生、毛麝香、鸡骨香、威灵仙、白茄根、爬山虎，共用好酒浸。又方：北黄芪一两，大熟地一两，五加皮六钱，大当归一钱，地干六钱，川杜仲六钱，千年健六钱，川续断一两，十里香六钱，茄根一钱，北杞子一两，川木瓜蒌钱，大牛膝二钱，威灵仙六钱，松节四钱，用水酒升半，炖此药一枝香久，待冷时，加双料酒浸之三日可饮。

保肾水壮体润颜药酒方：玉竹三两，全归二两，红杞三两，天麻一两半，秦艽二两，杷叶一两，天冬三两，杜仲二两，白菊五钱，桂枝五钱，桑寄生二两，或用圆肉四两，用水酒二斤润药熬熟，入双料酒一埕，浸数日可饮，再用加猪筋、鹿筋、茸垫炖胶入内更妙。

肥儿散方：白茯苓、扁豆（去皮）、建莲（去心，饭蒸）、云植（去核）、飘硝（去皮制）各四钱，党参一钱半，淮山五钱，麦芽三钱（炒），珍珠叶二钱，炙芪三钱，薏仁（炒）一两，麻仁三钱，共为细末。

惊风散方：此方无头绪，并不叙明，急慢惊风不可乱用。大黄四分，冰片一分半，甘草一分，原麝一分半，全蝎三分，朱砂四分，羌活三分，珍珠一分，钩藤三分，川连二分，牛黄三分，胆星二分，琥珀三分，天麻四分，金箔七张，共为细末，姜汤或米炒用开服。小儿、月外，单方不可乱用。花粉、靛抱、扶明、冰片。共为细末，用鹅毛挑入口内。此二方不叙明月外何症，又不叙明急慢惊风，不可乱投，慎之。

捶红方：归尾一钱，银花一钱，黄芩八分，黄柏八分，木通一钱，赤芍一钱，甘草五分，滑石一钱，苏木五分，生军八分，川边七分，栀子一钱，连翘一钱，花粉二钱，净水煮，空心服。

痢疾方：此方红白赤痢，不论初起、日久亦可。乌梅七个，红枣七个，圆眼七个，建莲七个，灯心七寸，罂粟壳七个，用煲和蜜糖即效。

治反根腹泻方：益智仁煲水食即效。

小肠气痛方：茱萸三钱，半夏三钱，陈皮三钱，小茴三钱，赤茯三钱，荔枝核三钱，猪苓三钱，甘草三钱，槟榔三钱，柑核三钱，青皮三钱，木通三钱，加生姜二片，灯心五条（每条五寸），合净水煎服。又方：佛手干、武夷茶、麦冬，同煎饮。

风火牙痛方：白芷二钱，牙皂一钱，北细辛二钱，熟石膏四钱，旧咸榄四个，共为末，搽之痛即效。

虚火牙痛方：正牛黄八分，明目石一钱，冰片二钱，姜蚕二钱，焰硝一钱，共为末，磁罐封密，或用小的亦可。又方：入地金牛五钱，北细辛一钱，鸡屎果逐一扎，荆芥一钱，防风一钱，生地二钱，煲水食之极效。

搽疔方：九龙丹五分，珍珠、牛黄、川连、黄柏、梅片各二分，共为细末，蕉树水开搽。

疔方药钱：牛黄三分，琥珀三分，珍珠三分，蟾酥二分，麝香一分，神砂一钱，樟脑一钱，加百草霜、土狗五只，用鼻闻之，煲绿豆水食之，自然消吉安。

祛毒八仙丹：南星、半夏、川乌、草乌、木鳖、雄黄、樟脑、姜黄、干三棱各一两，白及二两。共研细末。此丹不论阴阳疮。凡阴疮者，加干三棱、浮萍、酒糟捣匀敷之；如阳疮，加芙蓉叶或瓜子叶、白薯莨、白番瓜、白饭叶、五爪龙、血见愁、文树兰、蒲公英、冬瓜仔、飞天藤、狼毒，以上各草药但得一二味凑成，用酒糟和药捣匀敷之，如无酒糟，免之亦可。

干湿癞药方：枫子肉三十粒，胆矾二钱，水银三钱，樟脑二钱，枯矾二钱，麻子二钱，川麝香、信石五厘，共为细末擦之。

周身骨痛方：当归、黄芪、川芎、首乌、泽兰、龟甲、木瓜、南滕、灵草、年健、正田七各四钱，加红枣三个、乌豆一两煎服愈。

恶痛大疮方：生栀子、生黄柏、生大黄、生川乌、生草乌、乳香、没药、百足二条，用铜钱二三文和匀擂烂，敷上即愈。

白花膏：能治诸疮，未埋口用。白扁豆花、白菊花、葵花、灯盏花、面豆花、蜡梅花，用麻油一升，将此花浸一月之间，入用全归一两、生地一两半，用麻油八两煮去渣，每斤油入黄蜡二两煮匀后，入没药三钱、冰片五分、白蜡四钱、铅粉五钱，另加羊油四两、扁鱼油四两、鱼油四两、麻油四两，煮黑去渣，将前药花油埋入内，搅成药膏听用。

万应千捶膏（八宝膏）：乳香、没药、铜绿、巴豆、蓖麻仁、火麻仁、木鳖仁、松香。

伤科七厘散：血竭二两，朱砂、红花、乳香、没药各二钱，儿茶六钱八分，冰片、麝香各二分四厘，研末混匀，每服二分。

《少林寺跌打损伤奇验全方》

清·不著撰人

少林寺跌打损伤奇验全方上集

诗 曰

跌原防意外，打适遇灾侵。损骨真堪悯，伤筋未易针。

奇书珍若玉，验药贵如金。全得苍生命，方知重少林。

疏风顺气汤：风入筋络，牵连腹痛。青皮二钱，木通二钱，厚朴一钱，泽泻二钱，枳实二钱，黄芩二钱，陈皮八分，红花八分，乳香二钱，没药二钱，防风二钱，木香一钱，羌活二钱，川芎二钱，甘草八分，白芷二钱，共水煎八分服。

顺气活血汤：血燥，气闭其筋。归身三钱，生地四钱，羌活一钱，丹皮一钱，牛膝二钱，红花八分，桔梗一钱，厚朴八分，陈皮六分，甘草五分，木通一钱，枳壳一钱，砂仁六分，共水煎，空心服。

活血止痛散：血燥疼痛，虚火上冲。当归二钱，生地四钱，青皮二钱，麦冬二钱，羌活二钱，花粉一钱五分，红花八分，川断二钱，苏木二钱，枳实六分，白芍一钱，乳香二钱，没药二钱，乌药二钱，甘草一钱，共水煎，不拘时服。

壮筋续骨丹：血不养筋，风入筋骨。当归五钱，红花一钱，防风五钱，川芎三钱，羌活五钱，独活五钱，香附五钱，木通三钱，陈皮五钱，丹皮五钱，生地八钱，川断三钱，共水煎八分服之。

补肾活血汤：腰肾冷痛，血虚寒痛。归身四钱，红花八分，川芎二钱，白芷二钱，五加皮二钱，熟地八钱，杜仲三钱，肉桂一钱，威灵仙二钱，陈皮二钱，甘草一钱，淮山药三钱，茯苓四钱，於术四钱，共水煎服。

补肾养血汤：阴血不足，不思饮食。大熟地八钱，归身四钱，生地黄三钱，厚杜仲三钱，红花八分，白芍三钱，白术三钱，川芎二钱，陈皮二钱，茯苓四钱，莲肉二钱，远志三钱，共水煎，不拘时服。

止痛接骨丹：瘀血入骨，筋络疼痛。续断、当归、红花、乳香、没药、羌活、五加皮、苏木、白芷、青皮、丹皮、甘草，共水、酒一半煎服之。

下行接骨丹：血不行筋，湿注下疼。归身四钱，川断四钱，香附四钱，红花一钱，乳香三钱，没药三钱，牛膝三钱，木瓜二钱，独活二钱，米仁四钱，生地八钱，木通二钱，丹皮一钱半，五加皮二钱，肉桂一钱，乌药一钱半，甘草一钱，砂仁八分，以上共水、酒，煎八分，空心服之。

托里止痛散：血虚筋闭，气败疼痛。黄芪二钱，归身二钱，川断二钱，红花一钱，生地三钱，乳香二钱，没药二钱，白术一钱，羌活二钱，陈皮二钱，肉桂五分，共水煎，不拘时服。

护风托里散：风瘀不出，血虚气闭。当归一钱，黄芪一钱，防风二钱，荆芥一钱，白芍一钱，川芎一钱，羌活八分，独活八分，生地二钱，黄芩八分，茯苓二钱，威灵仙八分，共水煎服。

清肝止痛散：当归二钱，羌活三钱，紫苏二钱，防风一钱，红花一钱，丹皮一钱，黄柏一钱，乳香六分，没药六分，黄芩八分，赤芍八分，桔梗八分，陈皮八分，甘草二分，生姜四片，共水煎，空心服。

清肺止痛散：肝气上冲，痰入肺络。川贝母二钱，枳实一钱，南沙参二钱，橘红八分，青皮一钱半，香附一钱，陈皮一钱，丹皮二钱，杏仁三钱，半夏二钱，麦冬一钱，苏子八分，葶苈子二钱，甘草一钱半，共水煎八分服之。

清心和气汤：虚痰上冲入心。麦冬、百合、橘红、紫菀、丹皮、苏木、山药、厚朴、青皮、甘草、灯心，共水煎服。

清心解毒汤：瘀入包络结内，人事昏迷。木通、知母、枳壳、桔梗、防风、泽泻、柴胡、元参、升麻、青皮、甘草、黄芩、竹叶，共水煎八分服之。

退毒定痛散：毒入犯内，发热。连翘、羌活、独活、防风、荆芥、乳香、没药、银花、花粉、当归、川芎、川断、甘草，共水煎，食远服。

生血补髓汤：精冷血虚。当归、生地、熟地、白术、枳壳、荆芥、川断、黄芩、蕲艾、香附、防风、羌活、杜仲、陈皮、丹皮、干姜、牛膝、独活、五加皮、川芎、红花、茯苓、甘草、元枣，共水煎，食远服之。

宽筋活血汤：瘀结筋络，久伤成疯。当归、川断、羌活、独活、香附、苏木、木瓜、木通、荆芥、五加皮、乌药、红花、花粉、杜仲、枳壳、甘草、灯心，水煎，酒冲服。

通肠活血汤：瘀入肠胃，大便不通。延胡索、当归、大腹皮、生军、乌药、羌活、独活、木通、五加皮、枳壳、陈皮、青皮、苏木、红花、桃仁、甘草，水酒煎，食远服。

提气活血汤：四肢难伸无力。归身、川断、黄芪、黄木、陈皮、桔梗、五加皮、川芎、羌活、白芍、红花、桂枝、甘草、元枣，水酒煎，食远服下。

补中益气汤：人参、升麻、柴胡、陈皮、当归、白术、甘草、黄芪，共水煎，食远服下。

补中和气汤：人参、柴胡、当归、白术、黄芪、防风、升麻、陈皮、枳壳、甘草、桂枝，以上共水煎，食远服下。

明目生血汤：伤眼，血热无光。当归、小生地、白芍、白蒺藜子、白茯苓、菊花、川芎、羌活、谷精草、荆芥、薄荷叶、连翘、细辛、决明子、防风、山栀、生甘草，共水煎服。

归原养血和伤汤：血燥，筋闭酸痛。生地、熟地、牛膝、当归、羌活、木瓜、红花、五加皮、川断、黄芩、陈皮、青皮、肉桂、杜仲，水酒煎，空心下。

归通破血汤：瘀血存内络结。归尾、木通、生地、赤芍、木瓜、桃仁、苏木、泽泻、陈皮、丹皮、甘草，共水、酒煎，服下。

小柴胡汤：虚寒发热。人参七分，柴胡七分，黄芩七分，丹皮七分，半夏七分，甘草七分，枳壳七分，桔梗七分，黄连七分，水煎，食远服。

消风散：犯破伤风，牙关紧闭。柴胡黄芩当归草，防风蝉蜕南独桂，人参厚朴蚕桔半，芎芷童便老酒煎。人参、甘草、防风、川芎、厚朴、羌活、蝉蜕、僵蚕、当归、南星、白芷、桔梗、柴胡、独活、半夏、黄芩、肉桂，童便和老酒煎服。

活血治痛散：治手背骨破、手指骨断、刀枪破伤、浮肿潮热、血出太甚、疼痛昏迷、日轻夜重、四肢难伸、呕吐气逆、气血不通，急服活血治痛散、去瘀生新、散血消肿，用必灵验。川芎、当归、厚朴、桔梗、羌活、独活、川甲、木瓜、甘草、赤芍、乌药、小茴香。上研细末。伤在上，去厚朴；伤下者，加虎骨、自然铜各二钱。每服三钱，老酒吞服。

紫宝丹：香白芷二两，续随子二两，补骨脂三两，川桂枝二两，五灵脂二两，白芥子二两，黑丑子二两，金铃子八钱，蒺藜子八钱，牛蒡子八钱，车前子二钱，以上共研细末，白蜜为丸，如桂圆大，辰砂为衣，每服一丸，童便化服送下。

一、治跌打腰疼胁痛，老酒送下。

一、治心胃气痛，淡盐姜汁汤送下。

一、治内伤肝气上冲、气喘呃塞，用姜汁川连汤送下。

一、治头风痛、喉痛胀，用乌梅汤送下。

一、治小便不通。四肢无力，童便送下。

大七厘散：川三七三钱，化龙骨五钱，山羊血五钱，自然铜六钱，真琥珀三钱，乳香四钱，上血竭五钱，没药四钱，辰砂二钱，高丽参五钱，地鳖虫一两，紫丁香一钱，土红花三钱，当归八钱，桂心三钱。共研细末，每服七厘，加童便调服

内伤胸胁吞药方：赤芍二钱，小茴二两半，广砂仁六钱，当归尾二两半，广木香二两，软柴胡二两，山楂二两半，白芥子二两半，黑丑子二两半，江枳壳二两，延胡索二两半，泽兰二两半，威灵仙二两半。共研细末，每服五分，童便送下。

吕洞宾夺命至宝丹：此方得是异传，功效甚捷，一丸必救一人，百发百中。但药力甚大，必有效验，切不可救其速愈而服一丸，切记勿可贪多服丸。天竺黄四两，藤黄四两，生军四两，雄黄三两，血竭四两，乳香四两，没药四两，参三七四两，阿魏三两，麝香三钱，真西黄三钱，珍珠五钱，梅冰三钱，以上皆制为细末，用白蜜二十两炼熟，再加白蜡八两化开，入黄蜡十两化开，共搅一处，先用蜜一杯，拌阿魏蒸化，开入前蜜蜡内搅匀，然后入诸药在内调匀，焙熟就丸，每丸作服一钱三分，随病轻重服之。至服药后，必欲尽量饮酒，即卧须无风处，用被暖盖，烧取汗为度。如内服，用好酒送下；外敷，用煎浓汁清茶调敷，不可头满盖，切不可生冷水、天落水；服药后三日内，须忌生冷鲜食等物，如犯者有害不小，宜切记不误。如刀枪伤、金石伤，骨折断肉裂者及重打内伤、瘀血攻心，并夹打、重刑杖责等症，皆用陈好酒吞丸，及外调敷；如打内伤，呕吐血下者，用老酒和童便调服一丸，暖卧取汗，亦外调敷；如噤口中风，及小儿急慢惊风、牙关紧闭诸风等症，皆使荆芥防风汤送下；如痰血、黄肿膨胀、噤口中风及诸风气疼痛等症，即用陈老酒送下；如痈疽发背、黄疮疔疮、痰毒痰核、瘰疬乳毒及蛇咬、疯犬、虎、豹、狼、人咬，皆用好酒吞服，亦可外用调敷；如妇人杂症、产后恶露攻心、血淋崩漏，皆使川芎当归汤冲酒送下；如虫毒及食野禽鲜、猪、牛、马、羊并河豚、黄甲、野蕈、闭口花椒，桃、李、梅、杏双仁毒果，诸果急疗，一切必要内服与外敷。

九窍流血神方：木鳖子一两，紫荆皮一两，香附二钱，制南星二钱，羚羊角二钱，紫菀三钱，犀角尖三钱，苦杏仁三钱，紫石英二钱，浮海石二钱，五灵脂三钱，生蒲黄二钱，以上共水煎，和童便冲服。

夹打预服护心丹：乳香五钱，血竭五钱，儿茶二钱，参三七三钱，木耳四钱，白占二钱，红木香三钱，琥珀一钱半，辰砂一钱，胎骨五钱，山羊血五钱，穿山甲四钱，老君发六分，川乌三钱，草乌三钱，自然铜六钱，地鳖虫五钱，没药五钱，以上共研细末，炼蜜为丸，如黄豆大，朱砂为衣，每服二丸，老酒送下。

损伤内大穴道十三味作主方：归尾二钱，玄胡索一钱半，青皮一钱，枳壳二钱，桃仁三钱，红花五分，香附三钱，五灵脂一钱半，赤芍二钱，蒲黄一钱，乌药一钱半，五加皮二钱，广皮一钱半，后再用加减药行，共水酒煎服。

仙授保命丹：治诸般损伤可除。川乌：去风寒作痛、助阳，泔水浸，去皮净；草乌：治肝热痛、泪出，又走筋骨，攻血去风，泔水浸、去皮；五灵脂：通利血脉、散血行血，治一切血病要药；白颈蚯：能清热、下行利水，治跌打损伤，又治瘟病大热狂言，酒洗去泥；穿甲：专治行散通筋络，治跌打消肿止痛，炒；自然铜：主折伤、续筋、散瘀血止痛，又接骨之功，醋化七次；骨碎补：治虚久泻痢、折伤，能破血、止血，治耳鸣，烙燥；广三七：治恶血，破瘀血、生新血，又治金疮，止血收口，治跌打损伤吐血要药，研；白蜡：生肌、止痛、补虚，续筋接骨，化碎和研；白芥子：

入肺肝，通行经络，发汗散寒、利气消肿、止痛，治胁疼痛；当归：补血归经、扶虚并损、退热，切片炒燥，研；木香：治癃闭、痰涎壅住、气结呕迷、心痛，疏肝气、和脾气，焙燥；泽兰：消四肢浮肿，行损伤之血，用根切碎；乳香：消风毒，治跌打损伤，治中风，止痛，去油净；没药：治跌打损伤，破血生血。止痛，去油净；沉香：能下气坠痰涎、暖精助阳、行气，治心腹疼痛，不见火，研和；地鳖虫：专治跌打损伤，接骨、去风止痛，去泥；莪术：破气中之血，消瘀通经，开胃化食，解毒止痛；通草：化痰气、退热，引下行，利小便，入胃经，通气，炒；柴胡：发表，治寒热胁痛，泻肝火，研；三棱：破血中之气，散瘀血、气结、疮硬；续断：补气，能通血脉、理筋骨，主损伤，破瘀血，暖子宫；无名异：治金疮，止血生肌，治跌打折伤、痈疽发背，止痛；苏木：入三阴，治跌打损伤，行积血、止痛，外用金疮，止血生肌。以上各用五钱，各制，皆研细末，炼蜜为丸，如桂圆大，辰砂为衣，每服一丸；量病轻重，看人老弱，如肥人用一丸，老弱者服半丸，以陈酒和童便化服。

治跌打损伤，骨折碎断及闪腰挫气，用老酒吞服。

治跌打内伤，五脏瘀血攻心，气喘呃塞，命在顷刻，用童便调老酒冲服。

治内伤发热作寒，饮食不进，人事昏迷，白滚汤化服。

治成伤作风，筋骨疼痛，四肢酸软无力，用老酒吞服。

以后，凡伤背、胸、肝、肺、两胁、肠、心、胃、食肚等处，随用老酒吞服。

接骨紫金丹： 专治接骨续筋。半两钱（醋化七次，研末）四个，自然铜（醋化七次，研细末）八钱，地鳖虫（去泥净，烙燥，研末）一两，大地龙（去泥，酒洗净，烙燥，研末）三十条，乳香（去油净，研末）一两，没药（去油净，研末）一两，化龙骨（煅化开，碎，研末）一两，麝香（取当门子）二分，故老粪缸内浸砖一块，约重三两，老酒洗净，炭火煅红七次，研末。共和前药研细末，每服三分，老酒吞服，一日二次。

寻痛散： 专治男妇大小跌打损伤，手足跌断失误，跌仆腰伤，甚痛难忍，及闪腰挫气等伤，皆服之神效。乳香、没药（各去油）各五钱，沉香（不见火）五钱，生香附五钱，生羌活五钱，上血竭（明佳）五钱，独活（去芦）一两，川芎（净、去头）一两，人参五钱，归身（酒汶烙）一两，小茴香（炒）一两，生白芷一两，厚朴（去皮）八钱，生木瓜一两，生淮乌一个，生粉草五钱，八角茴香（炒）五钱，生木香五钱，以上各味皆为细末，加姜汁和匀调服，不可饮食；如伤头上，去厚朴，用茶汁调，食后服之；如骨痛，加虎骨、自然铜，此二味有钱可用，如无钱财，皆不可下服。

鬼代丹： 治一切跌打损伤，俱可通除。大地龙（去土，酒洗净，烙干，研）一两，蒿苣子（去梗净，烙干）一两，孩儿菊（去杵，晒干）一两，无名异（去砂净，烙干）一两，麒麟竭（另研制）一两，滴乳香（去油净，另研）一两，明净土石（在山沙土中寻，是石非石，是土非土，明净光）一两，自然铜（火煅红，入醋化七次）一两，木鳖子（打去油，成霜，净）一两，伏龙骨（灶君殿砖或瓦，以长期过流水洗，火煅过，研末，净用）一两五钱，以上各味，俱要照法论制之。共研细末，空心服，每服净末一钱，加老酒吞服尽醉；或蜜丸亦可，每丸约重一钱，用金箔挫碎共和，朱砂为衣，阴干听用；如临时，取此一丸，打碎加热，老酒送下，尽量饮醉。但事有情急缓者，方可服之；任意刑打身上，过后再无形迹；如预服，不曾动刑者，急用绿豆煎汤可解之，恐头项上发出红丹，反多葛藤也，切记切记。再有高楼坠跌打压，命在须臾，甚至骨碎者，即以此一丸打碎，加童便服之，立苏复旧。但蜜丸阴干至七八分止重，不必太大，此方万勿乱传于人。

备责丹： 川乌（泔水浸，去皮）、草乌（泔水浸，去皮）、南星、半夏、鲜何首乌，以上各一钱。共研末，加蒜、姜，捣腐绞汁和涂；如腿受责不痛，以甘草汤洗去，又吞丸并进。自然铜（醋化淬七次）、无名异（火煅醋化之）、大蚯蚓（去泥，酒洗净，火烙干）、白芷（入锅炒干）、麻黄（烙干）、木耳（烙干）、乳香（去油）、没药（去油），以上各制成，皆研极细末，加蜜为丸，如弹子大；若临杖责时，加温酒化服一丸，受刑不痛；如不刑责，必用自打出血，自血来能愈无害；如自不刑血出，后必身发有患，切记不误。

骨碎如泥接骨神方： 专治男妇大小跌打，骨碎如泥者，服此药如神效愈。将多年粪缸内底浸砖一块，约重一两，用银簪一枝，共入炭火炉内煅红，取出淬冷水内，又煅淬，同制七次为度，将砖研极细末，同原淬水送下；如肥人，用砖末二钱；如弱人，服八分，服此药，次日入骨生如旧。将银簪戥称过，如折一分，其骨补长出一分，即看银簪折出，知明本人须养四月满足，切勿使努力，须记不误；若愈后，则骨之长短可知。此药不可轻易传于人。

梦魂丹： 治损伤刮骨用之，即内麻药是也。此药用老酒调服。姜黄、麻黄、陈茄子、川乌、草乌、闹阳花，以上各一两。共研细末，每服二分，老酒送下，一时昏梦即死，后用还魂丹服之，即醒。

还魂丹： 此药解毒散。此药解毒通窍。生甘草一两，广砂仁三钱，绿豆（生用）二钱，灯心五分，共水煎，八分服之，过宿蟹漱口即醒。

护心丹： 凡人重情堂上听审时服之，刑责不痛。自然铜（醋化七次）二钱，土鳖虫（去泥）二钱，白颈蚓（去土酒洗）三钱，乳香（去油）八钱，没药（去油）八钱，当归四钱，虎骨四钱，红枣肉三两，共捣烂，均蜜丸如圆眼大，朱砂为衣，每服一丸，陈老酒送下，刑责不痛。

补血保命丹： 专治外伤见血出尽，皆服之。人参一两，麦冬五钱，五味子三钱，白归身一两，生地黄一两，於术八钱，川芎八钱，白芍八钱，菟丝饼二钱，淮山二钱，白茯苓一两，萸肉二钱，莲肉五钱，熟地黄一两，补骨脂三钱，远志肉三钱，炙甘草三钱，以上各制，皆为细末，加红枣肉（净）三两，捣烂极，糊为丸，如圆眼大，朱砂为衣，每服一丸，老酒化服送下，即刻立效。

脉左虚涩右缓大，尾间痛连脊骨，便后有血，自觉惶惶头饮晕，兼之纳谷最小，明是中下交损，八脉全亏，早进清囊班龙丸，峻补玉堂、关元，暮服归脾膏，涵养营阴，守之经年，形体自固。鹿茸（生，切薄，另研）、鹿角霜（另研）、鹿角胶（盐汤化）、柏子仁（去油，烘干）、九蒸熟地、韭菜籽（盐水浸炒）、菟丝子（另磨）、赤白茯苓（蒸过）、补骨脂（胡壳肉捣烂，蒸一日揭净，炒香）。上溶膏炼蜜为丸，每服五钱，淡盐汤送下。

鹿茸壮督脉之阳，鹿霜通督脉之气，鹿胶补督脉之血，骨脂独入命门以收散越阳气，柏子凉心以益肾，熟地味厚以填肾，韭子、菟丝就少阴以升气固精，重用茯苓淡渗，本草以阳明本药能引诸药入于至阴之界耳；不用萸味之酸，能柔阴且不能入脉耳。

金枪药总类：虎膝骨一两，血象皮（炒）一两，白鲜皮一两，生白及一两，生半夏一两，血降香一两，化龙骨一两，上血竭二钱，梅冰二分，化乳石六钱，以上制，研细末，和均匀，入磁罐内封固，收贮听用，治一切外伤见血不止，取此掺敷患处，其血立止。

收肠绕缝秘法：凡刀伤腹，肠流出外，倘医生不及，将令人手掩伤处，其风不进，先将瓦壶烧滚水，倾盘内待温，其肠于温水缓缓浇淋，其肠自能缓缓收进；如再不入者，急用滑石末、磁石末，米汤调服，以前法并用，其肠自进。所破之口，仍用银针桑皮线绕缝收取，用金枪药掺敷患处，使板夹住，捆缚不动，安卧十日起床，不许众人闹喧言语，连食羊肾粥，每日不可太饱，厚养四月，切勿使努力；如不入者，将伤人仰卧席上，令四人四角兜扛举摆晃，其肠自能收进。若气管断破，整其患口，合其皮，仍用绕法缝之，再用活新母鸡，活拔去毛，活拍鸡肚下白，连皮肉带热血一块贴患处；如血出不止，用金枪药敷患口，使板夹牢不动，安卧十日起床，切忌鸡鹅鸭食，切记不误。如阴囊皮破、阴子流出外者，血筋未断，将手轻轻把入，仍用绕法缝好合皮，用生肌散末敷，痊愈。

金枪药：寒水石一两，象牙末一两，参三七一两半，没药四钱，血降香一两，血象皮一两，乳香五钱，上血竭五钱，官粉二两，轻粉一两半，以上十味共研细末，和匀收贮听用。如刀斧伤甚，血流不止，上药须多，以手按定一顿顷，敷药止住，放手以膏药掩之，照大小贴之，次日须用温茶洗去旧药净，放上新药，仍用膏盖；如喉断，先要洗净瘀血，低头下视，令喉受凑齐，放上药，莫便进药，进喉内发嗽，加参末散服之；如骨碎，看端正然后上药，无令上下高低，以膏药掩之；如汤出外，须看有损无，损之则难医；如有损，洗去瘀血，按进必用桑皮线以针缝住，以放药、膏药掩之。凡患者睡卧，用土砖两傍扶实，毋令摇动。如指断，按端正，上药，以膏药掩之；又以蚕网套裹妙方。

金枪止血丹：血降香一两，蒲黄（炒黑）一两，生半夏八钱，红毡（炒）一两，生南星一两。共研极细末；如刀斧伤甚，血流不止，取此敷之，其血立止。

金枪止血丹：旧毡帽一味，近汗口上取来剪碎，炒黑色为度，取起研细末，加人乳调敷患口，立止其血。

火药弹伤，遍身发泡疼痛：净青黛二两，山茶花（烙燥）二钱，化乳石二两，蛏子壳（煅研）四两。共研细末，加麻油调敷，立刻见效。此药如仙丹愈。

生肌散：乳香（去油）一两，没药（去油）一两，象贝母一两，赤石脂五钱，化龙骨一两，扫盆三钱，血竭四钱，制甘石八钱，冰片一分，海螵蛸三钱，辰砂二钱，白蜡二钱，以上制研细末，收贮听用。临时取此掺敷患处，即能生肌长肉、止痛收口，神效。

弹药神透散：凡箭、弹砂、铅炮子及锈针、钉刺断在肉内，或外捉出，内碎断存住无见踪迹，后发疼痛、红肿溃烂，及独刺伤、磕碎一切，皆极妙神效。用白鳖头珍，连头漂净，烧灰存性，研细末，加活泥鳅六条、鲜鳖蛋四个，先将二味于石臼内捣烂，用鳖灰掺患口，外使鳖蛋糊遍披涂开，其疼立止，藏物即出，此药验过如神。

诸物散：治诸般恶物入肉内存住，用敷立出。五升丹二钱，巴豆肉十四粒，油土狗十只，苍耳虫三十条，牛粪虫十个，先将后四味共捣研匀，和升丹拌匀，敷患口，外用膏药盖之，过一周时，立刻即出。

金枪八宝丹：参三七六钱，真犀黄四分，真琥珀三钱，珍珠三分，辰砂一钱，制甘石六钱，梅冰一分，龙骨六钱。共研极细末，收贮听用。此药治刀斧伤、溃烂热痛，治疮毒并效。

金枪烂如泥：制甘石一两，轻粉四钱，樟脑一分，血竭三钱，乳香二钱，降香三钱，白蜡一钱，黄丹一两，龙骨一两，以上共研极细末，和匀，加猪骨髓捣烂成膏，贴患处极妙，此方同治烂脚疮并效。

破伤风敷药方：生南星、生半夏，以上二味共研细末，加菜油调，絮绵渗透，先将前药掺敷患处，用绵絮盖之，其毒流甚，立刻见效。

刀伤去肉：凡刀伤去肉无处寻见者，人已惊厥也，速用参汤灌之；如无参汤，桂圆汤代灌亦可。再用童子母鸡活拔去毛，活拍鸡肚下白，连皮肉带热血，一块贴患口，外用参渣掺敷，使板夹牢，捆缚不动，须卧十日起床，须养四月满足。但扯鸡，切忌刀剪，不误须记。

跌打骨碎：凡跌打骨折碎，经验神效。此诀顾云程试过，痊愈。将胎大母狗肚内刮出小狗，和脏糟捣烂，敷患处，使板夹牢，捆缚不动，其碎骨渐渐生拢，过一月后医旧全好，须养四月，切勿使努力，如依此神效。

接骨神方：凡跌打损伤，接骨破肤、断筋疼痛，须用此药，神效。路傍众人往来溺便处，经久碎瓦一块，洗净，火煅红，入醋淬透，再煅再淬，制过三次，已成黄色，于臼内研极细末，每服三钱，加好酒调服；如伤上髓，饱服；若下身，空心服。其骨即生合依旧，须养四月痊愈。

金枪五胆散：猪苦胆、雄鸭胆、雄鸡胆、天鹅胆、人胆，先将五胆剪开口，入石灰撑满，用麻丝缝口阴凉干，去外皮，用净胆灰加红皮小老鼠（不生毛）十只，同灰捣烂匀，烙燥，研极细末，收贮听用。如临用时，掺敷患处，即能收口，止血极妙。

桃花散：生军一两，黄柏二两，千年石灰（即富阳灰是也）半斤。上二味研末，炒令大熟后入石灰，放地下出火气，令煅尽如桃花色，盛收贮听用。

金枪止血丹（验过）：旧毡帽（近汗口上剪落）一两，红毡一两，降香二两，共入锅内炒黑色为度，收贮听用，取此掺敷患口，其血立止，立刻见效。

接骨敷药总类：自然铜一两，胎骨一两，麝香三钱，阿魏五分，肉桂三钱，地鳖虫一两，樟脑二钱，甘松二钱。共研细末，掺敷膏上贴患处，即效。

生化散：山柰一两，樟脑六钱，白胡椒四钱，百草霜二钱，以上共研细末，敷膏上立效。

五香散：紫丁香二钱，白檀香六钱，沉香三钱，乳香四钱，麝香二分。共研细末，收贮听用。

黑龙丹：百草霜八钱，小麦粉一两，姜黄五钱，大黄五钱，白松香四钱。共研细末，鸡子清调敷患处，立愈。

圣神散：芙蓉叶、枇杷叶、韭菜根、香白芷、淮乌药、赤芍、自然铜，以上共烙，研细末，用生姜汁、自然汁、老酒调敷。

如意金黄散：白芷、厚朴、南星、陈皮、苍术、大黄、黄柏、姜黄、黄芩、天花粉、甘草节，以上各等分。共研细末，加鸡子清调敷，极妙。

拔毒败毒生肌散：扫盆一两，白枯矾四钱，煅石膏一两，乳香（去油）三钱，没药（去油）三钱，朱砂二钱，血竭二钱，黄丹三钱，制甘石八钱，以上共研极细末，和匀收贮听用。如临用时，取此掺敷患处，神功。

肚破肠出：治跌破磕、刀伤、胁破肠出者，急如有脉，速煎参枸杞汁淋之，连食羊肉粥十日，不可太饱，可愈；如肠出，可用手塞进其肠而内不顺，如发惊，或以冷水喷其面更妙；如食粥后，每日用冷水喷其面，亦更妙。

诸物入内：凡人诸物入肉内存住不出者，将蝤蛄捉来，洗净捣烂，食盐少许，共捣均匀，敷伤患处，包好过宿，其断碎物随脓血毒水自透出外，后再用抽脓长肉生肌药粉，外膏贴为愈。

白降丹：白信三钱，扫盆二钱，雄黄一钱，青盐八分，火硝八分，白矾八分，胆矾二钱。共研细末，收贮听用。

卧龙开窍散：麝香二钱，蟾酥一钱，猪牙皂二钱，百草霜八钱，西黄二分。共研极细末，用时取管吹入鼻内，立刻善能通窍，辟邪解内毒。

仙方火伤药：凡人火药冒伤，溃烂红肿及痛难忍，皆用必灵验。白蛳螺壳（煅）二两，蛏子壳（煅）四两，水胖壳（煅）二两，牡蛎壳（煅）二两，青黛一两，山茶花二两，化乳石（研）二两，蚶子壳（煅）二两。

铁器破伤：凡铁器伤破，溃烂发热、作痛时用极妙。橘白糖霜一两，蟛土狗（去泥）三只，青黛一两，梅冰一分，扫盆三分。共研细末，加麻油同捣烂，敷患处立愈。

铁钉刺伤：将柏树皮以刀刮去外粗衣，用内白皮，加桑白皮，洗净剪碎，石臼内捣烂如泥，调傅患处，其毒自透。

铁器破伤入肉：治诸物刺断在肉内，用干苋菜和砂糖共捣烂均匀，搽涂伤处，过宿其物即出，神效。

吹耳极妙方：青黛二钱，枯矾一分，磁石三钱，月石三钱，梅冰一分，薄荷叶一钱，以上共研细末，用吹管吹入耳内，即刻见好，极妙，愈。

牙关开窍散：治破伤风牙关紧闭，用必神效。人指甲（煅）二十枝，皂角刺二钱，五倍子（炒酥）二钱，炒盐少许，麝香一分，以上共研细末，擦牙根上，过宿即刻见效。

众人打伤：凡人阵中众人攒打损伤，皆用鲜地鳖虫捣烂，加热老酒冲服，尽量饮醉，即暖卧烧汗出，待醒自愈；如此药来不及者，须必先童便饮之，再使葱白和沙糖捣烂，均调敷患处，立止其痛。

跌坠压死：凡人跌失高坠压死，或坠倒误伤死，如心头温热，急救抱起相扶，如老僧盘膝大坐扶住，另一人以手提其发端正，即用生半夏研末，吹入鼻内，如小醒，再用姜汁和香油打匀灌之，以取散血药服之；如无药，以童便灌之，取东向处桃柳枝各七寸，加水煎汤服之，再用艾叶撮丸灸脐上，自愈。

瘀血存内：凡人跌打损伤，拳肿压郁，瘀血存内在浑身，皆用鸡粪糖树，俗名麦果树，其叶知臭便是，生在山中，田埂路傍最多，其形不高，大约三四尺之则，取其梗，皮根不拘，加老酒煎服，暖卧出汗，过半日，其瘀恶即见从小便自出。此方不论当时或十日五日，俱验神效。

打扑内伤瘀血散：棕榈子一两，蒲黄三钱，苏木一两，泽兰六钱，土红花六钱，川郁金三钱，白归尾四钱，细木通三钱，香附四两，赤芍六钱，乳香（去油）一两，没药（去油）一两，以上共制研细末，每服一钱，老酒吞服，其瘀血即散。

内伤通便方：凡人跌打，内便结瘀血，小便不通者，将水底兰花连根取来，洗净土，又名鸭舌草，亦名金不换，将此捣烂绞汁，和热老酒冲服，将渣捣敷患处。此草亦可连根取来生吃，服之一钱，自通痊愈。如无新鲜之草，倘早取预蓄，加老酒和水同煎浓汁服并效，其渣亦捣敷神效。

跌打挫闪磕扑：凡人诸般挫气闷、腰跌仆及疼痛，或实或虚俱可愈。将雄鸡一只，拔去毛翎，以刀生切碎，先用麻油一两拌熬，后入配壮人头发同油熬枯，又下鸡落炒，任加酱料，配酒食鸡，尽醉安卧，至醒其痛自失，极妙神效。

损伤不食：凡人跌打损伤，不进饮食，吃药呕吐不受，用之神效有验。当归、苏木、红花、枳壳、陈皮、白术、丹皮、泽泻、木通、厚朴、甘草、豆蔻、红枣、鲜姜，共水酒煎服。

399

瘀血腰痛： 凡人瘀血腰痛，日轻夜重，脉涩弱者，此乃是也。当归、川芎、芍药、桃仁、红花、香附、杜仲、白芥子、软柴胡、川郁金，以上共水酒煎浓汁，空心温服，必效。

损伤不食妙方： 凡人跌打损伤内外，胃膈疼痛不能饮食者，以猪肉生切碎作细糊，加温水煎烂，配酒同服一钱，过半日，即思饮食，极妙神效。

定心丹： 凡人跌打损伤发狂、颠痛难忍皆用，立效。人参三钱，麦门冬三钱，金箔（煅）三十张，银箔（煅）三十张，珍珠五分，乳香三钱，没药三钱，西黄三分，以上共研细末，炼蜜为丸，如桐子大，朱砂为衣，每服一丸，开水送下。

久伤成疯妙方： 虎膝骨一两，川牛膝一两，海风藤一两，川桂枝七钱，红花六钱，苏木一两，秦艽六钱，川断六钱，川芎六钱，当归一两，生地一两，防己七钱，防风七钱，千年健七钱，狗脊六钱，急性子一两，胡桃二十个，威灵仙六钱，共加老酒十斤，浸三日，每日一次，炖熟服之。

跌打内伤大小便不通胀痛方： 生军四钱，桃仁三钱，麻仁二钱，厚朴一钱五分，干野白三钱，全瓜蒌一个，车前子三钱，枳壳一钱五分，木通二钱，大腹皮四钱，当归尾二钱，生香附一钱五分，瞿麦三钱，猪苓二钱，泽泻二钱，佛手柑三钱，山楂炭二钱，木香一钱半，橘核二钱，以上共水煎，童便冲服，立刻见效。

伤眼清目丹： 羊眼珍一付，蛇胆一个，雄鸡肝胆一付，夜明砂三钱，决明子六钱，芜蔚子六钱，蒺藜子六钱，先将前三味共捣烂成糊，后四味共研细末，同前药捣均，加鸡子清为丸如黄豆，每服三十丸，白汤送下。

跌打骨碎刮法： 凡人两手两足跌打骨碎，医久不愈，患口常流脓水不干，其臭不可当也，其内有碎断骨存住不出者，令患人仰卧凳上，用绢带缚住患人两手足，不许摇动，用小刀割开患口二寸余阔，取其碎断骨尽，用人乳绵絮洗之方好，用八宝丹或长肉丹，以膏贴之，次日，须用人乳洗去旧药净，放上新药，以膏盖之，痊愈。如手指断碎者，整其筋骨，合其皮肉，使金枪药止其血，外用膏药贴之，使其两手合掌，一齐复旧，十日痊愈。

金枪止血丹： 边血竭一两，刘寄奴二两，降香末一两，化龙骨一两，没药六钱，花蕊石一两，白蜡二钱，化乳石一两，生蒲黄一两，象牙末一两，以上共制研细末，和均匀，收贮听用，治一切刀枪伤破、血流疼痛，并治火药弹伤，立止其痛，麻油调敷。

跌打万应丹： 鹅不食草、卷柏（即九死还魂草）、刘寄奴（即六月桑）、鸭舌草（即水底兰花）黄麻花（煅）、凤尾草（在井边寻），以上各一两，炒酥研细末，每丸作重五分，每服一丸，酒送下。

一、治跌打内伤，瘀血攻心，用童便吞服。

一、治瘀血存内，小便不通，用老酒吞服。

一、治刀枪毒箭、铅弹破伤，用麻油、蜜糖调敷，披搽。

外伤见血草药方：白马兰、酸米草（即开黄花是）、香丝草（其叶如荷叶式，藤如灯草大，落地节节生根是），共捣极腐，敷患处，其血立止。如内服，加熟老酒冲服更妙。

专治跌打两乳方（瘀结乳内，红肿热痛）：蒲公英三钱，漏芦二钱，百合二钱，象贝母二钱，王不留行二钱，山慈菇一钱半，枳壳三钱，杏仁三钱，瓜蒌皮三钱，山甲二钱，乳香四钱，广木香一钱，共水酒，煎八分服之。

跌打吐血灵验方：肝气上冲，瘀血呕吐。参三七二钱，血余炭二钱，黑山栀二钱，山茶花二钱，五灵脂三钱，生香附一钱半，紫菀二钱，紫石英二钱，代赭石二钱，杏仁三钱，当归三钱，人中白二钱，枳壳一钱，羚羊角三钱，淡竹叶一团，侧柏叶三钱，化橘红一钱，以上共水酒煎，童便冲服，立刻即止。

跌打痰迷心窍呕吐方：痰入心肺，气喘呕吐。旋覆花（包煎）二钱，葶苈子二钱，苏子（研）一钱半，制半夏三钱，川连八分，淡姜渣八分，杏仁，淡竹茹一团，橘皮一钱，厚朴一钱，砂仁八分，川郁金一钱，川贝母三钱，水煎服。

急救化痰散：验过。淡姜渣八分，鲜青果（捣汁）四个，食盐一厘，白滚汤泡服，立刻见效。

又妙方：瘀入肝肺，筋络不通。白前二钱，百部二钱，紫菀三钱，麦冬二钱，橘红（盐水炒）一钱，半夏三钱，金铃子二钱，香附一钱半，枳壳一钱半，桔梗二钱，丝瓜络三钱，新绛一钱半，赤苓三钱，以上共水煎，食远空心服。

金枪烂如泥：凡人跌打外伤，见血红肿、溃烂如泥，皆服此方，必验。金银花四钱，紫地丁三钱，连翘二钱，防风二钱，僵蚕四钱，荆芥穗二钱，山慈菇二钱，茅苍术二钱，乳香二钱，黄柏一钱，白鲜皮二钱，蝉衣八分，共水煎八分服之，如愈，外再用蜜调圣神散贴，痊愈。

跌打活血丹：验过。真苏木一两，油松节一两，油土狗一百只，地鳖虫一百只，乳香一两，没药一两，川乌八钱，自然铜六钱，血降香一两，血竭一两，当归身一两，穿山甲一两，白颈蚯一百条，草乌八钱，各药论制用之，苏木、降香用挫刀挫碎细末；松节捣碎极细末；地鳖、白蚯蚓用老酒洗净，去泥净，烙燥研末；油土狗、川甲用麻油炒酥研末；血竭、归身烙燥研末；乳香、没药各去油，净研末；川乌、草乌米泔水浸，去皮净，炒燥研末。以上皆研极细末，共和均匀，炼蜜为丸，如桂圆核大，朱砂为衣，每服一丸，老酒化服送下。

一、治跌打损伤，瘀血凝结入骨，用当归川芎汤送下。

一、治骨碎、折骨、断筋，用老酒送下。

一、治内伤、两胁筋骨疼痛，用老酒送下。

一、治手骨断、两足骨碎，用老酒送下。

一、治内伤五脏、呕吐、瘀血，用童便冲老酒吞服。

一、治闪腰挫气、四足软弱无力，用老酒吞服。

苏木、松节入三阴血分，治跌打损伤，能行积血；土狗、地鳖、蚯蚓，能接骨续筋，消瘀生新；乳香、没药能消肿胀止痛；川乌、草乌活筋络去风；归身、山甲专治行散止痛；然铜、血竭能接骨续筋，又有接骨之功；降香能止血、活血、止痛。

七血治效方（验过）：参三七、山羊血，以上二味各等分为末，收贮听用。

一、治枪刀箭伤、跌仆损伤、血出不止，用敷涂患处，即愈。

一、治男女吐血，用一钱，自嚼茅花汤送下，或米汤送下。

一、治跌打损伤，压扑及杖拳，重伤垂死，口内有气，心头上热，急取其药一分，熟酒调灌下，即苏。

一、治妇人血积血崩，每服一分，老酒调服，以血上积消为度。

一、治男女被打，清肿不消，用一钱，嚼碎涂患处，即愈。

一、治胃口瘀血作痛，诸药不效时发，遍地滚叫者，每服一分，老酒调服，立刻见效。

一、治妇人产后败血作痛，用三钱，艾叶煎汤，或老米汤送下。

一、治蛇虎咬伤，用酒送二钱，外用人涎调敷患处，立效。

治箭弹镞入肉内：验过。油土狗三只，推车螂九只，人发（男用女者、女用男者，如失偶者，不用亦可）十二两，共捣烂，敷患处，不论远年并治；若口合，用刀刺破记用，伤处候痒，用两手挤其患口，其物自出；如未愈，用野鸡长尾烧灰存性，桐油调敷，立出。

接舌神效方：治舌尖咬断破伤。人参五分，珍珠一钱，山羊血五分，太极图（小儿口中血饼是）一个，龟下板（醋炙）一钱，鳖甲齿（醋炙酥）一个。上共研细末，敷患处，用煮螃蟹水漱口数次，立刻见效。

回生百宝丹：专治跌打重伤，气喘呃塞，痰迷心窍，命在顷刻，服此药，真能起死回生，神效验过。沉香二钱，广木香二钱，姜炒川连一钱，葶苈子二钱，苏子一钱，元寸三分，白芥子二钱，人参二钱，真西黄三分，三棱一钱，蓬莪术一钱，姜制半夏，盐炒橘红，紫菀二钱，厚朴二钱，槟榔二钱，君子肉一钱，制香附二钱，广砂仁二钱，干蟾（新瓦烙），鸡肫皮（不落水）二钱，五谷虫一两。共研细末，用陈馒头一两五钱，加真米醋打糊为丸，如黄豆大，大人每服二分，小儿每服一分，用米汤送下，晚间酒送下，但腹内停食、气痛诸般，用酒送下立止，神效，此药不可出气。

跌打饮食不进：神曲三钱，麦芽二钱，厚朴二钱半，枳壳一钱半，抱木茯神四钱，於术三钱，山楂二钱，橘红一钱半，炙甘草二钱，人参三钱，红枣，鲜姜汁，以上共水煎，食远服之。

百谷丸：此方健脾养胃、滋谷气、除湿热、宽胸隔、消痞满、强中益气，百病不生。人参、白茯苓（饭上蒸）、广陈皮，以上各一两，枳实（饭上蒸）、青皮（醋洗）、半夏曲（炒）、山楂肉（饭上蒸）、谷芽（炒），以上各一两六钱，白豆蔻（炒）、广木香各五钱，川连（同吴茱萸炒，后去茱萸）五钱，上为末，长流水煎，荷叶老米粥捣丸绿豆大，每服一百丸，食前白滚汤送下。

筋骨折断回春再造散：古铜钱（火煅醋淬）五个，木香一钱，自然铜（火煅醋淬）一钱，麝香一分，共为细末，每服二钱，老酒调服，先嚼丁香一粒、乳香一粒，方进此药；伤在上，食后服；伤在下，食前服；未断者勿服。

又妙方：生蟹一只捣烂，加熟老酒冲服，以醉为度，即愈。

虎骨胶：此方专治虚弱，不但健壮，而且生津血，服之立见效验；即使虚损诸疯等症用之，俱有神效。如常服，其功不可尽述，非但却病，亦可延年。金钗石斛（酒炒）四两，当归身（酒炒）四两，生地（酒炒）四两，五加皮（酒洗）八两，菟丝饼六两，牛膝（酒洗）四两，甘草（去皮生）四两，茯苓六两，羌活六两，防风六两，鹿筋（拣好者）三斤，鹿角（对角锯，去脑盖并梢）三斤，全虎骨（去肉存筋，将骨锯小段，敲碎洗净）一付，以上诸药并虎骨，同入一大锅，用长流水五十斤，以桑柴火煎之，随干添滚水熬之，以药无味为度，将麻布隔去药渣，余骨再入锅内熬之，煎至骨酥捞去，用丝绵滤清，入银锅或砂锅内，熬至滴水成球，即用磁器收贮，尽作小块，每块约重二钱大，每晚以无灰酒一大杯，重汤水化服一二块，再随量用暖酒一二杯，须要避风静坐一刻再眠，次日即见功效，其好一言难尽此药之效。

壬水金丹方：此方治痰火、吼喘唾痰、噎气吞酸、痰迷心窍、风痛膨胀，及诸般疯症、醒醉消渴，又能降火消滞，嚟在舌下廉，山岚瘴病、感冒等症，一嚟神效。每料用大黄一斤切片，用烧酒一斤，以蜜一斤搅匀，拌大黄一夜，次早听蒸；每次用绿豆一升，浸水一宿听用；每次用黑铅一斤，打成薄片，剪成碎条听用。以上共蒸九次，蜜铅各九斤，绿豆九升。蒸法：用新汲水，甑以柳芽厚铺甑底一寸，次将黑铅条一斤、绿豆一升拌匀，以一大半铺放柳芽上，再盖夏布一块，然后将大黄铺在布上，又用夏布盖在大黄土，仍将所余铅、豆，一半放在布上，再将柳芽多多盖满，蒸三炷香，待冷定，起甑，去柳芽、铅、豆不用，只用大黄，晒干一宿，如此九次。另用：将五倍子（去虫）五两，陈皮三两，石膏（煅）四两，皂角（去弦）二两，乌梅（肉）二两，南薄荷三两，枳壳（炒）二两，木瓜五钱，生矾三两，胆星三两，栀子仁（炒）五钱，川贝母二两，香附（炒）三两半，制半夏三两，檀香二两，黄芩（炒）一两。煮法：用水二十斤，熬计三四斤，去渣取汁，略存三斤，浸前九制大黄，晒干又浸又晒，以药汁尽为度，晒极干，磨细末再用。元明粉一两，礞石（煅）一两，硼砂五钱，琥珀五钱，钟乳粉（飞过）三钱，羚羊角三钱，沉香二两，犀角三钱，牛黄四钱半，朱砂（飞过）三钱，以上十味，研数万遍，都好称足，同大黄拌匀，以文蛤膏和之，共捣千遍为丸，如芡实大，金箔为衣，嚟化，大病立除。

制钟乳粉法：拣鹅翎管白者佳，尤以甘松、藿香、零陵香、沉香、白檀香，水煎三日后，再用甘草、地榆、天葵，煎三日，研数万遍，极细如粉，方用。

制文蛤法膏：用五倍子（去虫）一斤，入锅内炒黄研末，入平底罐内；以上好松罗茶半斤，熬汁一桶极浓，将此汁熬五倍子末，一日不住手以柳枝搅匀，以味不涩、满口生津为度，再用白茯苓、当归、黄芪、枸杞子、生甘草各五钱，熬浓半碗，入五倍子汁内丸药。

史国公药酒：实症。专治中风痰火、口眼歪斜、左瘫右痪、手足麻木、遍身筋骨疼痛、闪腰挫气、成伤作疯、诸疯等症，其效如神。当归身（酒洗）一两半，川牛膝一两半，厚杜仲（盐水炒）一两半，枸杞子一钱半，防风一两，晚蚕沙一钱半，秦艽一两，干茄根四两，鳖甲二两，川断二两，苏木一两，苍耳子二两，白术（土炒）一两，羌活一两半，虎胫骨（醋炙）一对，川草薢一两半，松节一两，川佳木一两，土红花一两，紫丁香八钱，苡仁米二两，用南酒三十斤、烧酒二十斤，重汤煎三炷香为度，埋土内，七日内取出，每日不拘时服之。即效神验。

吕公驻颜仙酒方：虚症。於术（上炒）一两，枸杞子一两，全当归三两，川芎（去芦）一两，白芍一两，桃仁（去皮尖）一两，茯苓一两，酸枣仁（炒熟）一两，人参二两，桂圆肉四钱，大枣，大生地四两，五味子二两，菟丝子二两，蛇床子二两，用好老酒四十斤，将各药以绢袋盛之，悬于缸内，春浸三七日、夏浸二七日、秋浸四七日、冬浸五七日，再入土内埋二七日，取出听用；如用毕药酒时，不妨再汲二三十斤浸服之。此药专治男妇左瘫右痪、手足麻木、口眼歪斜，早晚二三盅服之；轻者三月，重者半年痊愈，各症服药开后。

一、治气血不足、四肢无力，可服。

一、治精肾亏弱、下元虚损，可服。

一、治八脉全亏、精神浮散，可服。

一、治胃口不开、饮食少思，可服。

一、治筋骨疼痛、腰膝酸软刺痛，可服。

一、治败血作痛、久伤成疯，可服。

戊土五灵丸：人参（去芦）一两，白术（土炒）一两，苍术（米泔水浸炒）八钱，陈皮八钱，甘草三钱，芡实一两，砂仁五钱，白扁豆（炒）一两半，枳实八钱，车前子一两，猪苓八钱，泽泻八钱，以上其研细末，用神曲一钱打糊，少加蜜糖为丸，如弹子大，每服一丸，饭后白滚汤送下，常服能进饮食，壮脾胃，其功不可尽述。

一、治水泻，用车前子煎汤，空心服下。

一、治白痢，木香少许，姜、桂炭煎汤送下。

一、治赤痢，黄连五分，煎汤送下。

一、治久痢不止，加地榆五分，车前子一钱，煎汤送下。

一、治赤白痢，黄连五分煎汤，木瓜（研）五分，空心服下一丸，立愈。

以上，如在途中无引，用白滚汤亦可，愈好，忌荤生冷面食。

少林寺秘传跌打百宝丹：治诸般跌打损伤，亦可通用。当自（补血归经，扶虚益损）一两，赤芍（发表驱寒除热，消痈肿，利二便）一两，川芎（生血调经，止头痛，开郁）一两，红花（入心，破血行滞血、少用养血，多用破血）八钱，苏木（入三阴血分，去瘀发散，除产后血晕风气痛）一两，白芥子（入肺，通行经络，发汗散寒，利气消肿，止痛治胁痛）一两，黑丑子（治胁痛，破瘀，利气散血）一两，柴胡（治寒热胁痛，泻肝火）八钱，川郁金（行经，下气，开郁）一两，厚朴（消痰下气，腹痛头疼，宽脾胃）八钱，广砂仁（消痰利气，解郁安胎）八钱，桃仁（能润大肠，通经破瘀）一两，补骨脂（独入命门，以收散越阳气）一两，杜仲（治腰膝酸痛，补肝虚，走筋骨）一两，川断（补肝，能通血脉，而理筋骨，上伤破瘀血，暖子宫）一两，巴戟天（入腰肾，破血、活血、去风）一两，香附（消食化气，暖胃温脾，止痛调经）一两，木香（癃闭，痰涎气结，呕迷心痛，疏肝气，和脾气）一两，乌药（除冷气，理行气，止痛）一两，白芷（散头风，治目泪风眼，又除赤白痢疾、风邪、久泻呕吐）一两，羌活（治心痛头疼，被风除湿，活骨敛筋）一两，秦艽（攻风逐水，止肢节疼）一两，桂枝（治上肢横行，手臂止汗，舒筋）八钱，三棱（散瘀血、气结、疝硬，破血中之气）一两，莪术（破气中之血，消痰通经，开胃化食，解毒止痛）一两，川乌（制，去风寒作痛，助阳）一两，草乌（制，治肝热痛、泪出明目、肝虚不用，又走筋骨，攻血去风）一两，五加皮（化痰去风，宽筋长骨，滑皮肤），广皮（顺气宽膈，留白和脾消）一两，青皮（分肝胆之气，疏肝泻肺，除痰消痞，治肝气郁）一两，丹皮（止血通经，和伤清热）一两，桑白皮（益元气，补中虚，泻肺气，止咳嗽，除跌打）一两，五灵脂（通利血脉，散血行血，治一切血病要药）一两，延胡索（治气痛血凝，止腹疼理气）一两，川椒（治六腑之沉寒）一两，枳壳（消痰止嗽，通利关节，逐水消胀）一两，生甘草（少用养血，多用破血，炙用温中）一两，麻黄（发表，利通九窍，开通闭塞，发汗）一两，生蒲黄（生用破血，炒黑止血、通利小便，祛心腹膀胱热）一两，生大黄（破血消瘀，快膈，通肠利水）二两，胎骨（能入筋骨去风，健骨活血）二两，蕲蛇（活血明目，泻热护心，治跌打）一两，参三七（破瘀血，生新血，治吐血，治跌打）一两，山羊血（治心痛止疼，散血行血，除跌打）一两，露蜂房（散风血，止风虫，诸痛疮痛即消）八钱，泽兰（散四肢浮肿，行伤伤之血）一两，木通（除小便热淋，小肠火积，利小便）一两，骨碎补（治虚久泻痢，折伤，能破血止血，治耳鸣）一两，生狗脊（破结血，治金疮止血）一两，小茴香（治小肠疝气阴肿，又治命门，开胃下食，调中暖丹田）一两，大茴香（通窍开胃，下气进食）一两，穿山甲（专治行散破血行血，治跌打损伤）二两，白颈蚯（能清热，下行利水，治湿病大热狂言，治跌打内伤）一两，油土狗（走筋行骨，流气活血，上行顶门，下行涌泉穴，治伤去风）一两，地鳖虫（能入骨接骨续筋，去瘀活血，通筋骨）二两，无名异（治金疮折伤，痛疽肿毒，止痛生肌）一两，北细辛（去头风止嗽，治齿痛明目）一两，瑶桂（止心痛头痛，温中发汗，除寒热，霍乱，通血脉坚筋）一两，血竭（专治血痛，破瘀生新，能和血，治金疮收口止痛）一两，龙骨（止精泄、痢脓血、心腹鬼产，又止血、收湿定痛）一两，人中白（专治跌打，破瘀散瘀、活血生血，治一切吐血要药）一两，虎膝骨（健骨定痛辟邪，治风气疼痛要药）二两，乳香（治中风，消疯毒，治跌打）二两，没药（治跌打损伤，止痛活血）一两，古铜钱（入骨筋止痛，又治接筋接骨之功）一两，自然铜（主折伤，续筋骨，散瘀止痛，有接骨之功）一两，麝香（开筋络，通堵窍，治一切跌打，又治活血长筋）一钱，沉香（能下气，坠痰涎，暖精助阳，行气，治心腹痛）八钱，丁香（治寒呕，温胃，心腹疼痛）八钱，姜半夏（止吐化痰，强筋养脾，润心肺）一两，胆星（治风痰，跌打破伤风，下气开关）一两，血管鹅毛（行脾络，破血通气，利小便，煅）二两，姜汁（止血，散风呕寒，化痰暖胃）一二杯，以上共七十三味，研为细末，炼蜜为丸，每丸约重一钱三分，水飞，辰砂为衣，阴凉干燥，收贮听用。

一、治跌打，内伤五脏六腑、瘀血攻心，用童便和老酒冲服一丸，立刻见效。

一、治气喘呃塞，痰迷心窍，危在顷刻，急用童便调服一丸。

一、治跌打骨断筋疼痛，用老酒冲服一丸，神效愈验。

一、治跌打、重刑内伤，口吐瘀血，用童便调酒冲服，立刻即止。

一、治瘀血积聚，筋络不通，四肢酸痛，不能行走，用老酒调服一丸。

一、治跌打阴囊胀疼、小便不通，用车前橘核汤调服。

一、治跌伤胃腹，大便不通，用麻子仁瓜蒌汤调服。

一、治成伤作疯，两手两足疼痛，用老酒调服。

一、治闪腰挫气、两膝疼痛，周老酒和童便冲服。

以上服药，忌酸气发物，切记勿误。以后，凡一切跌打损伤、接骨入穴，俱用老酒和童便调服，即于看患，服之立效。

此方少林异传，天台华顶山道人传授伤药总类，其功甚大，真能起死回生，非寻常之药方可比也。

治铅弹射箭砂镞入肉内：刘寄奴一两，鹅不食草一两，酸米草一两，蛈螂（即牛屎虫）十只，油土狗十个，以上共捣烂极，糊敷患处，立刻诸物即出。此上三味如无新鲜之草，干亦可并用，极效。

跌打明目仙方：治双目打伤主方。青葙子二钱，决明子二钱，茺蔚子二钱，蒺藜子二钱，白菊花三钱，石决明四钱，白芷三钱，石蟹三钱，木贼草一钱，蔓荆子一钱，羚羊角二钱，小青皮一钱，淡芩二钱，以上共煎八分，食后服之，立刻见效。

药性开后注明

羚羊角：清窍明目、被风辟邪、解诸毒，能散瘀血；青皮：分肝胆之气、疏肝泻肺、除痰消痞，治肝气郁；青葙子：去风热、退红障，能明目、消恶疮；决明子：除风热，治一切目疾、红白患障，又治伤眼瘀血；茺蔚子：入眼经，除血热，明目去风；蒺藜子：温泻肺气，而散肝风，益精明目，治虚劳腰痛；白菊花：明目，清头风，平肝气；白芷：除目泪风眼，散头风，又治赤白痢，却风邪，久泻呕吐；石决明：除肺肝风热，明目，除劳热骨蒸；石蟹：治青盲目疾、天行□□，解一切金石药毒，消痈肿；木贼草：入肺脾肝胆，明目去风，通窍止泪；蔓荆子：除头痛、眼泪、拘挛，温脾；黄芩：泻肺火，除痰利气，治风热。

代大宣化丸： 人中黄（属土，甲己年为君）、黄芩（属金，乙庚年为君）、黄柏（属水，丙辛年为君）、栀子（属木，丁壬年为君）、黄连（属火，戊癸年为君）。佐使：苦参、荆芥穗、防风、连翘、苏叶、山豆根、牛蒡子。先视其年所属，取其药为君，其余主岁为臣，主君加倍，主臣减半，主佐使如臣四分之一二；于冬至日修为末，取雪水煮升麻，加竹沥，调神曲糊丸，外用朱砂、雄黄为衣，弹子大，每丸竹叶汤送下。

跌闪背骨肾腧穴： 验过。高丽参四钱，淮山药二钱，白茯苓三钱，制香附一钱五分，补骨脂四钱，川续断四钱，杜仲四钱，菟丝饼三钱，蛇床子二钱，淮牛膝三钱，五味子一钱，鹿角霜二钱，淡附子八分，瑶桂一钱，当归身五钱，韭菜子二钱，上为末，蜜丸桐子大，每服五十丸，盐汤送下。

又方： 瘀血结髓，不能行步。香附二钱，广木香一钱，川羌活二钱，地鳖虫四钱，补骨脂四钱，生杜仲六钱，川续断八钱，自然铜（化）二钱，明没药二钱，滴乳香二钱，小茴香二钱，共为细末，老酒送下；如精滑不止，加牡蛎、芡实、鹿角胶，煎汤送下服之。

归茸八补丸： 人参一两，当归身一两，鹿茸八钱，补骨脂一两，菟丝饼八钱，生杜仲一两，芡实子四钱，川续断一两，以上各制，皆研极细末，黄豆大，每服五十丸，开水送下，每日早晚二次，忌房事行走，切记不误。

补肾益髓丸： 八脉全亏，气血大虚，精神浮散。五味子二钱，山萸肉三钱，白芍药三钱，菟丝子一两，蛇床子一两，人参一两，川断肉一两，川牛膝一两，淮山药三钱，煅牡蛎六钱，芡实子六钱，补骨脂一两，当归身一两，生杜仲一两，肉苁蓉一两，白茯苓一两，黄瑶桂四钱，熟附子四钱，阳起石四钱，覆盆子四钱，以上捣为细末，用熟地一两捣丸，如不就，加蜜为丸，如桐子大，每服三十丸，淡盐汤送下。一治久损虚弱、八脉全亏、精神浮散、腰肾重痛，久流白浊、妇人赤白带下、经事不调、血崩倒漏。

益血散血养和汤： 治男子久泻黑血不止，治妇人血崩漏下出血不止。侧柏叶三钱，地榆炭三钱，血榆炭一钱五分，党参炭四钱，於术炭二钱，熟地炭八钱，升麻炭一钱五分，当归炭三钱，川芎二钱，甘草炭一钱，煅牡蛎二钱，芡实炭二钱，以上共水煎，加童便冲和服。

气虚泄泻见血方： 劳伤泄泻见血，瘀入脾胃寒湿。冬术炭二钱，黄芪炭三钱，山楂炭一钱五分，木香炭一钱，枳壳炭一钱，升麻炭一钱，附子炭八分，炒党参五钱，炒当归（酒炒）三钱，生地四钱，焦甘草一钱，炒白芍二钱，地榆炭二钱，姜炭八分，共水煎八分，食远服更妙。

久泻久痢方：黄芪（蜜炙）四钱，熟地炭八钱，於术炭三钱，老山党参（米炒）八钱，归身（酒炒）二钱，白茯苓（饭上蒸）四钱，升麻（炙）二钱，鹿角胶（盐水炒）六钱，龟板胶六钱，建泽泻二钱，炙甘草一钱五分，炮附子一钱，共水煎。

神仙巨胜丸：目进二服，请病皆除，善能安魂定魄，易改颜面，助精益气，通神延年，补骨髓、养元、治虚弱，壮筋润肤，久服发白再黑、齿落更生、目视增光、心无倦怠、诸病不染、寒暑不侵，神效不可尽述。巨胜子（去皮，焙干）二两，莲花蕊（用黄酒煎）二两，白苍术（去粗皮，盐水炒）一两二钱，杜仲（去粗皮，盐炒断丝）二两，五味子（酒浸蒸）二两，巴戟肉（酒浸蒸）一两半，甘枸杞（酒洗）三两，破故纸（酒浸炒）一两，鹿茸（奶酥油炒）三两，芡实肉（去壳）一两，柏子仁（去油）一两，白茯苓二两，肉苁蓉（去膜，酒蒸）二两，怀山药（饭上蒸）二两，石菖蒲（铜刀刮去发，酒浸）一两，川牛膝（合何首乌蒸）二两，赤白何首乌（去皮，糯米水浸，再用黑豆煎，九蒸九晒）四两，山萸肉（酒蒸）二两，生地（酒蒸）四两，覆盆子（去蒂，酒蒸）一两，韭子（去黑皮，酒炒）一两，酸枣仁（炒）一两，广木香一两，楮实子（酒浸）二两，莲肉（去皮心）一两，熟地（九蒸九晒）四两，川断肉（酒浸蒸）二两，人参（白一两，赤五钱），天门冬（去心）一两，青盐（炒）一钱，远志肉（甘草水浸）一两，菟丝子（酒浸一宿，再醋煎热，捣成饼，晒干）三两，上药共为细末，炼蜜为丸如桐子大，每服六七丸，空心用酒送下，淡盐汤亦可；耳聋复听、眼花复明，服至一月，元气自盛，两月白发变黑、容颜改换、目明黑处穿针、冬日单衣不冷；如不信，将白鸡一只用饭拌药，喂之六十日可变黑鸡；昔有一老人，耳聋眼花，七十无子，里人授此方服之，齿生发黑，有四妻妾，得十余子，寿至一百十六岁。后人传此方告效，真水火既济之良方，益寿延龄之妙方也。再忌葱、蒜、白萝卜、猪血。

少林寺医案

速看跌打内伤腰肾，瘀血攻心，气喘呃塞，脉沉细无力，急救保命丹送下，七日方吉；如服药无效，高明正之。

凡跌打顶门血出，涌尽不止，服药呕吐不受，胃气上冲，急救参末散送下；如不受不治，高明正之。

凡内伤五脏六腑，人事昏迷死去，吃药不受，淹淹欲绝，气不相接，速救吹鼻散取入鼻内；如不醒不治，如少醒再用内服，久服方愈。

凡跌坠海底穴，小便不通，牵连腹痛，饮食不进，危在顷刻，急救通便散，三日方吉；如服药无效，高明正之。

凡跌打胸腹，前胸板滞，有死血疼住，咳嗽如刀，面白气虚，速用顺气活血汤，久服方愈，三七日方吉，再有天行时症，不与先生之事。

凡打坠腰带，气喘大痛，着席如刀，瘀结肝络，作寒发热，饮食少思，脉涩弱，沉细无力，急服活血通络止痛散，久服方愈。

凡阴囊皮破，阴子流出外，血出干燥，急服参末散救之，外用绕法，七日方吉。

凡刀伤破断气管，血出流尽，虚气上冲，急入患口，亦用绕法，内取参末散，十四日方吉，如服药无效，高明正之。

迷魂丹：白信一两，斑蝥四钱，蟾酥一两，生南星一两，白椒一两，川乌（生）一两，生草乌一两，闹羊花一两，澄茄子四钱，麻黄（生）四钱，百草霜一两，蜈蚣三条，压田蛇二条，硫黄二两，老干姜三钱，火硝一两，胆矾二钱，红辣椒一两，以上各制炒，研极细末，共和匀，封固听用。先将鸭蛋打小孔，去蛋流干净，用干燥蛋壳，将前药入蛋内，用纸封口，不可出气，即时打孔取此药。

治破伤风要方：天南星一钱，川独活三钱，防风二钱，桂枝一钱，僵蚕二钱，半夏二钱，当归二钱，羌活三钱，炙甘草一钱，皂角二钱，附子八分，秦艽二钱，明天麻二钱，桔梗二钱，白芷二钱，童便二盅、老酒三杯煎服。

凡破伤风要方：第一用老公鹅煎汁，代水煎药。明天麻二钱，胆星二钱，羌活三钱，川独活三钱，肉桂八分，防风二钱，川芎二钱，炙甘草一钱，秦艽二钱，川朴八分，蝉蜕八分，僵蚕二钱，加童便和老酒煎服。

少林寺秘传跌打诸方，论受伤决生死治法

凡跌打，男伤上部者易治，伤下部者难治；女人伤下部者易治，伤上部者难治；女十六岁以上者易治，气血有余故也；如十六以下者难治。男子气从左转为阳，女人气从右转为阴；伤左者必气促面黄，伤右者必气浊面肿。

凡跌打，春伤肝、夏伤心、秋伤肺、冬伤肾，皆凶。痰多者死，眼白者死，口臭者死，唇吊者死，耳鼻黑色者死。凡伤者，须看形状，按时治之；伤胃肺者，必咳嗽迷闷，面白高浮起，三四日死，必先用小续命饮，次服通圣饮，后服和中丸以救之，久服方愈；伤背者，百日必危，治宜先服流伤饮，次服通圣饮，后服和中丸；伤肝者，面红紫色，身红发热，宜先用流伤饮，次服通圣饮，后服和中丸，不然一七必死；伤肺者，鼻白气喘、声哑发热，宜先用活血汤，次服小续命饮，后服和中丸，不然三七必危；伤食肚者，心下主热，饮食不进，气急喘促，目闭口臭，面黄黑色，宜先用大续命饮，次服七厘散，后服和中丸，不然三七必危；伤心口者，面黄气微吐红，大便不利，宜先服大续命饮，次服护心养元汤，后服和中丸，不然一七必死；伤肾者，耳聋，耳角黑色，面浮光白，睡如弓状，先用小续命饮，次服流伤饮，后服和中丸，不然二七必死；伤小肚者，小便不通，作痛发热，面黄口干，先服流伤饮，次服大续命饮，后服和中丸；伤肠者，气急作痛，口流酸水，先服流伤饮，次服小续命饮，后服中续命饮，再服和中丸，不然一七必死；伤脏者，泻红，便后急涩，面赤气滞，先服流伤饮，次服小续命饮，后服中续命饮，不然半月必死；伤男女小便者，即时气升心

迷，面黑手冷，先服护心养元汤，次服大续命饮，后服降气活血汤，不然一百日必死；胸背俱伤，面色白瘦，食少发热咳嗽，先用流伤饮，次服和中丸，后服保命丹，不然主一年死；伤血海者，喘气大痛，前胸板滞，有死血疼住，先服活血汤，再服药酒，不然主三月死；伤两胁梢骨者，气喘大痛，着席如刀，面白气虚，先服活血汤，次服小续命饮，后服和中丸，不然一百日必危。以上论治伤法之先后用药，真能起死回生，非寻常之药方可比也。惟打断头盖骨，并破伤耳内脑衣者难治。凡伤背胸、肝肺、两胁、肠、心、胃、食肚等处，随用黄麻皮（炒炙炭存性）一两。

内伤五脏六腑仙授宝剂此方诸后加减

当归、川芎、桃仁、泽泻兰、川断、木通、乳香、没药、香附、苏木、木香、生姜，水酒煎服；瘀血凝结胸中，加砂仁、枳壳；血气攻心，淹淹欲绝，气不相接，加淡竹叶；血气攻心加丁香；气喘加杏仁、连翘；狂言颠痛加人参、金子、银子、和药同煎；失音不能言语，加木香、菖蒲；作寒热加厚朴、陈皮、龙胆草；发热加柴胡、黄芩；汗多加白术、白芍、薄荷、细辛；汗血加血余炭；不思饮食加生脂猪肉，同药汁吞服；发笑加蒲黄、川楝子；呕血、不进饮食加丁香、豆豉、半夏、蒲黄、砂仁、儿茶；腹内作胀加木瓜、大腹皮；吐血加丁香、香附、红花；腰痛加杜仲、破故纸、厚朴、小茴香；小便不通加荆芥穗、杏仁、瞿麦；大便不通加大黄、朴硝、当归；大小便不通加大黄、厚朴、苦杏仁；小便自来加厚肉桂、丁香；大便黑色出血加茶脚、侧柏叶、川连；小便出血加石榴皮、茄子根；大便自来加升麻黄、诃子、黄芪、桔梗；腹中冷痛加延胡、良姜；腹有边一点并呼吸亦痛，加赤苓、小茴香、香葱白；腹左边一点并呼吸亦痛，加草果、连翘、白芷；粪门气出不收，加升麻、柴胡、陈皮、白术、甘草；喉内作干，见药即吐，加剪口砂，舌上嚼半日时辰，服药送下；喉作干，见药即吐，加香附、砂仁、丁香；如因努力跳跃，胸腹饱闷，加柴胡、山栀、白芷、硝石；言语恍惚，时时发颠死去，加木香、砂仁、琥珀、人参；血气攻心，心中积血，加护心养元汤，渗酒一杯，同药服之，鸡肉同食；肠痛加黑豆汤汁，同酒渗药服之，外伤皮肤青紫，未见血出，服药加味仙授丹，如内服，以此方为主，外用敷药在后。当归、生地、桃仁、木通、白芍、木香、川断、泽兰、香附、苏木、威灵仙、生地、姜，水酒煎服；在头项加白芷、藁本、肉桂；在眼目加草决明、蔓荆子、黄芩；在鼻中加辛夷、鳖甲；在耳加磁石；在面颊加独活、细辛；在嘴唇加升麻、秦艽、谷精草；在牙齿加牙皂；火牙加独活、细辛，另用倍子、干地龙为末，各等分，擦牙根；伤在左肩加青皮；在右肩加升麻；在手加姜汁、桂枝、禹余粮；在乳加百合、贝母、漏芦；在胸加柴胡、枳壳、韭菜汁；在左胁加柴胡、白芥子；在右胁加升麻、白芥子、黄芩、地肤子；在肚腹加大腹皮；在背加木香、香附、羌活；在腰加杜仲、天麻、槟榔、破故纸、忍冬藤、大力子、五加皮；在腰胁引痛加凤仙花子；在脉加槟榔；在小腹加小茴香、槐花；在左右两胯加蛇床子、麻子仁；如外肾缩上小腹内，治用麝香、蒿苣叶一茶盅，上二味为细末，用蒿苣叶共捣为膏，烘干，热贴脐上即出；在肛门加槟榔、大黄、槐花；在环跳加牛膝、米仁、木瓜、苏木、石斛、五加皮；在两足，与两腿方同用之；在两足跟加紫金艾、芸香、木香；在诸骨之上，加苍耳子、骨碎补；在骨脊加鲜毛松节、油松节；如瘀血积聚不散、肿痛，服药无效，取天通穴，银针刺出黑血即消；若寅卯时发热作痛，加黄芩、黄连、白术、陈皮；如肿痛发热、饮食少思，加人参、黄芪、白术、柴胡；如谨不赤，加破故纸、菟丝子、巴戟天、大茴香；若青肿，朝寒昏热，加山楂、山药、厚朴、砂仁；漫肿不大、作冷，加杜仲、熟地、赤芍、菖蒲；若青肿不消、寒热如疟，加黄芪、白术、升麻、人参、陈皮、柴胡。

跌打外伤见血主方（诸后加减）

当归、川芎、木通、川断、木香、泽泻、桃仁、白术、益母草、藁本、白芍、乳香、没药、苏木、生姜，水和酒煎服。在头项加升麻、肉桂；在头骨沉陷，加白芷；如脑肿痛，加茯苓、白术；如脑髓出，加附子、白盛、苍耳子；如咳嗽加阿胶、韭菜汁；如喘急加人参；如咳嗽带血，加蒲黄、蒙花；口中出粪加半夏、南星、丁香、草果、砂仁；如口鼻中出血，加白术、羚羊角；舌上生胎，加白术、薄荷、生姜；口中短缩、言语不清，加人参、黄连、石膏；舌长出寸许，加僵蚕、茯神、伏龙肝、赤小豆、生铁；呃塞加柴胡、木瓜、五加皮、车前子；九窍尽皆出血，加木鳖子、紫金皮、童便；腹痛转不得身，加细茶汁、陈酒各一杯；遍身疼痛不得转侧，加巴戟天、忍冬藤、杜仲、红花；咬牙无气加淡豆豉；头痛如裂，加肉苁蓉、白芷梢；发热加防风、荆芥、赤芍、金沸草；头顶疼痛加柴胡、藁本、青皮、五灵脂；见食即吐加辰砂、丁香；手足振摇不息，加龙骨、枣仁、虎骨、茯神、辰砂、远志、胡连、木通；手足软翻，不能举步，加麻黄、桂枝、牡蛎；面青懒食肚痛，加升麻、柴胡、陈皮、半夏、人参、黄连；如破处生蛆，加蝉蜕、细辛、青黛，其蛆即化为黄水滚出；如脑侧过耳，发热作痛，加丹皮、石膏、泽泻；内伤出血不止，加人血（饭锅上蒸过）添之；如黑睛出泡外，用手趁热按进，将绢帕刹紧，上刹住三日不开，外用生地捣烂，贴退其血，服药内加草决明、甘菊花、木贼草；目眶筑损，窠肉翻出，用杏仁细嚼之，吐呼手掌，趁热以线略筋头，按窠肉四五次，按进目内，用鲜地肤子汁点之，如用干的，浓汁熬膏添之；在鼻中加辛夷、鳖甲；在两颊加独活、细辛在耳加磁石；在嘴唇加升麻、秦艽；在舌咬伤加石膏、升麻，用黄芪切片贴舌上，穿断其血；在牙齿摇动未落，加独活、细辛、升麻；在肩加青皮、升麻；在手加姜汁、桂枝、禹粮石；在手指断伤，加真苏木末，将断指趁热渗上接好，外用蚕茧包裹坚固，十日痊愈；在胸加柴胡、枳壳、贝母、砂仁，研末，药汁冲服，茯苓、远志、金银箔，先煎，后入药汁内服；若吐黄水，加木香、扁豆、大黄、茴香、砂仁；如腹破肠出，加黄芪、鹿茸，此法用手轻轻将肠纳入腹中，不可把指甲抢碎，后其口用柿饼四个，让人嚼烂，填入其口内，七日痊愈。又一法，肠出不得以手按入，用磁石末、活石末汤调服，其肠自进；如不入者，急用小麦五升，水九升，煎取四升，渣候冷，不得病人得知，令人冷喷其背，渐渐自进；如再不入者，将伤人仰卧席上，令四人四角兜扛，举起摆晃，其肠自进，所破之口，仍用银针桑线缝之，不许众人闹喧言语；肠破脂肪出，用铜刀刮其口，用竹片夹住，十日痊愈。俟肠入后，食薄粥十日，不可太饱；如疮口燥裂，用鸡血涂之即愈；在小腹加小茴香、槐花；在背加木香、香附、羌活；在腰加杜仲、破故纸、大茴香、巴戟天、牛膝；在脉加白蜡、自然铜；在阴囊皮破、睾丸跌出、血筋未断，将手轻轻把入，用桑皮线缝好皮合，用生肌散末涂之；如阴茎坠落在地，并无血丝相连者，取起捣碎，用旱红米尖饮为丸，用黄柏汤空心吞下，所破之口，仍用银针桑线缝之，痊愈；如寒热发搐，咬牙唇口牵封，加升麻、柴胡、天麻；如囊肿痛不愈，作寒发热，饮食少思，加人参、白术、升麻、柴胡；如两足与两腿，加药与外伤方同用之，加牛膝、木瓜、米仁、五加皮、石斛、槟榔；如伤作痒，加防风、荆芥、干葛、连翘、赤芍；如血出多移瘦，加人参、麦冬；如烦躁不止，加柴胡、丹皮；如脓出、口噤流涎，加人参、柴胡、升麻；如面黑、喘急，加人参、苏叶；如脓水不干，加滑石、苍术、白术；如手足微搐、眉口微动，加钩藤、柴胡；如手摊目闭，汗出如雨，加人参、附子；如眼闭能言，气不相接，加人参、黄芪、白术。

跌打生死决疑

鱼际骨有脉可救，如不动者死。脉大而缓，即四肢无力，不治。如汗出不止，像变者，系五日之症。目晕青色不治；头晕目青额黑不治；眼小目瞪、身汗如油，谓之四逆不治；顶门破而骨未陷入内者，可治；叠泻顶门，出浆者死；气喘呃塞者死，过一七之外可治；气喘不收、眼开不治；气喘不收、眼闭可治；两目俱伤可治；山根断者不治；鱼口传风不治；肩内伤入骨者不治；耳后受伤入内者不治；老人左腹压碎者不治；如食管断者不治；气管全断者不治；如半断者可治；男人两乳受伤者可宜急治；女人两乳受伤者不治；如心胸紧痛，青色未裹心者可治；红既裹心不治；如胸腹受伤，出黄水、黑水、黑血不治；正心口青色，一七即死；如正心口青色，服药后三日转黄色、绿色者，可救；不转色者死；如食饱受伤，三日不死可救；两脾有伤，血入五脏难治；血出尽者死；外伤内入肺者，二七不治；肠出不臭可治；臭者即死；七窍流血不治；肠未全断者可治；粪出口不治；肠出色变紫黑者不治；色不变急治；正腰伤重而笑者死；正腰伤轻虽笑可治；胁下透入内者不治；如小肚受伤，伤重吐粪者不治；若眼未直视，虽粪无害也；小肚受伤轻，吐粪者可治；小肚下伤入内，脉不实而重者，不治；孕妇小肚受伤，犯胎不治；孕妇腹受伤，胎不救必死；如小肠受伤，不分阴阳不治；阴囊内有子，可救；如肾子入小肚内去，不治；虽不即死，有百日必亡；肾子伤破者，不治；肾子伤入小肚者，不治；肾子伤皮破，未入小肚者可治；肾子受外破而重，绝悬系者，不妨剪去，可救；凡破伤风者，难治，如牙关紧闭、角弓反张、咬牙缩舌者，一七即死。

少林寺跌打损伤奇验全方下集

书云： 金疮诸损眼晕清，定主身凶难救命；若见气喘与呃塞，且看一七内中应。

夹绑缚法

夫脑者，诸阳所聚，其太阳、额门、脑盖骨等处有一破伤，即伤性命，所以宜分开其发，寻看伤处，剪去近伤之发，方好用药。血若涌多，用灯心嚼成团，蘸桃花散掺之，无不止矣，少则不必；若臭烂，先服消风散，次用辛香散洗之，须忌当风，恐发寒热，增重难医。如头面皆肿，此风入里，宜服消风散；患处有肿，用蜜调圣神散，或用姜汁酒匀调贴之；若水出，用安髓散，茶清调合为妙；如脑骨陷沉，用白金散加淮乌散贴之即起，服药取效。夫面有七孔，目居第一，为人一生最要者，治宜详慎。若睛出眶外，趁热送入，用圣神散贴，退其血；如发肿，加内药；若黑睛破贴水出了，其目必坏；若反转在内，可以轻轻拨转归原，亦用圣神散贴之；若血侵睛，用桃柳嫩枝、生地、地龙煎水，浸猪腿精肉贴眼上（秘传），常服活血定痛散，及法头面药，余俱照外伤见血治之。夫颊骨脱出，令患人坐定，揉脸上百十下，令口张开，医者以两大拇指头入口中拿定，掇出往上一伸，复还上一送，即入白正，以仍用膏贴之，使绢巾兜住。夫牙床骨受伤，用手揣搦相接归原，用膏贴之，绢巾兜住，下颈直上，缚在顶上。牙落者去之，摇动以筋拨正；若血出不止，用五倍子、白矾煎汤含口内止血，以蜜调圣神散、白金散噙化，或用桃花散塞之，立效。夫颈项从高坠下，颈缩者，先用消风散，加治痛散痹药服之，令患人仰卧，用绢带兜其下颈直上，解伸头发，同带拿作一把，令其颈平正，医者伸两足踏其肩，用力徐徐拔伸，归原恰好。用生姜自然汁、韭菜汁、醋、酒调圣神散贴之，封缚牢固，常服治痛散取效。夫井栏骨折断者，先用消风散加痹药服之，然后揣搦相接归原，次用蜜调圣神散贴之，却用竹一节，长短阔狭以患处为则，破开两片，用一片削去棱角，嵌入骨窝内，用绵絮一个，实其胁下，以绢带绑缚肩上系住，服药神效。夫肩膊饭匙骨破伤者，用削夹竹瓣，又竹绢巾蘸药汤，洗垫其肩背上，舒软肩骨，令患人侧卧，令一人立其面前，带伸患人之手，与肩并齐，以足撑踏患人之胁，如此则伸骨易入矣。医者居其肩后，用手揣搦相接归原，须要稍试转其手，上过脑下脑后，又过胸前，令其掌敛于心腕下，不许摇动。却用姜汁、醋、酒调圣神散贴之，用纸裹大杉皮，一大片掩住，再用绵带一条，络患处胁下绑上，那边肩上缚住。夫肩甲骨脱出腕分者，此骨上段是杵，下段是白也。治法，如左手患骨出向外者，令患人仰卧，令一人坐患人右膝之侧，其左足踏着患人左膝下，用带缚住患人肘股之上，系于在腰间，坐者以手拔患人之肘，却低头到腰向后，徐徐用力拔伸，患骨按正，于胁腕中归原，稍试之，却贴膏药，用绵絮一团实其胁下。如骨脱内，敛胁下不开者，令患人侧卧于地，用脚凳子一条，夹其脚背，令不转动，令一人曲腰坐于患人腰上，用绢带缚住患人胁下，系医者腰间，伸脚踏其胁下，然后抖肩腕，务要摺试转动其手，上过脑后，又过胸前，反手于背，方是归原，然后用膏贴之，用绵絮一团实其胁下，须日日服药取效。夫两肘骨折断而碎者，治法，令患人卧于地，用绢带缚住患人肘臂，系于医者坐其膝侧，双手捉定患人肘，伸脚踏其胁下，到腰向后徐徐用力拔伸，断处用手揣令归原，用膏贴之，外用夹缚不动，用绢带兜其肘股，系于项下，要时常屈伸手腕，如两头起泡，不可挑破，用黑神散，麻油调贴即消。夫两手肘腕络（俗名肘睁骨）出于腕外者，治法，令患人仰卧，医者居其侧，用绢带缚其臂，系于医者腰间，踏其胁下，捉其股，到腰向后徐徐用力拔伸，揣令相接归原，就以大拇指头着力，强按其腕中，余四指分作四处托其肘睁后，又用二指托其骨肉，却随转试曲肱，使能屈伸，其骨再不出，方是归原。试其两手合掌，一齐复白，才好用膏贴之，日服活血丹神效。夫手左右两腕骨脱出断极，要调理不可过凉，归原后不可常带兜挂于项下，须要肘常屈伸手腕，坐则舒于几案之上，可以暂屈暂伸；卧则舒于草席之间，可以时上时下，三日后令其转摺，上过脑后，反手转于背，渐渐又转摺，方是归原。若过二十日，如此转动，亦不为迟矣。夫两手背骨折断而碎者，治法，令患人卧，医者坐其膝侧，用绢带缚掌骨腕系于背脊间，要伸脚踏住患人胁下，到腰向后徐徐用力拔伸，揣搦相接归原，用膏贴之。夫两掌受伤，骨碎肉烂，复接如前，相接揣正，麻油调白金散贴之，用蜜调圣神散，敷涂四周纸裹，用大杉树皮一大片，按于掌上，作硬托，复将纸裹绵竹箸一大片，盖于掌背上，药用麻油绢巾包住，服药神效。夫两手掌腕骨破伤而碎者，治法，令患人卧，医者坐其膝侧，伸脚踏着患人胁下，用左手托住患人手中间，三指同作一把，着力拔伸，用右手揣令归原，即贴膏药夹缚之，有效。夫手指骨碎断者，整其筋骨，合其皮肉，用桃花散止其血，以绵竹箸软者一大片，要包得指，裹箸贴定，用麻油调白金散摊箸纸上，却以包束患指，用绵缚之，次日药用麻油滋润，三日后再用白金散贴之，仍服活血丹。夫肩膊骨脱出者，如左手出，医者以右手揣病人左手；如右手出，医者以左手揣病人右手，却以脚撑其胁下，用手带伸其手；如骨向上，以手托上，要如故摺软其手，可以上头上肩，方可下用膏贴之，用绵絮一团实其胁下，服药神效。夫腰骨背脊骨折断者，令患人复卧凳上，用瓶大米推置于腹下，用绢带缚其两肩于凳头上，又缚其两足于凳下脚横木上，如此则鞠曲其腰，折骨自起而易入者，用曲扁担一条，从背脊腰起法，压其碎骨，徐徐复旧，相接归原，然后用膏贴之，以暖絮缚之，内服活血丹，神效。夫两胁筋骨折断者，不必夹缚，服药自效。夫两足臀环跳穴骨脱出者，此最难治之症也，其患人足短者易治，脱出腕下足长者难治，令患人仰卧，用绢带缚住患人环跳臀，系于医者腰间，立其面前，用左手托住患人环跳脚底，用右手着力托住绢带，卡住徐徐用力拔伸，揣搦相接归原，使其两足合掌一齐复臼，方好用膏贴之，用绵絮一团实其囊边，日日服药神效。夫两足腿骨折断者，要令其仰卧，绑其胸胁，系于凳脑上，如右足患伤，直伸左脚，竖屈右脚，医者侧立其右手凳弦，掀其左脚，踏着患人右臀尖，用一人以绢带系于患者，在右足之胫骨正坐凳，着力挽带拔伸患骨，医者揣搦患骨归原，双手按定莫动，令伸其足，试其齐否，然后用膏贴之、夹缚之，内服接骨金丹，可治。夫两腿踝及干骨脱、脚面蹒跚者，治以拔伸归原，贴药夹缚之，须令时刻屈伸，日服活血丹取效。夫两足冰骨磕碎者，治法复熟如前，用膏贴之，再以竹箍一个，四面用绢带以好箍箍髌骨牢固，日服活血丹更妙。夫两足膝股受伤，或碎断脱出腕外者，须要揣搦相接归原，用膏贴之，日服活血丹取效。

秘传神方

圣神散：治诸般牙齿骨断、咽喉割断、饭匙骨断、手背骨碎、两胁骨断、腰骨跌出、肾子突囊破、膝盖骨跌出、尾闾骨碎、刀枪破伤入水浮肿、接骨归原伤处恶血作痛，用此药调敷。芙蓉叶、淮乌药、香白芷、赤芍药、自然铜、枇杷叶、韭菜汁，以上各等分，共为细末，加姜汁、醋酒调敷；如肿甚者，加海螵蛸、朴硝，研末和匀。

黑神散：川乌、穿山甲、淮乌药、白芷、百草霜，以上各等分，共研细末，加青油或麻油、醋、酒调敷，更妙。

安髓散：香附、白附、川芎、甘草、白芷、牡蛎，以上各等分，共研细末，每服三钱，白滚汤调服，神效。

白金散：白芷硝、藁本，以上二味等分研细，加青油调敷，极妙。

淮乌散：淮乌药、白及、赤芍药、白芷，以上各等分，共研细末，加麻油调敷，更妙。

辛香散：木鳖子（切片）一两，防风三钱，秦艽三钱，甘松二钱，青皮三钱，以上共加水、酒煎洗，熏敷、披搽更妙。

桃花散：大黄一两，黄柏一两，千年石灰（即富阳灰是也）半斤。上二味研末，炒令大熟后，入石灰，放地上出火气，令煅尽如桃花色，收贮听用，取此掺敷止血。

秘传常服活血定痛散：乳香一两，苏木一两，地鳖虫（去泥烙干）五个，没药一两，川乌一两，川甲五个，血竭三钱，化龙骨一两，血降香一两，油松节一两，自然铜（醋煅七次为度）一两，外用油土狗十个（香油浸炒烙燥，即蝼蛄是也），共为细末，每服三钱，老酒吞服，此药服下，自行泥宫至涌泉穴，周身行遍，患处自得药力，渐渐往来。

消风散：天南星二钱，天明麻二钱，白附子八分，羌活三钱，防风二钱，独活二钱，僵蚕三钱，蝉衣一钱，白当归三钱，川厚朴一钱，桔梗二钱，紫丹参三钱，白芷二钱，桂枝一钱半，柴胡一钱，以上共水酒煎八分，加公鹅煎汁和童便，其二味各二杯，和煎药汁冲服送下，即效。

和中丸：当归一两，苏木六钱，桃仁一两，赤芍五钱，乌药六钱，丹皮三钱，枳壳三钱，木香四钱，山棱四钱，香附一钱，莪术四钱，川甲八钱，槟榔五钱，沉香五钱，甘草四钱，姜黄一两，延胡三钱，乳香五钱，没药四钱，麝香五分，土鳖虫一两，以上各制为细末，共和匀，炼蜜为丸，如桂圆大，朱砂为衣，每服作重一钱三分，加陈老酒和童便化冲服。

流伤饮：刘寄奴八钱，骨碎补二钱，元胡索四钱，共水和童便煎服，神效。

通圣饮：通草、红花、苏木、甘草、麦冬、红谷芽、香附、山楂、归尾、丹皮、乌药、川甲、桃胡肉，以上各等分，共水，酒煎八分，和童便冲服。

大续命饮：桔梗、乳香、没药、山楂、麦芽、桃仁、官桂、生地、苏木、归尾、穿甲、通草、香附、丹皮、红花、陈皮、乌药、甘草、泽兰，以上共水、酒煎八分服之。

中续命饮：莪术、红花、乳香、麦芽、陈皮、桃仁、没药、官桂、神曲、赤芍、川芎、归尾、苏木、乌药、柴胡、穿甲、枳壳，以上水、酒煎，食远服。

小续命饮：红谷芽、乌药、红花、甘草、苏木、山楂、通草、当归、丹皮、香附、穿甲，以上共水、酒煎，和童便冲服。

降气活血汤：红花八分，苏木一钱，官桂六分，五加皮一钱，杏仁二钱，牛膝六钱，赤芍二钱，归尾一钱半，甘草一钱，酒一盅、水半盅、童便一盅，以上共煎一盅服。

护心养元汤：归身三钱，川芎一钱，紫苏八分，甘草六分，香附一钱，莲肉三钱，杜仲三钱，柴胡六分，青皮八分，枳壳六分，以上水二盅，煎八分服。

跌打药酒方：羌活三钱，防风二钱，桑寄生三钱，白茄二钱，川乌三钱，防己三钱，当归二两，草乌三钱，甘草二钱，川芎一钱，木瓜三钱，白鲜皮五钱，白芍三钱，牛膝四钱，茯苓五钱，杜仲三钱，虎膝骨三钱，银花二钱，桔梗二钱，红花一钱，官桂二钱，松节二钱，山栀二钱，厚朴二钱，苍耳子二钱，白附子一两，甘松三钱，秦艽三钱，海风藤二两，五灵脂一钱，白术二钱，威灵仙三钱，红枣二两，蜜糖一杯，薏苡仁三钱，苍术二钱，川断三钱，砂仁二钱，加老酒十斤煎服此方，亦可蜜丸如圆眼大，朱砂为衣，每服一丸，用童便和酒，熟化吞服。

内伤五脏主方：生地四钱，当归四钱，泽兰二钱，香附一钱五分，桃仁二钱，赤芍二钱，威灵仙三钱，陈皮一钱五分，苏木三钱，木香一钱半，红花六分，甘草一钱，郁金一钱，通草一钱，以上共水酒煎服；如伤重者，急服保命丹一粒。

保命丹：川乌（泔水浸、去皮）、草乌、五灵脂、川椒、广皮、乌药、大黄、桂圆肉、细辛、香附、红木香、延胡、山棱、莪术、麻黄（炙）、柴胡、枳壳、青皮、桃仁、红花、苏木、大茴香、小茴、归尾、甘草、蜂房、蒲黄（生）、广三七、自然铜、油土狗（香油浸炒）、白颈蚯（老酒洗去土）、胎骨、蕲蛇、山羊血、山甲（炒）、地鳖虫、血管鹅毛（煅灰），以上各用五钱。共研细末，炼蜜为丸，如桂圆大，朱砂为衣，每服一丸，老酒和童便化服；跌闪腹胀满者，内有瘀血存也，必用此药下之。

跌打顶门主方：藁本、白芷、当归、川芎、五灵脂、青皮、独活、秦艽、羌活、防风、蔓荆子、茯苓、苍耳子、白术，以上水煎八分，食后服之；如血出涌甚者，急用参麦散可救，以补其气血，按其虚而重补之。

参麦散：人参三钱，麦冬二钱，五味子二钱，赤小豆一钱五分，朱砂、茯神二钱，於术三钱，淮山药二钱，生地八钱，甘草二钱，莲肉三钱，乳香二钱，没药二钱，以上共水煎八分，食后服，立刻见效。

双目打伤主方：白菊花三钱，木贼草二钱，夜明砂二钱，决明子一钱五分，青皮一钱五分，小生地四钱，茺蔚子二钱，蒺藜子二钱，羚羊角二钱，蝉衣八分，龙胆草二钱，共水煎，食后服；如目伤瘀血，疼住作痛，次用塞鼻散，用绵絮一个卷，作细锭塞入鼻内，过一周时立愈。

秘传神方塞鼻散：木鳖子（用刀刮去皮毛即用毛）、砂仁肉（去壳用肉）。上二味共研细末，和匀，用绵絮包卷，塞入鼻内，立刻见效。

打断手骨主方：川桂枝二钱，青皮一钱五分，五加皮三钱，秦艽二钱，全当归四钱，赤芍二钱，禹粮石三钱，泽兰三钱，没药二钱，丹皮二钱，鲜姜六片，附子八分，升麻二钱，共水酒煎服，次服接骨金丹，可治。

接骨金丹：亦可代杖，其骨自接愈。地鳖虫（去土）一两半，自然铜（醋化七次）六钱，化龙骨四钱，麝香一分，乳香（去油）四钱，没药（去油）四钱，以上共研细末，每服三分，老酒吞服。

打伤腰胁主方：当归六钱，川断六钱，补骨脂三钱，杜仲三钱，川牛膝二钱，白芥子二钱，川郁金一钱，柴胡一钱，参三七一钱，小茴香二钱，甘草一钱，土红花八分，急性子二钱，木香八分，共水酒煎八分服；如瘀血腰痛，日轻夜重，作寒发热，急服破瘀散。

破瘀散：广木香、枳壳、楝桂、柴胡、归尾、穿山甲、黑丑子、没药、赤芍、厚朴、槟榔、蒲黄，共研细末，每服四分，酒吞服，立刻见效。

跌打胸腹主方：延胡索二钱，大腹皮三钱，山楂二钱，桃仁二钱，枳壳一钱，赤苓三钱，五灵脂二钱，柴胡一钱，郁金八分，通草八分，木香一钱，砂仁壳八分，金铃子二钱，淡条芩二钱，共水煎服之；若伤重瘀血作痛、痰迷心窍、言语恍惚、时以昏聩者，次服化痰定心丹救之，久服方愈。

定心丹：橘红（盐炒）二钱，半夏（姜制）三钱，紫菀二钱，百部二钱，桔梗二钱，杏仁三钱，麦冬一钱半，川贝母五钱，川郁金一钱五分，枳壳一钱五分，淡姜渣一钱五分，旋覆花二钱，广木香一钱，槟榔一钱，乳香三钱，没药三钱，赤苓三钱，以上共研细末，炼蜜为丸，如桂圆大，金箔为衣，此药每服一丸，白汤送下。

打断脚骨主方：木防己三钱，归尾二钱，独活二钱，宣木瓜三钱，川牛膝六钱，生米仁六钱，苏木三钱，松节三钱，五加皮二钱，海桐皮二钱，石南叶二钱，桃仁二钱，泽兰二钱，共水酒煎八分，食远服，次再服接骨金丹，久服方愈。

接骨金丹：地鳖虫（去土）二两，自然铜（醋化七次）八钱，化龙骨（煅）二两，麝香二分，乳香（去油）二两，没药（去油）二两，以上共研细末，每服三分，老酒吞服，其骨自接愈。

跌打海底穴主方：真琥珀二钱，生蒲黄二钱，车前子三钱，瞿麦（炒）二钱，木通一钱五分，桃仁三钱，枳壳二钱，冬葵子二钱，归尾一钱五分，炒橘核三钱，山楂炭二钱，天仙藤三钱，荆芥二钱，共水煎八分，食远服；若小便胀疼不通，次服通便散服之。

通便散：槐花（炒）二钱，橘核（炒）六钱，白颈蚯（酒洗去土）二十条，油土狗（香油浸炒）二十个，土鳖虫（去土）二十个，血管鹅毛（煅灰）一杯，鲜毛竹内节（炒炭）一杯，以上共研细末，白蜜为丸，如桂圆大，朱砂为衣，每服一丸，老酒和水吞服，神效。

腹破肠出主方：川黄连一钱，郁李仁二钱，飞滑石三钱，活磁石三钱，人中黄二钱，麻子仁二钱，桃仁三钱，槐花三钱，赤茯苓六钱，白归尾二钱，羊脑肾一杯，牛脑肾一杯，以上共水煎服；如不入者，急用收肠秘法治之，立刻见好。

收肠秘法：凡腹破肠出流外者，倘医生不及，令人手掩伤处，其风不进，先将瓦壶烧滚水，倾入盆内待温，其肠于温水缓缓浇淋，其肠自能缓缓收进；如再不入者，将伤人仰卧，席并上令四人角兜扛举摆拂，其肠自能收进。所破之口，仍用银针桑皮线绕缝收取，用金枪药掺敷患处，再使板捆缚，夹住不动，所卧十日起床，不许众人闹喧言语，连食羊肾粥，每日不可太饱，后养四月满足，切勿先使努力，如依此神效。

破断气管主方：人参二钱，麦冬二钱，五味子三钱，射干二钱，山豆根三钱，莪术一钱半，牛蒡子二钱，桔梗二钱，丹皮二钱，茯苓五钱，元参三钱，赤小豆二钱，以上共水煎服，外再用绕法缝之。

绕缝秘法：凡刀伤气管破断者，整其患口，合其皮肉，用桑线银针绕缝收取，外用活新母鸡，活拔去毛，活拍鸡肚下白，连皮肉、带熟血一块贴患处，用参渣掺敷，使板夹牢不动，安床十日，起床后养四月愈。

跌打骨碎如泥粉：地鳖虫（去土）四钱，自然铜（醋化七次）三钱，滴乳香五钱，明没药五钱，川断三钱，白蜡二钱，苏木四钱，归身八钱，穿山甲三钱，土红花二钱，川芎二钱，白附子一钱，白颈蚯三钱，甘草一钱半，以上共水酒煎服；如在上身，饱服；若下脚，空心服。

跌打昏闷压死：全当归三钱，小生地四钱，赤芍药二钱，净红花一钱，川郁金一钱，广木香八分，枳壳二钱，川杜仲三钱，地鳖虫六钱，泽兰三钱，苏木三钱，桃仁六钱，沉香（末）六钱，丹皮二钱，猪苓二钱，五加皮二钱，川芎二钱，天南星三钱，以上共水和童便煎八分服。

打坠腰带瘀血方：补骨脂三钱，楝桂二钱，黑丑子三钱，白芥子三钱，柴胡二钱，白归尾三钱，枳壳一钱五分，红木香一钱，川郁金一钱，陈皮二钱，杜仲三钱，土红花一钱，穿山甲三钱，乳香四钱，没药四钱，以上共研细末，每服六分，老酒吞服。

跌破阴囊小便不通胀疼方：真琥珀二钱，威灵仙三钱，地肤子二钱，马兰子一钱五分，冬葵子二钱，苦楝子二钱，橘核三钱，榆白皮三钱，车前子六钱，穿山甲三钱，瞿麦（炒）二钱，地龙二十条，木通二钱，油土狗十只，共水酒煎；如瘀血积聚不散，肿胀不忍，服之立效。

三黄宝蜡丸：专治跌打损伤、刀箭枪棒之毒疮、蛇虫咬伤、妇人恶露不净、痰迷心窍，危在顷刻。重者一钱，轻者五分，用酒送下，立刻见效；如药箭铅弹入肉，用酒吞服，即刻立愈，并出铅弹、箭。先将此药用香油调敷。藤黄四两，天竺黄三两，雄黄三两，血竭三两，乳香三钱，没药三钱，真琥珀三钱，刘寄奴三两，麝香三钱，朱砂（另研为衣）三两，川三七三钱，朴硝一两，红芽大戟三两，归尾一两三钱，儿茶二两，以上共研细末，如无天竺黄，用真九制胆星三两、醋炙瓦楞子一两代之，再用好净黄蜡二十四两，滚水锉定，将药搅入，不住手搅匀，收瓷罐内封固，听用。

霹雳夺命丹：专治跌打损伤，性命交关，危在顷刻，用必灵验。油土狗（香油炒，即蟒蛄是也）三十只，地鳖虫（于米粉养四十九日取出，另与当归炒，研末）一百只，白颈蚯（老酒洗去土，烙干，即蚯蚓是也）一百条，穿山甲（用老酒炒酥，研末）二两，血胎骨（要五月胎落，取来洗净，用要烙燥，研末）三两，广蜈蛇（醋炒酥，研末）三两，山羊血（烙燥，研末）二两，真虎骨（老酒炒，醋焙干，研末）一两，以上各制，皆为细末，炼蜜为丸，如桂圆核大，每服一丸，童便和老酒送下，量病轻重、看人老弱，如人肥用一丸，老弱者服半丸，以跌闪腹胀满者，内有瘀血也，必用下之。

跌打琥珀丸：专治跌打损伤、大小便不通、瘀血积聚不散、妇人产后恶露不通、痰迷心窍、气喘呃塞，命在顷刻，用童便调服，立刻见效。生军四两，麻子仁二两，桃仁三两，姜半夏四两，化橘红二两，紫菀二两，真琥珀二两，净车前三两，威灵仙二两，全瓜蒌二两，生香附三两，万年冰（醋煅七次）四两，乳香八两，没药八两。共研细末，炼蜜为丸，朱砂为衣，每服用童便一杯，冷砂糖冲一碗，送药服下。

内伤脏腑奇方（加减法在后）：归尾一钱，川芎八分，苏木七分，桃仁十只，生姜三片，生地一钱半，乳香一钱，没药一钱，续断一钱，甘草五分，木通七分，乌药一钱，木香五分，泽兰一钱，上十四味水煎，入老酒一杯、童便一杯，掺水。瘀血凝结胸中者，加砂仁一钱半；瘀血攻心，奄奄气绝，气不相接者，加淡豆豉五钱；气上攻心者，加人参三分，砂仁五分，金银箔各一钱；失音不能言语者，加木香一钱，石菖蒲二钱；作寒暑者，加厚朴一钱，肉桂一钱，陈皮五分，胆草一钱；发热者，加柴胡一钱，黄芩一钱；汗多者，加白芷一钱，白芍一钱，细辛一钱，薄荷一钱；血汗者，加发炭二钱；不思饮食者，加猪肉一钱，同药吞下；发笑者，加蒲黄一钱，川楝子二钱；呕血不进食者，加丁香一钱，半夏一钱，淡豆豉一钱，砂仁七分，姜黄一钱，山茶花一钱；腹内作胀者，加木瓜一钱；吐血者，加红花二钱，丁香一钱，香附二钱；腰痛者，加破故脂一钱，杜仲一钱，肉桂一钱，小茴香一钱；小便不通者，加荆芥穗一钱，大黄一钱，杏仁十四粒，瞿麦一钱；大便不通者，加大黄一钱，厚朴一钱，杏仁一钱半；小便出血者，加厚朴一钱，石榴皮二钱，桔梗二钱；小便自来者，加厚朴一钱，丁香一钱；大便自来者，加升麻、黄芪、诃子、桔梗各一钱；腹中冷痛者，加延胡索、良姜各一钱；腹中左边一点痛并呼吸亦痛者，加赤茯苓一钱，茴香一钱，葱白三根；腹中右边一点痛，并呼吸亦痛者，加草果一钱，连翘一钱，白芷梢一钱；粪门气出不收者，加升麻一钱，柴胡一钱，陈皮五分，黄芪、白术、甘草各一钱；咳嗽者，加阿胶二钱，韭菜汁一杯；喘急者加人参五分；咳嗽吐血者，加蒲黄一钱，茅花一钱；口出粪者，加丁香一钱，草果一钱，砂仁七粒，半夏一钱，南星一钱；口中鼻中出血者，加白及、羚羊角各一钱；舌短缩、言语不清者，加人参一钱，黄连、石膏各二钱；舌生苔者，加薄荷二钱，生姜一钱；舌长出寸许者，加僵虫一钱，赤小豆百粒，伏龙肝一钱，再加生铁四两，煎在药内，药好取出；呃逆者，加柴胡一钱，五加皮一钱，车前子一钱；九窍尽出血者，加木鳖子一钱，紫荆皮一钱，童便一小盅，掺水；腰痛转身不得者，加细茶叶三钱，好老酒一杯掺水；遍身疼痛，转身不得者，加巴戟一钱，忍冬土藤一钱，红花一钱；汗出不止者，加细辛一钱，皂角一钱，薄荷一钱半，麝香一分；咬牙无气者，加淡豆豉二钱；发肿者，加防风一钱，荆芥一钱，白芍一钱，金沸草一钱；头上痛裂者，加肉苁蓉、白芷梢各一钱；头顶痛者，加柴胡、青皮、藁本、五灵脂各一钱；见食即吐者，加辰砂一钱，研末调药服；手足振摇不息者，加辰砂、龙骨、虎骨、远志、枣仁、胡连各一钱，茯苓二钱，木通一钱半；手足软弱，不能举动者，加麻黄一钱；喉作干燥，见药即吐者，加硼砂一钱，舌上噙半个时辰，药送下；喉不干，见药即吐者，加香附、砂仁、丁香各一钱；因怒跳跃，胃中闷痛者，加柴胡一钱，山栀二钱；言语恍惚、时时昏梦死去者，加广木香、辰砂、青礞石、琥珀各一钱，人参五分；血气攻心、心中宿血者，加黑母鸡汤，掺酒一碗，同药服之。

外伤皮肤青紫，未见作肿，加味仙授丹，内服此方为主，外用敷药：归尾、花粉、川芎、桔梗、乳香、没药、川断、红木各一钱，生地、灵仙各二钱，白芍九分，香附五分，泽兰八分，桃仁十四粒，水煎酒掺水。在头顶，加白芷、厚桂、藁本各一钱；

在眼目，加草决明、黄芩各一钱，蔓荆子七厘；在鼻，加辛夷七厘，鳖甲一钱；在耳，加磁石一钱；在唇，加升麻、秦艽各一钱；在左右两颊，加独活、细辛各一钱；在牙齿，加谷精草七厘；牙齿摇动未落，加独活、细辛各一钱，另用五倍子、干地龙，等分为末，搽齿根上；在左肩，加青皮一钱；右肩，加升麻一钱；在手，加姜汁一匙，桂皮、禹余粮各一钱；在乳，加百合一钱，贝母一钱，漏芦一钱；在胸，加柴胡一钱，枳壳一钱，韭汁一盏；在左胁，加白芥、柴胡各一钱；右胁，加升麻、黄芩、白芥子各一钱；在肚腹，加大腹皮二钱；在腰背，加木香、羌活各一钱，香附一钱半；在腰，加杜仲、破故脂、天麻、牛蒡子、槟榔各一钱，冬瓜皮二钱；在腰胁引痛，加凤仙子二钱；在臀，加槟榔一钱；在小肚，加小茴香一钱，槐花二钱；在左右两胯，加蛇床子一钱，槐花二钱；在外肾缩上小腹内，用麝香二钱，潮脑三钱，莴苣子一茶杯，将三味为末，用莴苣菜叶捣膏，热贴脐上，即出；在肛门，加槟榔一钱，槐花一钱，炒大黄一钱；在两腿，加牛膝、木瓜、米仁、五加皮、石斛、苏梗各一钱；在两足，即以治腿之方治之；在两足腿，加沉香、紫荆皮各一钱；在诸骨，加苍耳子、骨碎补各一钱；在诸骨节，加骨碎补、黄松节、续断各一分。

凡疼血精紧不散、肿痛，服药不效，取天应穴，用银针针出黑血。寅卯时发热作痛，加陈皮五分，白术、黄芩各一钱，川连八分；肿痛发热、不思饮食，加人参、黄芪、白术各一钱，柴胡五分；青肿发热、朝寒暮热，加山楂、山药、厚朴、白术各一钱，砂仁七粒；肿大不作痛，加赤芍药、熟地各二钱，苍术一钱半，杜仲一钱；青肿不消、面色痿黄、寒热如疟，加人参、黄芪、白术、升麻、柴胡各一钱；肿痛不赤，加破故脂、大茴香、巴戟、菟丝子各一钱。

敷方：铅粉、石灰、肉桂、白芷、赤芍、芙蓉叶、南星、枇杷叶各一两，枯矾三两，黄柏、半夏各二两，乳香、没药各五分，共为细末，生姜汁同热醋，调敷肿上，药要敷厚，外用布缠住，即消。

外伤见血，仙授生肌散宝济后用加减：归尾二钱，川芎、地黄、白芍、川断、白术、白芷、藁本、益母草各一钱，乳香（去油）一钱半，没药（去油）一钱半，红木一钱半，甘草五分，加生姜三片，煎服。在头顶，加升麻一钱；在头骨沉陷，加白芷三钱；在脑肿痛，加茯苓、白术各一钱；如脑髓出，加香附二钱，牡蛎、白附子、苍耳子各一钱；如面青懒食肚痛，加柴胡、升麻、半夏、人参一钱，黄芪一钱，陈皮八分，茯苓一钱半；破处出虫蛆，加辛夷、蛇胆、青黛各一钱，蜈蚣一条，即化为黄水滚出；在脑侧近耳，寒热作痛，加五加皮、泽泻各一钱，石枣二钱；因伤出血不止，用人血饭上蒸过，点之立效；黑睛凸出：用手掌趁热按进，将绢紧紧包住，三日不开，外用生地黄捣烂敷，服药，内加木贼草、决明、甘菊各一钱；目眶撞伤、窅肉出时，用杏仁七个，细嚼，吐于掌上，趁热绵裹筋头，按窅肉上，四五次按目肉，地肤子汁蘸；如无生地，用地肤子以水浓煎，熬膏贴；目伤处后眉毛不生：用半夏末清水调敷，五七日即生；鼻伤：加辛夷、鳖甲各一钱；在面颊，加独活、细辛各一钱；在耳，加磁石一钱；在唇，加牛膝二钱，升麻二钱，秦艽一钱，用黄芪切片，贴舌噙之，以断其血；在齿，加细辛一钱，谷精草一钱七厘；如齿内流血不止，用灯心紧咬齿上，立止；在喉项，加羌活一钱，独活一钱，谷精草五钱半；在左肩，加青皮一钱；在右肩，加升麻一钱；在手，加桂皮、桂枝、禹余粮各一钱，姜汁五匙；在手指伤断，用苏木末将断指乘机接上，外用蚕茧包缚完固，十日痊愈；在胃，加川贝二钱，柴胡、枳壳各一钱；在乳，加川贝、百合各二钱，漏芦一钱；在胸腹内、强言乱语，加辰砂一钱，茯苓一钱，远志一钱，金箔十张，银箔十张，赤金一钱为引，同药煎好，取出金服之；如吐黄水，加木香、木瓜、扁豆、大黄、大茴香各一钱，砂仁十四粒；在左脚，加白芥子、柴胡各一钱；在右脚，加白芥子、升麻各一钱；在腹，加大腹皮二钱；在腹破肠出，加黄芪、鹿茸各二钱，其肠将手轻轻按之，不可犯指甲，其口用柿饼数个，须众人一同嚼烂，填塞其孔，自然痊愈；又，肠出不便以手按者，用磁石、滑石二味为极细末，米饭汤调服，其肠自入；如再不入，取病人所卧席四角，令病人举摇，须臾自入；如再不入，用小麦五升，水九升，煎四升，渣待极冷，不许病人知，令他人噙喷其背，渐渐自入，并不宜多人见，而且禁止旁人说话；肠破脂肪出，以铜割玄，其破口用竹夹夹住，十日愈，肠入腹后，吃粥不可太饱，如疮口燥裂，以鸡肉涂之；在小腹，加小茴香一钱，槐花二钱；在背，加羌活二钱半，香附、木香各一钱；在腰，加木鳖子七个，杜仲、牛蒡子、破故脂、小茴香、白芷、巴戟各一钱，八角茴香八分；阴囊破，睾丸跌出，血筋未断，将手轻轻接入，用桑根白皮，取绵合线，以针合缝其皮，日用生肌末涂之；如睾丸坠落在地，无血丝相连者，取起捣碎，用早米饭捣糊为丸，黄柏汤空心吞下，所破之口，用桑皮线缝之；如寒热发搐、咬牙唇、口牵动，加升麻、柴胡各一钱；囊肿痛不愈，作寒发热，饮食少思，加人参、白术、柴胡、升麻各一钱；在两足腿，加牛膝、苏梗各二钱，木瓜、米仁、五加皮、石斛、槟榔各一钱；伤口发痒，加干姜、防风各一钱，赤药二钱，荆芥、连翘各一钱半；血出多瘦弱，加人参、麦冬各一钱；烦躁不止，加柴胡五分，丹皮一钱；面黑喘急，加人参五分，桔梗一钱；脓出、口噤流涎，加人参三钱，柴胡一钱，升麻五分；脓外不干，加滑石一钱，白术一钱半，苍术一钱；手足微搐、眉眼微动，加钩藤、柴胡各一钱；口开能言、气不相接，加人参、黄芪、白术各一钱；如手撒目闭，汗出如雨，加人参一两，附子五分。

生肌散：乳香（去油）一钱，没药（去油）一钱，白芷、儿茶、赤石脂、白龙骨、猫头，五倍子一钱，研细末。

生死疑决

骨有脉者可救，不动者死，动而缓即四至，亦不治，汗出不止像变者，防五日。

头目青黑、额汗不流、眼小目瞪、身汗如雨，谓之四逆，不治；目晕青色，不治。

顶门破而骨未入肉者，可治；顶门破而骨陷入者，不治；顶门出浆者，死；气喘塞呃者，一七死，过七日可治；气出不收，眼开不治；气出眼闭者可治。

两目俱伤，可治；山根好，可治；山根断者，死；鱼口传风，不治；肩内伤入肉者，不治；耳后入肉伤者，不治；老人左肱压碎，不治。

食管断者，不治；气管全断者，不治；未断者，十可救五。

男人两乳受伤，可治，宜急救；女人两乳受伤者，不治；心胸紧痛、青色未裹心，可治；红既裹心者，不治；饱腹受伤出黄水、黑水、黑血，十不治一。

正心口青色，一七死；正心口青色，服药三日后转黄色者，可治；不转色者，死；食饱受伤，三日不死，可救；两脾受伤，血入五脏者，难治；血出尽者，死。

外伤肠内入肺者，不治；肠出不臭者，可治；臭者，死；肠全断者，不可治；肠出色变紫黑者，不治；色不变者，急治之；夹脊断者，不治；正腰肚伤重而笑者，死；正腰肚伤轻而虽笑者，可治；左胁下伤透入肉者，不治；小腰肚受伤而重吐粪者，不治；小腰肚受伤而轻即吐粪，亦可治；若眼未直视者，虽粪无塞也；小肚下肠入内藏不实而重者，不治；孕妇小肚受伤，犯胎不治；孕妇腰受伤，伤胎不可救，必下；小肠不分阴阳，不治。

阴囊内有子，可救；如肾子入小肚内者，不治，当即不死，百日必亡；肾子伤破，不治；肾子伤入内小肚者，死；肾子伤皮，未入小肚者，可治；肾子伤，忽破而垂绝悬系者，不妨煎药，可救。

诗曰：金伤诸损眼晕青，定主身凶难救命；若见气喘与寒呃，且看一七内中明。

夫脑者诸阳所聚，其太阳入囟门、脑盖骨等处，一有破伤，即性命所系。宜分开其发，寻看伤处，剪去其近伤之发，方可用药。血若涌出，用灯心嚼成圆团，蘸桃花散塞之，无不止矣；小则不必，若成臭烂，先煎消风散服之，又用辛香洗之；先时切忌当风，恐发寒热，增重难医；若头面皆肿，风将入里也，宜用消风散；患处有肿，用蜜调圣神散或酒浆调贴；若髓出，用髓散茶青调二合，尤妙；若脑骨沉陷，用白金散加淮乌散贴之，即时吸起，服药取效。

夫面有七孔，眼居其一，为人一生一死之最要者，治宜详慎。如睛出胞外，乘热医入，但用灵神散贴其血与肿，内仍服药；若黑睛破败水出，其目必坏，若反转在胞内，可轻拨归原，亦用圣神散贴之；若血侵睛，用桃柳嫩枝、生地黄、地龙，煎水浸猪腿精肉，贴眼上，秘传常服活血止痛散，及清头面药，余下外伤，见血治之。

凡颔骨脱下，令患人坐定，揉脸百十下，令口张开，医者大拇指入口中含定，拨出往下一伸，复往上一送，即入归正矣，仍用布帛等兜为妙。

凡牙床破伤，用手推令相接归原，用圣神散贴之，外用绢巾兜住，下颈直上转顶上，牙落者去之，摇动者以箸拨，血出不止，用五倍子、白矾煎汤，含在口中止血，以米汤调白金散噙化，或用桃花散塞之。

凡头顶从高坠下，颈缩者，先用消风散，在后或除痛散，加痹药服之。令患人仰卧，绢带其下颈直上，解散头发，同绢拿作一把，令在头平顶正，医者伸两足踏其肩，用力拔伸归原恰好，用生姜自然汁、韭菜汁、酒、醋调圣神散贴之；对缚牢固，常服寻痛住痛散。

破伤风门

破伤风症，河间云：风者，善行数变，入脏甚速，死生在反掌之间，宜急分表里、虚实治之。

破伤风邪在内表者，则筋脾急，时或寒热，筋惕搐搦，脉浮弦也，宜散之。

羌活防风散：治破伤风邪，邪在表者，急服此药以解之，稍则邪入于里，与药不相合矣。羌活、防风、甘草、川芎、藁本、当归、白芍各一钱，地榆、细辛各五分。

破伤风邪在半表半里者，则头微汗，身无汗也，宜汗、和之。

羌活汤：治破伤风在半表半里，急服此汤，稍缓邪入于里不宜用。菊花、羌活、麻黄、川芎、石膏、前胡、黄芩、细辛、甘草、茯苓、京子、枳壳各五分，薄荷、白芷各二钱半。

破伤风传入里者，舌强口噤、项背反张、筋惕搐搦、痰涎壅盛、胸腹满闷、便溺闭赤、时或血出、脉洪数而弦也，宜导之。

大芎黄汤：治破伤风在里宜疏导，急服此方。川芎、羌活、黄芩、大黄各二钱，上一贴，水煎汤服，脏腑通和为度。

人斗殴，眉棱被打，破伤风，头面肿大发热，以九味羌活汤，热服取汗，外用杏仁捣烂，入白面少许，新汲水调敷疮上，肿消热退而已。

金刀如圣神散：治破伤风。苍术八钱，白芷、川芎、细辛、麻黄各五钱，川乌（炮）、草乌（炮）各四钱，薄荷一钱，上为末，每服一钱，热黄酒调服，盖覆遍身，汗出有验；治痛风，加滴乳香一钱。

郁金散：治破伤风及金疮、打伤、扑伤损，并癫狗咬伤，能走痛生肌。天南星（为防风所制，服之不麻人）、防风各一分。上为末，破伤风以药敷疮口，然后以温酒调服一钱；如牙关紧急、角弓反张，用药二钱，童便送下。

一打伤欲死，但心头微热，以童便灌下二钱，并进二服，无脓，大有功。

一方治破伤风：槐子（炒黄）一合，好酒一碗，煎八分，热服，汗出为愈。

又：用野苏子（半生半炒）为末，炼蜜为丸，如顶指大，每一丸热黄酒送下。

又：用甘遂、甘草各一分，共为末，将蜜并隔年老葱头，共捣一块，将疮痂微揭起，将麝香先撒在上，然后搭药在上，点香四寸，浑身出汗而愈。

破伤风外治法

治跌打损伤破头面及刀伤破手足，大口血流不止。沥青（即松香，不拘多少），研为细末，将所伤破疮口，用手捏凑一处，用药末厚敷上，将净布吊扎住，不怕风，不惧水，旬日可痊。

灸法：治破伤风及癫狗咬伤，此方取易而神效。用核桃壳半边，内填调人粪满，仍用槐白皮，衬扣伤处，用艾灸核桃壳上灸之，若遍身汗出，其人即愈；若年远，只在疮上灸之，立愈。

跌打损伤方：当归身、刘寄奴、红花、桃仁、枳壳、羌活、威灵仙、银花、青皮、五加皮、陈皮、乳香、没药、苏木、大黄、木通，好老酒二碗煎一碗，核桃肉（捣烂）四两，将药酒冲下，热服。

昆号刀疮药方：野苎麻叶二斤，韭菜叶二斤，刘寄奴叶二斤，石灰二斤，雄黄（端午日一人自收）一两，先将叶捣烂，后下石灰、雄黄，取起为丸，如鸡子大，风干后用。

护心丸：乳香、没药、血竭、红花、当归、牛膝、自然铜各一两，五加皮二两，人中白四两，共为末，用炒糖丸如弹子大，每服一丸，老酒送下。

跌打损伤：乳香、没药（去油）各一钱，麝香二分，当归（炒过）五钱，红花（炒）三钱，天灵盖（炒过）二分，古铜钱（火炼过，用好米醋浸七次）二个，共为末，酒送下，加接骨虫十四个，用好烧酒炒过，用之可以，七厘。

膏药方：三棱、赤芍药、川羌活、秦艽、乌药、归尾、莪术、生地、红花、川乌、肉桂、续断、白鲜皮、牙皂各一两，北细辛五钱，土鳖虫二十个，骨碎补一两，麻油一斤，将前药入油内煎，拈去渣，用上好松香四斤，用粗麻布袋，用水煮，挤出渣，松香炖化，倾入水内冷定，即研为末，将前药油内搅，自要看老嫩为要，将膏伏地中七日，然后取出听用，临用时外加细药、肉桂一两，为末同搅。细药二两，乳香、没药（去油）各一两，龙骨、血竭各一两，麝香二钱，阿魏八钱，藤黄三钱，竺黄二钱，以上共为细末用。

心痛仙方：黄蜡一钱，白信（制）三分，黄丹一钱，分作八丸，每服三五丸，火酒送下，孕妇忌服。又：乳香（去油）、没药（去油）、明矾（煅）、荔枝壳（煅）、雄黄、五灵脂。上各等分，为细末，水吞下。又：郁金、雄黄、明矾各一钱，照前方用；又：朽树、青杨梅（水卤浸多年取用），朱砂为衣，夹缚手法。又：五灵脂、蒲黄、乳香各一钱二分，老酒一碗煎半碗服。又：木香、茱萸各一钱，糖霜一两。共研末，烧酒炖滚，冲药服之。

八厘散：古铜钱一个，自然铜（米醋煅淬七次为度）一钱六分，共为细末，每服八厘，好酒送下；此方加鳖虫（去头足）一个，生半夏一钱，乳香、没药（去油）、血竭、归尾、骨碎补（焙去毛）、硼砂各一钱尤妙。又：土鳖虫（酒炒）、乳香、没药（去油）各五分，土红花、沉香、木香各五分，轻粉一分，归尾一钱，共为细末，重者三分，轻者二分，酒吞下。

雄黄定痛散： 雄黄一钱，朴硝、细辛、牙皂各二钱，大蒜一个，共为末，同大蒜捣为膏丸，如桐子大，每服一丸，将纸裹药，左牙疼方在左牙，右牙疼方在右牙，立效。

损伤膏药方： 透骨草、落得打、乌药、丹皮、土鳖虫、龟板、虎骨、五加皮、杏仁、猴姜、熟地黄、当归、连翘、川断、刘寄奴、穿山甲、生地黄各二两，苦参、鳖甲、川附子、桃仁、苏木、杜仲、赤芍药、玄参、水红花子各一钱五分，牛膝、大抽子、香附米、肉桂、胡麻、石见穿、北细辛、红花、川芎各一两，血余四两。

外掺药方： 乌贼骨、麝香、血竭、没药，共为细末，用血丹、麻油调。

夹棍方： 木耳灰一两，胡椒一钱半，胎骨五分，五爪金龙根五钱，土鳖虫三十个，朱砂五分，山羊五分，枸杞根五钱，外用黑枣（去皮核）半斤，用前药为丸服之。

跌打损伤要言

清河啸岩，录于同里童有斌贤契，详识明辨，况此方之传授出于拳师，非内外科之所能及也。然此治之法，又不同于内外科者也。此方是一定不可易也，煎药切不可起方，须用自去掬药草，药必须捣烂，采药切不可与人看见，人看则药贱矣，服之不灵而又不可多用，须依穴用药，最多用不得六七味者，多亦以滥矣。

跌仆损伤之要秘

余观今之毁伤其肌肤筋骨者，俱出于自纵，而不能保守其身之故也耶。是故君子曰：血气方刚，戒之在斗，不为血气所使，以伤性命者也。气一则动志，而不可暴其气也。气者，人身之根本，顺则平，逆则病气结，结则生痰，痰盛则气愈结，则郁气逆而身痛肿也。然则阴气一伤，阴血难成而易亏者也。故曰：气不可而逆矣，至于跌仆者，非独一于气而又关于血，然则气血并行可知矣。一跌一仆间则伤于外，谁不知瘀恶之血内凝矣，蓄之在上，则人喜怒；蓄之在下，则人喜狂；瘀血之冲于心者，无神；伤于肺者，胸满而喉直；伤于气者，腰直而舌张可知；至于下胁内而腰子落者，大笑而死，动于心者亦然；喉腰肿直、舌张神昏者，一则以逐其瘀血，二则以护心全命，三则以顺气当先，气顺而血活，肿痛痰顺，自然无咎矣。大凡用药之良者，出于自家之活变，而不以一定之方，及至重极而气将绝者，速宜急救夺命护心，为第一臭灵丹方。若教人用药，必须明详，视看其轻重，用药方灵。

干姜苏木伤家主，万年边地启其灵；牙关紧闭他为妙，绝气须将蛇玉功。

五脏六腑藏于内，谁知件件露其形；一身之上七十岁，虽多穴处示他明。

大凡一穴之上三般看，不可取一成总论。男人乳下方为重，女人乳上自他尊。

男女不因一体看，仔细详观部位真。如此用药若不应，纵是看穴欠寻吟。

若还认定真轻重，顷刻之间立见功。万无一失真真秘，百样师家出我评。

面上之三部为重，用药须提在上（良），天芥、天君跟上部，总宜兼使臭灵丹。

一穴一味本木耳，此耳下是其当。食管一伤难下食，气管闭塞腹膨胀。

气碗之穴三治，须用开痰顺气方。乳上三指女为重，乳下三指女无妨，乳边三指同乳。

拳打一研难治上，男人犯此痛难当。只因痛极如刀剥，过了两旬痛必愈。

服药无非十日康，乳下三指男为腰。一穴当分三样看，平拳下插还未甚。

唯重拳头加一研，此处速将宜急救解，不可胸邪口慌言。若是牙关牢紧闭，撬开灌药受堪安。胁肋之下穴最多，一骨一穴不可哦。

唯有第六为要紧，左肝右肺症如何。肝中唯有腰子在，插落之时活几何。

此处真丹常作主，岂非紧急莫蹉跎。下部软胁并阴子，脚底常同一样方。最重阴囊对节主，极重难医莫起方。此时虽有神仙在，九个难留十个亡。

上部之药心为界，中部之药胁边分；脑后犹同头顶心，豁开脑髓命络临。

二尺作主山雄左，接骨山麻速去寻。一身之上心为祖，瘀血冲心好若癫，速宜逐瘀血护心。进此草药方。

臭灵丹： 凶急者用，重伤亦用，不必论穴、论部。是上加上部药，是中加中部药，是下加下部药，各加之以引归此处。洗河桐草，主背脊骨；鱼腥草，主软胁；鸡河塘树根，主胁；地骨虫（去嘴用）、金丝吊鳖、松树油，主肾；拔血红、接骨草、川楝树皮、大叶马兰、牵藤、薄荷、九死还魂草，主骨。以上数味，虽各因其一穴，能随入之所引，亦可用于三部，唯所言者更急耳。

瘀血冲心： 木耳炭、五加皮、五爪金龙、秋云藤根、白木香、番白草、野白菊叶。中部：红木香、小接骨草、皱面青、伏地虎、碎叶落得打、散地胡公草、洗河桐草、银锁匙、铁飞枪、雪里青、鱼腥草、野勃菊叶、酸草；上部：天君达、山雄黄、天芥菜、鼓槌风根、野芥菜、木耳、金勿换根、槿根、桑白皮、野苎麻根、河边龙、棕榈根、细叶马兰、田柳树根、水蜈蚣、金雀花、野勃菊根、茅草根；上中二部总药：大叶落得打、金锁匙、白马兰、大希碗草；三部兼用：牵藤薄荷、立马墩、川楝树皮、油节、地苏木、边地香、拔血红、九死还魂草、金丝吊鳖、大接骨草、鸭舌草、独活皮皂、烹朴。

急救灵丹： 边地香、九死还魂草、金丝吊鳖、秋叶、万年青根、拔血红。

急救绝气仙丹： 边地香、万年青、蛇苗子，共三味捣汁，将牙撬开灌之。如救醒，速用臭灵丹、地龙服之，后点穴用药；如遍身伤者，再加牵藤薄荷、紫色桑椹，即重者。

闪腰岔气：莎草根（即香附）、落得打、金不换草、地胡公、橙子核（煅灰）、蒲种壳（煅灰）、麦冬、川楝、立马墩、白马兰、万年青。

消肿：蒲种壳灰、刘寄奴、地鳖虫、立马墩。

止痛：大希草、鼓槌风根（下部）、边地香（此味药中之要药）、煎药、乳香、没药。

泄泻：涂大黄（上中二部）、川楝皮（三部）、羊蹄根（下部）、山雄黄（下部）。

破瘀血留好血：白马兰、立马墩、荷叶蒂、百条根、野苎麻（下部、活破）。

伤骨：大接骨草、小接骨草、山麻骨、山芝麻、接骨木、骨碎补。

为成十八味煎药方：此乃一定之方，后随症加减。当归三钱，猴姜一钱半，岩蚕二钱，细青皮一钱，木香一钱，生地二钱，川芎三钱，丹皮三钱，土红花二钱，乳香一钱，没药一钱，陈皮一钱，厚朴一钱，生蒲黄一钱，芒硝二钱，另用大黄八钱，将诸药煎好，入大黄一滚而服，桃仁十粒（如腰胁上用，下部不用），苏木（斩碎）二两，用老酒煎浓汁去渣，用苏木汁加水煎药。

后随症轻重加减：下部用牛膝三钱，二便不利用木通五分，如症重者用老姜，每岁一钱，煎同苏木汁法；少力用茯神二钱，细辛一钱半，以安心血；乌药一钱半，玄胡索一钱半，以逐其瘀血；人参五分，以盖其原气；黑香附（炒）一钱，以顺其气；接骨木、骨碎补，以治其骨之碎截。独活、川断、白及、姜黄、威灵仙、泽兰、赤芍。

睾断睾动，用胎骨、官桂；瘀血入肠胃者，用黑神散加老茄种（煅灰），老酒服，黑神散即百草霜，重者用加味五香丸；如阴子处，五香丸主之：沉香二钱，乳香二钱半，丁香二钱，大茴茄香三钱，木香二钱，此名为五香丸；再加牛黄二分，冰片五分，当归三钱，牛膝三钱，松香油一碗，共煎药，为丸如胡椒大，老酒煎，老姜汁送下。

夺命急救灵丹：此药用半分进喉内者，即可治矣。当归二两，牛膝一两半，人参一两半，辰砂六钱，乳香七钱，沉香八钱，木香八钱，丁香七钱，大茴一两，麝香一钱，阿魏八钱，冰片二钱，牛黄一钱半，真胎骨（不可用孩儿骨）一两，狗胎骨（狗四月生，如有三月余者，用青竿打死，取胎中之骨用之）。

草药入经入穴治法开明

金丝吊鳖：主背脊骨，红名吊鸡（一大一名），总行三部，止痛逐瘀血，此乃是要紧之药。伏地虎，主中部胁肋。九死还魂草，主左右胁，行三部，止痛逐瘀血，上中二部更妙，便死者，能还魂速愈。酸草，主中部胁肋上肝肺处。拔血红，通行三部，破血活血、止血止痛、交骨伤。万年青，主胸岩脐下，主上中二部、急气脘，引痰、去痰、开喉闭。川楝皮，通行三部，破血活血，主行泄泻。牵藤薄荷，通行三部，利气窍。水蜈蚣，主下部。松节油，主中部，凶者用乳侧、乳上、胁上。鱼腥草，急药，主腰子、胁肋、软胁肋之穴为主。槿树根，主下部。鸡河溏树根，主胁肋、左肝腰子骨间。地鳖虫，去乌嘴，用主骨伤，消肿毒，通行三部。贴地蜈蚣，主中部，胁肋上肝肺处。红木香，叶三角，叶蒂微红，根红外黑色，凶者用，主中部乳下第三根肋骨。小接骨草，主胁腰子上下，以及骨伤肿痛。地苏木，通行三部，止血活血、养血逐瘀。立马墩，即大叶马兰，通行三部，止痛消肿胀。银钥匙，一名金锁银开，一名野乔麦，主中部胁肋，以及软胁。铁飞枪，主中部乳侧。白木香，主中部背后，瘀血冲心者用。金爵花，破下部血，下部用。接骨草，通行骨伤切不可少。刘寄奴草，主上中二部，止痛、除消肿热痛。对对草，主阴子一穴。石落藤，主对心二穴，护心活血为主，此瘀血冲心者用。金勿换，叶主上部，顺气活血，根主下部。桑根皮，活下部血，软胁。大希碗草，主上中二部止痛，下部不效。鼓槌风根，主上部止痛。山雄黄，主上部颜面。天芥菜，主上部，乳上可用，紧太阳两旁之穴。天君莲，主上部耳漏之外，以及乳下。野苎麻，主下部之活破。鬼豆荚根，主粪门一穴。河边龙，即摘梅藤根，主下部破活。棕榈树根，主下部脚底。细叶马兰，白根者好，主下部血也。细柳树皮，行下部。水鱼胶，主胁、腰子、活血。茅草根，主软胁、脚上、总行三部。木耳，煅灰，主背后耳下穴，瘀血冲中不可缺。大落得打，通理上中二部，下部不用。小落得打，主中部胸岩上。皱面青，主中部。碎叶落得打，理中部乳处、肺肝处。牛口刺，主中部。五爪金龙，主背后中部，瘀血冲心者用。番白草，即三叶白也，瘀血冲心，面背后两旁者用。羊蹄根，主发泻。鸭舌草，上中二部主之，总行活血。百条根，活血养血。雪里青，主中部。莎草根，即香附炒黑，用能顺气、开郁结、逐瘀。野芥菜，上部颈上之处。叶下白，活血充饥。野勃菊，叶主心中瘀血、邪气，主下部脚边之穴。地龙，即蚯蚓也，去泥，陈老酒吞之，死而能生，急者用之。麦冬，主顺腰气、定心痛。玉簪花，此味用铅粉和酒拌匀，粉糟之于根，上入铜铫炒，不可焦，凶急者用之。玉蛇苗子，此味人之打死将绝气，而气略未绝者，至于胸热而还未冷，方可用之，救醒之者不可用，切不可多用，慎之。水膏药、铁马鞭、毛竹节，煅灰，主骨伤止痛。苋实，逐瘀血。蒲种壳，煅灰，利气、除消肿热、止痛通窍。黄麻头，煅灰，主护心，逐瘀血活血。九头青，活血。荷花蒿，破瘀血、留好血。金钥匙，主上中二部。山麻骨，主骨伤，根主下部骨。大青，活血。小青，活血。山芝麻，主骨，却热血、养血。大蓟，活血养血、祛邪血。千年石灰，止血。漫绛青，主胁肋。老薄荷、大叶薄荷，腰部肿痛者用之，则无功于治，况不能愈，又加之痛腹如前。猴姜、岩蚕，此二味煎药用之，若用在草药之内，非独无功，亦加其痛矣。紫色桑椹，煅灰用。王爪花根，主急者用之，中部尤妙。烹朴，煅灰用，止痛、消肿、活血，通行三部。独核皮皂，通行三部，活血通窍、止痛消肿、接骨护心。

重药丸： 毛竹节、蒲种壳、木耳、黄麻骨，共煅灰，松节油为丸，陈老酒吞服，立效。

活血接骨： 羌活、独活、川芎、当归、防风各一钱，苏木、荆芥、赤芍、姜黄、白芷各八分，官桂（另研）五分，乳香、没药、自然铜各五分。

接骨丹：接骨木、乳香各五分，赤芍药、当归、川芎、自然铜各一两，共为细末，用黄蜡溶开，搅匀候温，丸如龙眼大，若大肠筋骨及闪内，先以陈老酒化药二丸服之，外以所伤处化一丸贴之。

破血散：归尾、川芎、赤芍、熟地各二钱，红花、杏仁、牛膝、黄芩、陈皮各八分，生甘草；如上部，用当归头；中部，用当归身；下部，用当归尾。

和血顺气散：红花、杏仁、香附（炒黑）、砂仁、陈皮、甘草各五分，乌药、草豆蔻各五分。

沉香导气散：沉香、木香各四钱，羌活一钱，白芍、槟榔各五分，甘草四分，川芎、青皮、枳壳各七分，木瓜、苏子各五分，痛用闹羊花、川乌刚。

接骨丹：治跌打损伤、不能动而肿痛者用。乳香、没药、川芎、白芷、丹皮、生地、白术、当归、肉桂（去粗皮）各二两，甘草四钱，用水飞过，前药作饼，每服二钱，老酒送下，后看症加减，不可造次。

症重主泻丸：芒硝八钱，大黄二两，乳香、没药、胆星各三钱，当归二钱，松油为丸，姜汤送下，加木香一钱。

症重肿痛：烹朴（煅灰）、松针灰（不煅酒煎亦可）、鹅毛灰（乳处）、地鳖虫（去嘴）四个，蒲种壳灰，入姜汁，老酒煎服。

香灵丹：治中部、胸中是他主急救方。边地香、独核皮皂、五爪花根，将陈老酒煎服。

护心丹：绿豆粉。

接骨生肌：如脑打出者，速拿进脑髓，此二味掺之，外将布包，即日生肌，三日痊愈；如睾断，用狗胎骨；如血不止，加千年石灰、胎骨二味止之。胎骨一钱，人参一钱半。共研细末。

跌打跌伤接骨：土鳖虫（瓦上焙干用）一个，巴豆（去壳）一粒，生半夏一个，乳香五厘，没药五厘，自然铜（米醋煅七次，需者用些，不折不用），共为末，每服一厘，黄酒送下，不可多用，多则接骨高矣。却打之时，整理如旧对位佳，以日忌妇人、鸡犬，见今此神方，立此极效。

麻药方：倘跌伤骨节不归巢，以此药麻之，然后用与整顿，则不知痛痒，便于夹缚，名草乌散：白芷、川芎、木鳖、猪牙皂、乌药、半夏、紫金皮、杜当归、川乌各五分，草乌、舶上茴香各一两，木香二钱半，共为细末，每服一钱，好酒送下；如欲解，服盐汤立醒。

若一钱麻不倒，再加一钱，不可多用。

夹棍伤：此方刑部传出，日久多发痛，此药治之，永无后患。黑糖、生面、鲜姜、花椒、胡椒，二味为末，另研。

夹棍不痛者：未夹时，先将鲫鱼一斤，以糟水养着，后取猢狲脚骨一条，南蛇胆若干，共鲫鱼捣烂，先一日敷之脚上，受刑时，骨软并无痛楚。

跌打损伤打死者，亦可救治。血管鹅毛（烧存性）、乳香、没药、百草霜各一钱，共为末，老酒调送下，即醒。救官棒打死者，更妙。

杖丹对金丸：当归（酒浸洗净晒干）四两，桃仁（酒浸不去皮）一两，红花（酒炒）一两，大黄（酒浸片时、晒干）一两，牛蒡（炒）五钱，乳香（取青竹筒，留两头，即中间取一孔，入乳香在内，仍以竹钉塞孔，于火上轮转炙之，至竹汗透）、没药一两，各取净末，称准和匀，米糊为丸，如弹子大，每服约重四钱；当风阴干，只有三钱三分，用瓷瓶收贮封固，遇患者，酒调下一丸，不可过醉，恐作泻也。其血从小便中出，即日不痛，次日即痛，切不可以手搭伤处，如搭伤处，必用再付药。半夏四两，松香二两，共研末，胡桃油调敷。

临杖时先此药：白蜡三钱，胡椒一钱，木耳二钱。共研末为丸，朱砂为衣，临刑时老酒送下五钱；治铅弹打入肉内不出者，黄蟮一条捣烂，敷在疮口下一寸，其弹即出。

治竹木入肉内不出者：鹿角烧灰，水调敷，立出；用乌羊粪捣碎，水调涂之，亦可。

神替方：凡人与人对讼，必要打夹，预于五更时，空心热酒吞服六丸，任其重刑，毫无痛楚，此方千金不换。当归、牛膝各五分，自然铜（醋煅七次）一两，无名异（即土子）、木鳖子（去壳）、乳香（去油）、没药（去油）各一两，地龙（热水洗净阴干）一两，共为末，炼蜜为丸，如黄豆大，每服六丸，热酒送下或姜汤亦可。

替大刑：糯米（煮热）半升，同肥皂捣烂，预先一日敷腿受刑处，骨软。

治金疮方：白蜡为末，敷伤处，用布裹定，三日愈。

治针入喉不能出，药无所施：用癞蛤蟆数只，去头倒悬，流血于碗内，得一杯许，灌入喉中，不可咽下，不多时连针吐出。

治面目跌仆青紫：半夏磨汁涂之，立消。

接指断：将原指接上，用柿饼一个嚼烂，敷上包住，以绢扎好，数日指如故；伤损烂入寸深不收口。千年石灰、轻粉、血竭、白蜡、象皮（炒），等分研末，掺上愈。

箭头入肉不得出、晕绝急救：陈年腊肉骨头，置灯上烧下油来，候冷，滴入箭伤眼数次，其头即出。

麻药：诸毒怕痛开刀，是用此药搽上，少顷用刀针则不知痛痒。南星、半夏、川乌、草乌，俱用生的，辽细辛、白芷、川椒（去目）、牙皂各五钱，荜茇、蟾酥各五分，为末，听用。

治一切肿毒恶疮、跌打损伤、杖疮，皆治：宁国府狱官授传。陈年绿豆粉一斤，大黄四两，石灰半斤，明矾四两，商陆四两，共为细末；如恶毒，米醋调敷；如跌打损伤，桐油调敷。

消风散：治破伤风之症，因刀斧槌棍破，被水伤风，以主浮肿潮热、四肢强直、牙关紧闭、不省人事危症者，及同风症杖疮煎用。白芷、防风、川羌、川芎各四钱，柴胡四钱，当归五钱，桔梗三钱，甘草二钱。

此方加捷效散：川乌一钱，草乌一个，僵虫、全蝎、牙皂各一钱，共为细末，入前消风散内，服五钱，加姜三片煎服。

治跌死或打死者，气略有不绝，此方先急救：用生半夏研末，吹入鼻中即醒，损伤处亦可敷。

竹株搐：用泥鳅头捣碎敷，即时拔出。

一切疔疮挑法

燕窠穴插花疔：从地合两旁破。面岩疔：从天庭外反弓破，又耳下潭须际破、大拳破。颧疔：从太阳破，又发际破，又地合破，大耳垂穴破。印堂疔：从耳门破，又大拳头破，又大项破，又气下潭破。天门角疔：从颧下破，又龙舌尖，又肩井，又大拳，又口门穴破。项疔：从插花穴破，生上，覆掌虎口；生下，反掌虎口；决旁筋，要挑断小心。耳茸疔：从命根，又吊骨破，生左破左，生右破右。山根疔：从大拳骨下，又百劳，又命指破。耳垂疔：从吊角破。耳垂后疔：从耳垂虎口吊角破。垂下疔：从大指根下虎口破，如妇人须从天庭、地合、印堂破。前发际疔：从地合，又髋骨破。后发际疔：从大拳下第二节破，又尾子骨第二节破。中唇疔：从拳掌第三节，又印堂、地合二处决。地合疔：从命指头，又髋骨决。脚指尖疔：从命指破，又肩井破。脚板面疔：从插花，又骨上，又髋骨破。外胸疔：从大拳骨下第三节上骨破。髋骨疔：从大指根破，又虎口破，又垂里面破。乳上疔：从罕挺下一二节指破，又髋骨破。乳下疔：从脚罕挺下一指破，又髋骨下破。手心骨掌珠疔：从脚踝头，又命指脚罕上第三节破，人大脚指下节穴破。饭超骨下疔：从肩上燕窠梁骨上破。背脊疔：从尾子骨上一二节破。头顶心佛珠疔：从印堂，又脚后根千斤破，又大拳破。吊角疔：从耳壅破，又眉头尖破，又燕窠骨尖破。眉梢疔：从龙舌尖，又里反弓，又大拳，又肩井穴破。穿鼻疔：从地合，又印堂，又口角，又小耳潭破。伪对口：从尾子八字骨，又地合边，又脚后根破。上反唇疔：从耳门，又龙舌尖，又颧骨下破。中反唇疔：从唇内破。内反唇疔：用金线摘断拖水，于虫带尾患处，立愈，从命指头，又印堂破。下反唇疔：从命指尖，又印堂破，如七日外，不治。耳内疔：从肩井、大拳、地合三处破。锁唇疔：从天庭、地合，又耳壅、耳垂破。泪堂疔：从地合、耳壅，又太阳，又气斗潭上骨破。太阳疔：从耳门合倚边破，又肩井，又颧骨破。眼泡上下疔：从命指尖里反弓破，又足命指尖破。肩下疔：从肩井，又龙舌尖破。天门疔：从插花穴，又地合，又项下破。鼻尖疔：从地合破；冲鼻梁疔：从地合破。脉门疔：从印堂、地合，又命指尖破。脚梆疔：从插花骨穴破。拍蟹疔：从外反弓破。髋骨疔：从脚大指根下破，左破左、右破右。喉疔：从井肩、名指尖，又大椎骨上三处破。担疔：从大椎骨下破（即四第节），又龙舌尖破，又线圈乳反后背合一破之。口裹疔：从口角穴、印堂穴、脉门穴、地合穴，四穴破。血池潭疔：从血池潭，又脚底前后二穴破，又大小手交骨穴破，从喉结下破，又左右脚内青筋处。命指疔：从对手印潭，又脚指尖破。眉中疔：从地合旁边破。手挣疔：从侧脉边，又第二指尖，又龙舌尖破。天庭疔：从命指尖，又地合，又面岩破。鼻梁疔：从牙须潭破。红线疔：从命指尖，又肚脐上破，又去丝尽处隔一寸远，用三棱针破，不可近丝破。膀胱疔：从身垂里首，又肩上，又头颈第二节破，外有肚脐上下破。胸疔：从手挣上破。对齿疔：从虎口穴破，又小头破，又耳垂潭下破。鼻环疔：从海底穴破，又第四节破。鼻内疔：从印堂破。眉燕疔：从牙后骨上破，又大指根破。耳齿疔：从虎口穴破，男左女右。牙痈疔在冐下：从命指尖破，男左女右。耳脉疔：从大拳下第三节破。肚注疔：从小耳上破。前隐珠疔：从地合破，又龙舌尖破，又脚泌根千斤破。断桥疔：从脚趾虎口破。前后脚疔：总从血池潭上破。手疔：从左手交臂破，又大指破。内含珠疔：总从小指头边高上破，此乃生于妇人阴门内，是全叙也。正对口疔：从腰眼上第三节，又大拳下第七破，又在一节、二节、三节上下俱破，又尾子尖上破。梆疔：从面大颧下、肩井二处破，左为日角、右为月角。油疔：从肩井、大拳骨下第八节破。脚挣疔：从肩井穴破。对口疔：从劳食、窠背后第三节骨尾子骨尖破。井灶两边疔：从印堂、地合破，先看顶囟门中有红发一二根，自能摇会，速拔去，用三棱针刺出恶血，其人即活矣。班痧：从命指尖破，男左女右，二耳后紫筋上皆破，又舌下紫筋根处破，又肚脐窍穴破，又囟门穴破，以上五处出血，可治；无血者，不可救也。后肠痧：从心气乳下尾骶骨背脊第六节脚弯处破之。

疥疮药： 大枫子、明矾、樟脑、冰片、水银、花柳、酸米树根、板油，共捣烂为丸，搽擦患处，其效如神，并可擦坐板疮。

坐板疮： 铁丝狼箕叶，用笆边，沿藤叶背同色者采之，煎汤洗患处。

刀伤破伤敷药： 千年石灰、韭菜连根，共为细末。

破伤吞药： 当归五钱，川芎二钱，地龙四钱，地虎四钱，参三七一钱，牛膝五钱，杜仲各五钱，风茄花一两，金银草（即蒲黄米饭）五钱，共为细末，蜜丸，老酒送下，每服一钱；如太重者，冷粥可止。

骨断皮破： 接骨草（即苗子草），焙燥为末，敷患处。

五香散： 生手女八两，山柰五两，肉桂一两，甘花一两，白芥子一两，当门一两，丁香一两，了末四两，共为细末，加火酒和膏内同用。

破口药： 降香、五倍子（同炒黄、研）、圆眼（去尖皮），研末。

黄疸病方： 猫尿一杯，老酒四杯，送下，其效如神；用老姜磨地，擦于猫鼻，猫尿必出，取用。

漆疔方：陈石灰水，洗之患处，必愈。

背痈方：堂前朝里燕巢取来化灰，青油调搽止痛；如收口，必用人参渣敷之，必愈。

追疔飞龙夺命散：辰砂一钱，雄黄一钱，蟾酥一钱，蜈蚣（炙）一钱，枯矾一钱，轻粉五分，麝香五分，冰片二分，共为细末，蜓蚰捣膏为丸，如绿豆大，辰砂为衣，如遇疔疽疮痛，用葱白二根，同茶汁五丸，嚼烂热酒送下，以衣覆患处，出汗为度，陈酒随量饮之；苍耳子捣烂，用桑梅肉和匀贴疮上，叶梗煅灰，亦可。

治哮鼓病验方：哺胎鸡蛋壳（研末）三十个，生姜汁一碗，生萝卜汁一碗，茨老虎汁（煎去渣）一碗，饴糖六两，共煎成三碗，分作三段饮，吃不可开口，此症中伏，五更服之。

治新久哮症方：先灸项颈下大枢穴一壮，用银针挑出，细筋断为主。羊乳一杯，人乳一杯，淡竹油一杯，烧酒一杯，赤金箔二十贴，黑元枣三两，先将上五味放入细碗内，再使细碗盖好，用青泥封口塞紧，放入炭火炉内煅，青烟出为度，完二炷香，出火气，冷完取出，听用，再加黑枣水一大碗，煎半碗服下，将渣取出，蜜丸分作二十丸，每日一丸，生姜灯心汤送下。

治远年四日痛颈：大熟地八钱，白茯苓四钱，陈皮二钱，当归三钱，焦甘草二钱，丁香四分，槟榔二钱，甜茶（炙）四钱，炙鳖甲四钱，鳖血、柴胡二钱，乌梅三个，水煎服之，三贴立愈。又：柴胡钱半，制首乌四钱，地骨皮二钱，乌梅三个，槟榔二钱，甜茶四钱，赤苓二钱，陈皮钱半，炙甘草钱半，炙鳖甲四钱，紫丁香三分。又，绿豆粉六分，生石膏四分，白人言六钱。共研粗末，每服五分，放入红枣肉，去核五枚，早一枚、晚一枚，用白滚汤送下。

当归三钱，槟榔二钱，常山四钱，乌梅三钱，甜茶四钱，紫丁香一钱，广皮二钱，半夏二钱，茯苓三钱，炙鳖甲二两，焦甘草二钱，煨姜一钱，苍术二钱，雄黄二钱。共研粗末，每服三钱，白蜜为丸，分三日，开水吞下即治。

治疝方：马兰子三钱，橘核三钱，小茴一两，胡姜叶二钱，海藻二钱，石韦二钱，昆布二钱，戟天一钱，金羚子一钱，荔枝核（瓦焙干）一两。共研末，每服三钱，空心白汤送下。

生产受风手足痛方：凤仙花、草麻子，共煎汤，洗数次立效。

《少林寺伤科秘方》

清·少林寺僧

余少体羸多病，十岁时，梯行不慎，坠而晕，幸半时即苏。先大父急检本书方，服而瘳。至今贱躯，虽遇四时八节之令，阴霾风雨之夕，未尝有宿瘀为祟也。余父乏昆季，而所生惟余。故先大父在日，钟爱逾常，不忍远离膝下。故少时在家课读，以余羸弱，故令习医，盖一可以养生，一可以济世也。先大父尝云：为医当居仁由义，济世为怀，虽得良方秘籍，当公诸世，毋自秘。今中医书局有征求伤科书之举，故特将先祖珍藏少林寺伤科秘方缮奉，寿诸梨枣，庶不负先大父在日谆谆之训，又可得将精诚所结，兵燹之余而得保存之国粹良方不致再湮没，不闻于世也。此书顺治三年，扬州张总兵得之少林寺。道光十五年，先祖于王燮变之处录得，卷帙不多，然至言名方，实至宝也。惜辞句俚俗少雅，今将原书照录，未曾增损一字，庶不失庐山真面目矣。

时公元一九三二年七月，江阴吴之谦识

少林寺伤科秘方目录
少林寺伤科秘方

江阴吴之谦重校

损伤纲言

凡跌打损伤，验在何穴，其毒或轻或重，或深或浅。男人气从左转，左则属阳；女人气从右转，右则属阴。伤左者气促而肌黄，伤右者气促青肿。春伤肝必凶，夏伤心必凶，秋伤肺必凶，冬伤肾必凶。痰多者死，吊唇者死，粪黑者死，耳黑者死，眼白者死。

脏腑损伤见证治法说

伤背者，五脏系于背。若伤之，当时虽不死，多日见凶即死，须急治之，先以小续命汤，次用通圣散，后用和中丸，须久服。

伤胸者，肺居胸腔。伤之咳嗽迷闷，面生黑色，若胸浮肿，三四日即死，治用流伤饮，次用通圣散，后用和中丸，即愈。

伤肝者，肝主身之左。伤之面色紫红，眼白多红，身发热者，先流伤饮，次用小续命汤，后用和中丸；若不愈，七日大凶。

伤肺者，肺为华盖，主鼻。伤之必气喘声哑，发热用活血汤，次服小续命汤，后服和中丸；若不治，二七日大凶。

伤食肚者，食肚即胃。伤之不能饮食，先用大续命汤，次用七厘散，后服和中丸；若不治，三七日大凶。

伤心者，面黑气微，有血吐者，呼吸大疼，身体不得动，先服护心养元汤，次服大续命汤，后用和中丸；若不治，三七日大凶。

伤肾者，耳内必聋，耳角必黑，面色浮光，常有笑容，睡如弓形，先用小续命汤，次用流伤饮，后服大续命汤；不治，七日大凶。

伤小腹者，小便不通作痛，发热口干面肿，先用流伤饮，次用大续命汤，后用和中丸。

伤肠者，气急作痛，口吐酸水，先服流伤饮，次服小续命，再服中续命，后服和中丸。

伤男女小便者，即时气升心迷，面黑，手足冷，先用护心养元汤，次服大续命汤，后服降气活血汤；不治，即日大凶。

伤脏者，大便出血，急涩，面赤气滞，先用流伤饮，次用小续命汤，后用中续命汤；不治，主半月大凶。

伤血海者，气喘作痛，胸前痞塞，必有死血停滞，宜先服活血汤，次服流伤饮，后服药酒。

伤两胁者，气喘大痛，着席如刀刺，面白，先用活血汤，次用小续命，后服和中丸。

（原注）以上诸伤，照法施用，皆可起死回生，真妙诀也。

秘传跌打损伤轻重分说

顶门穴伤，眼白浮光，闷倒半日即死；两太阳穴打重死，轻者即倒；眉梢穴打之不醒；眼内穴打青，疼痛难忍；眉心穴打之，闷倒半日即死；鼻梁、人中穴两处打之即闷；耳门穴，打之即闷，打倒一日不醒；二腮穴打之，闷倒不死；地阁穴打之大疼，打右左不正，打左右不正；锁喉穴打之，重死；琵琶穴打重者倒，不死；左右肩井穴，打之大痛，不死；肩背打之，大疼不得动；心口穴打之，吐血即死；上血海点打，三日不语，下血海打重，半年死；命门穴打重，即时死；左右气眼穴打之，吐水半年死；右食肚穴打之，吐饭大疼；左番肚穴打之，半年死；右番肚打重，喷食而死；脐下穴打之，重者死；左脚衣穴打之，六年之症；足中指若打之，一年之症；右脚背穴打之，一年之症；脑盖打伤，不治即死；左耳后穴打之，即倒；右耳后穴，拳棒打即倒；争食堂穴打之，噎食大疼，难忍者即死；两饭超骨打之，酸软大疼；两肺俞穴打之，伤肺吐血、大疼；左血海打之，二日不语；右血海打之，闷倒不语；后背心穴打伤，痛彻前心，吐血即时而死；命门周围四穴，若打中，万两黄金不得救；两走气穴打之，即死；左右两腰肾穴打之，重者半年死，轻者一年死；大指、中指穴打之，大疼；拿手臂穴疼，即放，若连拿者，即笑而死；大腿三穴，踢之即折；神腿两穴，打之大疼；左膝穴，打之大疼；五日即死，右膝穴踢之大疼，永不好；脚背穴打之，黄病一年死；足中指穴，打之即跌大凶。

少林寺经验损伤方

小续命饮：当归（酒炒）一钱，乌药二钱，苏木一钱半，炒麦芽二钱，香附（童便炒）二钱，红花五分，红曲一钱半，炙甲片二钱，楂肉二钱，通草一钱，甘草五分，丹皮八分，水酒煎服。

大续命饮：桔梗一钱，麦芽八分，桃仁一钱，神曲八分，炙甲片八分，乳香一钱，没药八分，官桂八分，苏木七分，香附（童便炒）二钱，陈皮六分，甘草六分，水酒煎服。

中续命饮：红花八分，桃仁一钱，官桂六分，归尾（酒洗）一钱，山甲一钱，柴胡三分，川芎六分，蓬术六分，神曲六分，甘草五分，枳壳一钱半，乳香一钱，没药一钱，水酒煎服。

和中丸：当归（酒洗）一两，蓬术（醋炒）五钱，三棱（醋炒）五钱，赤芍五钱，桃仁（去皮）一两，沉香末五钱，槟榔五钱，丹皮八分，香附（童便炒）一两，炙甲片八分，木香（研）四钱，枳壳二钱，降香末五钱，玄胡六钱，姜黄六钱，地鳖虫四钱，乳香五钱，没药五钱，甘草五钱，苏木六钱，乌药二钱，麝香（火酒浸化）五钱，上为末，蜜丸，朱砂为衣，每服二钱，空心陈酒下。

通圣散：通草一钱，归尾二钱，甘草五分，乌药二钱，桃肉五钱，红花二钱，丹皮八分，楂肉三钱，香附（童便拌炒）二钱，穿山甲（炙）二钱，麦芽（炒）一钱，苏木（炒）一钱，红曲一钱，水、酒各半煎服。

流伤饮：刘寄奴一钱，元胡索五钱，骨碎补一钱，水煎，冲童便一杯，温服；如重伤加山羊血（研）一钱，或加地龙（去垢炙）二条，为末。

护心养元汤（受伤发热者用此）：当归一钱，川芎一钱，甘草五分，青皮八分，陈皮六分，连翘六分，香附（童便炒）二钱，杜仲（炒）一钱，独活六分，柴胡六分，枳壳六分，紫苏八分，水、酒各半煎服。

降气活血汤：五加皮一钱，苏木八分，杏仁八分，牛膝八分，赤芍一钱，桃仁一钱，红花一钱，官桂六分，当归（酒炒）二钱，童便一小杯冲，水酒煎服。

万应药酒方（专治跌打损伤）：归身一两，枳壳五钱，白术一两，陈皮五钱，杜仲一两，生地一两，淮膝一两，甘草五钱，木香三钱，三棱四钱，儿茶一两，海风藤一两，五加皮一两，上桂五钱，陈酒浸七日服。

七厘散（统治跌打损伤）：（一）乳香五钱，没药一两，硼砂五钱，大黄一两，骨碎补一两，血竭五钱，三七三分，自然铜（煅）一两，山羊血五钱，地鳖虫五钱，当归（酒炒）一两，共为末，每服七厘，陈酒送下。（二）姜（醋煅七次）七钱，炙地鳖虫三钱，自然铜（醋煅）三钱，巴霜三钱，无名异（煅）三钱，地龙（炙干）十条，血竭七分，没药七分，乳香七分，麝香一分五厘，共为末，每服七厘，陈酒送下，此方神妙。

保命八厘散：当归、血竭、乳香、没药各五厘，硼砂、巴霜、麝香、地鳖虫（酒浸七次，炙为末）、自然铜（醋煅）各八厘，研细末，每服八厘，服三次，瘀血尽下，粥汤补之。

夺命丹：归尾二钱，血竭二钱，酒炒大黄五钱，巴霜三钱，硼砂三钱，自然铜（醋煅）二钱，骨碎补（酒炒）三钱，地鳖虫（酒炒）五钱，炙乳香三钱，炙没药三钱，共为末，大人每服一钱，小儿减半，陈酒下，不愈，再服。

八仙丹：生大黄三钱，巴霜二钱，自然铜（醋煅十次）二钱，血竭二钱，骨碎补二钱，硼砂二钱，制半夏二钱，乳香、没药各五分，归尾（醋煅）五钱，无名异二钱，共为末，陈酒下，每服八厘，瘀下即愈。

四味金刚散：川三七一钱，肉桂一钱，木香三钱，当归五钱。共研末，分二次，酒送下。

四味止痛散：木香一两，骨碎补一两，乳香、没药各一钱，共为末，每服三分，酒下。

十八罗汉丹（治伤其效如神）：防风三钱，红花三钱，威灵仙五钱，白芷二钱，杜仲二钱，当归五钱，山药五钱，龙胆草二钱，牛膝二钱，木瓜二钱，杞子三钱，乌药五钱，破故纸三钱，川芎一钱，香附四钱，三七二钱，五加皮五钱，柴胡二钱，共为末，每服四五分，陈酒送下。

跌打夺命丹：法半夏十粒，巴霜一钱，没药五分，乳香五分，血竭三分，归尾一钱，古铜钱（醋煅）一钱，地鳖虫（炙）四钱，共为末，每服二分五厘，陈酒下，出汗愈。

一服妙方：专治挫伤，闷伤，胸腰两胁提伤，一服即愈。五加皮二钱，元胡一钱，秦艽一钱，黄芩一钱，红花三分，归身二钱，青皮一钱，神曲一钱，广皮钱半，楂肉二钱，苎麻根二十寸，地鳖虫（打汁）一小杯，姜三片，水酒煎服，醉出汗愈。

杏仁散：专治肚腹作痛。生大黄三钱，炒桃仁三钱，杏仁三钱，归尾一钱，甘草三分，童便、水酒煎服。

川芎散： 专治跌打头脑损伤者。川芎、防风、生地、羌活、花粉、蔓荆子、白芷、归尾、赤芍、陈皮、五加皮；若伤喉加桔梗，引用生姜。

桔梗散： 专治大小便不通。红花三钱，芒硝二钱，泽泻三钱，煨大黄五钱，归尾五钱，苏木二钱，猪苓三钱，桔梗三钱，桃仁三十粒，姜三片，童便、水酒煎服。

桂枝汤： 专治打伤手臂。桂枝、枳壳、陈皮、红花、香附、归身、生地、防风、赤芍、独活、玄胡，童便、水酒煎服。

蔓荆散： 专治打伤眼目。白芷、红花、蔓荆子、生地、川芎、归身、白术，水酒煎服。

杜仲散： 专治打伤腰肾。肉桂、杜仲、乌药、赤芍、丹皮、归尾、桃仁、川断、玄胡，童便、水酒煎服。

海金散： 专治伤足胫。独活、牛膝、五加皮、肉桂、当归、陈皮、生地黄、秦艽、赤芍、海桐皮、丹皮、川断、防风、姜黄，童便、酒煎服。

紫金丹： 专治跌打损伤骨断。月石、土木鳖、乌药、骨碎补、木耳炭、黄麻灰、血竭、炙乳香、归尾、自然铜（煅），等分为末，每服一分，加麝香少许。

八味补中汤： 人参一钱，生地五钱，熟地五钱，茯苓一两，白术五钱，黄芪五钱，当归一钱，肉桂一钱，明盖二钱，三七二钱，为末酒下，每服三分。

补虚损伤方： 人参、白术、黄芪、山药、熟地、苡仁、当归，等分为末，每服五分。

全身受伤活血丹： 当归、紫草、杜仲、破故纸、红花、细辛、麦冬、生地、胆草、川芎、五加皮、牛膝、羌活、桔梗、防风、桂枝、甘草、三七、灵仙、乌药，各为末。此方之分两轻重，须看症之轻重部位配合，每服五分，酒下。

伤卵袋方： 用线鸡皮补上，生肌散敷，不可劳动即好。

接骨方： 胡椒（研）三两，黄占（研）三两，嫩公鸡一只。将鸡去毛、肚内之物，将上二味入鸡肚内，打烂敷患处，一日夜用布缠好，如痒甚，可取去，即愈。

膏药方： 肉桂二两，白芷二两，当归二两，元参二两，赤芍二两，生地二两，大黄二两，阿魏三钱，土木鳖二两，轻粉四钱，血余二两，乳香五钱，没药五钱，槐枝一百枝，东丹四两，麻油煎，红布摊贴。

止血定痛散： 熟石膏一两，降香末三钱，炙乳香一钱，炙没药一钱，各研细末，再研匀，听用。

新伤方： 地鳖虫二十个，三七五分，归尾二钱，三棱钱半，牛膝二钱，川郁金一钱，醋煅自然铜二钱，土木鳖二钱，大黄五分，五加皮三钱，法半夏钱半，肉桂四分，陈酒煎服。

八仙聚宝丹： 专治跌打损伤，瘀血流入脏腑，昏迷不醒及大小便受伤，此方并治之。陈皮、当归、苏木、红花、木通、厚朴、甘草各一钱，枳壳、大黄各三钱，朴硝二钱，水煎，头盅服后，如瘀血不行，将渣再煎二盅，加蜜四匙更妙，服后须接服。

加味二陈汤：陈皮、半夏、茯苓、甘草、枳壳、大腹皮、红花、川芎、当归、白芍各八分，防风、槟榔、台乌药、青皮、桔梗、苏木、木香各三分，黄芩、紫苏各六分，姜、枣煎服。

三十六天罡：治伤仙方。当归、生地、防风、五味子、胆草、柴胡、青皮、天麻、白芷、藁本、桂枝、川芎、细辛各一钱，杜仲、大茴、乌药、故纸、灵仙各二钱，甘草一钱，茜草、牛膝、苡仁、木瓜、加皮、陈皮、丹皮各三钱，独活、白术、乳香、没药、丁香、硼砂、红花、续断各二钱，桔梗一钱，三七二钱，共为末，每服五分，酒下。

还阳保命丹：此方人死可以复生。枳实、当归各五钱，马前、白芷、赤苓、朱砂各三钱，制附子、上桂、三七、香附各一钱，神曲二钱，人中白二钱；伤在上部，加天麻、白芷各三钱，羌活、藁本各二钱；在中部，加杜仲四钱，故纸五钱，柴胡三钱，灵仙三钱；在下部，加牛膝一半，木瓜二钱；伤手，加桂皮四钱，细辛二钱，丁香十只；伤脚，加桑寄生三钱，竹马鞭三钱，八棱麻五钱，矮脚獐五钱；疼痛，加木香、乳香、没药各三钱，共为末，每服五分，葱引酒下。

一粒金丹：统治一切损伤。半两钱（醋煅研末）、大地鳖虫（炙）、瓜蒌仁（去油为末）等分，饭糊丸如豌豆大。上部伤，半饱时服；下部伤，空心服。酒送下，每服一粒。

水金枪方：用降香，瓦盆中磨下，盛于碗内候干，再加油、胭脂捣和如泥，瓷瓶收贮，甚验。

旱金枪方：出血不止，用牛胆套万年石灰，掺血立止。

少林寺伤科秘方终

《少林跌打内外伤秘方》

清·不著撰人

夫学拳者，必以身法活变、手法流利、腿足便捷为主。世之学拳者，知此而已矣，而不知一身之穴道关生命之存亡，上中下三部，或经络，或脏腑，一身之节，俱是穴道。系何穴，中是何穴，乃限定日期，存亡有准。必须急用何穴之药，起死完生，如穿杨之箭，百发百中，应若神仙耳。否则，某穴限某期日死，拳法亦限日而毙，君足悲也。此画图写穴道，注明尺寸，不差毫厘。传家之宝，千金不授。屡用拳功，并非□□……

凡人身上，大小穴道共有一百有八，大穴者三十六，小穴者七十二，大穴道中伤难治，小穴道中伤易医。中伤重者，必人事不省，血迷心窍，□□□□……或百日者总死而已。然而用药，必须速早，值其□□□用其药，必然有救无事；惟其用药，必要除根。倘拳泛者，无治，其脉外伤细小、内伤洪大，若反此者难治。沉则脉病两反，但看五脏六腑绝症治法。有舌尖黑色芒刺等苔，重舌木舌，乃小肠经绝也。若眼目不明，鱼鸟空睛，非吉兆也；瞳神中陷者死，乃肝绝也，为不治之症。口唇青黑紫色，不治；人中唇反上，如鱼口者，不治，乃土绝也；两鼻孔吊起，反扇动者，不治，乃肺绝也；角弓反张，不治；血不营经，亦不治也。此乃六绝不治之症。

前华盖穴：或七厘散、地鳖紫金散，拳泛者五月死；后肺底穴：或服药酒紫金丹，九十日死；黑虎偷心穴：或七厘散、羊血、三七，拳泛者一百二十日死；心下一寸三分翻肚穴：或七厘散、地鳖紫金丹、十三味煎药方，一百三十日死；脐下一寸四分气海穴：或十三味煎药方，轻者九十日死，重者二十八日死；脐下一寸三分丹田穴：拳泛者九十六日死；脐下一寸五分关元穴、一寸六分□□穴、一寸七分中格穴、一寸八分曲屑穴：重者一二日死，轻者四十八日死；脐上一寸三分水分穴：重者十三日死，拳泛者一百五日死，或十四日死；华盖穴：两傍各边三分，名胆汁穴，统辖元心、肺、肝三经，轻者十四日死，重者六日死；左边乳上二十分为上气穴：重者九日死，轻者六十日死；下一分正气穴：重者八十日死，或二百十日死；右边乳上三分血海穴：重者十二日死，轻者六十九日死；下一分血海穴：在正乳下，或六十日死；乳下一寸四分血海穴：重者二十四日死；再下肋梢一尺软骨上章门穴：中者一百日死，照前用药；再下肋梢软骨上期门穴：重者一百十日死；顶心泥丸穴：重者半日死；两耳下空处贴子穴：重者二十四日死；两脐毛中血门穴：重者二百四十日死；七节两边三分一胝穴：重者一百四十日死；右命门穴：重者二日死，轻者九十二日死；两腰眼中左肾穴：重者半日死，轻者八十六日死；命门穴上一寸三分气海穴：左右中间，重者一年死；尾梢尽处海底穴：重者七日死；两小腿中鹤口穴：重者一年死；脚底心涌泉穴：重者一百七十二日死；左边肋梢中气囊穴：重者八十日死；右边肋梢中气囊穴：重者一百二十日死；胸前井骨伤重起筋流血：重者一百十日死。

跌打内外伤秘方

斯乃拳家秘要，跌打拳者，必知其穴，不知其穴，坏身之本也，不知其拳而徒知其穴，坏名之源也。即所以用药者，必其一得，若一不识，而虚设也。

天关穴：在眉心穴上六寸，亦名涌泉穴，属脾肺二经。红花、当归、寄奴、赤芍、陈皮、续断、川芎、灵仙、乳香、乌药、加皮、苏木。伤其经者，头上浮肿，其势反重，用原方治之，膏贴穴内而自愈也；伤重者，穴内有一血块，反不肿胀，其势如轻，其血一阻，周身之血不通，伤血即入脾经，三日遍身皮上如刺痛，至六七日，精转入肺经，即肿矣，十日后渐瘰，至十五日准毙，医治亦用原方，将膏贴涌泉穴内，药流通半日，积血即愈。打破者以象皮汤抹净，不可惹，头发在内，掺药玉红膏收之，煎药用原方加碎补。

百会穴：在天关穴下一寸，此穴乃顶六七天，关顶门交界之存处，受伤者看顶门穴，在三关穴下二寸，属心脾二经。当归、红花、银花、灵仙、枳壳、乌药、陈皮、赤芍、泽兰、加皮。伤轻者，将膏贴在穴内，煎药用原方；重者，血入心经，即眼胀头疼，口发谵语。二日内，轻者必入其脾经，遍身紫胀，原方加桂枝、蓬术，不可用破血药，玉红膏贴之，后用肉桂、附子，敷之即愈。

百星穴：在发际之间。泽兰、红花、归尾、三棱、桃仁、续断、乌药、赤芍、陈皮、蓬术、加皮、碎补、苏木、姜黄、紫木香，看其轻重伤，伤重者，以此方随宜加减用之；若打破出血不止，用四生汤止之，用象皮汤掺净药，外用玉红膏盖之，即愈。

耳后穴：离耳后一寸三分，属心经。当归、红花、川芎、姜黄、泽兰、加皮、乌药、蓬术、三棱、肉桂、碎补、陈皮。伤其轻者，七日耳内流血而死；伤重者，三日七窍流血而死。其用药宜重剂，伤二三分者，不医，后必死；发青者，左为百青天毒，右为脱疽，先用原方清理之后，用十全大补汤，毒由损伤发者，其色紫黑；不由损伤，其色红白，竟用肿毒药治之，出毒之后，亦用十全大补汤，服之最效。

眉心穴：在二眉中间，又骨中，属心肺二经。泽兰、红花、归尾、乌药、草决明、陈皮、银花、续断、三棱、蓬术。伤顶，不论轻重损破，其势甚平，然看一百二十日睛盲。

骨枕穴：在天关穴后四寸二分，属心、肺二经。当归、猴姜、陈皮、三棱、乌药、

三七、川芎、泽兰、赤芍、红花、灵仙、加皮。伤轻者，三日内头颅发肿而死；甚者，爆碎而死；伤轻七分者，则满头胀痛，用原方治之；三四分不医，后发毒，名为至枕疽，其色初起白而有脓，反红，切不可用刀针，须用巴豆半粒捣烂，放膏上贴之，片刻自穿矣，但脓不可出，将火罐再按之，有鲜血流出可救；若无血出，用火罐拔之；有血俱止，无血者不治之症，可救出毒之后，先用八宝汤数剂，后服十全大补汤。脓黄者心经，发白者肺经。

伯劳穴： 在头上第三块脊骨上。续断、川芎、赤芍、猴姜、陈皮、银花。伤重者发肿，其首、浑身不能动，用原方膏土，离数孔贴之；伤轻者，不医，其伤反至脏腑，用茄子十个、藕节十个，同捣烂，用水煎膏，白糖霜捣无拘，晨服一盅自愈；伤入肝经，浑身发热不能动，二目昏花，口齿出血，先将热血方服数剂，后用清凉药服之；伤入脾经，身似蛇皮发风病，将蕲蛇一条，子鸡一只，干拔去毛，肠不可用，将蛇入鸡肚蒸熟，去蛇淡食自愈；伤入肺经，似喉火而无痰，微有紫血呕出，先服四生汤，后服六味地黄汤；入肾经似发症，肾水俱滞使然，用原方四剂，后服六味地黄丸。

膏肓穴： 在盖身骨斜量至肩六寸，百劳穴平量，属肺、肝二经。当归、红花、防风、赤芍、灵仙、姜黄、银花、陈皮、桔梗、肉桂、乌药、柴胡。斯穴平素负重肩托，俱不能伤，或受伤手臂不可举动如脱样，须用膏二张，一贴穴内，一贴胁下，其煎药用原方加升麻。

肺丝穴： 在伯劳穴，依盖身骨内斜量三寸，属心、肺、肝三经。当归三钱，红花二钱，姜黄一钱五分，三棱（焙）二钱，蓬术二钱，肉桂五分，陈皮二钱，乌药三钱，银花四钱，灵仙三钱，赤芍一钱四分，加皮三钱，此穴伤时，不疼不肿，浑身酸痒无救，三日死；肿痛可救，用原方，重者加桃仁、归尾，七八剂后，再加苏木。

对心穴： 在伯劳穴下六寸，再加本人中背脊长短，属心经。当归三钱，红花一钱五分，陈皮二钱，乌药二钱五分，猴姜七钱，灵仙三钱，姜黄一钱五分，肉桂五分，茄皮三钱，赤芍二钱，三棱二钱，蓬术二钱，木香一钱五分，藿香三钱五分，斯穴伤时，即闷死而不醒，微有气可救，救法在伯劳穴内，用艾火微灸之，以醒为限，俱不可灸重，重则头要爆开，苏时用原方加桔梗。

期门穴： 在左乳下直量下一寸三分是也。当归三钱，红花一钱五分，猴姜五钱，乌药三钱，陈皮一钱五分，灵仙三钱，姜黄一钱五分，肉桂五分，寄奴三钱，加皮三钱，三棱二钱，蓬术二钱，伤重者三日，轻者二十一日死。当日即医用原方，第二日加半夏，第三日加葱、姜捣烂敷患处，用火煨七次；其原方内去三棱、蓬术，加归尾、桃仁，破血为主，破之仍痛，急除破血药，用大黄下之，即愈。

章门穴： 在胁下七寸九分，属肺、肝、心三经。当归、红花、续断、泽兰、赤芍、乌药、陈皮、猴姜、加皮、姜黄、灵仙、三棱、蓬术。伤重者五日死，轻者九日死。如二三日医，尚可用原方；若隔三五日医，除三棱、蓬术，加肉桂、附子，然而用附子者，要看其人之本气如何，壮者可用，否则苏木代之；如肿痛不止，加破血药，用之仍痛，复用葱姜，照前方煨六七次，煎药用升麻。

京门穴：在期门穴下三寸二分，属心、肺二经。归尾、延胡、红花、续断、灵仙、赤芍、加皮、猴姜、陈皮、乌药、泽兰。其伤重者半日死，轻者三日死，当日医用原方治之，外加破血药；如再隔二三日，加大黄下之即愈。

泰山穴：离锁骨四寸六分，属心经。当归、红花、续断、赤芍、延胡、乌药、泽兰、陈皮、秦艽、丹参、伏神、远志。斯重者即发喘，十日死，轻者不喘，二十八日死，当日用原方，二三日医，原方内加破血药缓之，外用葱、姜，照前煨三次，病稍退后，用养血药即愈。

转喉穴：在梭子骨尖上，横量至左边一寸，再直量下一寸。当归、红花、乌药、陈皮、藿香、加皮、丹皮、丹参、石斛、赤芍、姜黄、续断。其伤处痛如刀刺，时上重者，七日而死，而治法当用葱、姜煨炒，煎熨数处后，用煎药；若不加减肉桂即愈，不医，后必喉痛，痛时用清凉药治之。

闭气穴：在锁子尖头上，横至右边一寸，再量下一寸。泽兰、枳壳、红花、乌药、生地、丹参、陈皮、木通、赤芍、续断、紫木香。斯伤重者，即刻闷倒，周时内医用原方易治，若过时难治，先将枳壳煎汤，磨嚼金木香服之后，用原方煎服，用葱、姜熨攻。

心井穴：在心窝内，属五脏。半夏、泽兰、红花、当归、陈皮、猴姜、石斛、银花、乌药、赤芍、肉桂、紫木香。其伤时不论轻重，如伤精血皆重者三日死，轻者七日死，但用原方加上加皮，照前熨之；极轻者不医，伤血精入脏腑，后必发出；伤入心经，轻者成心痛，用心穴方治之；伤入肝经，遍身发青疮，赤壳鸡蛋煎玉红膏搽；伤入脾经则成痢疾，枳壳、苏木、山楂各五钱，加砂糖冲服；伤入肺经成痰火。杜苏子二两，白芥子三钱，莱菔子一两，菠菜子一两，共炒为末，每服二钱，用米糖装在饭锅内蒸化调和，候冷白汤送下，一日一服，数日即愈；凡一切远年陈伤皆治，伤入肾则成白浊。红花、当归、寄奴草、猪苓、泽泻、乌药、川断、肉桂。以五圣丸治之即愈，其遗精、滑泄皆效。

封门穴：在乳尖横量至胸前一寸六分。当归、木香、赤芍、泽兰、陈皮、乌药、秦艽、红花、肉桂、猴姜、藿香、延胡。重者五日死，轻者四十日死，医不好，但用原方；若呼吸之气若时痛，加苏木、生地各五钱即愈。

扇门穴：在右乳尖横量至胸前一寸六分，属肺经。泽兰、当归、赤芍、红花、加皮、乌药、陈皮、续断、灵仙、姜黄。重者浑身发热气短，口齿皆燥焦，发黑发臭，七日死；凡受伤者舌必烂，用原方加麦冬、紫苏、射干、玄参立愈；不烂者只用原方可也；轻者四十九日咽喉闭塞、饭食不进而死。

血浪穴：在左乳尖直量至上一寸，属肾经。红花、寄奴、归尾、陈皮、赤芍、姜

佛家伤科

黄、乌药、银花、加皮、续断、猴姜。重者浮胀而痛，轻者但痛不浮胀，但六十日而死。重者用原方加桃仁、苏木，或用大黄，轻者只用原方可也。

五定穴：离京门穴下二寸五分，属肺经、肝经。当归、红花、赤芍、泽兰、加皮、乌药、猴姜、陈皮、银花、蓬术、三棱、桂枝。重者立发寒热，三次即死，如一次照前熨之，而用原方去三棱、蓬术、桂枝，加肉桂、草乌；若二次去肉桂、草乌，加大黄、神曲；三次去神曲、大黄，加桃仁、升麻、桂枝。轻者仅用原方。

七劳穴：在胁下一寸二分。赤芍、泽兰、当归、红花、乌药、加皮、猴姜、陈皮、姜黄、肉桂、灵仙、银花。重者七孔流血，二日死，先用四生汤，止后用原方，若不减，再加三棱、川芎、香附、延胡，去灵仙；轻者发狂，伤者右臂不能动，伤者在左，亦如之用原方加桔梗、苏木，照前熨法。

丹田下穴：在脐下一寸三分，属肾经、内膀胱经，而打伤不治，一月而亡。红花、当归、泽兰、续断、灵仙、赤芍、木通、猪苓、泽泻、乌药、陈皮、姜黄。伤处如刀刺痛，伤精血甚重，少通用原方，如过九日，无救不能活。

命门穴：在对心穴下八寸，看人长短，属心、肝、肾三经。杜仲、归尾、红花、泽兰、肉桂、陈皮、赤芍、猴姜、续断、加皮、乌药。重者九日死，原方治之立愈；轻者若不医，后心毒名为肾疽，先去其伤血，后用肿毒药治之，稍松者易治，不松者难治，后必肾水耗尽而亡；凡属三经者，第一经为主，此者专躅心经，次于肝，再次于肾，特举此而语之。

鹤口穴：在脊骨尽处内，即肾脉，故属肝、肾二经。归尾、红花、寄奴、赤芍、陈皮、木瓜、续断、猴姜、加皮、灵仙、乌药、泽兰。伤重者，立时瘫软，不痛者须灸伯劳穴三壮，后用原方，不医，五日死；轻者不医，后心发毒，名为鹤口疽，芪汤治之出毒，毒入内脏，不治之症。

海底穴：在粪门前一寸二分，阴囊后八寸，属心经。红花、当归、泽兰、续断、灵仙、赤芍、猪苓、木通、泽泻、乳香、没药、猴姜。伤处虚肿，精血甚重，小便不通，龟头肿胀，用银丝打进六寸，离龟头一寸上，用艾火一壮灸之，将银丝取出一寸，再用艾火一壮灸之，再出一寸，如是者四次，取出银丝，其小便即通，随用原方治之。

环跳穴：在大腿小骱。归尾、银花、续断、生地、猴姜、加皮、陈皮、红花、木瓜、石斛、牛膝、乌药。重者不能行动，酸痛非常，腿足皆缩，用原方治腿，一剂熨九次，再用原方服之即愈；若伤轻者，不医后发贴骨痛，用吊药吊之，先围之，内用黄芪托里散数剂，出毒后，用香附承气汤，以后再用原方服之，即愈。

盖膝穴：在盖骨上一寸，属脾经。延胡、丹皮、赤芍、续断、红花、银花、猴姜、牛膝、乌药、加皮、苏木、归尾。伤重者立刻即倒，腿不能伸，筋缩酸痛，用原方加升麻服一剂；又加桃仁、归尾破血为主，数剂即愈，纳一剂后，即去升麻。

对膝穴：膝眼穴，在腿膝弯上八寸，属心经。当归、紫苏、泽兰、牛膝、加皮、木瓜、猴姜、石斛、续断、乌药、陈皮、灵仙。伤重者通身紫胀，周时即死，立刻用原方加苏木、桃仁；轻者三日，嚼碎舌头而死；期内用原方，再加升麻、桂枝，照前用即愈。

膝底穴：在膝盖骨下一寸，属脾、肝二经。红花、归尾、乌药、猴姜、木瓜、陈皮、银花、续断、牛膝、加皮、赤芍、肉桂。重者用原方治之，轻者去肉桂，损破者亦用原方，除破血药可也；若损破不医，必成破伤风，后一百二十日成烂腿，至二百日反自愈矣。其伤毒之瘀血，上行至阳关穴、内正穴，发边者不治，上赤有封扇穴，二穴在肺下二寸六分。

前关穴：在盖膝下九寸二分，属心经。红花、当归、乌药、陈皮、牛膝、碎补、丹皮、木瓜、续断、肉桂、泽兰、加皮、赤芍。伤重者一二日，不肿不痛三日后，其色紫，在内作脓，用原方治之，消散其脓，自然消其七八分矣；伤轻者，其伤处肿痛，用活血方治之，伤左用左方，伤右用右方，伤二三分者，人不知觉，虽伤自愈；其血上攻至心，一百六十日后，中焦心生发背，其毒先痛，久则然后现其形，色如胭脂，现形之后反不痛，皆以伤血入内，凝之之故；治法，先投内伤药三剂，破血为主，后用肿毒药治之即愈；后无股，终成残疾。

竹柳穴：在小腿肚子上、膝弯下九寸一分。当归尾、红花、泽兰、赤芍、陈皮、银花、续断、木瓜、灵仙、乌药、丹皮、牛膝。伤重者用原方治之，伤轻者不医后，有病五种：伤入心经，痴呆发病，不省人事；伤肝胆二经，遍身虚黄发肿；伤入肝经，顶门发毒，名为佛顶子，其色赤；伤入脾经，遍身筋缩酸麻；伤入肾，小便流血。其伤入心，在原穴内灸三壮后，在百会穴内灸三壮，先用原方数剂，后用三黄补心丹；入脾胆上，用活血方外加引经药服之二三剂，后用六味地黄丸即愈；治佛顶子用穴上治血药，再用肿毒药治之；入肾，用红花、当归、泽兰、赤芍、陈皮、银花、猪苓、木通、连翘、黄芩、甘草。

脚柱穴：在脚面有骨起，似豆之傍。延胡、归尾、丹皮、赤芍、续断、加皮、红花、猴姜、牛膝、生地、泽兰、陈皮。伤重者，立刻痛倒，日后入于经，七日前用原方，七日后加升麻、桂枝引经药服之；伤轻者仅浮肿，不医变脚发背，用肿毒药治之；腐烂不能收，用人参末掺之，即愈；不溃，再用养血药治之。

涌泉穴：在脚底板心内，属五脏。生地、当归、红花、泽兰、乌药、陈皮、猴姜、肉桂、牛膝、赤芍、加皮、羌活。无论伤之轻重，但不知觉；顶重者，其血不能通三关穴道，遍身犹如虫攒，用原方加川芎；如不医，伤入心经，则眼鼻流血，用艾煎汤服之，后用原方；伤入肝经，左半身软瘫，用原方加香附延胡汤；伤入脾经，浑身发疮穿烂鼻，先用活血药，同时加引经药治之，田螺壳烧灰研末，用鹅油调抹；伤入肺经气胀痛，十五日后入肺经发流注；伤入肾经，小便不利痛甚，用原方去牛膝、羌活、猴姜，加木通、猪苓、泽泻；肚上葱姜熨之即愈。

大续命汤：桔梗、乳香、没药、桃仁、官桂、生地、山楂、丹皮、陈皮、乌药、香附、甘草、麦芽、通草、当归、苏木、山甲、红花。

中续命汤：归尾、红花、赤芍、桃仁、丹皮、苏木、乌药、神曲、甲片、柴胡、枳壳、木香、乳香、没药。

小续命汤：山楂、麦芽、当归、赤曲、苏木、甲片、红花、通草、丹皮、香附、陈皮、乌药、甘草。

护心养元汤：红花、归尾、川芎、赤芍、香附、桃仁、杜仲、柴胡、青皮、陈皮、木香、甘草、苏木、连翘、牛膝、枳壳。

降气活血汤：加皮、红花、苏木、官桂、当归、杏仁、牛膝、赤芍、丹皮、桃仁、香附、乌药。

当归补血汤：童便冲服。防风、当归、川芎、连翘、羌活、独活、乳香、没药、续断、白芷、白芍、杜仲、熟地、生地。童便和服，不可用酒，气虚加人参、黄芩、白术。

普救方：治跌打损伤、吐血劳伤等症。巴豆（用米炒黄）四十九粒，陈仓米一升，苍术（泔水浸）一两，厚朴（姜炒）五钱，陈皮五钱，山楂四钱，当归五钱，木通五钱，三棱五钱，蓬术五钱，枳壳五钱，枳实五钱，半夏（制衣）五钱，藿香四钱，共为末，米汤为丸，如桐子大，空心服，大人四钱，小儿二钱。

止痛方：茅竹节烧为末，白木耳炒燥为末，各等分，酒送下。

夺命七厘散：黄麻灰五钱，大黄三钱，桃仁三钱，乳香三钱，没药三钱，自然铜（醋炙）三钱，血竭一钱，骨碎补（去毛）一钱，共为末，服三分，酒送下。

紫金丹：医跌打伤发闷不醒。地虎（去头足、炙研）二钱，归尾（酒炒）三钱，血竭一钱，大黄（酒炒）一钱，自然铜（醋炙）一钱，碎补（去毛）一钱，白月石一钱（研碎、酒炒），共为末，新瓦罐收贮，临用时一分，八九回自愈接骨。

七厘散：巴霜一钱，槟榔一钱，赤豆一钱，乌药一钱，麝香二厘，参三七一钱，共为末，一日用七厘，三四日用一分，日多不用。

镇风散：治破伤风牙关紧急，角弓反张，时兴时止者服。鳔胶（切煨、微焙）、杭粉（焙黄）、皂矾（炒黄）各一两，朱砂三钱。共研碎为末，每服二钱，无灰酒送下。

内伤药酒方：当归一两，红花五钱，桔梗八分，赤曲一钱，山楂八钱，陈皮八钱，香附八钱，丹皮八钱，麦芽五钱，青皮七钱，甲片二钱，苏木五钱，半夏三钱，乳香三钱，没药三钱，降香三钱，沉香一钱，木通五钱，花粉五钱，虎骨一钱，甘草三钱，将药入袋，浸酒内，煎服。

大成汤：治跌打损伤或从高跌下，致瘀血流入脏腑，昏沉不醒、大小便闭。陈皮、当归、苏木、木通、红花、厚朴、甘草各一钱，枳壳三钱，大黄三钱，朴硝二钱，服二剂不动，再加蜜冲服。

玉真散：治破伤风牙关紧急，角弓反张，甚则咬牙切齿缩舌。南星、白芷、防风、升麻、白附子各等分，共为末，每服二钱，酒送下，重者三钱，童便调敷亦可。

调中二陈汤：治前症已服行药之后，尚进此药，三服调之。陈皮、半夏、茯苓、甘草、枳壳、红花、大腹皮、川芎、当归、白芍各八分，防风、槟榔、黄芪、桔梗、青皮、乌药、苏木、枳实、黄芩、紫苏各五分，木香二钱，加枣姜煎服。

五虎膏：贴跌打损伤诸般肿毒。半夏、草乌（桐油煎，滴水成珠，滤净听用）、葱汁、姜汁、芥菜汁。用醋将五味同松香煮，火收酒干，将前油收炼，加百草霜。

杖责良方：松香、半夏，各等分为末，蜜水调敷。

跌打损伤：当归尾二钱，红花、苏木二钱，桃（去皮尖）一岁一个，枳壳二钱，为末，童便、酒送下。

铁甲护身丹：此药未责之先服之，受打不痛。冉蛇胆半分、三七、鹿角霜、水易木、白胶香、降香节、自然铜（煅）各三钱，地龙五钱，甲片、羌活各一钱，木鳖霜三钱，为末，蜜调为锭，每锭重一钱，晨酒送下。

代鬼丹：川芎、草乌、半夏，各等分，姜汁调擦不痛。

跌打损伤遍身痛方：包（即鲎鱼蒲包，洗净晒燥，烧灰为末）一个，加乳香三钱，没药三钱，自然铜（煅）一钱，共为末，每服二钱。

棒痛方：牛皮胶（炒）二两，穿山甲（煅）一两，蜈蚣（去头）一钱五分，为末，每服一钱，酒下。

接骨丹：寻远年屎浸瓦片，火炼醋煅七次为末，加自然铜（同上碎）、旧网巾三钱，苎根灰三钱，共为末，每服二钱，酒下，其骨自凑。又方：尿浸瓦片，焙为末，入麝香少许，火酒送下。

跌打损伤方：治恶血攻心闷乱。干荷叶二斤，烧灰为末，童便调，送下二钱。

伤股折臂方：折处凑上缚定，用酒一碗，将雄鸡刺血内冲匀，趁热吃，外用连葱炒热，包缚其上，即愈。

头上折伤即时发肿：鱼胶，火煅燥为末，每服三钱，酒送下。

箭镞入骨方：巴霜微炒，加蛴螬捣碎壁末，斯须痛定必痒，后极痒不可忍，用针拨出。

抱心丸：定心神无虑。归尾、红花、苏木、木耳各二两，为末，蜜丸如圆眼大，临打时，含化一丸不痛，甘草即解。

补血饮：下部。熟地五钱，当归三钱，牛膝二钱，杜仲一钱，香附一钱，丹参二钱，米仁一钱，钩藤一钱，川断五钱，姜黄，甘草梢五钱八分。

夹打良方：胎骨三分，参须五钱，药珠三分，龙骨五钱，血竭五钱，乳香（用瓦上炒）三钱，没药五钱，真金五贴，麝香五分，建员为丸，童便调丸。

打伤末药方：胎骨一钱，山羊血（皮甜佳）一钱，紫河车每岁用一分，乳香一钱五分，没药一钱五分，甘松一钱，荜茇一钱五分，生姜二钱，骨地二钱，三七一钱，生地黄二钱，云香五钱，川芎一钱，母丁香三只，肉桂八分，杜仲一钱，木瓜三分，牛膝一分，自然铜一钱。

打伤煎方：灵仙一钱，寄奴一钱，当归一钱五分，泽泻二钱，红花二钱，桃仁二钱，蒲黄豆二钱，地骨皮三钱，生姜三钱，羊须一钱，茴香一钱，松节三钱，自然铜三钱，地苏木一钱，麒麟竭一钱五分，黄芩二钱。

跌打伤骨方：五香用代。丁香三只，麝香三分，鸭骨五钱，山奈五分，荜茇五分，边桂五分，白芥子五分，山羊血五分。

打伤末药方：胎骨一钱五分，当归（酒炒）二钱，木耳（酒炒）二钱，木通三钱，红花（酒炒）三钱，生姜（酒炒）二钱，松节（酒炒）二钱，乳香（去油）一钱五分，没药（去油）一钱五分，牛膝（酒炒）二钱，杜仲二钱，自然铜（盐炙七次），鹿角胶一两。

打伤将危方：白矾二钱，研碎之，白酒送下，醉可。

跌伤疾痛难熬方：尿缸处砖瓦常有日晒者，净过，醋炼七次为末，每服三钱，酒送下。打伤方：石兰二钱，松节三钱，寄奴一钱五分，杜仲二钱，血竭二钱，虎骨二钱，苏木二钱，加皮二钱，丹皮二钱，乳香一钱五分，没药一钱五分，乌药一钱五分，甘草二钱，桃仁一钱，牛膝二钱，木通二钱，甲片七钱，加葡萄四枚，酒煎服。内伤，加大黄三钱；中伤，加茄皮、枳壳。

煎方如神之效：丹皮二钱，白芷一钱，升麻一钱五分，桑皮一钱五分，鹤虱一钱，大黄一钱五分，牛膝二钱，红花一钱，通草一钱，桃仁一钱，乳香一钱五分，车前子二钱，加皮二钱，厚朴一钱五分，苏木三钱，角刺二钱，乌药一钱五分，小青草一钱，用酒水煎一碗服。

七厘散：乳香三钱，没药三钱，血竭二钱，硼砂二钱，半夏二钱，全当归三钱，地虎一钱，巴霜一钱五分，共为末，每服七厘三，白酒送下。

五劳七伤方：生地、红花、桃仁、柴胡、甘草、陈皮、熟地、香附、加皮、乌药、白术、归身、杜仲、木香、苏木各八分，水煎服下。

打伤沉重、大小便不通：地虎（炒）三十个，血竭三钱，灵仙五钱，沉香五钱，丁香五钱，自然铜（童便炒）一钱，麝香五钱，辰砂一钱，白芷，坑砖一块，槟榔五钱，砖火炼为末，每服酒送下三钱，初打血凝昏迷闷时，临危可将此药灌下，即活。

实接骨方：白蚁虎（地鳖方炙干为末）、乳香、没药、血竭、碎补、归尾、生大黄、硼砂各一钱，自然铜（醋炼七次）一钱，加皮，各研为末，和匀，每服八分；上部食后服，下部食前服，白酒送下；其轻者，骨有声即愈；重者，药服下其骨反张，以加肠中胀痛，发热，上不吐、下不泻，皆内疼痛，急加巴霜泥。

秘传接骨丹：接骨木五钱，乳香五钱，当归一两，赤芍一两，自然铜（醋炙）一两，共为末，用黄酒四两溶化，同前药搅匀，丸龙眼大，遇打伤处筋骨及闪痛不可忍，即用一丸，热酒浸化，乘热饮下，大痛即止。

正骨丹：治打伤骨折，血发而伤之，重者用方续骨。真降香、乳香、没药、苏木、松节、自然铜（醋炙七次）、地龙（去土、酒焙干）、生地骨各一两，土狗（油浸，焙干）十个，每服下五钱，酒调下，病人自知药性旋至顶门，遍身搜至病所，飒飒有声，而骨痊愈；但服后调补元气为主。

打伤敷夹方：凡打伤须先整骨，便只用川乌、草乌，等分为末，生姜汁调贴夹定，然后服药，无有不效。

封口药：凡伤损皮肉破裂者封之。牡蛎（煅）、江西赤脂（生研）、红丹（飞净、炒），等分细末，香油调抹疮口；若欲消肿、散血、合口，加血竭干掺。

金疮灰蛋散：风化石研细，鸡蛋清和成饼，将饼煅过，待冷复研细，遇金疮，将药掺伤处裹定，血止即愈。

损伤药煎方：寄奴一钱，加皮一钱，泽兰一钱五分，红花三钱，灵仙一钱五分，归尾二钱，白芷八分，牛膝一钱五分，砂仁四粒，葱白三根，酒送下。

伤元活血汤：治跌损伤疼，血流于胁下作痛，或小伤，或痞痛闷。柴胡一钱五分，甲片（炒）一钱，红花七分，大黄（酒炒）三钱，当归一钱五分，甘草七分，桃仁（去皮尖）二十粒，水酒煎入前服，以利为度。

七厘散：地虎，乳香半两三钱，没药、自然铜、参三七、制半夏、骨碎补、瓜子仁、茜草、巴霜，共为末，收瓷罐内，每用七厘，火酒木杯服下，后用陈酒一瓶，服之盖被出汗，忽冷见风，服过不可移动，待二时辰，其骨接上有声即住药，多若恐骨过头，反为不美。

治打伤灵骨疽疔疮：地丁、金凤花、白凤仙花、白荆梅花、白菊花、白芙蓉花，酒煎三服，即愈。

治跌打损伤十三味煎药方：赤芍（破肝经瘀血，疗心肠烦痛，解周身发热）一钱五分，当归尾（破瘀血、顺肠胃，其有三用：其头乃活血上行，其身养血而中孕，其尾破血而下流，全用活血之功）一钱五分，红花（多则败血，少则活血）一钱，香附（流行气血、调和经络）一钱，玄胡索（通经止痛，消小便之瘀血）一钱五分，桃仁（去皮，破瘀血，疗风疼）一钱，骨碎补（去毛，治筋骨周身痛）一钱五分，三棱（血斜气急可通）一钱五分，蓬术（除胀，直达下气小便中）一钱，乌药（治冷气、寒热气）一钱，木香（平肝顺气，助各药性平和）一钱，苏木（散血气之壅肿疏风，疗骨节之损伤又止痛）一钱，加葱头三个，砂仁（炒）五分，陈酒一碗、河水二碗煎服。

饱吐血方：此方不可轻传。泽泻二钱，陈皮七钱，参三七一钱五分，生米仁三钱，广木香一钱，丹皮二钱，元胡三钱，乌药二钱，加京墨水一杯、桂元核七个，河水煎。

七厘散：儿茶三钱，川芎三钱，当归二钱，血竭一两，肉桂三钱，羌活三钱，乳香三钱，没药三钱，桂枝三钱五分，麝香二分，木耳炭三钱，茨麻皮灰二钱，自然铜三钱，加松节灰二分，共为细末。

《少林寺跌打急救方》

清·不著撰人

拳 式

下插势未除快腿，得进步搅靠无畿。　钩脚锁劈不容情，上擎住不取一跌。

埋伏势窝弓待虎，犯圈套寸步难移。　就机发连几腿跌，快快回栏莫待迟。

抛架子抢步披挂，补上腿哪怕他识。　右横左探快如飞，架一掌不知天地。

攒肘势防他弄腿，我截短须认高低。　劈打推压要皆住，切勿手足忙中急。

懒托衣出门架子，变不势霎步草鞭。　对敌若无胆向前，空自眼明手更便。

金鸡独立复颠起，装腿横拳并相兼。　抢背卧牛双边倒，遭着喊叫哭连天。

探马传自先太祖，诸势可降又可变。　进攻退闪弱生强，接短拳能之至善。

拗单鞭黄花紧地，披挑腿左右难防。　抢步上拳连劈揭，沉香势推倒泰山。

七星拳手足相应，挨步逼正下提笼。　绕君手快脚如风，我自有搅冲劈重。

倒骑龙作输佯走，诱追入遂我回冲。　凭何力独硬来攻，怎当我连珠炮动。

悬脚虚饵彼轻进，二换腿决不饶轻。　赶上一掌满天星，谁敢再来比同并。

丘刘势左搬右掌，劈来脚入步连心。　更拳法探马步打，人遇一着命也尽。

指架势是个丁法，他难进我好向前。　踢膝滚金锁上面，急回步颠短红拳。

兽形势如牌挨进，凭快腿遇我慌忙。　低惊高取他难防，接短披红易冲上。

神拳当面插下来，进步火焰攒心中。　遇巧就拿就跌倒，举步不得容许快。

一条鞭横直披破，两进腿当面伤人。　不怕他胆粗力大，我巧好打通神关。

一霎步随机应变，左右腿冲敌连珠。　凭伊势固手风雷，怎当我闪繁巧取。

擒拿势封脚套子，左右压一如四拳。　直来拳逢我没说，凭快腿不得通融。

中四平势实雄固，硬攻进脚快难来。　双手逼他的单手，短打得以熟为乖。

伏虎势倒身弄腿，但来夹凑我前撑。　看他立站稳不稳，后扫腿一跌分明。

高四平身法活变，左右短出入如飞。　逼敌手手足无措，凭我便脚踢拳槌。

倒插势不与抗架，靠腿快讨他的赢。　背弓进步莫迟打，打如各声须相应。

井栏四平直进来，剪脐踢膝要当头。　滚穿劈靠珠一扬，铁样将军也要走。

兔觥脚抢人先着，补前扫转上红拳。　背弓颠踹披拦足，穿心肘靠妙难传。

大清光绪元年三月

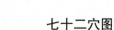
七十二穴图

周身三百六十六骨不可被人伤也。

少林寺　姜大师传授不可漏泄

打伤论

　　按堕车落马，打摸闪肭，剑伤刀破者，皆损伤也。血肉筋骨受病，不在气分，专从血论，大要宜分。血之虚实，如破皮而亡血过多者，血虚也，宜兼而补之；知如破皮而不破肉，是积瘀血者，实也，宜破血、和伤、攻利之。亡血之脉，虚细者生，数实大者死；伤瘀血胀满，脉坚强者生，小弱者死。俗医损伤，帐帷指点，瘀血停滞一症，予并载之。

　　跌打急救方（又名仙人下界）：十大功劳一钱，秦艽一钱，土鳖三个，乳香（制）八分，地苏木一钱，杜仲一钱，故纸一钱，红花五分，自然铜（火煅、醋淬七次）一钱，酒煎，食服。

　　接骨灵丹：治跌打损伤如神，打死微气不绝，可救。归尾（炒）一钱，红花一钱，桃仁（去皮）一钱，苎麻根（烧灰）一钱，土鳖（焙、去头）五钱，大黄（酒浸、晒干）一钱，乳香二分，自然铜（火煅醋淬七次）一钱，古文钱（大者加火煅，醋淬七次）二钱，没药（烧去油）三钱，骨碎补（去毛，酒浸）二钱，儿茶二钱，血竭（铜锅，酒糟煮干起烟）二钱，朱砂二钱，雄黄二钱，麝香五分，共为末，入罐内，用蜡封口；如遇此症，但有微气不绝，即用一分二厘，酒送下，过喉即活，连服数次即愈也。

　　跌打接骨方（又名锁骨丹）：当归一两，天冬三钱，五加皮三钱，香附（童便浸炒）三钱，白芍一钱，没药（火纸包，清水浸煨）一钱，肉桂二分，甘草五分，苏木三钱。腰上加杜仲，手上加桂枝，脚上加牛膝。用好酒一碗，同煎服。

　　汗淌骨碎用方：新枸杞子根四两，葱须四两，猪血四两，头酒糟四两，同捣烂敷上，外用杉树皮敷上扎好。

　　九味煎神方：又名九牛推车。苏木根五钱，青木香五钱，归尾五钱，碎补五钱，土鳖七个，广皮五钱，木瓜三钱，牛膝五钱，各等分，大剂用姜煎，入童便冲服，渣可敷患处。

　　十三太保丹：又名七厘散，又名大征车。血竭（用铜锅酒糟煮，起青烟）二两，乳香一两，朱砂一两，土鳖四个，麝香（忌火）六分，川山藤二钱，神金箔四张，烟铜一两，紫石英二两，白葛六钱，共为末，酒下，每服一分七厘，不可多服。

　　和血丹：治跌打损伤。桃仁（去皮尖）三两，双花头三钱，土鳖（酒浸死，晒干）四两。治跌打损伤自接，瘀血攻心、发热眩晕、不省人事者，此药红花汤送下。

跌打煎药方: 红花（酒炒）三分, 乳香（用火去油）五分, 续断七分, 牛膝（酒炒）六分, 没药（火纸包煨、去油）五分, 瓜皮四分, 当归（酒炒）六钱二分, 碎补六分, 秦艽八分, 木瓜四分, 灵仙六分, 十大功劳六分, 川甲二片, 人参三分, 三七（轧片研末）三分, 杜仲（盐炒）六分, 虎骨胶三分, 用好酒二壶, 每服煎浓一碗, 服下出汗为度。

　　打药方: 寄生三钱, 当归（酒炒）三两, 山楂四两, 红花三两一钱, 丹皮三两, 延胡索（醋煮）四两, 牛膝（酒炒）三两, 青皮三两, 香附（醋炒、童便浸）三两, 蓬术（醋炒）三两, 槟榔八两, 苏木三两, 降真末三两, 三棱八两, 枳实三两, 川芎一两, 瓜皮三两, 凌霄花八两, 威灵仙八两, 乳香（去油）八两, 没药（去油）八两, 大黄（陈酒浸, 煮干）八两。每服, 壮者三钱, 弱者二钱, 酒送下。

　　紫金丹: 又名十二个同年。硼砂三钱, 乳香（火纸包、清水浸煨）二钱五分, 没药（煨）二钱五分, 大黄二钱, 血竭二钱, 土鳖（与红花食之, 焙干）七个, 归尾三钱, 自然铜（火煅醋淬七次、研）四钱, 碎补（去毛）三钱, 寸香（忌火）五分, 古文钱（火煅醋淬四十五遍）二个, 为极细末, 磁器收贮, 每服七厘, 陈酒送下。

　　又方: 乳香（制）三钱, 没药（火纸包、水浸煨、研）三钱, 红花（酒制）三钱, 血竭（忌火）三钱, 土鳖（酒浸炒）三钱, 樟脑（研末）三钱, 莪术三钱, 桔梗三钱, 白芍三钱, 杜仲三钱, 龙骨（醋炒）三钱, 升麻三钱, 木瓜三钱, 归尾（酒炒）三钱, 续断三钱, 花粉三钱, 川芎三钱, 槟榔三钱, 沉香（忌火、轧片）三钱, 三七（轧片、研碎）三钱, 桃仁（去皮）三钱, 三棱三钱, 丹皮三钱, 甘草三钱, 血丹三钱, 细辛三钱, 陈皮三钱, 碎补（去毛）三钱, 首乌三钱, 苏木（轧片、研）三钱, 各制为末, 饭汤为丸, 凡跌打重伤, 用鸡一只, 活打死, 同药（伤头即取头, 伤手足即取脚翼, 左右中部取鸡身）煮酒, 每服二钱, 鸡酒送下, 除汗为效。

　　末药方: 又名龙虎飞毂。青木香（忌火、轧片）二钱, 川牛膝（酒炒）二钱, 红花（酒炒）三钱, 血竭（忌火）三钱, 然铜（醋淬七次、研）三钱, 土鳖（酒浸）十个, 川乌（姜汁炒）一钱, 虎骨（醋制）二钱, 杏仁一钱, 老桂（轧片）三分, 寸香（忌火）一分三厘, 龙骨（醋炒）二钱, 没药（去油, 包水煨, 研末）五分, 乳香（去油）一钱五分, 瓜皮三钱, 碎补（去毛）三钱, 草乌（纸包, 水煨）一钱, 以上为末, 每服二钱, 好酒送下。

　　金枪神方降真: 最佳者名曰紫金藤, 不拒多少, 研极细末, 掸伤处即愈。

　　刀斧药方: 磁石（煅）、虎骨（酒制）、自然铜（醋淬七次）, 共三味, 研细末, 掸伤处即好, 其骨自接, 生肌散瘀血, 三日即效。

　　又方: 川膝一钱五分, 金狗脊三钱, 白芷三钱, 寸香（忌火）二分, 陈皮（大黄同炒）二钱, 冰片二分, 白葛二钱, 半夏一钱, 没药（制）一钱五分, 血竭（忌火）一钱, 儿茶一钱, 硼砂二钱五分。共研细末, 收贮备用。

　　跌打末药方: 杜仲（盐水炒）一两, 川芎五钱, 生地（炒焦）一钱, 羌活（焙干）八钱，丹参一两，桂枝八钱，牛膝（酒炒）一钱，枳壳（蒸）一两，白芷八钱，灵仙八钱，郁金八钱，红花八钱，川归（酒炒）一两，碎补（蒸）一两，独活（焙干）一两。共研末，过戥，弱者服三钱，强者服四钱，十五味各投分厘听用。

脉口二穴药方：桂枝、秦艽、虎骨、防风、红花、续断、沉香、松香、细辛、青木香、归尾、土鳖、泽兰、姜黄。

背心穴药方：红花、续断、归尾、防风、乌药、杜仲、桃仁、附片、陈皮、秦艽、泽兰，用老姜为引，用也即效。

刀口药止血方：象皮二钱，辰砂三钱，炉甘石五钱，上冰片八分。

全身跌打末药方：杜仲二钱，川芎五钱，生地一钱，牛膝一钱，郁金八钱，连心八钱，桂枝四钱，（缺页）……碎补一两，独活一两，羌活八钱，枳壳一两，远志八钱，黄芪（酒炒）五钱，当归（酒炒）二钱，老生姜二钱，小茴二钱，大熟地一两。

膏药方：防风、槟榔、赤芍、薄荷、荆芥、白芷、桂枝、甘草、银花、细辛、羌活、黄柏、虫蜕、黄连、独活、当归、花粉、甲珠、川芎、黄芩、花椒、血竭、桃仁，黄丹六两半，麻油一斤。

通身七十二穴末药方不传授：羌活（葱汁制）三钱，碎补（葱汁制）三钱，三七（轧片，忌火）一钱五分，当归（酒葱汁）三钱，生地（葱汁炒焦）一两，草乌（葱汁）五钱，藁本（姜汁）三钱，白芷三钱，火麻三钱，茜草（姜汁）二钱，甘草一钱，桂枝五分，土鳖（酒浸，炒研）五钱，厚朴三钱，灵仙二钱，五味子三钱，陈皮三钱，防己三钱，独活（酒炒）三钱，杜仲（盐水炒）三钱，故纸三钱，大茴三钱，乌药三钱，天麻三钱，血竭（忌火）一钱，寸香（轧片研）五分，牛膝（酒炒）三钱，木瓜三钱，苡仁三钱，没药（去油煨）三钱，车前（火煅，研）二钱，上桂（轧片，研）一钱，生大黄八分，灵脂三钱，丹皮三钱，青皮三钱，白术三钱，细辛三钱，棱麻三钱，熟地（葱水）三钱，瓜皮三钱，红花二钱，白芍三钱，桔梗三钱，然铜（醋炒）二钱，赤芍三钱，广木香（轧片，忌火，研）五分，青木香（轧片，研）二钱，碎补（去毛）二钱，升麻五钱，茯苓一两，虎骨（醋制）五钱，柴胡三钱，川乌（火纸包，清水浸煨）三钱，三棱三钱，莪术三钱，儿茶一钱，胆草三钱，汗血二钱，续断（酒炒）一钱，川芎二钱，沉香三钱，琥珀三钱，人参四分，泽兰五钱，川椒五钱，乳香三钱，赤苓一两，寻骨风五钱，丁香（切片，研）二钱，山柰一两，木通五钱，茜草五钱，槟榔五钱，川藤（子母打用，男不可用）四钱，红内消（女用二味，男不用）四钱，牛黄（忌火，研）一钱，硼砂三钱。此药七十八味，共研末，过戥，服五分，葱为引。

接骨敷药：又名金枪夺锁。梧桐皮三钱，鸡骨草五钱，碎补五钱，肉桂（忌火，轧片）一钱，土鳖五钱，草乌三钱，川乌三钱，五加皮五钱，接骨草五钱，蚯蚓（焙干）五条，姜汁、韭汁、砂糖调服。或夹打重伤，用蒲扇烧灰，砂糖调下；不效，行死或有气，用蚯蚓三条，煅为末，酒送下即活。

腰痛方： 杜仲一钱，续断一钱，当归一钱，故纸一钱，熟地一钱，为末，煮猪腰蘸药食之，酒下，加青盐五分。

打死回生急救方： 草乌三钱，川乌二钱，肉桂三钱，每服五分，打凶者下七钱，生酒冲服；牙齿不开者，撬开送下。

又方： 用十里香或根叶，捣汁灌下为好。

八宝丹： 珍珠一钱五分，象皮二钱，玛瑙，砂仁一钱五分，琥珀一钱，儿茶二钱，白蜡八分，四六片一分，共为细末。

跌打敷药方： 白芷二钱，儿茶二钱，川乌二钱，牙皂一钱五分，川芎一钱五分，香加（皮）二钱，碎补二钱，北樟一钱，草乌二钱，土鳖二钱，宣瓜一钱五分，防己二钱。共研末，加嫩苎麻兜，并水、酒糟捣烂，微滚，敷之可住。

跌打方： 大田七一钱五分，血竭二钱，草乌三钱，紫油桂四钱，文术五钱，三棱三钱，大海马二钱，碎补三钱，儿茶二钱，川三七三钱，六汗二钱，香加三钱，自然铜二钱，灵仙四钱，桃仁二钱，大土鳖三钱，红花三钱，川乌三钱，真虎骨二钱，净元寸一钱。共研末，水酒冲服。

疮药膏方： 大枫子肉四十九粒，桃仁三钱，麻黄二钱，斑蝥七分。共研细末，雄猪油为引。

治黄疸仙药方： 猪苓三钱，苡仁六分，尖苍术一钱，赤苓三钱，枳子六分，川朴六分，茵陈二钱，前仁一钱五分，仁米三钱，肉桂五分，附子五分，共为细末，制甘石一钱，四六片一钱，轻粉三分，白蜡五分，赤芍三钱，赤石脂五分，熟石膏一钱五分，共为细末。

轻药方： 南杏、生军、生地、黄柏、叶柱子共十四，又鸡子白、灰面。

九种心痛神效方： 干姜、胡椒各等分，每服一分，腰痛时，烧酒送下；如不用烧酒，和白滚汤送下。

治梅疮方： 蜗牛膝条擂碎，将头生酒热滚冲服出汗，连用二服，即好。

治蛊胀方： 活田螺四个，独大蒜三个，车前子三钱，为末，捣成饼贴脐上，用片缚住，毒从小便出，一日一换，三次即愈。

治大小子方（神效验过）：青皮、陈皮、大茴、小茴、真川楝子（二个）。

治疔疮方： 取菊花叶并根，捣碎取汁，冲生酒尽量饮，渣敷患处，效验如神。

治积气痞块走动磨方： 皮硝（炒）四两，大黄三钱，穿山甲（炒）七片，天南星五钱，麝香一分，共为末，布包擦患处，效验如神。

治吐血痨症： 白蒺藜草，不拘多少，晒干，每服一两，水二碗煎，露一夜，次日空心送下，服一月，即痊愈矣。

治心气痛方： 用水边麻蓼花，阴干为极细末，每服用三厘，生酒送下，立效。

治牙痛方： 此方可广传，以济世为妙。石膏四钱，丹皮、青皮、生地各八分，防风六分，荆芥五分，甘草三分，加姜三片，水二盅煎七分服，食远时服，用照依牙痛加减。上正四牙痛，属心，加蓬术八分，麦冬八分；下正四牙痛，属肾，加黄柏八分，知母八分；上边二牙痛，属胃，加川芎八分，白芷八分；下边二牙痛，属脾，加白芍八分苍术八分；左上牙尽痛，属胆，加羌活八分，胆草八分；左下牙尽痛，属肝，加柴胡八分，栀子八分；右上牙尽痛，属大肠，加大黄八分，枳壳八分；右下牙尽痛，属肺，加黄芩八分，桔梗八分。其效百发百中。

治大小子：羊油，不拘多少，悬挂四五年，每用四五钱，将冷水洗去灰，捣碎，用好酒热滚冲服，酒尽量饮醉，絮被盖之，将手于患子处，有大筋微抄，即子气有鸣声上升，二服即愈。效验如神。

治面麻疳口疮方：用票蒲煎水，青布擦洗数次，即愈。

擦牙散：生石膏一两，熟石膏一两，青盐一钱，大黄二分，研末擦之妙。

治心痛方：丁香、胡椒、巴豆（去油），各等分为末，饭为丸，如绿豆大，每服五丸，空心滚水送下，用酒者酒送下。

治心气痛方：用七制五灵脂，酒、醋、盐水、姜汁、童便、蜜糖、甘草制为末，如丸，常服，神效。

小儿疳积方：用雄鸡肝一副连胆，勿下水，再用朱砂一分，雄黄二分，空心酒顿热吃。

小儿口疳：茱萸三钱，研末，醋调敷二脚心，一日即愈。

洗眼时气方：杏仁（去尖）七粒，胆矾少许，铜绿少许，同煎，露一夜，温热洗之。

鱼骨头梗喉不能下：宿砂、威灵仙、砂粉和酒煎，任你硬似铁，一见软如绵。

对口方：生半夏三钱，马兰草根五钱，猪油五钱，共捣烂，看疮口大小，饭饼贴，待干又换；如不消，后换一次即愈，验过。

疳积方：用羊角烧灰，每服一钱，不拘汤酒，送下为妙。

小儿吞针入肚方：炒熟蚕豆和韭草同食即出矣。

治牙痛方：马牙硝（正支）三钱，擦牙三四次即愈矣。

牙痛方：用芫花、细辛、蒺藜、小麦、花椒各一钱，煎汤漱口，立效。

治口疮方：满口生疮痛可怜，生姜一片与黄连，口中细嚼流涎水，便有人邀可赴宴。

治头痛方：川芎、辛夷、旋覆花、甘菊、明天麻、胆草、白芷、细辛、土茯苓四两为君，北细辛、蔓荆子、防风、防己，上阴阳水煎，用帛缠头，将药先熏鼻，觉微汗，后服此方，神效除根；如不愈，再一服，永不发。又方：川芎、细辛、闹羊花，三样研末，吹入鼻中亦好。

治一世不生疮方：苦参（咀片）四两，用火酒浸，焙干为末，饭捣烂为丸，如梧桐子大，每日三钱，空心服下。

搽血风疮并癣疮：醌醌疮方。水粉、银朱、水银、芝麻、麻油、花椒、百草霜，不论等分，搽之即愈。

聚鼠方：螃蟹一只，去壳，用脐内黄，加麝香五厘，再加黑丑、白丑各五分，共为末，用好酒调，搽安息香上，待干，点，房中再用热水一盆，其鼠自来，形如痴样，取出送空地，不害他性命。

治疮气方：麝香二钱，川乌四钱，草乌四钱，乳香六钱，没药六钱，肉桂六钱，共为细末，加膏药上贴之。

收口药方：轻粉二钱，冰片一钱，龙骨二钱，象皮、赤石脂、海螵蛸各二钱，共为细末，加膏药上贴之。

眼睛生鹤：白蒺藜二钱，川芎五分，冬桑叶二钱，木茜草五分，谷精草二钱，白芷五分，龙胆草五分，甘菊五分，决明子五分，白夏枯草一钱为引。

万阴打：红娘一两，花椒一两，包豆一两，炙甲片一两。

经验初生小儿解痘神方：金银花一钱，红花一钱，桃仁一钱，生地二钱，荆芥穗一钱，赤芍二钱，甘草（生）五钱，当归二钱。

妇人不生神方：制首乌三钱，枸杞子二钱，益母草三钱，续断二钱，西党参三钱，杜仲二钱，当归一钱五分，枣仁二钱，炒白芍一钱五分，制香附一钱，焦白术一钱五分，茯神一钱，陈皮一钱，炙远志一钱，炙甘草五分，加广木香五分，石莲子一钱五分，五味子六分，海螵蛸三钱。

跌打神方：防己二钱，当归一钱五分，血竭一钱五分，碎补二钱，红花一钱五分，木香一钱，沉香一钱，牛膝一钱五分，三七一钱，川断一钱，肉桂一钱五分，元寸三分，没药一钱，名异一钱五分，甘草一钱，马鞭草一钱，海马一对，杜仲二钱。

治红淋方：当归、熟地、茱萸肉、条参、白芍一钱五分，丹皮一钱，车前二钱，茯苓二钱，炒栀二钱，甘草八分，圆肉为引。

治老鼠偷粪门：猫骷髅骨烧灰，生酒空心尽量服，石灰收口水，搽疮上。

小便不通：蒜一两，盐一两，共捣烂，贴脐上效。

小便出血：头发不拒多少，烧灰为末，醋下。

治阴症方：胡椒一钱，硫黄，生酒泡服。又方：人参、附子、干姜、白术，水煎服。

急阴症：用韭菜地白头蚯蚓九条，焙干为末，老酒冲服。

治阳症：萝卜子半盅，用锅焙枯收，火酒一盅入内，取酒饮之。

治男女阴症起死回生：干鸡粪二合，入铜锅炒黄色，加胡椒一些，一粒研碎，连须葱茎切细，好酒二斤入鸡粪、葱，放于锅中煎滚，待澄清后服；如牙关紧闭不开，拨灌此药。

月信不调：当归、香附、川芎各一钱五分，赤芍、官桂、吴萸、砂仁、益母草、川膝五钱，熟地一钱五分，甘草五分，老酒引。

妇人经闭：茜草根一两，酒煎服。

妇人经不调：蔓荆子五钱，甘露根一两，陈棕五钱，共为末，老酒冲服。

治娩不生方：路边蒿子上白果二两，甘露根四两，煎水，陈棕（烧过）二两，乌骨鸡（食肉）一只，骨为末，糯米二升磨粉，骨用匕炒，水为丸。

治大小便下血：用贯众加棕灰为末，热酒服。

鼻衄常流方：先天不足，肝胃之热冲肺，鼻衄常流，膈痛，脉左尺弱、关弦，先养阴以清肝胃之衄法。大生地三钱，大白芍（去心）二钱，女贞子二钱，丹皮一钱五分，元参一钱五分，大麦冬一钱五分，全蝎三钱，生山栀一钱五分，茯苓三钱，料豆衣一钱五分，加藕节四个。

收口方：制甘石一钱，四六片一钱，轻粉三分，白蜡五分，车丹三分，赤石脂五分，熟石膏一钱五分，共为细末。

治七二血疯气神方：全当归一两，锁地风三钱，香附五钱，防己三钱，金银花三钱，生首乌四钱，桂枝二钱，骨碎补（去毛）五钱，大生地一两，威灵仙一两，宣木瓜三钱，秦艽四钱，加桂圆肉四两，陈酒五斤，隔水炖三炷香为度，每夜吃一碗。

鼻血方：胎发、龙骨各等分，焙成灰。

小便出血：淡豆豉二撮。

治疯气方：归身二钱，灵仙一钱，附片一钱，秦艽二钱，川芎一钱五分，白芷一钱，南星一钱，桂枝一钱五分，羌活一钱，防风一钱五分，寄生一钱，红花二钱，自然铜二钱，淮牛膝一钱，川牛膝一钱，嫩桑枝五分，水煎，用水酒药引。

治腰痛方：土鳖五分，杜仲一钱，自然铜一钱。共研细末，水酒冲服。

种子神方：原传之方系四川成都府崔照磨，年七十岁赴京，遇户部郎中周士富，于叙同庚得此方。崔照磨妻年七十，服之面如童颜，经水后来，一交成孕，连生二子，奇怪已极。致有崔邻张遴寡妇陈氏六十二岁，不信，亦吃此药，偶以试之，果若童颜，随即有胎孕，更奇怪矣。奈孤阴无阳，堕胎而无骨。又有褚学士妻赵氏，年已四十五岁，服此药连生二子，神化莫测，真仙方。此药添精补髓，更治五劳七伤，功难尽述。今系彰州府金太守面看此方，力劝制服，据有二官岳总，岳年老无嗣，因服此方，连生二子。人生于在世间，方便第一，不可秘密，宣传此方，功德无量。大熟地二两四钱，母丁香二两，山萸肉二两四钱，车前子二两，蛇床子一两四钱，大茴香二两，花蜘蛛七八只，威灵仙二两，巴戟天二两，淡苁蓉二两四钱，桑螵蛸一两四钱，远志肉二两，广木香一两四钱，菟丝子二两，马兰花八分，粉草薢四两，白茯苓一两四钱，全当归二两，荜澄茄二两，煅牡蛎二两，木通二两四钱，干漆二两，全蝎四钱，龙骨二两，沉香三钱。上药二十五味，共研细末，再加灯草灰五分，加炼蜜二十八两为丸，或温汤或开水送下；临期转经服益方，每月服。桂枝二钱，炙甘草二钱，饴糖四钱，白芍三钱，姜衣二钱，大枣四个。

鸡眼方：荞麦一钱，荸荠一个，共捣，照鸡眼大小贴。

牙痛方：姜黄、白芷、细辛各五分，为末。

胞衣不下：芒硝二钱，牛膝三钱，童便半杯。

手足冻疮：蟹壳烧灰，麻油调搽，先以萝卜菜根煎汤熏洗。

治红淋吉正神方：熟地一钱五分，茯神一钱分，甘草一钱，当归一钱五分，枣仁一钱五分，青皮一钱五分，圆肉二钱，志肉一钱五分，五味五分，寸冬一钱，红枣七个，苍术（土炒）一钱五分，小茴二钱，共煎水服。

治经期久闭：二蚕沙一两，炒黄入好酒一斤，煮沸清澄去沙，每日服一盏，即通。

治一切无名疔疮：桐子（去壳要肉，放火生烧半生熟）一枚，耳朵屎取些，濠猪一枝，杵烈火里烧黄色取下，头发绳取些，四味共捶烂，敷疮上即愈。

《少林寺存下班中跌打妇科万应良方》

清·冯润田撰

序

神农尝百草，治病有方。仲景编医书，内外方备。夫人生莫甚于疾病，莫甚于痛苦，是以外科一道，不可不讲求也。弟见世上之被刀伤跌打，道心常恻焉，因弟自幼从师，成童学艺，感师传授方书，乃按通身脉穴、骨节部位，如有刀伤、跌伤、打伤，按部发药，莫不奏效。今不自忖量，共装成部，付坊印刷，以便乡村诸同胞有此症者，可免痛苦之患，亦无性命之虞，虽不能救困扶危，亦岂无小补也哉。愿世上有心世道诸同胞，广为印送，则弟感情不尽也，是为序。

番禺员峤冯润田氏谨识

真传万应刀伤药方： 乳香、没药、马钱（去毛皮）、麻黄，共为细末忌食，每服药银一毛，存心赠送，功德无量。

通身药水方： 丹皮一钱五分，羌活一钱，生地一钱二分，土鳖七分，血竭一钱，石菖蒲一钱，茜草一钱半，当归一钱二分，田七一钱，然铜一钱，木香一钱半，赤芍一钱，青皮五分，乳香五分，没药五分，茯苓一钱，烧酒热服。

跌打受伤两耳开空穴名黄蜂巢，耳伤用脚筋之管，晕死在地要拿沟子穴，服药： 灵仙一钱，虎茨一钱，当归一钱半，木通一钱，山草一钱半，木香八分，云苓一钱，脚樟一钱，甘草一钱半，用童便和酒热服。

跌打受伤太阳太阴二穴，血串两目晕在地，目中出血，服后药。用七厘散： 龙骨一钱，辰砂一钱，三七一钱，琥珀一钱，血竭一钱，人中白一钱，沉香一钱，乳香（去油）一钱半，自然铜一钱，没药（去油）一钱半，山羊血（如无，用土鳖二钱代之）一钱，共为细末，好酒调服一钱。又用八宝散点：珍珠（用豆腐者）一钱，滑石一钱，甘石（薄荷水煮，后用火煅）一钱，丹砂八分，乳香一钱，共为细末，重筛，点患处即愈。

跌打受伤脾骨或拳伤，棍伤如断者用敷。服药： 木香六分，灵砂一钱，茯神一钱二分，花粉一钱，然铜一钱，川乌一钱，脚樟一钱，独活一钱，甘草一钱，牛子一钱，丹皮一钱，龙骨（火煅）一钱，乳香（去油）一钱，没药（去油）一钱，红花一钱，共为末，好酒服。敷药方：桂子一钱六分，花椒一钱，葱地蚯蚓五钱，土鳖五钱，麝香二分，酒药七分，共擂烂，用好酒、麻油调敷。

跌打受伤，胁下为双燕入洞，看他左右，在左四肢无力，黄瘦吐血，在右半身不遂，气血走于七孔，用敷： 桂枝一钱，羌活八分，云苓一钱九分，陈皮一钱，赤芍一钱，大腹皮一钱，柴胡一钱，紫苏一钱，木通一钱，半夏一钱，青皮一钱九分，双白皮一钱二，甘草一钱，用生姜为引，酒热童便一小杯对服。再服：官桂六分，橘红一钱，腹皮一钱，桑白一钱，青皮一钱，陈皮一钱，红花一钱半，桃仁七粒，乳香（去油）一钱，没药（去油）一钱，秦艽一钱，柴胡一钱，云苓一钱半，鳖甲一钱半，半夏一钱，丹皮一钱，木香六分，桂枝一钱，用福莲为引，酒煲服。又服：人参八分，云苓一钱半，三七一钱，银花一钱，苍术一钱，香附一钱，红花一钱，用藕为引，酒煲服。

若伤右胁亦用服药： 当归一钱三分，白芷一钱，秦艽一钱，川芎一钱，红曲一钱，木香一钱，赤芍一钱，朱砂五分，沉香一钱，栀子一钱，血竭一钱，桃仁七粒，甘草一钱，用童便为引，好酒煲服。再服七厘散：血竭一钱，人中白一钱，田七一钱半，乳香（去油）一钱半，甘石（炒）一钱半，白皮一钱，柏叶一钱半，紫草绒一钱，当归一钱半，生地一钱二分，没药（去油）一钱半，龙骨九分，然铜一钱二，丹皮（水飞）一钱，木香一钱。共研为末，用肉汤调服。又服：河车一钱，乌药一钱，白芷一钱，杜仲一钱，橘红一钱，熟地一钱，云皮二钱，青皮一钱，神曲一钱，枳实一钱，云苓一钱，砂仁一钱，三七一钱，连翘一钱半，茜草一钱。共研末，用肉汤调服一钱即愈。甘温，入肝、脾、大肠经，活血化瘀，健脾消食，治产后恶露不净、瘀滞腹痛、食积饱胀、赤白痢等。

跌打受伤挂榜穴，此乃大穴，偏身麻痹，或寒或热，伤肠内积血成块，四肢无力，用药服： 大黄八分，红花一钱，苏木一钱，木香六分，泽兰一钱，桃仁七粒，当归一钱半，陈皮八分，土鳖一钱，寄生一钱，木通一钱，用生姜为引，好酒炒服。再服：生地一钱半，砂仁一钱二，黄芪一钱，赤芍一钱，红花一钱，肉桂九分，白芍一钱，云苓一钱半，乳香（去油）一钱半，白芍一钱，没药一钱（去油），甘草一钱，巡骨风半钱，砂仁一钱，甘草一钱，用元肉五分为引。

跌打受伤左右凤尾，此乃大穴，血气不行，腰眼疼痛，人又黄肿，如伤断积血有瘀，大便不通，身体不和，用药内服外敷。服药用： 合夕凤一钱五分，寄生一钱，加皮一钱，红花一钱，木香五分，甘草一钱，干葛八分，半夏一钱，虎骨一钱一分，玉桂六分，木通八分，升麻四分，土鳖三只，山甲一钱，乳香（去油）一钱，没药（去油）一钱，故纸一钱，五龙草一把，葱为引，酒煲服。外用敷方：乳香、没药、红曲、土鳖、五龙草、麻根、姜葱。再服方：秦艽一钱，土鳖一钱，红花一钱，麻骨一钱二，续断一钱，玉桂八分，生地一钱，加皮一钱，甘草一钱，用童便为引，酒煲服。

跌打受伤，双燕入洞下为仙人夺印穴，伤呼吸疼痛，用药服： 青皮一钱，鳖甲一钱半，柴胡一钱，红花一钱，苏木一钱，没药（去油）一钱，乳香（去油）一钱，土鳖一钱，陈皮一钱，半夏八分，槟榔八分，当归一钱，生地一钱，用童便、藕节为引，好酒煎服。再服：孩骨、七厘散，重四服，轻二服，便痊愈。

跌打受伤桥空此乃鼻梁名架穴，用药服：当归一钱，白芍一钱，茯神一钱半，黄芪一钱，贯众一钱，红花一钱半，甘草一钱，香附一钱，青木香一钱，灯心为引煎服，用好酒煲之。

跌打受伤鼻为烟空穴，血滴不止，用药服：血竭一钱，茜草一钱，桔梗一钱半，杜仲一钱，白术一钱半，红花一钱，连翘一钱，独活一钱，生柏叶一钱，用葱为引，水酒煲服。

跌打受伤牙背牙腮，此乃小穴，看他左右。若在左移掇右边，若在右移掇左边，用药服：铁马鞭一把，碎补一钱半，桑寄一钱，活血丹一钱，金不换七叶，加皮一钱半，脚樟一钱，白牙丹一钱二，牛膝一钱，泽兰一钱半，白麻骨一钱半，蓖麻一钱，为细末，好酒调服。舌尖吐出在外后井窝，用灯火一点自收。

跌打受伤舌咽穴，此乃小穴，用药服平胃散：苍术一钱，加皮一钱，甘草一钱，陈皮一钱，香附一钱二，厚朴一钱，砂仁一钱二，好酒调服。乳香（去油）一钱半，没药（去油）一钱半，用好酒调服，治血势不行。再服：麝香二分，桃仁七粒，生地一钱，木香八分，云苓一钱半，三七一钱半，羌活一钱，加皮一钱，独活一钱，木通一钱，活血丹一钱，用藕节为引，好酒煲服。

跌打受伤上焦咽喉正穴，伤了食管，饮食不进，伤了血气，不能行走，晕死在地，要开关节，用拿沟子穴，服后药。五虎下西川方：麝香一分，半夏一钱，山楂一钱半，青木香一钱二，母竹根（桃竹是也）一钱，为末，好酒服。二服不效，再服千金分气散：木通一钱半，半夏一钱，桂枝一钱，赤芍一钱，茯苓一钱，陈皮一钱，双皮一钱，腹皮一钱，甘草一钱二，红花五分，羌活八分，苏叶五分，青皮一钱，共为细末服。敷药：土鳖一钱，红曲一把，栀子十个，花椒一钱，韭根一把，老姜一块，生葱一把，胡椒一钱，酒药七个，加皮（新摘佳）一钱。服药：土鳖一钱，红花一钱半，木香八分，乳香（去油）一钱，没药（去油）一钱，虎骨一钱半，龙骨一钱半，鹿筋（炒）一钱，甲珠一钱，红枣为引，酒煎服。

跌打受伤将台穴，此乃血气，必定吐血，若忍着此伤，于阳明胃脘胃口之气，此为三焦不足，至三年必吐亡，用药服：官桂一钱，橘红一钱半，云皮一钱半，郁金一钱，砂仁一钱半，红花一钱半，朱砂（飞过）一钱，木香一钱，甘草一钱，沉香一钱，青皮一钱，用酒煲童便对服。再服：乌药一钱，枳壳一钱半，朱砂（飞过）一钱，红花一钱半，神曲一钱，七厘散一钱二，厚朴一钱，川芎一钱，菟丝饼一钱半，三七一钱，似人参者为佳，姜汁三匙羹调服。若症重未愈，再服沉香顺气丸：沉香一钱，云苓一钱，赤芍一钱，乌药一钱半，红花二钱，三七一钱，熟地二钱，神曲一钱，木香一钱，乳香（去油）一钱，没药（去油）一钱，白芷二钱，甘草一钱，木通一钱半，白芍一钱，血竭一钱半，紫草茸二钱，用早造糯米一合炒熟为末，炼为丸，早晚酒服三钱。

跌打受伤鼻中名太冲穴，此乃死穴，用药服：香附一钱半，红花一钱，桂枝一钱二，苏梗一钱半，泽兰五分，升麻一钱二，白芷一钱，陈皮一钱，甘草一钱，生半夏一钱，用葱为引，好酒煎服。

跌打受伤胃脘，此名人空穴，为死穴，晕死在地，吐血不止，气往不逼，要用擒拿。服药：三七一钱，木香八分，陈皮一钱，桂枝一钱，橘红一钱，山羊血八分，灵砂（飞过）三分，血竭一钱，赤芍一钱，青皮一钱，石脂八分，黑羊肝一钱，甘草一钱，童便为引，好酒煲服。

跌打受伤心窝乃为天平针穴，实为大穴，人以心窝主，口中吐血，心中刀割不能饮食，冷汗不止，夜间烦躁，命在旦夕。用药服：山羊血一钱，金沙八分，银沙八分，虎骨一钱，三七一钱，甘草一钱，人中白一钱，血竭一钱，然铜（醋制）八分，用灶心土为引，好酒煲服。服之无效，心略痛止分毫再服。若不效不可再服。枳壳一钱半，桔梗一钱半，陈皮一钱，郁金三分，细辛四分，石菖蒲一钱，红花一钱半，甘草二分，川芎八分，煨姜为引，好酒煎服。再服：朱砂三分，沉香五分，当归一钱，红花一钱，甘草一钱，三棱一钱，莪术一钱，麦冬一钱，龙骨一钱，神曲八分，橘红一钱，官桂八分，用生姜为引，酒煲服。再服：当归一钱半，生地一钱半，杜仲一钱半，半夏一钱半，腹皮一钱，良姜一钱，木香八分，甘草一钱，丹皮一钱，用细马蓼一把为引，酒煲服。

跌打受伤心窝下名中脘穴，乃是大穴，翻肠肚饮食不纳，气往上逼，两便不通，用药服：朱砂一钱，乳香一钱，枳壳一钱，砂仁一钱，云苓一钱，故纸一钱，黄芪一钱半，甘草一钱，云皮一钱，白芷一钱，用元肉五枚为引，酒煲服。再服：白蜡一钱，白术一钱六，贯众一钱，柴胡一钱，薄荷一钱，木通八分，甘草一钱，大茴一钱，小茴一钱，用红枣为引，酒煲服。服后看呕不呕，有效再服。黄芪一钱半，桔梗一钱二，木香八分，粟壳一钱，附子一钱，黄芩一钱，丁香五分，龙骨一钱，枳壳一钱，甘草一钱，好酒煎服。不呕再服：香附一钱二，木香六分，连翘一钱，加皮一钱，乳香（去油）一钱，没药（去油）一钱，陈皮一钱，故纸一钱，甘草一钱，红花一钱二，用童便为引，酒煲服。

跌打受伤肚脐六宫，乃为大穴，汗如雨下，身上麻痹，肠中疼痛，伤于五脏六腑，上吐下泻，两气不接，不可乱医，用服：人参二分，生地一钱半，红花一钱，薄荷八分，防风八分，乌药八分，乳香（去油）一钱半，没药（去油）一钱半，当归一钱二，厚朴八分，龙骨一钱，甘草一钱，用生姜为引，水煲服。再服：云苓一钱半，云皮一钱，槐骨一钱，元胡一钱，地芋一钱，大茴一钱，腹皮一钱，红花一钱，苍术一钱，甘草一钱，用藕节为引，水煲服之，后红肿不消，再服药末：灵砂八分，白蜡一钱，小茴一钱，血竭一钱，麝香三分，紫金皮一钱，丁香一钱，木香一钱，三七一钱，乳香（去油）一钱，没药（去油）一钱，人中白一钱，龙骨（火煅）一钱，红花一钱，茯苓一钱半，然铜一钱，甘草一钱，共为细末，好酒调服。又用敷药方：麝香三分，白蜡一钱，银朱一钱，苍术一钱，用小鸡一双，同药捣烂敷肚脐。

跌打受伤两乳上乃名二仙道穴，伤重四肢麻痹，用药服：当归一钱二，桂枝一钱，羌活一钱，红花一钱半，细辛一钱，射干一钱半，木香八分，腹肾一钱，乳香（去油）一钱，没药（去油）一钱半，牛蒡子一钱，用灶心土一钱，酒煎服。再服：川芎一钱，三七一钱，沉香一钱，云皮一钱二，红花一钱六，杏仁一钱，当归一钱二，大枣肉十枚，菟丝子一钱二，半夏一钱，甘草一钱，童便为引，好酒煎服。

跌打受伤乳下二指许，左边为气门、血腕，右边为血气、血痰，受伤三朝七日即吐血而亡。血乃养命之源，四肢不足，上下不接，宜用药服：苍术一钱，厚朴一钱，陈皮一钱，丹砂一钱，枳壳一钱，香附一钱半，砂仁一钱半，木香一钱，神曲一钱半，加皮一钱，菟丝子一钱半，用灯心为引，酒煲服。宜用金银花煲猪肉食，再服通行打血汤：大黄一钱，朴硝一钱，苏木一钱半，红花一钱半，桃仁七粒，小茴一钱，寄生一钱半，甘草一钱，巡骨风一钱半，用好酒煲服，服后看血紫血黑，如下即愈。

跌打受伤左边气门穴，此乃大穴，闭死在地，要拿沟子穴，用药服：木通一钱半，桂枝一钱，赤芍一钱，云苓一钱，半夏一钱，甘草一钱，红花一钱半，陈皮一钱，羌活一钱，苏叶一钱，青皮一钱二分，桑白一钱，茯皮一钱，用葱为引，好酒煎服。再服药：桃仁（去皮尖）一钱，红花一钱二分，乳香（去油）一钱半，没药（去油）一钱半，当归一钱，薏仁五分，半夏一钱，木通一钱，甘草一钱六，用生姜一片，好酒煎服。

跌打受伤血腕下为净瓶穴，作寒作热，或半年或一年咳嗽吐血，潮热不止，用药服：三七一钱，木香八分，桃仁七粒，红花一钱半，生地一钱六，乳香（去油）一钱半，没药（去油）一钱半，紫草茸一钱，血竭一钱，苍术一钱，升麻八分，薏仁一钱二，脚樟一钱，藕节为引，好酒煲服。外用敷方：水银、栀子、红花、加皮，共为细末，用婴毛小鸡仔同药捣烂敷之。又服药：木香八分，云苓一钱半，白术一钱，官桂一钱，七厘散一钱，桑白皮一钱，莪术一钱，地干一钱，甘草一钱，用藕节为引，好酒煎服。

跌打受伤血痰下命宫穴，用服药：枳壳一钱，厚朴一钱，红花一钱半，麦冬八分，血竭一钱，菟丝子一钱二，细辛一钱，沙参一钱半，当归一钱半，然铜八分，灵芝一钱，七厘散一钱，生姜为引，童便、好酒煎服。再服：川芎一钱，皂刺一钱，独活一钱，白芷一钱，瓜蒌（去油）一钱，栀子八分，桔梗一钱，升麻八分，附子八分，白蜡一钱，红花一钱，甘草一钱，用生姜为引，酒煎服。又用葱为引，酒煎服，服后若重，再加几味再服：黄芩一钱，赤芍一钱二，乳香（去油）一钱半，没药（去油）一钱半，乌药一钱六，山药一钱六，用藕节为引，酒煎服。

跌打受伤凤翅盆缘，此乃大穴，三朝七日饮食不进，气往上逼，口中无味，身软如麻，心中烦躁，宜服药：羌活一钱，乌药七粒，木通八分，石乳一钱，红花一钱，桃仁七粒，血竭一钱，丹皮一钱二，槟榔一钱，木香三分，升麻四分，故纸一钱，小茴一钱，红曲一钱，胡椒一钱，生姜、童便为引，酒煎服。再服方：玉桂一分，三七一钱，红花一钱，青皮一钱，杏仁一钱半，牛膝一钱，枳壳一钱，使君子一钱，红枣为引，酒煎服。又服药：黄芪一钱二，云苓一钱二，当归一钱二，故纸一钱，砂仁一钱，乳香（去油）一钱半，没药（去油）一钱，红花一钱，桂枝一钱，黄柏一分，木香一钱，连翘一钱，沉香八分，甘草一钱，用童便为引，酒煎服。

跌打受伤膝盖眼，或打伤或跌伤，先移掇后敷药：加皮、栀子三十粒，酒药七粒，五爪金龙，用酒调敷膝盖。再服药：土鳖、牛膝、红花、苍术、砂仁、独脚莲、过江龙、甘草、木通、棱麻，用茄根为引，酒煎服。膝眼用敷药：土参、土鳖、龙骨、川乌、草乌、肥皂，捣烂，用杉木皮夹之。服药用：当归、生地、没药、虎骨、兰蛇、加皮、木瓜、独活、脚樟，用白茄根为引，酒煎服。

跌打受伤两膊童子骨，看他断未断，若断，肿连骨节，疼痛难当，胁下刀割，或伤上或伤下，上者失膊腕，中者失骨节，下者失肘腕，先用移掇后用敷药：土鳖一钱八分，红曲五钱，酒药七个，乳香五钱，然铜五钱，没药二钱，用小鸡一双、糯米一把，于罐臼内春烂，若发热，即去药，服接骨药：然铜一钱，当归一钱，虎骨一钱，小茴一钱，白芷一钱，麝香二分，羌活一钱，乳香（去油）一钱，没药（去油）一钱，官桂一钱，血竭五分，孩骨五分，淮乌五分，粉草七分，厚朴一钱，独活一钱，土鳖一钱，猴骨五钱，此药共为细末，每服二钱，用引药，看患在上下，加入酒内煲透冲服。上者加桃仁，中者加生姜，下者加松节去油。忌食牛肉，诚恐缩筋；忌猪肉，恐发痛；忌生冷，恐疼而骨不上接，忌鹅、鸭、鸡、鲤鱼，恐日后发。

《少林寺张大周秘传良方》

清·不著撰人

一治跌打全身，**八宝丹回生**，不论新旧损伤都可神效：神金百张，须桂八钱，参须一钱，元寸八分，孩儿骨二两，人参七两，广木香二钱，尖头蛤蟆八个，用瓦焙干。共研细末，白水冲服。

打碎天门界，搽药方（研末）：龙骨一钱，元寸五分，炉甘石一钱，轻粉一钱，血丹一钱。

打伤吐痰并血：全红一钱，三七一钱，红花一钱，归尾一钱，乳没各一钱，桔梗一钱，碎补一钱，炮姜一钱，八棱麻一钱，枳壳一钱，用童便、广木香引调服。

打伤吐水并血：碎补、天冬、丹参、田七、白菊、丁香、乳没、甘草、土鳖、白芷、红花、归尾，每味各二钱，用童便、陈棕烧灰为引。

打伤左右脑胫骨痛：牛膝二钱五分，木瓜二钱五分，风藤二钱五分，全归二钱二分，乳没二钱二分，桂枝二钱二分，八棱麻二钱二分，防风二钱二分，三七二钱二分，川芎二钱二分，白芷二钱二分，米酒引。

打伤吐血，四肢不安：白术一钱，香附一钱，神金十张，乳没二钱，六汗一钱，川芎一钱，泽泻（炒）一钱，三七一钱五分，羌活八分，六红一钱，当归一钱，生石灰一钱，童便引。

打伤右腿，睡坐难安，疼痛：牛膝、碎补、甘草、乳没、红花、木瓜、土鳖、功劳、广木香、苡米各二钱，用水酒引。

打伤两腿，筋骨不能行动：川牛膝、尾参、红花、桃仁、三七、乳没、碎补、八棱麻、土鳖、加皮、归尾各二钱，水酒为引。

破脑见风，头面肿痛，双眼紧闭：白芷、碎补、乳没、芍药、安边、土鳖、红花、丹皮、生地、升麻、三七各二钱，不用引。

打伤肚子，面目朝天，痛：白芍、田七、木瓜、桔梗、红花、当归、青皮、益智、乳没、丁香各二钱，水酒为引。

打伤左右两耳：茜草一钱，苍耳一钱，乳没二钱，三七一钱八分，乌药二钱，碎补二钱，甘草八分，八棱麻一钱，菊花一钱，元寸二钱，红花一钱二分，升麻一钱，当归一钱，葱白尖、水酒为引。

打伤左腿，靠坐不安：川牛膝、木瓜、巴戟、加皮、当归、红花、三七、广七、土鳖、碎补、乳没、甘草各二钱。

打伤妇女动胎，鲜血流出：前胡、砂仁、黄芩、香附、茯苓、川芎、乳没、炙芪、碎补、双皮、三七、甘草各二钱，荷叶蒂七个，艾叶引。

打伤发狂，手足乱动，不知痛：神辰、远志、小蓟、三七各二钱，神金、碎补、安边、李仁各一钱，枣子、胆星、红花、桃仁各五分，葱白、猪心血为引。

打伤背膀并痛急：八棱麻、故纸、碎补、甘草、三七、北细辛、乳没、土鳖、茜草、红花、益智各二钱，水酒为引。

打伤呕粪翻肚，四肢伤重：炮姜、白芍、红花、三七、碎补、蛤蟆、乳没、木香、丁香、神金、柿蒂各二钱，童便为引。

打伤腰，锐痛气闭：自然铜、土鳖、红花、故纸、三七、大黄、杜仲、茜草、功劳、木香各二钱，水酒为引。

打伤屁股骨疼痛：自然铜、虎骨、桃仁、加皮、三七、巴戟、红花、碎补、乳没各二钱，水酒为引。

打伤口角脱笋，疼痛难安：升麻、白芷、归身、生地、三七、川芎、红花、乳没、甘草、碎补各二钱，火酒为引。

打伤龟头，寸步难移，疼痛：自然铜一钱二分，红花一钱二分，归尾一钱二分，土鳖八个，乳没一钱一分，苡仁一钱二分，三七一钱二分，功劳一钱二分，牛膝一钱二分，加水酒为引。

打伤吐饭，四肢疼痛：炮姜二钱，川膝一钱，乳没一钱，枳壳二钱，杏仁五分，川朴二钱，红花八分，砂仁二钱，故纸二钱，母丁香二钱，功劳三钱，三七二钱，蛤蟆一个，加童便引。

打伤断腰，坐卧难安：杜仲、碎补、羌活、血竭、孩儿骨、八棱麻、故纸、红花、虎骨、三七各二钱一分，加生水酒为引。

打伤大便下血，腹内痛：槐角、牛膝、石耳、地榆、自然铜、红花、槐米、木通、乳没、三七各一钱，加木香为引。

打伤口吐清水，身痛难安：良姜、白芍、乳没、然铜、红花、丁香、碎补、当归、加皮、甘草、三七、炮姜各二钱，加水酒为引。

打伤眼目青肿，出血破皮：三七、丹皮、防风、菊花、红花、升麻、碎补、赤芍、甘草、白芷、三七各二钱，不用引。

打伤干恶带呕，身痛：然铜、炒桂枝衣、白菊、乳没、巴霜、甘草、大黄、碎补各二钱，三七一钱一分，茜草一钱八分，红花二钱，丁香二钱，不用引。

打伤面肿头痛：防己二钱，赤芍二钱，三七二钱，碎补二钱，红花一钱，然铜二钱，白芷一钱，黑芥一钱，防风二钱，升麻一钱，僵蚕一钱，当归一钱，加生水酒为引。

打伤千金穴，吐痰痛：接骨草二钱，乳没一钱，碎补二钱，桃仁一钱，升麻一钱，土鳖二钱，全归三钱，母丁香二钱，红花八分，三七一钱，功劳二钱，加火酒为引。

打伤全身黑并肿，痰涎谵语，不知人事：自然铜、琥珀、乳没、功劳、刺蒺藜、木香、桃仁、孩儿骨、三七、桂枝、红花各二钱，当归一钱五分，碎补五钱，童便引。

打伤腰连背上痛，出汗，口渴：杜仲三钱，小茴二钱，碎补一钱，花粉一钱，三七一钱，麦冬一钱，红花一钱，防风二钱，土鳖一钱，故纸二钱，乳没二钱，川牛膝一钱，加生水酒为引。

打伤头目疼痛：甘草八分，乳没二钱，红花八分，故纸二钱，然铜三钱，三七一钱，菊花三钱，土鳖一钱，碎补二钱，茜草一钱，升麻二钱，加生水酒为引。

打伤胸口中疼痛，气闭难过：木香一钱，功劳二钱，甘草八分，碎补二钱，茯神一钱，甘松一钱，三七一钱，归尾三钱，然铜二钱，红花八分，乳没二钱，新象皮一钱，土鳖二钱，水酒引。

兵营箭伤，疼痛出血：白芷一钱，荆芥八分，防风八分，京赤芍八分，乳没一钱八分，银花二钱，窖孙一钱，甘草八分，葱白引。

刀口伤，兵营箭伤：三七、孩骨、白蜡、龙骨、甘石、轻粉、石脂、血丹、象皮、乳没，共研细末和匀。

兵营刀伤：土茯苓二钱，黄芩二钱，银花二钱，赤芍一钱，乳没二钱，花粉二钱，白芷二钱，甘草一钱，窖孙一钱，不用引。

刀口伤者：血丹、血竭、虎骨、松香、白芷、乳没、儿茶，共研末。

吊起打伤：广皮、青皮、三七、木香、故纸、土鳖各一钱，人参、全红、碎补、乳没各二钱，枳壳八分。

受刑夹棍：早信丹一两，孩骨一钱，巴戟五钱，菟丝三钱，海石八钱，琥珀一钱。共研末，冲酒。

打板子伤者：姜黄八钱，炙阳起石一钱，红花一钱，白芷二钱，早信丹一钱，归身一钱，研末，酒水冲服。

砖头打伤人：羌活二钱，升麻二钱，乳没一钱，防风二钱，白芷三钱，三七一钱，然铜二钱，红花一钱，巴戟一钱，川芎一钱，化血丹二钱，加水酒为引。

拔铳子药方：杏仁、磁石、蓖麻仁各一两。共研末，用箭猫油擦伤口。吃水药方：银花、甘草、生芪、白芷、赤芍、蛇蜕、生肫皮、荆芥、川连各二钱，不用引。

打破全身骨，破皮血出：碎补三钱，牛膝一钱，乳没二钱，血竭三钱，红花一钱，桃仁二钱，三七三钱，当归二钱，土鳖二钱，木香一钱，然铜三钱，功劳二钱，桂枝一钱，加童便为引。

打断两手，井穴疼痛：桂枝、功劳、乳没、碎补、北防风、归身各三钱，三七、红花、生地各一钱，水酒引。

骑马跌伤疼痛：桂枝、牛膝、乳没、土鳖、故纸、三七、红花、碎补、秦皮各二钱，水酒引。

脚踢伤妇女阴门并小肚，流血昏晕：阿胶、黑蒲黄、土鳖、珍珠、三七、安边、升麻、神金、乳没、茄根、蛤蟆、孩儿骨各二钱，不用引。

打伤，半身不知痛，口不能言：孩儿骨、土哈蟆、广木香、琥珀、三七、元寸、远志，共研细末，开水冲服。

打伤男子并小肚疼痛：川芎、当归、珍珠、人参、神金、功劳、红花、然铜、三七、牛膝、加皮、乳没各用二钱，加水酒、童便为引。

锄头打伤，两目翻白：大茴、小茴、牛膝、白芍、归尾、广皮、碎补、青皮、贝母、乳没各一钱，水酒引。

烟枪烧面，并手破皮青，火打铳烧：银花三钱，黄芩二钱，炒枝仁一钱，赤芍二钱，大黄一钱，白芷一钱，黄柏二钱，加安乐叶一两为引。

水浸，人未绝气，救起回生，再服此药：麻黄三钱，桂枝二钱，当归三钱，玉花一钱，苍术二钱，羌活二钱，川芎一钱，肉桂一钱，附片一钱，葱白为引。

打伤鼻子，痛不可忍：龙骨一钱，升麻二钱，八棱麻二钱，归身三钱，红花一钱，乳没二钱，巴戟一钱，然铜一钱，碎补三钱，三七一钱，甘草一钱，防风一钱，加水酒为引。

打伤下身，痛不能言语：羌活二钱，碎补二钱，桔梗二钱，独活二钱，乳没二钱，升麻一钱，三七一钱，加皮一钱。

打断两腿骨，疼痛难安：苡仁米、木瓜、加皮、红花、归尾、然铜、川牛膝各二钱，桃仁、虎骨、土鳖、乳没、孩骨、三七各一钱，加水酒为引。

打断腰骨，疼痛难安：当归三钱，六汗、乳没、功劳、桃仁、三七、碎补、杜仲、然铜各二钱，阿胶、故纸、川芎各一钱，加童便、水、酒引。

打伤骨，受风，痛难安：茯苓二钱，川芎二钱，熟地三钱，乳没二钱，秦艽一钱，安边一钱，杜仲一钱，苍术二钱，川桂枝二钱，故纸二钱，乌药二钱。

打伤两乳，痛难安：防风、青皮、八棱麻、碎补、杏仁、当归、红花、桔梗、枳壳、三七、川芎、乳没各用二钱，加水酒为引。

打伤大肠，内脏下血，肚内疼痛：滑石、三七、炙芪、功劳、然铜、升麻、故纸、白芷、碎补、红花各二钱，不用引。外用石灰水糊背，渗肚内，胸膨咳嗽。解毒方：韭菜水一盅，甘草一钱，巴豆霜五钱，小豆二钱，葫芦五钱，服之即吐，石灰水神妙。

打伤割断脚筋，接筋骨：孩骨一两，龙骨二钱，象皮八钱，乳没四钱，血丹二钱，生南星五钱。共研末，外用杉木皮捆扎，白布捆扎，七日好。治解吃毒药人，急救回生：用绿豆七合，甘草一两，煎水服，神效。

屋宇打伤，不论新旧青肿，皆效：故纸、桂枝、乳没、红花、三七、牛膝、巴戟、加皮、杜仲、肉桂、碎补各二钱，加水酒为引。

斫树木打伤，压倒在地气闭：乳没、红花、加皮、沉香、三七、全（橘）红、木香、桃仁各二钱，水酒引。

打伤，血肚内作胀，浮肿、气喘、痰嗽：茯苓皮、红花、三七、甘遂、乳没、郁金、红曲、姜黄、防己、杏仁、苏木、枳壳、川朴各二钱，芡实一钱。

老虎咬伤：银花、细辛、白芷、荆芥、僵蚕、百合、黄柏、甘草各二钱，黄豆为引。

虎咬搽药：珍珠五钱，琥珀二钱，白芷一两，甘草一两，轻粉三钱，松木毛一两一钱，乳没一两。共研细末，搽之即效。一百二十日之内不能听锣鼓响，否则无救。

蜈蚣虫咬伤：用蜘蛛一个，敷在毒上即止痛；又用鼻屎敷之，即时消肿止痛，神妙。

少林寺传，打断骨不论新旧，通关散急救回生（吹三次不活，不可用治）：北细辛（研末）五钱，猪皂角四钱，荆芥穗一钱，肉桂子二钱，川郁金二钱，明雄黄二钱，大梅片三分，当门子三分，南星二钱，良姜二钱，江子（去油）一钱，法夏二钱。

甘林散，能治通身损伤，更炒：母丁香、琥珀、珍珠、豆蔻、蓼荙子、当归、川郁金、白蜡各二钱，然铜（醋浸）三钱，海马（酒炒）一钱，附子一钱，首乌（米水洗，酒伴蒸，晒干）三钱，乳香（去油）一两，肉桂一两，原桂枝一两，朱砂（飞）五钱，神砂（飞）五钱，川膝一两，虎骨（研碎、酒炒）五钱，土木香五钱，研末，每服三钱，用酒冲。

伤受风，治全身，用于体实者：马钱子（用童便浸二十一日，去皮、酒拌、蒸黄，土炒七次）一两，枳壳（用童便浸三日，和黄土炒七次）八两，元寸五分，闹羊花（童便浸四十九日，晒干，各炒）五分，朱砂（飞）五分，用酒冲服。如身体实者，加金盘荔枝五钱，颠茄子（酒炒）五钱。

大南山豹专治全身损伤：枳壳（制）四两，安桂五钱，白蜡五钱，川铜（醋浸）五钱，血竭五钱，朱砂（飞）五钱，土鳖三钱，北细辛四钱，母丁香三钱，神砂（飞）五钱，当归三钱，参须三钱，海马（酒炒）二钱，原桂枝一两，乳香一两，蓝田七一两，没药（炒）一两，虎骨一两，人中白三钱。共研末，每服一钱，老酒冲服。

小南山豹专治通身损伤：上桂五钱，上力五钱，虎骨（炒）五钱，孩骨（制）五钱，生地五钱，自然铜（火煅）五钱，海马（酒炒）五钱，三七一两，母丁香二钱，当归二钱，朱砂（飞）二钱，辰砂（飞）二钱，没药一两，乳香一两，菟丝子一两，续断一两，广木香二钱，枳壳（制）一两，马钱子（制）一两，麝香三分。共研末，每服三钱，酒冲服。

全身药引

头上引：羌活、藁本、防风、川芎、白芷。

双目引：白菊、赤芍、蔓荆子、寄生、枳壳、红花、独活。

两手引：桂枝、杉节、菟丝子、五加皮。

两胁引：柴胡、白芍、青皮、丹皮、菖蒲、木香。

两脚引：牛膝、木瓜、五加皮、苡米、八棱麻。

背上引：乌药、灵仙。

胸前引：枳壳、菖蒲、桔梗。

心前引：元胡索、茱萸、远志、茯神。

腰上引：肉桂、杜仲（炒）、故纸（炒）、大茴、当归。

腹内引：枳壳、大黄、厚朴。

肚角伤：木香、白菊、广皮。

寒重者：肉桂、附片、炮姜。

热重者：柴胡、连翘、黄芩、薄荷。

湿重者：苍术、猪苓、泽泻、白术。

气喘急：木香、沉香、白蔻、公丁香。

气刺痛：枳壳、厚朴、乌药（炒）、香附。

冷气痛：延胡、良姜。

心神恍惚：人参、神砂、茯神、远志（去心）、金箔、琥珀。

胸膈胀痛：枳壳、木香、伏毛、砂仁、半夏。

口吐粪者：砂仁、半夏、草果、南星、母丁香。

出虚汗：蜜芪、熟地、当归、猪苓、川芎。

人事昏沉：人参、远志、朱砂。

肿痛者：红花、苏木、桃仁。

泄泻者：豆蔻霜、建莲肉。

小便不通：车前子、木通。

大便不通：用大黄、芒硝。

打伤，血落肚中，破死血：用木耳五钱，老酒炒七次，研末冲酒服。

周身全体上下左右照穴发药，药引开列于后：

头脑伤：川芎、桔梗、藁本、白芷。

胸膛伤：桃仁、白芷、砂仁、乌药、香附。

胁下伤：赤芍，在左边用青皮、丹皮，在右边用枳壳、木香。

腰伤：黄芩、白术、菖蒲、秦芃、杜仲。

肚伤：独活、续断、故纸、杜仲。

手上伤：元胡、升麻、桂枝、细辛、石耳。

昆仑山王表师传打药方：白芷、苍术、三七、川芎、当归、故纸、血竭、柴胡、羌活、独活、秦艽、甘草、乳没、蓝田七各一钱，陈皮、元胡、红花、乌药、苏木、玉竹、菟丝、木瓜、桔梗、三棱、莪术各八分，各用部药引，好酒冲。

少林寺张大周接骨，百发百中，不可乱传：大接骨三钱，千里二钱，蓝田七一钱，各用部药引，好酒冲服。鸦鹊山飞天大王驾下大元帅，用地蝉虫，火焙干，研末，水酒冲服，即效。

麻药仙方：麻黄、胡茄子、川乌、草乌、闹羊花各二钱，姜黄二钱，每服五分，麻酒应下，麻倒不知痛痒，尖刀割开皮肉，取骨。

梁山燕青老师传跌打仙方：苏木、血竭、沉香、杜仲、桂枝、青皮、乳香、没药各三钱，陈皮、乌药、归尾、凉伞、红花各二钱，川三七一钱，然铜一钱，麝香一分，土鳖（醋制七次）三个，水煎，用酒冲服。

燕青三次吃药方：算盘子树根二钱，李子树根二钱，接骨连五钱，白花胡桐树根二钱，红藤根，用酒为引。

梁山武松传打药接气方：用韭菜根槌烂，扭水吃下，气自己转接。又方：单用小金钱叶，摘下手中捏烂，不论或酒或水，吃下接气、止痛、解毒。

梁山苏通传跌打仙方：川龙石五钱，大黄根三钱，青凉伞四钱，内风消三钱，乌药三钱，牛膝三钱，散血丹三钱。

梁山一丈青传接骨方：观音救二钱，凤凰子（焙干研末），桐子七个，蚯蚓（焙干研末，香附子三钱，大发根二钱。

梁山一丈青麻药，取出碎骨：白芷、川芎、土鳖子、生半夏、乌药、猪牙皂角、草乌、舶上茴香、杜当归、紫金皮各二两。共研末，好酒送下，不知痛。又敷药：牛奶藤根、野蒲桃藤根、青凉伞、川石凡，取来焙干研末，不论多少，用小雄鸡一只，共槌烂，即时就敷。

梁山胡大嫂传打接骨：蓝田七、接骨连、自然铜、川三七、琥珀、上安边各三钱。共研末，酒冲服。

梁山胡二嫂传药：大活血、小活血、左金藤、观音竹、石南藤、金腰带、单边救主白花，研末，水酒也可。

广东省潮州鸦鹊山，飞天大王驾下亲兵大元帅张元烟传接骨：首梨参、打血丹、母丁香、蓝田七、川三七、土鳖、血竭、虎骨、猴骨、洋参、桂皮上前皮、生元寸、自然铜、孩儿骨、琥珀、安边、海马、龙骨，共研细末。

梁山总传跌打头上方：当归一钱五分，川乌二钱，乳香一钱，草乌二钱，没药一钱，升麻一钱，紫苏一钱，碎补一钱二分，川芎一钱，桔梗一钱，红糖一两，酒引。

打伤腰上：石耳、没药各一钱，血竭、羌活、木香、川牛膝、木瓜、小茴、公丁香、肉桂、归尾、朱砂、杜仲、北细辛各二钱，甘草五钱，煎水冲酒。

打伤肚中：归尾、血竭、枳实、槟榔、红花、上肉桂、丹皮、苏木、乳香、菖蒲、赤芍、甘草，酒煎服。

打伤胸前：荆芥八分，白芍八分，生香附一钱，川朴一钱，青木香六分，枳实一钱，腹皮一钱，赤芍八分，水煎服，酒引。

第二服方：苏木、桔梗、香附、青皮各一钱，沉香三钱，羌活、川芎、三棱、半夏各八分，水煎，酒引。

打伤脚上：川羌活、乳香、川三七、青皮各六分，木瓜、血竭、小茴、杜仲、枳壳、归尾、肉桂各八分，川牛膝、防己各一钱，槟榔二钱，红花五分，菖蒲七分，酒煎服。

打伤背腰：石耳二钱五分，小茴三钱，公丁香一钱五分，南木香一钱五分，骨沉香二钱，破故纸四钱，菟丝四钱，杜仲四钱，甘草一钱，白当归五钱，熟地三钱，千年矮一两，桃仁四个，煎酒服。

打伤受寒者：陈皮、茯苓、羌活、厚朴、杜仲、故纸、川芎、乌当归、白术、桔梗、防风、甘草、枣皮、赤芍。

打伤发热者：防风、赤芍、羌活、陈皮、桔梗、苏木、桃仁、青皮、枳壳、元胡、黄芩、乌药、厚朴、乳香、没药、甘草、归尾。

梁山传打伤满身痛：茯神、茯苓、独活、羌活、当归、熟地、碎补、秦艽、枸杞、防风、防己、木通、甘草、槟榔、牛膝、加皮、小茴、菟丝、木瓜、条芩、枳壳、厚朴、苏木、红花。

治新打烂：羌活八分，独活一钱，防己二钱，木瓜一钱，川牛膝一钱，黄芩八分，赤芍八分，南星八分，乳香八分，没药一钱，硼砂三钱五分，甘草五钱，元寸八分，白芷一钱，酒为引。

打伤接骨：羌活一两，独活八钱，槟榔二钱，归尾五钱，然铜一两，小茴三钱，故纸二两，丹皮五钱，熟地二两，碎补二两，乳香一两，没药一两，川三七二钱，陈皮五钱，牛膝三钱，木瓜二两，虎骨二两，肉桂三钱，血竭五钱，白蜡五钱，朱砂五钱，木香三两，北细辛三钱，白芷一两，杜仲二两，龙骨一两，元寸三分，金狗脊一两。共研末，冲酒服。又方，跌打接骨：土鳖三个，乳香二钱，没药一钱，半夏一个，然铜（醋炙）二钱，当归七钱，碎补五钱，川芎五钱，广木香二钱，川乌四钱，姜黄一两，古钱（用火烧红，放在醋浸七次，研细和药）三钱，轻粉四钱，芸香四钱，梅片五分，元寸五分，樟脑二钱，白蒺藜（微炒）二钱。共研末。

跌打损伤活血丹：枳壳、归尾、红花各三钱，紫草、乳香、没药、故纸、乌药、木贼、桃仁、丹皮各五钱，用水煎服，酒为引。

刀枪跌打、刀斧伤破：蜈蚣虫（火焙）一条，川连四分，干藤二钱，冰片六分。共研细末，掺伤处，即合口。

万人挡，吹人跌倒在地：荜茇子一钱，五猖椒一钱，蜈蚣虫一钱，江子肉一钱，石灰一钱。共研末，用瓶收贮，遇强人即用。

解毒药方：甘草、黄连、儿茶，煎水，洗即解。

飞砂药方：人言二两，指天椒半斤，蜈蚣二条，铁砂四两，红娘子五钱，小牙皂二钱，白信二钱，干姜一两，阳起石二钱，打屁虫五钱，石灰八两，硇砂五钱，北细辛三钱，斑蝥虫五分，华水虫（铁砂、石灰锅内炒红，又同药炒）一两。

解飞砂方：红花一钱，苦参一钱，归尾二钱，银花一钱，白蒺藜三钱，川连八分，黄柏，共煎，水洗。

放神箭：草乌二两，硇砂五钱，人言四两，千斤拔二两，北细辛根二两，指天椒六斤，总管根四两，打屁虫一两，川乌三两，烟胶五两，南星二两，斑蝥虫一两，威灵仙根二两，红娘子一两，川江子三两，鸡公虫三两，藤黄三两，川椒一两，青竹蛇一条，花蜘蛛三个，顶上芽皂一两，野芋子四两。

解神箭：白蒺藜三钱，儿茶四两，上四六三分，上细茶三钱，银花一两，黄丹一钱，雄黄一钱，条参一钱，水粉一钱，银朱一钱，水银三钱，黄柏三钱，轻粉一钱，研调搽。

烟迷方，猛倒不知人事：麻黄三钱，古月一钱，白芷二钱，草乌三钱，闹羊花五钱，王不留行二钱，指天椒五钱，加胎发，和药烧烟，即猛倒人。

鸦鹊山飞天大王传，打伤天庭穴，打额头上：土鳖三钱，羌活一两，川芎一两，碎补一两，柴胡五钱，三七三钱，陈皮三钱，木香五钱，木耳（酒炒）一两，葱根引。

凤翅穴伤：奶旁下气门。桂枝一钱，当归一钱，三七三钱，独活一钱，甘草一钱，川乌一钱，草乌一钱，生地一钱，研末，酒冲送下，加葱为引。

眼关唇穴：白芷、山药、槟榔、陈皮、赤苓各三钱，连翘、神曲、麦冬、五味、细辛各二钱。共研细末，每服三分，葱引，水酒送下。

牙关口角四穴：麝香二分，防风、荆芥、活血藤、半夏、南星、六汗、秦艽、甘草各二钱。共研细末，每服三分，水酒送下，加葱引。

咽喉穴：胆草、当归各三钱，三七、广木香、陈皮、白芷、元寸、上肉桂各二钱，甘草五钱，土鳖五对，共研末，每服三分，加葱引，酒送下。

井阑穴：奶傍上边骨。生地、独活、古月各二钱，马前子一两，当归七钱，蜜芪、甘草，研末，每服三分，葱酒送下。

将台穴：川胡、蜜芪、风行，研末，用酒加马边草煎，送下。

囟门穴：天麻、白芷、藁本、羌活、广木香、碎补、赤芍、红花、乌药、青木香，共研末，每服五分，葱酒送下。

人中穴：白芷五分，升麻五分，血竭三钱，然铜二钱，上肉桂一钱，土鳖二钱，元寸一分，冰片一分，甘草一钱，研末，每服五分，葱酒引。

小便二穴：川芎三钱，白及二钱，细辛二钱，陈皮五钱，白苓二钱，虎骨二钱，当归五钱，甘草二钱，研末，每服五分，葱酒引。

中高穴：耳背后。生地二两，川乌五钱，三七二钱，广木香一两，六汗五钱，白术二两，当归、甘草各一钱，研末，每服一两，葱酒引。

眼角二穴：天麻四钱，白芷四钱，柴胡二钱，桔梗二钱，儿茶二钱，三棱二钱，莪术三钱，独活一钱。共研细末，每服三分，葱酒送下。

窝红穴：在肩头上。矮脚樟五钱，柴胡五钱，胆草五钱，加皮三钱，川芎五钱，广皮五钱，淮膝五钱，活血藤五钱，细辛五钱，研末，葱酒送下。

鲁政穴：在脚后弯内。羌活一钱，生地一钱，故纸五钱，川芎五钱，当归五钱，红花三钱，甘草一钱，广皮二钱，沉香二钱，白术五钱，研末，加葱引，酒送下。

气门穴：奶傍下三分。杜仲、故纸、川芎、白术、元寸、赤芍各五钱，乳香三钱，没药三钱，生地二两，红花二钱，研末，加葱为引，酒送下。

内盆穴：在肚脐左右边。当归、陈皮、生地、龟板、乳香、没药、寻骨风、六汗各五钱，三七一钱，研末，加肉桂，酒送下。

肚角穴：当归五钱，血竭二钱，丁香一钱，肉桂一钱，三七一钱，五味一钱，白术三钱，矮脚樟五钱，川芎三钱，生地五钱，研末，葱酒送下。

丹田穴：在肚脐下一寸。丹皮三钱，青皮二钱，归尾五钱，车前二两，木通五钱，丁香二钱，元寸一分，上肉桂四钱，山药三钱，研末，每服五分，马边草煎酒。

五寸二穴：在阴囊卵底下。加皮二钱，红花三钱，川芎三钱，归尾三钱，槟榔五钱，生地一两，熟地一两，甘草一钱，研末，用酒送下，不用引。

马阑穴：在左右膝头上一寸。归尾五钱，丹皮五钱，淮膝五钱，三七一钱，肉桂一钱，加皮一两，白茯苓一两，过山龙五钱，八棱麻五钱，牛膝五钱，每服八分，研末，加酒引。

子母二穴：在屁股底下。加皮三钱，青皮三钱，丹皮三钱，活血（藤）、木瓜各四钱，甘草一钱，牛膝五钱，内风消四钱，研末，葱酒送下。

内臁穴：在左右脚肚上。牛膝五钱，木瓜三钱，然铜五钱，加皮三钱，青皮三钱，陈皮三钱，桂枝五钱，红花三钱，羌活三钱，生地三钱，白芷五钱，加马边草，酒煎引。

涌泉穴：在左右脚心上。牛膝、木瓜、加皮、益智仁、青皮、细辛、硼砂、大黄、归尾、车前、独活、矮脚樟各五分，每服八分。

肩夹二穴：加皮三钱，桂枝一钱，细辛三钱，五味五钱，灵仙三钱，丁香一两，柴胡五钱，独活五钱，胆草五钱，广木香五钱，研末，加酒送下。

《少林寺张大周秘传良方》

肩尖二穴：加皮二钱，上肉桂二钱，胆草五钱，柴胡五钱，淮膝二钱，细辛五钱，红花五钱，生地五钱，丁香一钱，三七五钱，桂枝五钱。共研末，加酒送下，不用引。

脉门穴：在左右手脉上。陈皮二钱，桂枝三钱，胆草三钱，桔梗三钱，川芎二钱，三七三钱，广木香三钱，五味三钱，细辛三钱，柴胡三七，淮膝七钱，研末，葱酒送下。

精灵虎口穴：胆草、桂枝、淮山药、羌活、细辛、五味、川芎、广木香各四钱，广皮四钱，活血藤五钱，研末，用酒送下。

架梁穴：藁本一钱，当归五钱，升麻一钱，白芷一钱，天麻一钱，羌活二钱，草乌一钱，甘草一钱，研末，酒送下。

三辛穴：在背心上一寸。土鳖一个，草乌一钱，灵仙一钱，大茴五钱，上桂一钱，川乌一钱，研末，酒送下，童便引。

顺肩穴：生地一钱，苏梗一钱，小茴五钱，桂枝一钱，细辛一钱，草乌五钱，甘草五钱，研末，每服五分，引酒送下。

乔空穴：藁本三钱，天麻三钱，白芷二钱，羌活一钱，荆芥二钱，元寸五分，三七二钱，甘草五分，研末，葱酒服。

背心穴：生地五钱，独活一钱，五味五钱，桂枝五钱，广皮五钱，木香二钱，防己二钱，没药一钱，甘草一钱，研末，每服三分，葱酒送下。

气眼穴：三七、杜仲、故纸、灵仙、大茴、青皮、乌药、甘草、矮脚樟各二钱，研末，每服四分，加童便为引。

肘足穴：在两边大腿上。牛膝、桂枝、木通各五钱，车前、赤茯苓各二钱，细辛三钱，白芷三钱，甘草三钱，白芍二两，赤芍八钱，白术二两，大黄二钱，杜仲四两，虎骨（酒炒）八两，三七二钱，淮膝三两，熟地一两，枸杞二两，半夏三两，萸肉三两，红花（炒）一两，黑豆粉三升，红菊花（酒炒）二两。共研末为丸，每服五分，空心白水送下。

粪门穴：在大便边。当归、大黄、五味、独活、甘草各五钱，三七、上桂、五灵脂研末，每服五分，酒送下。

命门穴：在肚脐上腰边。上桂、三七、血竭各一钱，青皮、丹皮、白术、细辛各三钱，寸香五分，甘草七分，研末服下，酒送下。

鬼眼穴：在膝盖上。牛膝、归尾、熟地、矮脚樟各三钱，桂枝、八棱麻、土鳖、白芷、甘草、加皮、金狗脊各二钱，葱酒送下。

昆仑童肚四穴：在脚后跟上。桂枝、归尾、生地各五钱，白芍、葛根、然铜各二钱，加皮一钱，淮膝三钱。

老君炼就还魂丹：当归（酒炒）一两，熟地（炒）一两，杜仲（盐水炒）一两，上桂二两，故纸（盐水炒）一两，白茯苓（蜜炒）五钱，土鳖（酒煮）一两，三七一两，虎骨

（醋炒）一两，牛膝（酒炒）一两，山羊血（蜜炒）五钱，朱砂三钱，龙骨五钱，然铜五钱，辰砂五钱，川乌一两，草乌（豆腐煮）一两，地龙（醋炒）一两，甘草（炒）二两，乳香四两，没药四两，血竭（蜜浸）一两，天麻（鸡汤炒）一两，马钱子（童便炒）一两，广木香（酒炒）一两，川芎（猪油炒）一两。共研末，好酒煎服，烧干一枝香为度，蜜和为丸，金箔为衣；用猪油、生酒、开水送下。如有伤重，加红花、土鳖各五钱；如有离损，加寻骨风、六汗各五钱；如有伤四肢，加桂枝、细辛、羌活、甘草各五钱。

打伤通身丹： 当归、秦艽、川乌、生地、六汗、草乌、南藤、秦皮、丹皮、碎补、故纸、没药、三七、牛膝、荆皮、枳壳、桂枝、杜仲、广皮、加皮、菖蒲、香附、山奈、槟榔、乳香、然铜、虎骨、红花、丁香、苏木、大茴、木瓜、青皮、沉香、血竭、元寸、竹节、茜粉、藁本、棕树根皮，共研细末，每服一钱，用酒即效。

跌打全身丹： 当归一两，元枝二两，白芍二两，三七五钱，莪术一两，虎骨一两，茴香一两，儿骨一两，丁香一两，红花五钱，牛膝一两，木瓜一两，杜仲五钱，羌活一两，泽兰根一两，申行一两，香建一两，加皮一两，细辛一两，故纸一两，乌药一两，无名异四两，青木香四两，小茴一两，桂枝二两，乳香一两，大茴一两，土鳖五对，过山龙一两，钻地风一两，元寸八分，桑寄生二两，血竭三钱，大活一两，山棱一两，砂仁一两，白蔻一两，上桂五钱，研末酒服。

上身丹： 明雄三钱，桂枝五钱，川芎二钱，广木香二钱，川乌二钱，红花三钱，淮山药五钱，龙骨三钱，丁香二钱，苏木三钱，猴骨三钱，虎骨三钱，木耳五钱，白芍三钱，槟榔二钱，大活三钱，活血丹三钱，三棱一钱四分，莪术四钱，甘草四钱，研末。

通身（十二个时辰血路丸仙方）：川芎四钱，公丁香二钱，广木香五钱，广皮五钱，丹皮五钱，红花五钱，血竭五钱，桂枝一两，明雄五钱，然铜五钱，没药一两，归尾一两，大活一两，生地五钱，活血丹一两，茯苓五钱，茯神三钱，川膝一两，蓝田七三钱，淮山一两，川三七三钱，龙骨五钱，虎骨四钱，猴骨五钱，寸香三分，杜仲五钱，上片三分，枸杞五钱，洋参五钱，木耳二两，苏木五钱，上桂五钱，母丁香三钱，土鳖二十个，碎补五钱，甘草三钱，槟榔四钱，连翘三钱，故纸三钱，干姜五钱，木通三钱，续断二钱，地黄一两，羌活三钱，法夏三钱，川乌三钱，海马三钱，独活五钱，马金五钱，孩儿骨、西甲子、人参，左右分办三味，共做酒骨药。

治打接骨敷药方： 桂花树根皮三钱，桑树根皮三钱，生土鳖二两，云耳一两，碎补一两，血竭一两，活血藤一两，乌樟树根皮三钱，尖头哈蟆二十个，千里马一两，胡椒一两，乳香一两，小雄鸡一只成四两，用老姜、四季葱头共成六两，槌烂好，外敷。

打伤全身，接骨止痛，救命回生神效，不可传世人： 红花三钱，归尾三钱，桃仁（去皮尖）六钱，赤芍二钱，上力三钱，北细辛、猪牙皂、六汗、枳壳、川乌、大茴、小茴、三棱、莪术、川牛膝、制香附、活血藤、郁金、木香、土鳖、沉香、上桂、白蜡、草乌（制）、马钱子（制）、元寸、田七、檀香、虎骨、桂枝，共研末，酒冲服。若

《少林寺张大周秘传良方》

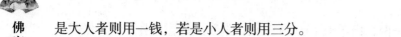

是大人者则用一钱，若是小人者则用三分。

跌打各部药引诗诀

当归芎生地，槟榔赤芍宜，头痛加羌活，防风白芷随。

背上加乌药，灵仙动不灵，两胁柴胡进，丹皮与青皮。

胸加枳壳桔，菖蒲中脘宜，更有丹皮在，乳没可连之。

腰痛加杜仲，故纸并大茴，肚角如有犯，青皮白芍宜。

假若伤得久，桃仁七粒随，如若伤了腿，牛膝木瓜宜。

假若实实肿，泽兰不可离，不通大小便，大黄正乃时。

不通在小便，车前木通宜。

疲寒久医不好药方：常山、槟榔、川贝母、丁香、枸杞、法夏各三钱，乌梅七个，红枣七个，好酒煎服。又方神效：箱枸杞七钱，常山五钱，黑料豆一两，萸肉五钱，北枣一两，雪糖一两，好酒煎服。

蚁科疮药方：根生地一钱，紫草二钱，轻粉一钱，甲珠二钱，粉草二钱，白蜡一钱，黄蜡一钱，麻油四两，和药煎。

打断骨、割断筋、无名肿痛，一切神效：血竭一两，儿茶二钱四分，乳香一钱五分，没药一钱五分，红花一钱五分，当门子一分二厘，大梅片一分二厘，珍珠二钱二分。共研细末。

敷风气药方：良姜十两，苍术八两，甘草一两，北细辛五两，桂皮四两，巴豆十两，老姜五两，草乌五两，红豆二两，荆芥三两，大茴二两，川郁金四两，升麻三两，杜仲三两，草蔻三两，小茴三两，广黄五两，益智一两，白芷三两，皂角刺五两，独活三两，山奈一两，川芎二两，樟脑五两，桂枝五两，牛膝五两，木香五两，五加皮四两，牙皂三两，大附子五两，鱼蜜子四两，荜茇子九两，佛手片五两，厚朴八两，干松三两，灵仙五两，丁香五两，当归三两，羌活三两，姜黄一两，黄枝三两。

天空大穴眼角穴：川芎一钱五分，白芷一钱，西芎一钱，归尾一钱，生地一钱，槟榔一钱二分，北细辛一钱五分，京芍一钱，碎补（去尾）一钱五分，秦艽一钱五分，续断一钱五分，乳香（去油）二钱，羌活一钱，水酒引。又末药方：土鳖一钱五分，红花一钱五分，上桂一钱，血竭一钱五分，然铜一钱五分，三七一钱，北细辛一钱，虎骨一钱，研末，水酒服。又水药方：荆芥一钱二分，薄荷一钱二分，北防风一钱五分，连翘一钱五分，京芍一钱二分，银花一钱五分，白芷一钱，生黄芪一钱五分，川芎一钱，归尾一钱五分，碎补一钱五分，生地一钱五分，乳香一钱二分，加甘草，酒为引。

眼角小穴：白菊一钱五分，京子一钱二分，北防风一钱五分，薄荷一钱，白芷一钱二分，归尾一钱五分，赤芍一钱，生地一钱五分，川芎一钱二分，槟榔一钱二分，谷精草一钱，六汗一钱五分，碎补一钱五分，红花一钱，泽兰一钱。

刀口药方：甘石（火煅）五钱，龙骨（火煅）五钱，轻粉三钱，上片三分，黄柏一钱，寒水石三钱，螵蛸三钱，石脂二钱，白蜡三钱，黄丹二钱。共研细末如尘，掺上即效。

黄蜂剿耳方穴：菖蒲八分，远志肉一钱五分，归尾一钱五分，红花一钱，赤芍一钱二分，生地一钱五分，碎补一钱五分，续断一钱二分，川芎一钱二分，土鳖五个，槟榔一钱二分，秦艽一钱五分，乳香一钱二五分，北细辛一钱，加水酒，为引，饭后服。

太阳太阴穴（伤者晕倒在地，目中出血）：藁本一钱二分，白芷五分，北细辛二分，防风一钱，荆芥一钱二分，羌活一钱，归身五分，生地五分，槟榔一钱，续断一钱五分，碎补五分，鲜茅根三钱，秦艽一钱二分，水酒为引。

鼻上大中穴、架梁穴、鼻下咽空穴，其三穴共此药方：辛夷一钱二分，白芷一钱二分，北防风一钱五分，白菊一钱二分，荆芥一钱二分，归身一钱五分，生地一钱五分，京芍一钱，槟榔一钱，六汗一钱五分，人言一钱二分，碎补一钱五分，川芎一钱，红花八分，北细辛八分，先饭后服药，加水酒为引。

舌尖穴：桔梗一钱二分，独活一钱二分，当归一钱，红花一钱五分，生地一钱五分，赤芍一钱二分，槟榔一钱二分，薄荷一钱五分，六汗一钱五分，碎补一钱五分，秦艽一钱五分，甘草八分，加水酒为引。

左右牙腮穴：丹皮一钱五分，北细辛一钱二分，桔梗一钱五分，独活一钱二分，归尾一钱五分，生地一钱五分，赤芍一钱二分，薄荷一钱五分，槟榔一钱，秦艽一钱二分，红花一钱，六汗一钱五分，碎补一钱五分，乳没二钱，甘草八分，先饭后药。

咽喉饭食不进：射干一钱二分，牛子（炒研）一钱四分，桔梗二钱，山豆根二钱，独活一钱，归尾一钱五分，薄荷一钱二分，生地一钱五分，赤芍一钱二分，黄柏一钱，六汗一钱五分，碎补一钱五分，乳没一钱五分，甘草八分，加水酒为引。

吹喉药方：苏薄荷二两，青黛三两，月石七两，上片二十两，黄连二十两，山豆根四两。共研细末。

顶圈凤膊小穴：独活一钱，乌药一钱二分，归尾一钱五分，赤芍一钱，生地五分，槟榔一钱，碎补一钱五分，乳没一钱五分，秦艽一钱二分，六汗一钱二分，土鳖七个，红花一钱，北细辛八分，虎骨一钱五分，水酒引，饭后服。

凤翘凤尾二穴：台乌一钱二分，灵仙一钱二分，穿山甲一钱二分，红花一钱二分，三棱一钱五分，生地一钱，槟榔一钱二分，莪术一钱五分，赤芍一钱二分，六汗一钱五分，秦艽一钱二分，苏木一钱二分，土鳖七个，碎补一钱五分，乳没一钱五分，水酒引，空心服。末药方神效：川三七一钱，川然铜一钱五分，上肉桂一钱，元寸二分，虎骨二钱，甘草一钱五分，上血竭一钱五分，广木香一钱五分，北细辛一钱，研末，冲服。

两转童子骨：桂枝一钱五分，南藤一钱五分，生地一钱，槟榔一钱，赤芍一钱五分，秦艽一钱二分，六汗一钱五分，乳没一钱五分，碎补一钱五分，红花一钱，土鳖五个，独活一钱二分，五加皮一钱二分，白鲜皮一钱二分，水酒引，饭后服。

血仓血气将台四穴：枳壳一钱五分，桔梗一钱五分，三棱一钱五分，莪术一钱五分，红花一钱，苏木一钱二分，归尾一钱五分，槟榔一钱五分，秦艽一钱二分，六汗一钱五分，生地一钱五分，赤芍一钱二分，碎补一钱五分，乳没一钱五分，泽泻一钱五分，水酒引，饭后服。

二仙传道，伤四肢无力麻痹，两乳之上：枳壳一钱五分，桔梗一钱五分，元胡一钱二分，归尾一钱五分，红花一钱，三棱一钱二分，槟榔一钱五分，生地一钱五分，赤芍一钱，碎补一钱五分，乳没一钱二分，广木香一钱，秦艽一钱二分，六汗一钱五分，先饭后服药，水酒引。

血脘血疾穴：三朝一七吐血而亡，不死再服，在左右两乳下。青皮一钱二分，元胡一钱五分，枳壳一钱二分，桔梗一钱二分，红花一钱二分，生地一钱，桃仁（研末）七粒，归尾一钱五分，三棱一钱五分，莪术一钱五分，广木香（研末）八分，乳没一钱五分，六汗一钱二分，槟榔一钱五分，京芍一钱，秦艽一钱，碎补一钱，饭后服药。

胃脘穴：名叫人空穴，此为死穴。良姜一钱五分，公丁香（研末）十个，归尾一钱五分，红花一钱，生地一钱五分，三棱一钱二分，西砂仁一钱五分，莪术一钱五分，槟榔一钱，碎补一钱五分，桃仁（研末）七粒，赤芍一钱二分，石菖蒲一钱，六汗一钱五分，乳没一钱五分，泽兰一钱二分，空心水酒服。

天平针穴：伤冷汗不干，夜间烦躁如刀割，吐血正心窝。茯神一钱五分，石菖蒲八分，远志一钱五分，桔梗一钱五分，归尾一钱五分，红花一钱二分，生地一钱五分，三棱一钱五分，莪术一钱五分，槟榔一钱二分，京芍一钱二分，秦艽一钱二分，六汗一钱五分，碎补一钱五分，乳没一钱五分，桃仁（研末）七粒，水酒空心服。

飞燕入洞穴：伤左，四肢无力，黄瘦吐血，右边不遂。柴胡一钱五分，胆草一钱五分，归尾一钱五分，红花一钱二分，三棱一钱二分，莪术一钱五分，生地一钱，赤芍一钱，槟榔一钱二分，碎补一钱五分，乳没一钱五分，桃仁（研末）七粒，苏木一钱二分，秦艽一钱二分，六汗一钱五分，泽兰一钱二分，酒引，饭后服。

中脘穴：肠肚饭食不进，气往下逼，忍气不结。公丁香（研末）七粒，枳壳、桔梗、元胡、归尾各一钱五分，红花一钱二分，生地一钱五分，赤芍一钱五分，槟榔一钱二分，三棱一钱二分，莪术一钱五分，碎补一钱五分，秦艽一钱，六汗一钱五分，乳没一钱五分，桃仁（研末）七粒，水酒引，空心服。

排骨穴：青皮、元胡、红花、枳壳、京芍各一钱二分，槟榔、归尾、碎补、三棱、生地、秦艽、莪术、乳没各一钱五分，苏木八分，北防风八分，酒引，空心服。

命宫穴：此乃大穴，呼吸疼痛，咳嗽带血，久则成痨，吐血而亡。枳壳、桔梗、青皮、三棱、槟榔、秦艽各一钱二分，元胡、莪术、生地、归尾各一钱五分，乳没各一钱五分，赤芍、碎补、六汗、苏木各一钱，桃仁（研末）七粒，土鳖（研末）五个，水酒引，空心服。

净瓶穴：伤表作寒作热一年半，咳嗽不止，吐血，潮热不住，世仙人夺印药单。桔梗、归尾、生地、秦艽、京芍、乳没、碎补各一钱五分，枳壳、槟榔、续断、莪术、青皮、活血丹各一钱二分，红花、三棱各一钱，水酒引，空心服。

仙人夺印穴：乃世净瓶穴。青皮、桔梗、枳实、归尾、生地、乳没、六汗、碎补、莪术各一钱五分，槟榔、秦艽、小茴、三棱各一钱二分，川朴、红花各一钱，上桂八分，加酒引。

挂榜穴：打者全身麻痹，或寒或热，伤肠肚内，积血成块，四肢无力。桔梗、归尾、生地、紫荆皮、六汗、乳没、碎补、莪术各一钱五分，台乌、枳壳、赤芍、三棱、秦艽、泽兰各一钱二分，红花、槟榔各一钱，水酒引，空心服。

肚角穴：打者饭食不进，气往上逼，次肚中痛，冷汗不止，伤于大肠。小茴、六汗、乳没各一钱五分，青皮、莪术、碎补、秦艽、京芍各一钱一分，川郁金、广木香（研）、槟榔、红花、三棱各一钱，土鳖（研）五分，归尾、生地一钱五分，水酒空心服。

肚脐六宫穴：广木香、三棱、红花各一钱，六汗、碎补、乳没、莪术、小茴、生地、归尾各一钱五分，槟榔、京芍、秦艽各一钱二分，三棱、红花各一钱，上桂（研）八分，水酒空心服。

背脊头梁大穴：肺贴于此，四肢无力，头晕不起，疼痛难当，咳嗽吐血。枳壳、桔梗、灵仙、归尾、生地、六汗、碎补、乳没各一钱二分，乌药、槟榔、赤芍、秦艽各一钱五分，红花一钱，川甲珠二片，土鳖七个，饭后服，水酒引。

膀胱穴：车前、木通、归尾、生地、莪术、碎补、乳没各一钱二分，青皮、赤芍、三棱、小茴、元胡各一钱二分，槟榔、红花各一钱，加水酒为引。

对口穴：饭食不进，言语不清，头抬不起。独活、槟榔、赤芍、秦艽、六汗、川芎、白芷各一钱二分，桔梗、生地、碎补各一钱二分，归身一钱，土鳖七个，红花一钱，共研末，饭后服药。

背漏人空四穴：伤者半年一年，咳嗽或黄肿，四肢无力，子午潮热。鳖甲、灵仙、生地、秦艽、莪术、碎补、乳没、六汗各一钱五分，槟榔、赤芍各一钱二分，川甲珠二片，土鳖（研）七个，三棱、红花一钱，水酒引，饭后服。

腰骨腰眼穴：杜仲、故纸、当归、秦艽、六汗、枣皮、乳没、肉苁蓉（酒洗）各一钱五分，熟地二分，槟榔、赤芍、碎补各一钱二分，玉竹二钱，上桂八分，红花一钱，土鳖（研）七个，水酒空心服。

米结穴，名铜壶滴漏穴：川朴、青皮、归尾、生地、六汗、碎补、乳没各一钱五分，枳实、京芍、秦艽、川膝各一钱二分，熟军、红花、槟榔、广木香各一钱，水酒服。

下窍封门穴：伤者重，用灶鸡子，又灶心土一钱，又用酒，三味同炒。车前、归尾、生地、六汗、乳没各一钱五分，桔栀子一钱五分，赤芍、木通、秦艽、碎补、萹蓄、瞿麦各一钱二分，红花一钱，槟榔一钱，土鳖七个，荔枝五个，水酒引。

吊筋穴：川膝、木瓜、归尾、生地、六汗、碎补、乳没各一钱五分，独活、白鲜皮、槟榔、赤芍、秦艽各一钱二分，土鳖七个，苡仁米一钱，红花一钱，加水酒为引。

膝盖膝眼穴：川膝、木瓜、生地、归尾、秦艽、六汗、碎补各一钱五分，槟榔、苡仁米、独活、乳香、没药、白鲜皮各一钱，赤芍一钱二分，桃仁（研）七粒，土鳖七个，苎麻（烧灰存性），水酒引。

脚背穴：过江龙、矮脚樟、八棱麻、川牛膝、独活、槟榔、白鲜皮各一钱二分，生地、地南蛇、归尾、苡仁米、秦艽、六汗、乳没、碎补各一钱五分，木瓜、泽兰各一钱，土鳖七个，槟榔一钱，赤芍一钱，空心水酒服。

全身七厘散：水药方。青皮三分，元胡七分，归尾七分，生地五分，槟榔三分，红花五分，台乌二分，乳没七分，广木香三分，碎补八分，土鳖八分，然铜五分，赤芍三分，枳壳三分，六汗七分，薄荷一钱，血竭一钱，草乌七分，北细辛七分。

小便肾子肿痛仙方：大附子、吴茱萸、生黄芪、佛手片、北防风、软升麻各二钱，煨草果一钱六分，广木香（研）二钱，高良姜三钱，生白芍一钱五分，台乌药一钱五分，老姜三片。

遗精小便带血仙方：使君子七个，砂前仁各一钱三分，淡竹叶一钱，莲须一钱五分，木通一钱，麦冬二钱，连翘一钱。

治烂脚方：铅粉七分，黄蜡五分，炉甘石六分，白蜡七分，生半夏五分，密陀僧五分，血竭七分，铜绿五分，上四六片五分，猪油槌热搽。又方搽：银粉散二十分，轻粉二分，朱砂二分，半夏五分，升丹一分，冰片一分，炉甘石五分，儿茶一钱，花蕊石一钱。共研。又方：甘石二钱，元明粉一钱，眼药十分，冰片一钱，研末。

治臁疮搽药：老炉甘石一两，元寸一钱，梅片二钱，广丹三钱，铅粉三钱，猪油搽。

走马风不能移步（此方神妙）：防风、甘草、荆芥、木瓜、白芷、淮山药、血藤、故纸、苍术各一钱，当归尾一钱五分，广皮六分，三七四分，红花八分，上肉桂五分，槟榔五分，乌豆二合，共熬好，酒服。

走马牙疳臭烂，血流不止：犀角梢、地骨皮、大生地、古月各五钱，明矾、石膏各二钱，天门冬、寸冬、琥珀各三钱，苏薄荷一钱，加竹心七节为引。

牙痛吹药方：白硼二钱，枯矾一钱，芦荟五分，青黛三钱，牙硝一钱，轻粉三钱，信石五钱，冰片一分，明雄黄三钱。共研，吹上即好。

治鼻疳烂，通鼻孔药方：鹿角一两，枯矾一两，明矾，轻粉三钱，人头毛（烧灰）

五钱。共研细末，先用花椒煎水洗净，后用搽药掺上，即愈。

治下疳疮：炉甘石二钱，鸡金皮（内金）一钱，上四六片一分，轻粉三分。共研末。

治耳聋：蔓荆子一钱，嫩箭芪一钱，干葛一钱，升麻五分，黄柏（盐水炒）六分，白芍一钱五分，东丹参一钱二分，炙甘草八分，九节菖蒲二钱。

小儿头上生疮方：松香、铅粉、水银、银朱，共研末，用猪油调搽。

小儿烂头：枫子肉、大黄、倍子（炒）、雄黄、大柏子各一钱，轻粉、黄丹各五分，水银五钱，研末，用麻油调敷。

小儿头上生癞痢方：胡椒二两，花椒二两，轻粉一钱，用猪油半斤，熬化调搽。

取牙齿方：玉簪花根一钱，白砒三钱，硇砂四钱，古月一钱，灵仙二钱，乌头二钱。共研末，点牙即落。

吞金银下肚：用羊颈骨烧灰三钱，用米汤送下，即效。

吞铜钱下肚：用胡桃肉六两，薄荷一斤，共槌，用酒冲服，即好。

吞铁下肚：用干羊脚煎水服下四五次，其铁自化。

耳关方：用墨鱼骨一钱，银砂一钱，四六片一分。共研末，吹耳即好。

全身跌打：此方遂邑十六都，武举人秘传。川膝、小茴、防风、白芷、木瓜、川断、大茴、草乌、桂枝、刘寄奴、加皮、红花、朴硝各一钱，细辛、木通各八分，杜仲二钱，全归二钱，川乌三分，陈皮一钱五分，藁本五分，大黄八分，加土鳖一钱，煮酒服。

毒蛇咬伤方：若恶毒攻心，半日即死，急取木烟筒捍内烟屎，用冷水调饮一碗，愈多愈妙。毒重者，觉味甜而不辣，后用烟屎擦伤口，则蛇牙自出。

误吞金银死：用白及三钱，磨水服即效。

治男妇腹痛均效：石菖蒲八分，木香一钱，槟榔二钱，枳壳二钱，乌药二钱，香附一钱，沉香一钱，甘草八分，葫芦壳为引。

治女人阴肿者，是虚损受风邪：石菖蒲、全当归、秦艽、茱萸、葱白，空心服。

满身发火丹滚水泡者：用芝麻（炒研）、香油调搽，大人、小儿均神效。

咽口疼痛生疮水药方：桔梗八分，生地、牛蒡子各一钱，川连五分，芒硝八分，甘草六分，元参一钱五分，犀角五分，连翘八分，双宝花六分，酒军八分，加灯心为引。

紫金锭（治小儿慢惊，大有神效）：人参、白茯苓、茯神、辰砂、山药、白术、藿香、赤石脂（火煅，醋浸七次），为末，蒸水膏和药为锭，金箔为衣，薄荷、金银花为引。

九种心气痛寒疼：五灵脂五钱，广木香五钱，乳香六钱，砂仁二钱，上沉香三钱，元胡索二钱，赤芍二钱，雄黄五钱，草果二钱，研末，酒引。

大指上蛇头疮：用雄黄（研末）、猪腰节、盐，共槌，敷上即消。

《少林正宗嫡传骨伤秘籍禁方》

少林寺僧编撰

秦氏抄传

第一类：传统经验方

（1）紫金丹，（2）夺命接骨丹，（3）胜金丹，（4）虻虫散，（5）瓜皮散，（6）麻芎丸，（7）疏风理气汤，（8）补血顺气汤，（9）飞龙夺命汤，（10）活血止痛汤，（11）提气活血汤，（12）补肾和气汤，（13）生血补髓汤，（14）宽筋活血散，（15）通肠活血汤，（16）明目生血散（又名还魂汤），（17）喘气汤，（18）壮筋续骨丹，（19）退毒定痛汤，（20）护风托里散，（21）护心丸，（22）保命护心丸，（23）吊嗽饮，（24）宽筋散，（25）宽筋汤，（26）上部接骨煎方，（27）下部接骨煎方，（28）接骨丹，（29）七厘散一号方（一名开关散），（30）七厘散二号方，（31）一忽笑，（32）八厘散（麻药方），（33）昏昏散，（34）又麻药方，（35）君臣散，（36）紫荆散，（37）黑神散，（38）桃花散，（39）玉龙散，（40）一粒金丹，（41）八仙丹，（42）麝香膏，（43）象皮膏，（44）羌活散，（45）通利汤，（46）车前汤，（47）川芎汤，（48）桂枝汤，（49）蔓荆散，（50）杜仲散，（51）杏仁汤，（52）梅桐散，（53）乳香散，（54）血竭散，（55）阴红汤，（56）桂皮散，（57）消痰引，（58）麻黄汤，（59）升麻汤，（60）杏仁消痰引，（61）治破伤风方，（62）九灵丹，（63）人参散，（64）行药一号方，（65）行药二号方，（66）治皮骨破损进风发热方，（67）治两臂损伤方，（68）治腰痛内伤方，（69）治腰肌劳损方，（70）治心坎伤方，（71）治小膀肚伤方，（72）治小便不通出血方，（73）治吐血不止方，（74）行食方，（75）行血方，（76）治内伤方，（77）内伤脏腑方，（78）宁骨丹，（79）透骨丹，（80）跌仆劳伤归原煎，（81）保命丹，（82）许天茂跌打伤方，（83）钮济川老伤方，（84）又跌打方，（85）跌打末药方，（86）接骨神效散，（87）跌打琥珀方，（88）初打伤神效方，（89）跌打煎方，（90）劳伤补药方，（91）运年跌打及牛撞马跌宿伤神效方，（92）二仙传道丸，（93）天下第一神方，（94）玉屑散，（95）姚氏秘传跌打临命重伤接骨入骱末药方，（96）田添散，（97）玉龙散。

第二类：传统名方丸剂

（1）三黄宝蜡丸，（2）太乙活命金丹，（3）秘传万应丸，（4）黎峒丸，（5）惠生丹，（6）又惠生丹附方，（7）鹅毛散。

第三类：各家秘酿药酒方

（1）一号跌打药酒方，（2）二号跌打药酒方，（3）三号跌打药酒方。

第四类：外治验方（敷药类）

封药一号方、封药二号方、封药三号方、封药四号方、封药五号方、止血散、止血生肌散、封药八宝丹、乳香生肌散、敛口生肌散、桃花止血散、黑龙散、杨花散麻药方，常用至宝接骨散、宽筋散（洗药一号方）、又方（洗药二号方）、代痛散（即穿骨散）、收珠散、开牙散、吹鼻散、破血丹、钻骨散、染烂一号方、染烂二号方、千槌膏、骨折脑破方、两头尖（一本名鼠线膏）、接骨膏、续筋骨丹、洗药三号方、敷药方、破伤风方、接骨膏（又名当归合气饮）、白膏药、鲫鱼膏、桃石平安散、棒疮敷药方。

第五类：针灸方

（1）针灸配伍神方一得，（2）观音救苦丹，（3）宫针方，（一名雷火针），（4）灸法（附灸脐法）。

第六类：治伤常规外简易疗法

（1）运法，（2）熏法，（3）倒法，（4）治中暑昏扑方，（5）治中寒僵扑方，（6）难产神效方。

简易验方补录

（1）腰痛散：川贝五钱，黑大豆、杜仲各五钱，甘草三钱，青盐二钱。制法：上五味共研细末，装贮胶囊分吞。

（2）治瘰疬（颈淋巴结核）膏药方：连根韭菜、连根葱白、胡椒、生姜、大蒜头各二两，男人头发四两，净麻油三市斤。制法：同煎，俟滴水成珠时，加广丹一市斤收膏，取置瓦钵内，以清水浸渍，临用随时摊贴，可软坚散结。

（3）又瘰疬外治方：据《观海堂偶笔》记载："清道光十四年，本方系武进韩桂号古香所传，颇具神效。"方用：蛇床子一两五钱，硫黄、雄黄各三钱，烟胶四两，铜绿三钱。共研细末，麻油调敷患处，每日一换，消尽为度。

骨伤秘籍神方

（1）紫金丹：左体伤用，凡截梁不断，喉伤，两耳打伤，胸前横骨受伤，左乳伤，小膀肚伤，皆用之。麝香三钱，自然铜（醋煅七次）、乳香（去油）、没药（去油）、归尾、硼砂、乌药各六两，地鳖虫、骨碎补（去毛）各八两，木耳炭、血竭各三两，黄麻炭（烧灰存性）二两，生大黄四两。歌括：紫金丹用乳没铜，麝香乌药归尾从，地鳖姜黄硼木耳，血竭麻灰见远功。制法：共研细末，混合均匀，密贮备用。服法：每服一钱，不可过量，服药期间忌进面食、蛋类或辛辣刺激食物，药用赤砂糖拌陈酒送下。吐血重伤者，可服一钱五分，妇女血崩，童便送服一钱。

（2）夺命接骨丹：右体伤用，心坎伤，右乳伤，血海伤，割肉接骨。麝香五钱，自然铜（醋煅七次）、乳香（去油）、没药（去油）、儿茶各五两，地鳖虫（去头足）、骨碎补（去毛）各六两，归尾、雄黄各五钱，黄麻根（烧灰存性）三两，生大黄三两，血竭二两，红花、桃仁各四两，朱砂（研）二钱，古文钱（醋浸煅七次）七枚。歌括：夺命接骨乳没茶，香尾珠桃姜鳖花，肉桂文钱同血竭，雄麻根炒作灰调。适应证：凡跌打损伤，临危稍有微息，灌服即活。制法：共研细末，磁瓶或锡罐收贮，毋泄气。服法：每服一钱，服药后如思饮食，乃血散神清之兆。一昼夜可进二三服，下药时宜先用吹鼻散打嚏，牙关紧闭，用开牙散，然后进药。若防吐出，须以手指抬其下颌，逐匙缓缓灌入，自然苏醒。

（3）胜金丹（又名透骨丹）：止痛逐瘀。降香（锉细末）二两，地鳖虫、归尾各三两。制法及服法：上共研细末，烧酒送下，每次二分五厘。适应证：跌打损伤，瘀血作痛。

（4）虻虫散：牛虻虫（血饱者良，晒干去翼）20枚，丹皮二两。制法及服法：二味研细末，混匀，黄酒送服一匙（量约一钱），能令血化为水。若宿血在内骨节中，二药等分服。主治及适应证：专治跌打损伤，瘀血作痛，若骨折，不可服。妊妇忌用。右乳伤肋可服，血海伤亦服，老人力怯宜减量，唯去宿食用之。

（5）瓜皮散：即《纲目》中治跌仆损伤方。主治：瓜皮走而性急，分散热毒，明胶活血止痛，走洗瘀所。冬瓜皮（晒干）二两，牛皮胶（即黄明胶，拣明净者）二两。制法及服法：二味同入杓内，炒胶使软，切成小块，再炒加粳子糖，待冷脆，研末，每服一钱（一本作五钱），好酒热服，饮微酣，盖取微汗为妙。若畏药味腥气，以原砂糖调挑舌上，老酒送下。但凶危急症，未可遽服，并不可用运法，宜先服护心丸（目录22号方），然后服此。

（6）麻芎丸：即《纲目》天麻丸。主治：清风化痰，清理头目，故头面伤用之。食肚伤及阴囊破碎亦用之。天麻（面裹湿草包，微火内煨，待软取起，急切薄片，还性复硬）一两，川芎四两。制法及服法：二味置朱盆内研末，蜜炼为丸，如弹子大，每服一丸，酒送下。

（7）疏风理气汤：主治顶骨破用，后服。荆芥、羌活、枳壳、牛蒡子、花粉各三钱，防风、陈皮、威灵仙、川芎各一钱五分，当归三钱，红花、独活、白芷、黄芩各一钱，细辛、甘草各五分。服法：上药加生姜三片煎服。

（8）补血顺气汤：主治顶骨破。归身、煅自然铜、杜仲、山楂、生地、香附（炒黑）、熟地各三钱，五加皮、黄芪、白芨、白芍、枳壳各二钱，白术、川芎、青陈皮各一钱五分，熟艾、红花各一钱，甘草五分。服法：上药加大枣二枚煎服。

（9）飞龙夺命汤：主治顶骨破，后服。羌活、威灵仙、荆芥、川芎、陈皮、蔓荆子、藁本各一钱五分，细辛六分，红花、天麻各八分，白芷、防风、蝉蜕、独活、薄荷各一钱，僵蚕二钱，当归三钱，甘草五分。服法：本方加生姜三片、灯心二十根煎服。

（10）活血止痛汤：当归、苏木、续断各三钱，乌药、五加皮、羌活、杏仁、赤芍各二钱，木通、荆芥、乳香、陈皮、川芎各一钱五分，防风、独活各一钱，红花八分，甘草五分。服法：上药加灯心二十根，水煎服，酒一盅送下。

（11）提气活血汤：谷精草、白蒺藜、连翘、枳壳、芍药各二钱，薄荷、羌活、荆芥、川芎各一钱五分，白芷（一方无白芷）、防风各一钱，山栀、生地、茯苓各三钱，细辛、甘草各五分。服法：上药加灯心二十根，水煎，空心服。

（12）补肾和气汤：主治下颌脱落。黄柏、白术、青陈皮、木通各一钱，知母、芍药、枳壳、五加皮各二钱，杜仲、当归、牛膝、续断、香附、茯苓各三钱，红花八分，五味子五分。服法：上药加大枣二枚煎服。

（13）生血补髓汤：主治肩髃、膝髃、臂髃、臀髃脱落及小膀骨折等。方组：当归、香附、丹皮、续断、生熟地、杜仲、牛膝、自然铜、茯苓、大腹皮各三钱，茅白术、羌活、五加皮、芍药、黄芪各二钱，川芎、陈皮、荆芥各一钱五分，干姜、甘草各五分，防风、熟艾、红花、独活各一钱。服法：上方加大枣三枚煎服。

（14）宽筋活血散：防风、红花各一钱，荆芥、陈皮、独活各一钱五分，枳壳、五加皮、羌活、乌药、木通各二钱，当归、杜仲、桃仁、香附、牛膝、续断、苏木、自然铜各三钱，另加甘草五分，灯草二十根。服用法：上方可服可洗，水煎食远服。洗剂加酒适量。

（15）通肠活血汤：主治腹伤肠出。陈皮、川芎、木通、青皮、元胡各一钱五分，独活一钱，枳壳、乌药、五加皮、羌活、大黄各二钱，桃仁、苏木、自然铜、当归、大腹皮各三钱，红花八分，甘草五分。服法：水煎服，服时加酒。

（16）**明目生血散**（又名还魂汤）：斗殴落珠，后服。桔梗、白芷、乳香、没药各一钱，黄芩、川芎、石韦（一方无石韦，加乌药八分）、荆芥各一钱五分，谷精草、枳壳、羌活、乌药、连翘各二钱，生地三钱，柴胡、甘草各五分。服法：上药加灯心二十根，水煎，食远服。

（17）**喘气汤**：治天井骨折伤。皂荚末八分，白芷一钱，川芎、桔梗、陈皮、桂枝各一钱五分，干葛二钱。服法：上方加青盐五分，竹沥一支，临卧煎服。

（18）**壮筋续骨丹**：治两腿折伤及小膀骨伤、膝髌脱落。羌活、木瓜、枳壳、白术、杏仁、五加皮、花粉、乌药、玄胡索各二钱，独活、荆芥、木通、川芎、青皮、黄芩各一钱五分，地鳖虫、生地、苏木、续断、自然铜（煅）、丹皮、牛膝、杜仲、麦芽、神曲、当归、香附各三钱，防风、红花各一钱，柴胡、甘草各五分。服法：上药共研末，胡桃老酒热服，壮者三钱，小儿减半。

（19）**退毒定痛汤**：银花、当归、自然铜、花粉、续断各三钱，乳香、没药、防风各一钱，荆芥、连翘、五加皮、羌活、黄芪各二钱，独活、川芎各一钱五分，甘草五分。服法：上药水煎，食远服，服时加酒。

（20）**护风托里散**：羌活、荆芥、威灵仙、芍药各二钱，独活、防风各一钱五分，僵蚕、当归、生地、黄芪、茯苓、升麻各三钱，薄荷一钱，细辛八分，甘草五分。服法：上药加生姜三片、大枣三枚，煎服。

（21）**护心丸**：腰脊及海底穴伤。牛黄五分，辰砂三钱，血竭、木耳炭各五钱，乳香、没药各一两。配制及服法：共研末，蜜丸如黄豆大，每服三丸，好酒送下。

（22）**保命护心丸**：南蛇胆一钱五分，人参、胎骨、朱砂、琥珀各三钱，桂圆肉十二枚，胡桃肉、黑枣肉各六枚。配制及服法：共为末，丸如桐子大，每服一钱，黄酒下。

（23）**吊嗽饮**：白芷、皂荚末各一钱，川芎、桔梗、陈皮、桂枝、半夏各一钱五分，乌药、羌活各二钱，桑白皮三钱，甘草五分。服法：上药加大枣二枚，水煎，食远服。

（24）**宽筋散**：虎骨节（炙）二两，犬骨节（炙）、鸡骨节（炙）、续断、独活、黄荆子、秦艽、海桐皮各三两。配制及服法：先将三骨煅研细，再将余药共研末，凡损伤骨折包裹好，此后每日须服本方药末，酒下一钱五分。兼服宽筋汤，并以宽筋活血散熏洗患处。

（25）**宽筋汤**：肉桂一钱，川芎、独活各一钱五分，姜黄、黄芪各二钱，牛膝、茯苓、生地、续断、归身、海桐皮各三钱。服法：上药水煎，空心服，服时入酒。

（26）**上部接骨煎方**：归尾、羌活、延胡、蒲黄、生姜、乳香、乌药、青皮、红花、自然铜、没药、五加皮。

（27）下部接骨煎方：龙骨、青皮、自然铜、延胡、乳香、五加皮、牛膝、防己、苏木、红花、骨碎补、归尾。

（28）接骨丹：治膝盖骨脱碎及足背骨损出，接骨绑缚定后服。川椒八分，白芷、虎骨（酒浸）、赤芍、没药、乳香、千金子各三两，龟板、当归各四两，骨碎补、自然铜各五两。配制及服法：上药共为末，蜜丸弹子大，老酒半斤煎化，取东南向柳枝搅匀热服。

（29）七厘散一号方（一名开关散）：巴豆霜、半夏、焙地龙、乳香、没药各一钱，当归、血竭各三钱，地鳖虫（去头足）八钱。配制及服法：上药共为末，每服酒下七厘，若遍身疼痛，加韭菜汁，老酒服，或蟹汁亦可。久伤深，加麻皮灰五钱。

（30）七厘散二号方：麝香三厘，巴霜、雄黄各一钱，焙地龙、血竭各一钱五分，没药二钱，骨碎补三钱，地鳖虫（去头足，酒浆浸干，醋浸，焙研末）。制法及服法：上药各一钱，每服七厘，好酒送下。

（31）一忽笑：治下部及心口伤。枸橘李（竹刀切片，阴干煅灰存性）、小茴香，共研细末收用。

（32）八厘散（即麻药方）：川芎、半夏、草乌各二钱，闹羊花、蟾酥（酒浸）各五分，南星四钱，黄麻花一钱。配制及服法：上药为末，用羊芍叶汁拌，晒干再研，酒下八厘，即麻不知痛，如欲醒，淡盐汤灌之。

（33）昏昏散：骨碎补、香附各二两，草乌一两五钱，川乌（黄土炒）一两。服法：上为末，每服二钱，姜酒下。凡治手足折伤怕痛，用此药麻倒，不觉痛，然后可整理接骨，用醋及冷水解之。不解，用升麻、干葛、芍药、甘草汤解。或棱麻、枳壳，以水煮黑豆汤亦可解。

（34）又麻药方：南星、半夏、川乌、萆薢、蟾酥、川椒。配用法：上药各三钱，共为末，调抹患处。

（35）君臣散：肉桂（童便浸炒）一两，红花（酒浸）、归尾（酒洗）、赤芍、丹皮、花粉、生地、骨碎补、延胡索各五钱，牛膝、杜仲、川芎、续断、五加皮、羌活、桃仁各三钱，防风二钱，片姜黄、甘草各五分。配制及贮藏：上药共为末，磁瓶收贮听用。

（36）紫荆散：紫荆皮，酒浸一宿，瓦上煅，磁瓶收用。

（37）黑神散：金樱子、麻油（拌炒黑），瓶装。

（38）桃花散：乳香、没药（去油）、血竭（另研），共为末，瓶贮存用。

（39）玉龙散：人中白（醋煅七次研，研末瓶贮）。凡跌打伤不甚重，骨不及折断者，当用本方五分为妥。配君臣散八分，黑神散八分，桃花散五分，玉龙散三分。麻油拌和葱姜，酒下二服，贴麝香膏，七日用煎汤。

（40）一粒金丹：半两钱（醋煅研末）、地鳖虫须（瓦上焙，重八厘至一分者）同上等分，瓜蒌仁（去油为末），上二味重一钱，粉须三钱。制法：上药为末，饭和为丸，如粟米大，酒下一粒。伤在上部，食饱服；中部，半饱服；下部，空心服。

（41）八仙丹：无名异（煅七次）、巴豆霜、月石煅、半夏各二钱，骨碎补（去毛）、自然铜（醋煅十四次）、乳香、没药、血竭各三钱，生大黄、归尾各五钱，治心坎至小腹伤，主行瘀通络。配制及服法：上共为细末，瓶装。凡伤重骨断或腹痛，须先用八仙丹及本方各五分，酒调服。待瘀血下尽，粥汤饮之，将骨接好，用一粒金丹，照上、中、下部位，如上服法，酒送一粒。或乳香散八分，紫荆散二分，君臣散六分，黑神散八分，桃花散五分，配合酒调下，十四日服煎药。

（42）麝香膏：红花、白芷、牛膝、苏木、五加皮、威灵仙各一钱，归尾一两，防风、荆芥、续断、生地、麻黄、黄柏、紫荆皮、苦参、桃仁、丹皮、肉桂、独活各五钱，大黄一两，另片香（即松香）一斤，以姜煎水，入松香溶化，倾冷水中，以棒搅去松油，俟熬末好，入细末成膏。配制法：上药用麻油一斤，夏天浸 1～2 日，冬天浸 4～5 日，置铜锅内熬至枯黑色，滤去渣，加姜、葱汁各二碗，再熬，入净片香又熬，火候到时，加黄丹四两、净百草霜二两，同熬成膏，取起，另投细药麝香一钱，没药、乳香去油各一两，三味各研细末，熔膏加入，随用摊贴。

（43）象皮膏：凡结喉伤，肩胫骨折及腹伤肠出，骨碎如粉，取尽碎骨用之。肉桂、川连、荆芥、红花各三钱，甘草、白芷、白蔹各三钱，大黄一两，川芎、当归、生地各二两。配制法：上药用麻油一斤，入药煎熬至枯色，滤去渣，加入炒熟铅粉半斤，黄占（即黄蜡）、白占各二钱，再熬成膏，滴水试老嫩，以不粘手为度，老加麻油，嫩加铅粉或黄占，另入细药八味。象皮散：乳香（去油）、没药（去油）各加五分，血竭（另研）、龙骨、海螵蛸（炙七次）、象皮（煅）各五钱，真珠（入豆腐内蒸煮后，研末）二钱，地鳖虫（炙）一两，以上八味，共为细末，化膏掺入，随用摊贴。

（44）羌活散：此方为发散之剂，伤科起手必用，后施用别方。羌活、独活、川断、红花、续随子、骨碎补、秦艽、五加皮、川芎、小茴香各一两，乌药一钱，木香、防风各二钱，杜仲三钱，桃仁五钱。服法：上药为细末，红糖老酒送下，或配紫金丹，或夺命丹配君臣散各五分，服二服，未竟，用君臣散服之。再次可用八仙丹行血，酌情视症状变化，将上列诸方交叉运用。

（45）通利汤：凡跌打大小便不通用。红花、苏木、芒硝、归尾各五钱，猪苓、泽泻各三钱，桔梗二钱，煨大黄二两，桃仁卅粒。服法：上药加生姜三片，童便酒煎服。

（46）车前汤：主治同上。车前子、枳壳、归尾、赤芍、桔梗、柏子根（即枫树根）、大黄、芒硝、木通，上药各一钱，童便、酒各半煎，空腹时服。

（47）川芎汤：治头上损伤，如喉伤，加桔梗一钱。五加皮、生地、花粉各二钱，川芎、白芷、黄荆子、全当归各一钱五分，防风、羌活、陈皮、赤芍各一钱。服法：

上药加生姜三片、酒一盅煎，食后服。

（48）**桂枝汤**：治手臂伤。桂枝、陈皮、独活（童便浸）、枳壳、红花、归尾　元胡各一钱五分，生地三钱，香附二钱，防风一钱，上药水、酒各半煎，食后服。

（49）**蔓荆散**：治眼目损用。蔓荆子、白芷、归尾各一钱五分，生地、红花各二钱，川芎、白芷各一钱。服法：水、酒各一盅煎，食后服。

（50）**杜仲散**：治腰损伤。杜仲三钱，续断、丹皮各二钱，乌药、赤芍各二钱五分，肉桂、延胡、归尾各一钱。服法：童便酒煎，食后服。

（51）**杏仁汤**：治腹痛。生大黄五钱，桃仁、杏仁各三钱，归尾一钱，甘草三分。服法：童便酒煎服。

（52）**海桐散**：海桐皮、秦艽、续断、生地、归尾、丹皮、牛膝各二钱，陈皮、赤芍、五加皮、防风各一钱，片姜黄一钱，独活一钱五分，肉桂一钱。服法：童便酒煎，空腹服。

（53）**乳香散**：乳香、没药（均去油）、归尾（酒浸）、骨碎补、大黄（另研）、煅月石、地鳖虫（火酒醉倒，瓦焙为末）、古文钱（醋煅七次，用核桃去油，研细末）。配制贮藏：上药各味共研细，瓶装。

（54）**血竭散**：治跌打血从口出。血竭、发灰、茅根、韭菜根，童便酒煎服。

（55）**阴红汤**：凡妇人损伤用。阿胶、发灰、没药，童便酒煎服。

（56）**桂皮散**：治跌打损伤通用方。桂皮、枳壳、生地、五加皮、当归、丹皮各一钱，桃仁五分，乳香、没药、赤芍各八分，陈皮、香附各二钱。服法：水煎加酒服。

（57）**消痰引**：治破伤风，牙关紧闭。南星（姜汁炒）、姜半夏各五分，甘草二分，芍药、川芎各八分，防风七分，当归、羌活、升麻、广皮各一钱。服法：加生姜三片，水煎服。

（58）**麻黄汤**：破伤风发散用。麻黄（去节）、肉桂各三分，干姜、陈皮、姜半夏、炒苍术、川芎各五分，厚朴（姜汁炒）六分，桔梗、枳壳各七分，水煎加酒服。

（59）**升麻汤**：治跌打损伤少愈，转厥冷症用。升麻五分，茅白术、附子、麻黄、川芎、干姜、肉桂、甘草、红花（剂量酌用）。服法：加生姜三片，葱头三个，水煎服。

（60）**杏仁消痰饮**：凡跌打服热汤过多，生痰咳嗽用。杏仁、麻黄、桑皮、桔梗、细茶、甘草。服法：加灯心水煎服。

（61）**治破伤风方**：苎草，上好老酒煎服。

（62）**九灵丹**：治远年内伤，遍身筋骨疼痛，三服即愈。人中白（煅）、自然铜（煅）、当归（酒炒）、苏木、儿茶、没药、乳香、牛膝、红花。配制及服法：上药等分研末，每服三钱，轻症减半，陈酒送下，取汗为度。

（63）**人参散**：治接骨已好，日久无力行动。人参、肉桂各一钱，黄芪、白术、当归、续断、苡仁各二钱，乌药一钱五分。服法：水煎服。

（64）行药一号方：巴豆霜少许，滑石、大黄各多片。配制及服法：端午粽子尖为丸，每服七厘，酒下每丸约一厘。

（65）行药二号方：红花、厚朴、苏木、广皮、青皮各八分，桃仁、归尾（酒浸）各一钱二分，肉桂一钱。

（66）治皮骨破损进风发热方：柴胡、苏叶、防风、荆芥、川芎各一钱，当归一钱，丹皮、赤芍各八分，白芷六分，红花、防己各五分，细辛四分。服法：上药加葱白三个，水煎食远服，盖被取汗。

（67）治两臂损伤方：红花、当归、丹皮、白芍（酒炒）、木瓜、海桐皮各一钱，地鳖虫（醋炙）十只，苏木、骨碎补（去毛）各二钱，桔梗五分，片姜黄八分，桃仁十四粒。服法：上药水煎加酒，食前服。

（68）治腰痛内伤方：红花、泽泻、苏木各八分，地龙（去泥醋炙）三条，杜仲三钱，续断、黄肉、补骨脂、当归、丹皮、山药、柴胡各一钱。服法：上药加胡桃四枚，水煎加酒空心服。

（69）治腰肌劳损方：麝香一厘，雄黄三厘，火硝七厘。用法：共研末，男左女右，贴眼窝内。

（70）治心坎伤方：红花、当归、香附、自然铜（即水晶穴，醋炙）三钱，没药、丁香、沉香、木香、琥珀、乳香、远志、枣仁、辰砂、枳壳、陈皮、茯神、延胡、五灵脂，上药水煎，食远服，如脉沉，必行血。

（71）治小膀肚伤方（原方有川乌、草乌、胆星、半夏）：白地龙、全归、肉桂、乌药、琥珀、自然铜、土蝼蛄（去头足醋炒）、杏仁、骨碎补、威灵仙、山桃仁、上沉香、五灵脂、延胡、红花、刘寄奴、苏木、木通、木香、留行子。制法及服法：上药加葱白二枝，水煎加童便及酒服。

（72）治小便不通出血方（原方有川草乌各八分，石蟹三钱）：红花、当归、桃仁、通草、车前子、木通、滑石、淡竹叶、没药、乳香、大黄、苏叶、丁香、蒲黄、刘寄奴、阿胶、延胡、赤芍、乌药、猴姜、五加皮、肉桂、丹皮、柴胡、木香。服法：水煎加酒服，出汗为度。

（73）治吐血不止方：藕节汁、韭菜汁、扁柏汁、棕炭五分。服法：水煎加童便酒服。

（74）行食方：行粪虫（炙研末）一个。服法：上半月用上半段，下半月用下半段，白酒饮下即行，要止进米粥。

（75）行血方：麝香、硫黄，冲入酒内，服下血即行，体弱者，少用为宜。

（76）治内伤方：当归（酒洗）、柴胡、青皮、陈皮、乌药、延胡、木香、赤芍、桃仁、枳壳、木通、甘草、蒲黄、五灵脂、白芷、香附、川芎、丹皮。服法：上药等分，不拘时服，渣再煎。

（77）**内伤脏腑方：** 当归、川断各一钱五分，生地、苏木、桃仁各二钱，威灵仙、乳香、没药、乌药、泽兰各一钱，川芎八分，木通七分，木香、生甘草各五分。服法：水两碗，煎好，童便、陈酒各一碗，和服。

（78）**宁骨丹：** 羌活、独活、防风、自然铜（醋淬七次）、白及、荆芥、马鞭草各一两，乳香、没药各一钱，五加皮八钱，官桂五钱，皂荚核二十粒。服法：共研细末，每服二分，陈酒送下。

（79）**透骨丹：** 治血愈痛。闹羊花一两，乳香、没药、血竭各三钱。服法：共为细末，每服二分，酒冲服。

（80）**跌仆劳伤归原煎：** 乳香、没药、肉桂、木瓜、桃仁、红花、大黄各五钱，黄芪七钱，当归、儿茶、续断、牛膝、桔梗、血竭各一两，龙骨三钱，麝香四分，山羊血二钱。服法：共为细末，每服五分，酒冲。

（81）**保命丹：** 治跌打损伤，行血祛风。巴霜、黑丑、生大黄各一钱，白芍、血竭、朱砂各五钱，麝香一分。制法及服法：上药研细末，酒浆为丸，绿豆大，金箔为衣，壮人服五分，虚弱人服三分，小儿二分，陈酒送下。

（82）**许天茂跌打伤方：** 归尾、红花、苏木、桃仁、赤芍、自然铜各一钱，五加皮二钱，陈皮、杜仲一钱五分，青皮、乌药、乳香、骨碎补各八分，肉桂、砂仁末各四分，没药六分，炙甘草五分，上药水煎，酒冲服。

（83）**钮济川老伤方：** 木香、红花、当归各一钱，骨碎补、威灵仙、青皮、五加皮各二钱，赤芍一钱五分，桃仁（研）廿粒，砂仁（研）三粒，水煎，加酒服。

（84）**又跌打方：** 五加皮、青皮、川麻灰、泽兰各二钱，桃肉一钱。服法：水煎加酒服。

（85）**跌打末药方：** 归尾、赤芍、木通、乌药、牛膝各一两，蒲黄、秦艽、莪术各六钱，枳壳、泽泻、广皮各五钱，丹皮一钱五分。服法：上药共研末，每服三钱，红糖调匀，陈酒冲服。

（86）**接骨神效散：** 先整理折伤之骨，包妥后服此散。地鳖（大者，炙存性）二枚，芝麻铃（煅研）七枚，血竭、乳香、雄精、飞朱砂各五分，麝香少许。服法：上药共研细末，每服二分酒下。小儿服一分，每日三服。牛马断足，须服一钱，立效，鸟雀厘许。

（87）**跌打琥珀方：** 红花、生地、三七、琥珀、山栀各一钱。服法：上药共为末，拌匀，热酒送下即卧。

（88）**初打伤神效方：** 归尾、赤芍、乌药、丹皮、泽泻各二钱，蒲黄二钱五分，三棱、莪术各一钱五分，广皮、枳壳各一钱，木通三钱。服法：上药水煎加酒，不时服，发汗如雨。若胃寒，加肉桂一钱；大便不通，加大黄五钱服。

（89）**跌打煎方：** 归身、苏木、紫苏、五加皮各八分，桔梗、柴胡各七分，穿山甲一片，羌活、刘寄奴各一钱五分，降香六分，乳香、没药各五分，木香五分，桃仁十四粒。服法：上药水煎加酒服，胡桃肉过口。

（90）劳伤补药方：胡桃仁半碗，龙眼肉一碗，川贝母二两，陈武彝茶（研）四两。制法及服法：上药同捣烂和匀，入白蜜一斤半，再捣，放砂锅盖密，应冬天三炷香，夏天一炷香，空腹服。

（91）远年跌打及牛撞马跌宿伤神妙方：苏木、红花、朴硝各三钱。服法：上药以童便、酒各一碗，煎八分，滤去渣，加大黄五钱，再煎一滚，露一夜，空腹温服，棉被盖暖发汗，吃后行一二次，即以米汤饮止。

（92）二仙传道丸：治跌打损伤，牙关紧闭。炒防风、南星各四两，上药研末，水泛为丸，每服三钱，白滚汤下。

（93）天下第一神方：白芷一两，甘松三钱，三奈、胡桃肉、龙眼肉各二钱，麝香三分。服法：上药共研末，每服三钱，好酒送下，卧一夜，浑身俱安。此方专供跌打损伤，不论筋骨损坏，瘀血不行，垂危者不过二服，寻常一服即愈。

（94）玉屑散（见纲目）：碎瓦片，路边行人小解年久者，酒洗净，武火煅，醋淬五次，呈黄色。服法：上药每服三钱，陈酒送下。伤在上，食前服；伤在中，食后服，加木香、麝香更妙。若行血，须千金子加于其中。

（95）姚氏秘传跌打临命重伤接骨入骱末药方：地鳖（去头足，酒浆浸）、骨碎补各三钱，雄黄、血竭、儿茶、大黄各二钱，红花、朱砂各一钱，古文钱五枚。服法：上共研末，每服一钱，热酒下。

（96）田漆散（田漆即参三七，本方又名回生丹）：治跌打劳力重伤，有救危回生之功。三七片五分，川乌、草乌、血竭、甘草各一钱，红花、丁香各二钱，牛膝六钱，龙骨、肉桂各四钱，虎骨五钱，木香三钱，麝香五分，当归一两。制法及服法：上共为细末，上、中、下三部加引冲服。壮实之人，每次用三分，虚弱者限三分内，不可多服。上部加川芎煎酒冲服，中部加郁金、破故纸，下部加牛膝，手加桂枝。

（97）玉龙散：玉龙接骨如神妙，赛遇仙丹胜几分。水牛角髓（如无角髓，可用角尖代）一两，儿茶五钱，麝香五分。制法及服法：先将水牛角髓取出，外封以泥，阴干，置炭火中煅之，候冷取起研末，另二味同研极细，每一钱五分。凡逢碎骨重伤，但服可保无虑。

加减法

瘀血冲心加桃仁一钱，砂仁一钱五分，石菖蒲一钱五分。狂言乱语、癫痫加人参五分，砂仁五分，银花一钱。血攻心奄奄欲绝，气不相接，加豆豉一钱。失音不能言语，加木香一钱，菖蒲一钱。气喘加杏仁、枳壳、瓜蒌各一钱。发热加柴胡、黄芩各一钱。不思饮食，加生精猪肉一钱炖服。呕血，饮食不进，加丁香五分，砂仁八分，半夏、桑椹、儿茶、豆豉各一钱。汗多加白术、薄荷、白芍、细辛各一钱。吐血加红花、丁香、香附各一钱。自笑加蒲黄一钱，川楝子二钱。腰痛加破故纸、杜仲、厚朴、小茴各一钱。小便不通加荆芥、大麦、车前子、杏仁各一钱。大便不通加大黄二钱，朴硝、当归各一钱五分。小便失禁加肉桂、丁香各五分。大便自出加升麻、芡实、诃子、桔梗各一钱。二便不通加大黄、厚朴、杏仁各一钱。溺血加石榴皮、茄子根各二钱。咳嗽带血加蒲黄、茅花各一钱。遍身疼痛加巴戟、杜仲、红花各一钱。气结心口加丁香五分。腰痛不能转侧加杜仲、银花各一钱，细茶三钱，酒三盅。口中出粪加丁香、半夏、南星各一钱，草果、砂仁各二钱。口鼻出血，加羚羊角、白及各一钱。汗出不止，加细辛一钱，薄荷一钱五分，麝香五厘。呃逆加柴胡、五加皮、木瓜、车前子各一钱。九窍出血加木鳖子、紫荆皮各一钱，童便一杯。手足软弱，不能举劲，加麻黄一钱。咬牙无力加豆豉二分。脓出口噤，加人参五分，白芍、苍术各一钱。发肿加防风、荆芥、金沸草各一钱。脓水不干，加滑石、苍术各一钱，白术一钱五分。头项痛加柴胡、青皮、藁本、五灵脂各一钱。头若裂加苁蓉、白芷各一钱。见食即吐，加辰砂末一钱调服。喉不干，见药即吐，加香附、砂仁、丁香各一钱。手足微搐，眉棱微痛，加钩藤、柴胡各一钱。眼开能言，气不相接，加人参、黄芪、白术各一钱。狂怒跳跃，胸腹闷痛，加柴胡、山栀各二钱。语言恍惚，昏昏欲死，加木香、辰砂、硼砂、琥珀各一钱，党参四钱。气血攻心，中有积血，加黑母鸡汤，和酒一杯同煎服。腹痛加黑豆汤汁同酒药服。烦躁不安，加柴胡二钱，丹皮一钱。两足跟痛，加芸香、紫荆皮各一钱。漫肿大痛，加赤芍、熟地、杜仲各一钱，苍术一钱五分。吐黄水，加木香、木瓜、扁豆、大茴、大黄、砂仁各一钱。伤筋诸症，加老鹳草二钱。伤口作痒，加葛根一钱，赤芍二钱，防风、荆芥、连翘各一钱五分。右臂痛，加羌活一钱五分，香附、木香各一钱。血出多瘦弱，加人参一钱，麦冬二钱。舌长寸许，加僵蚕、伏龙肝各一钱，赤小豆一百粒，生铁同煎。言语恍惚，时刻昏聩，加木香、茯神、辰砂、青黛各一钱。舌短不出，言语困难，加人参、川连、石膏各二钱。

传统名方丸剂：注重应用实效价值，寓缓能济急的内涵

（1）三黄宝蜡丸：此方迁安县署中，曾依法合剂，每遇验伤，无不施用。凡跌打刀斧损伤，轻重一切症候，无不神效，真至宝也。藤黄四两，天竺黄、血竭、刘寄奴、红牙大戟、轻粉各三钱，明雄黄、儿茶各二两，归尾一两三钱，瓦楞子、朴硝各一两，麝香、琥珀各三钱，冰片一钱，净黄蜡二十五两。合制法：上药各为细末，分量要足。如无真天竺黄，即以九转胆星代之。先将净蜡炼溶，离火入滚汤内，待其沉淀，再投入各药，研制药末。如藤黄需捣碎，隔水煮数十次，去尽油腻毒气，否则为祸不小。

水银入铅粉内，研至无声为度。乳香箬包烧红，用板二片夹药，脚踏烟尽油去。瓦楞子捡白润者，文武火煅红，入醋内淬七次。黄蜡用上好者二斤，置锅内熬化，去渣过滤，取净蜡二十五两，滚汤炖溶后下末药，然后不住手搅匀，左搅不可换右，向右不可换左，须一直搅到底。冰、麝、银、粉四味，待诸药入后，少迟掺下，恐蜡红升，去药味也。药蜡共合五十两为一大料，用瓷瓶贮存听用。功效：此方破顽痰、保元气、解诸毒、活经络、接筋骨、消瘀血，大有奇效，俱屡经试验。凡营伍行军，必不可少。出之内府，世罕其传。偶有得者，非药味不全，即分量不足，以致寡效。得之真方，宜宝之！

应用各症：治跌打损伤，轻者外敷，重者并服。治刀斧枪伤，敷之立愈。治筋折骨碎断重伤立效。治破伤风，牙关紧急，抽掣搐搦并服。治刑伤棒疮缚贴，重者并服。治疯犬、毒虫、虎咬、蛇伤，轻者敷，重者服。治枪炮打伤，铅子入内不出，外敷内服即出。治中毒药箭伤，敷并服。治汤泼火伤，调稀外敷。治男妇伤力成痨，服之可痊。治小儿急惊天吊，角弓反张服。治妇女经闭不通，胎衣不下，瘀血奔心，致生怪疾，痰迷不省，昏晕欲绝，服之即可回生。治瘰疬烂头外敷。治多年顽疾，不能收口，敷。治积年廉疮，仅敷不服。治血风疮，蓖麻油调敷。

服用法：以上诸症，重者每服三钱，轻者一钱，小儿一钱，病轻者三分。如受伤日久，连进数服。能使周身瘀血流通，永无痿痹之患。服用无灰酒炖开送下，敷用麻油、香油，隔汤暖化，不可见火。服药后七日内，忌烧酒冷水，生冷瓜果，一切发物。如犯之，脏腑烂穿，诸药莫救，孕妇忌服。倘藤黄不净，心存疑虑，只用外敷，无不神效。内服药时间，在上部，食前服；伤在中、下部，食后服。

（2）太乙活命金丹：此方传自武陵道人，功效如神。藤黄（研为细块，不经水，用子羊血拌匀，碗内晒干）四两，儿茶、天竺黄（黄色者佳，有奇香）二味各四钱，没药、乳香（均去油）各四钱，三七（炒，其味同人参汤，乃正品）、血竭（若包者，名瓜竭）、大黄（炒锦纹者佳），上三味各四钱，麝香、牛黄（磨指甲上，能透入内外面，刮去内层仍黄，乃真）、冰片，上三味各四分，雄黄、阿魏各一钱五分，阿魏（水浸松，去水入蜜乃熬化，见蜜红为度）又法：烘脆干研。制用法：上药十三味，白蜜炼为丸，每丸二分，酒送下一丸，亦可敷用。

秘方来源：此方明·刘诚意伯秘藏内府，后乾清宫毁，遂有百金赀授者。

功效：若初打伤者服之，便下瘀血，立时即醒，即能起死回生于顷刻之间，诚不易得之妙药，逢者宜秘之、宝之。凡一切金疮跌仆，直至筋断骨折，不论新旧危险笃症，可称神效仙方。如伤者不省人事，用杉木薄板绵裹，将骨扎缚，伤口以药敷之，酒化一丸送下，睡起铿然作声，其骨已接，三阳俱转，血不攻心。如骨未断而肉开裂者，用麻油调敷，其痂自脱。

（3）秘传万应丸：木香五钱，巴豆百粒，柏子仁、丁香、青皮各三两，陈皮三两，乌梅九十枚，胡椒百五十粒。制法及服法：上药共研末，醋和为丸，如肥皂子大，每服量人肥瘦强弱，瘦者一丸，肥者二丸，宜按所在加引经药服。

头痛：川芎汤下。颠顶痛：羌活、藁本。左边痛：川芎、当归、红花、泽泻煎汤冲服。颈痛：蔓荆子汤下。肚痛：生姜汤下。右边痛：人参、黄芪汤下。中上痛：木香汤下。下部痛：木瓜、牛膝汤下。心胃痛：淡盐汤或疏风散下。喉咙痛：射干、玄参汤下。咳嗽：灯心汤下。伤食：神曲汤下。赤痢：姜汤下。赤白带：当归酒下。便血：棕榈炭白汤下。

（4）黎峒丸：此方专治跌打损伤，神效异常。真犀黄二钱五分，没药、乳香（去油）、血竭、天竺黄、儿茶、净藤黄、广三七、生大黄各二两，当门子（即麝香上品）、冰片各二钱五分，阿魏、明雄黄各一两，山羊血（本品辨真伪法：将血压米大一粒放在水盅内，有红绢线样一条，摇到水盅底，即系真品）五钱。制法及服用法：上药各研细末，取子羊血拌，晒干，再同研匀，加煮净藤黄，入末为丸，如芡实大，倘药干，加熟蜜，丸宜阴干，不见日，以黄蜡包裹，临用去蜡壳取丸，陈酒服，外敷亦可。

（5）惠生丹：专治损伤劳伤，咳嗽吐血，立效。五铢钱五钱，自然铜、花蕊石、真胎骨（如缺，以撞壳鸡卵，用盐泥封固炙，代用）、无名异、土木鳖、沉香屑、当门子、真琥珀、乳香、没药、黄麻灰、牙皂、朱砂。制法及服法：共为末，水泛为丸，如萝卜子大，酒下，每服一钱。

（6）又方：与上方同，无名异、土木鳖、沉香屑、当门子未列入，增真珠三钱。

（7）鹅毛散：专治跌打损伤，筋断骨折，不论新旧险证，疗效卓著。血管鹅毛（需根根有血管，去上截，蘸童便煅）一两，蜣螂（酒浸炙为末）一两，广三七、当门子各五钱，白颈地龙（取韭菜地上者去土，酒浸炙为末）二两六钱，土狗（酒浸炙为末）、自然铜（醋煅七次，研细末，水飞）、月石、地鳖虫（选用最大者，以米糖拌，或羊血或鸭血拌养月余，酒浸炙为末），上四味各二钱，斑蝥（去头足，糯米炒为末）一两，牛虻虫（酒浸炙为末）四十九只。制法及服法：上药各取净末，再合调匀，瓷器收贮，不令出气，每服一分五厘，用砂糖调和，陈酒送下。通经活络，深达病所，药酒力宏而效专。

（8）跌打药酒方（1号）：归身、续断各一两，官桂、淡玉竹、乌药、五加皮各五钱，牛膝六钱，羌独活、骨碎补、金石斛各八钱。制法：上药用陈酒十二斤，加大枣四两，砂仁末五钱，隔水煮，三日后服。

（9）又药酒方（2号）：此方系上海褚曾于明末，在昆明保驾，以神枪手著名。红花、当归、桃仁、官桂、生地、枸杞、甘草、五加皮各一两，木香、川断、杜仲、羌活、独活、厚朴、秦艽、乌药、骨碎补各五钱，桃肉四两。制法：以药浸于陈酒瓶内，隔水煮，不拘时服。

（10）又药酒方（3号）：跌打损伤俱可服。川芎、当归、生地、乌药、三七、五加皮、乳香、没药、牛膝、丹皮、落得打、防风、红花、肉桂、独活、赤芍、延胡索、杜仲、续断、干姜、虎骨、片姜黄、海桐皮、紫荆皮。制法：上药各五钱，装绢袋内入瓶，陈酒五斤，隔水煮三炷香，取起，早晚服二次。

外治诸方选粹（敷药类）

（11）**封药一号方**：治血出不止，以青皮掩之，后用药封。五倍子、降香炒出汗气，人参少许。制法：《纲目》尚有赤铜末，而无人参、降香，用磁瓦片刮下研末，铜以火煅淬下，淘净，炒见火星，取出研末，锉铜屑，亦可炒淬用。

（12）**封药二号方**：松香四两，半夏、海螵蛸、鸡骨灰各二两，枯矾八两，韭菜一两（连根洗净阴干）。制法：共研末，五月五日合，瓷瓶收藏。

（13）**封药三号方**：白石脂一两，血竭五钱，儿茶一钱，黑豆三枚。制法：共研细末，敷之立效。

（14）**封药四号方**：治血出不止。真降香（研末）、破毡灰（烧存性），二味等分，研和抹之，其血即止。

（15）**封药五号方**：天花粉三钱，白芷、赤石脂、郁金各二钱。制法：共研细末，茶调敷立止。

（16）**止血散**：治顶骨碎及结喉伤。乳香、没药、轻粉。制法及用法：上药等分，加雄黄少许研末，收贮，用菜油调涂伤处。常有先敷香灰，包头扎缚，进风作肿，血瘀扳痛，须将甘草汤待冷，缓洗，软绢轻揭，以本散涂敷，外用旧黑伞纸，照患处大小裁剪覆上，仍以包头扎好，其痛立止。

（17）**止血生肌散**：凡顶骨碎，次用鼻梁骨折，后服。寒水石（煅）十两，没药、乳香、赤白石脂各六两，血竭二两，鼠（浸石灰，赤脯小鼠两只，浸石灰水，泥封，火煅研末）。制法：共研末，湿则干掺，干则菜油调敷。

（18）**制药八宝丹**：神效异常。黄连、血竭、儿茶、龙骨、象皮（土炒）、黄柏、轻粉、凤凰衣各一钱，冰片、真珠（豆腐包煮）二味各三分。共研末，敷用。

（19）**乳香生肌散**：乳香、雄黄、血竭、黄丹（水飞）、没药、辰砂（水飞），六味各一钱，轻粉、赤石脂（煅）、冰片、五倍子、煅龙骨、海螵蛸各三分，白芷梢五分，用法：上药研末，干掺伤处，外用膏盖。

（20）**敛口生肌散**：治唇缺、金井骨折及腹伤肠出。花蕊石、乳香、没药各一两。制法：先将乳没研细，花蕊石炭火中煅红，于乳没内蘸令烟出，再煅再蘸，以烟尽为度，置地上出火毒，敷用。

（21）**桃花止血散**：凡皮破，用千年石灰。制法：入牛胆内阴干七次，取出用大黄四两，炒如桃花色，置地上阴一夜，研末瓶收用。

（22）**黑龙散**：后脑皮不破者，敷及平处，骨跌打或肿。穿山甲（烧灰）六两，广皮三两，当归二两，枇杷叶（去毛）四两，百草霜五钱。共研末，瓶贮。

（23）杨花散（麻药方）：闹羊花三钱，南星、半夏各二钱，草乌（姜汁炒）一钱。制法：上药用黄麻根、草麻根、芋芀叶三味绞汁，拌南星等药末晒干，又拌又晒，凡七次，研细末，醋调搽，割肉用上，敷用。

（24）常用至宝接骨散：凡鼻梁骨折、天井骨折、肩胛骨折、臂腕骱及手腕骱脱，又膝骱脱落等，皆可用。羌独活、血竭、防风、荆芥、马兰头、自然铜（煅）各一两，续断八钱，乳香、官桂各五分，没药三钱，当归二钱，五加皮八分，皂角核二十五粒。制法：上药共研末，酒浆调敷患处立效。

（25）宽筋散（洗药一号方）：凡下颌脱落或两腿折伤，均可用。羌独活、防风各二两，乌药、大茴香、白芷、小茴香、枳壳、威灵仙、官桂各一两，青皮一两，红花、荆芥、当归各一钱，木通二钱，甘草五分，用法：共研末，每贴五钱或一两，加葱头四枚捣烂，以布包药煎熏洗。

（26）又方（洗药二号方）：荆芥、生地各二两，杜仲、五加皮、全当归各一两，煎用法：每贴五钱，水五碗，煎三碗，去渣熏洗，随伤处大小轻重加减。

（27）代痛散（即穿骨散）：唇缺用之。川芎、没药各二钱，乳香、川椒、草乌各一钱，用法：共研末，搽骨骱上。

（28）收珠散：治斗殴落珠。龙骨一钱五分，血竭、乳香、没药各二钱，冰片三分，用法：共研细末，开水调，银簪脚挑，点眼红筋上，可收。

（29）开牙散：霜梅、乌梅。用法：二味嚼烂，涂病人齿上，其牙渐开，然后进药。

（30）吹鼻散：白芷、细辛、牙皂、千年霜。共研细末，收用。

（31）破血丹：治舌割未断。天花粉、白芷、片姜黄、赤芍。用法：共为细末，掺少许，或蜜调涂患处。用法：共为细末，掺少许，或蜜调涂患处。

（32）钻骨散：蝼蛄，打烂敷之。

（33）染烂一方：人畏开刀取出碎骨等症，即用此方掺上少许，即烂。人言（即砒霜）、轻粉，用极微量，掺患处。

（34）染烂二方：雄黄、硫黄，二味为末，饭和为丸，塞创口即烂。

（35）千追膏：蓖麻子、松香，二味同捣烂贴之，结盖为妙。

（36）骨折脑破方：用葱白头和蜜调，捣烂厚封，立效。

（37）两头尖：一本名鼠线膏。用鼠屎（须两头尖雄鼠者佳，晒干研为末）、绿豆粉（炒黄色）。用法：如无绿豆粉，板猪油和之成膏，炒热敷患处，以绵絮烘热，裹膏匣板，夹缚骨肉，汩汩有声。

（38）接骨膏：童子鸡（重约十四五两者，去毛不见水）一只，五加皮四两，用法：二味同捣成膏，涂损伤处，外用杉木薄板，一周后去之，立效。后服五加皮浸酒。

（39）续筋骨丹：地鳖虫、三七、血竭、龙骨。共为细末，唾调搽患处。又方：先将筋对准，后用绢覆，药汁涂封。

（40）洗药三号方：葱艾、赤芍、桂皮、防风、当归、桂枝、茅苍术、延胡、甘草、净花椒各一两，水煎，加童便洗。

（41）敷药方：小鲫鱼（去鳞肠，研烂）一尾，胡桃肉（醋浸）二两，老酒糟二两，共捣敷伤处。

（42）破伤风方：壁蟢窠（火上烧过）七个，研末敷破处。

（43）接骨膏：又名当归合气饮。当归一两五钱，川芎（煅）八钱，木香、黄柏、没药、血竭各二两，乳香五钱，古钱七枚，生姜一两，桐油（熬熟下）三两。制法及用法：上药共为末，和桐油煎成膏，纸上摊贴，骨碎筋断者，亦获平复如初，真神妙方也。

（44）白膏药：白及、芸香、樟脑各四两，轻粉、乳香、没药各三钱，儿茶、冰片各五分，猪板油六两。制法：上药共为末，将板油铜锅内化开，先下白及，次下芸香、樟脑、儿茶，熬一炷香，取起离火，再入乳香等药，候冷又入冰片、轻粉，此方不但生肌，凡疮毒俱可贴。膏成盛磁瓶内，用油纸摊贴患处，立愈。

（45）鲫鱼膏方：此膏生肉如神。活鲫鱼（黑背者佳）两尾，麻油一斤，蓖麻肉四两，归身一两二钱，黄芪一两二钱，真象皮一两，男子头胎发五钱。制法：上药入油煎枯去渣，计重十二两，滴水成珠，然后下炒熟淘丹，冬天五六，夏天七八，加上号官粉八两略炒，研细，渐渐调白成膏，再下黄占、白占各一两，搅匀，不可多煎，恐黑色不白，用淘丹色亦未必转白，或以铝粉收之为妙。

（46）桃石平安散：治一切跌仆刀枪伤损等症，敷患处即愈。大黄四两，陈石灰一斤，寒水石八钱，赤石脂二两。制法：将大黄同石灰置铜锅内炒，呈红色鲜明为度，筛去大黄，再入寒水石、赤石脂和匀，磁瓶盛贮，陈久为良。

（47）棒疮敷药方：乳香、没药（各去油）、血竭、儿茶（出汗）、三七（瓦炙）、阿魏（熏）、龙骨（煅）、银朱，上药各三钱，轻粉、银花、甘草、半夏各五钱，松香、樟脑、花椒、蜂蜜各一两，黄占、大黄（瓦炙）二两，冰片、真珠各少许，麝香一钱，麻油二两，象皮三钱（炒）。制法：将粗药入油内煎好，去渣，将蜜占细药收之。此药方不可轻传。神方传真，针灸引线，略窥治伤医疗全貌。

（48）观音救苦丹：治宿伤痛，周身寒湿痹症，及一切无名肿毒。朱砂、阿魏、蟾酥、麝香各三分，硫黄二钱。制法及治法：先将朱砂、蟾酥、阿魏三味研和共炒，待冷研细，入硫、麝再研再炒，至硫黄沸滚两次，倾于平面铜器上，凝冷取下，用时取绿豆大一小块，于痛处置老铜钱盖肉上，将药一粒放钱眼中，线香点火，药上灸三次，痛即止，不痛再灸二次，以痛为度。末次药灰不必吹去，外以清凉膏盖之。又此药应先将麝香、朱砂研和，再以阿魏用酒研，再将阿魏、蟾酥、硫黄调和，放在铜锅内烧烊，再以麝、朱调和。

（49）宫针方：一名雷火针，治一切寒湿证。红砒、雄黄、麝香各一钱，蕲艾（去头筋搓软）、牙皂（去皮，酒炒黄）四两，闹羊花六钱，草乌、川乌各一钱五分，阿魏八分，没药、乳香各三钱，蜈蚣四条，全蝎三七枝，麝香一钱，斑蝥十四只。制法：先将蕲艾、闹羊花摊平纸上，又以各药为掺末，共置于艾、花中，纸卷如爆竹大，又用绵纸、乌金纸卷裹两层，坚实若杆，患处铺纸数重，或布亦可，以所卷药针点火于布外，灸时觉痛，起针再灸三四次，风寒即散。

（50）灸法：凡瘀血宿伤，非服药可行瘀，又服不得行药。或在骨节深部，用拔毒法，当服瓜皮散，次将炭火烧红地面，醋烹，摊稻草单被，令病人卧上，盖厚被，其汗如雨，远胜服药。若服，须胜金丹三四贴。若膀胱伤，用灸脐法，将麝香一分，先置脐内，又以飞盐盖麝香上，大小如钱，盐上用艾火灸上，四次即通。治伤常规外，急则治标，以简驭繁，亦收良效。

（51）运法：凡伤重者，先服瓜皮散，后服五号方，次以干面量患部大小，四周圈住，圈内置朴硝，恐其脱落，以脚捆定，衬纸二三十层，将炭火熨斗运之，腹中有响声，乃消痰之验。朴硝须炒，若用芒硝可免炒。又法：麦皮一斤，陈壁泥半斤，葱白头一大把，白酒药干丸，炒热布包患处。若治寒湿气，除先服瓜皮散外，表汗用白盐三斤，炒黄色，乘热包扎患处。

（52）熏法：宿伤可熏，新伤血未归经，慎用。凡伤在皮里肉外，面皮浮肿，面色微黄，用不得行药，先服瓜皮散，次以落得打、陈小麦、艾叶三味入水，烧滚汤一大锅，倾入小盆内，盆上横板一条，令病人卸裤坐于板上，不可着板，使肛门易受热气。初着热气，切不可浮动身躯，恐汗止，病根不尽。如手足脱骱时，以此汤注骱内，伸手入骱浸熏，外用棉絮裹骱口，令热气不泄为妙。

（53）倒法：凡口不能言，药不能进，恶阻者，须先硫麝散服之，然后以倒法倒出恶物，再服虻虫散，内服方四号一二贴，硫麝散用生硫黄一钱，麝香一分为末，作十服，每服一分，吐出恶物为度。倒法：令患者卧被面上，四人或六人两边牵住，左右乱滚不停，自然咯吐。不治，服硫麝仍不吐，复用倒法，倒之不吐，再服硫麝。

伤科并发病证治法一斑

（54）治中暑昏扑方：即移置阴处，取地上热土堆肚上，中空一潭，令人溺于脐中，又取热土并大蒜头同研烂，水调去渣灌入，不可冷水沃净及冷物逼近，盖如是即不能救也。

（55）治中寒僵扑方：以绳束葱二斤，切去两头如饼式，火上烧热，按在脐际上下熨之。

佛家伤科

（56）难产神效方：熟地黄、蜜炙黄芪各一两，归身、党参、炙龟板各四钱，白茯神二钱，川芎、炒白芍各一钱，杞子四钱。服法：产前一月服一剂，十日服一剂，临产服一剂，即万无难产之虞。只服头煎不用二煎。即危险之难产，连服数剂，亦确保安全，真神效方也。

用药注意事项（见原抄本附录）

骨伤科用药，接骨首推自然铜为最，除外敷药不用外，其汤散内不可或无，以续断、五加皮为伍。如活血，当归为君，枳壳、青皮理气为使；破瘀化滞，则木通、桃仁为君，补血，川芎、白芍、生地为辅。若疏风，宜调和气血为先，活血，全当归、红花、苏木；破血，归尾、蒲黄；理气，上焦用香附，下焦用木香、沉香、降香；通三焦用乌药；心胸以上加羌活；腰以下加独活；腰腿部加肉桂、牛膝；老人宜养血扶正，壮年宜破血顺气，但出血过多者少用活血，多用散血为妥。

方药内川乌、草乌，其性最悍，须用盐水拌炒呈黄色，每剂限用 4 ～ 5 分，多则令人昏晕。附子须童便浸后用。若伤处剧痛难忍者，可加大黄，生则下走，熟则上行，有瘀血，体气健者可用。

凡本书所用方剂，均应视伤损部位加入引经药，如头痛加川芎，颠顶加藁本，两肩加姜黄、桂枝，背部心胸加草豆蔻、乌药、川断、秦艽，血海、气海加柴胡、青皮，腰骶加杜仲，胫骨痛加独活，海底穴加炙草，膝关节、双足加牛膝、木瓜，小溲不通加木通、泽泻，咳加桑皮，两肋加泽兰、柴胡，发汗加麻黄，通利加大黄等，剂量酌情增减。

体仁子有诗曰：骨损金伤是外伤，打痕轻重细斟量，破损揣摩宜整理，纸包木夹定安详，地归接骨如神散，酒冲末药效非常，血出金疮散最妙，三七松香冰粉强，破血过多推四物，瞑眩参芪急服良，跌打内伤恶阻血，鸡鸣散用自然昌，米仁田七皮尖去，大黄两许共煎汤，天未明时吞下腹，遍身伤痛得安康。

凡治法应服接骨散，重危症服夺命丹。治伤用药必先发散，服羌活散（见后），后进他方。

编抄者按：我国少林古刹，除武功而外，尚有治疗跌打损伤折骨断骱，以及内伤劳损等若干重证一系列经验良方，共收辑秘藏一二百首之多，世代传承，从不外泄，虽代远年湮，久经尘世沧桑，与《少林拳秘诀》两者珠联璧合，形成国粹宝藏的稀有组成部分。此后于某一年代（不详）由僧人（俗姓秦）蓄志还俗，私将该两书带出寺门，传至其七世孙秦鹤岐，当时曾号称上海浦东秦氏以少林正宗拳术及秘授跌打骨伤丹方的双优声誉，在沪市公共租界行医，业务长盛不衰。此后先父薛习三因一次机会在秦氏家中作西宾时，主人出两书手稿要求代为整理，而被暗中抄袭了《伤科接骨丹方》

全部，至于《少林拳秘诀》，因缺乏兴趣及时间限制未作打算，这是他后半生弃儒训医的转折点，具体过程容另作介绍。少林僧侣通过练功行拳，在遭遇对手打斗过程中，掌握全身至要穴道，气血循行规律，分清受伤部位及症状轻重缓急，作出接骨入骱和劳伤的正确措施，那是长期积累的经验结晶，值得重视。其次是资料综合，全书搜辑之广，远至宫廷大内秘方，下至民间通能药物。临床应用，无不效如桴鼓。

行拳分轻重论

凡打向上为顺气；正打为塞气；倒插为逆气，三者唯倒插拳最凶，人所共惧。大抵血随气转，逆气之伤，为患甚大，不可轻视！

五绝症：如仅见一二症，不犯全，或可治

两眼白睛上红筋多，此内有瘀血，倘直视乏神，难治；两眼伤及瞳人者，不治。

攀揿中指甲，放手稍停即还原者，可治；不还原或呈紫黑色者，不易治。

阳缩者不治。

脚底色如黄蜡者不治。

足趾甲与手指甲同时诊察。

受伤可治及不可治

气管断裂不遽死，可治。食后饱腹受伤及跌三日不死，可治。心胸紧疼，瘀紫色裹心偏者可治；正心口受伤不治。耳根受伤不治。阴囊及龟头切忌踢伤破损，或肾子入腹不治；未入腹可治。小腹受伤吐粪不治。男子两乳伤可治；女子不治。孕妇受伤自笑立死，若小腹受伤，犯胎不治。正腰伤，自笑自哭者不治。肠出穿碎出气及小肠下内伤，不治。背脊骨断，不死亦难治。小腹受伤，不分阴阳。目闭气出不收者不治。食喉伤或咽喉痰沸声，直视无神，均不治。臂中跳脉伤不治。肩伤透于内者不治。天仓伤不治；手足骨二胫齐断者不治。颠扑跌打伤，入于肺，虽未即死，然难过二七之期，此症不治。高处坠下，汗出如油，尽力喊叫者不治。痛不在伤处，或不知疼痛发战者不治。左肋下伤透肉者不治。老人左股压碎不治。鲜血出尽者不治。胯骨若从裆内出者，此症难以整理。杂症繁多不治。男子伤上部易治，下部者难医，以其血上升故也。女子伤上部者难治，下部者易治，以其血下降故也。

全身各部禁打穴位

对于拳击时禁打的正面诸穴，如天灵盖、太阳、绝梁、人中，伤即致险。下腮地阁、肩、颈穴，正打易塞气，喉、心口，打则立死。膈下，小肚正打，以及腰、肋梢、脐上、血眼、乳痰均不可打，脉窝上打麻，食肚打令食出，有病不可打。凡腿骱膝盖、脚背、脚尖、大足趾被踢或打，多行走不动，马眼上穴足踢或手砍，亦难行动。又正面诸穴：突骨与后天柱骨相对，不可打。颈手插板抄骨穴，打手拿不起，浑身乏力；腰右为命门，打即笑死；左为肾，打即哭死。膀胱穴不可打。手背抢骱打，臂骱用矸砍抢此穴，满身无力。膀肚脚踢，黄病而死，为送门打脚法。

背面穴：后脑髓出不治。天柱骨伤及百劳穴伤，亦不治。后扳筋穴伤，日久不能擎起，后背心伤，久成劳怯。尾闾穴打伤，后成脾泄。

至要穴位

囟门：即天庭，顶骨碎破，髓出不治。截梁：两眼中央，又名山根，打断不治。太阳：重伤不治。定：即结喉，断不治。定骨：与后天柱骨相对，断者不即死，不治。塞胸：结喉下横骨上空潭处，打伤不治。胸：塞下横骨一直下至人字骨，每悬一寸三分为一节，人字骨上一节伤一年死，二节伤二年死。心坎：即人字骨，打伤立时晕厥，后必呕血。食肚：即胃脘部，打伤即吐，恐成翻胃。丹田：脐下一寸三分。气海：丹田下一寸三分，内即膀胱，若倒插拳打伤一月而亡（以上属前部穴）。两乳：左伤作嗽，右伤发呃。气门：左乳上动脉处，重伤气塞，不得过三个时辰，宜急救。痰门：右乳上，属痰。血海：右乳下软肋，属血（以上前旁穴）。脑后：与囟门同。天柱：与塞骨同。百劳：与突骨相对同看。两肾：背脊左右与脐腹相对，位于空潭处，若打碎不治。尾闾：打伤必小便自遗，后成脾泄。海底：即会阴部，伤重不治。背心：与前心区相对，伤则成痰火劳怯。小膀肚：即腓肠肌，伤必致黄病乏力（以上属后部穴）。

秘授接骨入骱诸伤治法总论

凡人跌仆损伤，血气壅滞不能流行，以致聚血成块，死血作痛。或昏迷不省，或寒热往来，日轻夜重，变症多端，医者不察原因，妄投药后，误人匪浅。故临诊之际，务宜细心详察。须看"五绝"，症有一二不犯全者，或可治。如受伤半月，必先疏通水道，视病情轻重而定加减，未可执一。若面色转红，是血活将愈，用紫金丹、夺命接骨丹调治（1～2号方）。如牙关紧闭，可将还魂丹送下（17号方）。后用正药，然入药和顺得生；不纳者，可以佛手散，服后略醒，用凤仙花子（急性子）一汤匙，沉香研水吞下，然后服药。切忌当风并地上坐卧，及进食一切生冷之物。脉以调停有序为主，脉沉伏不至者不治。

伤科各档症候治法

人脑本无臼骱，若跌仆损碎，髓出骨青难治。但顶骨碎损，细如黍米者，可以取出，大者不可取出。先将止血散（备用1号方）敷之，使其血不涌流，后以生肌散（备用5号方），并宜避风戒欲。伤处未平复，须服疏风理气汤五六贴（见目录7号方）。伤口平满，再服补血顺气汤（见8号方），三至四贴而安。如别有牙关紧闭、角弓反张凶症，急服飞龙夺命汤而愈（9号方）。此方万投万应，不可轻视。脑骨伤损，可轻轻用手将皮按捺平正，若表皮不破，敷黑龙散（备用7号方），破者敷桃花散（备用9号方）。填充创口，包好即愈。忌受风。如伤在发际，须剪去其发，以视有否皮损，然后用药。

囟门及太阳伤，服麻苇丸（6号方）。截梁不断，服紫金丹（1号方）。结喉伤，服紫金丹。喉管气管在外，食管在内，左手持刀难治，右手持刀易治。气喉若断，急令一人扶住头，托凑喉管，捺紧不令出气，先用麻药将生半夏研末掺上，次用青鹑尾上绒毛，佐以人参敷药（即备用方，封药二号方）敷治。皮已掺麻药后，以桑皮线缝合，外护血竭膏，亦可用青鹑绒毛，如无，则以茅针花代用外治，兼内服紫金丹，酒送二次，随时匙进。缝皮用桑皮线（忌用丝线），另一法用大银针穿银丝，隔寸许联好，将小鸡捣冪，日换二次，三日后贴橡皮膏（43方）。内服上部汤药自愈。食管断不治，又自勒咽喉，须验看刀口之平或弯，平则伤浅，弯则伤深，两刀勒易治，一刀勒难治。两耳打伤晕闷及脑后破损，服紫金丹（一号方），后服麻苇丸（六号方）可愈。鼻梁骨断，先用接骨散敷（备用18号方），次用生肌散（备用5号方）、菜油调敷，再以活血止痛汤（10号方）煎服，自然平复。

肩骱与膝骱相似，若脱落时，一手按肩，一手执其手，缓缓转动，使筋舒活，令患者坐低位，一人抱住，医者双手叉捏其肩，抵定其骨，又以双膝夹其手，用力一挤而入，绢裹如鹅卵大，络于腋下，敷接骨散（备用外治10号方），次服生血补髓汤（13号方）。又法，令患者坐有档圈椅，后用软绵衣被垫住其胁，一人抱定，两人拔伸，却垂下手腕，又曲着腕，用绢缚之。

肩胛骨折断，必一头高起，必须正平，先用橡皮膏贴（43号方），后以油纸数层铺衬粉厘板，及布带穿在腕下，紧紧缚定，更服接骨丹。天井骨在胁下，有损不便夹缚，须检平正，用黑龙散（备用外治7号方）敷。两胁骨治法亦同。臂腕骨脱位，一手抬住伤手膊，一人执定脉窝，先掘其膊，后抬其腕，一伸可入，用接骨散敷，绵布包裹，服生血补髓汤。手腕骱脱落，医者用左手仰掌，托捺被伤手臂，右手按定手桩处，不可让其退缩，上手掘下，下手掘上，尽力一扯，即入臼位，此乃会脉之处，须服宽筋活血散（14号方）。敷接骨散，绵布包裹，以阔板一片，贴近患处，再用杉木四片，长三寸，缚七日即愈。手臂伤而不损，用落得打草煎水洗净。手指三骱，唯中骱易出，亦易上，用两指拔伸送进，服活血止痛散。指头断，须凑端正，将水油虫捣烂，用竹膜包好，方用生肌散（备用外治126号方）掺于膏药上贴。十指连心，其痛难忍，中指尤甚，且易染破伤风，急将止血定痛散（备用外治1号方）敷之。如人被咬伤，必须挤去牙秽毒气，急服护心丸（22号方），以安其心。若犯破伤风，其疮口翻出如鱼眼，服飞龙夺命汤（9号方）。刀斧伤者易治，人咬伤者难治，须服退毒定痛散（20号方）。人咬有毒，故甚于刀斧，倘被二人咬伤者，十有九死。

胸前三节横骨上受伤，必咯吐血痰，服紫金丹，童便浸陈酒送下，助以胜金丹（3号方）煎剂收功。心砍伤正心口，青色不治，心胸紧急，红色裹心，亦不治。如伤在心坎下，心口紧闷，服夺命丹（2号方）。心坎以下至小腹，可用行药，先服虻虫散（4号方）二三服，次服行药行瘀活血（41号方之八仙丹）。如腹中不痛，不必行。

天井骨急难损伤折断，必登高倒跌，乃犯此症。其骨不便多绑。损在外，须服喘气汤（17号方）。使骨相对，又以接骨散敷之，用绵包裹，连肩背络之，又服提气活血汤（11号方），三四剂而愈。下颏常有脱落，不能言语，无力咀嚼食物，皆由肾虚所致。此骱如剪刀，股连环相扭，用宽筋散（24号方）煎汤熏洗，绵裹两手大指入口，余指抵住下颏，缓缓揉推而进，再服补肾和气汤（12号方）而愈。

颈项落枕，令坐低处，一手扳头，一手扳其颏，缓缓伸舒。斗殴或有落珠之症，以银针蘸井水挑收珠散，次以旧青绢细含阴阳水温洗，轻轻挪入后，服还魂汤（17号方）三贴，平复后，再服明目生血散（16号方）。唇缺先以代痛散（备用外治13号方）掺敷，用细线缝合，复以生肌散（备用外治6号方）麻油调敷，内服活血止痛散（10号方）而安。唇忌多动，当食粥九日。舌割未断，用鸡蛋内白膜袋舌，以破血丹（备用外17号方）蜜调敷。

膀胱伤，小便闭结，须用灸脐法即通。若喷嚏不止，如其膀胱已碎，而不可治矣。腹伤肠出，虽危症，仍可治，恐被风吹干，不能纳入，如内脏不损，饮食汤药可进，用纺车一乘，对患者顺摇，勿使风着患处，将肠缓缓揉上，以油绵细线缝皮，桑白皮线亦可代，用生肌散敷之，再饮以通肠活血汤（15号方）。又法：用麻油先搽肠，肠润，令一人托住肠，另一人默含冷水一口，猝喷于患者面部，其人必惊闪，托肠人就势将肠推进，急捺定破口，用银丝缝好，不可露一毫针孔，先敷止血草药（备用外治止血生肌散2号方）二两，贴以橡皮膏，然肠上伤，恐眼力难审视，须服火酒一小杯，少停，试嗅肠上，若有酒气，虽神仙莫救。

左乳伤必发嗽，先服紫金丹，助以胜金丹，次服六味地黄丸，加止嗽。右乳上下伤，先服夺命丹，助以虻虫散，次服煎剂，引经汤药（左右用柴胡，胸前背后用桔梗、青皮等）。痰门右乳上穴受伤，必口噤、目反、身直，如"五绝"症有一二件不犯者，七日内服夺命丹，七日后服煎剂。右上部忌用行（活血化瘀）药，先服紫金丹，逐下瘀血后，以煎剂行之。气门左乳上穴受伤为塞气，目反口噤，身直如死，此急症，难逾三个时辰，若救迟，其气下脱，大便漏出必无救。当勿慌张，急以耳侧近患者口，验其气息有无，如无，为倒插拳所伤，速掀其发，伏于膝上，在背部摩运轻敲，气从口出，自能复醒。左右部位均伤，必然闷晕，不可服表汗之药，左则用紫金丹，右则用夺命丹，倘三日不发热，然后可发汗以祛风。血海（位于右乳下软肋处）受伤，久成血痞，外用朴硝运法（备用外治 1 号方），再服虻虫散一料，以愈为度。

食肚前脐下阴囊破碎，人参末药掺封，或青鹊绒毛敷之则合，或以竹条夹之，用油线缝，亦可服麻苇丸，自可愈。腰脊及海底穴经踢伤，血必上冲，当时耳内震鸣昏晕，先服护心丸（21 号方），此症伤虽在下，其患在上，用活血煎剂，若便结，用运法。外肾受伤，恐肾子上升，须一人靠其背，用两掌根从小腹两旁自上压下，切不可用热水浴。尾闾受伤，服车前子末七钱，米汤下。或先用运法及服表汗药。

臀骱脱出，较诸骱难上，其骱触在腹内，使伤者侧卧向内，一人按定其腰，医者握住脚弯，将膝掬上，如出于右，向左拔伸；出于左，向右拔伸。服生血补髓汤。胯骨从臀上出，两人按定拔伸，方得捺入。若从裆内出，则难于整治。两腿易折，竟为两段，全在绑缚得法，先将宽筋散煎洗，使病人侧卧，与健足取齐，敷接骨散，以纱布或绵纸包裹，外用杉木薄板 8 片，各长 4 寸，安贴伤处四周。再行锯齐绑缚，内服活血止痛散（10 号方）三四贴，继服壮筋续骨丹（18 号方）而愈。小膀骨（男子有，女子无）一胫折易治，如骨触皮破，凶症，与大腿同治。但此症骨必贴顶皮肉，须用染烂散（备用外治 19 号方）去肉，将骨对上，不可熏洗，恐伤毒入内，次以生肌散（备用外治 5 号方）敷，然后用板如法绑缚。骨折其皮未破，服接骨散。前后绑缚杉木 6 片，长三寸五分。如上骨折，上板长五分；下骨折，下板亦长五分，取其担力也。此症最痛，必先服生肌补髓汤 3～4 贴，次服壮筋续骨丹。膝盖骨，名髌骨，曰乃另生，盖于膝上，如油盏状。或磕碎脱出，法以一篾箍如膝盖大小覆定，长带缚之，外用护膝扎好，内服接骨丹，愈后去箍。膝骱触突出于上，令患者仰卧，一人按其上部，另一人拉其脚踝，双方扯紧，医用上手挽其膝，下手挽其膝弯，出于左，下手偏于左，然后以两大指抵顶盖骨，而以余指双手握住脚弯抬起，其拉脚之人，就势将腿向内推进，骨自入骱矣。先用接骨散敷，绵布包裹缚扎，内服生血补髓汤 3～4 贴，再服壮筋续骨丹。脚踝骨易脱难入，一手抬住脚跟，一手扳其足趾，掬下一伸而上，必服宽筋活血散

（14号方）。小膀肚伤，服紫金丹，次用煎剂加入茵陈等治黄疸之药。腿骨伤而不损，用两头膏贴之（备用外治22号方）。脚臂跌打，骨或翻出，长短不齐，不能复入，须用小钢锯锯齐后推入，贴橡皮膏，加绵纸数层，粉匣板夹好，过二日换原膏，日进接骨丹2次。如遇暑季，清茶洗净，勿令有秽臭。若胫骨别出在内，难治，用手推入白位，贴膏服末药。骨断触出内外，折处必有利锋，治法用八厘散（32号方）内服，以平刀刮去。两头先锋，或锉平接正，裹贴膏，外用竹箸数重，如法包好，再服接骨丹。骨碎如粉，伤处已破，必须取出碎骨，用钻骨散（备用外治18号方）敷伤处，取出碎骨，将生肌散封用。内服生肌补髓汤而愈。碎骨若不取尽，必为后患，慎之！

跌打后，患处壅肿或肿硬，医者难辨其骨之碎与不碎，须轻缓按肿处，若骨内有摩擦音，其骨必碎，用麻药先服，乃割开，若血出，用止血散（备用外治1号方），又用麻药涂肉上，取出碎骨，将另骨接好贴膏，外用油纸包扎，予淡盐汤饮，待醒后服接骨丹或夺命接骨丹。

平处骨碎皮不损，用黑龙散（备用外治7号方）敷，夹板绑缚。若弯曲不平处，不可用夹板，恐愈后影响屈伸，包好即可转动自如。跌打致肿，此血凝也，须热汤洗药，敷用黑龙散。一时跌仆闪挫，内服中部末药，贴膏。若挫伤较重，加接骨丹自愈。骨未碎而伤，只用膏贴，后分上、中、下三部分给末药，日服二次。出血用桃花散敷，不止，用三七草塞伤处，外围敷桃花散。伤重牙关紧闭，先用吹鼻散（备用外治16号方）少许，以芦管吹入，男左女右，若无喷嚏，再吹。倘仍不效，取灯草打湿，点药少量塞鼻，有嚏及痰出者可治，否则凶象难医。新伤七日内，血未归经，只服七厘散（29号方），七日外可用行药。如骨折，先服瓜皮散（5号方），贴鼠线膏（备用外治22号方，一名接骨膏），又于膏上加运法，其骨自接。脚上部伤症，散血为主，宜服夺命丹，一日三服。孕妇禁用行血药，妊娠期以静养为佳。老人力怯，应减少服药，忌食猪、羊、鸡、鸭蛋类食物，戒色欲及抑郁嗔怒三个月，又去宿食，用虻虫散，吐血服紫金丹，症情危急，服夺命丹，发表用瓜皮散，调理用加减十三味方。前后臂与人小腿治法同，唯上部加桂枝等，下部加牛膝、木瓜等品。

筋骨折断处，不相对称，非吊嗽饮不能治（23方），外用接骨散敷，内服生血补髓汤数贴而愈。跌打受伤，二便不通，未可服接骨丹，因药味燥热，更用酒调助火，宜服通利汤（45号方），后服接骨丹。乡村山区乏药，跌打骨折时，用糯米饭，加酒药姜葱同捣，摊于布上，用熨斗熨平，趁热包扎伤处，内服老酒，使血不凝滞，再取伤药治之。上骱拔伸，须看准左出右出，或上或下，当用正拔伸或斜拔伸，要近损处二三分，不可别去二节骨上。凡绑缚杉木薄板，取其质轻而软，或用杉木皮，尿浸透大如指，排匀紧缚，冬天四五日，夏天一日解开，热水洗净，切不可动损伤处，仍敷黑龙散。

气眼受伤，气喘大痛，夜多盗汗，肿痛不宁，主六日而死，先服流气饮，然后服和中丸。血海受伤，血多妄行，时或吐出，胸前板滞，先服活血汤，次服流气饮，再斟酌末药。血若不止，一日内死。两肋受伤，气阻作痛，睡如刀刺，面白气嘘，先服行气活血汤，次服续命汤，不治，三日内死。两肋痛者，乃肝火有余，气实火盛故也。或有青痰食积流注而痛者，或由登高跌损，瘀血凝滞而痛者；或由醉饱房劳，脾土虚乏，肝木得以乘土，胃脘延及胁痛者；亦有伤寒发热而两肋痛者，应从肝胆之邪热论治，主以小柴胡汤。左胁痛属气与火；右胁痛，是痰火纠结，亦有瘀血在内，伤处者肿硕块隆起，并发寒热而痛，当从消坚散瘀治之。

腰骨折断，用板门一片置于地上，令患者平卧，手向下伸展，三人把其全身按于损处，三时许，用定痛散，贴膏，次日痛止，能自动翻转，再以破血药调治。引经药：在上部川芎，手则桂枝，背则白芷，胸腹白芍，脐下黄柏，左肋青皮，右肋香附，腰加杜仲，下部牛膝，足则木瓜，周身羌活，凡看妇女，必加香附。

附诸伤常用方剂

五劳七伤方： 自然铜、桃仁、硼砂、虎骨、元胡各二钱，赤芍、归尾、香附、木香、乳香、没药各三钱，官桂、五加皮、五灵脂、莪术各一钱，红花八分，地鳖、血竭、朱砂各二钱，沉香八分，麝香五分，蒲黄一钱，共为末，陈酒送服七分，忌风，服药期注意休息。

劳伤复生汤： 童子雄鸡（杀后用碗钵盛血，不可加水）一只，红枣半斤，红花一钱，胡桃（连中格并用）半斤，砂仁二钱，桃仁三钱，野葡萄根五钱，杏仁三钱，将上药及血肠俱纳入鸡肚，将线缝合，用宿陈酒三斤，放有盖大钵内，隔水烧透，脱骨为度，只能淡食，不可加盐。

保命丹： 此方不可轻传，治内伤血分，情烦忧，呛咳血痰，或鲜或紫，外伤接骨如神，诚万金不易之方也。人参一钱，人乳（拌焙研末），茯苓二钱，龙骨二钱，沉香五分，琥珀一钱，牛黄三分，血竭三分，五加皮五分，苏木三钱，朱砂一钱，贝母三钱，自然铜五钱，乳香五钱，没药五钱，生姜（去毛）八钱，木香三钱，麝香一钱，郁金三钱，共为细末，磁瓶密贮，毋令泄气，服1～2分，另加引经药同服，必验症宿伤用。

跌仆及烧伤敷方： 血见愁、石榴嫩枝、韭菜，共捣烂，敷上立效。

劳嗽潮热吐血煎方： 天花粉一钱五分，北沙参三钱，川贝三钱，肥玉竹二钱，新会皮一钱，茜草一钱五分，郁金一钱五分，茯苓三钱，生蛤壳三钱，杏仁二钱，桑叶三钱，鲜藕五钱。

行气活血汤：当归一钱，红花五分，续断一钱五分，乌药七分，乳香五分，青皮八分，猴姜二钱，五加皮一钱五分，刘寄奴一钱五分，赤芍七分，川芎七分，木通七分，枳壳五分，香附二钱，牛膝一钱，甘草三分，水煎加酒服。

劳伤吐血方：贝母、茯苓、桔梗、天冬、知母、地骨皮、黄芩、白芍、百部各一钱，当归、五味子各一钱五分，地黄二钱，加大枣三枚，空腹服。

周身伤损立效方：归尾、赤芍、续断、桃仁各一钱二分，青皮、丹皮、威灵仙、五加皮、半夏各八分，毛姜一钱二分，红花、没药（醋炒）、香附各一钱二分，水煎加酒服。

寻痛清心丸：止痛清心活血如神。草乌、乳香、没药、五灵脂各二钱，麝香三分，共为末，酒浆为丸，姜汁化服。

吸铁散：雄屎虫（有角者佳，瓦上焙干研末，加水仙花汁同拌）、铁、石屑，敷伤处即出。

胸腹瘀血方：降香、茴香、木香、沉香各一钱五分，酒煎服。

闪气散：治郁怒，与人口角，闪气作痛，若服之立愈。麝香二分，雄黄五分，共为末，见此症，亦可将药点在眼角内。

小续命汤：川芎、白术、防风、防己各二钱，附子五分，麻黄六分，桂心、黄芩、白芍各一钱，甘草五分，有热去附子，或桂心减半用。

大续命汤：川芎、防风、黄芩、桂枝各二钱，川断一钱二分，麻黄八分，白芍一钱五分，甘草五分，加生姜三片，水煎服。

流气饮：乌药、甘草、紫苏、防风、黄芩各七分，白芍、官桂、枳壳、当归、桔梗各八分，木香、川芎、白芷各五分，水煎服。

和中丸：黄芩、白术、桔梗、肉桂、白芍、当归、甘草、麦冬各一钱，加生姜一片，煎服。

秘传接骨总灵丹：人中白、血竭各二两，自然铜、蛇含石（煅七次用）、胎骨、乳香、没药，以上各八钱，共为末，每服五分，入上、中、下三部引经药内服。

杜进士秘传百病遇仙膏：专治男、妇、儿科远年近日，五劳七伤，咳嗽痰喘，左瘫右痪，手足麻木，全身筋骨疼痛，腰脚软弱，偏正头风，胃痛，肠疝偏坠，跌打损伤，寒湿脚气，疟疾痞块，男子遗精白浊，女子赤白带下，月经不调，血疝崩漏，兼治无名肿毒，痈疽发背，对口疔疮，瘰疬臁疮，误服轻粉致伤，筋骨疼痛，变为恶毒，烂大如盆，或流脓血，或掺黄水，肢体腐臭，不能步履，用此膏贴患处，永不再发。

以下72味属粗药：当归、川芎、生地、熟地、白芷、苍术、枳壳、乌药、青皮、白蔹、细辛、知母、黄连、黄芩、黄柏、山栀、柴胡、薄荷、羌活、桃仁、猪苓、桔梗、麻黄、广皮、生香附、石韦、远志、川断、甘草、杏仁、大黄、荆芥、独活、苦参、赤芍、木通、巴豆、威灵仙、白鲜皮、青藤、连翘、藁本、茵陈、地榆、防风、银花、杜仲、山药、蜈蚣、白术、半夏、土贝、羌花、天麻、川乌、草乌、苍耳子、益母草、五加皮、文蛤、大风子、甲片、首乌、桑皮、玄参、良姜、僵蚕、两头尖、前胡、升麻、夏枯草，上药各五钱。

以下 **10 味细药**：当门子（即麝香的正品）、四六冰片（即高品位的梅片）、乳香、没药、赤石脂、儿茶、龙骨、海螵蛸各三钱。

煎制法：麻油 20 斤，先将粗药全部配齐，其中夏枯草一味，应提前浸入麻油内七天，再用炭火与诸药同煎至滴水不散，然后捞去药渣，续煎至滴水成珠为度，最后下细药，以杨树条不住手搅匀收膏，又须及早选用位于东南向生长的杨枝、桑枝，两者穿连成活，于端阳日午时折取洗净，阴干备用，对炼就的膏药泥，待冷后搓成几团，用天泉浸置陶器内，愈陈愈佳，随时摊贴。

此外，须注意：①衣枯草用线扎缚，系于一边，煎至半晌，即可取起。②捞去药渣，先用笊篱，继用绷筛，要捞得尽。③下细药时，要将炭火退去。④天泉（即天落水）每年须换水 1～2 次。

补　遗

《内经》曰：从高跌仆，内蓄瘀血，其腹胀满，脉形坚强者生，小弱者死。金疮出血，脉小沉者生，浮大者死。出血过多，虚细者生，实大者死，沉小者生，浮大者死。砍疮出血至斗，右脉来大者二十日死。砍刺血出不止，脉来大者七日死，滑细者生。大凡一切停瘀之脉，实强则生，虚细则死；亡血之脉，虚细则生，实强则死。左手寸关尺三部脉大，胸前小腹阴囊下温暖可救，两足脉起肋下动可治。右手寸关尺三部，脉沉滞微细，可谓内虚。寒热头痛，遍身疼痛，可谓外感。宜避风为上，忌生冷鲜鱼肉发物之类，嗜酒者有时当忌。如此等病兼受伤，只可用敷药，不宜下药，若必要下时，过一日，但服疏风理气散可也。

背脊伤，不能用手法整理，可用绳从足吊完垂直至下，体不弯曲，骨自归窝。贴定痛膏。以桑皮、杉木皮软物缚住，服紫金丹。凡于近阴囊腿胯等处损伤，不可用通药，只宜敷贴，毋令血凝。妇人腿骨出进阴边，不可踏入，用凳一条，以棉衣覆上，令其平卧，将足用手一撤，贴定痛膏。前胸为血气往来之所，若受伤，必发嗽肿起，迷闷面黑发热，重四日死，服七厘散，次服流气活血饮。肝受伤，颜面充血，眼赤发热主七日死，先服流气饮，次服小续命汤及服中和丸。心口受伤，面青气促吐血，呼吸剧痛，身体无力动弹，主七日死，先服流气饮，次服大续命汤，后服中和丸。食肚受伤，心下捉阵而痛，气促发热，高如鼓皮，饮食不进，眼闭口臭而多黑色分泌物，主七日死。先服大续命汤，后服中和丸。

两耳伤，耳轮多黑，面浮肿白，常似哭状，主半月而死，先服通圣散，后服流气饮，更进中和丸。小肠受伤，小便闭涩作痛，发热口干，面肿气急，主三日死，先服流气饮，次服大续命汤，后服中和丸。大肠受伤，便后出血，干涩面赤，主半月而死。先服流气饮，次服大续命汤，后服中和丸。膀胱受伤，小便痛涩，不时尿出，膨胀发热，主五日死，先服大续命汤，次服流气活血饮。阴囊阴户受伤，血水从小便渗出，肿胀痛极，心胸迷闷，主一日死。先服护心丸，后服大续命汤。胸背受伤，面瘦少食，发热咳嗽，主半月而死。先服流气饮，再多服中和丸。

金疮总论

许洞父曰：人为兵器所伤，出血后必渴，其所食须合干，切不可与水饮或肥腻之物，食之稍润，不宜过多，如进粥则血沸无救。其忌有八：①嗔怒；②嬉笑；③大言；④劳力；⑤妄想；⑥热熏；⑦酒粥；⑧酸咸。犯此八者，鲜有生理。其不治者，又有九：①伤胫髓；②伤天仓；③伤跳脉；④伤大腹五脏；⑤脑破而喉有沸声；⑥两目直视，而痛不在伤处，是谓经伤；⑦出血不止，前赤后黑；⑧肌肉腐臭；⑨寒冷坚实。九者之外，再论脉理，虚缓者生，数实者死；细小者生；浮大者死。伤在阳处，失血过多而微缓，忽急者死。色则喜淡红，恶紫红。金疮属金，主肺，恐生痰嗽、反胃等症，宜避风，风入疮口，则浮肿溃烂，变症多端，每致不救。敷口药以乳没、血竭之类为主，煎剂必以助胃补血为上，盖胃和则气充，气充则血足，医者当详审之。金疮须看伤处浅深，如枪刺不深，虽致命点亦属无害。如伤腹，须探其创口之深浅，伤内脏则难治，创口直，止血散（备用外治一号方）敷之。伤口深斜，以绵针探之，待血流定，生肌散（备用外治五号方）封口，服护风托里散（20号方）。刀斧砍伤头额，若见寒热，则护风为主，脉沉细者可医，洪大者难治。伤在硬处，看骨之损否，伤在软处，看伤之浅深，骨损先疗骨，肉伤则生肌。刀斧砍与枪戳不同，敷用生肌散，内服护风托里散。可参阅首论无臼骱是颅脑损伤治法。

附　方

金疮上部煎方：五加皮、赤芍、苏木、归尾、生姜各二钱，青皮、乳香、没药各一钱，元胡、羌活、乌药各一钱五分，穿山甲三钱，头痛加川芎，不痛去川芎，加红花六分。

金疮中部煎方：羌活、威灵仙、桃仁各一钱五分，归尾二钱，乌药、赤芍、杜仲、

乳香、没药、刘寄奴各一钱，红花八分，穿山甲三钱

金疮下部煎方：青皮、羌活、苏木、防己、苏叶、五加皮、乌药、大黄、泽兰、红花、蒲黄、赤芍、归尾各一钱五分，体虚者去大黄，加益母草。

金疮初伤避风止痛方：归身、川椒、泽泻各五钱，川椒（去蒂梗及闭口者，炒用）、川芎、附片各一两，共为末，酒下一钱，一日三服。

金疮出血过多昏晕方：川芎五钱，当归一两，二味共为末，水酒煎服，入童便一杯，热服。

周身伤重方：刘寄奴、羌活、苏木、防风、藁本、元胡、杜仲、桃仁、生姜、青皮、五加皮各一钱，归尾一钱五分，蒲黄、防己各八分，红花五分，或加大黄、苏叶、乳香、没药、甲片、威灵仙、秦艽、牛膝、川断、韭子、乌药、丹皮。

金疮敷药一号方：乳香一两，松香脂五钱，降香二钱，血竭五钱，没药一两二钱，天灵盖五钱，花蕊石二钱，黄丹一钱，黄连二钱，珠粉一两，五倍子二钱，金箔五片，共为末，加旧毡帽檐，烧灰存性，和匀收用。

金疮敷药二号方：参三七三钱，冰片二钱，冰粉五钱（炒至黄色），共为末，加旧毡帽檐，烧灰存性，菜油调敷。

金疮伤风口噤不语方：天麻一两，制附子二钱，防风、吴茱萸各三钱，制全蝎五钱，朱砂（水飞）一两，巴豆霜（去皮心研烂，纸覆去油）二分，上药共为末，用醋炖热，制丸如桐子大，每服三丸，热酒下，出汗为度。

脆蛇接骨散：治骨质粉碎重症，取出碎骨，仍可再生。真山羊血（将血约米粒大一颗，放在水盅内，有红绢线样一条挂到水盅底，方是真品）、甲片、脆蛇（去骨），上药各二钱；红占三分，龙脑香、自然铜各一两，人参三钱，西牛黄五分，乳香、没药各五钱，麝香五分，制藤黄一分五厘，猴脑一具。各药分研细末和匀，每服一钱五分。伤在上，食后服。病愈后，须禁房事六个月。

玉龙散：玉龙接骨如神妙，赛过仙丹胜几分。牛角髓（如缺，用水牛角尖代）一两，麝香五分，儿茶五钱。制法：取水牛角髓，外用泥封，阴干，置炭火中焙之，淡冷水取出研末，加入麝香、儿茶同研极细，每服一钱五分，以酒送下，凡遇碎骨服之，可保无虑。

金疮至重敷方：赤石脂、白芷各一两，姜黄一两，花粉三钱，共为末，如筋断脉绝，用红头绳及绢扎住血路，然后将此药清茶调敷，软绢覆盖，其血立止，其痛顿消。若金疮着水，可用韭叶打汁敷疮口，再以文火炙，或稻草烟熏，水出即止。

金疮肉烂生蛆方：皂矾（水飞为末）、干姜粉，二味掺于创面，蛆即死。

金疮腐痛方：土丹（原抄本谓即土蛋，水飞炒）一两，天一石（煅红去火毒）一两，共为末，磁瓶收贮，敷疮口，待腐化黄水，肌呈淡红色，换敛口生肌散。

金疮敛口生肌方：花蕊石、乳香、没药各一两。制法：将花蕊石碳火煅红，置于乳没二药上，蘸令烟出二次，然后煅研成末，摊放地面去火毒，用时掺在创口即效。

金疮收口药：丹皮五钱，寒水石二两，血竭四钱，乳香、没药各二钱，天灵盖一钱，共为末，麻油或菜油调敷患处。

金疮敷药三号方：乳香、没药各二钱，赤石脂一两，龙骨三钱，冰片一钱，海螵蛸一两，血竭三钱，轻粉一钱，共为末，掺患处。

金疮久溃不敛方：细铜屑少许，先以菜油涂抹创口，再将铜屑掺上，神效。

治老烂脚方：用朝北桑白皮和老桐油槌融，敷于患处，即效。

治刀斧砍伤方：陈石灰、韭菜，二味捣烂，置墙头阴干，研末，每两加血竭三钱，和匀掺伤处。

又刀斧及各种铁器伤方：牡蛎五钱（瓦上煅红共九次），凤凰衣（瓦上煅灰）三钱，熟石膏五钱，研末，与上药和匀掺患处。

打伤顿时闷死急救方：用纸卷条搐鼻，打嚏即醒。如前心被打，后心一拍而转可生；打后心，拍前心亦效。

打伤足拐方：牛膝、地鳖虫，二味同捣，涂扎拐处。

人被齿咬或抓破方：①咬伤，用栗子嚼烂，敷之即愈。②面皮抓破，轻粉、生姜汁调和，搽涂患部。

骨中箭头方：雄黄、灵仙、蛴螬各一钱，石灰一两，牛粪（烧红研末），取鼠血调入，炼为丸，纳入疮口，不论深浅即出。

箭头不出方：自死蛴螬一只，土狗三只，妇人头发（煅灰）少许。先将蛴螬去壳，同后二味研如泥，用生菜油调敷中箭处，待内作痒，两手挤压即出。又方：巴豆（去油）一粒，腻粉一分，砒霜少许，磁石（研）五钱，蛴螬（研）一只。上以鸡蛋清和丸如绿豆大，以针拨开疮口，用男孩吸吮乳汁化一丸涂之，外以醋封阻疮口，使痒感不甚，箭镞可自出。

又方：蛴螬、象牙（生用），共为细末，加乳香置于患处即出。

毒箭方：大地鳖（去翅，阴干研末）。每服二钱，挑破疮口，以药敷之，然后用醋面外贴，其毒自出。

治刑伤破烂方：乳香、没药、血竭、儿茶各三钱，轻粉一钱，冰片一分，为末涂之。

受伤不破方：生姜、松茶各四两，打烂涂疮，带缚，出血即愈。

治手足破裂欲坠方：莱州石（即青石），刀刮细末，如指尚有细柱微连，即以石末厚敷其上，用帛裹之，止痛，十日即安。

靶痕成疮方：羊髓熬成油，入飞面、黄丹搅匀令凝，涂之三日即愈。

治误吞针方：取田鸡一只，挖去双目，以水吞下眼包，针尖吐出。冬天，须在桑树根下觅取田鸡为妙。

治鼻渊方：辛夷、川贝各二钱，冰片五厘，明雄五分，白芷一钱，薄荷、细辛各四分，上药各研细末，搐鼻自效。

去伤痕方：九月九日采老黄茄子干，煅灰存性为末，酒下一分，遍身伤痕自去。

制药线法：桑树根白皮，刮去外黄粗皮，抽细筋系，煮一二沸，取起阴干缩紧任用。

《少林十三味主方荟萃》

江氏伤科学

作者：江考卿　时间：成书于 1840 年

江氏伤科学通用方

解肌汤：广皮一钱，防风一钱，葛根一钱，木通一钱，羌活一钱二分，荆芥一钱五分，前胡一钱，桔梗一钱，苏叶一钱五分，加葱白三根，姜三片，水煎服。

小柴胡汤：柴胡一钱，桔梗八分，连翘一钱二分，花粉一钱五分，葛根一钱，黄芩一钱，广皮一钱，木通一钱五分，加灯心十根、砂仁末五分，水煎服。

十三味加减汤：五加皮一钱五分，枳壳一钱，刘寄奴一钱，肉桂一钱，杜仲一钱，五灵脂一钱，蒲黄一钱，归尾一钱五分，广皮一钱二分，红花八分，玄胡索一钱，香附一钱五分，青皮一钱，加砂仁五分，用陈酒煎服。

金疮药方：生南星、生半夏各五钱。共研细末搽之。

吊药方：专治接骨入骱，打伤骨头，止痛去伤。

赤芍二钱，麝香五分，乳香二钱，没药二钱，各研细末，临用糯米饭、烧酒调涂。

七厘散：专治跌打血迷心窍，人事不省。服之可行，用冷粥即止。

硼砂八钱，朱砂四钱，血竭八钱，土狗六钱，地鳖八钱，归尾五钱，红花五钱，苏木四钱，加皮四钱，枳实五钱，木香五钱，大黄六钱，巴霜三钱，蒲黄三钱，青皮三钱，广皮四钱，乌药三钱，灵脂五钱，三棱五钱，莪术五钱，寸香一钱，肉桂三钱，猴骨三钱，以上共研细末，重者二分半，轻者一分，再轻七厘，陈酒下。

飞龙夺命丹：专治跌打接骨，皆可服之。

当归五钱，赤芍二钱，三棱四钱，寸香二钱，土狗三钱，土鳖八钱，莪术四钱，青皮三钱，蒲黄三钱，碎补三钱，加皮八钱，广皮二钱，硼砂八钱，自然铜八钱，木香六钱，乌药三钱，朱砂二钱，胡索四钱，桂心三钱，香附四钱，寄奴三钱，桂枝三钱，血竭八钱，羌活三钱，前胡三钱，贝母二钱，葛根三钱，秦艽三钱，桃仁五钱，苏木四钱，杜仲二钱，猴骨二钱，韭菜子二钱，古钱四个（醋酒浸），共研细末，重服三分，轻分半，再轻一分，酒下。

地鳖紫金丹：专治远近跌打内伤，面黄肌瘦，四肢无力，并腰痛，皆服之。

青皮、黄芩、赤苓、乌药、红花、赤芍各三钱，血竭八钱，朱砂二钱，自然铜八钱，土狗五钱，土鳖三钱，猴骨三钱，虎骨八钱，牛膝三钱，灵仙三钱，灵脂五钱，木香二钱，寸香三钱，香附四钱，肉桂三钱，枳壳二钱，丹皮四钱，桃仁五钱，贝母三钱，寄奴三钱，广皮三钱，苏木三钱，远志二钱，归尾五钱，桂枝三钱，木通三钱，三棱四钱，莪术四钱，秦艽三钱，加皮五钱，续断三钱，杜仲三钱，骨脂四钱，碎补三钱，羌活三钱，葛根三钱，蒲黄四钱，泽泻三钱，松节五钱，枸杞三钱，韭菜子三钱，硼砂八钱，共研细末，重服三分，轻服二分，再轻一分，酒下。

万应回生膏： 专治远近跌打，接骨风气，周身大穴受伤，贴即效。

生地、熟地各五钱，当归、川乌各二钱五分，草乌、红花各五钱，灵仙、寄奴各二钱五分，杜仲、木瓜各一钱五分，牛膝二钱五分，胡索三钱，桂枝、防风、骨脂、荆芥各二钱五分，独活二钱，赤芍一钱五分，碎补五钱，香附三钱，桃仁三十粒，升麻三钱，丹皮、苏木、青皮、乌药、韭子、松节、秦艽、续断各二钱五分，元参、麻黄各二钱，蒲黄二钱五分，虎骨五钱，猴骨三钱，共研细末，将麻油一斤，血余四两，煎好共熬成膏。

临用加膏上末药： 寸香七分，丁香一钱，血竭一钱，木香一钱，桂心一钱，乳香一钱，没药一钱，香附一钱，东丹一钱，苏合油一钱。

劳伤药酒方（女人加益母草）：油发灰、阿胶各四钱，红花二钱，黄芩五钱，乌药五钱，白茯五钱，生地五钱，当归六钱，加皮五钱，骨脂三钱，杜仲五钱，牛膝五钱，枳壳三钱，桃仁四钱，远志五钱，续断三钱，麦冬五钱，秦艽五钱，丹皮五钱，狗脊五钱，桂枝三钱，香附三钱，泽泻五钱，胡索五钱，虎骨八钱，枸杞子六钱，白胡根三两，胡桃肉四两，大枣头三两，以上等药共置入好酒中，随饮。

劳伤丸药方： 生地、熟地、加皮、当归、丹皮、黄芩、杜仲、黄芪、麦冬、天冬、远志、川牛膝、补骨脂、柏子仁、白茯苓各等分，以上共研细末，白蜜和丸，白汤送下。

救伤秘旨

作者：赵廷海　时间：成书于 1851 年

少林寺秘传内外损伤主方（按症加减）

归尾、川芎、生地、续断各二钱，苏木、乳香（去油）、没药（去油）、木通、乌药、泽兰各一钱，桃仁（去皮尖）十四粒，甘草八分，木香七分，生姜三片，水煎，加童便、老酒各一杯冲服。

引经各药开后： 瘀血凝胸，加砂仁一钱五分；血攻心气欲绝，加淡豆豉一钱；气攻心，加丁香一钱；气喘，加杏仁、枳壳各一钱；狂言，加人参一钱，辰砂五分，金银器同煎；失音不能言，加木香、菖蒲各一钱；气塞，加浓朴、胆草各一钱，陈皮五分；发热，加柴胡、黄芩、白芍、薄荷、防风各一钱，细辛六分；瘀血多，加发灰二

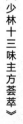

《少林十三味主方荟萃》

517

钱；发笑，加蒲黄一钱，川连二钱；腰伤，加破故纸、杜仲各一钱，肉桂、小茴各八分；大便不通，加大黄、当归各二钱，朴硝一钱；小便不通，加荆芥、大黄、瞿麦各一钱，杏仁（去皮尖）十四粒；大便黑血，加川连一钱，侧柏叶二钱；小便出血，加石榴皮一钱五分，茄梗二钱；大小便不通，加大黄、杏仁、肉桂各一钱五分；小便不禁，加肉桂、丁香各一钱；大便不禁，加升麻、黄芪、诃子、桔梗各一钱；肠中冷痛，加元胡索、良姜各一钱；咳嗽，加阿胶二钱，韭根汁一杯；肠右边一点痛，加草果、连翘、白芷各一钱；粪门气出不收，加升麻、柴胡、黄芪、白术各一钱，陈皮、甘草各五分；肠左边一点痛，加茴香、赤芩各一钱，葱白三个；咳嗽带血，加蒲黄、茅花各一钱；口中出粪，加丁香、草果、南星、半夏各一钱，缩砂七粒；舌短、语不清，加人参、黄连、石膏各一钱；舌长寸许，加生僵蚕、伏龙肝各一钱，生铁四两、赤小豆百粒；舌上生苔，加薄荷二钱，生姜一钱；耳浮起，加豆豉一钱；呃塞，加柴胡、五加皮、木瓜、车前子各一钱；九窍出血，加木鳖子、紫荆皮各一钱，童便一杯冲服；腰痛不能转侧，加细茶（泡浓）三杯、陈老酒一杯冲服；遍身痛，难转侧，加巴戟、牛膝、桂枝、杜仲各一钱；发肿，加防风、荆芥、白芍各一钱；喉干、见药即吐，加好豆沙，纳在舌上半时，用药送下。喉不干、见药即吐，加香附、砂仁、丁香各一钱。言语恍惚，时时昏沉欲死，加木香、辰砂、硼砂、琥珀各一钱，西党五钱；血气攻心、有宿血不散，用乌鸡娘一只煎汤，加陈老酒、黑豆汁各半，冲药内服；头痛如裂，加肉苁蓉、白芷梢各一钱；头顶心伤，加白芷、浓朴、藁本、黄芩各一钱；眼伤，加草决明一钱五分，蔓荆子四分。鼻伤加辛夷、鳖甲各一钱。耳伤，加磁石一钱；喉咙伤，加青鱼胆、清凉散。两颊伤，加独活、细辛各一钱。唇伤，加升麻、秦艽、牛膝各一钱；齿伤，加谷精草一钱；齿摇动未落，加独活一钱，细辛七分，另用五倍子、干地龙为末，掺牙根上即愈；左肩伤，加青皮一钱五分；右肩伤，加升麻一钱五分；若身上亦有伤，不可用升麻，致血攻心而死；手伤，加桂枝、禹余粮各一钱，姜汁三匙；乳伤，加百合、贝母、漏芦各一钱；胸伤，加柴胡、枳壳各一钱，韭汁一杯；左胁伤，加白芥子、柴胡各一钱；右胁伤，加地肤子、白芥子、黄各一钱，升麻一分；肚伤，加大腹皮一钱；背伤，加砂仁、木香各一钱；腰伤，加杜仲、破故纸各一钱。腰胁引痛，加急性子二钱；小肚伤，加小茴、急性子各一钱；左右两胯伤，加蛇床子、槐花各一钱；外肾伤，缩上小腹，加麝香二分，樟脑三分，莴苣子一杯，三味共研细末，以莴苣叶捣为膏，和药贴脐上，即出；肛门伤，加槟榔、槐花、炒大黄各一钱；两足腿伤，加牛膝、木瓜、石斛、五加皮、苏梗各一钱；两足跟伤，加茴香、紫荆皮、苏木各一钱；诸骨损伤，加苍耳子、骨碎补各一钱。诸骨节损，加茯神心木二钱；肿痛，加人参、附子各一钱；瘀血积聚不散，肿痛，服药不效，取天应穴，用银针刺出血愈。肿痛发热，饮食不思，加人参、黄芪、白术、柴胡各一钱；若寅卯二时发热作痛，加陈皮五分，黄芪、白术各一钱，黄连八分。肿痛不赤，加破故纸、大茴香、巴戟各一钱，菟丝子一钱五分；如漫肿不甚作痛，加赤芍、熟地、杜仲、苍术各二钱；青肿潮寒作热，加山楂、山药、浓朴、白术各一钱，砂仁七粒；青肿不消、面黄寒热如疟，加人参、黄芪各七分，白术、升麻、柴胡各一分，陈皮八分。

救伤秘旨（道家伤科方）

青城山仙传接骨方：生半夏四两，泡制六次。第一次米泔水浸三日，二次盐水浸一日，三次醋浸一日，四次童便浸一日，五次黄酒浸一日，六次姜汁浸一日，阴干。加黄芩四两，共为细末，老酒送下。若肿痛或损骨，用醋调敷伤处，即愈。

又方：跌打损伤，垂死可救。但百日内，勿食鸡肉。荆芥、黄蜡、鱼鳔胶（炒黄色）各五钱，艾叶三片，无灰酒三碗，重汤煮一炷香时，热服取汗，即效。

江考卿伤科十三味方

十三味加减汤：五加皮一钱五分，枳壳一钱，刘寄奴一钱，肉桂一钱，杜仲一钱，五灵脂一钱，蒲黄一钱，归尾一钱五分，广皮一钱二分，红花八分，玄胡索一钱，香附一钱五分，青皮一钱，加砂仁五分，用陈酒煎服。

救伤秘旨

十三味总方：三棱五钱，赤芍、骨碎补各一钱五分，当归（伤上、中二部用全归，伤下部用归尾）、蓬术、元胡索、木香、乌药、青皮、桃仁、苏木各一钱。若伤重者，大便不通，加大黄四钱。恐有瘀血入内涩滞，通瘀为主。用陈酒半斤煎，又加缩砂仁三钱。同煎服。

十四味加减方：菟丝子、肉桂、刘寄奴、蒲黄、杜仲、元胡索、青皮、枳壳、香附、五灵脂、归尾、缩砂仁各一钱五，加皮一钱五分，广皮二钱，酒水各半煎服。

龙源洪氏家传跌打秘方十三味方

十三味煎药方：五加皮三钱，枳壳一钱，陈皮一钱，杜仲二钱，五灵脂一钱，上肉桂八钱，蒲黄一钱，寄奴一钱，延索二钱，当归二钱，香附子二钱，红花三分，困朱砂一钱，陈酒冲服，朱砂送下。食前后，量上中下服。重者三四服，轻者一二服，自愈。

朱君尚先生秘传跌打十三味方

十三味煎方：赤芍、元胡、三棱、桃仁、骨碎补各一钱五分，当归一钱二分，红花、香附（酒炒）、莪术、青皮、乌药、木香、苏木各一钱，加葱白一根，砂仁五分，酒水各半煎。如伤重，小便不通，加生大黄三钱（朱君尚曰：此方惟受伤积血初可服用，不可多服，恐伤气血耳）。

王子平十三味加减方

攻下逐瘀十三味加减汤：归尾、赤芍、红花、苏木、落得打、桃仁、生大黄、芒硝、厚朴、枳壳、陈皮、木通、甘草。

行气消瘀十三味加减汤：柴胡、天花粉、归尾、赤芍、川芎、桃仁、红花、枳实、香附、延胡、乳香、没药、甘草。

清热凉血十三味加减汤：黄芩、黄连、川芎、白芍、当归、熟地、黄菜子、连翘、丹皮、桃仁、甘草、藕节、仙鹤草。

和营止痛十三味加减汤：归尾、赤芍、川芎、苏木、乌药、丹参、木香、香附、柴胡蘸、郁金、茯苓、甘草、陈皮。

接骨活血十三味加减汤：当归、赤芍、白芍、生地、红花、地鳖虫、骨碎补、自然铜、续断、乳香、没药、落得打、甘草。

活血舒筋十三味加减汤：当归、赤芍、红花、落得打、续断、伸筋草、生姜黄、海桐皮、羌活、独活、防风、陈皮、甘草。

健脾养胃十三味加减汤：白术、茯苓、黄芪、酸枣仁、党参、木香、当归、远志、炙草、白芍、熟地、川芎、大枣。

嵩山少林寺十三味主方

十三味主方：川芎6克，当归尾9克，延胡索6克，木香9克，青皮6克，乌药6克，桃仁6克，远志6克，三棱4.5克，莪术6克，骨碎补5克，赤芍6克，苏木6克。

治骨折脱位、瘀血积聚方（加减十三味方）：远志（去心）4.5克，刘寄奴6克，肉桂4.5克，广陈皮6克，杜仲6克，当归9克，延胡索6克，砂仁6克，五加皮9克，五灵脂6克，生蒲黄6克，枳壳4.5克，泽兰9克，水煎服（此方为宋代钦命方丈、福裕大和尚之验方）。

治点伤正气穴方：十三味主方加乳香（醋制）6 克，青皮 6 克，水煎服。又一方为少林七厘散 0.9 克，夺命丹 6 克，每日 2 次，用黄酒冲服，连服三日。

治点伤气海穴方：十三味主方加木香 6 克，广陈皮 6 克，水煎服。若无效，可加七厘散和夺命丹同服。

治点伤血海穴方：十三味主方加木香 6 克，延胡索 6 克，水煎服。病重者加七厘散 0.6 克、夺命丹 6 克同服，可获良效。

治点伤下血海穴方：十三味主方加五灵脂 4.5 克，蒲黄 4.5 克，水煎服。又一方为少林七厘散 0.7 克、夺命丹 3～6 克，用黄酒冲服。

治点伤气血二海穴方：方一：十三味主方加肉桂 3 克，紫丁香 1.8 克。水煎服。方二：七厘散 9 克，夺命丹 3～6 克，用黄酒冲服。

治点伤黑虎穴（即上脘）**方**：方一：十三味主方加肉桂 3 克，紫丁香 1.8 克。水煎服。方二：七厘散 0.9 克，夺命丹 9 克，用黄酒冲服。然后再服地鳖紫金丹 3～6 克。

治点伤霍肺穴方：方一：十三味主方加桔梗 3 克，川贝母 4.5 克，水煎服。方二：内服夺命丹 3～6 克，少林七厘散 0.7 克，再服地鳖紫金丹 6 克。

治点伤翻肚穴（即章门）**方**：方一：十三味主方加草豆蔻 3 克，木香 3 克，巴豆霜 2.4 克，煎服。方二：先服七厘散 0.9 克，次服地鳖紫金丹 9 克，外用吊药敷之，若未治愈，为病危难治。

治点伤腹结穴方：方一：十三味主方加桃仁 4.5 克，延胡索 4.5 克，水煎服。方二：内服七厘散 0.9 克，夺命丹 3 剂。

治点伤丹田穴方：十三味主方加三棱 4.5 克，木通 4.5 克，水煎服。可加七厘散 0.9 克，用黄酒冲服。

治点伤水分穴方：十三味主方加白术、三棱、生甘草各 4.5 克，水煎服，加服七厘散 0.9 克，地鳖紫金丹。

治点伤气膈穴方：十三味主方加五加皮、川羌活各 4.5 克，水煎服。再服七厘散 0.7 克，夺命丹 3 剂。

治点伤关元穴方：十三味主方加青皮、车前子各 6 克，水煎服。另服七厘散 0.9 克，夺命丹 3 剂。

治点伤血海门穴方：十三味主方加柴胡 4.5 克，当归 4.5 克，水煎服。再加七厘散 0.7 克，用黄酒冲服。次服夺命丹 3 剂。

治点伤气膈门穴方：十三味主方加厚朴、五灵脂、砂仁各 3 克，水煎服。然后服夺命丹 3 剂。

治点伤血囊穴方：十三味药主方加当归尾 4.5 克，苏木 4.5 克，水煎服。再服地鳖紫金丹 4～5 剂。

治点伤胃仓穴方：十三味主方加丹皮、红花各 4.5 克，水煎服。并继服夺命丹

3剂。

治点伤眉心穴（即印堂）**方**：十三味主方加防风、羌活、荆芥、川芎各4.5克，水煎服。或服七厘散0.9克，夺命丹3剂。

治点伤期门穴方：十三味方加白芍9克，枳壳、柴胡各4.5克，水煎服。续服七厘散0.9克，夺命丹3剂。

治点伤正额穴（即前额正中部）**方**：十三味主方加羌活、防风、川芎各4.5克，水煎服。再服夺命丹3剂。

治点伤血囊合穴方：十三味主方加蒲黄4.5克（冲服），韭菜子粉4.5克（冲服），继服夺命丹4～5剂。

治点伤大肠俞穴方：十三味主方加香附、枳壳各4.5克，山楂9克，水煎服。继服七厘散0.7克，夺命丹3剂。

治点伤命门穴方一：十三味主方加川芎、羌活各3克，水煎服。又以七厘散0.6克服用，再服夺命丹2剂。外用八宝丹药粉敷之。

治点伤藏血穴（即肝俞）**方**：十三味主方加当归3克，生地6克，川芎6克，水煎服。次服七厘散0.6克，夺命丹3剂，外用桃花散敷之。

治点伤背部诸穴方：十三味主方加补骨脂、杜仲各6克，水煎服。又服夺命丹3剂。

治点伤后海底穴（即膀胱俞）**方**：十三味主方加补骨脂4.5克，乌药6克，水煎服。后以夺命丹3剂。

治点伤腰眼穴方：十三味主方加桃仁、续随子各4.5克，水煎服。后以夺命丹3剂服之。

治点伤命门穴方二：十三味主方加桃仁、前胡各4.5克，水煎服，再服夺命丹3剂，若仍不愈，以上方加丹参6克。

治点伤下海底穴（即曲骨）**方**：十三味主方加大黄、月石、木瓜各6克，水煎服。后服夺命丹3剂。

治点伤鹤口穴方：十三味主方加益智仁、木瓜各3克，牛膝4.5克，水煎服。继以地鳖紫金丹4剂服之。

治点伤涌泉穴方：十三味主方加木瓜、牛膝各6克，水煎服。若伤肾加三七（冲服）6克，益智仁6克。

治点伤睛明穴方：十三味主方加草决明、木贼各6克，水煎服。另取七厘散0.9克，用黄酒冲服。

治点伤耳门穴方：十三味主方加桂枝4.5克，黄连1.5克，水煎服。另以七厘散0.7克，陈酒冲服。

治点伤内关穴方：十三味加羌活、桂枝各4.5克，牛膝9克，水煎服。另用黄酒冲服 0.9 克七厘散。

治点伤下关穴方：十三味加红花 6 克，木瓜 6 克，白芷 4.5 克，水煎服。继服紫金丹 3 剂。

点穴急治总方（十三味方）：川芎 6 克，当归尾 9 克，延胡索 6 克，木香 9 克，青皮 6 克，乌药 6 克，桃仁 6 克，远志 6 克，三棱 4.5 克，莪术 6 克，骨碎补 6 克，赤芍 6 克，苏木 6 克。大便不通者，加生川军 6 克；小便不通者，加车前子 9 克；胃口不开者，加厚朴、砂仁各 6 克。加水两碗，煎至半碗，用陈酒冲服。

少林排毒汤：二花、连翘各 15 克，紫花地丁 30 克，川黄连 9 克，黄柏 9 克，羊蹄根 30 克，白芷 8 克，穿山甲 9 克，浙贝母 9 克，荆芥 6 克，苇根 15 克，牡丹皮 12 克，生甘草 6 克。水煎服。每日 1 剂，用黄酒送下。

加减十三味方：远志（去心）4.5 克，刘寄奴 6 克，肉桂 4.5 克，广陈皮 6 克，杜仲 6 克，当归 9 克，延胡索 6 克，砂仁 6 克，五加皮 9 克，五灵脂 6 克，生蒲黄 6 克，枳壳 4.5 克，泽兰 9 克，水煎服。功能：破瘀生新、活血理气、消肿散结、滋肾壮腰。用于治疗一切跌打损伤所致的红肿疼痛、瘀血积聚、骨折脱臼、腰腿疼痛等。

少林寺秘传药案：当归尾、川芎、生地、续断各 6 克，苏木、乳香（去油）、没药（去油）、木通、乌药、泽兰各 3 克，桃仁（去皮、尖）14 粒，甘草 2.4 克，木香 2.1 克，生姜 3 片。水煎后，加童便、老酒各一杯内服。

治损伤瘀血凝胸方：加减十三味方加蔻仁 4.5 克，水煎后用黄酒 30 克送服。

治损伤血攻心、气欲绝方：加减十三味方加淡豆豉 3 克，水煎后用黄酒 30 克送服。

治损伤气攻心内方：加减十三味方加丁香 3 克，水煎服。

治损伤气喘方：加减十三味方加杏仁、枳壳各 3 克，水煎服。

治武伤狂言方：加减十三味方加人参 3 克，辰砂 1.5 克（研末、冲服），取金银器与诸药同煎，内服药汁。

治损伤失音方：加减十三味方加木香、石菖蒲各 3 克，水煎服。

治损伤气塞方：加减十三味方加厚朴、胆草各 3 克，陈皮 1.5 克，水煎服。

治损伤发热方：加减十三味方加黄芩、柴胡、白芍、薄荷、防风各 3 克，细辛 1.8 克，水煎服。

治损伤血瘀方：加减十三味方加血余炭 6 克，水煎，用黄酒冲下。

治损伤发狂方：加减十三味方加生蒲黄 3 克，川黄连 6 克，水煎服。

治武伤腰痛方：加减十三味方加杜仲、补骨脂各 3 克，肉桂、小茴香各 2.4 克。

治损伤致大便不通方：加减十三味方加当归、大黄各 6 克，芒硝 3 克（冲服）。

治损伤致小便不通方：加减十三味方加荆芥、大黄、瞿麦各 3g，杏仁（去皮、尖）14 粒，水煎服。

治损伤致小便出血方：加减十三味方加石榴皮 4.5 克，茄梗 6 克，水煎服。

治损伤致大小便不通方：加减十三味方加大黄、杏仁（去皮、尖）、肉桂各 4.5 克，水煎服。

治损伤致小便失禁方：加减十三味方加肉桂、丁香各 3 克，水煎服。

治损伤致大便失禁方：加减十三味方加升麻、黄芪、诃子、桔梗各 3 克，水煎服。

治损伤致肠中冷痛方：加减十三味方加延胡索、良姜各 3 克，水煎服。

治损致咳嗽方：加减十三味方加阿胶 6 克，水煎后，取韭菜汁一杯内服。

治损伤致右下腹痛方：加减十三味方加草果、连翘、白芷各 3 克，水煎服。

治损伤致咳血方：加减十三味方加蒲黄、白茅根各 3 克，水煎服。

治损伤致口中出秽方：加减十三味方加丁香、草果、制南星、制半夏各 3 克，缩砂仁 7 粒，赤小豆 100 粒，水煎服。

治损伤致舌短吐音不清方：加减十三味方加人参、黄连、生石膏各 3 克，水煎服。

治损伤致舌长方：加减十三味方加生僵蚕、伏龙肝各 3 克，生铁落 120 克，水煎服。

治损伤致呃逆方：加减十三味方加柴胡、五加皮、木瓜、车前子各 3 克，水煎服。

治损伤致九窍出血方：加减十三味方加木鳖子、紫荆皮各 3 克，水煎后，加童便一杯冲服。

治损伤致身难转侧方：加减十三味方加巴戟天、杜仲、牛膝、桂枝各 3 克，水煎服。

治损伤致昏沉欲死方：加减十三味方加木香、辰砂（研末，冲服）、硼砂（研末，冲服）、琥珀（研末，冲服）各 3 克，西党参 15 克，水煎服。

治损伤致血气攻心方：加减十三味方加乌鸡汤冲服。乌鸡汤制法：将乌鸡杀死、洗净、去五脏，置砂锅内，取水、陈酒各半，炖熟取汤，再加黑豆汁即成。

治损伤致头痛如裂方：加减十三味方加肉苁蓉、白芷各 3 克，水煎服。

治损伤致头顶痛如劈方：加减十三味方加厚朴、白芷、黄芩、藁本各 3 克，水煎服。

治损伤致眼睛红肿方：加减十三味方加草决明 4.5 克，蔓荆子 1.2 克，水煎服。

治武伤破鼻出血方：加减十三味方加辛夷、鳖甲各 3 克，水煎服。

治武伤耳流血方：加减十三味方加磁石 3 克（打碎），水煎服。

治武打伤喉咙方：加减十三味方加青鱼胆 1.5 克，清凉散 3 克（冲服），水煎服。

治武打损颊方：加减十三味方加独活、细辛各 3 克，水煎服。

治武伤唇破方：加减十三味方加升麻、秦艽、牛膝各 3 克，水煎服。

治武打致落齿方：加减十三味方加谷精草 3 克，水煎服。

治武伤齿动方：加减十三味方加独活 3 克，细辛 2.1 克，水煎服。另用五倍子、干地龙、木香各等份，共研为散，涂于牙根上即愈。

治武伤致肩痛方：加减十三味方加青皮 4.5 克，水煎服。

治武伤致手臂痛方：加减十三味方加桂枝、禹余粮各 3 克，水煎后，加姜汁 3 勺服用。

治武打伤胸方：加减十三味方加柴胡、枳壳各 3 克，水煎后取韭汁一杯冲服。

治武打伤右肋方：加减十三味方加地肤子、白芥子、黄芪各 3 克，升麻 1.5 克，水煎服。

治武打伤腹方：加减十三味方加大腹皮 3 克，水煎服。

治武打脚伤方：加减十三味方加杜仲、补骨脂各 3 克，水煎服。

治武伤致腰痛牵背方：加减十三味方加急性子 6 克，水煎服。

治武打致两胯痛方：加减十三味方加蛇床子、槐花各 3 克，水煎服。

治武打伤肾位方：先水煎加减十三味方内服。再取麝香 0.6 克，樟脑 0.9 克。共研细末，用鲜莴苣汁适量，共调成软膏，敷于患处，立效。

治武打伤肛门出血方：加减十三味方加炒大黄、槟榔、槐花各 3 克，水煎服。

治武打致伤足跟方：加减十三味方加小茴香、紫荆皮、苏木各 3 克，水煎服。

治武打损骨关节方：加减十三味方加茯神、苏木心各 6 克，苍耳子、骨碎补各 3 克，水煎服。

治武打致瘀血积聚肿痛方：内服加减十三味方，另在天应（即上星）穴及患处痛点，用银针点刺出血即愈。

治武打致发热、纳差方：加减十三味方加陈皮 1.5 克，黄芪、白术各 3 克，黄连 2.4 克，水煎服。

治武打致局部漫肿不消方：加减十三味方加熟地、杜仲、苍术各 6 克，水煎服。

治武打致局部青肿身寒热方：加减十三味方加山楂、山药、厚朴、白术、柴胡各 3 克，砂仁 7 粒，水煎服。

治武打致面黄、青肿不消、寒热如疟方：加减十三味方加人参 9 克，黄芪 30 克，白术、升麻、柴胡各 4.5 克，陈皮 2.4 克，水煎服。

治下身瘫痪方：加减十三味方加桑寄生 12 克，桂枝 3 克，熊掌 1 对。取水、酒各半，煎成浓汁服用。

治损伤致面无血色方：加减十三味药方加熟地 12 克，人参 6 克，紫河车 15 克，白术 12 克，共碾成细末，取蜂糖炼制成药丸，如弹子大，每日 2 次，每服 1 丸，连服 45 天有良效。

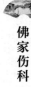

《少林寺秘方集锦》

作者：少林寺住持僧德禅法师传授　弟子德虔执笔

少林寺跌打损伤方

1. 少室复脉散

方药：麝香 0.3 克，土鳖虫 7.5 克，巴豆霜 3 克，苏合香 0.9 克，自然铜（醋淬 7 次）24 克，乳香（醋制）3 克，没药（醋制）3 克，朱砂 3 克，木香 3 克，血竭 3 克。

制法：以上十味药分别研细，调匀，装入瓶内备用。

用法：成人每次内服 0.6 ～ 1.2 克，用黄酒冲服，疗效显著。此药也可用于治疗外伤，取药粉适量，用生香油调成糊状，敷于患处，疗效甚好。

功效：醒神开窍，通阳复脉。用于治疗神昏、气厥、突然晕倒、不省人事等症。外用可以治疗跌打损伤，局部红肿、疼痛等。

2. 少林行军散

方药：薄荷冰 0.3 克，柿霜 1 克，枳壳 30 克，藿香 30 克，陈皮 15 克，制半夏 9 克，牛黄 9 克，广木香 9 克，神曲 30 克，干姜 6 克，桔梗 30 克，胖大海 30 克，安息香 1 克，麝香 1 克，山楂 30 克，生甘草 9 克。

制法：将上 16 味药按中药传统制法研成细粉，调匀后装入瓷瓶内密闭，置阴凉干燥处备用。

3. 少林珍玉散

方药：明天麻、羌活、防风、南星（姜汁炒）、白芷各 15 克，白附子 3 克。

制法：将上 6 味药研成细末，装入瓷瓶内密封备用，切勿漏气。

服法：成人每服 0.2 ～ 0.3 克，用黄酒或凉开水冲服。

功效：醒神通阳，开窍镇痉。用于治疗跌打损伤引起的不省人事、口眼歪斜、抽搐。外用治疗伤口溃烂。

4. 少林夺命散

方药：制草乌、乳香（醋制）、没药（醋制）、血竭、自然铜（醋淬 7 次），各等份。

制法：以上 5 种药共研细粉，装瓶备用。

服法：每次服 6 克，用黄酒冲下。

5. 少林止血散

方药：三七 9 克，血余炭 9 克，白及 15 克，马灯草 24 克。

以上 4 味药共研成细粉，加冰片少许，装瓶备用。外伤出血时，取药粉适量撒患处，即可止血。

6. 少林金伤散

方药：没药 15 克，乳香 15 克，血竭 9 克，苏木 9 克，当归 24 克，龙骨 15 克，三七粉 30 克。

制法：将前 6 种药置瓷瓶或瓷碗中，加盖，外用黄泥封固，以文火烧煅 45 分钟左右方可停火。待温度降下后，打开瓷碗，取出药粉，研成细粉，再与三七粉调和均匀，装瓶备用。

用法：外伤出血时，将药粉敷于患处止血，效果可靠。

7. 杨家枪伤散

方药：麝香 1.5 克，儿茶 60 克，没药（醋制）30 克，乳香（醋制）30 克，朱砂（水飞）30 克，马灯草 30 克，白及 30 克，血竭 24 克，桃仁 30 克，赤芍 30 克，生甘草 15 克。

制法：将上 11 种药（除麝香外）共研成细粉，每 1.5 克，1 包，密藏备用。

用法：成人每服 1 包，用黄酒冲下。也可外用，局部刀伤出血时，取药粉直接敷于患处止血；如已成疮，可以用生香油调药粉成膏，敷于患处；2～3 日可愈。

功效：消肿、止痛、止血、止痒、解毒。用于刀枪等铁器所伤而引起的局部出血、红肿疼痛、成疮等症。

8. 少林万能止血散

方药：马勃 30 克，生地 30 克，白及 30 克，金银花 30 克，血余炭 15 克，生大黄、生栀子、生黄柏、生黄连各 9 克，儿茶 15 克，乳香（醋制）、没药（醋制）各 12 克，血竭 10 克，自然铜（醋淬 7 次）15 克，麝香 3 克，冰片 3 克。

制法：以上 16 种药研成极细粉末，装入瓶内备用。

用法：局部受伤出血者，立即取药粉敷于患处，能止痛止血。如有内伤、瘀血，可取 6～9 克药粉内服，用黄酒或童尿冲下。若是局部已成疮化脓，久治不愈，用生香油把药粉调成膏，敷于患处，再适量内服，亦有好的疗效。

功能：清热解毒，消肿止痛，止血化瘀，排脓生肌。

主治：内外损伤出血、疼痛、疮毒等。

9. 少林拔毒生肌散

方药：白芷 30 克，花粉 30 克，儿茶 30 克，乳香（醋制）15 克，没药 15 克，自然铜（醋淬 7 次）30 克，轻粉 12 克，金银花 18 克，连翘 18 克，黄柏 18 克，黄连 18 克，麝香 6 克，生甘草 12 克。

制法：先将白芷、花粉、金银花、连翘、黄柏碾成药粉，再将麝香等 6 味药分别研细，最后将全部药粉兑匀，装瓶密封备用。

用法：伤口浅者，将药粉撒于患处，用白布盖之。如伤口深者，可将此花粉制成药捻，穿进病灶基底部。对于表层已结痂者，用香油调药粉成膏，涂抹患处，用布盖之，一般 3～5 日，多则 7 日可愈。

10. 少林元明散

方药：麝香 0.3 克，明矾 0.6 克，雄黄 9 克，三七 6 克，白芷 9 克。上药共研细末，治疗刀箭枪伤。

11. 少林红元散

方药：红花 6 克，麝香 0.3 克，冰片 0.6 克，乳香（去油）3 克，没药（去油）3 克，白芷 6 克，天花粉 9 克。

上药共研成细粉，装瓶，密封备用，有消炎止痛、解毒收敛的作用。

12. 少林愈骨汤

方药：当归 24 克，川芎 9 克，金银花 4.5 克，白芷 9 克，天花粉 30 克，透骨草 15 克，生甘草 3 克。水煎服。治疗金伤中毒，溃破流脓，日久不愈。

13. 少林金伤治法

金伤者害其三也：一曰伤其肉，二曰伤其血，三曰伤其气。三伤随带有毒血者循行于全身，藏摄于肝，故伤损肝也。

治法：手拔毒。用罐吸其毒汁，再以陈盐、甘草水洗之，后以愈将散撒于患处，白纱盖覆。

14. 少林提毒膏

方药：金银花 15 克，麝香 0.3 克，轻粉 6 克，松香 6 克，红粉 15 克，乳香（去油）4.5 克，没药（去油）4.5 克，自然铜（醋淬 7 次）6 克，雄黄（水飞）4.5 克，冰片 0.9 克。

制法：先将草木类药物研细粉，再分别把余味药研细，并调匀。取香油适量，调药粉成膏，装瓷瓶内密封备用。

用法：先用盐水冲洗疮口，然后用药膏涂患处，用白纱盖之包好，每日换药 1 次。

功能：解毒，止痛，祛瘀，生肌。通治一切损伤所致的疮毒、溃痛、流脓流水、久不收口，或局部红肿、瘀血疼痛等症。

15. 少林驱毒汤

方药：乳香（醋制）4.5 克，没药（醋制）4.5 克，穿山甲 9 克，蒲公英 30 克，金银花 15 克，黄柏 9 克，牡丹皮 12 克，玄参 9 克，连翘 15 克，野菊花 30 克，赤芍 15 克，皂角刺 9 克，生甘草 6 克。

水煎服。每日 1 剂，连服 3～5 日，用黄酒冲服，效果更佳。

16. 少林攻毒散

金银花、连翘、绿豆、黄柏、川黄连、牡丹皮、儿茶、生甘草各等份。共研细末，每服 15～20 克，用黄酒 30 克冲下。用于伤口毒发者。

17. 少林七厘散

方药：土鳖虫（去头足）24 克，血竭 24 克，硼砂 24 克，白术（醋炒）15 克，五加皮（酒炒）15 克，菟丝子 15 克，木香 15 克，五灵脂（醋制）15 克，广陈皮 15 克，生大黄 18 克，蛴螬 18 克，朱砂 12 克，猴骨 12 克，巴豆霜 9 克，三棱 9 克，青皮 9 克，赤芍（醋炒）6 克，乌药 6 克，炒枳壳 6 克，当归（酒炒）6 克，生蒲黄 6 克，炒蒲黄 6 克，麝香 4.5 克。

制法：先将麝香、血竭、巴豆霜、硼砂、朱砂分别单研成细粉，然后将余味草药研细过罗。将全部药粉和匀，每 0.2 克包 1 包，每 12 包装成 1 袋，每 12 袋为 1 盒，置干燥通风、阴暗处备用。

服法：每次 1 包或半包。也可用醋调成糊状敷患处，治疗脓毒恶疮、无名肿毒等。

18. 少林壮筋续骨丹

方药：当归 60 克，川芎 30 克，白芍 30 克，熟地 30 克，杜仲 30 克，五加皮 60 克，骨碎补 90 克，桂枝 30 克，三七 30 克，虎骨 30 克，补骨脂 60 克，菟丝子 60 克，党参 60 克，木瓜 30 克，刘寄奴 60 克，土鳖虫 90 克，黄芪 30 克，川断 60 克。

制法：以上 18 味药研细过罗，取适量砂糖水泛药粉，制成水丸如豌豆大，晾干，装瓶备用。

服法：每次服 9～12 克，用黄酒冲服，日服 2 次。

功能：补气养血，壮筋续骨，祛瘀活络，温补肾室。

主治：骨折和损伤日久不愈，气血双虚，头目眩晕，四肢无力，腰腿疼痛等症。

19. 少林大力丸

方药： 沙苑蒺藜（盐水泡炒）、黄鱼胶（蛤粉炒）、全当归（酒炒）、生地（酒泡蒸制）各500克。

制法： 以上4味药共研细粉，取蜂蜜2000克，炼蜜制丸如小弹子（每丸约重6克）。

服法： 成人每次2丸，每日2次。

功能： 补血益气，用于因跌打损伤引起的恶疮脓毒、气血双虚、面黄肌瘦、四肢无力、气喘心跳、精神倦怠、头晕目眩等症。

20. 少林英雄丸

方药： 沙苑蒺藜250克，牛板筋9厘米长一段，虎骨、甜瓜子、龟板、白茯苓、当归各60克，川断90克，杜仲90克，破故纸60克，自然铜（醋淬7次）15克，土鳖虫10只，朱砂21克，地龙15克。

制法： 以上药，朱砂单研，余药共碾成细粉，取蜂蜜制丸，每丸重9克。从药粉中取少量朱砂挂衣，然后用蜡纸包装，置通风阴凉处，干燥，备用。

服法： 每次1丸（约9克），每日2次。前半月用盐汤冲药服下，后半月用黄酒冲下，连服1个月，可愈。

功能： 滋血补肾，补气健脾，舒筋活血，解痉。主要用于外伤久病体弱、肾虚眩晕、肢体抽搐、四肢拘挛、步履艰难等。

21. 少林活血丹

方药： 红花30克，桃仁21克，乳香（醋制）15克，没药（醋制）15克，血竭15克，苏木15克，儿茶30克，当归尾30克，赤芍30克，延胡索30克，朱砂30克，白芷30克，南星2.1克，生甘草27克，大头三七9克，麝香30克，冰片6克。

制法： 先将麝香、冰片、朱砂、血竭分别单研成细粉，再将其余13味碾细成粉，与前药粉相合调匀。取黄米粉90克制成稀糊粥，调药粉为丸，如豌豆大，阴干，装瓶密封，备用。

服法： 成人每次服3～5粒，用黄酒送下，日服2次，幼儿酌减。也可将药丸研粉，用醋调成糊状，敷于患处。

功能： 活血祛瘀，消肿止痛。

主治： 局部红肿疼痛，外伤出血，金疮脓疡等。

22. 少林展筋丹

方药： 当归60克，川芎60克，红花45克，桃仁45克，自然铜（醋淬七次）90克，土鳖虫60克，马钱子（油制去毛）90克，血竭90克，姜黄30克，白芷60克，木香30克，陈皮30克，沉香15克，小茴香1.5克，参三七60克，乳香（醋制）90克，没药（醋制）90克，赤芍90克，香附（醋炒）90克，儿茶90克，鸡血藤120克，麝香30克，川乌（制）30克，凤仙花60克，麻黄60克，朱砂9克，冰片3克。

制法： 先将麝香、冰片、血竭、朱砂、儿茶、自然铜分别单研成粉，再将余味21种药碾成细粉，取清泉水煮生甘草，与药粉泛丸，如梧桐子大，阴干，装瓶，密封备用。

服法： 成人每次4.5克，用黄酒冲下，日服2次。

功能： 舒筋活血，消肿止痛，解毒医疮。

主治： 一切跌打损伤，血瘀作痛，筋伤骨损，肢体拘挛，行动困难，恶疮服毒等。

按： 孕妇禁用。

23. 少林九虎丹

方药： 乳香（醋制）30克，没药（醋制）30克，当归150克，川芎90克，天南星（制）90克，红花90克，白芷90克，防风90克，生甘草60克。

制法： 将上9味药共研成细末，用黄米粉适量打成稀粥，泛药粉为丸，如豌豆大，置阴凉通风、干燥处。

服法： 成人每次9克，用黄酒冲服，日服2次。

功能： 活血祛瘀，消肿止痛，排脓生肌。

主治： 跌打损伤，血瘀作痛，红肿不消，扭伤转筋，四肢拘挛。

24. 少林平风丹

方药： 辽细辛9克，生白附子21克，全虫18克，天麻18克，白芷18克，生南星18克，羌活18克，防风21克，珍珠（豆腐制）0.6克，生甘草30克。

制法： 先将制珍珠单研成极细粉末，然后用余9味药碾成细粉，与珍珠粉掺匀，取适量冷开水，泛丸如绿豆大，装瓶备用。

服法： 每服5～7粒。

功能： 除风解痉，解毒消肿。

主治： 跌仆损伤所致的破伤风症，见角弓反张、震颤抽风、牙关紧闭、神志恍惚等。对于金伤红肿、脓毒疮疡亦有一定效果。

25.少林八仙散

主药: 马灯草 15 克,马钱子(油炸、去毛)60 克,乳香(醋制)60 克,没药(醋制)60 克,土鳖虫 30 克,水蛭 30 克,麻黄 45 克,冰片 3 克。

制法: 先将冰片单研成细粉,再将余 7 味药碾细粉,与冰片调匀,装瓶备用,密封。

用法: 内服 0.9 ~ 1 克,也可直接撒于伤处,或用醋调成糊状,敷于患处。

功能: 活血破瘀,消肿止痛,祛风止痉。

主治: 跌打损伤,红肿疼痛,血瘀斑块,骨断筋伤,破伤风所致的抽搐,以及风湿寒腿、关节麻木、肢体瘫痪等。

26.少林三仙散

方药: 生甘草(去外皮)60 克,川黄连 60 克,冰片 3 克。

制法: 冰片单研成细粉,再将黄连、甘草碾成细粉,混合均匀即成。

用法: 内服 3 ~ 4.5 克,可用醋调成糊状,敷于患处,效果较好。

功能: 清热解毒,消肿止痛。

主治: 毒疮溃烂,流脓流水,局部红肿疼痛及各种痈疽疔毒等。

27.少林冬用行军散

主药: 当归 30 克,川芎 30 克,荆芥 30 克,防风 30 克,麻黄 15 克,白芷 30 克,桂枝 21 克,独活 15 克,羌活 15 克,川椒 4.5 克,干姜 3 克,甘草 9 克。

制法: 以上 12 味药共碾成细粉,调匀,备用。

服法: 每服 1.5 克,日服 2 ~ 3 次。

功能: 散寒祛风,舒筋止痛。

主治: 感受风寒,恶寒发烧,头痛鼻塞,全身疼痛,四肢拘挛,腰酸腿痛等。

28.少林药捻

主药: 地丁根 30 克,蒲公英 30 克,金银药 24 克,乳香(去油)9 克,没药(去油)9 克,儿茶 12 克,红花 9 克,轻粉 6 克,血竭 24 克,冰片 3.6 克,麝香 1.5 克。

制法: 先将草药碾成细粉,过罗。然后将余味药分别或按类研细,混合均匀,取优质棉纸,卷成如绿豆粗细的 1.5 厘米、2.1 厘米、3 厘米三种长度的纸筒,填满药粉,把两端封闭,即成药捻。按长度分别装盒,用蜡封盒备用。

用法: 先清除局部的脓液,用盐水洗涤数次,然后酌情将药捻插入伤处。根据患部的面积插 3 ~ 5 根,三日换 1 次,一般 3 次脓尽,5 次生新,7 次愈。

功能：解毒祛腐，消肿止痛，生肌长肉。

主治：金疮成脓，溃烂流水，疮口泛青，久日不愈。

29. 少林八阵丹

方药：当归 30 克，桃仁 30 克，乳香（醋制）15 克，没药（醋制）15 克，血竭 12 克，金银花 21 克，穿山甲 9 克，自然铜（醋淬 7 次）6 克，丹皮 18 克，白芷 12 克，川黄连 12 克，白芍 18 克，大、小蓟各 15 克，枳壳 12 克，广木香 6 克，丁香 3 克，生甘草 12 克。

制法：以上 18 种药共碾碎成细粉，取米时水泛丸，如豌豆大，阴干即可。

服法：成人每次服 1～3 克，日服 2 次，用黄酒冲服。

功能：破瘀软坚，理气止痛，解毒，排脓生肌。

主治：跌打损伤，血瘀作痛，或破或未破，恶疮肿毒，久不收口等，有良效。

30. 少林接骨丹

方药：当归 30 克，生地 30 克，赤芍 30 克，丹皮 18 克，羊蹄 30 克，大黄 30 克，黄柏 30 克，蛴螬 30 个，土虱 100 个，透骨草 60 克，自然铜（醋淬 7 次）30 克，麝香 3 克。

制法：麝香单研；蛴螬先洗净，然后打碎；捣烂土虱，再将余药碾成细粉，与全料药粉混合均匀。取红花 30 克，用酒、水各半煎汁，待凉后，泛药粉为丸如绿豆大，阴干备用。

服法：每服 2～3 克，日服 2 次。

31. 少林神通散

主药：乳香（醋制、去油）4.5 克，没药（醋制、去油）4.5 克，血竭 6 克，儿茶 6 克，白芷 9 克，花粉 9 克，人中黄 6 克，三七 6 克，冰片 3 克。

制法：上药共研细末为散，备用。

用法：成人每服 1～2 克，日服 2 次，用黄酒送下。也可配合外用，疗效更显。已溃者，将药粉撒于患处；未溃者，用陈醋调药粉为糊状，涂于患处，疗效均好。

32. 少林五香酒

方药：丁香 9 克，木香 9 克，乳香（醋制）9 克，檀香 9 克，小茴香 9 克，当归 30 克，川芎 24 克，苏木 24 克，牛膝 24 克，红花 15 克，上等白酒 500 毫升。

制法：将上药切成碎片，填置瓷瓶内，倒入白酒，外用黄泥封固，每天震摇瓶子 3 次。10 天后把瓷瓶埋入地下约 1 米，用草秸覆盖。30 天后把瓷瓶取出，滤出药酒汁，再将药渣用白纱布包住，绞尽汁，与前汁合并，装入瓶内密封，即得五香酒。

用法： 涂擦患处。

功能： 活血散瘀，消肿止痛。

主治： 局部红肿疼痛，骨折脱位，皮肤青肿，闪腰岔气。

33. 少林活龙酒

方药： 活蛇 3 条，当归 60 克，红花 60 克，熟地 60 克，桑枝 60 克，赤芍药 60 克，木瓜 60 克，嵩山参 60 克，苏木 60 克，制川乌 30 克，制草乌 30 克，鸡血藤 60 克，天麻 60 克，法半夏 30 克，蜈蚣蛤 30 条，白酒 6060 毫升。

制法： 先用丝线把 3 条活蛇并头于颈部扎紧，再把腰部、腰下部分 3 ～ 4 段扎紧。然后把酒倒入缸内，把蛇头按放缸中溺死，再倒入余药，密封缸口，每天震摇 3 次，60 天后埋入地下 3 尺深，40 天后取出，滤出药酒汁，然后绞渣取汁，与滤出液合并，入缸密封，备用。

服法： 成人每日 3 次，每次 15 ～ 20 毫升。

功能： 活血散瘀，消肿止痛，舒筋通络，镇痉祛风，补血益气。

主治： 跌打损伤，腰腿疼痛，四肢麻木，半身不遂。

34. 少林大补酒

方药： 当归 30 克，川芎 30 克，木瓜 24 克，红花 24 克，牛膝 30 克，鹿胶 24 克，黄芪 30 克，白术 30 克，党参 30 克，桂枝 9 克，千年健 9 克，丹参 30 克，杞果 15 克，巴戟天 15 克，大芸 15 克，锁阳 15 克，熟地 30 克，蕲蛇 15 克，海马 15 克，鳖甲 15 克，山楂 30 克，麦芽 24 克，陈皮 15 克，肉桂 6 克，女贞子 30 克，菟丝子 24 克，蒸首乌 30 克，百合 30 克，草薢 15 克，潼蒺藜 15 克，威灵仙 15 克，制乳香 9 克，制没药 9 克，桑寄生 24 克，夜交藤 15 克，鸡血藤 30 克，升麻 15 克，知母 24 克，白果 15 克，益智仁 15 克，龟板 15 克，白酒 3 升。

制法： 以上 44 种药切成碎块，放入瓷缸内，加白酒，封口，切勿漏气，最好用黄泥封固。每日震摇 1 次，酿制 3 个月后，滤出药酒汁。将其药渣用白布包绞挤压尽汁，合入前汁，再用 3 ～ 5 层细纱布过滤澄清后，装入瓷缸内密封备用。

服法： 成人每日 2 次，每次 15 ～ 20 毫升内服。

功能： 补血益气，壮腰健肾，通经活络，开胃消食。

主治： 面色苍白，心跳气短，四肢无力，关节不利；食积，寒积，气积，血积；肾虚肢冷，头晕目眩，小便清长，大便溏泻；内伤和外伤所致的病久体弱，中风闭症，半身不遂，中气下陷及脱肛等。小量久服可以延年益寿。

35. 少林裕公酒

方药: 党参 90 克,黄芪 500 克,生地 180 克,熟地 180 克,山茱萸 180 克,杜仲 180 克,当归尾 180 克,何首乌 250 克,百合 180 克,麦冬 18 克,柏子仁 180 克,薏苡仁 90 克,龙齿 90 克,石斛 90 克,白芍 90 克,橘红 90 克,杞果 270 克,鸡血藤 270 克,黑豆 180 克,鹿肾 30 克,狗肾 30 克,驴肾 30 克,紫河车 90 克,桂枝 60 克,附子 30 克,肉桂 30 克,菟丝子 250 克,益智仁 210 克,山楂 250 克,松子仁 60 克,大麦芽 210 克,旱莲草 210 克,龙眼肉 210 克,全虫 60 克,蜈蚣 30 克,赤芍药 180 克,红花 60 克,天麻 180 克,灵芝草 120 克,银耳 60 克,草决明 120 克,菊花 120 克,白术、木槿花各 60 克,地丁 60 克。

制法: 以上 44 种药,先将硬药材打碎,然后把全部药物切成碎片,放进瓷缸内,倒入上等白酒 20 升,加盖,然后用黄蜡封固(切勿露气),埋于地下 1～1.5 米处,约100 天许,把瓷缸挖出,滤过药酒,再砸药渣,用白纱布包绞挤压尽汁,合入滤出的酒汁中。再过滤三次,澄清后装瓶,每瓶 250 毫升,密封,备用。

服法: 每服 15～20 毫升。

功能: 补气活血,益肝滋肾,乌发固齿,祛斑悦颜,壮筋强骨,久服能健体防病,益寿延年。

主治: 面黄肌瘦,头晕目眩,气短心跳,四肢无力,发须早白,血虚脱发,面生痞斑,耳鸣耳聋,牙齿松动。并对一切慢性疾病均有一定效果。

36. 少林回春膏

方药: 乳香 30 克,没药 30 克,蜈蚣 30 克,金银花 150 克,连翘 150 克,地丁 150 克,黄柏 150 克,白芷 150 克,赤芍 150 克,猪苓 150 克,当归尾 150 克,生黄芪 150 克,川芎 90 克,白蔹 150 克,樟脑 30 克,轻粉 30 克,红粉 30 克,广丹 90 克,血竭 30 克,冰片 9 克,生甘草 60 克,麻油 12 千克,穿山甲 150 克,儿茶 30 克,川黄连 150 克,生栀子 150 克。

制法: 先将乳香、没药、红花、轻粉、樟脑、冰片、儿茶、血竭 8 味药分别单研成细粉。取麻油 12 千克置锅内,同时将余 16 味草药倒入锅内用,文火炸枯成炭,捞去药渣,待油降温后过滤,取纯药油,用文火熬至滴水成珠,使锅中油花由锅内沸面的边移向中心,烟气由浓黑色转青,最后转成白烟时,可离火下丹(边搅边下),严防丹粉聚结或落地。每 300 克药油约下丹 110 克,搅匀油膏后停炼,离火,并立刻倾入冷水中。浸泡 10～15 天,每天换水 2 次,以去尽火毒,再将油膏稍加温化,加入前8 味细料,调匀即成。

摊膏: 7.5 厘米 1 贴药膏重 9 克,5 厘米 1 贴药膏重 5 克,而后盖章注标,每盒装

10 贴，密封备用。

用法：先把溃烂之处用淡盐水洗净，然后贴药膏，每 7 天换 1 次。

功能：解毒医疮，排脓除腐，生肌收敛，消肿止痛。

主治：金伤溃破，恶疮服毒，红肿疼痛，痈疽，对口疮，毒虫咬伤等。

37. 少林千锤膏

方药：杏仁 40 粒，桃仁 40 粒，巴豆 7 个，陈铜绿 9 克，冰片 6 克，香油适量。

制法：将上五种药置石槽内碾碎，取出放在石板上，用锤砸成膏状，然后取香油约 60 克掺入膏内，拌匀，装瓶内密封备用。

用法：敷于患处，每日换药 1 次。

功能：解毒软坚，消肿止痛。

主治：恶疮脓毒，局部红肿，痈疽，乳痛等。

38. 少林五仙膏

方药：麝香 0.6 克，川黄连 30 克，生甘草 60 克，广丹 9 克，冰片 0.6 克，生香油 65 克。

制法：先将黄连、甘草碾成细粉，麝香单研，然后将全药粉拌匀，取香油调药粉成糊状，装瓷瓶内密封备用。

用法：已溃者先用温开水洗净，未溃者用白矾水洗擦，将药膏敷于患处，每日换药 1 次。

功效：解毒，消肿，止痛，生肌，收敛。

主治：痈疽疔毒所致的红肿疼痛，已溃或未溃，流脓流水，久不收口等。

39. 少林观音膏

方药：桂枝 60 克，桑枝 30 克，红花 30 克，桃仁 90 克，乳香（醋制，去油）60 克，没药（醋制，去油）60 克，天花粉 60 克，白芷 60 克，大黄（酒制）60 克，赤芍 60 克，木瓜 60 克，苏木 30 克，牛膝 60 克，自然铜 30 克，舒筋草 30 克，牡丹皮 30 克，刘寄奴 60 克，木通 30 克，鸡血藤 60 克，延胡索（醋制）60 克，儿茶 60 克，麝香 15 克，生甘草 30 克，广丹 300 克，冰片 15 克，红粉 30 克，当归 60 克，川芎 45 克，广木香 30 克，轻粉 30 克，香油 2 千克。

制法：先将麝香、冰片、轻粉、红粉、儿茶、自然铜、乳香、没药、广丹单研成粉末，另包备用。再将其余药切成碎块，置油锅内炸枯成炭，滤出药渣后，用文火炼油至滴水成珠（后法参考少林回春膏的炼制程序）。最后取去油膏，稍加温化，兑入细料，揉匀即成。

摊膏：8 厘米 1 贴油膏重 9 克，5 厘米 1 贴油膏重 4.5 克，分别印章、注签，每 10 贴装一盒备用。

用法：敷于患处。

功能：解毒散结，活血祛瘀，消肿止痛，接骨续筋。

主治：跌打损伤，瘀血疼痛；恶疮脓毒，或破或未破，久不敛口；脱臼骨折四肢麻木，半身不遂，腰腿疼痛，手足拘挛，行动困难等。

40. 少林白衣菩萨膏

方药：当归头 30 克，赤白芍各 30 克，红花 30 克，黑丹皮 30 克，乳香（醋制）45 克，没药（醋制）45 克，穿山甲 45 克，生牡蛎 45 克，地鳖虫 45 克，儿茶 45 克，广木香 15 克，南丁香 6 克，轻粉 30 克，红粉 30 克，生甘草 21 克，桃树皮 60 克，柳树枝 60 克，桂枝 30 克，麝香 30 克，铅丹 300 克，冰片 9 克，香油 1200 克。

制法：以上共 22 种药，先将麝香、冰片、红粉、广丹、儿茶、乳香、没药，分别研细，单包备用。再将当归头、赤白芍等 15 种草药切成碎块，置油锅内用文火炸成炭，滤出药油，继续用文火炼膏。使油面的浓烟逐渐转青，又转成白烟，药油达到滴水成珠时，离火下丹（边下丹边用竹竿搅拌，严防广丹沉淀焦化），然后将药油倾入冷水中浸泡 15 天，每天换水 2 次，以去火毒。最后把油膏稍加温，兑入麝香、冰片等 6 种药粉，搓匀即成。

摊膏：9 厘米 1 贴膏重 9 克，7 厘米 1 贴膏重 6 克，5 厘米 1 贴摊膏 3.5 克。每 10 贴装一盒，备用。

用法：敷于患处。

功能：活血祛瘀，消肿止痛，接骨续筋。

主治：跌打损伤，脱臼骨折，跌仆闪腰，血瘀肿痛等。

41. 少林医疮膏

方药：轻粉 30 克，金银花 60 克，儿茶 30 克，白芷 60 克，黄柏 60 克，土大黄 60 克，藤黄 15 克，人中黄 60 克，乳香（去油）30 克，没药〈去油）30 克，冰片 15 克，香油 800 克。

制法：将上述药物（除轻粉、冰片外）碾成细粉，过细罗，然后再加入轻粉、冰片调匀，取香油把全部药粉调拌成膏状，装入瓷瓶内备用。

用法：敷于患处，每日换药 1 次。

功能：解毒祛腐，消肿止痛。

主治：金伤成疮，毒液恶臭，痈疽疔毒，已破或未破，无名肿毒疼痛等。

42. 少林三黄膏

方药： 雄黄 12 克，硫黄 12 克，大黄 30 克，蟾酥 1 克，冰片 3 克，生甘草 21 克。

制法： 先将大黄、甘草二味药研成细粉，过细罗。再把雄黄研细，与蟾酥、冰片、硫黄全料药粉掺匀，装瓶密封备用。

用法： 临证需要时，取出药粉适量，加陈醋调拌成糊状，涂于患处，每日换药 1 次。

功能： 解毒，止痒，除腐。

主治： 金伤成疮，阴疮奇痒，恶疮脓毒，无名肿毒，诸虫咬伤等。

43. 少林解毒膏

方药： 蛤蟆墨 9 克，硫黄 12 克，雄黄 9 克，冰片 3 克，上等白酒适量。

制法： 将上述 4 种药共研成极细粉末，用上等白酒适量，调药粉成稀膏，装入瓷瓶内，密封备用。

用法： 涂擦患处。

功能： 解毒，杀虫，止痒，止痛。

主治： 诸虫咬伤，局部红肿疼痛，灼热发痒等。

44. 少林万应膏

方药： 当归 30 克，白芷 30 克，乳香（醋制）15 克，没药（醋制）15 克，金银花 30 克，赤芍 30 克，儿茶 15 克，红花 30 克，防风 15 克，荆芥 15 克，虎骨 9 克，全虫 9 克，天麻 9 克，木瓜 30 克，苏木 9 克，刘寄奴 9 克，血竭 6 克，穿山甲 12 克，檀香 12 克，䗪虫 6 克，马钱子 12 克，桂枝 12 克，千年健 9 克，川牛膝 30 克，鸡血藤 30 克，桑枝 30 克，自然铜 6 克，汉防己 18 克，石南藤 18 克，青风藤 18 克，川乌 12 克，草乌 12 克，川断 30 克，木香 12 克，延胡索 30 克，苍术 12 克，秦艽 30 克，蛇床子 12 克，白鲜皮 15 克，苦参 12 克，老鹳草 15 克，苍耳子 15 克，白花蛇 30 克，天花粉 30 克，地丁 15 克，蒲公英 30 克，大黄 30 克，川黄连 30 克，黄柏 15 克，桃仁 15 克，三棱 15 克，莪术 15 克，雄黄 13 克，明矾 15 克，麝香 6 克，冰片 9 克，广丹 600 克，香油 3 千克。

制法： 以上 57 味药，先将麝香、雄黄、明矾、血竭、冰片、自然铜、儿茶、乳香、没药分别单研成细粉。再把当归、白芷等 48 种药投油锅内，用文火炸枯成炭，滤出药油，徐徐炼熬药油。使其滴水成珠时，离火下入广丹（边下丹，边用竹棍搅匀，以防丹沉底焦化），每 300 克药油下丹 90 克。下丹完毕，将药油倒入冷水盆中浸泡 15 天，每天换水 2 次，以去尽火毒，再将药膏切成小块，拧尽水珠，隔水加温溶化，兑入麝香、冰片等8味细料，揉搓均匀，即成膏药。

摊膏： 8厘米1贴膏重9克，5厘米1贴膏重6克，3厘米1贴膏重3克。

功能： 活血祛瘀，消肿止痛，舒筋活络，除风散寒，镇痉杀虫止痒，破积消癥，续筋接骨。

主治： 血瘀肿痛，闪腰岔气，腰腿疼痛，四肢麻木，关节不利，手足痉挛，半身不遂，风湿寒痹，步履艰难，抽搐震颤，口眼歪斜，骨折脱臼，风邪皮痒，腹中癥瘕，以及血积、气积、硬坚疼痛。

用法： 根据不同的病况，先在局部用推拿或按摩或针灸治疗，然后再贴膏，效果更好。现将常用穴位举例简要说明，供临床参考。

（1）胸痛者：膻中穴、玉堂穴。

（2）胁痛者：大包穴。

（3）侧胸痛者：膺窗、灵墟。

（4）上腹部有积块者：中脘、巨阙。

（5）下腹部有积块者：气海、中极、天枢。

（6）腰痛者：肾俞、命门、委中。

（7）腰骶骨痛者：上髎、下髎。

（8）胯痛者：环跳、风市。

（9）下肢麻木瘫痪者：阳陵泉、承山、昆仑。

（10）上肢麻木瘫痪者：肩髎、曲池、合谷。

（11）腕伤者：内关、大陵。

（12）足面伤者：然谷、冲阳。

（13）足踝部：解溪、商丘。

（14）上臂伤者：天府、臂臑、肩髃。

局部跌打损伤者，可先在局部按摩，后贴敷此膏，每7天换1贴。

45.少林烫伤膏

方药： 黄柏30克，大黄30克，黄连30克，丹皮30克，黄芩30克，生地榆90克，蛋黄油30克，冰片6克。

制法： 先把黄柏、生地榆等6种中草药碾成粉，过细罗。再将冰片研细，掺入，调匀，最后倒蛋黄油，调药粉成膏，若温度不够，再加入适量生香油，调成流膏，装入瓷瓶内，将瓶口密封备用。

用法： 先将患处洗干净，然后将药膏敷上，用白纱布盖之（夏天不必盖），每日换药1次，一般3～5天即愈。烧伤特别严重者，15～20天痊愈。

功能： 凉血消肿，收敛止痛。

主治：一切烧伤、烫伤。

46. 少林伴君膏

方药：天灵盖30克，白芷60克，川黄连60克，桂枝30克，樟脑、薄荷各15克，冰片6克，麝香0.6克。

制法：共研细末，用生香油制成流膏，密藏备用。

用法：前额痛者，敷印堂穴；偏头痛，敷太阳穴；头顶痛者，敷百会穴；头目眩晕者，敷上星穴、风池穴。

功能：醒神，清脑，开窍，止痛。

主治：头痛目眩，精神不振，中暑头晕等。

47. 少林排毒汤

方药：二花、连翘各15克，紫花地丁30克，川黄连9克，黄柏9克，羊蹄根30克，白芷6克，穿山甲9克，浙贝母9克，荆芥6克，苇根15克，牡丹皮12克，生甘草6克。

用法：水煎服，每日1剂，用黄酒送下。

48. 少林寺秘传药案

方药：当归尾、川芎、生地、续断各6克，苏木、乳香（去油）、没药（去油）、木通、乌药、泽兰各3克，桃仁（去皮、尖）14粒，甘草2.4克，木香2.1克，生姜3片。水煎后，加童便、老酒各1杯，内服。

49. 少林练功方

方药：象皮（切片）、制半夏、制川乌、制草乌、全当归、瓦松、皮硝、川椒、侧柏叶、透骨草、紫花地丁、海盐、木瓜、红花各30克，鹰爪1对。陈醋3千克，清泉水4千克，泡药1周。

用法：每练功前，洗双手和双臂。

功效：活血理气，强筋壮骨。

50. 少林运气丹

方药：广木香、海缩砂、全瓜蒌、赤降香、人参、参三七、黄芪、熟地、小茴香、甘草各3克，灵芝草、红花、益智仁、陈皮、柏子仁各6克，全当归15克。

制法：将以上16种药碾成细粉，取陈醋调稀面糊，将药粉制成丸如绿豆大，晾干。

服法：练功前每服 20 丸，用黄酒 30 毫升冲下。

51. 伤后补养方

方药：熟地 21 克，炙黄芪、全当归各 10 克，焦白术 6 克，生薏仁 15 克，炒枣仁 9 克，川牛膝 6 克，川茸 4.5 克，桂圆 3 个。水煎服。

功能：养血补气，壮肾健骨。

主治：损伤所致的气血双虚、面色苍白、心跳气短，以及腰酸腿痛、关节强直、屈伸不利等。

52. 少林大补方

方药：人参 15 克，当归 15 克，熟地 30 克，黄芪 30 克，赤芍、白芍各 9 克，白术 15 克，大枣 3 枚，云茯苓 9 克，炙甘草 9 克。

制法：水煎服，连服 5 剂。

功能：补气养血。

主治：损伤所致的面黄肌瘦、气短心跳、四肢无力、头晕目眩。

53. 少林延寿丹

方药：何首乌 12 克（经九次蒸晒），人参 6 克，紫河车 9 克，大生地 9 克，西红花 6 克，参三七 6 克，天门冬 9 克，肉苁蓉 9 克，锁阳 9 克，沙苑蒺藜 15 克，枸杞果 12 克，草决明 9 克，青葙子 9 克，杭白菊 9 克，巴戟天 6 克，灵芝草 12 克，茯苓块 9 克，龙眼肉 15 克，女贞子 9 克，车前子 9 克，柏子仁 9 克，酸枣仁 9 克，木槿花 6 克，真龙骨 6 克，驴肾 3 克，鹿肾 3 克，百合 9 克，桑寄生 12 克，杜仲（盐制）9 克，金毛狗脊 9 克，川断 6 克，桂枝 6 克，白花蛇 9 克，韭菜子 9 克，远志肉 9 克，莲子肉 9 克，菟丝子 9 克，大秦艽 9 克，杏仁（去皮、尖）6 克，山茱萸 15 克，穿山甲 6 克，生牡蛎 6 克，石菖蒲 6 克，墨旱莲 9 克，黄花菜根 30 克，三棱片 6 克，莪术 6 克，绵黄芪 30 克，白术 12 克，桃仁（去皮、尖）9 克，胡桃仁 9 克，牛膝 12 克，蛇床子 6 克，地龙 6 克，黑豆 30 克，生石膏 30 克，鸡血藤 10 克，川贝母 12 克，金银花 12 克，连翘 12 克，木栀子 10 克，金石斛 12 克，宝川菜 30 克，丹参 30 克，桔梗 9 克，大白 6 克，鹿茸 3 克，五味子 6 克，松子仁 9 克，白芍 9 克，川黄连 9 克，麦门冬 9 克。

制法：以上 73 种药，按中药制剂规程先制成药细粉，每 500 克药粉用蜜 350 克，制成蜜丸，每丸重 9 克，并用朱砂（研细）挂衣，放干燥、阴凉、通风处贮藏，严防潮湿、虫蛀和鼠盗。

服法：每日分 2 次服，每次 1 丸，空腹时用淡盐水送服。注意病情，随症加减，可久服。

功能：补血益气，壮腰健肾，滋养五脏，聪脑明目，固齿乌发，悦颜面，调阴阳。久服可以增强体质，延年益寿。

禁忌：内热邪盛者慎用。禁食大蒜、猪肉、绿豆和辣椒、花椒及鱼类食物。

54. 少林嵩参膏

方药：黄芪 160 克，雷山参 460 克，白芍 460 克，玉竹 180 克，生地 620 克，枸杞子 620 克，大山楂 620 克，大麦芽 620 克，知母肉 460 克，蒸首乌 460 克，天门冬 460 克，阿胶 460 克，白术 460 克，山茱萸 620 克，龙眼肉 620 克，淡竹叶 310 克，酸枣仁 250 克，柏子仁 250 克，冰糖 5 千克。

制法：以上诸药（除阿胶外）捣成粗末，置铜锅内，加清水 17 千克，用文火煎熬 3 个小时（可以添加水），然后滤出药汁，用纱布将药渣全部包住，绞取药汁。将三次绞汁所得药液混合，再过滤 3 次，置于铜锅内继续用文火浓缩至 4.5～5 千克（浓缩时需常用铜勺搅底，严防药汁焦结），离火，加入冰糖，待溶化降温后分装，密封备用。

服法：成人每次内服 15～30 克，宜久服；小儿酌情减量。

禁忌：服药期间禁食猪肉、大蒜、辣椒、绿豆、鱼虾腥物。

功能：补气养血，益肝明目，滋肾悦颜。

主治：面色苍白，气短心悸，唇焦口燥，精神倦怠，四肢无力，不思饮食，肾虚腰痛，头晕目眩，耳鸣耳聋，发白，健忘。

55. 少林补血汤

方药：鲜生地 60 克，当归 30 克，雷山参 30 克，白术 12 克，大枣 5 枚，炙甘草 6 克。

制法：水煎成药汁，加冰糖 60 克，水煎。连服三剂良效。

主治：血虚，气短，心慌，头晕眼花，四肢无力等。

56. 少林补肺汤

方药：百合 30 克，白果 6 枚，白术 12 克，雷山参 15 克，防风 6 克，猪肺（无病者）1 具（切碎），荆芥 6 克，川贝 6 克，杏仁 9 克，五味子 6 克，甘草 6 克。

制法：将上药置铜锅内煎熬约 2 小时（可以酌情加水）。浓缩药汁约 300 克，离火，滤出药汁，加红糖 30 克化服，连服 3 剂，良效。

57. 少林补心汤

方药：猪心 1 个，朱砂 3 克，当归 30 克，生地 30 克，酸枣仁、柏子仁各 12 克，大枣 5 枚。

制法：先将猪心洗净，切开，把朱砂（研细）撒入，然后用麻绳把猪心缠紧。将诸药放砂锅内，加水炖 2 小时，吃猪心、喝药汤，可治心虚、烦躁不安、多梦，效果良好。

58. 少林复原汤（乌鸡汤）

方药：黄芪 30 克，当归 30 克，黑母乌鸡 1 只。先将母鸡杀死，去毛、五脏及头足，再将黄芪、当归 2 味药装入白纱布袋内扎口，将鸡置砂锅中，加水煮熬 2 小时后即可。吃鸡肉，喝药汤，治大病后体虚无力、面色苍白、气短心跳等。每 10 天吃 1 只鸡，连吃 3 只，疗效甚好。

59. 少林生发丸

方药：何首乌（酒制）、生地黄、菟丝子、旱莲草、当归各 30 克，陈皮 6 克，山楂 12 克。

制法：以上 7 味药，共研成细粉，取蜜炼制成丸药，每丸重 9 克。

服法：每日 2 次，每次 1 丸。3 个月为 1 个疗程，一般服药 3 ～ 5 个疗程。

功效：补血滋阴。主治血热或血虚所致的头发脱落，疗效良好。

60. 少林乌发丸

方药：何首乌（酒蒸）30 克，天麻 12 克，当归 14 克，白芍 15 克，枸杞果 12 克，黑芝麻 12 克，黑豆 30 克，女贞子 15 克，麦冬、天冬各 9 克，石斛 12 克，丹皮、知母各 6 克，党参 9 克。

制法：将上药研成细粉，取蜜制丸，每丸重 9 克。

服法：每日 2 次，每次 1 丸。每 3 个月为 1 个疗程，连服 3 ～ 5 个疗程。

功效：补血滋阴。主治血虚所致头发早白。

61. 少林还少丹

方药：何首乌（酒蒸）500 克，生地 240 克，熟地 240 克，女贞子 90 克，紫河车 90 克，石斛 90 克，当归 150 克，益智仁 150 克，核桃仁（蜜制）60 克，枸杞子 60 克，青葙子 60 克，川黄连 60 克，大黑豆 60 克，真海马 3 个，山茱萸 60 克，人参 60 克，薏苡仁 60 克，黄精 30 克，龟板 30 克，桃仁 30 克，酸枣仁 30 克，柏子仁 30 克，麦冬 30 克，天门冬 30 克，大山楂 30 克，红曲 30 克。

制法：以上 27 味药共碾成细粉，取上等蜂蜜 2.04 千克，制成弹子大丸，外用朱砂（水飞）挂衣。

服法：每服 1 丸，日服 2 次，能久服不限。

功效： 滋补肝肾，双补气血，乌发悦颜，健脑聪耳，明目固齿，延年益寿。

62. 少林捷针法（行军晕倒急救）

取穴： 十宣、合谷、涌泉、人中。

手法： 十宣穴，用三棱针浅刺出血；人中穴，用粗针稍向上挑刺，微出血；合谷穴，用泻法；涌泉穴，用粗针浅刺。此法对于中暑猝倒，不省人事，和各种原因所致的厥证，均有良效。这种方法也称捷针复苏法。

穴位部位

十宣： 位于十指尖端，距爪甲一分许处。

合谷： 位于手虎口之上，即拇指与食指顶缝陷凹处，稍靠近食指侧。

涌泉： 位于足底中央。

人中： 位于鼻沟王中凹陷处。

63. 少林捷针十八法

秘抄歌诀：

少林十八针法奇，伴君赴关康千里，

一针项后医头痛，二针额上衄血止。

三针鼻下能回生，四针虎口牙痛息。

五针眦角明双目，六针十爪复厥死。

七针腕后安心神，八针首推医疟疾。

九针膝下除腹痛，十针耳前听千里。

十一脐上针中脘，上腹痛急呕吐止。

十二膝外小骨前，一针除缠架身飞。

十三喉下骨缘上，针到哑猝喊声起。

十四肘内横纹端，补针医痪拉弓飞。

十五腿肚正中央，暴泻骤吐一针息。

十六针刺脊两翼，两日一施除百疾。

十七脐下刺丹田，阴阳顺循雄力第。

十八赤针火映红，百疮脓肿一针去。

64. 少林长寿方

方药： 鲜生地 30 克，鲜何首乌（酒煮 3 次阴干）24 克，鸡头根 30 克，土黄芪 30 克，木槿花 15 克，另加上等蜂糖 500 克。

制法： 将上 5 味药置砂锅内，加嵩山水、龙泉水 200 毫升，用文火慢熬 10 个小时（可以酌情加水），除去药渣，用白纱布滤三次，更换砂锅再熬至 500 毫升即可。另外将蜂糖倒入一个砂锅内煮沸，除去泡沫和杂质，加药汁搅匀，然后装入瓷瓶内，密闭备用。

服法： 每天早晚 2 次，每次服 15 ～ 20 克，久服不限。

功能： 补气养血，乌发悦颜，开胃消食，生津止渴；久服可以延年益寿。治气血双虚，头晕眼花，疲倦无力，心跳气短，面色苍白，自汗盗汗，腰腿酸软，发须早白，面斑黑痣等。

65. 少林白果丸

方药： 白果（去壳）30 粒，杏仁（去皮尖）25 粒，陈皮 6 克，皂角子 9 粒，荆芥穗 12 克，甜草 6 克，沙参 12 克，桑皮 12 克，制南星、制半夏各 6 克，核桃仁 12 克。

制法： 将以上 11 味药共研成细末，过细罗。另取蜂蜜 200 克，熬后调药粉，制丸如梧桐子大，外用滑石粉挂衣。

用法： 每日服 2 次，每次 3 ～ 5 丸，用生姜水送下。

功能： 止咳化痰、平喘。治老年喘咳、痰多、气壅。对夜不能入眠者甚效。

66. 少林明目丹

方药： 黑豆（用陈醋抄半熟）30 克，白蒺藜 30 克，黄连 12 克，生地 12 克，荆芥 6 克，蝉蜕 6 克，防风 6 克，桃仁 4.5 克，赤芍 9 克，红花 6 克，贝母 6 克，山羊肝 90 克（焙干），绿豆面 30 克，陈醋 200 毫升。

制法： 先将前 12 味药研细过箩，取陈醋 200 毫升煮沸，烫绿豆面调成稀糊，泛药粉为丸，如梧桐子大，阴干备用。

服法： 每日早晚 2 次，每服 5 ～ 8 粒，连服 3 个月。

功能： 养肝明目，清热祛风，消翳散结。治头晕目眩，目赤云翳，迎风流泪，目红肿痛，视物模糊。

少林伤科医案

（共三十例）

少林伤科医案，原在明代就有完善之木刻本，专门记载了少林寺僧，远自北魏至明朝末年的寺僧医武打损伤之医案，共三百九十六案，分损伤门、骨折门、疮毒门、补损门。延至清代，经湛举、湛化等高僧又细分为点穴门、金伤门、跌打损伤门、刀伤门、金疮门、疮疡门、小儿门、单偏验方门、杂病门等。传抄累积成九百四十方，亦称少林寺伤科医案，世代传之。吾共选抄三十例。少林寺伤科医案原在少林医秘真宝囊总本内，亦名少林寺医案，于一九二八年在藏经阁烧烬。永祥和尚在一九二七年春，仅选抄了部分明效医案。现根据其当时的手抄本，并结合健在僧医德禅方丈亲口传授医案刊选于后。

行军散治中暑立即复醒（明代月空）

明嘉靖年间，日军侵略东南沿海一带，月空率僧兵南战，因天气炎热，又水土不服，突然有十余僧卒倒下，不省人事。月空当即打开药囊取出行军散一一灌之，患僧即醒，又喝乌梅绿茶一杯，片刻，个个精神焕发地开赴战场杀敌。

从此该药散效讯频传，亦称神效散。后改为少林行军散，名传至今。

珍玉散治愈伤后昏倒八十例（明代智正）

明代中期，智正武教头同两名弟子赴西凉探亲，途经长安，遇还俗师兄文谋与徒十二人拦道行凶。智正自卫，文谋因战不过而偷使暗器，一弟子当场亡命，一弟子昏迷不醒。智正猛想起药囊内藏珍玉散，立灌一分五钱，白酒送下，立即苏醒，又用少林止血散敷包片刻，振神登程。

八珍丹治愈伤后昏迷（明代月能）

明代月能和尚赴东南惩倭，因寡不敌众，被敌兵器所伤，当场昏倒在地，面（无）血色，仿已亡故。倭寇走远后，他稍有悟，取出药囊，立服八珍丹一钱，约四小时后全醒，安全寻营而去。

蛤蟆皮膏治愈恶疮浓毒三千名（清代湛举）

清代湛举高僧，法、武、艺三技精通，尤其卓武长医，方圆几百里民夫皆登寺求之，患夫如潮，尽夜不息。当时秋末，雨盛成灾，湿浓多疾，疮毒甚多，疾染百家，长年不愈。湛举高僧用蛤蟆皮膏贴之，配服少林解毒饮救剂。夫疾痊愈，类疮同治，三千夫依次皆三至五天愈。

观音膏治愈伤后成疮千余人（宋代福居）

宋代福居是少林寺隐名方丈，法医兼通，名传八方。他善长伤科，创研成少林观音膏，单治愈伤后成疮，久不收口者，计千余人。

万应膏治愈伤后肿痛九百名（明代小山）

明代少林寺著名武教头小山和尚武功超群，曾接皇上圣旨，三次挂帅杀敌，屡立战功，威震四方。他对少林伤科亦有专门研究，先后创制效方少林解毒膏、少林万应膏等。在战场上用药囊少林万应膏，治愈伤后血瘀肿痛、骨折筋断、半身不遂等症一千余名。近代健在的少林寺名誉方丈德禅僧医，用此方治愈伤后血瘀肿痛九百余例。

加减十三味方治愈跌打损伤卓效（宋代福裕）

宋代钦命少林寺方丈和尚福裕，用加减十三味方治愈因跌打损伤，红肿疼痛、骨折脱臼、溃破成疮等症，屡获卓效。

五黄散治愈小儿头疮三百余例（清代谆智）

清代谆智大和尚法、武、医三通。他擅长外科，用小儿五黄散治愈小儿头生恶疮三百余例。一般都在用药后三五日痊愈，多则十日痊愈。寺院周围群众奉称此药为菩萨膏，后来此药编入少林寺医秘锦囊，谓少林五黄散。

十三味药治跌损诸症获良效（清末贞后）

贞后大和尚乃法、武、医皆通，尤其对伤科医疾特善验证。他除给寺僧医疾外，还多出寺游医，四方打听伤科患者，频接伤员，舍药医伤，不收分文。其用少林十三味药主方通治跌打损伤诸症，均获良效。

提毒膏治愈疮毒千余例（德禅）

德禅方丈是少林寺近代最著名的僧医，已八十高龄。他自幼跟著名僧医师爷和济学和尚学医。他在几十年的临床实践中积累了丰富的经验。他擅长伤科、内科，实有独特技长。他用少林提毒膏治愈各种疮毒一千余例。

少林七厘散治跌打损伤疗效可靠（德禅）

德禅方丈用七厘散治疗寺内外一切跌打损伤所致的伤口流血、红肿疼痛等症，皆获良效。一般外伤出血，取少林七厘散少许敷上即能止血。若伤处红肿或已结痂，可用陈醋或白酒调七厘散涂抹患处，三至五日痊愈。此药也曾用于治疗恶疮久不收口，均获良效。德禅法师几十年临床实践证明，此方是治疗一切跌打损伤的可靠妙方。

飞龙夺命丹治愈跌损疮毒千余例（福裕）

宋代少林寺方丈福裕和尚用飞龙夺命丹治疗跌打损伤、半身不遂等症，屡见良效。据少林寺医锦宝囊记载，共治愈上述患者达一千余人。

活血丹治跌伤胸腹积块颇收良效（德禅）

德禅法师用少林活血丹治跌打损伤，治胸腹瘀血肿痛、积聚块痞，令患者服五粒，病重者七粒，用黄酒送下，连服五日。再贴配少林万应膏，疗效甚佳。

八仙散治愈损伤肿痛（素光）

少林寺第三十世和尚素光法师同素谆、德庆等僧上五乳峰砍柴，偶然被刺伤，当即用少林止血散敷上止血，后因不慎，多浸冷水，伤发红肿疼痛，彻夜难眠，便用少林八仙散，以陈醋调糊涂患处，当日消半，次日又涂一次，第三日即痊愈。

八仙散治愈顽疮（德禅）

少林寺僧永山，因放牛下山，不慎右腿胫骨碰伤，又遭污水染疮，数月不愈，常流脓水，久不封口。德禅僧医诊治，当即用少林三仙散以白酒调糊敷患处，又令永山内服一钱，每日二次，五日后收口愈合，又服三日痊愈。

少林药捻治愈恶疮数千例（德禅）

少林药捻是少林历代僧医从不外传的妙法，对于诸般疮颇有奇效。往日登封县四邻各县民众都有不少患恶疮者进寺求治，德禅法师用此药捻曾治愈恶疮患者三千多名（除外用药捻外，还令患者内服少林解毒饮，效果更佳）。

伤筋动骨丸治愈损伤八十例（贞绪）

贞绪大和尚用伤筋动骨丸治疗僧役和佃农八十名，因武打、砍柴跌伤等患者，一般内服少林伤筋动骨丸一丸，日服二次，用黄酒送下，局部外敷少林七厘散，都三至五天内痊愈，最多十五天愈。

神通散治愈跌损成疮五千例（贞绪）

贞绪大和尚平日教弟子练六合拳、罗汉缠打、点穴及擒拿术，常有受伤，兵器失手致伤。另有寺院周围民家患跌损成疮者，都拜求他医治。贞绪用少林神通散，以陈酒调成糊状敷患处，若已溃破者，干敷药散，再服五至七分，用黄酒冲服，均有良效，此方曾治愈五千余例。

保将酒治跌损红肿三百名（永祥）

凡跌损后红肿疼痛，永祥武师用少林保将酒一两，加温开水一杯兑服，然后用酒药少许涂擦伤处，每日三次，一般三至五日愈（皮破，禁用药酒抹擦）。

少林回春膏治愈诸般疮毒五百名（德禅）

少林复后大和尚创造了回春膏，众僧在实践中验证，对金伤溃破、恶疮脓毒、痈疽对口疮等均有良好疗效。德禅法师用此方共治愈五百例疮毒患者，一般患者都在五至七天痊愈，其中疮毒严重者，在一月内治愈。

千锤膏治愈疮毒痈疽五百七十名（德禅）

德禅法师在临床中对于诸般疮毒脓疡、痈疽、红肿、无名患者千余名，均用少林千锤膏外敷，又令患者内服少林解毒饮，一般在七至十天痊愈（德禅法师治愈上述病患者五百七十名）。

五仙膏治愈痈疽疔毒恶疮千余名（贞绪）

贞绪大和尚用少林五仙膏，治疗诸般疮毒、痈疽、疔疮等患者千余名。未溃者先用淡盐水洗之，然后敷少林五黄散，再外贴少林五仙膏，内服少林解毒饮，每日一剂，一般七至十天愈。

五枝膏治愈骨疽三十名（贞绪）

凡骨疽者，皆先疼痛灼热，后溃破流脓、流水，久日不愈。贞绪法师用此膏贴敷患处，又令服山甲牡蛎汤，亦可渐愈。贞绪法师共治愈三十名，一般四十天愈，重者三个月愈。

附：山甲牡蛎汤

生穿山甲一两，生牡蛎八钱，赤芍、红花、木瓜各三钱，白芷、桃仁各两钱，乳香、没药各一钱半。水煎，用黄酒一两送服。

加味山甲牡蛎汤

山甲牡蛎汤加银花、连翘各五钱，生地三钱，黄芪一两，刘寄奴四钱，自然铜（醋淬七次）一钱半，生甘草一钱半，水、酒各半煎服。

白衣菩萨膏治愈跌损腰痛一百例（德禅）

凡跌损后发腰膝痛、闪腰岔气者，德禅法师便宜以少林白衣菩萨膏贴，再服少林活血丹疗效更佳。共治上述患者一百余例。

少林医疮膏治愈恶疮脓毒千余例（贞绪）

贞绪大和尚转抄师父淳济和尚之秘方少林医疮膏。贞绪得此秘方后，谨慎使用，秘密珍藏。经他在世的几十年间，用此药先后治愈恶疮脓毒患者一千零五十三名，一般用药七天可痊愈。若能配服少林解毒饮，疗效更佳。

解毒膏治愈诸虫咬伤五十名（永祥）

凡夫被蜈蚣、蝎子、蚊虫等诸毒虫咬伤，患处红肿痒痛者，均可用解毒膏。永祥和尚用此方治疗五十名，皆获良效，一般用药一二次即可止痒、止痛、消肿。

少林烫伤膏治愈水火烫伤三百八十名（德禅）

德禅法师用少林烫伤膏治疗沸水火烫烧伤五百例，其中有三百八十名在用药后一至三天痊愈，其余患者，虽伤未痊愈，却都有明显好转。

少林地鳖紫金丹治诸般跌损皆良效（恒林）

恒林大和尚是清末民国初期的少林寺主持。他武功超群，法、医兼通，善用十三味药主方统治一切跌打损伤诸疾，皆获有益。此药可化瘀消积，可消肿止痛，可预防破伤风，可预防邪毒入内。

少林蛤蟆散治愈一切恶疮脓毒九十例（贞后）

贞后法师用蛤蟆散治疗一切恶疮，一般敷药后一二日愈，重者再内服少林驱毒汤，疗效更佳。

马灯草治外伤出血效如神（淳智）

马灯草生长在少室山南北麓和阴沟涧，寺僧经过几百年验证，确有立即止血的作用，是医治刀伤的外用良药。淳智和尚用鲜马灯草烂敷伤处，立能止血，效果如神。晾干研末治内伤，每服五分，可活络祛瘀、止痛消炎，实效可靠。昔日一佃农去五乳峰上砍柴，脚面被斧砍伤，流血不止，淳智和尚遇见，立即拔了一棵鲜马灯草，揉烂敷于伤处，立即止血止痛。可谓效灵如神。